针药结合
临床诊治大全

崔述贵　崔鹏　主编

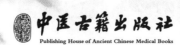

图书在版编目（CIP）数据

针药结合临床诊治大全/崔述贵，崔鹏主编.—北京：中医古籍出版社，2023.1
ISBN 978-7-5152-2073-4

Ⅰ.①针… Ⅱ.①崔… ②崔… Ⅲ.①针灸疗法 ②中药疗法 Ⅳ.① R245 ② R243

中国版本图书馆 CIP 数据核字（2021）第 077706 号

针药结合临床诊治大全
崔述贵　崔　鹏　主编

责任编辑	王益军
文字编辑	张　威
封面设计	韩博玥
出版发行	中医古籍出版社
社　　址	北京市东城区东直门内南小街 16 号（100700）
电　　话	010-64089446（总编室）010-64002949（发行部）
网　　址	www.zhongyiguji.com.cn
印　　刷	河北文曲印刷有限公司
开　　本	880mm×1230mm　1/16
印　　张	32.5
字　　数	1006 千字
版　　次	2023 年 1 月第 1 版　2023 年 1 月第 1 次印刷
书　　号	ISBN 978-7-5152-2073-4
定　　价	298.00 元

《针药结合临床诊治大全》编委会

主　　编　崔述贵　崔　鹏

副 主 编　李　颖　田云飞　田　文　陈　静（美）　李润洪（美）

编　　委（按姓氏笔画排序）

王文新　仇梦钦　吕秀岚　朱建文　刘万田
孙秀艳　李春华　李艳芳　李嗣航　佟爱国
辛　悦　张玉臣　张忠军　张登辉　陈玉洁
岳德俊　金昱呈　周　峰　赵春锋　姜　强
徐国兴　高美玲　郭　玲　郭莉莉　崔　凯

特约编委（按姓氏笔画排序）

于艳丽　马金云　马铁明　王书宝　王　全
王洪波　王根土　王德军　尹　卓　孔　涛
田　宁　田　花　白丽香　弘　一　朱颖坤
任　路　刘玉杰　刘玉清　刘志新　刘晓艳
刘晓静　许佰莉　孙贵红　李建军　李春成
李　斌　杨列伟　杨　絮　何光辉　辛　峰
沈　艳　张大蕾　张飞宇　张　军　张秀明
张忠强　张　继　张　琪　张　静　陈小艳
陈建龙　罗　芬　周　红　周　丽　郑　刚
赵利娜　赵　秀　赵晓梅　赵海彦　战义洲
贺　琼　袁照天　高　江　郭　艳　曹伟民
崔福鑫　崔　磊　梁　夏　葛建新　韩　宁
储　捷　路　通　魏忠保

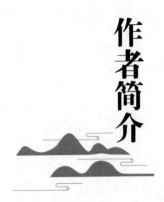

作者简介

崔述贵，男，现居美国。早年毕业于辽宁中医学院（现辽宁中医药大学）医疗系，于辽宁中医学院师资班学习两年，于中国医科大学第一附属医院神经内科进修一年八个月，之后长期从事针灸内科临床和教学工作。曾担任辽宁中医学院教授、针灸教研室主任、硕士研究生导师，辽宁中医学院职称评审委员会委员，辽宁省针灸学会秘书长等职。

20世纪70年代末至80年代初，崔述贵教授曾先后两次赴科威特从事讲学与临床工作，共计四年六个月；又于1991年至1992年赴意大利圣玛利诺医院从事讲学与临床工作；1994年赴美国纽约从事学术交流与临床工作，并获得美国世界传统医学科学院博士学位、美国葛鲁博大学荣誉博士学位、美国利伯帝大学东方医学博士学位，兼职美国葛鲁博大学、美国利伯帝大学东方医学系教授、博士生导师。

崔述贵教授现定居于美国纽约市，持有纽约州针灸医师执照、罗德州针灸医师执照，于纽约市法拉盛、布碌仑两地开设中医针灸诊所，为社区各族裔服务。崔述贵教授现为纽约中国针灸中药治疗中心主任，曾任美国纽约州针灸执照医师联合公会等多家学术团体理事、常务理事、学术部主任、副理事长等职，曾被《辽宁日报》《沈阳日报》《羊城晚报》《广角镜》《侨报周刊》以及美国《华夏财富》等海内外多家媒体报道。

崔述贵教授在国际权威专业杂志及报刊发表学术论文100余篇，其中包括美国《国际临床针灸杂志》4篇、日本《医道的日本》3篇。主持编著《实用针灸内科学》《现代针灸临床指南》《神经内科疾病的针灸中药治疗》《针灸五官科学》《疑难病症针药并治绝技》（人民军医出版社）、《国际针灸治疗学》（英文版）等多部著作。

崔述贵教授的从医生涯被载入《中国当代高级技术人才系列词典》《中国名医列传》《美国ABI世界名人录》、英国剑桥《IBC世界名人录》等。2000年7月，崔述贵教授荣获北美华人联合会"当代华人杰出成就奖"，同年荣登《纽约中医人》荣誉榜；2007年11月，荣登《世界针灸杂志》特刊《针行天下——全球针灸风采录》；2010年1月，荣登《华夏财富》封面，被收入封面故事《中国的中医师，世界的中医学——记著名中医药专家崔述贵教授》；2010年12月，被载入全国高科技知识产权保护委员会出版的《中华崛起》；2012年12月，被载入中华人民共和国日史编辑委员会主编的《华夏人物传记》；2012年，以优秀工作者身份被国家邮政局审核批准制作个性化专题纪念邮票；2013年12月，被载入中国文献出版社出版的《中华文化传承经典（2013年珍藏版）》。

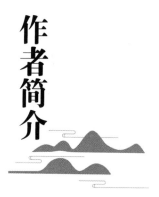

作者简介

崔鹏，男，现居美国，其父为著名中医学家崔述贵教授。1977年出生于辽宁省沈阳市，早年就读于辽宁省实验中学、沈阳市第四十中学，1998年随其父母移居美国纽约市，赴美后就读于纽约市拉瓜地亚社区大学，后毕业于纽约太平洋中医学院，并荣获东方医学硕士学位。毕业后考取了全美针灸、中药特考文凭，2007年获取纽约州针灸执照。现在纽约市一家西医诊所和其父创办的贵和中医诊所从事针灸、中药临床工作。

崔鹏医师毕业后一直从事针灸、中药临床工作，在其父的指导下，孜孜不倦地研读中医药以及针灸医籍，医疗技术进步很快。他擅长针药并治各种痛证，尤其是腰痛、坐骨神经痛，以及失眠、焦虑、忧郁等多种心身疾病。因临床疗效显著，求医者众多，深受患者的信赖和好评。

工作之余，崔鹏医师参与编写《疑难病症针药并治绝技》并担任副主编，该书于2010年1月在人民军医出版社出版。2011年，他撰写的《针刺秩边穴治疗急性腰扭伤》一文收录在《纽约州执照针灸医师联合公会15周年学术论文集》中。其从医事迹于2012年9月被收录于中国医师协会编辑部编写的《华夏医魂》一书中，于2014年1月被收录于《中华文化传承经典》一书中。

崔鹏医师现为纽约执照医师联合公会会员，在从事针灸、中药治疗服务于各族裔之余，参与其父编著的《针药结合临床诊治大全》的编写工作。

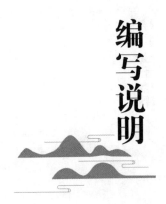

编写说明

《针药结合临床诊治大全》主要侧重于临床实践，辅以基础理论知识，以注重实用、指导临床为特色，是一本将临床常见病、多发病、疑难病症按中医学及现代医学疾病分类方法进行合编的专著。在编写过程中，作者全面听取了众多中医、中西医结合以及针灸方面的专家、学者及广大读者的意见及要求。

编者在以往出版的《实用针灸内科学》《现代针灸临床指南》《神经内科病针灸中药治疗》《疑难病症针药并治绝技》《国际针灸治疗学》等著作基础上，汲取临床实用的精华部分，坚持理论联系实际的原则，又增添了许多新的重要内容，并将其融会贯通，力求保持中医理论的科学性、系统性、完整性及实用性，集针灸、中药知识及临床治疗于一体。本书旨在使中医基础理论、基本技能知识有机地结合起来，遵循了辨证论治的原则。临床上众多病症用针、用药各有其适应证，因此本书突出针药并治的特点，具有很高的理论价值及临床实用价值，适合广大中医工作者及中西医结合从业者参考使用。

全书分总论、各论两大部分。第一章为总论部分，介绍了针灸、中药的基础理论，其中包括病性辨证、病位辨证、八纲辨证、治则和治法、针灸治疗概要、常用的针灸方法、中药用药常规和管理等内容。其中着重突出针灸、中药两部分内容，如针灸治疗作用的机理、针灸治疗原则、针灸处方、特定穴的应用、针刺异常情况的处理和预防、针刺注意事项、十三种针灸疗法，以及中药配伍与禁忌、方剂组成和变化、中药汤剂的煎制常规、毒性中药等。

第二章至第四章为各论部分。其中第二章为针灸临床指南，以现代医学专科疾病为主，辅以少部分国际通用病症。其中现代医学专科病症53种，国际通用病症9种。第三章为针药并治的中西医常见病、多发病，其中内科病症13种，骨外科病症13种，男科、妇科病症10种，神经、精神科病症17种，皮肤科病症7种，其他病症5种。第四章为针药并治的中西医疑难病症。其中中医内科疑难病症25种，西医内科、精神科疑难病症19种，中医眼科病症15种。

本书汇聚了编者在中国以及美国、科威特、意大利等多个国家数十年行医的临床经验及教学实践经验，其中针灸临床指南部分适宜针灸科临床工作者学习，而针药并治的中西医常见病、多发病、疑难病症部分为中医工作者及中西医结合从业者在临床应用针灸、中药治疗时提供了参考。这是一本对于中医工作者及中西医结合从业者极具参考价值的书籍，同时也可作为中医高等院校师生、中医爱好者的自学资料。

限于编者水平有限，本书不足之处在所难免，不妥之处，恳请广大读者批评指正。

编者
2022年12月

目录

第一章 疾病概述 ... 001

第一节 病性证治 ... 003
- 一、气血证治 ... 003
- 二、六淫证治 ... 006
- 三、津液证治 ... 012

第二节 八纲证治与病位证治 ... 015
- 一、八纲证治 ... 016
- 二、脏腑经络证治 ... 017
- 三、三焦证治 ... 031
- 四、六经证治 ... 032
- 五、卫气营血证治 ... 033

第三节 一般治疗原则和常用治法 ... 034
- 一、治疗原则 ... 034
- 二、常用治法 ... 036

第四节 针灸治疗 ... 040
- 一、针灸治疗作用的机理 ... 040
- 二、治疗原则 ... 041
- 三、针灸处方 ... 043
- 四、特定穴的应用 ... 046
- 五、针刺异常情况的处理和预防 ... 048
- 六、针刺注意事项 ... 050

第五节 常用的针灸方法 ... 050
- 一、三棱针疗法 ... 050
- 二、挑治疗法 ... 051

三、皮肤针疗法 052
　　四、皮内针疗法 053
　　五、耳针疗法 053
　　六、头针疗法 055
　　七、火针疗法 056
　　八、温针疗法 057
　　九、电针疗法 057
　　十、芒针疗法 058
　　十一、水针疗法 058
　　十二、火罐疗法 059
　　十三、埋线疗法 061
　第六节　中药用药常规和管理 062
　　一、中药配伍与禁忌 062
　　二、方剂组成和变化 064
　　三、中药汤剂的煎制常规 065
　　四、毒性中药 067

第二章　常见疾病针灸临床指南 071
　第一节　专科病症 073
　　一、血管性头痛 073
　　二、癔症 076
　　三、癔症性瘫痪 078
　　四、脑动脉硬化症 079
　　五、高血压性脑病 080
　　六、癫痫 081
　　七、脑出血 084
　　八、脑血栓形成 085
　　九、震颤麻痹 090
　　十、舞蹈病 091
　　十一、急性脊髓炎 092
　　十二、脊髓前角灰质炎 094
　　十三、视神经脊髓炎 095
　　十四、脊髓空洞症 096
　　十五、进行性肌营养不良症 098
　　十六、重症肌无力 099
　　十七、运动神经元疾病 101
　　十八、遗传性共济失调 102

十九、周期性瘫痪 103

二十、脑性瘫痪 104

二十一、外伤性截瘫 105

二十二、面神经炎 107

二十三、三叉神经痛 108

二十四、肋间神经痛 110

二十五、坐骨神经痛 112

二十六、多发性神经炎（周围神经炎） 114

二十七、臂丛神经痛 116

二十八、臂丛神经及其周围神经麻痹 118

二十九、下肢周围神经麻痹 120

三十、支气管炎 122

三十一、支气管哮喘 125

三十二、胃炎 127

三十三、胃下垂 129

三十四、胃肠神经官能症 131

三十五、膈肌痉挛 132

三十六、肠炎 134

三十七、直肠脱垂 137

三十八、落枕 138

三十九、颈椎病 139

四十、肩关节周围炎 140

四十一、风湿性关节炎 142

四十二、急性腰扭伤 144

四十三、腰部劳损 145

四十四、产后少乳 146

四十五、月经不调 147

四十六、痛经 148

四十七、子宫脱垂 150

四十八、小儿消化不良 151

四十九、鼻炎 153

五十、咽喉炎 155

五十一、荨麻疹 157

五十二、黄褐斑 158

五十三、神经性皮炎 159

第二节 其他病症 160

一、晕针 160

二、晕厥 161
　　三、咽喉部异物感 161
　　四、失音 162
　　五、剧痛症 164
　　六、遗尿 166
　　七、扭伤 167
　　八、牙痛 168

第三章　针药并治的常见病、多发病 171
第一节　内科病症 173
　　一、慢性肝炎 173
　　二、脂肪肝 174
　　三、肝硬化腹水 176
　　四、胆结石 177
　　五、便秘 178
　　六、排尿困难 179
　　七、尿血 181
　　八、尿失禁 182
　　九、尿路感染 183
　　十、蛋白尿 184
　　十一、肾结石 186
　　十二、糖尿病 187
　　十三、红斑狼疮 189
第二节　骨外科病症 191
　　一、颈椎病 191
　　二、肩关节周围炎 193
　　三、网球肘 194
　　四、腕管综合征 195
　　五、梨状肌综合征 195
　　六、腰椎骨质增生症 196
　　七、急性腰肌扭伤 197
　　八、腰痛 198
　　九、腰椎间盘突出症 199
　　十、坐骨神经痛 202
　　十一、股外侧皮神经炎 204
　　十二、膝关节骨性关节炎（全膝痛） 205
　　十三、跟痛症（足跟痛） 207

第三节 男科、妇科疑难病症 208
    一、男性性功能减退 208
    二、遗精 209
    三、早泄 210
    四、阳痿 211
    五、男性不育症 212
    六、前列腺炎 214
    七、前列腺肥大 215
    八、经前期紧张综合征 217
    九、更年期综合征 218
    十、不孕症 219

第四节 神经科、精神科病症 220
    一、头痛 220
    二、失眠 222
    三、面瘫 223
    四、眩晕 224
    五、梅尼埃综合征 225
    六、癔症 227
    七、癔症性瘫痪 228
    八、脑瘫后遗症 229
    九、中风恢复期、后遗症期 231
    十、焦虑性神经症 233
    十一、疲劳综合征 235
    十二、抑郁性神经症 236
    十三、神经衰弱 238
    十四、神经性厌食 239
    十五、嗜睡症 240
    十六、恐怖症 241

第五节 皮肤科病症 242
    一、皮肤瘙痒症 242
    二、酒渣鼻 243
    三、痤疮（青春痘） 244
    四、带状疱疹 246
    五、湿疹 247
    六、外阴瘙痒症 248
    七、生殖器疱疹 249

第六节　其他病症 ... 250
　　　一、耳鸣耳聋 ... 250
　　　二、花粉过敏症 ... 251
　　　三、小儿多动症 ... 255
　　　四、美容（减皱纹） ... 256
　　　五、衰老 ... 257

第四章　针药并治的疑难病症 ... 259
　第一节　中医内科疑难病症 ... 261
　　　一、咳嗽 ... 261
　　　二、肺痈 ... 267
　　　三、哮证 ... 271
　　　四、喘证 ... 275
　　　五、痰饮 ... 281
　　　六、血证 ... 288
　　　七、心悸 ... 300
　　　八、胸痹 ... 306
　　　九、郁证 ... 311
　　　十、癫痫 ... 315
　　　十一、癫狂 ... 319
　　　十二、颤证 ... 323
　　　十三、胃痛 ... 324
　　　十四、腹痛 ... 330
　　　十五、黄疸 ... 334
　　　十六、积聚 ... 339
　　　十七、鼓胀 ... 343
　　　十八、中风 ... 349
　　　十九、瘿病 ... 356
　　　二十、水肿 ... 360
　　　二十一、淋证 ... 365
　　　二十二、癃闭 ... 369
　　　二十三、消渴 ... 373
　　　二十四、痹证 ... 378
　　　二十五、虚劳 ... 383
　第二节　西医内科及神经科、精神科疑难病症 ... 389
　　　一、类风湿性关节炎 ... 389
　　　二、病毒性肝炎 ... 393

三、肥胖症 ……………………………………………………………………………………… 396

四、高血压性脑病 ………………………………………………………………………………… 399

五、脑血栓形成 …………………………………………………………………………………… 401

六、脑出血 ………………………………………………………………………………………… 408

七、脑动脉硬化症 ………………………………………………………………………………… 413

八、脊髓空洞症 …………………………………………………………………………………… 415

九、运动神经元疾病 ……………………………………………………………………………… 417

十、震颤麻痹 ……………………………………………………………………………………… 419

十一、舞蹈病 ……………………………………………………………………………………… 421

十二、视神经脊髓炎 ……………………………………………………………………………… 423

十三、进行性肌营养不良症 ……………………………………………………………………… 426

十四、周期性麻痹 ………………………………………………………………………………… 428

十五、重症肌无力 ………………………………………………………………………………… 430

十六、多发性神经炎（周围神经炎） …………………………………………………………… 432

十七、臂丛神经痛 ………………………………………………………………………………… 436

十八、肋间神经痛 ………………………………………………………………………………… 439

十九、精神分裂症 ………………………………………………………………………………… 442

第三节 中医眼科疑难病症 ……………………………………………………………………… 445

一、流泪症 ………………………………………………………………………………………… 445

二、目痒 …………………………………………………………………………………………… 447

三、针眼 …………………………………………………………………………………………… 449

四、目赤肿痛 ……………………………………………………………………………………… 451

五、上睑下垂 ……………………………………………………………………………………… 452

六、胞轮振跳 ……………………………………………………………………………………… 453

七、麻痹性斜视 …………………………………………………………………………………… 455

八、泡性结膜炎 …………………………………………………………………………………… 457

九、病毒性角膜炎 ………………………………………………………………………………… 458

十、近视眼 ………………………………………………………………………………………… 460

十一、远视眼 ……………………………………………………………………………………… 462

十二、视神经萎缩 ………………………………………………………………………………… 462

十三、青光眼 ……………………………………………………………………………………… 464

十四、暴盲 ………………………………………………………………………………………… 466

十五、白内障 ……………………………………………………………………………………… 469

附录 I ··· 473
　　国际常用经穴中英文缩写 ··· 475

附录 II ··· 491
　　方剂索引 ··· 493

主要参考书目 ··· 506

第一章 疾病概述

本章讲述了临床治疗的基础知识，包括辨证论治的相关知识，一般治疗原则和常见治法，针灸治疗的相关机理、原则，三棱针、皮肤针等常用针灸疗法，以及中药常规用药与管理的方法。只有掌握这些基础知识，才能在临床中更好地诊断、治疗，以得到满意的疗效。

第一节 病性证治

辨证，就是分析、辨别疾病的证候，它是中医临床各科进行施治的前提和依据。针灸疗法虽然有别于其他施治方法，但也必须在中医基本理论指导下，把四诊所取的临床数据进行分析、综合、归纳，从而做出正确的辨证后再进行操作。

一、气血证治

气和血是人体生命活动的动力源泉，在生理方面既是脏腑功能活动的物质基础，又是脏腑功能活动的产物。因此，脏腑发生病变可以影响气血的变化，而气血的病变也必然要影响到某些脏腑，所以气血的病变是不能离开脏腑而单独存在的。掌握了气血病变的一般规律，就能为深入探讨脏腑的病理变化打下基础。

气为阳，血为阴，气与血有阴阳相随、互为资生、互为依存的关系。气之于血，有温煦、化生、推动、统摄的作用。故气虚无以生化，血必因之而虚少；气寒无以温煦，血必因之而凝滞；气衰无以推动，血必因之而瘀阻；气虚而不能统摄，则血常因之而外溢。血之于气，则有濡养、运载等作用。故血虚无以载气，则气亦随之而少；血脱则气无以附，可导致气脱、亡阳。由此可见，气血的病变是互相影响的。

气血病变的辨证应分清虚实，虚证有气血亏虚、气不摄血、气随血脱，实证有气滞血瘀等。

（一）气病证治

中医学所说的气，其含义有二：一是指构成人体和维持人体生命活动的精微物质，如水谷之气、呼吸之气等；二是指脏腑组织的生理功能，如脏腑之气、经脉之气等。二者又是相互联系的，前者是后者的物质基础，后者是前者的功能体现。人体之气包括元气、宗气、营气、卫气和五脏之气，元气是由先天之精所化生，发源于肾，借三焦之道通达全身，以推动五脏六腑的功能活动。宗气是由肺吸入的清气与脾胃运化而来的水谷之气结合而成，聚集于胸中，其功能主要是推动肺的呼吸和心血的运行。营气与卫气皆由水谷之气化生，但营气运行于脉中，内注五脏六腑，外营四肢；卫气运行于脉外，其主要的功能是保卫体表，抗御外邪入侵。五脏之气是五脏功能的具体表现。

气的根本在于肾，来源于肺、脾，受到肝之疏泄作用所调控，帅血、贯心脉而周行于身，具有推动、温煦、防御、固摄和气化的作用。人体的生长发育，各脏腑、经络的生理活动，血的运行，津液的输布，都要依靠气的激发和推动。如气虚则推动作用减弱，人体生长发育迟缓，脏腑、经脉的功能减退，或发生血行瘀滞，或发生水液停留等各种病变。人体的体温调节依靠气的温煦作用，如气的温煦作用不正常，可出现畏寒怯冷、四肢不温等症状。气能护卫肌表，防御外邪的入侵，若气虚则外邪易于侵袭。气的固摄作用，表现在对血液、精液、尿液的控制，如气虚而固摄作用减退，可导致出血、遗精、遗尿等。气化作用的意义有二：一是指精气之间的相互化生，二是指脏腑的某种功能活动，如膀胱的气化功能。

气的升降出入是气运动的基本形式，而气的升降出入具体体现于各个脏腑的功能活动，以及脏腑之间的协调关系之中，如肺主呼吸，有宣有降，吐故纳新；肺司呼吸，肾主纳气；心火下降，肾水升腾；以及脾升胃降等等。如气的运行阻滞，或运行逆乱，或升降失调，出入不利，便要影响五脏六腑、上下内外的协调统一，而发生种种病变，诸如肝气郁结、肝气横逆、胃气上逆、脾气下陷、肺失宣降、肾不纳气、心肾不交等等。

气的病变很多，一般可概括为气虚、气陷、气滞、气逆四种。前两种属虚，后两种属实。

【辨证论治】

1. 虚证

（1）气虚

证候分析：常由久病、年老体弱、饮食失调等因素所致，其病机主要为元气不足，脏腑功能衰退。

临床表现：头晕目眩，少气懒言，倦怠乏力，自汗，舌淡，脉虚无力。

基本治法：补气。

针灸治法：取穴宜以足太阴、手太阴、足少阴经穴为主，多用补法或加灸。

代表方剂：四君子汤之类。

（2）气陷

证候分析：气虚病变的一种，以气的无力升举为主要病机。

临床表现：头昏目花，少气倦怠，腹部有坠胀感，脱肛，舌淡苔白，脉弱。

基本治法：益气升提。

针灸治法：取穴宜以足太阴、足阳明经穴及背俞穴为主，多以针灸并用。

代表方剂：补中益气汤之类。

2. 实证

（1）气滞

证候分析：常因情志不疏、饮食失调或感受外邪等而引起人体某一部分或某一脏腑气机阻滞，运行不畅。

临床表现：胁腹胀痛，攻窜不定，时轻时重，程度常随情志变化而增减，苔薄，脉弦。

基本治法：行气。

针灸治法：取穴宜以足厥阴、足太阴、手太阴经穴为主，多用泻法。

代表方剂：金铃子散、五磨饮子之类。

（2）气逆

证候分析：由于气机升降失常，从而上逆不顺。一般多指肺胃之气上逆以及肝升太过所致的气火上逆。

临床表现：肺气上逆可见咳嗽喘息，胃气上逆可见呃逆、嗳气、恶心呕吐，肝气升发太过则见头痛、眩晕、昏厥、呕血等。

基本治法：降气镇逆。

针灸治法：取穴宜以手太阴、足阳明、足厥阴经穴为主，多用泻法。

代表方剂：苏子降气汤、旋覆代赭汤之类。

【证治要点】

（1）气虚宜补气，气实宜理气、行气、降气，此乃治疗气病的基本原则。

（2）气虚宜补气，主要是补脾、肺、肾之气。因脾胃为后天生化之源；肺为脾土之子，脾气不足最易导致肺气升降失常；肾为先天之本，主藏精气，又为气化之司。

（3）气之实证由气郁、气滞、气逆所致，与肺、胃、肝的关系较为密切，应根据脏腑辨证分别进行治疗，肺气不宣则宜宣，胃气上逆则宜降，肝气郁结则宜疏。

（二）血病证治

血来源于水谷的精气，通过脾胃的生化输布，注之于脉，化而为血。血由心所主，藏于肝，统于脾，循行于脉中，充润营养全身的脏腑组织。目之视，足之步，掌之握，指之摄，五脏六腑功能之协调，无不赖血之濡养。

血病一般表现为出血、瘀血、血虚。出血为血不循经，溢于络外，从九窍而出；瘀血为离经之血不能及时排出而停滞体内，或血液运行受阻，淤积于经脉或器官之内；血虚为体内血液虚少。三者既有区别，又有联系，如出血是血虚的病因，又可能是瘀血的病机，血瘀可使出血不止，瘀血不去则新血不生,又可导致血虚。

【辨证论治】

(1) 出血

证候分析:多由火热迫血妄行所致,也有因气虚不能摄血,使血无所依而导致出血,此外尚有肾阴亏虚,阴虚火旺,虚火伤络而导致出血。

临床表现:血随咳嗽痰沫而出者,为肺系之出血,称之咳血;如血随食物呕吐而出者,为胃之出血,称之吐血;随大小便而出者,为便血、尿血;由鼻、龈、耳、目、肌肤等处出血者,均为衄血。

基本治法:血热妄行者,宜泻热止血;气不摄血者,宜补气摄血;阴虚火旺者,宜滋阴降火。

针灸治法:血热妄行出血,取穴宜以手少阴、手厥阴经穴及血会穴为主,针用泻法;气不摄血,取穴宜以足太阴经穴及本脏背俞穴为主,针用补法;阴虚火旺者取穴宜以手少阴、足少阴经穴为主,针用补法。胃火内盛,取穴宜以足阳明、足厥阴经穴为主,针用泻法;肠热便血,取穴宜以本腑之俞穴、募穴及下合穴为主,针用泻法;热在下焦而见尿血、便血者,取穴宜以足太阳经、手阳明经穴为主,针用泻法。

代表方剂:泻热止血,如犀角地黄汤之类;补气摄血,如归脾汤之类;滋阴降火,如茜根散之类。

(2) 血瘀

证候分析:阳气虚损,鼓动无力,血的运行可因之缓慢;肝气郁结,疏泄不利,血的运行可因之受阻;寒入于经脉,血为之凝涩不行,热入营血,血热互结,血为之瘀结。

临床表现:刺痛,痛处不移,拒按,紫绀,肿块,肌肤甲错,舌紫暗或有瘀斑,脉细涩。瘀血病证常随其瘀阻的部位不同而产生不同的证候。瘀阻于心,可见胸闷心痛,口唇青紫;瘀阻于肺,可见胸痛咳血;瘀阻胃肠,可见呕血便血;瘀阻于肝,可见胁痛痞块;瘀血乘心,可致发狂;瘀阻肢体局部,可见局部肿痛或青紫等。

基本治法:活血化瘀。

针灸治法:阳气虚损,鼓动无力,瘀血内结,取穴宜以足厥阴经穴、血会穴为主,针用泻法;肝气郁结,疏泄不利致瘀血阻滞,取穴宜以足厥阴、足太阴经穴为主,针用泻法;寒滞经脉而血瘀,取穴宜以任脉、足厥阴、足太阴经穴为主,针用泻法,加灸;热入营血,血热互结,取穴宜以手少阴、手厥阴经穴及血会穴为主,针用泻法。

代表方剂:桃仁承气汤、血府逐瘀汤之类。

(3) 血虚

证候分析:主要由于失血过多,新血未生;或脾胃虚弱,生血不足;或久病不愈,肠中虫积,营血消耗过多所致。

临床表现:面色苍白或萎黄,口唇、爪甲淡白,头晕眼花,心悸失眠,手足发麻,舌质淡,脉细无力。

基本治法:补血。

针灸治法:取足太阴、足阳明经穴为主,针用补法;妇人血虚,取穴宜以任脉、足太阴、足阳明经穴为主,针用补法。

代表方剂:四物汤之类。

【证治要点】

(1) 关于出血的治疗,止血当为首要的法则,但要审明引起出血的不同原因,分别辨证论治。属血热妄行者,宜清热泻火,凉血止血;属气不摄血者,宜补气摄血以止血;属虚火伤络者,宜滋阴降火以止血,此外应结合出血的不同部位而选用不同的方剂。

(2) 活血化瘀是治疗血瘀的总则,在临证时当根据不同的病因,适当配合理气、散寒、清热、凉血、泻火、益气、滋阴、温阳等法,予以灵活的运用。

(3) 血虚当以补血为治,但气与血互为资生,气虚无以生化,血可因之而虚少,故补血常与益气并用,以达到补气生血的目的。

(三)气血同病证治

【辨证论治】

1. 虚证

(1) 气血亏虚

证候分析:多因久病不愈、气血两伤所致。或先有失血,气随血耗,或先因气虚,不能生化而继见血少,以致气血两亏。

临床表现:少气懒言,自汗乏力,面色苍白或萎黄,心悸失眠,舌淡而嫩,脉细弱。

基本治法:气血双补。

针灸治法:取穴宜以足太阴、足阳明经穴为主,针用补法或灸。

代表方剂:八珍汤之类。

(2) 气不摄血

证候分析:气虚则统摄无权,以致血离经隧而溢于脉外,血随气行。若气虚下降,则血从下部溢出。

临床表现:出血的同时,兼有气短,倦怠乏力,面色苍白,脉软弱细微,舌淡等气虚的症状。

基本治法:补气摄血。

针灸治法:取穴宜以任脉、足太阴、阳明经穴为主,针用补法。

代表方剂:当归补血汤之类。

(3) 气随血脱

证候分析:大量出血,血脱则气无以附,故气亦随之而脱。

临床表现:大量出血的同时,兼有面色苍白,四肢厥冷,大汗淋漓,甚至晕厥,脉微细欲绝或芤。

基本治法:补气以固脱。

针灸治法:取穴宜以督脉、任脉及背俞穴为主,针用补法并灸。

代表方剂:独参汤或参附汤之类。

2. 实证

气滞血瘀

证候分析:多由情志不遂,肝气郁结,气滞而血凝所致。

临床表现:胸胁胀满,走窜疼痛,兼见痞块刺痛拒按,舌紫暗,或有瘀斑,脉细涩。

基本治法:理气活血。

针灸治法:取穴宜以足厥阴、足太阳经穴为主,针用泻法。

代表方剂:血府逐瘀汤之类。

【证治要点】

(1) 气血病变可以反映于脏腑经络的每一种疾病中,各种疾病的不同阶段又都能反映出气血盛衰的不同变化。治疗疾病,重在调整气血,平衡阴阳。正如王清任所强调的"治病之要诀,在明白气血"。

(2)《素问·调经论》云:"百病之生,皆有虚实。"故气血病的辨证,也应从虚实着眼,同时还应辨其发病脏腑。

二、六淫证治

作为外感疾病的致病因素,风、寒、暑、湿、燥、火即外感六淫,属病因范围。临床上还有一些并非由体外侵入的,而是由于脏腑功能活动失调所产生的,能够形成类似风、寒、湿、燥、火证候的邪气。为了使之与外感六淫相区别,称为内风、内寒、内湿、内燥、内火,属病机范围,是本篇讨论的主要内容。其中,内湿将在津液证治中与痰饮一并阐述。

内风、内寒、内燥、内火既是脏腑病变所产生的临床表现,又是影响脏腑功能的病理因素。内风病变在肝,病理为肝风内动或上扰;内寒病在脾肾,病理为阳虚而阴盛;内燥病在肺、胃、肝、肾,病理为津液阴血亏耗；内火病在心肝及肺肾，病理为火旺与阴虚。治疗内风、内火，当审明虚实；治疗内寒，当辨标本；治疗内燥，当明脏腑。

(一) 风

风性轻扬，善行而数变，四时均可致病，故有"风为百病之长"之说。风性主动，致病具有动摇不定的特点，凡临床所见眩晕、震颤、四肢抽搐，甚则颈项强直、角弓反张等症状，多属风的病变。风之为病可分为外风和内风两类，伤风、风寒、风热、风湿、风燥等属外风，肝阳化风、热极生风、血虚生风等属于内风。

【病邪特点】

1. 外风 病起急骤，身热而渴，恶风，或兼咳嗽。肢体酸痛，或骨节红肿，游走不定，或皮肤发生风疹作痒，或口歪舌强等。

2. 内风 多因肝阳、肝火而产生，或由于情志、起居、饮食失节等因素而诱发。根据病情轻重不同，多有头目眩晕、抽搐震颤、癫狂，或卒中、口眼歪斜、语言謇涩、半身不遂等。

【病邪病机】

1. 外风 风为六淫之首，四季皆能伤人，经口鼻或肌表而入。经口鼻而入者，多先犯肺系；经肌表而入者，多始自经络，正虚邪盛则内传脏腑，这两种感受途径又可以同时出现。

风邪很少单独袭人，往往兼邪同犯。如在冬季多兼寒；天气由寒转暖，则多与温邪共同入侵而为温病；夏令多湿，或居处潮湿，则易兼湿为患；也有同时感受风、寒、湿而致病。风为阳邪，其性善行数变，故犯经络骨节，其痛多游走流窜而无定处。夹热者为风热，多犯头面咽喉，兼湿者多下肢。又风气刚劲，常猝然伤人，留滞经脉，出现口歪舌强、肢体拘急挛痛等症。

2. 内风 内风系自内而生，产生风的病机如下：

（1）热极生风：凡热极之证，必灼伤津液，消耗营血；营血既伤，心肝受病，邪热上扰，可出现惊厥神昏，此即所谓"热极生风"的病机。

（2）肝风内动：肝风内寄相火，体阴用阳，赖肾水以滋之。肾水不足，肝失所养，体弱用强，则肝火偏亢而上炎；风自火生，血随气升，横逆络道，上冲巅顶，直扰神明，可出现眩晕、抽搐，或卒中、不省人事等，此即"肝风内动"和"诸风掉眩，皆属于肝"的病机。

（3）血虚生风：肝为藏血之脏，其性刚强，赖血液以濡养。血虚则肝阴不足，肝阳偏亢，风自内生，也会出现瘛疭、眩晕、痉厥等证。

综上内风病机，可以看出内风为病多与心肝肾三脏有关。此外，内风又与痰有一定关系。如内有痰火郁结，则更易生风；反之，肝风内动，痰浊也随之上逆，易出现卒中。有关痰之病机，容后再述。

【辨证论治】

1. 外风

（1）风寒：如感冒伤风，证见头项强痛、恶寒或发热无汗、鼻塞、苔薄白、脉浮紧等。治以疏风散寒，取穴宜以手太阴、手阳明、足太阳经穴为主，针用泻法，方用葱豉汤或荆防败毒散加减。

（2）风热：风热外感，多犯上焦，见头胀、咽红肿痛、发热不恶寒，或少汗恶风、目赤胀痛羞明、咳吐黄痰，也可见头面焮红肿痛、乳蛾鼻渊，如风热伤络，则为咳血咯血、小便色黄、脉洪数等。治以疏风清热，针用泻法，取穴宜以手太阴、手阳明、手少阳经穴为主，方用桑菊饮或银翘散加减。

2. 内风 内风主要是肝病变的一种表现，其见症有头晕目眩，四肢抽搐，肢麻，震颤，强直，乃至猝然昏倒，不省人事，口眼歪斜，半身不遂等，其症大多关系于筋、目和精神异常，而肝主藏血，淫精于目，淫气于筋，又和精神活动有关，故风从内生，主要责之于肝的功能失调，临床又称之为肝风内动，诚如《素问·至真要大论》所说："诸风掉眩，皆属于肝。"

肝风常与痰相夹为患，如内有痰火郁结，则更易生风；反之肝风内动，痰浊亦随之上逆，易出现卒中。内风可由肝阳化风、热极生风、阴（血）虚风动所致，兹分别介绍如下：

（1）肝阳化风

证候分析：肝肾阴亏，水不涵木，阴不潜阳，阳亢化风，风阳盛则灼液为痰，肝风夹痰扰上，蒙闭清窍。

临床表现：眩晕欲仆，头痛如掣，肢麻震颤，手足蠕动，语言不利，步履不稳，舌红，脉弦细。若卒然昏仆，舌强不语，口眼歪斜，半身不遂，则为中风。

基本治法：育阴潜阳，平肝息风。

针灸治法：取穴宜以十二井穴以及足厥阴、足阳明经穴为主，针用泻法。

代表方剂：大定风珠、镇肝熄风汤之类。

（2）热极生风

证候分析：多由邪热亢盛，伤及营血，燔灼肝经，内陷心包，煽动内风所致。

临床表现：高热烦渴，抽搐项强，两目上翻，角弓反张，神志昏迷，舌红苔黄，脉弦数。

基本治法：清热凉肝息风。

针灸治法：取穴宜以十二井穴以及督脉、足厥阴经穴为主，针用泻法或点刺出血。

代表方剂：羚角钩藤汤、安宫牛黄丸之类。

（3）阴（血）虚风动

证候分析：阴亏血少，筋脉失养所致。

临床表现：肢体麻木，筋脉拘急，肌肉瞤动，舌淡或舌红，脉细。

基本治法：养血息风。

针灸治法：取穴宜以足太阴、足少阴经穴及背俞穴为主，针用补法。

代表方剂：加减复脉汤、补肝汤之类。

（二）寒

寒为阴邪，易伤人阳气。致病多在冬季，其他季节虽亦可见到，但毕竟不如冬令之甚。寒性收引、凝滞，故易出现筋脉拘挛和疼痛等症状。寒之为病，可分为外寒和内寒两类。外寒由外而入，致病又有伤寒、中寒之别，寒邪伤于肌表者，称为伤寒；寒邪直中脏腑者，称为中寒。内寒则是机体阳气不足，寒从内生。外寒与内寒虽有区别，但又互相联系，互相影响，阳虚之人，容易感受外寒；而外寒侵入机体，积久不散，又常损伤人体的阳气，导致内寒的产生。

【病邪特点】

寒为阴邪，易伤阳气，其性凝滞，主收引主痛。

（1）全身或局部有寒象，如怕冷，喜热，四肢不温，小便清长，痰液稀白等。

（2）容易导致气滞血瘀，出现剧烈的疼痛，即所谓"寒胜则痛"。

（3）寒性收引，寒邪侵入经络，可出现筋脉拘挛、收缩。

【病邪病机】

1. 外寒 外感寒邪，寒邪束表，卫阳不得宣发，寒邪滞于经脉，经脉拘急收引，气血凝滞不通而出现表寒诸证。或因恣食生冷或腹部受凉，寒邪损伤脾胃阳气，致升降失常，不能运化腐熟水谷。

2. 内寒 阳气衰微，寒自内生。所谓内寒，即阳虚里寒。其中，阳虚为本，阴寒为标，阳寒与阴寒又互为因果，阳虚愈甚则阴寒愈盛，阴寒愈盛则愈易伤阳。其病变主要脏器在脾和肾，肾阳虚衰，不能温养脾阳，导致脾脏亦虚；或脾阳久虚，不能运化水谷之精气，以充养于肾，渐致肾阳亦虚，均可导致脾肾阳虚，但以肾阳虚衰为主。

【辨证论治】

1. 外寒

（1）寒邪伤表

临床表现：恶寒重，发热轻，无汗头痛，肢体酸痛，鼻塞流清涕，咳嗽吐白痰，舌苔薄白，脉浮紧。

基本治法：辛温解表。

针灸治法：取穴宜以手太阴、手阳明经穴为主，多用毫针浅刺、泻法。
代表方剂：荆防达表汤之类。

（2）寒中胃府
临床表现：突然寒战，面色发青，肠鸣，脘腹冷痛，吐泻，苔白，脉沉紧。
基本治法：温中散寒。
针灸治法：取穴宜以任脉、足太阴、足阳明经穴为主，针用泻法，配合隔盐灸神阙。
代表方剂：理中汤之类。

2. 内寒

（1）阴寒内盛
证候分析：阳气虚衰，导致阴寒内生，停滞积聚，为饮为肿。
临床表现：形寒肢冷，甚则四肢逆冷，呕吐清水，下利清谷，面肢浮肿，苔白滑，脉沉弦或沉弱。
基本治法：助阳祛寒。
针灸治法：取穴宜以足太阴、足阳明经穴为主，针用补法，加命门、关元，大艾炷重灸。
代表方剂：四逆汤之类。

（2）脾肾阳虚
证候分析：多因病久耗伤阳气，或水邪久踞，或久泻迁延，以致肾阳虚衰不能温养脾阳，或脾阳久虚不能充养肾阳，终致脾肾阳气俱虚。
临床表现：面色苍白，腰膝或少腹冷痛，畏寒喜暖，五更泄泻，小便清长，舌淡且胖，脉沉弱无力。
基本治法：温补脾肾。
针灸治法：取穴宜以足太阴、足少阴经穴及俞募穴为主，针用补法，加灸。
代表方剂：附子理中汤之类。

（三）燥

燥是秋季的主气。人感外界燥邪发病，属外燥证，因多见于秋令，故又称"秋燥"。内燥是属于机体津血内亏所表现的证候。

【病邪特点】
燥邪，其性干燥，易伤津液。燥邪伤人或津伤化燥，均以机体津液亏耗的证候为主要临床表现。

【病邪病机】

1. 外燥 秋初尚热，故易成温燥；而深秋即凉，则易成凉燥。燥邪多从口鼻而入，其病常从肺卫开始。凉燥证属燥偏寒，是由凉燥之邪外束于表，内郁于肺，以致肺卫不宣，清肃失常所致；温燥证属燥偏热，是由于直接感受郁燥之邪，温燥伤肺，阴液耗伤所致。

2. 内燥 多由实热灼津，或因汗、吐、下及出血过多，而致津伤化燥、阴血亏耗所致，其病变与肺、胃、肝、肾有密切关系。肺气不足，水精不能四布，肌肤失于濡养；胃肠燥热，灼伤津液，致肠枯失润；肝血不足，筋脉失养；肾阴不足，虚火浮越，精血亏虚，血不养肝。

【辨证论治】

1. 外燥

（1）凉燥
证候分析：深秋近冬之气与燥相合，侵犯人体，发为凉燥。
临床表现：恶寒发热，头痛无汗，咽痛口干，皮肤干燥，舌苔薄白而干，脉浮。
基本治法：宣肺解表润燥。
针灸治法：取手太阴、手阳明经穴为主，针用泻法。
代表方剂：杏苏散之类。

（2）温燥
证候分析：初秋尚有夏末之余热，燥与热合，侵犯人体，发为温燥。

临床表现：发热头痛，干咳少痰，喉痛鼻燥，舌边尖红，脉浮数。
基本治法：辛凉透表润燥。
针灸治法：取穴宜以手太阴、手阳明经穴为主，针用泻法，或用三棱针点刺放血，禁灸。
代表方剂：桑杏汤之类。

2. 内燥

（1）肺胃津伤

证候分析：多由热盛津伤，或汗、吐、下后亡津液所致。
临床表现：鼻咽干燥，干咳无痰，口渴欲饮，大便干结，小便短少，皮肤干燥，舌干少津。
基本治法：生津润燥。
针灸治法：取穴宜以手太阴、足阳明经穴为主，针用补法。
代表方剂：沙参麦冬汤之类。

（2）肝肾阴亏

证候分析：多因大量失血，或久病不愈，精血内夺所致。
临床表现：咽干口燥，腰膝酸软，五心烦热，毛发干枯不荣，肌肉消瘦，遗精盗汗，舌红少苔，脉细代数。
基本治法：滋阴养血。
针灸治法：取穴宜以足厥阴、足少阴经穴及本脏背俞穴为主，针用补法。
代表方剂：杞菊地黄丸之类。

（四）火

火为热之甚。火既是六淫之一，也可由疾病过程中产生。火有虚实之分，实火多因直接感受火热，或他邪化火而成；虚火乃脏腑病理变化，反映于临床的一种证候，多因气血失调、精气亏耗而生。

【病邪特点】

火系热之甚，其性上炎，故火证的症状与热相似，但比热更重。其主要特点如下：

1. 实火 多因外感而起，病势急速，病程短，多有壮热，面红目赤，口渴心烦，喜冷饮，甚者狂躁、昏迷，小便短赤，大便秘结，唇焦，舌质红起刺，苔黄燥，脉洪数等。

2. 虚火 多因内伤而起，病势缓慢，病程长，见潮热盗汗，午后颧红，虚烦失眠，口干咽燥，干咳无痰，或痰中带血，耳鸣健忘，腰酸遗精，舌质红绛少津，光剥无苔，脉细数等。

【病邪病机】

病机包括内伤、外感两个方面。凡感受六淫之邪而为火证者，可因直接感受火热引起，也可由他邪演化而生。由于感受火热之邪而出现的症状，乃由火热直接灼伤津液营血，内损脏腑所致。因感他邪而为火证者，就要经过一段化热的病程才能化火，如寒之化火，必须由寒化热，热极而后生火；湿之化火，必须与热相结，或湿蕴化热、湿热极甚而成痰火。一般认为，这种由外感引起的火多属实火，反映于临床就是实火证候。

内伤也可以生火，如劳伤过度，情志抑郁，淫欲妄动，均可影响脏腑正常生理功能，使气血失调，或久病失养，精气亏耗，均可导致内火的发生，而出现火证。这种内伤所致的火多属虚火，反映于临床多是虚火证候。

【辨证论治】

辨火之证，首别虚实，虚者宜补宜滋，浮者宜引宜敛，实者宜清宜泻。由于受病的脏腑不同，其中虚实又有区别，必须详细辨证。

1. 实火

（1）心火炽盛

证候分析：多由情志之火内发所致。
临床表现：心烦失眠，面赤口渴，口舌生疮，舌红，脉数。

基本治法：清心泻火。

针灸治法：取穴宜以手少阴、手厥阴经穴为主，针用泻法。

代表方剂：泻心汤之类。

（2）肝火亢盛

证候分析：多由肝郁化火，气火上逆所致。

临床表现：头痛眩晕，面红目赤，耳鸣如潮，口苦咽干，烦躁易怒，胁肋灼痛，舌红，苔黄，脉弦数。

基本治法：清肝泻火。

针灸治法：取穴宜以足厥阴、足少阳经穴为主，针用泻法。

代表方剂：龙胆泻肝汤之类。

（3）肺火壅盛

证候分析：多由风寒之邪袭肺，郁久化火所致。

临床表现：气粗鼻扇，咳吐稠痰，烦渴欲饮，大便燥结，或鼻衄咳血等。

基本治法：清火泻肺。

针灸治法：取穴宜以手太阴经穴及本脏背俞穴为主，针用泻法。

代表方剂：《千金》苇茎汤或泻白散加减。

（4）胃火壅盛

证候分析：多为饮食所伤，食积化热所致。

临床表现：烦渴引饮，牙龈腐烂而痛或出血，呕吐嘈杂，消谷善饥等。

基本治法：清泻胃热。

针灸治法：取穴宜以足阳明经穴为主，针用泻法。

代表方剂：清胃散加减。

2. 虚火

（1）肾虚火动

证候分析：多由肾阴亏耗，阴虚阳亢，虚火妄动所致。

临床表现：形体消瘦，腰膝酸软，咽干舌燥，眩晕耳鸣，健忘少寐，五心烦热，潮热盗汗，遗精，阳痿，舌红而干，脉细数。

基本治法：滋肾降火。

针灸治法：取穴宜以足少阴经穴及本脏背俞穴为主，针用补法。

代表方剂：知柏地黄丸之类。

（2）肺虚火壅

证候分析：多因劳损所伤或久咳耗伤肺阴所致。

临床表现：干咳短气，痰少且稠，或痰中带血，口干咽燥，声音嘶哑，骨蒸潮热，五心烦热，颧红躁怒，舌红少津，脉细数。

基本治法：润肺滋阴清火。

针灸治法：取穴宜以手太阴经穴及本脏背俞穴为主，针用补法。

代表方剂：百合固金汤、秦艽鳖甲散之类。

（3）脾胃虚火

证候分析：多因久病耗伤脾胃气阴所致。

临床表现：喜冷饮，懒言恶食等。

基本治法：甘温除热。

针灸治法：取穴宜以足太阴、手足阳明经穴为主，针用补法。

代表方剂：补中益气汤合玉女煎加减。

三、津液证治

（一）湿

湿亦有内外之分。外湿为六淫之一，常先伤于下。如湿与热结，或为下痢，或为黄疸。内湿为病理产物，与脾的病理变化有密切关系。

【病邪特点】

湿为阴邪，得温则化，得阳则宣。但湿邪黏腻而滞，故不易速去，常经久不已。

1. 外湿 外湿起病，与气候环境有关，如阴雨连绵，或久居雾露潮湿之处，均易发生湿病；又脾胃素弱，也容易感受外湿。其临床表现多有身重体酸，关节疼痛，甚者屈伸不利，难以转侧，其痛常限于一处不移，脉濡缓，苔白微腻等。

2. 内湿 内湿之症都与脾虚有关，故以脾胃症状为主，如口淡乏味而腻，食欲不振，或食而不多，胸脘痞闷，泄泻，肢软无力，头痛身重，苔白厚而腻，脉濡缓等。

【病邪病机】

湿的形成及其病机有外来及内生的不同。外湿乃外来之邪，多由体表肌肤侵入，浅者伤人皮肉筋脉，或流注关节，深可入脏腑。内湿的形成，多因饮食不节，如恣食生冷酒醴肥甘，或饥饱失时，损伤脾胃；脾伤则运化功能失常，致津不得运化敷布，故湿以内生，聚而为患，或为泄泻，或为肿满，或为饮邪。湿邪为患，可以寒化，可以热化，常视人体脏腑功能的不同、素质的差异，以及治疗之不当而转化，如脾阳素虚者易从寒化，胃热者易从热化，过用寒凉易于寒化，妄加温燥之品易于热化。内湿一旦形成，最易感受外湿，两者互相影响，互为因果，可出现各种不同的湿证。

【辨证论治】

（1）寒湿困脾

证候分析：多因贪凉饮冷，过食生冷瓜果，致寒湿停于中焦；或因冒雨涉水，居住潮湿，遂使寒湿内侵；或内湿素盛，中阳被困，以致寒湿内生所致。

临床表现：脘腹闷胀，不思纳食，泛恶欲吐，口淡不渴，腹痛溏泄，头重如裹，身重或肿，苔白腻，脉濡缓。

基本治法：温中化湿。

针灸治法：取穴宜以任脉、足太阴经穴及本脏背俞穴为主，针用泻法。

代表方剂：胃苓汤、实脾饮之类。

（2）湿热中阻

证候分析：多由感受湿热之邪，或饮食不节，过食肥甘酒酪，酿成湿热，内蕴脾胃所致。

临床表现：脘腹痞闷，呕恶厌食，口苦口黏，口渴不欲饮，尿赤，或面目肌肤发黄，或皮肤发痒，或身热起伏，汗出热不解，苔黄腻，脉濡数。

基本治法：清热化湿。

针灸治法：取穴宜以任脉、足太阴、足阳明经穴为主，针用泻法。

代表方剂：连朴饮、甘露消毒丹之类。

（3）脾虚湿阻

证候分析：多由饮食不节，损伤脾胃，导致脾虚健运失职，水湿内生。

临床表现：面色萎黄，神疲乏力，四肢困重，脘腹不舒，纳谷不馨，厌食油腻，大便溏薄或泄泻，苔薄腻，舌淡胖，脉濡细。

基本治法：健脾化湿。

针灸治法：取穴宜以任脉、足太阴、足阳明经穴及本脏背俞穴为主，针用补法，加灸。

代表方剂：香砂六君子汤之类。

【证治要点】

（1）治湿应根据"脾虚"和"湿盛"的主次，权衡轻重，灵活治疗。以湿盛为主者，应施以除湿之法，或芳香化湿，或苦温燥湿，或淡渗利湿，不必妄加补虚之品；以脾虚为主者，当以健脾与化湿之剂配合使用。

（2）温从寒化，伤及脾阳，当用温热药助阳以燥湿，除选用苦温燥湿的药物之外，还要配合温运脾阳的药物，湿从热化，伤及胃阴，当选用养阴药与化湿药配伍，以清热化湿而不伤阴，生津养阴而不助湿为原则。

（3）治湿用药应以轻疏灵动为贵，可使湿邪得以透达，脾运得以健旺。

（二）痰

痰是脏腑病理变化的产物，分有形与无形两类：前者为排出体外的有形之痰，咳吐可见；后者为表现有痰的特异体征，从症测知。

【病邪特点】

古人有"饮凝成痰"之说，即稠浊者为痰。从痰的病理性质而言，有风、寒、湿、热、燥、郁痰等之分；从发病部位来论，则全身各处均可出现，无处不到，有肺、心、脾、胃、肝、肾、骨节、经络等不同部位的痰。

痰的临床表现：胸部痞闷，咳嗽痰多，恶心呕吐，腹泻，心悸，眩晕，癫狂，皮肤麻木，关节疼痛或肿胀，皮下肿块，或破溃流脓久而不合，苔白滑或厚，脉滑。

【病邪病机】

痰的产生与肺、脾、肾三脏关系甚为密切。在正常的生理状态下，得肺之治节，脾之运化，肾之煦蒸，水谷精微通过三焦之气化，或化为津，或化为血，以营养全身；或变为汗，或变为气，或变为溺而排出体外，故无痰所生。若人体为外邪所侵，或内伤七情，饮食劳倦，劳欲体虚等内外因素，均可导致肺、脾、肾三脏运化水液功能失调，三焦气化不利，津液结聚成痰，便可发生各种病证。

【辨证论治】

辨痰证，首先区分痰的性质，再辨所在部位，按脏腑虚实标本缓急，急则先治其痰，以化痰、涤痰为主，缓则求其本，治在脾肾。

（1）痰阻于肺

证候分析：常因感受风寒湿热之邪，或咳喘日久，以致肺不布津，聚而为痰。

临床表现：咳嗽气喘，或痰鸣有声，痰多，色白，易于咯出，或伴见寒热表证，苔薄白腻，脉浮或滑。

基本治法：宣肺化痰。

针灸治法：取穴宜以手太阴经穴及本脏背俞穴为主，针用泻法。

代表方剂：止嗽散、杏苏散之类。

（2）痰蒙心窍

证候分析：多因七情所伤，如抑郁、暴怒等，或感受湿浊邪气，阻塞气机，以致气结而痰凝，阻闭心窍。

临床表现：神昏癫狂，胸闷心痛，或昏倒于地，不省人事，喉中痰鸣，苔白腻，脉滑。

基本治法：化痰开窍。

针灸治法：取穴宜以手厥阴、手少阴经穴为主，针用泻法。

代表方剂：导痰汤、苏合香丸之类。

（3）痰蕴脾胃

证候分析：由饮食不节，思虑劳倦，脾胃受伤，脾失健运，生湿成痰所致。

临床表现：纳食呆顿，恶心呕吐，痞满不舒，倦怠乏力，身重嗜睡，苔白腻，舌胖，脉濡缓。

基本治法：健脾化痰。

针灸治法：取穴宜以足太阴、足阳明、任脉经穴为主，针用平补平泻法。

代表方剂：平胃散、六君子汤之类。

（4）痰郁于肝

证候分析：多由肝气郁结，气结痰凝，痰气互阻所致。

临床表现：咽中不适，似有物梗死，胸胁隐痛，嗳气，易怒善郁，苔薄白腻，脉弦滑。

基本治法：解郁化痰。

针灸治法：取穴宜以足厥阴、任脉经穴为主，针用泻法。

代表方剂：四七汤之类。

（5）痰动于肾

证候分析：久病及肾，肾阳不足，蒸化无权，水湿内停，上泛为痰。肾阴亏耗，阴虚火旺，虚火灼津为痰。

临床表现：喘逆气促，动则尤甚，或浮肿畏寒，腰膝冷痛，晨泄尿频，舌淡，脉沉细；或头晕耳鸣，腰膝酸软，舌红少苔，脉弦细带数。

基本治法：温肾化痰，或滋肾化痰。

针灸治法：①肾阳不足，治以温肾行水化痰，取穴宜以足少阴、手太阴经穴为主，针用补法，加灸。②肾阴不足，治以滋阴化痰，取穴宜以足少阴、手太阴经穴为主，针用补法。

代表方剂：济生肾气丸或金水六君煎之类。

（6）痰留骨节经络

证候分析：痰浊流窜骨节经络，导致气血郁滞，络脉痹阻。

临床表现：骨节疼痛肿胀，肢体麻木不仁，或半身不遂，或口眼歪斜，或见瘰疬、瘿气、结节、肿块，苔白腻，脉弦滑。

基本治法：软坚消结，通络化痰。

针灸治法：取穴宜以阿是穴及局部穴位为主，针用泻法。

代表方剂：四海舒郁丸、指迷茯苓丸之类。

【证治要点】

（1）痰之所生，由于肺、脾、肾的功能失调，本于正虚；而痰之已成，停于体内，常为实证，故临床上以本虚标实为多见。治痰应掌握脏腑虚实标本缓急，急则先治其痰，以化痰、祛痰为主，缓则求其本，治在肺、脾、肾。

（2）治痰还应根据痰的性质，采用不同的法则，热痰宜清之，寒痰宜温之，燥痰宜润之，湿痰宜燥之，风痰宜散之，郁痰宜开之，顽痰宜软之。

（三）饮

饮亦是脏腑病理变化的产物。《金匮要略》称为"痰饮"，其含义有广义与狭义之分。广义的痰饮，是诸饮的总称；狭义的痰饮，则为诸饮中的一个类型。

【病邪特点】

古人有"积水成饮"之说，即清稀者为饮。饮多见于胸腹四肢，故与脾的关系最为密切。

饮的临床表现：多随饮的部位不同而不同。如肠中辘辘有声，为痰饮，饮在肠胃；如咳吐引痛，心下痞硬，为悬饮，饮在胁；如肢体困重而肿，为溢饮，饮在四肢肌肉；如咳喘气逆，不能平卧，为支饮，饮在膈上。

【病邪病机】

饮的形成，由于寒湿浸渍，饮食不当，素体阳虚，致使脾、肺、肾三脏气化功能失调，而致水谷不化精微，水液运化无力，阳衰阴盛，津液停聚，积水成饮，其病变主要在脾肾。

【辨证论治】

辨饮证，首先应分清部位，确定病所；治疗当以温化为主，同时掌握标本缓急、表里虚实的主次，采用温散、分利、补虚、攻邪等相应措施，邪实正虚或寒热相杂者，宜消补或温凉并用。

(1) 痰饮

证候分析：中阳不振，水饮停留于胃肠所致。

临床表现：脘腹坚满而痛，胃中有振水声，呕吐痰涎清稀，口不渴或渴不欲饮，头目眩晕，或肠间水声辘辘，苔白滑或黄腻，脉弦滑。

基本治法：温阳化饮或攻逐水饮。

针灸治法：取穴宜以足阳明、足太阴经穴为主，针用补法，加灸。

代表方剂：苓桂术甘汤、己椒苈黄丸之类。

(2) 悬饮

证候分析：水流胁间，络道被阻，气机升降不利。

临床表现：胸胁胀痛，咳唾、转侧、呼吸时则疼痛加重，气短息促，苔白，脉沉弦。

基本治法：攻逐水饮。

针灸治法：取穴宜以足厥阴、足少阳经穴为主，针用泻法。

代表方剂：十枣汤、葶苈大枣泻肺汤之类。

(3) 溢饮

证候分析：因肺脾之气输布失职，水饮流溢于四肢肌肉所致。

临床表现：肢体疼痛而沉重，甚则肢体浮肿，小便不利，或见发热恶寒而无汗，咳喘痰多泡沫，苔白，脉弦紧。

基本治法：温散化饮。

针灸治法：取穴宜以足太阴、足阳明经穴为主，针用泻法。

代表方剂：小青龙汤之类。

(4) 支饮

证候分析：因饮犯胸肺，肺气上逆所致。

临床表现：咳喘胸满，甚则不能平卧，痰如白沫量多，久咳面目浮肿，苔白腻，脉弦紧。

基本治法：寒饮伏肺者宜温肺化饮，脾肾阳虚者宜温补脾肾。

针灸治法：取穴宜以任脉、手太阴、足太阴经穴为主，针用泻法加灸。

代表方剂：温肺化饮用小青龙汤之类，温补脾肾用肾气丸、苓桂术甘汤之类。

【证治要点】

(1) 饮为阴邪，遇寒则凝，得温则行，故其治疗宗《金匮要略》提出的"病痰饮者，当以温药和之"为原则，不仅阳虚饮邪不盛者应予以温化，而且逐饮、利水、发汗之剂均应佐以温药。

(2) 治疗饮证，还当分清标本缓急，根据表里虚实的不同，采取相应的处理，在表者宜温散发汗，在里者宜温化利水，正虚者宜补，邪实者当攻；如属邪实正虚者，治当攻补兼施；寒热夹杂者，又当温凉并用。

第二节　八纲证治与病位证治

八纲辨证是各种辨证的总纲，尽管疾病表现错综复杂，但八纲辨证必须明确。脏腑经络辨证是针灸治病的重要辨证方法，临床上病理现象虽然很多，但其实质多为脏腑经络功能失调的病理反应，通过辨证可以找出其病位和病机，更有利于有的放矢地治疗疾病。

本篇将重点介绍八纲辨证、脏腑经络辨证、三焦辨证，并结合针灸临床治疗说明施治的原则和选穴、配穴的方法。

一、八纲证治

八纲即阴阳、表里、寒热、虚实。这四组纲领概括了疾病在发展过程中的几个要素，是对脏腑、经络以及全身证候进行综合分析后得出的概念，要根据疾病表现的证候特点进行八纲辨证和选穴治疗。

（一）表里

表里，概括地说是指疾病部位而言。"表"和"里"是一个内外相对的概念，它提示了疾病的轻重、病位的深浅以及疾病的传变规律。

按部位区别，以皮肤和肌肉为表，脏腑为里。因为经络既"内属脏腑"，又"外络支节"，故人体表里有密切联系。同一经病有的属表证，有的属里证。就病位而言，无论属表还是属里，在脏腑或在肢节，在全身或在局部，都应以经络为总纲。或一经受病，或数经受病，或属于某经的经证，或属于某经的脏证或腑证。

表证多是外感病的初起阶段，是由六淫外邪从皮毛、口鼻侵入所致。临床常见发热恶寒或恶风，苔薄白，脉浮，或兼见头身疼痛、鼻塞、咳喘等症。

里证是相对于表证而言，其病势较深。里证所包括的证候范围极广，其病因亦有多种，大致有表邪不解入里者，有外邪直中者，亦有劳倦内伤所致者，临床常见发热不恶寒、苔黄、脉数或沉滑等症。

在针灸治疗方面，表证宜疏风解表，浅刺疾出。选穴方面，属外感风热可取热府（风门），外感风寒可取寒府（膝阳关）。里证宜深刺久留，当根据病位所在进行选穴，如胸腹疾病取内关，六腑病取中脘。

（二）寒热

寒热是辨别疾病性质的两个纲领。

寒证是因阴盛或阳虚所致的一系列症状，如见手足厥冷，蜷卧欲寐，脘腹冷痛，小便清长，大便溏薄，舌淡苔白滑，脉迟或沉微细等。热证以阳盛或阴虚表现为主，如面红目赤，壮热口渴，尿黄便干，神昏谵语，舌苔黄燥，脉数等。

针灸治疗遵循"热者疾之，寒者留之"和"寒者热之，热者寒之"的原则。寒证宜留针或加灸，如虚寒证灸关元；热证宜浅刺疾出或刺出血，如实热证可取十宣穴放血等。对于寒热真假错杂的病证，又宜区别对待，如真寒假热则应从寒治，真热假寒则应从热治，寒热错杂者当根据病情而综合施用针刺或灸法。

（三）虚实

虚实是辨别人体的正气强弱和病邪盛衰的两个纲领。

虚实是一个相对的概念。一般地说，实证虽是邪气实，但是正气未衰；虚证是正气不足，但是邪气亦不盛。虚证主要表现为气血阴阳之不足，临床多见倦怠少气，纳呆神疲，腹泻肠鸣或畏寒肢冷，或心悸少寐，面色苍白，口渴，尿少便干或潮热盗汗等。实证临床表现多样，常见症状有声高气粗，胸胁胀满，腹痛拒按，癥瘕积聚，舌苔厚腻，脉沉实有力等；或见邪闭经络，气滞血瘀，痰饮、虫积等。

针灸治疗应根据"实则泻之，虚者补之""菀陈则除之，陷下则灸之"的原则，决定或针或灸，或补或泻。虚证宜补宜灸，可多灸少针；实证宜针宜泻，可少灸多针。又因虚实有阴阳气血的不同，所以必须从临床表现出发，具体情况具体分析。如阴虚者针太溪，阳虚者灸关元，气虚者针气海，血虚者取膈俞。阴虚发热者虽宜用补，但应忌灸；阴盛寒实者宜用泻法针刺，更宜施灸。此外，虚实相兼应补泻并施；虚实不显者，应予平补平泻。

（四）阴阳

阴阳是个笼统的概念，临床所见任何疾病和人体生理现象都可用阴阳概括之。它可体现为表、里、寒、热、虚、实的六类证候，是八纲辨证的总纲。疾病的发生，就是阴阳在偏盛、偏衰时失去相对平衡，而出现阴不制阳或阳不制阴的病理变化。

临证时，必须先辨明疾病的阴阳属性，才能决定施治的原则，如《灵枢·寿夭刚柔》曰："审之阴阳，刺之有方。"又有《素问·阴阳应象大论》曰："善用针者，从阴引阳，从阳引阴，以右治左，以左治右，以我知彼，以表知里，以观过与不及之理，见微得过，用之不殆。"都是根据阴阳制定配穴处方治疗的例证。

针灸治疗即是调整阴阳偏盛偏衰，使其复归于平衡的过程。一般地说，阳证多为实热，宜针宜泻，且以取阳经穴为主；阴证多为虚寒，宜灸宜补，且以取阴经穴为主。至于具体应用，阳证宜多针少灸，浅刺而不留，出针宜快；阴证多灸少针，深刺而久留，出针宜缓。

二、脏腑经络证治

人体一切生理功能的正常发挥，都离不开脏腑经络，而临床所表现的病理现象亦基本属于脏腑经络的病理反映。由于脏腑、经络的生理功能不同，因此，其病理变化所反映的证候亦具有一定的规律性。临床上掌握了这些发病规律的特征，便能找出病位、病机，从而有利于正确施治，故有"医者不明脏腑、经络，开口动手便错"之说。脏腑、经络的证治机理，对于针灸治疗的运用，更具有重要意义。

本节将介绍六脏六腑、十二经脉的主要发病机理、证候与治疗原则。

（一）肺与大肠

肺司呼吸，主一身之气，外合皮毛，上与喉鼻相通。又肺主宣发肃降，通调水道。肺为娇脏，当外邪由皮毛或口鼻而侵入人体时，每多先犯于肺。肺虽主气，而实根于肾，五脏六腑之病亦常影响于肺，尤以脾、肾最为密切。肺发生病变主要是因肺的宣降失常，临床表现为咳嗽、喘息、胸闷等症，其病证可分为虚实两类。

肺之经脉下络大肠而相为表里。大肠为传导之官，职司传导糟粕。在生理方面与肺、脾、胃关系最为密切。大肠疾病多表现为传导功能的失常，常见症状有便秘、泄泻、里急后重等症，其性质有寒热虚实之别。

一）肺病证治

肺的病变可分为肺的脏病和肺的经脉病。经脉病多属实证，脏病则有虚有实。

【辨证论治】

1. 实证

（1）寒邪犯肺

证候分析：外感寒邪，肺气不宣；寒饮（痰饮）内阻，肺失清肃。

临床表现：风寒外束者，症见恶寒发热，头痛身楚，无汗，鼻塞流清涕，咳嗽痰稀薄，苔薄白，脉浮紧；寒饮内阻者，症见咳嗽频剧，气急身重，痰白，痰量颇多，苔白滑，脉弦滑。

基本治法：宣肺散寒，温化痰饮。

针灸治法：取穴宜以手太阴、手阳明经穴为主，针用泻法，可加灸。

代表方剂：麻黄汤或小青龙汤之类。

（2）邪热壅肺

证候分析：可因风热上扰，或寒郁化热，热邪蕴肺，痰热内积，肺失清肃。

临床表现：风热犯肺者，症见咳嗽，痰量一般不多，色黄或黄白相兼，质不甚黏稠，无腥臭味，或有鼻塞流脓涕，或恶风身热，咽喉疼痛，苔薄黄，脉浮数；痰热蕴肺者，症见咳吐大量黄稠痰，或有腥臭味，或带脓血，或见喘逆痰鸣，咳则胸痛，烦渴引饮，大便干结，小便赤涩，舌质红，苔黄燥，脉滑数。

基本治法：疏风清热，清肺化痰。

针灸治法：取穴宜以手太阴、手阳明经穴为主，针用泻法，或用三棱针放血，禁灸。

代表方剂：桑菊饮、银翘散或清金化痰汤、苇茎汤之类。

（3）痰浊阻肺

证候分析：常因感受外邪，或咳喘日久，以致肺不布津，聚为痰湿，或脾气素虚，湿聚成痰，上渍于肺所致。

临床表现：痰湿阻肺者，症见咳嗽，痰多黏稠，色白或灰白，气息急促，苔白厚腻，脉濡滑；水饮伏肺者，症见咳嗽气喘，喉中痰鸣有声，胸胁支满疼痛，倚息不得卧，苔腻色黄，脉弦滑或数。

基本治法：燥湿化痰，泻肺逐饮。

针灸治法：取穴宜以手太阴、手阳明经穴为主，针用泻法。

代表方剂：二陈汤、平胃散或葶苈大枣泻肺汤、控涎丹之类。

2. 虚证

（1）阴虚肺燥

证候分析：可因外感燥邪，耗伤肺津所致；亦可由风温诸邪伤津化燥而成；或由瘵虫袭肺，久咳伤肺，气血亏损，以致肺阴不足，虚热内生，耗灼肺金。

临床表现：燥邪犯肺、肺失清润者，症见咳呛气逆，痰少而黏，或带血丝，口干，唇鼻干燥，咽喉干痛，咽痒，或伴有微寒，身热、鼻塞等表证，苔薄白或薄黄，质干，边尖红，脉浮数或弦细数；肺阴亏耗、虚热内灼者，症见干咳少痰，或痰中夹血，声音嘶哑，午后颧红，潮热盗汗，形体消瘦，舌质红，苔少，脉细数。

基本治法：清肺润燥，滋阴润肺。

针灸治法：取穴宜以手太阴经穴和背俞穴为主，针用补法或平补平泻法，不灸。

代表方剂：桑杏汤、清燥救肺汤或百合固金汤、沙参麦冬汤之类。

（2）肺气亏虚

证候分析：劳伤过度，病后元气未复，或久咳久喘，耗伤肺气，或因气之化生不足，以致其主气的功能减弱。

临床表现：咳而短气，倦怠懒言，声音低怯，面色少华，畏风形寒，或有自汗，舌淡苔薄白，脉虚弱。

基本治法：补益肺气。

针灸治法：取穴宜以手太阴、足太阴经穴及背俞穴为主，针用补法，加灸。

代表方剂：补肺汤之类。

3. 经脉证治

证候分析：手太阴经脉病变，因风寒湿邪痹阻经脉为患者，其症状表现多为上臂内侧前缘酸重疼痛。

基本治法：祛风散寒，除湿通络。

针灸治法：取穴宜以本经及附近经穴，针用泻法，或加灸。

方剂治法：针对风寒湿邪各有偏重之不同，采用相应的方药治疗。如因经脉邪热上冲而症见咽喉红肿疼痛者，治以清肺泻热，针灸及药物治疗同邪热壅肺型。

4. 兼证

（1）脾虚及肺

临床表现：纳呆便溏，胸闷少气，咳嗽痰多，倦怠肢软乏力，甚则面浮肢肿，苔白，脉濡弱。

基本治法：培土生金，补益肺脾。

代表方剂：六君子汤之类。

（2）肺肾阴亏（金水阴亏）

临床表现：咳嗽夜剧，痰少，或痰中带血，咽干口燥，腰膝酸软，动则气促，骨蒸潮热，盗汗颧红，遗精，或月经不调，舌红少苔，脉细数。

基本治法：滋肾养肺。

代表方剂：六味地黄丸、生脉散之类。

（3）肝火犯肺（木火刑金）

临床表现：胸胁作痛，急躁易怒，头晕目赤，烦热口苦，咳嗽阵作，甚则咳血，舌红，苔薄黄，脉弦数。

基本治法：清肝泻肺。

代表方剂：黛蛤散合泻白散之类。

【证治要点】

（1）肺主气，味宜辛。《黄帝内经》说"辛生肺""用辛泻之"，此"泻"乃驱散表邪之意，祛邪即可以安正，起助肺的作用，是谓之"生肺"。《黄帝内经》又说"肺欲收，急食酸以收之""用酸补之"，咳喘则气上，呼吸频数，足以耗散其肺气，故用酸以补其肺体，收其耗散之气。

（2）肺为娇脏，清肃而处高位，选方多宜清轻，不宜重浊，这就是吴鞠通所谓"治上焦如羽，非轻不举"的道理。肺为娇脏，不耐寒热，且肺恶燥，燥则肺气上逆而喘咳，甘润可使肺气自降，清肃之令得行，所以治肺之法，辛平甘润最为适宜。

（3）直接治肺法：常用的有宣肺、肃肺、清肺、泻肺、温肺、润肺、补肺、敛肺八法。宣肺者，疏散肺卫之表邪；肃肺者，清除肺中之痰火；清肺者，清泄肺中之实热；泻肺者，泻肺中之痰火与水湿。泻肺与宣肺相对，彼则近于发表，此则近于攻里。泻肺又与肃肺有轻重缓急之别，前者用药较为峻猛，后者用药较为平和。温肺者，温化肺中之寒饮；润肺者，润其肺之燥也；补肺者，有甘温益其肺气，又有甘凉养其肺阴；敛肺者，收敛耗散之肺气。以上八法，宣肺、肃肺、清肺、泻肺属于祛邪；温肺、润肺有其祛邪的一面，又有其扶正的一面；补肺、敛肺均属扶正。临证时，以上诸法多参考合用，如宣、肃同用，清、肃同用，清、润同用，清、宣同用，润、肃同用，敛、补同用，还可多法联合应用，如温、清、宣、敛合用，宣、肃、清、润合用，等等。

（4）间接治肺法：有通过五脏生克关系进行治疗。虚证可用补脾（补母）、滋肾（补子）的治法，如脾肺气虚者用培土生金法，肺肾阴亏者用补肾阴法；实证可用泻肝的治法，如肝火犯肺用清泻肝火之法。还有通过脏腑的表里关系进行治疗，如肺经实证、热证可泻大肠，使肺热从大肠下泄而气得肃降。

（5）从病因分析肺系病证，可以分为外感、内伤两大项。外感多属实证，但风燥、痨虫可有例外；内伤多为本虚标实。外感病在肺卫，但某些疾病可传变涉及他脏，内伤主要在肺，亦可与肝、脾、肾相关。治疗应用清寒热虚实，结合脏腑之间的关系，全面考虑立法用药。

二）大肠病证治

大肠病变，亦有在腑和在经脉之别。经脉病多属实证，腑病则有寒热虚实之异。

【辨证论治】

1. 实证

（1）大肠实热证

证候分析：实热邪滞互结阳明（胃、大肠）之腑，闭塞不通所致。

临床表现：便秘不通，腹痛拒按，痞满不舒，或发热呕逆，或纯利粪水热结旁流，或便而不爽，或烦躁谵语，舌苔黄燥或焦黄起芒刺，脉沉实有力。

基本治法：清热导滞。

针灸治法：取穴宜以本腑募穴、下合穴及手足阳明经穴为主，针用泻法。

代表方剂：大承气汤之类。

（2）大肠湿热证

证候分析：多因外感暑湿邪气，或因饮食不节，或因食不净之物，以致湿热蕴结大肠而成。

临床表现：腹泻或痢下赤白，里急后重，肛门灼热，腹痛，纳呆，发热身重，苔黄腻，脉滑数。

基本治法：清化湿热。

针灸治法：取穴宜以本腑募穴、下合穴及手足阳明经穴为主，针用泻法。

代表方剂：葛根芩连汤或白头翁汤之类。

2. 虚证

（1）大肠虚寒证

证候分析：多为脾肾阳虚，或过投苦寒药物伤阳，或寒邪直中肠间所致。

临床表现：溏泄或久泻不止，所泻清冷，腹满时痛，喜温喜按，或肛门下坠，或四肢欠温，脉细弱，舌淡苔薄白。

基本治法：温阳散寒。

针灸治法：取穴宜以本腑募穴及下合穴，足太阴、足阳明及任脉、督脉经穴为主，针用补法，加灸。

代表方剂：附子理中汤合真人养脏汤加减。

（2）大肠津亏证

证候分析：大肠燥热耗伤津液，或脾阴不足，不能下及大肠，均可导致大肠津亏。

临床表现：大便秘结干燥，艰于排出，数日一行，或口臭咽燥，或头昏腹胀，舌红少津，苔黄燥，脉细。

基本治法：润肠通便。

针灸治法：取穴宜以足太阴、足阳明及任脉经穴为主，针用补法。

代表方剂：麻子仁丸或增液承气汤之类。

3. 经脉证治 大肠经脉病变虽属实证，但有属寒属热之别。属寒的多系风寒湿痹阻经脉，而致经脉循行部位发生酸痛，治以散寒通络，祛风除湿，宜针用泻法，加灸，取本经及附近经穴，方用乌头汤加减；属经脉热证的证治同大肠热证。

（二）心与小肠

心主血脉，又主神明，其华在面，开窍于舌。在生理方面，心与血脉运行和人体的思维活动有密切关系，故血脉及神志异常皆与心有关。临床常见有心悸、失眠、神昏、发狂或吐血、衄血等病证。

心与小肠二者由于经脉的络属互为表里，它们在生理上有着密切的联系，因此其病理变化亦互为影响。

小肠职司分别清浊，因此其病理变化主要是分别清浊功能的失常，以致清浊不分，水粪混杂而下。临床上主要表现为二便失常，如大便泄泻、小便不利等证。

一）心病证治

心的病变类型，按病位有在脏在经之别，按病情有属虚属实之异。

【辨证论治】

1. 虚证

（1）心阳（气）虚

证候分析：多由于年老脏气虚衰，禀赋薄弱，或久病体虚，暴病伤阳耗气等原因所致。

临床表现：心悸、气短、胸闷、心痛、舌苔淡白、脉虚无力或结代等。心悸的特点为心中空虚，惕惕而动，动则尤甚。气短表现为息促阵作，动则加剧。心痛系猝然而起，并伴见肢冷、脉疾数而散乱，甚则手足唇鼻青紫晦暗，或面色苍白，形寒自汗等。

基本治法：温心阳，益心气。

针灸治法：取穴宜以本脏背俞穴和手少阴、任脉经穴为主，针用补法，加灸。

代表方剂：桂枝加附子汤或养心汤之类。

（2）心阴（血）虚

证候分析：多由于失血之后，热病伤阴或思虑劳心过度，阴血暗耗等原因所致，亦可由于血的生化之源不足。

临床表现：心悸、心烦、少寐、舌质红、苔少或舌尖干赤、脉细数等。其心悸的特点为心悸而烦，惊惕不安，少寐多伴有梦扰不宁。

基本治法：滋阴养心安神。

针灸治法：取穴宜以本脏背俞穴与手少阴、厥阴经穴为主，配以足少阴经穴，针用补法，不灸。

代表方剂：天王补心丹、四物汤之类。

2. 实证

（1）痰火内扰

证候分析：抑郁不遂，气郁化火，煎熬津液成痰，痰火内扰，甚则上蒙心包。

临床表现：心悸，癫狂，不寐，舌质红赤或干裂、少苔、脉滑数等。其心悸的特点为时时动悸，胸中躁动烦热。癫狂的特点为神志痴呆，语无伦次，甚则哭笑无常，如癫如狂。不寐多因噩梦纷纭，躁扰难寝。

基本治法：清心豁痰泻火。

针灸治法：取穴宜以手少阴、手厥阴经穴为主，甚者并用手足阳明经、督脉及十二井穴，针用泻法或三棱针放血。

代表方剂：礞石滚痰丸之类。

（2）饮遏心阳

证候分析：停痰伏饮，积于胸中，阻遏心阳，以致气不宣畅。

临床表现：心悸、眩晕、呕吐、舌苔白腻、脉象弦滑或沉紧。其心悸多伴有胸闷，眩晕，泛恶欲吐，呕吐皆为痰涎。

基本治法：化饮除痰。

针灸治法：取穴宜以手少阴、手厥阴、任脉及手足阳明经穴为主，针用泻法。

代表方剂：茯苓甘草汤、导痰汤之类。

（3）心血瘀阻

证候分析：多因心气或心阳亏虚，无力温运血脉，气滞脉中，血瘀痹阻，络道失和。

临床表现：心悸怔忡，心胸憋闷或刺痛，痛引肩背内臂，时发时止，舌质暗红，或见瘀斑瘀点，脉细涩或结代，甚者心胸暴痛，口唇青紫，肢厥神昏，脉微欲绝。

基本治法：活血通路行瘀。

针灸治法：取穴宜以手少阴、手厥阴经穴为主，针用泻法。

代表方剂：血府逐瘀汤之类。

3. 经脉证治 风寒湿邪外侵，使经气痹阻，常见胁痛，臑臂内后廉痛，经脉运行的部位有酸重感。治疗或针或灸，与肺和大肠所述的方法相同。

4. 兼证

（1）心脾两虚

临床表现：面色萎黄，食少倦怠，气短神怯，心悸健忘，失眠梦多，妇女月经不调，脉细弱，舌淡苔白。

基本治法：补益心脾。

代表方剂：归脾汤之类。

（2）心肾不交

临床表现：虚烦不眠，心悸健忘，头晕目眩，咽干耳鸣，腰酸膝软，梦遗，夜间尿多，潮热盗汗，脉虚数，舌红无苔。

基本治法：交通心肾。

代表方剂：黄连阿胶汤或交泰丸之类。

（3）心肺气虚

临床表现：心悸气短，咳喘胸闷，倦怠乏力，面色苍白或暗滞，甚至可见口唇青紫，舌质暗紫或见紫斑，脉细弱。

基本治法：补益心肺。

代表方剂：保元汤之类。

【证治要点】

（1）气属阳，血属阴，故心阳虚必兼心气虚，心阴虚亦兼心血虚，但心阳虚比心气虚为重，心阴虚可见虚火证候。

（2）临证遇心阳心阴俱虚、气血并亏者，应两者兼治，如炙甘草汤之阴阳并调，十全大补汤之气血双补。

（3）心阳虚与饮遏心阳两证，与脾阳不运也有关系，治疗时还应温运脾阳，健脾而养心。

（4）心阴虚与痰火内扰两证，与肝肾二经的虚实也有关系。精血亏耗则心阳亢盛；肝胆火旺则灼津成痰，治疗时应联系整体处理。

（5）心血瘀阻证常在本虚的基础上，因虚致实，并常伴有气滞和痰浊的证候。前者为气滞血瘀，应佐行气药物；后者为痰瘀互阻，应参以化痰之品。

（6）心藏神，虚证一般均可佐以宁心安神之品，如枣仁、柏子仁、茯神等；实证均可加用重镇安神之品，如龙齿、牡蛎等。

二）小肠病证治

【病因病机】

小肠受盛胃中水谷，主转输清浊，清者输于各部，浊者渗入膀胱，下注大肠。小肠之病，多因饮食失节，损伤脾胃下传引起。其病机表现为清浊不分，转输障碍。小肠之经脉络心，与心互为表里，故心亦可移热于小肠。小肠的病证，有虚寒和实热之不同，小肠虚寒多与脾胃损伤有关，而小肠实热多与心火有关。

小肠的病证，临床常见者有泄泻、腹痛、舌疮、尿血等。

【辨证论治】

1. 虚寒

证候分析：多由于饮食不节，损伤脾胃，致小肠化物、分清泌浊的功能发生障碍。

临床表现：肠鸣泄泻，小腹隐痛喜按，舌淡苔薄白，脉细而缓。

基本治法：温通小肠。

针灸治法：取本腑俞穴、募穴及下合穴为主，兼取足阳明经穴，针灸并用。

代表方剂：吴茱萸汤之类。

2. 实热

证候分析：多由心火移于小肠所致。

临床表现：心烦失眠，口舌生疮，小便赤涩刺痛，或见尿血，舌红苔黄，脉滑数。

基本治法：清心泻火，导热下行。

针灸治法：取穴宜以手少阴、手太阳经穴为主，针用泻法。

代表方剂：导赤散、凉膈散之类。

3. 经脉证治

风寒湿邪外侵，使经气痹阻，常见颈项及臑臂肘外后廉痛，经脉循行部位有酸重冷感，治疗用针或施灸，与肺和大肠所述方法相同。

（三）脾与胃

脾胃对饮食具有受纳、腐熟、消化吸收及转输等功能，其中又有脾主运化而胃司受纳、脾主升而胃主降的区别。若运化和腐熟水谷及升降机能失调，就会发生病变。临床常见的病证包括呃逆、呕吐、便秘、泄泻、脘腹胀闷、吞酸嗳腐等；若脾不统血则可见便血，女子崩漏等。

脾与胃除了经脉络属以外，两脏腑间位置密切相连，故两者生理机能紧密配合，在发病时往往互为影响，或同时发病。脾胃病有虚实寒热的不同，有在经脉、在脏腑的区别，治疗有温清补泻之异。

一）脾病证治

【辨证论治】

1. 虚证

（1）脾阳虚寒

证候分析：饮食生冷肥甘，或过用寒凉药物，以及久病失养，导致脾阳不振，运化无权。

临床表现：面黄少华，中脘觉冷，泛吐清水，纳少腹胀，食入尤甚，喜热饮，便溏，或见肌肉瘦削，四肢不温，少气懒言，舌淡苔白，脉濡弱。

基本治法：温运中阳。

针灸治法：取穴宜以本脏俞穴、募穴与足太阴、足阳明经穴为主，针用补法，加灸。

代表方剂：参苓白术散合六君子汤加减。

（2）中气不足

证候分析：素体气虚，或因劳倦过度，以及病久耗伤脾气，升清无权。

临床表现：纳食减少，懒言气短，四肢乏力，肠鸣腹胀，大便溏薄，甚则少腹下坠，脱肛，舌淡，苔薄白，脉缓或濡细。

基本治法：补中益气。

针灸治法：取穴宜以本脏俞穴、募穴与足太阴、足阳明经穴为主，针用补法，加灸。

代表方剂：补中益气汤之类。

2. 实证

（1）寒湿困脾

证候分析：涉水淋雨，坐卧湿地，过食生冷，或内湿素盛，中阳被困，脾失运化。

临床表现：脘闷纳呆，口黏，身困重，大便不实或泄泻，舌苔白腻，脉濡细。

基本治法：运脾化湿。

针灸治法：取穴宜以足太阴、足阳明经穴为主，针用泻法，或加灸。

代表方剂：胃苓汤之类。

（2）湿热内蕴

证候分析：外感时邪，或素嗜酒酪，伤及脾胃，脾失健运，湿热交阻，甚则熏蒸肝胆。

临床表现：胁胀脘闷，不思纳食，或有发热，口苦口渴，身体困重，溲赤便溏，甚则面目俱黄，皮肤发痒，苔黄而腻，脉濡数。

基本治法：清热利湿。

针灸治法：取穴宜以足太阴、足阳明经穴为主，针用泻法。

代表方剂：茵陈蒿汤、五苓散之类。

（3）脾寒证

证候分析：外感风寒之邪，侵袭脾胃，使脾运失健。

临床表现：腹痛绵绵，泄泻或顽谷不化，小便清长，四末不温，舌淡苔白，脉沉迟。

基本治法：温中健脾。

针灸治法：取穴宜以本脏俞穴、募穴与足太阴、足阳明经穴为主，针用补法，重灸。

代表方剂：理中汤或附子理中汤加减。

（4）脾热证

证候分析：脾为湿土，感受热邪，湿热互蒸所致。

临床表现：脘痞不舒，身重困倦，口腻而黏，不思饮食，小便短赤，苔黄腻，脉濡数。

基本治法：清化湿热。

针灸治法：取穴宜以足太阴、足阳明经穴为主，针用泻法，禁灸。

代表方剂：连朴饮或甘露消毒丹加减。

3. 兼证

（1）脾胃不和

临床表现：胃脘痞满，隐痛绵绵，食入难化，嗳气作呃，甚则呕吐，便溏，苔薄白，脉细。

基本治法：益气运中，调和脾胃。

代表方剂：香砂六君子汤之类。

（2）脾肾阳虚

临床表现：少气懒言，腰膝酸冷，便溏或五更泄泻，舌淡，苔薄白，脉象沉细。

基本治法：健脾温肾。

代表方剂：附子理中汤、四神丸之类。

（3）脾湿犯肺

临床表现：咳吐痰涎，胸闷气短，胃纳不佳，苔白微腻，脉滑。

基本治法：燥湿化痰。

代表方剂：二陈汤、平胃散之类。

（4）心脾两虚：见心病兼证。

【证治要点】

（1）脾病的虚证和实证是相对的。脾虚失运，水湿潴留，多属本虚标实。本虚为主者，治当健脾，佐以化湿；标实为主者，治应祛湿，兼以运脾。

（2）脾病与湿的关系至为密切，如寒证的寒湿困脾，热证的湿热内蕴，实证的水湿内停，虚证的脾不运湿。因而治疗时应结合病情，参以燥湿、利湿、逐水、化湿之品，湿去则脾运自复。

（3）脾与胃的病理关系可对应来看，古人概括为"实则阳明，虚则太阴"，临床诸证脾病多虚多寒，胃病多热多实，治法应遵循"脾宜升则健，胃宜降则和"的原则。

（4）从脏腑整体观念分析，脾与胃的病理演变与其他脏腑相关。如脾病日久不愈，常影响其他脏腑；同样他脏有病也会影响及脾，所以，治脾能使其他脏腑的病变好转，治疗其他脏腑也有助于脾病的恢复。

二）胃病证治

【病因病机】

胃为水谷之海，与脾互为表里，共司升清降浊。凡饮食不节，饥饱失常，或冷热不适，都能影响胃的功能，发生病变。胃为燥土，本性喜润恶燥，所以一般以食积郁热、口渴便秘等燥热之证属之于胃。又因胃主受纳，如胃失和降，常见恶心、呕吐之证。

胃的病证，临床常见有胃痛、嘈杂、呕吐、呃逆、便秘、口臭、牙宣等。

【辨证论治】

1. 胃寒

证候分析：阳气素虚，复饮食不洁，过食生冷或脘腹受凉，以致寒凝于胃而发病。

临床表现：胃脘冷痛，轻则绵绵不止，重则拘急剧痛，遇寒加剧，得温则减，口淡不渴，泛吐清水，呃逆呕吐，舌淡，苔白滑，脉弦或迟。

基本治法：温胃散寒。

针灸治法：取足阳明经穴及俞穴、募穴为主，针用补法，加灸。

代表方剂：良附丸之类。

2. 胃热

证候分析：多因胃热偏盛与情志郁火相并，或邪热犯胃、过食辛热之品而成。

临床表现：胃脘灼痛，吞酸嘈杂，渴喜冷饮，消谷善饥，或食入即吐，口臭，牙龈肿痛、腐烂或出血，舌红苔黄少津，脉滑数。

基本治法：清胃泻火。

针灸治法：取足阳明、足厥阴经穴为主，针用泻法。

代表方剂：清胃散之类。

3. 胃虚

证候分析：多因火热耗伤胃阴所致。

临床表现：口干唇燥，饥不欲食，或干呕呃逆，大便干燥，舌红少苔或光红，脉细数。

基本治法：养胃生津。

针灸治法：取本腑俞穴、募穴及足阳明经穴为主，针用补法，多灸。

代表方剂：六君子汤或益胃汤之类。

4. 胃实

证候分析：由于饮食不节，暴饮暴食，以致食积不化而引起。

临床表现：脘腹胀痛，厌食，嗳气或呕吐酸腐食臭，大便不爽，苔垢腻，脉滑。

基本治法：消导化滞。

针灸治法：取足阳明经穴为主，针用泻法。

代表方剂：保和丸之类。

5. 经脉证治　如风寒湿邪痹阻经脉，以致下肢前缘酸重冷痛，治疗方法及针灸用药与肺和大肠所述方法相同。属经脉热证者，可见口渴、颈肿、喉痹、齿痛、龈肿、苔黄、脉洪数，治疗同胃热证。

（四）肾与膀胱

肾为先天之本，肾主藏精，主水，又为命火所寄，故称为水火之脏，其功能既能统摄一身之水和封藏精液，又为元气之根和命火之源。常见的症状有腰痛、水肿、遗精，阳痿、气喘、泄泻等。就其病证性质而言，可分为肾阴虚和肾阳虚两种类型。

膀胱为津液之府，职司小便，其病理变化主要为膀胱的启闭失常，如小便频数、遗尿、癃闭、淋沥等。其性质亦有虚实之分。

肾与膀胱两者由于经脉的络属而互为表里，生理上有着密切的联系，其病理变化亦多互为影响。

一）肾病证治

临床上常见肾的病症有消渴（下消）、水肿、癃闭、遗精、阳痿、腰痛、耳鸣、耳聋、眩晕、泄泻（肾泄）等。

【辨证论治】

1. 阳虚

（1）肾气不固

证候分析：劳损过度，久病失养，肾气亏耗，失其封藏固摄之权。

临床表现：面色淡白，腰脊酸软，听力减退，小便频频而清，甚则不禁，滑精早泄，尿后余沥，舌淡苔薄白，脉细弱。

基本治法：固摄肾气。

针灸治法：取穴宜以背俞穴及任脉、督脉经穴，以灸为主，针补为辅。

代表方剂：右归丸加减。

（2）肾不纳气

证候分析：劳伤肾气，或久病气虚，气不归元，肾失摄纳之权。

临床表现：短气喘逆，动则尤甚，咳逆汗出，小便常因咳甚而失禁，面浮色白，舌淡苔薄，脉虚弱。

基本治法：纳气归肾。

针灸治法：取足少阴经穴及背俞穴为主，针用补法，或灸。

代表方剂：人参胡桃汤或参蚧散之类。

（3）肾阳不振

证候分析：禀赋薄弱，久病不愈，或房劳伤肾，下元亏损，命门火衰。

临床表现：面色淡白，腰酸腿软，阳痿，头昏耳鸣，形寒尿频，舌淡苔白，脉沉弱。

基本治法：温补肾阳。

针灸治法：取穴宜以背俞穴以及足少阳、任脉经穴为主，针用补法，加灸。

代表方剂：右归丸或金匮肾气丸之类。

（4）肾虚水泛

证候分析：禀赋素虚，久病失养，肾阳耗亏，不能温化水液，致水邪泛滥而上逆，或外溢肌肤。

临床表现：水溢肌肤，则为周身浮肿，下肢尤甚，按之如泥，腰腹胀满，尿少。水泛为痰，则为咳逆上气，痰多稀薄，动则喘息，舌苔淡白，脉沉滑。

基本治法：温阳化气行水。

针灸治法：取背俞穴以及足少阴、任脉经穴为主，针用补法，加灸。

代表方剂：真武汤或济生肾气丸之类。

2. 阴虚

（1）肾阴亏虚

证候分析：房室不节，劳倦过度，或久病之后，真阴耗伤。

临床表现：形体虚弱，头晕耳鸣，少寐健忘，腰酸腿软，或有遗精，口干，舌红少苔，脉细。

基本治法：滋养肾阴。

针灸治法：宜取穴宜以背俞穴及足少阴经穴为主，针补不灸。

代表方剂：六味地黄丸之类。

（2）阴虚火旺

证候分析：欲念妄动，或热病后耗伤肾阴，阴虚生内热，水亏则水浮。

临床表现：颧红唇赤，潮热盗汗，腰脊酸痛，虚烦不寐，阳兴梦遗，口咽干痛，或呛咳，小便黄，大便秘，舌质红苔少，脉细数。

基本治法：滋阴降火。

针灸治法：取穴宜以足少阴、足厥阴、手少阴经穴为主，针用平补平泻法，不灸。

代表方剂：知柏地黄汤之类。

3. 经脉证治　风寒湿热之邪外侵，经脉之气痹阻。症见下肢内侧后廉酸重冷痛或痿弱，足不任地。治法及用针或施灸与肺和大肠所述相同。

4. 兼证

（1）肾虚脾弱

临床表现：大便溏泄，完谷不化，滑脱不禁，腹胀少食，神疲形寒，肢软无力，舌淡苔薄，脉沉迟。

基本治法：补火生土。

代表方剂：附子理中丸、四神丸之类。

（2）肾水凌心

临床表现：心悸不宁，水肿，胸腹胀满，咳嗽短气，不能平卧，指唇青紫，四肢厥冷，舌淡苔薄，脉虚数。

基本治法：温化水气。

代表方剂：真武汤之类。

【证治要点】

（1）一般而论，肾脏病变无表证与实证。肾之热，属于阴虚之变；肾之寒，属于阳虚之变。临床上必须注意。

（2）肾虚之证，一般分为阴虚、阳虚两类。总的治疗原则是"培其不足，不可伐其有余"。阴虚者忌用辛燥和过于苦寒之品，宜用甘润益肾之剂，以补阴配阳，使虚火降而阳归于阴，所谓"壮水之主，以制阳光"；阳虚者忌用凉润、辛散之品，宜用甘温益气之品，以补阳配阴，使沉阴散而阴从于阳，所谓"益火之源，以消阴翳"。至于阴阳俱虚，则精气两伤，宜阴阳并补。

（3）肾阴虚者，往往导致相火偏旺，此为阴虚生内热之变，治法均以滋阴为主，参以清泄相火，如知柏地黄丸之类；肾阳虚者，在温肾补火的原则下，必须佐以填精益髓等血肉有情之品，资其生化之源。

（4）肾与其他脏腑的关系非常密切，如肾阴不足，可导致水不涵木，肝阳上亢；或子盗母气，耗伤肺阴；或水不上承，心肾不交。肾阳亏虚，又易形成火不生土，脾阳衰弱。这些病证，通过治肾及参治他脏，对病情恢复有很重要的意义。

二）膀胱病证治

【病因病机】

膀胱位于少腹，其经脉络肾，其生理功能主要为贮存津液，并化气行水。故其病理表现主要为气化无权。因肾主水液，与膀胱互为表里，肾气不化也能影响膀胱的气化，这就是膀胱虚证的主要病机。至于膀胱实热病证，则由他脏移热所致，或本腑湿热蕴结而成。

常见的病证有小便不利、癃闭、遗尿或小便失禁等。

【辨证论治】

1. 虚寒

证候分析：主要由于年高，或久病、劳损，以致肾气亏虚，固摄无权，膀胱失约。

临床表现：小便频数、清长或不禁，尿有余沥，遗尿，或小便点滴不爽，排出无力，舌润苔薄，脉沉细。

基本治法：固摄肾气。

针灸治法：取穴宜以本腑俞穴、募穴及足少阴、任脉经穴为主，针灸并用。

代表方剂：桑螵蛸散之类。

2. 实（湿）热

证候分析：多由外感湿热之邪，蕴结膀胱，或饮食不节，湿热蕴结中焦，下注膀胱所致。

临床表现：尿频，尿急，尿涩少而痛，尿黄赤混浊，或尿血，或尿有砂石，可伴有发热、腰痛，苔黄腻脉数。

基本治法：清利湿热。

针灸治法：取穴宜以本腑俞穴、募穴及任脉、足太阴、足少阴、足厥阴经穴为主，针用泻法，不灸。

代表方剂：八正散加减。

3. 经脉证治 风寒湿邪外侵，经脉之气痹阻。症见项背、腰尻、腘脚酸重冷痛。相关治法与肺和大肠所述相同。

（五）心包与三焦

心包络为心之外围，有护卫心脏的作用，故凡病邪内传入里，常先侵及心包。邪犯心包，其临床症状与心脏是一致的，主要表现在神志方面的异常。

三焦为六腑之一，总司人体之气化，为人体气血津液运行布化、水谷消化吸收、水液代谢通道。故三焦之气化功能，概括了人体上、中、下三个部分所属脏器的整个气化作用。病理表现主要是气化功能失常而致水道不利，水湿潴留为患。

此处着重论述三焦病变的证治。心包络病的证治与心病相同，故略。

【辨证论治】

1. 三焦虚证

临床表现：肌肤肿胀，腹中胀满，气逆腹冷，或遗尿，小便失禁，苔多白滑，脉沉细或沉弱。

基本治法：化气行水。

针灸治法：取穴宜以其俞穴、募穴及下合穴为主，并酌情兼取任脉经穴，针灸并用。

代表方剂：五苓散加减或合用苓桂术甘汤加减。

2. 三焦实证

临床表现：多见身热气逆，肌肤肿胀，小便不通，舌红苔黄，脉滑数。

基本治法：清热化湿，利水消肿。

针灸治法：取穴宜以俞穴、募穴及下合穴为主，针用泻法，不灸。

代表方剂：甘露消毒丹加减。

3. 三焦经脉证治 因风寒湿邪痹阻经络者，症见肩部、肘臂外侧酸胀冷痛，治法与肺和大肠所述相同。因外感风热，或因内热上冲，或因七情抑郁而致经气阻闭者，症见耳鸣，暴聋，目锐眦痛，颊肿，喉痹，胁肿，胁痛，身热咽干，脉数，舌红苔薄黄，脉数或弦数。治以通经泄热，取穴宜以手足少阳经穴为主，针用泻法或针刺出血，不灸。药物治疗同三焦实证。

（六）肝与胆

肝为风木之脏，性善条达，内寄相火，又主藏血。其病理变化较为复杂，临床上多见肝气郁结，肝火上炎，肝阳上亢以及肝风内动等。常见的症状有：胸胁胀满，太息呕逆，头晕目眩，烦躁易怒，筋脉拘挛以及目疾。

胆依附于肝，内藏胆汁，肝胆互为表里，关系密切。胆主决断，临床上见有惊悸失眠，多梦虚怯等情志异常，亦多从胆论治。

肝的病证，可概括为虚实两类，而以实证为多。实证有肝气郁结，肝火上炎，肝风内动，寒滞肝脉；虚证为肝阴不足，但可与实证的风、火并见。临床常见病证有中风、眩晕、头痛、痉证、癫狂、厥证、积聚、鼓胀、吐血、衄血、耳鸣、耳聋等。

一）肝病证治

【辨证论治】

1. 实证

（1）肝气郁结

证候分析：郁怒伤肝，木失条达，疏泄无权，或肝气横逆，气机阻滞不畅，为痛为聚；血行瘀阻，经脉痹塞，以瘀为积。

临床表现：胁痛，呕逆，腹痛泄泻，便后不爽、积聚，苔薄，脉弦等为其主要症状。其胁痛为胀痛不舒，或流窜作痛，不得转侧。呕逆为嗳气频频，呕吐吞酸或呕出黄绿苦水。腹痛为少腹作痛不适，泻后不减，每因情志不遂而发。积聚之部位在胁下，癖积或左或右，或聚散无常，时觉胀痛或刺痛。此外，尚可出现易怒、食欲不振等。

基本治法：疏肝理气，破积散聚。

针灸治法：取穴宜以本经腧穴为主，兼取足少阳、足太阴、足阳明经穴，针用平补平泻法或泻法。

代表方剂：柴胡疏肝散、失笑散之类。

（2）肝火上炎

证候分析：肝胆疏泄无权，气郁化火，火散气窜，或上扰巅顶。

临床表现：胁痛，呕吐，眩晕，头痛，狂怒，耳鸣，耳聋，目赤，吐衄，舌边尖红，苔黄或干，脉象弦数等为其主症。其胁痛为灼痛而烦，呕吐苦水或黄水。眩晕、头痛为头晕不减，自觉筋脉跳动，额热而痛，痛如刀劈，或为胀痛。耳鸣、耳聋均为暴作，鸣声如潮，阵作阵平，按之不减。目赤多兼暴痛或肿。吐衄亦为骤然暴作，血涌量多，冲口而出。此外，尚可见大便干燥，小便热涩而黄赤，面赤而热，口苦而干等。

基本治法：清肝泻胆。

针灸治法：取穴宜以本经腧穴为主，针用泻法。

代表方剂：龙胆泻肝汤之类。

（3）肝风内动

证候分析：肝气化火，阳气暴张，火随气窜，横逆络道，血随气升，上冲巅顶，此即肝风内动之病机。

临床表现：昏厥，痉挛，麻木，眩晕，头痛，舌体歪斜颤动，舌质红，苔薄黄，脉弦数等为其主症。其昏厥为猝然晕仆，不省人事，或抽搐，或吐涎。痉挛表现为项强，四肢挛急，不能屈伸，角弓反张。麻木为手、足、面、唇等位置有如蚁行。眩晕，行走飘浮，头部抽掣作痛。此外，或在昏厥之后，出现口眼歪斜、语言謇涩、半身不遂等症。

基本治法：平肝潜阳息风。

针灸治法：取穴宜以足厥阴、督脉经穴及十二井穴为主，以针泻之，或用三棱针放血。

代表方剂：天麻钩藤饮之类。

（4）寒滞肝脉

证候分析：外感寒邪入侵厥阴之经脉，肝气不畅，络脉痹阻。

临床表现：少腹胀痛，睾丸坠胀或阴囊收缩，舌润滑，苔白，脉象弦沉或迟为其主症。少腹胀痛常牵及睾丸偏坠剧痛，受寒则甚，得热而缓。阴囊收缩，为寒滞厥阴，致少腹之脉收引，故多与少腹痛胀同时并见。此外，或见形体虚怯蜷缩。

基本治法：温经暖肝。

针灸治法：取穴宜以足厥阴、督脉经穴及本脏俞穴为主，针用泻法或灸。

代表方剂：暖肝煎之类。

2. 虚证

肝阴不足

证候分析：肝为刚脏，赖肾水以滋养。如肾阳不足，水不涵木，或肝郁化火，火盛伤阴，以致肝阳上亢，肝风内动。

临床表现：头晕头痛，耳鸣耳聋，麻木，震颤，雀盲，舌质红干少津，苔少，脉细弦数等为其主症。其眩晕、头痛为头目昏眩欲倒，不欲视人，昏而胀痛，绵绵不停。耳鸣、耳聋系逐渐而起，鸣声低微，经常不已，按之可减。麻木为肢体有不仁之感，抚之觉快。震颤为肢体肌肉瞤动，或自觉或他觉发抖动摇，甚者四肢挛急。雀目为两目干涩，入夜视力大减，或成夜盲。此外，尚可见面部烘热、午后颧红、口干咽干、少寐多梦等。

基本治法：柔肝滋肾，育阴潜阳。

针灸治法：取穴宜以肝经腧穴为主，多用补法；虚实互见者，当以平补平泻法。

代表方剂：一贯煎或杞菊地黄丸之类。

3. 经脉证治

因外受寒邪，凝滞经络，而致睾丸偏坠胀痛，牵引少腹疼痛，舌苔白滑，脉多沉弦而迟。取穴宜以本经及任脉穴为主，针灸并用，以温通经气，疏散寒邪。方用暖肝煎加减。

4. 兼证

（1）肝气犯胃

临床表现：胸脘满闷时痛，两胁窜痛，食入不化，嗳气吐酸，舌苔薄黄，脉弦。

基本治法：泄肝和胃。

代表方剂：四逆散合左金丸之类。

（2）肝脾不和

临床表现：不思饮食，腹胀肠鸣，便溏，苔薄，脉弦缓。

基本治法：调理肝脾。

代表方剂：逍遥散之类。

（3）肝胆不宁

临床表现：虚烦不寐，或恶梦惊恐，触事易惊或善恐，短气，乏力，目视不明，口苦，苔薄白，脉弦细。

基本治法：养肝清胆宁神。

代表方剂：酸枣仁汤之类。

（4）肝肾阴虚

临床表现：面色憔悴，两颧嫩红，头眩目干，腰膝酸软，咽喉干痛，盗汗，五心烦热，或大便艰涩，男子遗精，女子经水不调或带下，舌红无苔，脉细。

基本治法：滋阴降火。

代表方剂：大补阴丸之类。

【证治要点】

（1）肝为刚脏，属春木而主风，性喜升发，故肝病多见阳亢的证候。肝之寒证，以寒凝少腹厥阴经脉为主。

（2）在肝病的实证中，肝气郁结、肝火上炎、肝风内动多因情志郁结，肝气有余，化火上冲所致。三者同出一源，关系极为密切，不能截然分割，临床应掌握主次，随证施治。

（3）肝风内动，有上冲巅顶和横窜经络之不同。上冲者宜息风潜阳，横窜者宜和络疏风，夹痰则兼以涤痰。

（4）实证久延，易于耗伤肝阴，形成本虚标实，临床颇为常见，辨证时须加注意。

（5）肝痛虚证，多因肾阴不足，精不化血，以致肝阴不足，阳亢上扰，应与实证对照，详细鉴别，其病机与肾阴亏乏有极密切的关系，故临床上多采取肝肾并治之法。

（6）治肝之法，常用的有疏肝、清肝、泻肝、平肝、镇肝、养肝、柔肝、温肝等。疏肝者，疏散肝郁；清肝者，清解肝热；泻肝者，泻除肝火。泻肝在作用上与清肝相似，但程度上较清肝为重；平肝者，平息肝风；镇肝者，镇定肝风，均适用于肝风内动，但选药所不同，镇肝多选用金石重镇之品；养肝者，滋养肝阴之不足；柔肝者，以柔润之品来克制肝之过于刚燥。养肝与柔肝在性质上相似，但前者用药偏于滋养，后者用药偏于柔缓；温肝者，采用温热药物来振奋肝之机能。诚如王旭高所说："如肝有寒，呕酸上气，宜温肝，肉桂、吴茱萸、蜀椒。"(《王旭高医书六种·西溪书屋夜话录》)以上八法，疏肝、清肝、泻肝、平肝、镇肝用于肝之实证，而养肝、柔肝、温肝用于肝之虚证。

二）胆病证治

【病因病机】

胆附于肝，其经脉络肝，胆中所藏之清净之汁，与其他传化之腑所盛的浊质不同，所以它既属六腑，又属奇恒之腑。胆性刚直，故在病理情况下，多表现为火旺之证。因火热可煎熬津液而为痰，故胆病又多兼痰，痰火郁遏，常扰心神，所以在辨证施治时，既要注意泄胆化痰，又要清心安神。

常见的症状有惊恐、不寐、耳鸣、耳聋、眩晕等。

【辨证论治】

1. 实证

临床表现：多见头痛目赤，口苦胁痛，耳鸣耳聋，呕吐苦水，舌红，脉弦数。

基本治法：疏胆清热．

针灸治法：取穴宜以本经及足厥阴经穴为主，以针泻之。

代表方剂：龙胆泻肝汤加减。

2. 虚证

临床表现：多见胆怯，易惊善恐，夜卧不宁，视物昏花，舌白滑，脉细弱。

基本治法：温胆宁神。

针灸治法：取穴宜以本腑背俞穴及手少阴经穴为主，针刺或灸。

代表方剂：温胆汤加减。

3. 经脉证治 因外感风寒湿邪，阻滞经络而为痹痛者，证见下肢外侧酸胀疼痛，治法及用针或施灸与肺和大肠所述相同。因胆腑之火走窜经络为病者，其证治与胆实证相同。

关于常见脏腑辨证选穴，见表1。

表1 脏腑辨证选穴举例

辨证	治法	选穴
风寒束肺	宣肺散寒	列缺、风池
肺气不宣	通宣理肺	风门、肺俞
痰浊阻肺	化痰止嗽	尺泽、丰隆
痰迷心窍	涤痰开窍	人中、内关
心血不足	养血宁心	心俞、神门
心火上炎	清心降火	大陵、阴郄
脾虚气陷	益气升提	气海、百会
脾困湿阻	健脾化湿	公孙、阴陵泉
胃肠积滞	消食导滞	建里、四缝
胃热火炽	清胃降火	内庭、足三里
肝气郁结	疏肝解郁	太冲、内关
肝风内动	平肝息风	太冲、印堂
肝火犯肺	清肝泻火	行间、鱼际
肾气不固	补肾固精	肾俞、志室
阳虚气脱	回阳救逆	关元、神阙（灸）
气血两虚	益气补血	膻中、血海
气滞血瘀	行气化瘀	合谷、膈俞
胃脘虚寒	温中散寒	中脘、足三里（灸）
膀胱湿热	清热利湿	中极、委阳
肝火上炎	清肝利胆	中封、阳辅

三、三焦证治

三焦是六腑之一，关于它在生理上的部位、范围以及功能活动，我们已经在前面脏腑辨证章节中做过介绍。本节所讲的三焦，是清代温病学家吴鞠通借用三焦名称，作为辨别温病证候浅深轻重的分类。因此它属于证候分类的范围，与脏象学所讲的三焦含义略有不同。

三焦的证候分类，在临床上是代表热病的初、中、末三个阶段，亦即疾病的整个发展过程。

（一）三焦辨证

1. 温病初期 始于上焦，病在手太阴肺经。证见头痛，微恶风寒，身热，无汗，或有汗不畅，口渴或不渴，咳嗽，午后热重。如果逆传手厥阴心包经，便会出现舌质绛红，烦躁口渴，神昏谵语，夜寐不安等现象。

2. 温病中期 邪入中焦，包括足阳明胃经和足太阴脾经的病变。如发热，不恶寒，日晡热甚，面红目赤，呼吸气粗，大便秘结，小便赤少，舌苔干黄，甚或舌有芒刺，属足阳明胃经的症状。如身热不扬，午后较重，头重如裹，神志模糊，胸闷不饥，口中淡腻，泛恶欲呕，小便短赤，大便不爽或溏薄，舌苔白腻，脉象濡缓，属足太阴脾经的症状。

3. 温病末期 邪入下焦，正虚邪盛，病情更趋复杂，包括足少阴肾经和足厥阴肝经的病变。凡面赤，身热，手足心热，心烦不寐，唇裂舌燥，咽痛，下利，耳聋等，均属肾阴内涸的症状；凡热深厥深，心中憺憺，手足蠕动，甚则瘛疭等，均属肝风内动的症状。

（二）三焦证治

1. 上焦温病 温热犯肺者，取手太阴、手阳明、督脉经穴，发汗解表，清热宣肺。逆传心包者，取手厥阴、手少阴、督脉经穴，清心泻火，安神定志，针用泻法，不灸，并可用井穴放血以泄血分之热。

2. 中焦温病 热结阳明者，取手足阳明、督脉经穴和胃肠募穴，清泄阳明热邪，通调腑气，散结通便。湿热相搏者，取足太阴、足阳明、督脉经穴，以清热化湿，和中疏表，针用泻法，深刺久留，不灸。

3. 下焦温病 真阴内涸者，取足少阴经穴，针用补法；取手少阴、手厥阴经穴，针用泻法。以冀补水泻火，扶正祛邪。肝风内动者，取足厥明、足少阳、督脉经穴，针用泻法；取足少阴经穴，针用补法。以冀育阴潜阳，平息内风。温热病最善伤阴，治疗以清热保津为要，灸法亦有助阳伤阴之弊，故均不用灸。

四、六经证治

外感热病主要按六经、卫气营血的病机进行证候归类，二者分别来源于伤寒学说与温病学说，在临床上都起一定的指导作用，但具体运用时，又必须联系实际，融会贯通，现分别简述于下。

【辨证论治】

（1）太阳病

证候分析：太阳主一身之表，头项为太阳经脉循行之所，感受风寒，故头项强痛恶寒。

临床表现：以恶寒或恶风、头痛、脉浮为主症，还可见全身酸痛，项背牵强等症状。

基本治法：表实无汗者，宜辛温解表；表虚有汗者，宜调和营卫。

针灸治法：取手太阴、手阳明和足太阳经穴为主，针用泻法，风寒者可加灸。

代表方剂：辛温解表，用麻黄汤；调和营卫，用桂枝汤。

（2）阳明病

证候分析：阳明经证属于热盛灼伤胃津，阳明腑证属于胃肠实热，食积，燥屎蕴结。

临床表现：以身热汗出，不恶寒反恶热，烦躁，口渴引饮为主症者，属阳明经证；以潮热，腹胀满坚硬而拒按，便秘，甚则谵语为主症者，属阳明腑证。

基本治法：阳明经证，宜清热泻火；阳明腑证，宜攻泻实热。

针灸治法：取手足阳明经穴为主，针用泻法。

代表方剂：清热泻火，用白虎汤；攻泻实热，用承气汤。

（3）少阳病

证候分析：邪气未除，正气已虚，病邪由腠理入侵，结于胆腑，邪正分争于表里之间，气机不畅，升降不利。

临床表现：寒热往来，胸胁苦满，口苦，脉弦等。

基本治法：和解少阳。

针灸治法：少阳病，取足厥阴、手足少阳经穴为主，针用泻法；太阳少阳合病，取足厥阴、足少阳经穴为主，任脉及背俞穴为辅，针用泻法；少阳阳明合病，取足厥阴、足少阳、阳明经穴为主，针用泻法。

代表方剂：小柴胡汤为主。若太阳少阳合病者，兼用汗法，用柴胡桂枝汤；少阳阳明合病者，兼用下法，用大柴胡汤。

（4）太阴病

证候分析：脾阳虚弱，寒湿内阻，升降失常。可因三阳病治疗失当，损伤脾阳，也可因脾气素虚，寒邪直中所致。

临床表现：腹满时有腹痛，呕吐，食欲不振，腹泻，口不渴，舌淡，苔白，脉迟或缓。

基本治法：温中散寒。

针灸治法：取脾、胃之俞穴、募穴为主，针用补法，并施艾灸。

代表方剂：理中汤之类。

（5）少阴病

证候分析：少阴病属心肾两虚，或为阳虚阴盛，从阴化寒，而表现为少阴寒化证；或为阴虚火旺，从阳化热，而表现为少阴热化证。

临床表现：以恶寒、蜷卧、肢冷、脉微细为主症，或见下利清谷，则为少阴虚寒证；以心烦、不眠、口干咽燥、脉细数为主症，则为少阴虚热证。

基本治法：属于虚寒者，回阳救逆；属于虚热者，滋阴清热。

针灸治法：属于虚寒者取任脉、足少阴经穴以及背俞穴为主，针用补法，加灸；属虚热者取手足少阴经穴为主，针用补法，不灸。

代表方剂：回阳救逆，用四逆汤；滋阴清热，用黄连阿胶汤。

（6）厥阴病

证候分析：上热下寒，寒热错杂，气机逆乱，厥热胜复。

临床表现：口渴不止，气上冲心，心中疼热，饥而不欲食，厥逆下利，呕吐或吐蛔虫等。

基本治法：温清并用。

针灸治法：取足厥阴、手足阳明经穴为主，针用平补平泻法。

代表方剂：乌梅安蛔丸之类。

五、卫气营血证治

【辨证论治】

（1）卫分证

证候分析：温邪外袭，表卫郁阻，而见发热，恶寒。如偏风温，可见头痛、咳嗽、咽痛；如偏风湿，可见头昏、胸闷、泛恶。

临床表现：发热，微恶风寒，口干，舌边尖红，脉浮数，可伴有头痛、咳嗽、咽痛等。

基本治法：辛凉解表。

针灸治法：取手太阴、手阳明、手少阳经穴为主，毫针浅刺，用泻法。

代表方剂：银翘散、桑菊饮之类。如夹湿，宜芳香化湿，用藿朴夏苓汤。

（2）气分证

证候分析：风温之邪，侵犯肺胃，或湿热留恋三焦。

临床表现：发热不恶寒，口渴、口苦，心烦懊侬，咳嗽，尿黄赤，有汗热不解，脉洪大，或沉实。

基本治法：清热透邪宣肺。

针灸治法：取督脉和手足阳明经穴为主，针用泻法。

代表方剂：栀子豉汤、麻杏石甘汤之类。便秘者，用承气汤；湿热留恋三焦者，用蒿芩清胆汤、甘露消毒丹等。

（3）营分证

证候分析：温热内盛，营阴被灼，故见舌绛、身热、心烦、口干；热盛邪陷心包则神昏谵语。

临床表现：舌红绛，脉数，身热，心烦，口干，夜寐不安，甚则谵语发狂等，或斑疹隐现。如逆传心包，可见神志昏迷。

基本治法：清营泄热，或清心开窍。

针灸治法：取手少阴、厥阴经穴为主，针用泻法。

代表方剂：清营汤之类，或用清营汤送服安宫牛黄丸、神犀丹、紫雪丹。

(4) 血分证

证候分析：邪热入于血分，心主血而肝藏血，势必影响心肝，邪热久羁，耗伤真阴，病及于肾，以耗血、动血、阴伤、动风为特征。

临床表现：高热，躁扰发狂，斑疹透露，或见吐血、衄血、便血、尿血，或见神昏，或见手足抽搐、痉厥，舌质深绛或光红如镜，脉虚数或细促。

基本治法：凉血散血，或凉肝息风，或滋阴息风。

针灸治法：取手足少阴、手足厥阴经穴为主，针用泻法。

代表方剂：凉血散血用犀角地黄汤，凉肝息风用羚角钩藤汤，滋阴息风用加减复脉汤、大定风珠。

六经与卫气营血病机病证虽各有其不同特点，但两者又有共同之处，如温病学说的"卫分证""气分证"，其中一部分相当于《伤寒论》的"太阳病""阳明病"等。我们要从整体观点出发，把它们综合起来，灵活应用于临床实践，才能得到正确的诊断和治疗，达到治疗疾病的目的。

第三节　一般治疗原则和常用治法

一、治疗原则

（一）正治反治

因为疾病的病理变化不同，在临床上表现的证候甚为复杂，所以在治疗上也就有正治、反治的区别。

正治法，或称逆治法，是临床最常用的治法。寒者温之，热者寒之，虚者补之，实者泻之，均为正治法。如风寒外束用辛温发表法，温热犯肺用辛凉宣透法等。

反治法，或称从治法，是在特殊情况下所采取的治法。这就要透过患者在疾病中所表现出来的寒热虚实的假象，而抓住其本质问题。如寒因寒用（以寒治寒），热因热用（以热解热），塞因塞用（以补开塞），通因通用（以泻下剂治泄泻），均为反治法。再如热深厥深用白虎汤（寒因寒用），外热内寒用四逆汤（热因热用），脾虚寒、腹满用理中汤（塞因塞用），下利谵语用承气汤（通因通用）等，亦均属反治法。

（二）标本缓急

标本，是指疾病的主次本末和病情轻重缓急的情况。一般认为，标是疾病表现于临床的现象和所出现的证候；本是疾病发生的病机，即疾病的本质，或者指发病的脏腑及其病理表现。在病情变化过程中，一般是按照"急则治其标，缓则治其本"和"间者并行，甚者独行"的原则进行治疗。

急则治其标，是指在疾病的发展过程中，如果出现了紧急危重的证候，影响到患者的安危时，就必须先行解决，而后再治疗其本的原则。如脾虚所致的鼓胀，脾虚为本，鼓胀为标，但当鼓胀加重，腹大如鼓、二便不利、呼吸困难时，就应攻水利尿，待水去病缓，然后再健脾固本。

缓则治其本，是一般病情变化比较平稳，或是慢性疾病的治疗原则。如阴虚燥咳，燥咳为标，阴虚为本，在热势不甚，无咳血、咯血等危急症状时，当滋阴润燥以止咳，阴虚之本得治，则燥咳之标自除。

"间者并行，甚者独行"，就是说在标本俱急的情况下，必须标本同治，以及标急则治标、本急则治本的原则。如见咳喘、胸满、腰痛、小便不利、一身尽肿等症，其病本为肾虚水泛，病标为风寒束肺，乃标本均急之候，所以就必须用发汗、利小便的治法，表里双解。如标证较急，见恶寒、咳喘、胸满，而二便通利，则应先宣肺散寒以治其标；如只见水肿腰痛、二便不利、无风寒外束而咳嗽轻微，则当补肾、通利水道为主，以治其本之急。

(三）扶正祛邪

扶正即是补法，用于虚证；祛邪即是泻法，用于实证。疾病的过程，在某种意义上可以说是正气与邪气相争的过程，邪胜于正则病进，正胜于邪则病退。因此扶正祛邪就是改变邪正双方的力量对比，使疾病向痊愈转化。

用于扶正的补法有益气、养血、滋阴、助阳等，用于祛邪的泻法有发表、攻下、渗湿、利水、消导、化瘀等。扶正与祛邪，两者又是相辅相成的，扶正使正气加强，有助于抗御病邪；而祛邪则击退了病邪的侵犯，有利于保护以及恢复正气。

在一般情况下，扶正适用于正虚邪不盛的病证，而祛邪适用于邪实而正虚不显的病证。扶正祛邪同时并举，适用于正虚邪实的病证，但具体应用时，也应分清是以正虚为主还是以邪实为主。以正虚较急重者，应以扶正为主，兼顾祛邪；以邪实较急重者，则以祛邪为主，兼顾扶正。若正虚邪实以正虚为主，正气过于虚弱不耐攻伐，倘若同时祛邪反而更伤其正，此时应先扶正后祛邪；若邪实而正不甚虚，或虽邪实正虚，倘若同时扶正会更加助邪，则应先祛邪后扶正。总之，应以扶正不留邪、祛邪不伤正为原则。

（四）脏腑补泻

由于人体是有机的整体，脏腑之间是相互联系、相互影响的，生理如此，病理也如此。因此，往往一脏有病就会影响到他脏，而他脏的情况有了改变也会反过来影响原发病的脏腑。临床上就应用脏腑之间的生克表里关系，作为治疗上补泻的原则。这些原则可概述为"虚则补其母，实则泻其子""壮水制阳，益火消阴""泻表安里，开里通表，清里润表"三个方面。

1. 虚则补其母，实则泻其子　这是根脏腑生克关系运用于临床的治疗原则。

所谓虚则补其母，就是当某脏虚弱时，除了直接对该脏进行补法治疗外，也可间接补益它的母脏。如脾与肺是母子相生的关系，脾为肺之母，肺为脾之子，若肺气不足，就可影响其母脏。虚劳患者久咳肺虚，会出现脾胃不振、食减便溏等症，治疗时就可按照虚则补其母的方法进行治疗，待脾胃健全，食欲增进，不仅便溏自止，而且因肺得谷气的滋养，久咳等症状也能减轻或痊愈。这就是常用的培土生金法。

所谓实则泻其子，就是某脏之病是由于子脏有实邪而引起时，可泻子脏之实以治母脏病。如肝火偏盛，影响肾的封藏功能而致遗精梦泄，在治疗上就应清泄肝火之实，使肝火得平，则肾的封藏功能也就恢复，遗精梦泄可随之而愈。

2. 壮水制阳，益火消阴　这是从脏腑病机上着手的一种根本治法。

壮水制阳，适用于肾之真阴不足的证候，以峻补肾之真阴来消除因肾阴不足、不能制阳所引起的一系列阳亢之证。如头晕目眩、舌燥喉痛、虚火牙痛等症，可用六味地黄丸滋肾水以制虚阳。滋水涵木以抑肝阳上亢的治法，也是由此而产生的。

益火消阴，适用于肾之真阳不足，以峻补肾之真阳来消除因肾阳不足、无力温化所引起的一系列阴凝之症。如腰痛脚软，半身以下不温，少腹拘急，小便频多，或小便不利、水肿等，可用金匮肾气丸益肾中之阳以消阴翳。

3. 泻表安里，开里通表，清里润表　这是根据脏腑的表里关系，运用于治疗上的方法，适用于脏与腑之间表里俱病的情况。如肺与大肠互为表里，当阳明实热、大便燥结而致肺气壅阻时，只从肺治很难见效，就可采用凉膈散泻表（大肠）而安里（肺）。又如因肺气壅阻不宣致大便结燥者，只从大肠施治亦难见效，在治疗上就可采用栝蒌桂枝汤加减以开里（肺）通表（大肠）。再如肺阴虚而生燥，津液被耗所致大便秘结，在治疗上就可采用二冬汤加减以清里（肺）润表（大肠）。

（五）三因制宜

三因制宜即因时、因地、因人制宜，是指治疗疾病应根据季节、地区以及人体的体质、年龄等不同而制定适宜的治疗方法。

1. 因时制宜　四时气候的变化，对人体的生理功能、病理变化均产生一定的影响。根据不同季节的时令特点，以考虑用药的原则，称"因时制宜"。如春夏季节阳气升发，人体腠理疏松开泄，即使患外感风寒，亦不宜过用辛温发散，以免开泄太过，耗伤气阴；而秋冬季节，阴盛阳衰，人体腠理致密，阳气敛藏于内，此时若病非大热，应慎用寒凉之品，以防苦寒伤阳。

2. 因地制宜 根据不同地区的地理环境特点，来考虑治疗用药的原则，称"因地制宜"。如我国西北地区地势高而寒冷少雨，故其病多燥寒，治宜辛润；东南地区，地势低而温热多雨，故其病多湿热，治宜清化。这说明地区不同，患病亦异，治法应当有别。即使患有相同病证，治疗用药亦应考虑不同地区的特点。如辛温发表药治外感风寒证，在西北严寒地区药量可以稍重，而在东南温热地区药量就应稍轻。

3. 因人制宜 根据患者性别、年龄、体质等不同特点，来考虑治疗用药的原则，称"因人制宜"。如性别不同，妇女患者有月经、怀孕、产后等情况，治疗用药必须加以考虑。年龄不同，生理机能及病变特点亦不同，老年人气血衰少，生机减退，患病多虚证或正虚邪实，虚证宜补而邪实须攻者亦应慎重，以免损伤正气。在体质方面，由于每个人的先天禀赋和后天调养不同，个体素质有强弱的不同，还有偏寒偏热以及素有宿疾的不同，所以虽患同一疾病，但治疗用药亦应有所区别，阳热之体慎用温补，阴寒之体慎用寒凉等。

二、常用治法

（一）解表法

解表法是通过发汗开泄腠理、逐邪外出的一种治法，又称汗法。

1. 适用范围

（1）解表：通过发散，可以祛除表邪，解除表证。因表证有表寒、表热之分，所以汗法又有辛温、辛凉之别。

（2）透疹：通过发散，可以透发疹毒，故麻疹初期，疹未透发或透发不畅，均可以用汗法，使疹毒随汗出而透发于外。透疹之汗法，宜辛凉，忌辛温。

（3）祛湿：通过发散，可祛风除湿，故外感风寒而兼有湿邪者，以及风湿痹证，均可酌用汗法。

（4）消肿：通过发散，可祛水外出而消肿，更能宣肺利水以消肿，故汗法还可用于水肿实证而兼有表证者。

2. 注意事项

（1）凡剧烈吐下之后，以及淋家、疮家、亡血家等，原则上都在禁汗之列。

（2）发汗应以汗出邪去为度，不宜过量，以防出汗过多，伤阴耗阳。

（3）发汗应因时、因地、因人制宜，暑天炎热，汗之宜轻，冬令严寒，汗之宜重；西北严寒地区，药量可以稍重，东南温热地区，药量就应稍轻；体虚者汗之宜缓，体实者汗之可峻。

（4）表证兼有其他病证，汗法又当配用其他治法，兼气滞者，当理气解表；兼痰饮者，当化饮解表；兼气虚者，当益气解表；兼阳虚者，当助阳解表；兼血虚者，当养血解表；兼阴虚者，当滋阴解表。

（二）清热法

清热法是通过寒凉泄热的药物和措施，以消除热证的一种治法，又称清法。

1. 适用范围

（1）清气分热：适用于邪入气分，里热渐盛，出现发热，不恶寒而恶热，汗出，口渴，烦躁，苔黄，脉洪大或数。

（2）清营凉血：适用于邪热入于营分，神昏谵语，或热入血分，见舌红绛，脉数，及吐血、衄血、发斑等症。

（3）清热解毒：适用于热毒诸证，如瘟疫、温毒及火毒内痈等。

（4）清脏腑热：适用于邪热偏盛于某一脏腑，或某一脏腑的功能偏亢而发生各种不同的脏腑里热证候。

2. 注意事项

（1）注意寒热真假。阴盛格阳的真寒假热证，命门火衰的虚阳上越证，均不可用清法。

（2）表邪未解、阳气被郁而发热者禁用，体质素虚、脏腑本寒者禁用，因气虚血虚而引起的虚热慎用。

（3）由于热必伤阴，进而耗气，因此尚须注意清法和滋阴、益气等法配合应用，一般苦寒清热药多性燥，易伤阴液，不宜久用。

（4）如热邪炽盛，服清热药入口即吐者，可于清热剂中少佐辛温之姜汁，或凉药热服，此乃反治之法。

（三）攻下法

攻下法是通过通便、下积、泻实、逐水，以消除燥屎、积滞、实热及水饮等证的治法，又称下法。

1. 适用范围 下法主要用于里实证。因证候不同，可分别为寒下、温下、润下及逐水等法。

（1）寒下：适用于里热积滞实证，有下燥屎、泻实热的作用。

（2）温下：适用于脏腑间寒冷积滞的里寒实证，有温里逐寒泻实的作用。

（3）润下：适用于热盛伤津，或病后津亏，或年老津涸，或产后血虚的便秘等。

（4）逐水：适用于水饮停蓄胸胁，以及水肿、鼓胀等病证。

2. 注意事项

（1）凡邪在表或邪在半表半里一般不可下；阳明病腑未实者不可下；高年津枯便秘，或素体虚弱，阳气衰微而大便艰难者，不宜用峻下法；妇女妊娠或行经期间，皆应慎用下法。

（2）下法以邪去为度，不宜过量，以防正气受伤。并告诉患者，如大便已通，或痰、瘀、水邪已去，则停服下剂。故《素问·六元正纪大论》有"大积大聚，其可犯也，衰其大半而止"之诫。

（四）和解法

和解法是和解少阳、扶正达邪、协调内脏功能的一种治法，又称和法。

1. 适用范围

（1）和解少阳：适用于邪在半表半里的少阳证。证见寒热往来，胸胁苦满，心烦喜呕，口苦咽干，苔薄脉弦等。

（2）调和肝脾：适用于肝脾失调，情志抑郁，胸闷不舒，胁痛，腹痛，腹泻等病症。

（3）调理胃肠：适用于胃肠功能失调，寒热夹杂，升降失司而出现的脘腹胀满，恶心呕吐，腹痛或肠鸣泄泻等病症。

2. 注意事项

（1）凡病邪在表未入少阳、邪已入里之实证以及虚寒证，原则上均不可用和法。

（2）邪入少阳，病在半表半里，但有偏表与偏里、偏寒和偏热之不同，临证宜适当增减，变通用之。

（五）温里法

温里法是祛除寒邪和补益阳气的一种治法，其主要作用在于回阳救逆，温中散寒，从而达到补益阳气而祛邪治病的目的。

1. 适用范围

（1）温中祛寒：适用于寒邪直中脏腑，或阳虚内寒而出现身寒肢凉，脘腹冷痛，呕吐泄泻，舌淡苔白，脉沉迟等。

（2）温经散寒：适用于寒邪凝滞经络，血行不畅而见四肢冷痛，肤色紫暗，面青，舌有瘀斑，脉细涩等。

（3）回阳救逆：适用于疾病发展到阳气衰微，阴寒内盛而见四肢逆冷，恶寒蜷卧，下利清谷，冷汗淋漓，脉微欲绝等。

2. 注意事项

（1）凡热伏于里，格阴于外，成真热假寒者；内热火炽，而见吐血、溺血、便血者；素体阴虚，舌质红，咽喉干燥者；夹热下利，神昏气衰，形瘦面黑，状如槁木，阴液虚脱者，原则上均不可用温法。

（2）寒证较重，温之应峻；寒证较轻，温之宜缓。由于温热药性皆燥烈，若温之太过，寒证虽解，但因耗血伤津，反致燥热，故非急救回阳，宜少用峻剂重剂。

（3）寒而不虚，当专用温剂；若寒而且虚，则宜甘温。

（六）补益法

补益法是补益人体阴阳气血之不足，或补益某一脏之虚损的治法，又称补法。

1. 适用范围

（1）补气：适用于气虚的病证，如倦怠乏力，呼吸短促，动则气喘，面色苍白，食欲不振，便溏，脉弱或虚大等。

（2）补血：适用于血虚的病证，如头晕目眩，耳鸣耳聋，心悸失眠，面色无华，脉细数或细涩等。

（3）补阴：适用于阴虚的病证，如口干，咽燥，虚烦不眠，便秘，甚则骨蒸潮热，盗汗，舌红少苔，脉细数等。

（4）补阳：适用于阳虚病证，如畏寒肢冷，冷汗虚喘，腰膝酸软，泄泻水肿，舌胖而淡，脉沉而迟等。

2. 注意事项

（1）凡实证而表现虚出证假象者禁补。

（2）补气与补血，虽各有重点，亦不能截然划分，因气为血之帅，补血可佐以补气。如因大出血而致血虚者，更须补气以固脱。

（3）补阴与补阳，两者亦不可截然分开，当宗张景岳"善补阳者，必于阴中求阳；善补阴者，必于阳中求阴"之旨。

（4）根据五脏的亏损不同，应分别确定治疗原则。五脏之中，重点在于脾、肾两脏。

（5）阳虚多寒者，如甘温、清润之品非其所宜；阴虚多热者，如甘凉、辛燥之类不可妄用。

（七）消导（消散）法

通过消导和散结，使积聚之实邪渐消、缓散的一种治法。又称消法。

1. 适用范围

（1）消食滞：适用于伤食积滞，见胸脘痞闷，嗳腐吞酸，腹胀或泻痢等。

（2）消结石：适用于胆结石及泌尿系统结石的一类病证。

（3）消瘿瘤：用软坚散结的方药治疗瘿瘤肿块等病证。

（4）消水肿：用利小便的方法消散水肿一类的病证。

2. 注意事项

（1）消法虽不及下法之猛烈，亦属攻邪之法，故须分清虚实，以免误治。

（2）脾虚食积不消者，应健脾与消食并用。

（3）脾虚之水肿，乃土衰不能制水而起，非补土难以利水。

（4）肾虚之水肿，乃真阳大亏所致，非温补肾阳，无以消肿。

（八）理气法

理气法是调理气机的一种治法，适用于气机失调的病证。

1. 适用范围

（1）行气法：主要适用于肝气郁结引起的气滞病证。

（2）降气法：主要适用于肺胃失降引起的气逆病证。

2. 注意事项

（1）使用理气法应辨清虚实，如应补气而误用行气，则其气更虚；当当行气而误用补气，则其滞更增。

（2）理气药物，多为香燥苦温之品，如遇气郁而兼阴液亏损者，应当慎用。

（九）理血法

通过调理血分治疗瘀血内阻和各种出血的一种治法。

1. 适用范围

（1）活血（祛瘀）法：适用于血行不畅或瘀血内阻所致的一类病证。

（2）止血法：适用于各种出血病证，如咳血、衄血、吐血、便血、尿血等。

2. 注意事项

（1）气滞则血瘀，气行则血行，活血祛瘀法可配伍理气法同用，以加强活血祛瘀的作用。

（2）血得温则行，遇寒则凝，活血化瘀法还可配伍温经散寒法同用，以加强其温散行血的力量。

（3）活血化瘀法，对孕妇不宜应用。

（4）出血的病证，有血热妄行和气不摄血之分，前者宜凉血止血，后者宜益气摄血。

（5）止血时，尚须防止瘀血留阻，除突然大量出血以止血为当务之急外，一般在运用止血法的同时，可适当配伍一些活血化瘀的药物同用，使血止而不留瘀。

（十）固涩法

固涩法是通过收敛固涩，以消除滑脱之病证的一种治法，又称涩法。

1. 适用范围

（1）固表敛汗法：适用于表虚不固的多汗证，无论自汗、盗汗，皆可固表敛汗。

（2）涩肠止泻法：适用于脾阳虚弱或脾肾阳衰，以致久泻（或久痢）不止，大便滑脱不禁。

（3）涩精止遗法：适用于肾气虚弱、精关不固的遗精、滑精，肾气虚弱、膀胱失约的尿频、遗尿等。

2. 注意事项

（1）本法为正气内虚、滑泄不禁的病证而设，凡热病汗出，痢疾初起，伤食泄泻，火动遗精等，均不宜应用。

（2）本法非治本之法，故还应审证求因，治病之本，如阳虚自汗，应收敛与补气并用；阴虚盗汗，应收敛与滋阴同施。

（十一）开窍法

开窍法即开闭通窍，是以苏醒神志为主的一种治法。

1. 适用范围

（1）凉开法：通治热闭诸证。热闭多指热入心包而言，其临床表现除神昏之外，同时伴有身热、面赤、烦躁、口干、舌红、脉数等。

（2）温开法：是通过温通气机，从而开窍、辟秽、化痰的一种治法。主要适用于中风阴闭、痰厥、气厥等所致的突然昏倒，牙关紧闭，神昏，苔白，脉迟等。

2. 注意事项

（1）开窍法多适用于邪实神昏的闭证，但临证还应结合病情，适当选用清热、通便、凉肝、息风、化痰、辟秽等法。

（2）开窍剂的剂型都是丸、散成药，以便急救时立即应用，亦有已制成注射液（如"醒脑静"），发挥作用更快。开窍剂都含有芳香挥发药物，应吞服、鼻饲或注射，不宜加热煎服。

（十二）镇痉法

镇痉法是通过平肝息风、祛风通络以解除四肢抽搐、眩晕、震颤、口眼歪斜等病证的一种治法，又称息风法。

1. 适用范围

（1）清热息风：主要适用于热盛动风而见高热神昏、四肢抽搐等病证。

（2）镇肝息风：主要适用于肝阳上亢、肝风内动而见头晕目眩，甚则猝然昏倒，口眼歪斜，半身不遂等病证。

（3）养血息风：主要适用于邪热伤阴，血虚不能濡养筋脉，虚阳不能潜藏，而见手指蠕动、筋脉拘挛的病证。

（4）祛风解痉：主要适用于风痰阻络、筋脉痉挛而见抽搐、口眼歪斜等病证。

2. 注意事项

（1）风有内外之分，外风宜散，祛风解痉属治外风之法；内风宜息，清热息风、镇肝息风、养血息风均属治内风之法。但外风可以引动内风，内风又可兼夹外风，临证时又当兼顾治疗。

（2）祛风药性多温燥，对津液不足、阴虚或阳亢有热者慎用。上述十二法，在临床上有单独运用的，也有随病情的变化而互相配合使用的。因为单纯用某一治法，多是对病情发展的某阶段，或针对其某些突出证候所采取的措施，往往很难适应病情的千变万化，所以通常多是数法配合使用，如汗下并用、温清并用、攻补并用、消补并用、清热开窍并用、开窍镇痉并用、温里固涩并用等。

第四节 针灸治疗

一、针灸治疗作用的机理

针灸治疗作用的机理，在于协调阴阳，扶正祛邪，疏通经络，从而达到治疗的目的。

（一）调和阴阳

阴阳学说在中医学中的应用非常广泛。从经络脏腑到病因病机乃至于辨证论治，无一不包含着阴阳对立统一的规律。

《灵枢·根结》说："用针之要，在于知调阴与阳，调阴与阳，精气乃光，合形与气，使神内脏。"阐明了针灸治疗疾病具有调和阴阳的作用。

人体在正常的情况下，保持着阴阳相对平衡的状态。如果因七情六淫以及跌仆损伤等因素使阴阳的平衡遭到破坏时，就会导致"阴胜则阳病，阳胜则阴病"等病理变化，而产生"阳盛则热，阴盛则寒"等临床证候。针灸治病的关键在于根据证候的属性来调节阴阳偏盛偏衰，使机体转归于"阴平阳秘"，恢复其正常的生理功能，从而达到治愈疾病的目的。

针灸调和阴阳的作用，基本上是通过经穴配伍和针刺手法来完成的。例如：由肾阴不足，肝阳上亢而引起的头痛，治当育阴潜阳，可取足少阴经穴针以补法，配足厥阴经穴针以泻法。又如阳气盛、阴气虚则可导致失眠，反之阴气盛、阳气虚则可引起嗜睡。两者都可以取阴跷脉的照海和阳跷脉的申脉进行治疗，但失眠应补阴泻阳，嗜睡应补阳泻阴。有从阳引阴、从阴引阳等治法，都具有调和阴阳的作用。

（二）扶正祛邪

扶正，就是扶助抗病能力；祛邪，就是祛除致病因素。疾病的发生、发展及其转归的过程，即正气与邪气相互斗争的过程。

《素问·刺法论》说："正气存内，邪不可干。"《素问·评热病论》说："邪之所凑，其气必虚。"说明疾病的发生，是正气处于相对劣势，邪气处于相对优势所形成的。如果正气旺盛，邪气就不足以致病。假使正气虚弱，邪气就会乘虚侵入而致病。

既病以后，机体仍然会不断地产生相应的抗病能力，与致病因素作斗争。若正能胜邪，则邪退而病向愈；若正不敌邪，则邪进而病恶化。因此，扶正祛邪是保证疾病趋向良性转归的基本法则。

针灸治病，就在于能够发挥其扶正祛邪的作用。大凡针刺补法和艾灸有扶正的作用，针用泻法和放血有祛邪的作用，但在具体运用时必须结合腧穴的特殊性来考虑。例如：膏肓、气海、命门等穴，多在扶正时用之；而十宣、中极、人中等穴，多于祛邪时用之。

此外，还要根据邪正消长的转化情况，区别病证的标本缓急，随机应用扶正祛邪的法则，否则就不能取得预期的疗效，甚至造成不良后果。所以，《素问·离合真邪论》说："以邪为真，用针无义，反为气贼，夺人正气；以从为逆，荣卫散乱，真气已失，邪独内着，绝人长命，予人夭殃。"

（三）疏通经络

人体的经络"内属于脏腑，外络于肢节"。十二经脉的分布，阳经在四肢之表，属于六腑；阴经在四肢之里，属于五脏。并通过十五络脉的联系，沟通表里，组成了气血循环的通路。它们"内溉脏腑，外濡腠理"，维持着正常的生理功能。

就病理而言，经络与脏腑之间也是息息相关的。病起于外者，经络先病而后可转于脏腑；病生于内者，脏腑先病而后可反映于经络。例如，太阳伤寒，首先出现头顶腰背疼痛的经络证候，然后出现脏腑证候。又如阑尾炎、胆囊炎在腹痛、胁痛的同时，都可在其下合穴附近出现不同程度的压痛点。这些病证的出现，就是因为某些致病因素导致经络脏腑的气血偏虚、偏实的结果。

针灸治病，就是根据经络与脏腑在病理上相互影响的机理，在腧穴部位进行针刺或艾灸，取得"通其经脉，调其气血"的作用，从而排除病理因素，治愈疾病。所以《灵枢·刺节真邪论》说："用针者，必察其经络之实虚……一经上实下虚而不通者，此必有横络盛加于大经，令之不通，视而泻之，此所谓解结也。"所谓"解结"就是疏通经络的意思。

二、治疗原则

（一）补虚与泻实

补虚，就是扶助正气；泻实，就是祛除邪气。在疾病过程中，正气不足时则表现为虚证，治宜补法；邪气亢盛时则表现为实证，治宜泻法。

《素问·通评虚实论》说："邪气盛则实，精气夺则虚。"《灵枢·九针十二原》说："盛则泻之，虚则补之。"这是针灸补虚泻实的基本原则。如果违反了这个原则，犯了虚虚实实之戒，就会造成"补泻反，病愈笃"的不良后果。正确地运用这一原则，除正确地掌握针灸补泻的操作法外，还要讲究经穴配伍，才能取得较好的疗效。

本经补泻：在一般情况下，凡属某一经络、脏腑的病变，而未涉及其他经络脏腑者，即可在该经取穴补泻之。这就是"不盛不虚，以经取之"的本经补法。

异经补泻：假使经络发生了此虚彼实，或此实彼虚的病理变化，那么，针灸处方就不局限于采用某一经的穴位。例如，合谷配复溜不仅是两经同用的处方，而且手法不同，效果亦异，用泻法可治感冒无汗，用补法可治阴虚盗汗。

本经补泻和异经补泻都可以用"五输穴"生克补泻法。

此外，运用补虚泻实的原则，还可以与"俞募""原络""会""郄"等配穴法有机结合起来，才能更好地发挥针灸治疗作用。

（二）清热与温寒

清热，指热证用"清"法。温寒，指寒证用"温"法。这与治寒以热、治热以寒的意义是一致的。

《灵枢·经脉》说："热则疾之，寒则留之。"《灵枢·九针十二原》说："刺诸热者，如以手探汤；刺寒清者，如人不欲行。""疾之"和"如以手探汤"，是指治热病宜浅刺而疾出；"留之"和"如人不欲行"，是指治寒病宜深刺而留针。

凡热邪在表，或热闭清窍而致神昏不省人事等，针刺应浅而疾出，如用三棱针在大椎或于井穴点刺出血少许，确有清热泄毒、醒神开窍之效。假使热邪入里，即"阴有阳疾"，亦可采用深刺久留的方法，直到热退为止。如热未退，还应反复施术。

凡寒邪入里，或寒邪内生之疾，针刺应深而留针，并可酌加艾灸以扶正壮阳，温散寒邪。

假使寒邪在表，壅遏络脉而肢体痹痛，亦可浅刺疾出，用三棱针点刺放血。

（三）治标与治本

标本的含义颇广。总之，内为本，外为标；正气为本，邪气为标；病因为本，症状为标；先病为本，后病为标。

《素问·标本病传论》说："知标本者，万举万当，不知标本，是谓妄行。"这是强调标本在辨证论治中的重要性。应用治标与治本的原则是："缓则治其本，急则治其标，或标本兼治。"

缓则治本：在一般情况下，病在内者治其内，病在外者治其外。正气虚者扶正，邪气盛者祛邪。治其病因，病状自解。治其先病，后病可除。这与"伏其所主，先其所因""治病必求其本"的道理是一致的。

急则治标：在特殊情况下，标与本在病机上往往是相互转化的。因此，论治时必须随机应变，即根据标本证候的缓急，来决定施治的先后步骤。当标病急于本病时，则可先治标病，后治本病。例如：由于某些疾病引起的大小便不通，则当先通其大小便，然后治其本病。张景岳说："盖二便不通，乃危急之候，虽为标病，必先治之，此所谓急则治其标也。"

标本兼治：当标病与本病处于俱缓或俱急的状态时，均可采用标本兼治法。例如，由肝病引起的脾胃不和，可在治肝的同时兼调脾胃。又如，正虚邪实的鼓胀病，单纯扶正或单纯祛邪都是片面的，唯有攻补兼施，才能获得比较理想的疗效。

（四）同病异治与异病同治

同病异治，即同一疾病用不同的方法治疗；异病同治，即不同疾病用同一方法治疗。这一原则是以病机的异同为依据的，即《素问·至真要大论》所谓"谨守病机，各司其属"之意。

同病异治：某些疾病，受病部位和症状虽然相同，但因其具体的病机不同，所以在治法上亦因之而异。例如，同是胃病，有属肝气犯胃者，治宜疏肝和胃，行气止痛，取足厥阴、足阳明经穴和有关募穴组成处方，针用泻法，亦可少灸。有属脾胃虚寒者，治宜补脾健胃，温中散寒，取足太阴、足阳明经穴和有关背俞穴组成处方，针用补法，并可多灸。这就是同病异治的范例。

异病同治：许多疾病受病部位和症状虽然不同，但因其主要的病机相同，所以可以采用同一方法治疗。例如，肝胆之火上炎的头痛，和肝胆之气郁结的胁痛，都可以取足厥阴和足少阳的经穴和有关俞募穴治疗。又如脱肛、阴挺等病证，尽管它们的发病部位和具体症状迥然不同，但它们的病机均属中气虚弱、不能升提所致，因而在治法上都可以针灸百会、中脘、气海等穴，以益气升陷，而收异病同治之效。

（五）局部与整体

1. 局部治疗 一般指针对局部症状的治疗而言。例如，口㖞取地仓、颊车，鼻塞取迎香、巨髎。口㖞、鼻塞可见于多种全身性疾病，解除这些症状，将有助全身性疾病的治疗。

2. 整体治疗 一般指针对某一疾病的原因疗法。例如，肝阳上亢的中风，取太冲、照海滋肾平肝，肝风平息则口歪语謇等症自可治愈。风寒外束的感冒头痛，取合谷、外关发汗解表，表邪得解则头痛恶寒等症可除。

3. 局部与整体兼治 既重视原因治疗，又重视症状治疗，将两者有机结合起来，则有利于提高疗效。例如，脾虚泄泻，既取天枢、足三里止泻，又取三阴交、脾俞补脾等等。

单从穴位的主治作用来看，有些穴位只主治局部病症，例如承泣治目疾，颧髎治面痛等。有些穴位不仅能治局部病，而且能治全身疾病，例如气海治少腹痛，大椎治项背痛，而且它们对全身性疾病都有主治作用。

因此，针灸治病，要善于掌握局部与整体的关系，从辨证论治、整体观念的角度选配穴位，进行治疗，这样才能避免头痛医头、脚痛医脚的片面性。

三、针灸处方

针灸处方，是针对病情的需要，在辨证立法的基础上，选择适当的腧穴和刺灸方法，加以配伍组合而成。处方是否得当，关系着治疗效果的优劣。因此，学习针灸必须学习针灸处方。

关于针灸处方方面的基本规律，历代针灸著作积累了丰富的内容。例如《灵枢·终始》说："从腰以上者，手太阴阳明皆主之，从腰以下者，足太阴阳明皆主之。"《针灸聚英·四总穴歌》说："肚腹三里留，腰背委中求，头项寻列缺，面口合谷收。"制定针灸处方的基本规律是循经取穴，根据经络的循行，腧穴的分布及其主治作用，选择合适的腧穴。但由于人体的经络纵横交错，腧穴星罗棋布，主治作用十分繁杂，初学不易得其要领。为了便于学习，兹将经穴主治纲要列表如下（表2，表3），以便参其异同，执简驭繁。

表2 十二经脉主治概要

经名		本经主治	二经相同	三经相同
手三阴经	手太阴经	肺、咽病		胸部病
	手厥阴经	心、胃病	神志病	
	手少阴经	心病		
手三阳经	手阳明经	前头、鼻、口齿病		眼病、咽喉病、热病
	手少阳经	侧头、胁肋病	耳病	
	手太阳经	后头、肩胛、神志病		
足三阳经	足阳明经	前头、口、齿、咽喉、胃肠病		神志病、热病
	足少阳经	侧头、耳、项、胁肋、胆病	眼病	
	足太阳经	后头、腰背、项、肛肠病		
足三阴经	足太阴经	脾胃病		经带病、腹部病
	足厥阴经	肝病	前阴病	
	足少阴经	肾、肺、咽喉病		

表3 督脉、任脉主治概要

经名	本经主治	二经相同
督脉	中风、昏迷、热病、头面病	神志病、脏腑病、妇科病
任脉	中风脱证、虚寒证	

（一）选穴原则

1. 近部选穴 即在受病的脏腑、五官、肢体的部位，就近选取经穴进行针灸。例如，胃病取中脘，梁门；肾病取肾俞，志室；肩病取肩髃，臑俞；膝病取膝关，膝眼；眼病取睛明，瞳子髎；鼻病取迎香，巨髎；耳病取耳门，翳风；面颊病取颧髎，颊车；口齿病取大迎，承浆，等等。此法在临床上应用较广，既可单取一经，亦可数经同用，旨在就近调整受病器官的阴阳气血，使之平衡。

2. 远部选穴 亦称远道取穴，即在受病部位的远距离取穴治疗。例如《针灸聚英·肘后歌》说："头面之疾寻至阴，腿脚有疾风府寻，心胸有疾少府泻，脐腹有疾曲泉针。"这就是远部取穴的范例。此法在具体运用时，有本经取穴和异经取穴之分。

（1）本经取穴：当诊断病变属于何脏、何经之后，即可选该经有关穴位治疗。例如肺病取太渊、鱼际，脾病取太白、三阴交，急性腰痛针人中等。

（2）异经取穴：许多疾病的病理变化，在脏腑与脏腑之间往往是彼此关联、相互影响的，因此治疗必须统筹兼顾。例如，呕吐属胃病，当取中脘、足三里，若由肝气上逆导致胃气不降而呕吐者，则当同时取太冲、肝俞平肝降逆，使胃不受侮，而呕吐可平。又如，鼓胀水肿晚期，呈现肝、脾、肾数脏同病的证候，针灸处方常常选用三经的穴位。因此，异经取穴法在处理错综复杂病例的过程中应用非常广泛。

（3）对症选穴：是针对个别症状的治疗措施，一般属于治标的范畴。例如大椎退热，人中苏厥，神门安神，关元温阳等等。个别症状的解除，可以为治本创造有利条件。应用时根据病情的标本缓急，适当地采用对症选穴法，这也是针灸处方中不可忽视的环节（表4）。

表4 常见症状选穴举例

症状	选穴	症状	选穴
发热	大椎、曲池、合谷、天突、内关	吞咽困难	天鼎、扶突、廉泉
昏迷	人中、十宣	胸闷	中脘、内关
休克	针足三里，灸百会、脐中、关元	恶心、呕吐	内关、足三里
多汗	合谷、复溜	膈肌痉挛（呃逆）	膈俞、内关、劳宫
盗汗	后溪	腹胀	天枢、气海、内关、足三里
失眠	神门、三阴交、太溪	胁肋痛	支沟
多梦	心俞、神门、太冲	消化不良	足三里、公孙
嘶哑	扶突、合谷、间使	尿潴留	三阴交、阴陵泉
咀嚼肌痉挛（牙关紧闭）	下关、颊车、合谷	遗精、阳痿、早泄	关元、三阴交
舌肌麻痹	哑门、廉泉、合谷	尿失禁	曲骨、三阴交
喉梗阻	天突、扶突、合谷	便秘	天枢、支沟
流涎	人中、颊车、合谷	脱肛	长强、承山
心悸	内关、郄门	腓肠肌痉挛	承山
心区痛	膻中、内关	皮肤瘙痒	曲池、血海、三阴交
咳嗽	天突、列缺	虚弱	关元、足三里

此外，痛点选穴（阿是穴、天应穴）亦属于对症选穴法。此法从《黄帝内经》中"以痛为腧"和"在分肉间痛而刺之"等理论演变而来。《针灸聚英·肘后歌》说："击仆损伤破伤风，先于痛处下针攻。"这些都是提倡用压痛点治疗痛证的先例。临床上应用压痛点治疗击仆、扭伤、痹证等疼痛以及在瘰疬、瘿气等病灶部位针灸，均有较好的效果。

（二）配穴方法

1. 前后配穴法 前指胸腹，后指背腰。前后呼应的取穴，在《灵枢·官针》十二刺中曾提出"偶刺"法。一般正对病痛所在的胸腹（前）和背（后）部的穴位，凡与病情相适应的都可选用。临床中，前后配穴多以俞募配穴为代表，但不是仅限于俞募配穴。临床上，前后可以同用，也可根据病情分别选用，或与其他配穴法同用。例如胃病，前面取募穴中脘，后面取俞穴胃俞。另外，由于募穴的邻近腧穴也有与募穴相似的作用，故又可取中脘之旁的梁门。

2. 表里配穴法 阳经与阴经表里相贯，表里配用能增强穴位的协同作用。例如胃病取足三里与公孙、咳嗽取太渊与合谷均是。除了一般的表里经穴配用外，古人还特别提出原络配穴法。属于某经的病症，取其本经的原穴为主，配用其表里经的络穴为辅，以原为主，络为客，称为主客原络配穴法。如肺经病证取肺经原穴太渊，配大肠经络穴偏历；大肠经病证取大肠经原穴合谷，配肺经络穴列缺等。表里配穴还包括表经病证取里经穴，里经病证取表经穴；在透穴针法中还可表里经相透，如内关透外关。

3. 上下配穴法 上，指上肢和腰部以上的腧穴；下，指下肢和腰部以下的腧穴。上下配穴在临床上应用最广。例如胃病，可在上肢取内关，下肢取足三里；咽喉痛、牙痛，可在上肢取合谷，下肢取内庭等。除了一般的上肢、下肢穴位同用外，还有八脉交会穴，即分属上、下肢四组穴位，应用时上下配合，主治有关奇经八脉的病证。如内关通阴维脉，在上；公孙通冲脉，在下。两穴相配合，主治心、胸、胃方面的病证。

4. 左右配穴法 这是以经络循行交叉的特点为取穴依据的，《黄帝内经》中的"巨刺""缪刺"就是左右配穴法的运用。此法一般多用于头面部疾病，例如，左侧面瘫取右侧的合谷，右侧面瘫取左侧的合谷；左侧头角痛取右侧的阳陵泉、侠溪，右侧头角痛取左侧的阳陵泉、侠溪。又因经络的分布是对称的，所以临床对于内脏病的取穴一般均可左右同用，以加强其协调作用。例如胃病取两侧的胃俞、足三里。此外，亦有舍患侧而取健侧者，例如偏瘫、痹痛等用此法也有一定的效果。

5. 远近配穴法 由于经络的本部和标部相互呼应，在选穴原则中也已提到近取和远取的概念。临床治疗时两者常互相配合。例如，胃病取中脘、胃俞等为近取，取内关、足三里、公孙等为远取，将远近参合起来就成为远近配穴法。从上文可以看出，远近配穴法是各项配穴法的总概括。古人所提出的八脉八穴，除了上述的上下配穴法外，另一种用法则是将八穴分别选用，作为头身脏腑病证远道取穴的主穴。例如《针灸大成》记载：中满不快，胃脘受寒，先取内关为主，后取中脘、大陵、足三里等穴。其中指出"先取主治之穴，次取随症各穴而应之"。这种主穴、配穴也属于我们现在所说的远近配穴。临床常用的远近配穴如下表（表5）：

表5 各部疾病近部选穴和远部选穴举例

病位	近部选穴	远部选穴
头部、前额	印堂、阳白	合谷、内庭
颞部	太阳、率谷	中渚、足临泣
后头	风池、天柱	后溪、束骨
头顶	百会	太冲
眼部	睛明、承泣、风池	合谷
鼻部	印堂、迎香	合谷
口齿部	颊车、下关、地仓	合谷
耳部	翳风、听宫、听会	中渚、外关
舌部	廉泉	合谷
咽喉部	天容	合谷
气管	天突	列缺
肺脏	肺俞、膻中、天突	列缺、尺泽
心脏	心俞、厥阴俞、膻中	内关、神门、间使、郄门
胃	胃俞、中脘	内关、足三里
肝脏	肝俞	太冲
胆	胆俞	胆囊穴、阳陵泉
肠	大肠俞、小肠俞、天枢、关元	上巨虚、足三里
肾脏	肾俞、志室	太溪
膀胱	次髎、中极	三阴交
生殖器	中极、关元、子宫	三阴交
肛门	长强、秩边	承山
上肢	肩髃、曲池、合谷	夹脊穴（第5颈椎至第1胸椎）
下肢	环跳、委中、阴陵泉、悬钟	夹脊穴（第3腰椎至第1骶椎）

四、特定穴的应用

特定穴的含义，是指十四经中具有某种特殊作用的腧穴。由于分布和作用的不同，故各有不同的含义和名称，如五输穴、原穴、络穴、俞穴、募穴、八脉交会穴、八会穴、郄穴、下合穴等。分别介绍于下：

（一）五输穴

五输穴是十二经穴中分布在肘、膝以下的五个特定腧穴，即井、荥、输、经、合五穴。这是古人将经脉运行的情况用自然界流水的动向进行比喻，所谓经脉之气的运行，犹如水之流动，即由小到大，由浅入深，用以说明经气在运行过程中所经过部位的浅深不同，其作用也有区别。古人认为经气所出，如水之源头，即"所出为井"，主治心下满；经气流过之处，如刚出的泉水流动很弱，即"所溜为荥"，主治发热；经灌注之处，如水流由浅向较深灌注，即"所注为输"，主治体重节痛；经气经过的部位，如水之通畅流行，即"所行为经"，主治喘咳寒热；其经气最后汇合而深入，如江河之入海，即"所入为合"，主治逆气而泄。

五输穴是十二经经气出入之所，因此脏腑有病，都可用五输穴治疗。五输穴的作用除了上述之外，还可根据五行的生克制化而应用于临床，如肝经在五行为"木"，肝经的实、热证，可以针刺行间并用泻法，因行间为荥穴，属水，即实则泻其子；肝虚证则针刺曲泉并用补法，曲泉为合穴，属水，即虚则补其母。余可类推（表6，表7）。

表6　阴经五输穴

经脉名称	井（木）	荥（火）	输（土）	经（经）	合（水）
手太阴肺经	少商	鱼际	太渊	经渠	尺泽
手厥阴心包经	中冲	劳宫	大陵	间使	曲泽
手少阴心经	少冲	少府	神门	灵道	少海
足太阴脾经	隐白	大都	太白	商丘	阴陵泉
足少阴肾经	涌泉	然谷	太溪	复溜	阴谷
足厥阴肝经	大敦	行间	太冲	中封	曲泉

表7　阳经五输穴

经脉名称	井（金）	荥（水）	输（木）	经（火）	合（土）
手阳明大肠经	商阳	二间	三间	阳溪	曲池
手少阳三焦经	关冲	液门	中渚	支沟	天井
手太阳小肠经	少泽	前谷	后溪	阳谷	小海
足阳明胃经	厉兑	内庭	陷谷	解溪	足三里
足少阳胆经	足窍阴	侠溪	足临泣	阳辅	阳陵泉
足太阳膀胱经	至阴	通谷	束谷	昆仑	委中

（二）原穴、络穴

原穴分布在腕膝关节附近。"原"即本原、元气的意思。脏腑的病变，往往反应于十二原穴。《灵枢·九针十二原》说："凡此十二原者，主治五脏六腑之有疾者也。"原穴与三焦有密切关系，三焦是元气的别使，导源于肾间动气，而输于全身，调合于内外，宣导于上下，关系着人体的气化功能，所以原穴治疗内脏病，在临床上有着重要意义。阴经没有单独的原穴，临床运用时以输穴代之。络穴，有联络的意思，是表里经相联络的处所，因此络穴可以治疗与表里两经有关的病证（表8）。

表8 十二经脉原穴、络穴

经脉	原穴	络穴	经脉	原穴	络穴
手太阴肺经	太渊	列缺	手阳明大肠经	合谷	偏历
手厥阴心包经	大陵	内关	手少阳三焦经	阳池	外关
手少阴心经	神门	通里	手太阳小肠经	腕骨	支正
足太阴脾经	太白	公孙	足阳明胃经	冲阳	丰隆
足厥阴肝经	太冲	蠡沟	足少阳胆经	丘墟	光明
足少阴肾经	太溪	大钟	足太阳膀胱经	京骨	飞扬

原穴与络穴，既可单独运用，也可配合运用。配合运用称为"主客"配穴，是根据脏腑表里经络先病与后病而运用的，先病者为主则取其原穴，后病者为客则取其络穴。例如肺经先病，则取其原穴太渊为主，大肠经后病则取其络穴偏历为客。反之，大肠经先病，肺经后病，则先取大肠经的原穴合谷为主，手太阴络穴列缺为客。

（三）俞穴、募穴

俞穴是脏腑经气输注于背部的穴位，募穴是脏腑经气汇集在胸腹部的穴位。当脏腑发生病变时，常在相关的俞穴和募穴处出现压痛或敏感等现象。因此，某一脏腑有病时，就可运用其所属的俞穴和募穴进行治疗（表9）。例如：咳嗽、气促、胸闷、痰多，就可取肺募中府，也可同时取其肺俞，此称为俞募取穴法。如五脏有病，多取其背俞穴，六腑有病，多取其胸腹的募穴，这就是《难经》所说的"阴病引阳，阳病引阴"的意思。此外，背部的五脏俞穴，还可以治疗与五脏有关器官的病证，如肝开窍于目，肝俞可以治疗目疾；肾开窍于耳，肾俞可以治疗耳聋、耳鸣等。

表9 十二脏腑俞、募配穴

脏腑	俞穴	募穴	脏腑	俞穴	募穴
肺	肺俞	中府	胃	胃俞	中脘
心包	厥阴俞	膻中	胆	胆俞	日月
心	心俞	巨阙	膀胱	膀胱俞	中极
肝	肝俞	期门	大肠	大肠俞	天枢
脾	脾俞	章门	三焦	三焦俞	石门
肾	肾俞	京门	小肠	小肠俞	关元

（四）八脉交会穴

八脉交会穴是根据奇经八脉交会的理论形成的。奇经虽然并不全都循行于四肢，但由于经脉交会的关系，在四肢各有通于奇经的穴位。公孙通冲脉，内关通阴维脉，合于心、胸、胃；后溪通督脉，申脉通阳跷脉，合于目锐眦、颈项、耳肩；足临泣通带脉，外关通阳维脉，合于目锐眦、耳后、颊、颈、肩；列缺通任脉，照海通阴跷脉，合于肺。八脉交会穴理论可用于临床治疗。如胸腹胀满、胃痛食少等证，则取内关和公孙，因为阴维脉通于内关，冲脉通于公孙，而阴维脉与冲脉合于心、胸、胃，故能治疗心、胸、胃的疾病。又如咽痛、胸满、咳嗽，可取列缺和照海，因任脉通列缺，阴跷通照海，二脉合于肺、咽喉、胸膈之故。

八脉交会八穴歌

公孙冲脉胃心胸，内关阴维下总同。
临泣胆经连带脉，阳维目锐外关逢。
后溪督脉内眦颈，申脉阳跷络亦通。
列缺任脉行肺系，阴跷照海膈喉咙。

（五）八会穴

"八会"是指人体的脏、腑、气、血、筋、骨、髓、脉等精气所会聚的腧穴，分别为脏会章门，筋会阳陵泉，腑会中脘，脉会太渊，气会膻中，骨会大杼，血会膈俞，髓会悬钟。用这些腧穴可以治疗有关的疾病，例如脏会章门，凡脏病都可以配取章门；血会膈俞，凡血病都可配取膈俞。因此，凡是临床上有关的疾病，都可配其会穴进行治疗。

（六）郄穴

"郄"是间隙的意思，是谓经脉之气深聚的部位。这些穴位临床上多用于急性的病证，如吐血配孔最，心胸痛闷配郄门，胃脘疼痛配梁丘等（表10）。

表10　十六经脉郄穴

经脉	郄穴	经脉	郄穴
手太阴肺经	孔最	手阳明大肠经	温溜
手厥阴心包经	郄门	手少阳三焦经	会宗
手少阴心经	阴郄	手太阳小肠经	养老
足太阴脾经	地机	足阳明胃经	梁丘
足厥阴肝经	中都	足少阳胆经	外丘
足少阴肾经	水泉	足太阳膀胱经	金门
阴维脉	筑宾	阳维脉	阳交
阴跷脉	交信	阳跷脉	跗阳

五、针刺异常情况的处理和预防

针刺治病，虽具有相对安全、无不良反应等优点，但如果在操作时粗心大意或针刺技术不熟练，或对人体解剖部位不熟悉，在针刺过程中也可能出现一些异常情况，给患者带来痛苦。因此，我们必须加强对工作的责任心，对技术精益求精，避免发生意外事故。万一发生针刺异常情况，就应该沉着、镇静、严肃、认真地及时处理，一般不会造成严重后果。

（一）晕针

1. 原因　初诊患者体质虚弱，精神过于紧张；或当劳累、空腹、大泻、大汗出、大出血后；或针刺手法过重、体位不当等均可引起。

2. 症状　在针刺过程中，患者突然出现头晕、眼花、出冷汗、胸闷、心慌、恶心欲呕、面色苍白等，严重者可出现晕厥、四肢厥冷、血压下降、脉细欲绝等症。

3. 处理　迅速出针，使患者平卧，头部稍低，给以温开水或糖水，一般静卧片刻即能恢复。重症晕厥者，可以拇指掐水沟，或针刺水沟、足三里、内关，灸百会、关元等穴。必要时配合其他急救措施。

4. 预防　对初次针刺、精神紧张的患者，针刺前要认真做好解释工作，消除顾虑，选穴不宜过多，手法不宜过重，并尽量采取卧位针刺。对劳累、体弱、病后食少和重病以后的患者，针刺前应先休息片刻再行针刺。针刺过程中，医生应随时注意观察患者的表情及面色，询问患者的感觉，以便尽早发现晕针先兆，及时处理。切不可远离患者。

（二）滞针

1. 原因　患者精神紧张而致肌肉强烈收缩，或操作时捻转幅度过大，肌纤维缠绕针身所致。

2. 现象　针刺入后，捻转提插滞涩、困难，甚至不能提插捻转，也不能出针。

3. 处理　对精神紧张的患者，应解除患者的思想顾虑，嘱其放松肌肉，按摩腧穴四周，即可将针退出。如肌肉仍不能放松时，可在该穴位附近再刺一针，以缓解肌肉紧张状况。如因单向捻转幅度过大，可轻轻将针向相反的方向捻转，待针松动后即可出针。

4. 预防　对初诊患者在针刺前做好解释工作，同时针刺手法要轻巧，捻转幅度不要太大，更不宜单向捻转过紧。

（三）弯针

1. 原因　多因患者在留针过程中移动体位，或操作时手法不熟练，用力过猛所致。

2. 现象　针身弯曲在患者体内，可见针柄改变了原来的刺入方向或角度，捻转、出针均感困难，患者感觉疼痛。

3. 处理　如因体位变动所造成，应先纠正体位，然后顺弯势将针退出。切忌用力猛拔或捻转，以免断针。

4. 预防　针刺前应嘱患者采用舒适而又能持久的体位，针刺后嘱其不要变动体位，同时操作手法要熟练，不要猛力提插或突然加强刺激。

（四）断针（折针）

1. 原因　针身尤其是针根部有剥蚀损伤，失于检查；针的质量不好，脆性太大或有砂眼；患者体位移动较大，肌肉强力收缩，或外力碰撞；弯针处理不当，用力抽拔，以致折断。

2. 现象　出针后发现针身折断，或部分针身尚露于皮肤之外，或全部没入皮肤之下。

3. 处理　如遇断针，医生首先要冷静，嘱患者不要移动体位，以防断针继续向深层陷入。如断端与皮肤相平，可轻轻下压周围组织，使针体显露再用镊子夹出；如完全陷入肌肉，针尖到达对侧皮下，或已从对侧部位穿透者（如内关和外关），可揉按断端针孔，使针从另一端透出皮肤，随之拔出。如以上方法均不能取出者，应在X线定位下，用外科手术取出。

4. 预防　术前应仔细检查针具，留针时嘱患者不要移动体位，术中不可用力过猛。由于针根是针刺时着力的重要部分，较易折断，所以针刺时必须将针身露出皮肤0.2寸以上，不可一直刺到针根。

（五）出血与血肿

1. 原因　均因针刺时损伤皮下小血管所致。

2. 症状　出针后见针孔出血，或腧穴局部皮肤呈青紫色，甚至肿胀疼痛。

3. 处理　针孔出血者，可用干棉球揉按腧穴片刻，即可止血。若皮肤青紫面积较大，局部叩诊肿胀疼痛者，须在按压局部的同时，采用冷敷以止血，数小时后再作热敷，促使其吸收消散。

4. 预防　针刺前认真检查针具，针刺时尽量避开血管。为了避免出血，在针刺眼球周围、大血管所在部位以及其他重要器官所在部位时，均不宜采用提插手法。

（六）外伤性气胸

1. 原因　针刺胸背部腧穴时，进针过深或方向不当，刺破肺组织，使气体进入胸腔内所致。

2. 症状　轻者仅有胸痛、气闷、妨碍呼吸等感觉，重者则伴有呼吸困难、口唇紫绀、心跳增快、脉率增速、出汗等症。体检患侧胸部，叩诊时呈过度反响，听诊呼吸音明显减弱或消失，严重者可发现气管向健侧移位，X线检查可以确诊。

3. 处理　发现气胸后，轻者可取半卧位休息，适当给予镇咳、止痛、抗感染药物，一般少量气体多能自行吸收，但应严密观察。严重气胸应立即抢救，如胸腔穿刺抽气、输氧、抗休克等（可参阅有关资料）。如因条件限制而处理有困难者，须及时转院进行抢救。

4. 预防　凡针刺背部第10胸椎以上、侧胸部第8肋骨以上、前胸部第6肋骨以上、锁骨上窝部以及胸骨切迹上缘的腧穴（包括肩井）时，必须思想集中，选择适当体位，根据患者胖瘦，严格掌握进针深度。提插手法的幅度不宜过大，胸背部腧穴可采用平刺或横刺。对于肺气肿患者针刺胸背时更应特别谨慎。有的病例在针刺当时并无特殊感觉，隔几小时后才慢慢出现胸痛、呼吸困难等症状，应注意观察，及时处理。

（七）防止刺伤其他重要脏器

除了刺伤肺脏引起创伤性气胸外，其他重要脏器所在的部位如针刺过深，也有可能刺伤相应内脏。

尤其对延脑所在的部位，或心脏扩大、肝脾肿大的患者，更应注意。如误刺未引起大量出血，一般不致发生严重后果，但如刺伤延脑或刺伤心脏，可引起极为严重的后果，甚则立即危及生命。

刺伤肝脾引起出血时，患者可有肝区或脾区的疼痛，有时可向背部放散。如果出血不止而刺激腹膜，可伴有腹痛、腹肌紧张、腹部压痛及反跳痛等症状，严重出血可引起休克。刺伤肾脏时，有腰痛、肾区压痛和叩击痛，并可有血尿出现。肝、脾、肾的轻微损伤，只要卧床休息，注意预防感染，一般可以自愈。如遇严重损伤或休克时，必须迅速进行急救处理。

其他脏器包括胃肠、胆囊、膀胱，在某些病态的情况下，也有刺伤的可能。如胆汁郁滞时，易刺破胆囊，引起胆汁性腹膜炎；尿潴留时，易刺伤膀胱，引起尿外渗；肠粘连时，易刺穿肠壁（如在腹部腧穴针刺过深，针体透过皮肤后进针过快，或做大幅度提插，即使没有肠粘连也易刺伤肠壁。特别是结肠，它和小肠具有的游离性不一样，体积大而较固定，针刺时极易刺穿肠壁），引起化脓性腹膜炎。因此，针刺有关腧穴时均不宜深刺，以免造成意外。如发生上述情况，应请外科医生会诊及时处理。

六、针刺注意事项

由于人们的生理功能状态、个体差异以及生活环境条件等因素，针刺时还应注意以下几个方面：

（1）患者在过于饥饿、疲劳，精神过于紧张时，不宜立即进行针刺。对身体瘦弱、气血亏虚的患者，针刺手法不宜过重，并应尽量选用卧位进行针刺。

（2）妇女怀孕三个月以内者，下腹部腧穴禁针；怀孕三个月以上者，腹部及腰骶部腧穴也不宜针刺；至于三阴交、合谷、昆仑、至阴等一些具有通经活血作用的腧穴，孕妇更应禁针；即使在平时，妇女若不因调经需要；也应慎用；对有习惯性流产史者，尤宜慎重，最好不针。

（3）小儿头部囟门未合时，其所在部位的腧穴不宜针刺。

（4）皮肤有感染、溃疡、瘢痕或肿瘤的部位，以及深部脓疡的局部均不宜针刺。

（5）常有自发性出血或出血不止的患者，不宜针刺。

（6）在位于神经干或神经根部位的腧穴进行针刺时，如患者出现电击样放射感，立即停针或稍退针少许，不宜再作大幅度反复捻转提插，以免损伤神经组织。

第五节　常用的针灸方法

一、三棱针疗法

（一）三棱针疗法概要

1. 三棱针形状　三棱针长2～3寸，针柄粗而圆，针体呈三棱形。因针尖三边有刃，故称三棱针。

2. 三棱针用途　三棱针的主要用途是刺络放血。凡络脉壅滞、血瘀不通的病症，可用三棱针点刺放血。此法有活血化瘀、消炎镇痛、泻实化积等作用，适用于热病、狂病、急性吐泻、喉痹及局部有瘀血的疾病。

3. 三棱针的来源　三棱针是由锋针演变而来的。后人针灸书籍有大量论述，如天津科学技术出版社出版的《实用针灸学》指出：三棱针是专用于刺络放血的针具，多以不锈钢制成，系由古代锋针衍化而来。

4. 放血疗法定义　所谓放血疗法，就是根据病情用针刺破人体特定部位的浅表血管，放出少量血液以治疗疾病的方法。古代称为"刺血络"或"刺络"，近代又称为刺络放血。

5. 三棱针放血疗法的操作　用右手拇指和食指持三棱针的针柄，中指指端抵住针体，使针固定。放血时，根据不同的部位，用不同的手法。

刺络：亦称点刺。如在十宣穴或十二井穴放血时，应用左手拇指与中、食指握住患者的手指，再用右手持针点刺。

散刺：本法多用于外科痈肿及丹毒之类的疾病。施术时可在患处局部或周围点刺放血，有消肿止痛的作用。

挑刺：是以三棱针的针尖在皮肤上挑一小口，放血少许。本法适用于多发性疖肿、痔疮疼痛等病症。

（二）三棱针疗法的适应证

因为三棱针是在放血泻络时使用，所以凡是络脉壅滞、血瘀不通的疾病，以及阴阳之气壅遏、邪气偏盛的疾病，皆可用这种针具来治疗。

（三）三棱针放血部位及临床适应病症

关于三棱针放血部位及临床适应病症，参见表11。

表11　常见病症放血部位

病症	放血部位	刺法	备注
发热	大椎、十宣、委中、曲泽	速刺	
中暑	水沟、十宣	速刺	
吐泻	委中、十二井	速刺	
中风闭证	十二井、水沟	速刺	
头痛	太阳、印堂	速刺	可用毫针
疟疾	大椎、陶道	速刺	可用毫针
癫痫	水沟、大棱、涌泉、长强	速刺、散刺	长强周围用三棱针散刺，余用毫针速刺
腰痛	委中	缓刺	
肢端麻木	十宣	速刺	可用毫针
丹毒	局部及周围、尺泽、委中	散刺、缓刺	局部用散刺，尺泽、委中用缓刺
洒皶鼻	素髎、尺泽、鼻两侧变赤处	散刺、速刺	
痔疮	上唇内侧及与上齿龈交界处	挑刺	挑刺唇内的粟粒样小疙瘩
疳积	四缝	速刺	也可用毫针放出少量黄色黏液
暴发火眼	耳尖	速刺	
喉痹	少商、商阳	速刺	
口疮	患处周围或中央	围刺、速刺	

二、挑治疗法

（一）挑治疗法的定义及操作时注意事项

1. 挑治疗法的定义　挑治法是我国民间流传的一种简易外治法，是一种利用毫针或针刀挑断特定部位的皮下纤维组织以治疗疾病的方法。其适应证比较广，疗效较好。

2. 挑治疗法操作时的注意事项

（1）找点时要注意和毛囊炎、色素斑、痣相区别。

（2）注意无菌操作，防止感染，术后2～3天内不可洗澡，也不可沾水及污物。

（3）对孕妇和有严重心脏病者，应慎用此法。

（二）临床常见疾病挑治法的操作

1. 痔疮挑治法 让患者反坐于靠背椅上，两手扶在椅背上，暴露背部，在光线充足的条件下寻找痔点。痔点常在腰骶部，它的特点是：大小如米粒，高出皮肤，呈灰白色、暗红色、棕褐色或淡红色，压之不变色的丘疹样颗粒。找点困难时，可用两手在患者背部摩擦，这时痔点容易出现。如出现三个以上痔点时，可选用1～2个挑治。部分患者在上述区域内没有痔点，可在腰骶部正中线旁开1寸处挑治，或挑大肠俞、次髎。

操作方法：皮肤常规消毒，用三棱针挑破表皮，深达皮下，由里向外挑刺，可见白色纤维出现，用力将其挑断，最后局部消毒，覆盖纱布。

2. 颈淋巴结结核 在患者肩胛区可找到结核点，米粒大小，不高出皮肤，压之不褪色。

操作方法：左侧有病挑右侧，右侧有病挑左侧，5～7天挑治一次，操作方法同痔疮挑治方法。

3. 麦粒肿 在患者肩胛区内常可找到米粒大小、高出皮肤、淡红色、压之不退的丘疹。

操作方法：左眼病挑右侧，右眼病挑左侧，每日1次，操作方法同痔疮挑治法。

三、皮肤针疗法

（一）皮肤针概要及操作方法

1. 皮肤针概要 皮肤针又名"梅花针""七星针"，由5～7枚不锈钢针固定在针杆一端而成，是一种多针浅刺的针具。这种疗法是由我国古代毛刺、扬刺、半刺发展而来的。近代又创造了滚刺筒，它具有刺激面广、刺激量均匀、使用方便等优点。

2. 皮肤针操作方法 可根据所选用的针具分为两种，即叩刺和滚刺。

（1）叩刺：针具及叩刺部位用酒精消毒后，以右手拇指、中指、无名指和小指握住针柄，食指伸直按住针柄中段，针头对准皮肤叩击。运用腕部的弹力，使针尖刺入皮肤后立即弹起，这样反复叩击。叩击时针尖与皮肤必须垂直，弹刺要准确，强度要均匀。刺激的强度可根据病情的轻重及部位的不同，分为轻、中、重三种。轻刺用力稍小，皮肤仅现潮红、轻度充血；重刺用力较大，以皮肤微有出血为度；中等刺激介于轻、重两者之间，局部虽有明显潮红及充血，但不出血。叩打时，针对不同情况，可沿着经络循行路线叩击，也可在一定部位内环形叩击，或在一个点上进行重点叩击。

（2）滚刺：将特殊的滚刺筒经酒精消毒后，手持筒柄，将针筒在皮肤上来回滚动，使刺激范围成为一个狭长的面，或扩展成一片广泛的区域。

（二）皮肤针的刺激部位分类

皮肤针的刺激部位比较广泛，大致可分为三类。

1. 常规刺激部位 一般以背部脊柱两侧为主，并按不同疾病配用其他相应部位。

2. 局部刺激部位 在病变区及四周有关穴位进行叩刺，或呈环形叩刺，也可用滚筒滚刺病变区。

3. 重点刺激部位 在脊柱两侧异常反应点进行反复重点叩刺。

（三）皮肤针疗法的适应证及注意事项

1. 皮肤针疗法的适应证 正如《素问·皮部论》所说："凡十二经络脉者，皮之部也，是故百病之始生也，必先于皮毛。"指出十二经皮部与十二经脉以及十二脏腑有密切关系。叩击皮部可以疏导经络脏腑之气，从而起到调整作用，因此，其治疗范围也很广泛，临床各种病症均可应用，对头痛、眩晕、失眠、胸胁疼痛、胃肠疾病、肌肉关节疾病、近视、小儿麻痹以及局部皮肤病等效佳。

2. 皮肤针疗法的注意事项 在临床应用皮肤针时，针具要严格消毒，并经常检查针尖有无钩毛，针面是否齐平。叩刺时动作要轻捷，正直无偏斜，以免造成患者疼痛。叩刺要从上到下、从内到外地进行操作。叩刺的局部皮肤如有溃疡及损伤，则不宜使用本法。应用滚刺筒时，要注意其转动是否灵活，并注意不可在骨骼突出部位推滚，以免产生疼痛或出血。

四、皮内针疗法

（一）皮内针概要及操作方法

1. 皮内针概要 皮内针有颗粒式（麦粒型）和揿钉式（图钉型）两种。这种特制的小型针具，可留置于皮内较长时间，因此又叫"埋针"，是古代留针方法的发展。

2. 皮内针的操作方法 皮内针平时浸泡在75%酒精的瓶中消毒，或放在消毒平皿中备用。施术穴位的皮肤也要用75%酒精消毒。由于皮内针针体较小，针形不一，因而刺法有两种。

（1）麦粒状皮内针刺法：右手用镊子夹持住针身，左手拇指与食指将所刺部位舒张开，使针身与经络走行呈交叉方向，与皮肤呈15°角，沿皮下横向刺入0.1～0.2寸，外用一张等腰三角形胶布固定住，胶布上角与针尖方向一致。起针时，将胶布上角揭下，针即随胶布取出。

（2）揿钉式皮内针刺法：用镊子夹住针圈，固定穴位，将针尖对准穴位，针圈稍微旋转向下压入穴位，外用方形胶布固定之。亦可用镊子将揿钉式皮内针放在方形胶布上，然后捏住胶布边缘，拇指端压住针圈，对准穴位将针压入皮内。

针刺部位：主要取内脏疼痛反应点，或经络测定仪测定的敏感点，以背部与四肢部腧穴为主，耳针穴亦属常用穴。

（二）皮内针疗法的适应证及注意事项

1. 皮内针疗法的适应证 皮内针多用于顽固性疼痛及久治难愈的慢性病症，如神经性头痛、胃痛、胆绞痛、痹痛、哮喘、高血压、神经衰弱及月经不调等。

2. 皮内针疗法的注意事项

（1）留针时间视病情而定，一般1～3天，必要时可留1周。
（2）所取穴位以不妨碍肢体活动为宜。
（3）埋针前必须检查针具有无损伤锈蚀，以防发生折针事故。
（4）进针时如皮下出血，则该处不宜再埋针。
（5）埋针期间，针处避免着水。
（6）要向患者交代，如埋针后局部产生疼痛、发热等不适应，需请医生检查。
（7）无皮内针时，也可用最小的毫针代替。

五、耳针疗法

（一）针法概述

1. 耳针疗法定义 耳针是用针刺或其他刺激方法刺激耳穴，以防治和诊断疾病的一种方法。耳针是根据经络脏腑和耳部相联系的理论，结合针灸临床实践发展起来的一种针刺疗法，它在我国有悠久的历史，且一直在民间广为流传应用，具有操作简便、适应证广、不良反应少、经济有效等特点。

2. 耳与经络、脏腑的关系 中医学认为耳之所以能够行使听觉的功能，是十二经脉、十五络脉气血灌注的结果。如十二经脉之足三阳经、手三阳经都直接与耳相关，手三阴经与足三阴经则通过别支（经别）合于阳经而与耳部相通，奇经之阴跷脉、阳跷脉、阳维脉都直接与耳相连。耳与脏腑的关系，以耳与肾、心、脾、肺、脑髓关系最密切。

耳与经络、脏腑有紧密的联系，这种联系表现在耳郭上广泛分布着脏腑组织器官的反应点，现已总结出这一分布规律，即耳壳好像一个在母体中倒置的胎儿，头部向下，臀部朝上。通过耳与人体脏腑组织器官的这种联系，耳可以反映体内某些变化，观察耳部变化，刺激耳部敏感点，就是耳针疗法的主要理论根据。

3. 耳穴在耳郭分布规律 耳穴在耳郭的分布有着一定的规律，一般说来与头面部相应的穴位在耳垂，与上肢相应的穴位在耳舟，与躯干和下肢相应的穴位在对耳轮和对耳轮上脚、下脚，与内脏相应的穴位多集中在耳甲艇和耳甲腔。

4. 耳穴的探寻法

（1）视诊法：在光线充足的情况下，可观察到耳郭的异常反应点。耳郭反应点可表现为变形、变色或有脱屑，出现小红点、褐点、黑点、小水疱等。

（2）压痛法：常用方法之一是用探针或针柄，在患者可能出现压痛反应的耳穴附近探寻压痛点。探寻时从周围向穴位外寻找，操作时用力要轻要均匀，患者感觉最痛胀的点即为反应点（或称敏感点）。当按压到反应点时，患者会出现皱眉、眨眼、耸肩、叫痛等现象。反应不灵敏者，可在耳郭局部按摩2～3次后再作探寻。

（3）良导法：用耳穴探测器探查电阻较低的良导点，此点即为反应点。探到反应点时耳机内可以发生响声。

（二）常用耳穴的功能与主治

1. 交感　用于自主神经（交感神经、副交感神经）紊乱引起的各种疾病，对内脏有较强的镇痛和解痉作用，如溃疡病、胃痉挛、胆道蛔虫、泌尿系结石、心绞痛等。它也是针刺麻醉的主穴。

2. 神门　有调节大脑皮层兴奋与抑制的作用，还有镇静、镇痛、抗过敏作用，用于神经系统的多种疾病，如神经官能症、精神分裂症、高血压、过敏性哮喘、瘙痒症以及各种原因引起的疼痛等。它也是针刺麻醉的主穴。

3. 肾上腺　有肾上腺素和肾上腺皮质激素作用，常用于消炎、抗过敏、抗休克，抗风湿及治疗各种细菌感染后引起的严重中毒症状，可调节血压、减少渗血，能退热、止喘，也可用于皮肤病、结缔组织病及其他慢性病。

4. 内分泌　能治疗各种内分泌紊乱所引起的疾病，常用于妇产科疾病、泌尿生殖疾病、消化系统吸收障碍、血液病及皮肤病等。

5. 皮质下　有调节大脑皮层兴奋与抑制的作用，常用于治疗失眠、嗜睡等各种神经系统疾病，也有消炎、止痛的作用。

6. 枕　用于治疗神经精神系统的疾病，如抽搐、精神分裂症等，也有防治晕车、晕船的作用，还有消炎止痛、镇静、抗休克的效果。

7. 脑点　有调节大脑皮层兴奋与抑制的作用，对神经系统及内分泌系统的疾病有治疗作用。还可用于治疗出血症、侏儒症、神经性多尿、遗尿等。

8. 耳尖、屏尖　放血有退热、消炎、镇痛、降压等作用。

9. 心　有强心、抗休克、调节血压的作用，可用于治疗各种精神病、心脏病、舌炎、贫血、闭塞性血管炎。

10. 肝　用于治疗各种肝疾、眼病、血液病、头痛、眩晕及消化系统疾病。

11. 脾　用于治疗消化系统疾病、血液病及肌肉病。

12. 肺　用于治疗呼吸系统的各种疾病及皮肤病，也是针刺麻醉要穴。

13. 肾　为强壮穴，对大脑、肾、造血系统有补益作用，治疗与肾有关的一切疾病。

14. 胃　用于消化系统的多种疾病。

15. 三焦　常用于自主神经功能紊乱引起的疾病，如自汗、腹胀、呼吸功能障碍等，另外还有利水作用。

（三）耳针的应用范围

耳针的应用范围较广。现分述如下：

1. 治疗　针疗法对功能性疾病、器质性疾病均有疗效。

2. 预防　针刺耳穴对某些疾病可起到预防作用。如腮腺炎流行时，可针刺腮腺和内分泌；晕车、晕船者在乘坐前针刺皮质下、神门、枕穴可达到预防的目的。

3. 诊断 可利用耳穴对疾病的反应规律，作为临床诊断的辅助手段。例如阑尾炎患者，可在耳郭上测出敏感点，如位置都在阑尾穴，再结合临床症状，就可以作出最后诊断。目前耳针对肝炎、肺结核、妊娠中毒症的诊断和急腹症的鉴别诊断有一定的价值。

4. 镇痛 用耳针刺激某一穴位或某些穴位，以达到镇痛目的。

（四）耳针的选穴处方原则

1. 按病变相应部位选穴 如胃痛取胃点，腹泻取大肠点等。

2. 按中医脏腑经络理论选穴 如皮肤病可按"肺主皮毛"的理论取肺穴，心律不齐可按"心与小肠相表里"的理论取小肠，胆病可按"肝与胆相表里"的理论取肝穴等。

3. 按现代医学生理病理的机制选穴 如月经不调取内分泌，胃肠病取交感，输液反应取肾上腺，神经衰弱取皮质下等。

4. 据临床经验选穴 如高血压病取高血压点，目赤肿痛取耳尖，失眠取神门，喘息取平喘，胃痛取胃、交感、神门、皮质下，腹痛、腹泻取大肠、小肠、交感、脾，便秘取大肠、直肠下段、交感，引产、催产取子宫、膀胱、内分泌、皮质上、腰椎，带状疱疹取耳上相应部位、肺、肝、肾上腺、内分泌，目赤肿痛取眼、肝、耳尖，晕车晕船取皮质下、脑点、枕、胃等。

（五）耳针疗法操作

1. 寻找反应点 根据疾病确定处方之后，在选用的穴位区内寻找反应点，即用针柄按压，其中有压痛的部位即是反应点；亦可用耳穴探测仪测定耳郭皮肤电阻，若皮肤某点的电阻降低，导电量明显增高者即为反应点。反应点即作为针刺的部位。

2. 消毒 用75%酒精（或先用2%碘酒，后用75%酒精脱碘）消毒。

3. 针刺 根据需要选用0.5寸短柄毫针，或用特制的图钉型揿针，亦可行穴位注射或采用电针。毫针进针时以左手固定耳郭，右手进针，进针深度以刺入软骨膜而不穿透软骨为度。穴位注射的药液宜注射在软骨与皮肤之间。多数患者有酸重甚至有特殊的凉麻等感觉沿着经络线放射传导，一般有以上感觉者疗效较好。

4. 留针 毫针一般留针10～30分钟，慢性病可留针1～2小时左右，留针期间可间隔捻针。如采用揿针可留针5～7天。

5. 出针 出针后用消毒干棉球压迫针孔防止出血，必要时要涂以碘酒预防感染。

6. 疗程 采用毫针一般可每日或隔日针一次，连续针10次为一疗程。揿针一般两周为一疗程。两个疗程之间一般以休息3天为宜。

（六）耳针疗法的注意事项

（1）耳郭冻伤或有炎症的部位禁针。若见针眼处发红，患者又觉耳郭胀痛，可能是轻度感染，应及时用2%碘酒涂擦，同时口服消炎药控制感染，否则会造成软骨炎，引起不良后果。

（2）有习惯性流产史的孕妇应严禁用耳针；对患有高血压病、动脉硬化症的年老体弱的患者，针刺前后必须让其适当休息。

（3）注意预防和及时处理晕针。

六、头针疗法

（一）头针疗法的含义及操作

1. 头针疗法的含义 头针，就是针刺头部特定穴位以治疗某些全身性疾病的一种方法，亦即将针刺疗法与现代医学的大脑皮层功能定位的理论结合起来，针刺头皮上的身体各部位相应的刺激区以治疗疾病的方法。

2. 头针疗法的操作 头针的操作方法除本着固定、快速、持续、捻转等基本原则外，还需掌握下述几点：

（1）先在头部选择好刺激区，用75%酒精棉球消毒，然后将针斜行刺于皮下，当达到所需深度时，加快捻转频率，达到每分钟220～260次。一般1～2分钟后，患者可在相应肢体或内脏产生针感。再持续行针2～3分钟，然后间歇5～10分钟，进行第二次行针（方法同上）。行针两次后，休息5～10分钟后起针。出针时用干棉球按压针孔以防出血，亦可用脉冲电针机持续刺激20分钟。每日或隔日1次，一般10次为一疗程，休息5天左右再作第二疗程。

（2）在患者针感不明显时，为了增强针感，可在同一刺激区加刺一针，其方向同上针相反，手法相同。

（3）操作时，术者要注意将臂悬空，肩、肘、腕关节及拇指均固定不动，食指指掌关节不断做屈伸运动，用拇指掌面和食指桡侧面进行捻针，操作头针注意不要提插，以减少患者疼痛。

（二）头针疗法的适应证及注意事项

1. 头针疗法的适应证 根据中医学"头为诸阳之会""诸经皆通于脑"，手三阳经、足三阳经都会于巅顶的理论，针刺头部穴位可起到调节经气、使之平衡以及通经活络的作用。为此，头针疗法应用很广泛，不仅能治疗内科、妇科的疾病，还能治疗外科、皮肤科的一些病症。

2. 头针疗法的注意事项

（1）治疗如应对病情详细检查，力求做到准确诊断，并选准刺激区。

（2）针前应检查针体，若针体有折痕或有缺损应弃之不用，以防断针。起针后要用棉球经压针孔，以防出血。

（3）在针刺时取穴宜以仰靠坐位或卧位，以防止晕针。

（4）要严格消毒，防止感染。

（5）针时要有足够的刺激量。实践证明，刺激量大小与疗效有直接关系。还要有足够的行针时间，患者出现针感后，要继续捻转3～5分钟，一般行针两次后出针。若针感不强者，则行针应在三次以上。

（6）如有高热、急性炎症、心力衰竭、肾炎、肺炎等并发症，不宜立即进行头针治疗，待症状缓解后始可酌情使用。脑出血患者引起的偏瘫，应在出血停止、病情稳定后，再进行头针治疗。

七、火针疗法

（一）火针疗法的定义及操作

1. 火针疗法的定义 火针，是将特制的针烧红后，迅速刺入一定部位，以治疗疾病的一种特殊疗法，即《黄帝内经》所讲的"焠刺"。

2. 火针疗法操作 火针的操作方法，在《针灸大成》中曾有明确记载："频以麻油蘸其针，灯上烧令通红，用方有功。若不红，不能去病，反损于人。"又指出："先以左手按穴，右手用针，切忌太深，恐伤经络，太浅不能去病……针之后，速使出针，不可久留，即以左手速按针孔，则能止疼。"

目前火针的操作方法，是先在患部及其周围进行消毒，左手固定所取腧穴或患部，右手持针，将针在酒精灯上烧红后迅速刺入，然后立即退出，随即用消毒干棉球按压针孔。针刺的深浅依据病情而定。如需深刺，则一针就要达到所需深度；如需浅刺，则在皮肤表面轻轻叩刺。

（二）火针疗法的适应证及注意事项

1. 火针疗法的适应证《灵枢·官针》说："焠刺者，刺燔针则取痹也。"《针灸大成》又说："宜破痈疽发背，溃脓在内。"指出火针可用于痹证及痈疽的排脓。临床上，用长针深刺治疗瘰疬和疖、疮、痈、疽；用短针浅刺治疗风寒湿所致痹痛及顽癣等皮肤病。

2. 火针疗法的注意事项

（1）使用火针必须细心慎重，用力不可过猛，动作要敏捷、准确。

（2）一定要按照先针身、后针尖的顺序逐步烧针，反之，针身温度高而针尖温度低则不宜进针。

（3）治疗前要检查所用针具，针身有蚀剥现象者不宜再用。

（4）注意避开血管、肌腱、神经、内脏器官等部位进针，以防损伤。

（5）施术后应嘱患者保护针孔，避免水浸或触碰污物，以防感染。

八、温针疗法

（一）温针疗法的定义及操作

1. 温针疗法的定义　所谓温针，就是用毫针刺入腧穴后，在留针期间于针尾上附加艾卷并点燃，使针下温热的一种治疗方法。

此法最早记载于《伤寒论》。它既能宣通气血，又能温通经络，可用于寒滞经络、气血瘀阻的病证，近年来又发展为电热针。虽配合了燃艾或通电加温，但仍以针刺为主，它同火针的机理相近。

2. 温针疗法的操作　在针刺后，先按疾病虚实施行一定的补泻手法，留针时将如枣核大小的艾团，或2cm长的艾卷插在针尾，于下端点燃，借金属针具的传导特性，使热力徐徐透入皮肤，燃毕除去残灰，再将针拔出。

（二）温针疗法的适应证及注意事项

1. 温针疗法的适应证　温针主要适用于虚寒的病证。临床多用于腰脊关节及肢体冷痛、脘腹冷痛、便溏寒泻、腹胀等。

2. 温针疗法的注意事项

（1）插在针尾的艾团（或艾卷）一定要捻紧，表面要光滑。

（2）嘱患者不要移动体位，防止艾火落下烫伤皮肤，烧毁衣物。临床上为了避免烧伤，可将5cm的大小的纸片剪开一条缝，套于针体并覆盖在穴位皮肤上。

（3）为使热力向下传导，加强治疗效果，宜从艾团或艾卷下端点燃。

（4）凡不适于留针的病证，如震颤、抽搐以及热性病等，均不宜用温针。

九、电针疗法

（一）电针疗法的定义及操作

1. 电针疗法的定义　电针是在针刺腧穴获得针感后接通电针机，通过针体输入微量电流，以针和电的综合作用，达到治疗疾病目的的一种方法。这种方法不仅应用于疾病治疗，并且被应用到针刺麻醉手术中。

电针的器械，包括毫针和电针机两个部分。电针机种类繁多，可根据电源不同而分为直流电针机和交流电针机；又可根据构造和性能不同而分为低频振荡电针机、高频振荡电针机、感应断续脉冲电针机、蜂鸣式电针机、电子管电针机、半导体电针机等。

2. 电针疗法的操作

（1）毫针刺入腧穴得到针感后，先将电针机的输出电位器调至"0"值，然后分别将两根输出导线连接于两针的针柄上。

（2）开启电针机电源开关，调好频率，并逐渐调高输出电流至所需的程度。治疗完毕后，先将输出电位器调到"0"值，然后关闭开关，取下输出线夹，起针。

（3）通电时间一般以10～20分钟为宜，如系疼痛患者，可适当延长时间。

（二）电针疗法的适应证及注意事项

1. 电针疗法的适应证　凡针刺治疗的适应证，均可应用电针疗法。电针疗法对一些神经痛、关节疾病及外伤性截瘫效果最佳；对痿痹、神经衰弱及高血压等疗效较好。

2. 电针疗法的注意事项

（1）电针刺激量较大，因此要防止患者晕针。体质虚弱、神经过敏者尤应注意电流不宜过大。

（2）调整电流量时，不可突然增强，以防引起肌肉痉挛，造成弯针和折针。

（3）电针治疗前需检查输出电位器是否在"0"值，避免突然通电时电流处于最大值，以致患者难以接受。

（4）在脐上、脊柱两侧及心前部位针刺时不可交叉通电，避免电流回路通过脊髓和心脏而引起不良后果。

（5）若电针机输出电流时断时续，可能是导线接触不良所致，应检查修理后再用。

十、芒针疗法

（一）芒针疗法的定义及操作

1. 芒针疗法的定义 芒针是一种特制的长针，是在古代九针中长针的基础上发展而来的。因其针身特别长，操作手法不同于其他针具，应用前必须多加练习，并掌握局部解剖知识，谨慎用针，以免发生意外事故。芒针的质量与毫针相仿，多采用不锈钢制成。针尖比较圆滑，针柄较毫针略长，其粗细有28～32号等数种，针身长度有17cm、23cm、33cm、50cm、66cm等。

2. 芒针疗法的操作

（1）以右手拇指、食指与中指持针柄，左手拇指、食指夹持针体的近针尖端。为防止摇摆，针体应紧靠左手中指，两手协同进针。

（2）右手捻动针柄，同时左手的拇指、食指向下，缓缓按压推进，左手压、右手捻同时进行。

（3）退针时左手扶持轻提，右手边捻边提。

（4）在进退操作过程中，动作宜缓慢平稳。

（5）针刺的方向主要取决于针刺的部位，如直刺用于腹部及侧腹部的深处；斜刺用于腰背及臀部等肌肉丰厚处，或肘、膝关节上下斜穿（不准透过皮肤）；横刺用于头面部及背胸部。

（6）针刺的深度主要根据患者的胖瘦及腧穴的部位而定。一般在针刺入皮肤达一定深度时，患者会有一种酸麻重胀或触电样感觉，且向四周扩散，或向远处传导，有得气感后即行出针，不留针。

（二）芒针疗法的适应证及注意事项

1. 芒针疗法的适应证 芒针多用于一些适宜深刺的腧穴或某些慢性病症的治疗，如精神病、肠胃病、水肿、哮喘、月经不调、风湿痹证及一切疼痛性的疾病。

2. 芒针疗法的注意事项

（1）芒针适宜深刺，故必须熟练掌握其针刺技巧，并应熟悉人体解剖学。

（2）施针宜谨慎、缓慢，针体要保持平直，不得摇摆、弯曲及快速提插。

（3）如遇阻力应立即退针，或改变方向再进针。

（4）进针时应注意针刺方向及深度，随时观察患者表情，询问其感觉，防止刺伤内脏器官而发生意外。

（5）一般胸背部不宜用芒针，腹部也不宜针刺过深。

（6）凡体虚、贫血、妊娠及精神紧张者均应慎用或不用芒针治疗。

十一、水针疗法

（一）水针疗法的定义及操作

1. 水针疗法的定义 水针是一种针刺与药物相结合的治疗方法，即用注射器将与患者病情相对应的药物注入有关腧穴或阳性反应点，通过针刺与药物的作用来达到治疗疾病的目的。

2. 水针疗法的操作

（1）皮肤常规消毒后，将针快速刺入皮肤，当达到一定深度并产生得气感应时，回抽一下看有无回血，然后再将药物注入。

（2）一般急性病及体质强壮者，注射速度可快些；慢性病及体质衰弱者，注射速度宜缓慢些。

（3）若注射较多药物时，可由深至浅，边推药边退针；或将药物分别向几个方向注射。

（4）所需药物、药液量、药液浓度和注射部位之深浅均需视病情而定。

（二）水针疗法的适应证及注意事项

1. 水针疗法的适应证　凡针灸所适应的病症，大部分都可采用水针治疗。此法多用于腰腿痛、关节痛及一些慢性病症。

2. 水针疗法的注意事项

（1）治疗前应向患者讲明治疗特点及其正常的反应，以消除顾虑。

（2）选择适当的针具和药品，并应认真检查，有些药品必须事先作过敏试验，然后可使用。

（3）注射时切勿将药物注入关节腔内，老人、小儿、孕妇及体弱者慎用此法。

十二、火罐疗法

（一）火罐疗法的定义和作用

1. 火罐疗法的定义　火罐疗法又名吸筒疗法，是以杯、罐为工具，借助热力排除其中空气，使其吸着于皮肤而造成其瘀血，从而祛散邪气的一种疗法。此疗法操作简单，疗效较好，作用与灸法相近，是针灸治疗的重要辅助方法。

火罐疗法在我国具有悠久的历史，远在281—361年间，晋代葛洪所著的《肘后备急方》中就有记载，名为"角法"。至公元8世纪，唐代王焘着的《外台秘要》也指出："患瘑痹（瘰疬）等病……即以墨点上记之，取三指大青竹筒，长寸许，一头留节，无节头削令薄似剑，煮此筒子数沸，及热出筒笼墨点处按之，良久……当黄白赤水，次有脓出，亦有虫出者，数数以此角之，令恶物出尽，乃疾除，当目明身轻也。"因其用竹管角之，故又称"吸筒"。清代赵学敏在《本草纲目拾遗》中又将其称为"火罐气"，并说："罐得火气合于肉，即牢不可脱，须待其可落，患者若觉有一股暖气从毛孔透入，少顷，火力尽自落，肉上起红晕，罐中有气水出，风寒尽出。"从上述文献记载可见，火罐初起多采用兽角作杯具，故称为角法。以后火罐不断改进，先后有竹罐、陶罐、铜罐、铁罐以及目前广泛使用的玻璃罐等。其使用方法也不断改进：以燃火排气吸拔的称"火罐"，以水煮排气吸拔的称"水罐"，以抽气法排气的称"抽气罐"。其法虽异，而其理相同。治疗范围也由外科病症逐步扩大到内科的一些病症，如风湿痹痛、虚劳喘息等。

2. 火罐疗法的作用　拔罐法能使罐内空气因热而膨胀逸出，当罐口紧贴皮肤时，由于罐内空气稀薄产生负压，吸力增强，皮肤因被吸吮而隆起，使毛细血管扩张，局部充血，通过肌体的调整功能，从而直接改善局部病症的血液循环。因此，此疗法具有行气活血、止痛消肿、散风祛寒除湿等功能。

（二）火罐的种类

1. 竹罐　分大、中、小三型。材料为坚固的细毛竹截成的圆筒，一端留节为底，一端为罐口，中段略粗，两端略细，呈腰鼓状。其优点是取材容易，制作简便，轻巧价廉，不易损坏，且适于药熏，临床多采用之，缺点是易燥裂漏气。

2. 陶罐　大小不等，为陶土烧制而成。口底平，中间略向外展，形如瓷鼓。其特点是吸力大，但质重易碎。

3. 玻璃罐　由玻璃制成，形如笆斗，肚大口小，口边外翻，有大、中、小三型。优点是质地透明，使用时可直接观察局部皮肤的变化，便于掌握时间，应用普遍，最适于刺络拔罐之用。缺点是容易破碎。

在无专用罐具条件下，亦可用玻璃茶杯、罐头空瓶代替，作用相同。

(三)火罐方法的适应证及禁忌证

1. 适应证

（1）风湿痹痛及各种神经麻痹疾病。

（2）感冒、痰饮、咳喘。

（3）胃脘痛、腹痛、腰背痛、脚气病。

（4）痈疽疮疡初起未溃。

2. 禁忌证

（1）因全身发热引起的头痛、头目昏重、抽搐、痉挛。

（2）各种皮肤病及溃疡。

（3）肌肉瘦削或露骨不平及毛发多、大血管之处。

（4）孕妇腰腹部。

（5）水肿病。

(四)使用火罐疗法的注意事项

（1）拔罐的局部皮肤要保持紧张状态，如局部皮肤松弛，应选择舒适持久的体位，否则火罐易脱落。

（2）根据不同部位，选择大小适宜的火罐。

（3）点火入罐时动作要敏捷，避免烫伤皮肤；或先于局部涂以凡士林，既能增强吸着力，又能防罐口灼伤皮肤。

（4）拔罐留置时间不宜过长，一般以10分钟为宜，如时间过长，皮肤易起水疱。

（5）起罐时手法宜轻缓，以一手抵住罐口边的肌肉，按压一下使空气透入，罐子即能脱下，不可强行单向上提或旋转。

（6）应用刺络拔罐法时，不宜使之出血过多，如拔罐后血如泉喷，应立即起罐止血。

（7）在局部瘀血现象尚未消退以前，不宜再在原处拔罐，局部如有烫伤，可涂龙胆紫药水。

（8）患者如有晕罐现象，应立即起罐，及时做妥善处理。

(五)拔罐的具体操作方法分类

1. 投火法 将95%酒精棉球（或纸）点燃后投入罐内，将罐子迅速扣在应拔的部位（或腧穴）上。此种方法因罐内有燃烧物质，宜在侧面横拔，以免燃着的棉球落下烧伤皮肤或衣物。

2. 闪火法 用镊子夹住点燃的酒精棉球，绕罐内壁涂擦一下，然后立即将棉球抽出，并迅速将罐子扣在应拔部位上。此法无烧伤之弊，但吸力较小。

3. 贴棉法 将95%酒精棉球贴在罐内壁的中段或罐底，点燃后罩于应拔的部位。但需要注意棉球酒精含量不宜太多，否则燃烧的酒精滴下时容易烫伤皮肤。

4. 架火法 用易燃的软布裹一枚小硬币，将布的四角折转向上约一寸许，放于待拔罐的部位上，将布角点燃，迅速将罐罩在选定部位上。

5. 滴酒法 在火罐内壁中段滴1～2滴95%酒精，再将罐横滚几转，使酒精均匀附于罐内壁上，但勿流于罐口，以免灼伤皮肤，用火点燃后，迅速罩在选定部位。

(六)坐罐的定义、操作及适应证

坐罐，又称留罐，即用投火或闪火法点燃后，将罐迅速扣在选定部位，留置10分钟后将罐起下。它是最常用的一种方法，一般疾病均可采用。

(七)走罐的定义、操作及适应证

走罐是先将需治疗的部位涂上凡士林油膏（或香油），然后将罐点燃扣于局部，再用手将罐前后推移，使皮肤充血，然后将罐起下。此法适于肌肉丰厚的部位，适应证同坐罐。

(八)闪罐的定义、操作及适应证

闪罐是将罐拔上以后再迅速起下，再迅速扣上，这样反复多次，使局部充血。此法多用于机能衰减的疾病。

（九）刺络拔罐法的定义、操作及适应证

刺络拔罐法，是先将局部用三棱针点刺几下，然后将点燃的火罐罩在点刺的部位，使之出血。一般留置8～10分钟，然后将罐起下，擦净血迹。此法应用亦较广泛，各种属于实热壅滞的病症均可使用。

（十）煮药拔罐法定义、操作及适应证

煮药拔罐法是将竹罐放在药水内煮沸，用镊子将罐口向下夹出，甩去水滴，并将罐口放在冷水毛巾上轻拍数下，迅速扣在选定的部位，留置10分钟左右，然后起罐。此法多用于风湿类疾病，根据病情决定煮罐药水内成分。

（十一）针罐的定义、操作及适应证

针罐是在选定的部位上针刺留针，再以针为中心点罩上火罐，留置10分钟，再起罐、起针。此法多用于风湿痹痛。

（十二）药水罐定义、操作及适应证

在抽气罐内先盛贮一定药液（约为罐子的2/3或1/2）。常用的药液是生姜汁、辣椒液、风湿酒等，或根据病情需要配制。然后按抽气罐操作法抽去空气，使罐吸附于皮肤上。此法常用于风湿痛、感冒、胃病等疾病。

（十三）负压拔罐仪定义、操作及适应证

负压拔罐仪，是在中医学传统拔罐疗法的基础上所改进的一种新型医疗仪器。原来应用的拔罐疗法是闪火法、投火法及烘烤罐等方式，在临床使用时对于吸力的大小无法精确控制，且容易发生烧伤。负压拔罐仪是利用电动抽气装置排除罐内空气，使罐口吸附于施术部位，造成局部的皮下和肌层充血，加快局部的血液循环和新陈代谢，起到活血祛瘀作用。负压拔罐仪克服了传统拔罐疗法的缺点，疗效较好。与原有拔罐相比，具有以下特点：

（1）可控制罐内负压，根据不同的病情及部位随意调节。

（2）由于不用火燃造成负压，所以更加安全，不会造成烧烫伤。

（3）有利于开展多罐治疗，即循经拔罐。

（4）可在关节、肌腱、韧带、肌肉浅薄处及毛发部位施术，从而扩大了使用范围。

（5）既能用电能启动机器，又能用足踏板启动机器进行治疗。

（6）结构合理，噪音低，性能稳定可靠，使用方便。

（7）具有缓冲作用，抽吸匀称，患者感觉舒适。

临床实践证明，负压拔罐仪对支气管哮喘、高血压、动脉硬化症、中风、风湿病、软组织挫伤、结核病、月经不调、急慢性胃肠炎、胃痉挛、胃下垂、腰痛、夜尿症、糖尿病等30多种疾病有较好的疗效。

十三、埋线疗法

（一）埋线疗法的定义及操作

1. 埋线疗法的定义　埋线疗法是用套管针或埋线针，或采用手术的方法，将羊肠线埋藏在选好的穴位内以治疗疾病的一种方法。

2. 埋线疗法的操作方法　选好穴位，将患者固定在合适体位，常规消毒皮肤，用0.5～2%的普鲁卡因作局部浸润麻醉，依照需要进行操作。因采用针具的不同，故有三种不同的操作法。

（1）套管针埋入法：用9号腰穿针，抽开针芯，从针尖部放入0～3号羊肠线，然后刺入所需深度，患者感到酸胀感时再推动针芯，将羊肠线送入穴内。起针后，用碘酒消毒针眼，盖上消毒纱布，5～7天即可。

（2）埋线针埋入法：用特制的埋线针，在穴位下0.6寸处进针，左手持镊子夹上0～3号羊肠线，

将此线中央置于麻醉点上，右手持医用埋线针，缺口向下压线，以 15～45°角向上刺入（臀部可直刺），将线埋入穴内后快速拔针。针眼用碘酒消毒后，盖上消毒纱布，5～7 天即可。

（3）缝皮针埋入法：用大号缝皮针穿上 0 号羊肠线，用血管钳夹住线的一端，左手将穴位皮肤固定，用手持针，从距穴位 1cm 处穿入皮肤，呈弧形经过穴位深层组织，从穴位另一端穿出皮肤，然后轻提皮肤，剪断两端露出皮肤外面的线头，并放松皮肤，盖上纱布，经 5～7 天即可。

（二）埋线疗法的适应证及注意事项

1. 埋线疗法的适应证　　埋线疗法对哮喘、支气管炎、类风湿性关节炎、小儿麻痹后遗症及其他弛缓性麻痹有较好的疗效。其次如高血压病、神经衰弱、胃及十二指肠溃疡、胃下垂等，也均可配合埋线治疗。

2. 埋线疗法的注意事项

（1）每次可埋线 3～5 穴，两次埋线应间隔 2～3 周。肌肉萎缩明显、吸收不好者，埋线的间隔时间为 3～4 周。

（2）严格实行无菌操作，羊肠线残端不可暴露在皮肤外面，以防感染。

（3）结核病活动期、严重心脏病、妊娠期妇女及发热患者，均应禁用此种方法。

第六节　中药用药常规和管理

一、中药配伍与禁忌

（一）配伍

所谓配伍，就是有选择性的将两种以上的药物配合应用。药物通过配伍，可以协调药物偏性，增强药物疗效，更好地照顾患者的整体。因为疾病在发展过程中是复杂多变的，有并病、合病，有数病相兼或虚实并见等，所以只凭单味药不能兼顾全面，必须把多种药配合起来才能适应复杂病情。

药物通过配伍之后，往往发生复杂变化，如配伍适当，可以增强疗效或监制毒性，如配伍不当，也会降低疗效，甚至产生不良作用。古代医家把各种配伍关系概括为单行、相须、相使、相畏、相杀、相恶、相反七种情况，称为配伍"七情"。上述七个方面，除单行以外，都说明药物配伍关系。兹将七情内容介绍如下：

1. 单行　　用一味药治疗疾病。如独参汤单用一味人参大补元气，治疗虚脱之证等。

2. 相须　　两种功用相似的药物配合应用，可互相增强疗致。如黄柏与知母同用，可增强滋阴降火作用；大黄与芒硝同用，可促进通泻大便作用等。

3. 相使　　两种功用有某些共性的药物合用，一为主药，一为辅药，可相互协同，提高疗效。如补气的黄芪与利水的茯苓合用，可加强益气健脾利水功用等。

4. 相畏　　一种药物的毒性能被另一种药物抑制。如半夏毒性能被生姜抑制，所以半夏畏生姜。

5. 相杀　　一种药物能抑制另一种药物的毒性，如绿豆杀巴豆毒，防风杀砒霜毒等。相畏、相杀二者均为减毒配伍，意思相近，仅是主动关系与被动关系的区别。

6. 相恶　　两种药物配合应用后，一种药物可以减弱或牵制另一种药物疗效。如黄芩能减低生姜的温性，所以生姜恶黄芩。

7. 相反　　两种药物合用以后，可发生不良反应或剧毒作用。如甘草反甘遂、芫花等。相反药原则上不能同用。相恶、相反均属于配伍禁忌。

（二）禁忌

禁忌，包括配伍禁忌、妊娠禁忌和服药禁忌。

1. 配伍禁忌　在配伍关系中，相须、相使在临床上是经常应用的，它可以产生协同作用，使药物更好地发挥疗效。如两种药物配合后，药效减弱或损失，或者产生剧毒作用，这些都是属于配伍禁忌。前人在药物配伍禁忌方面，提出十八反、十九畏的用药经验，现阐述于下：

（1）十八反

歌括：本草明言十八反，半蒌贝蔹及攻乌，藻戟遂芫俱战草，诸参辛芍叛藜芦。

歌括解：①甘草反海藻、红大戟、甘遂、芫花。②乌头（包括川乌、草乌、附子）反半夏（包括各种半夏及半夏曲）、栝蒌（包括皮、仁、霜、根）、贝母（包括浙贝母、川贝母）、白蔹、白及。③藜芦反诸参（包括人参、党参、丹参、南沙参、北沙参、苦参、玄参）、白芍、赤芍、细辛。

在处方上，如发现甘草、乌头（川乌、草乌、附子）、藜芦这三味药的任何一味时，应立刻联想有关的相反药物。

（2）十九畏

歌括：

硫黄原是火中精，朴硝一见便相争。水银莫与砒霜见，狼毒最怕密陀僧。

巴豆性烈最为上，偏与牵牛不顺情。丁香莫与郁金见，牙硝难合荆三棱。

川乌草乌不顺犀，人参最怕五灵脂。官桂善能调冷气，若逢石脂便相欺。

大凡修合看顺逆，炮爁制煿莫相依。

歌括解：①硫黄畏芒硝（包括玄明粉）。②水银畏砒霜。③狼毒畏密陀僧。④巴豆（包括巴豆霜）畏牵牛子（包括黑丑、白丑）。⑤丁香（包括公、母两种）畏郁金（包括黑、黄两种）。⑥芒硝（包括玄明粉）畏荆三棱。⑦川乌、草乌（包括附子）畏犀角（包括广角）。⑧人参畏五灵脂。⑨官桂（包括肉桂、桂枝、桂枝木、桂枝尖）畏石脂（包括赤、白两种）。

关于十八反、十九畏所涉及的药物，有的合用后并无不良反应，如治疗瘿瘤瘰疬的内消瘰疬丸就是甘草与海藻同用，又如治疗妇女血寒痛经的女金丹就是官桂与赤石脂同用等等。这些中成药在临床应用中都有很好的疗效，并未发现不良反应。但有的也会产生毒性或不良反应，如甘遂与甘草同用，甘草用量大于甘遂时，能使豚鼠气胀而死。因此，对古人提出的十八反、十九畏理论应通过动物实验，临床实践，进行分析研究，加以总结和完善。

2. 妊娠禁忌　由于某些中药具有损害胎元或有堕胎流产的不良反应，所以对这些药物明确规定妊娠禁忌。

（1）孕妇禁用药：此类药物多数毒性较强，或药性猛烈，能引起流产后果。包括川乌、草乌、制草乌、土鳖虫（䗪虫）、千金子霜、水蛭、全蝎、两头尖、阿魏、莪术、商陆、蜈蚣、麝香、千金子、马钱子、马钱子粉、牵牛子、甘遂、芫花、京大戟、三棱、巴豆、巴豆霜、罂粟壳、斑蝥、轻粉、朱砂、红粉，共28种。

（2）孕妇忌用药：此类药物应尽量避免使用，如果使用可能会造成明显的不良反应和不良后果。包括天山雪莲，共1种。

（3）孕妇慎用药：此类药物可根据孕妇患病情况斟酌使用。包括红花、三七、苏木、桃仁、虎杖、蒲黄、益母草、牡丹皮、西红花、片姜黄、王不留行、桂枝、草乌叶、附子、白附子、制川乌、制天南星、川牛膝、芦荟、芒硝、番泻叶、郁李仁、卷柏、硫黄、漏芦、禹州漏芦、牛膝、通草、瞿麦、薏苡仁、天花粉、天南星、玄明粉、禹余粮、赭石、枳壳、枳实、黄蜀葵花、飞扬草、急性子、金铁锁、小驳骨、木鳖子、皂矾（绿矾）、蟾酥、牛黄、体外培育牛黄、冰片（合成龙脑）、天然冰片（右旋龙脑）、艾片（左旋龙脑）。共50种。

（4）古代妊娠服药禁忌歌：

蚖①斑②水蛭与虻虫，乌头附子配天雄。野葛③水银并巴豆，牛膝薏米与蜈蚣。

三棱芫花代赭麝，大戟蝉蜕黄雌雄④。牙硝芒硝牡丹桂，槐花牵牛皂角同。

半夏南星与通草，瞿麦干姜桃仁⑤通。硇砂干漆蟹爪甲，地胆⑥茅根都失中。

此歌诀和十八反、十九畏歌括一样，是古人提出来的，与《中国药典》所列品种不尽相同，相关部门尚没有否定的通知，故在调剂时仍宜遵照执行。

3. 服药禁忌 服药期间、一般忌食生冷、油腻等不易消化及有特殊刺激性的食物，如热证忌食辛辣、油腻，寒证忌食生冷，疮疡及某些皮肤病忌食鱼虾等。

二、方剂组成和变化

方剂是在运用单味药治疗的基础上逐步发展而来的，一般由两种以上的药配伍而成。它是在辨证立法的基础上，根据病情需要，按照配伍原则，选择适当药物，定出必要的剂量，制成一定剂型的成方。所以，一个方剂组成，不是几味药的偶然并列，也不是同类药物的笼统相加，而是根据一定原则组成的。药物经过严密的配伍组成方剂以后，可以更好地增强原有作用，并对某些性质较偏或具有毒性的药物，可调其偏性，制其毒性，消除或减少对人体的不利因素，以适应复杂病症。

（一）组成原则

方剂组成一般分为主药、辅药、佐药、使药（古代称为君、臣、佐、使）四个部分。主药是针对主病、主症起主要治疗作用的药物，因为疾病表现是复杂的，所以在一个方剂中必先选定有针对性的药物作为主药，以解决主要矛盾；辅药是配合主药加强疗效或治疗兼证；佐药主要是治疗兼证，或制约主药以清除某些药物的毒性或烈性，或协同主辅药发挥治疗作用；使药是指引经药或起调和作用的药物。例如，麻黄汤是治疗外感风寒表实证的方剂，主症是恶寒、发热、无汗、脉浮紧，兼症是气喘。故用麻黄发汗解表以治主症（并能宣肺平喘），为主药；以桂枝解肌散寒，增强麻黄发汗作用，为辅药；以杏仁利肺降气，助麻黄降逆平喘，治疗气喘兼症，为佐药；以甘草调和诸药，为使药。诸药配合，共奏发汗解表、宣肺平喘之功。

方剂中的主药和辅药，可能是一二味，也可能是三四味，并不限定，它是根据病情需要和组成的药物多少而决定的，但总以精简有效为原则。

（二）组成变化

方剂的组成是有一定原则的，但也不是一成不变的。在临床应用时，应根据具体情况，病者的体质、年龄大小、季节气候、生活习惯等，予以灵活加减运用。其变化形式如下：

1. 药物加减变化 即通过药物的增减改变其配伍关系，成为另一方剂。方剂组成改变后，其功用主治也随之发生变化。如上述麻黄汤，以麻黄、桂枝、杏仁、甘草四味药组成，主治风寒表实证，若减去方中桂枝，加入生石膏，就成为麻杏石甘汤。由于麻黄与生石膏配伍，重在清散郁热，故不适用于风寒证，而是主治热郁于肺的咳喘病证。另一种药物加减变化，是在主证不变的情况下，随着兼证的变化，加入某些药物或者减去某些药物，以适应具体病情。例如：麻黄汤原治风寒表实证，如兼见里热烦躁者，此时应用原方已不完全合适，可相应加入生石膏、生姜、大枣，其功用重在外解表寒，又清里热，

---

① 蚖：即妩青（青娘子）。也有的说是虫变蛇属之蚖蛇，尚待考证。

② 斑：即斑蝥。

③ 野葛：为马钱科植物胡蔓藤全草，别名叫吻莽。

④ 黄雌雄：即雌黄、雄黄。

⑤ 桃：即桃仁。

⑥ 地胆：为昆虫类芫青科地胆虫，亦称蚖青。

这就是大青龙汤的组方意义。这种加减法就是主证不变,主药不变,但兼证有变,辅药有变。

2. 药量加减变化　同是几种相同的药物组成,但其中某些药物的增加或减少,可改变方剂的功用和主治。例如:小承气汤、厚朴三物汤、厚朴大黄汤三方同样是由大黄、厚朴、枳实三味药组成。但小承气汤用大黄15g,为主药,枳实、厚朴各9g,为辅药,目的在于消胀除满,用于气滞腹胀便秘者;厚朴大黄汤,用厚朴、大黄各12g为主药,枳实6g为辅药,目的在于开胸泄饮,用于治水饮停于胸胁、咳饮作痛的支饮证。由于方中药量的增减,可使主药和辅药发生改变,因而治疗作用也就不同。

综上所述,方剂组成是有一定原则的,而在临床应用中又是极为灵活的。当然,这种灵活性也不是漫无边际的,必须在辨证立法的基础上进行灵活化裁运用。

三、中药汤剂的煎制常规

中药汤剂是将经过炮制的药物加水煎煮后去渣取汁的液体制剂,为中医最常用的剂型,有着悠久的历史。它的特点在于服用后易于吸收,可迅速发挥疗效,并便于医师根据病情变化而增减药味,适用于新病和较急的病症。汤剂的制法对于药物的疗效有很大影响,因此在煎煮方法上必须根据药物的不同性质,按照煎药常规和医嘱进行煎制,以保证疗效。

(一)煎药的水量、火候及时间

1. 煎药用水量　煎药用水量适当与否,直接关系着治疗效果,故加水量应根据药物性质和数量适当掌握,每煎一次,以所得药液100～150mL为宜。如加水量过少或过多,都会影响到药液的质量、数量和煎煮时间,兹将煎剂分为解表药剂、一般药剂、滋补药剂三种类型,可根据药剂的不同类型所规定的用水量进行加水,并观察药质的坚泡、药量的多少,结合实际操作经验酌情增减。为了便于掌握,将各类型汤剂的用水量列表如下(表12),以供参考。

表12　各类型汤剂的用水量

汤剂类型	第一煎用水量	第二煎用水量
解表药剂	400～600mL	280～300mL
一般药剂	500～700mL	300～350mL
滋补药剂	700～900mL	400～450mL

2. 煎药的火候　煎药火力,一般是根据药物的性质和用药目的不同,分别用文火和武火。所谓文火就是小火,温度较低。武火就是大火,温度较高。一般未沸之前用武火,已沸后改用文火。例如煎滋补药初用武火,已沸后宜文火慢煎,有利于煎出其全部有效成分。然而煎解表药,则宜始终用武火连煎,取其芳香之气。故此煎药对火候的控制亦是操作中应注意的环节。

3. 煎药的时间　煎药质量除与加水量的多少、火力的大小有关外,与煎煮时间长短的关系也很密切。如解表剂多为松泡芳香药物,煎煮时间长则气味反而散失。滋补剂多为坚实味厚之品,煎煮时间短则不易煎出其有效成分,此外煎煮时间过长势必影响工作的进度。为了保证质量与时间,将煎药所需时间按剂型列表如下(表13),作为参考。

表13　煎药所需时间

汤剂类型	第一煎煎煮时间(从已沸计算)	第二煎煎煮时间(从已沸计算)
解表药剂	15～20分钟	10～15分钟
一般药剂	20～25分钟	15～20分钟
滋补药剂	30～35分钟	25分钟

（二）煎药用具与煎药方法

1. 煎药用具 煎药以用砂锅为宜，忌用铁器。因砂锅化学性质稳定，在煎煮药物时不会与药物的有效成分发生化学变化，影响药效。如用铁锅煎药，容易使药中鞣质成分化合成鞣酸铁或其他化合物。中药里还有些含生物碱，要和鞣质或其他有机酸结合生成盐才能溶于水，如果鞣质损失很多，致影响生物碱的利用，结果会降低药物浸出的成分和治疗效果，甚至改变药物性能，发生反作用，危害人体，所以忌用铁器。如无砂锅，可用完整无损的搪瓷制品。滤药时所用工具，也以不用铁制品为宜。

2. 煎药方法 关于煎药用水，以凉水为宜，一般每剂药煎煮两次，即可煎出其全部有效成分。煎得的药液，不应久贮锅内，应及时滤出。滤药时应将药渣加以压榨，使汁液尽量滤净，不得抛弃药液。将一二煎同放在一容器内，分装两瓶，经贴标签后备取。在煎药过程中，凡轻泡药物，如竹叶、薄荷、夏枯草等，应不断搅拌，使其沉浸水中，有利于药效的煎出，而且群药之中，其性质各异，成分溶解有难易之殊，需要煎煮时间自有长短之别，由于情况不尽相同，除合煎外，又有先煎、后下、包煎、另煎、冲服、烊化等不同的操作方法。

（1）先煎：方剂中有些矿石类及贝壳类药物，质地坚硬，其所含成分难于煎出，应采取先行煎煮的方法。即将需先煎的药物置锅内，加水后用武火加热至沸，煎15～20分钟后，再放入其他药物同煎。先煎中药包括生石膏、生石决明、生龙骨、生牡蛎、生龙齿、生赭石、生紫贝齿、生白海巴、石蟹、石燕、生瓦楞子、生紫石英、生白石英等。

（2）后下：有些解表药物含有挥发性成分，也有些药物组织疏松，都不宜煎煮时间过长，否则所含挥发性物质尽被挥发，或有效成分被破坏，减低了疗效。故应后下，缩短其煎煮时间。后下的药物可在其他药物煎煮10～15分钟后再放入锅内，煎5～10分钟即可。后下中药包括薄荷叶、紫苏叶、藿香叶、佩兰叶、杏仁、砂仁、紫白豆蔻、鲜薄荷、鲜佩兰、鲜藿香、钩藤等。

（3）包煎：凡含有黏性的药物，加热后易于与水混成糊状，使锅底焦糊或与药液黏稠，难于过滤；或带有细毛状的药物，煎后药汁中有细毛，不易除去，服时常刺激咽喉。因此将这类药物装纱布袋内，并将口扎紧，方可与其他药物同煎。包煎中药包括车前子、葶苈子、旋覆花、滑石粉、六一散、益元散、黛蛤散、青黛等。

（4）另煎：有些贵重药物，为了更好地煎出其有效成分，须另行煎煮取汁，然后兑入其他合煎的药液内。将另煎的药品置锅内，加水适量，煎透后取汁，煎后的药渣可并入其他群药中再同煎之，使有效成分得以全部煎出。另煎中药包括野山参、朝鲜参、人参、西洋参、羚羊角、犀角、鹿茸等。

（5）冲服：有些贵重药物用量较少，不宜同群药煎煮，可研成细粉，用药汁冲服。研粉冲服中药包括麝香、牛黄、珍珠、犀角、羚羊角、朱砂、熊胆、狗宝、马宝、猴枣、三七、沉香、琥珀、雷丸等。

（6）烊化：一些胶类药物黏性甚大，不宜与群药共同煎煮，须将这类药物放入锅内，加水适量，直接加热熔化，或将药与水置容器内，用隔水炖化方法，待熔化后再兑入其他中药的药液中服用。烊化中药包括阿胶、龟甲胶、鳖甲胶、鹿角胶、虎骨胶、龟鹿胶、饴糖等。

（三）煎药应注意的事项

煎药工作，应由熟悉药性的人员担任，煎药时要集中精神，不得随便离开工作岗位，不得吸烟，交接班时必须将工作情况全面交代清楚后方可离开。

煎药室内应经常保持整洁，煎药人员在工作时应穿戴工作衣帽。煎药用具（药锅漏斗容器）应随时涮洗干净，装药液的瓶子必须洗涮干净，并经过高压灭菌或蒸煮灭菌等方法进行消毒后方可使用。如煎剧毒药和气味、颜色特殊的药品，所使用的工具必须及时洗涮干净，以免影响其他药剂的质量。

为了防止差错，收到代煎剂后，应按照处方的姓名、地址、代煎剂数、取药日期、时间等逐项登记。在煎煮前，将先煎、后下、另煎等特殊煎法进行检查，按规定要求分别处理。药物投入加水的药锅后应随时搅拌，有利于煎透及避免糊锅。必须将药锅及盛药液的容器采用编号或其他办法作出标记，以防止张冠李戴。药液滤出后热度尚高，不宜立即装瓶，在严冬季节以温为宜，盛夏季节以凉为宜。装瓶后应及时将姓名签贴好，并与处方核对无误后捆扎一起即可。

煎药是一项复杂细致的工作,煎药是否得法,不但关系疗效的高低,甚至对人体健康会产生影响,因此在操作过程中既要遵循常规,又要结合具体情况,灵活掌握,以确保煎药质量,做到忙而不乱,快而不错。必须在实践中不断钻研体会,才能熟练掌握这项工作。

(四)服汤剂的时间、方法、服量

1. 服药时间 一般是在饭后隔1小时服药。补养药以早晚空腹时服之为宜,便于吸收。润肠药与泻下药宜空腹时服,以发挥其润滑涤荡之效。消化药宜进食后服,以助消化。驱虫药应在早晨空腹时先饮些糖水再服药,如此杀虫效果较好。

2. 服药方法 解表药宜温服或稍热服,服药后可喝些热稀粥,并加被覆卧以助发汗。祛寒药宜热服,有助于温通。解毒药,清热药以凉服为宜。关于止吐药,如寒吐宜热服,热吐宜凉服,并应注意少量多次分服,以免吐出。

3. 服药数量 成人每次可服100~150mL。儿童应按年龄大小区别服量,1岁以内为成人的1/5量,1~3岁为成人的1/4量,4~7岁为成人的1/3量,8~10岁为成人的半量,15岁以后可用成人量。

四、毒性中药

(一)毒性中药的概念

一般认为:所谓毒性中药,是指药物的药理作用剧烈,极量与致死量很接近。虽服用少量,但超过极量时,即有可能在短时间引起患者中毒,甚至死亡的药品。远在东汉末年,《神农本草经》即将125种中药列为下品,认为这些品种"多毒不可久服",当时对于毒性的定义还不太明确与严格,但已说明开始重视这一问题,唐代《新修本草》在许多药物下记载了有毒或无毒。

毒性中药的范围过去没有统一规定。新中国成立后,各地药政部门已先后将毒性中药加以管理,这对用药安全起到了良好的作用。

(二)常见的毒性中药

马钱子、生川乌、生白附子、生草乌、天仙子、洋金花、山莨、生半夏、生大戟、生南星、芫花、人言、雄黄、水银、红粉、轻粉、白粉霜、白降丹、铅丹、巴豆、蟾酥、斑蝥、红娘虫、千金子、甘遂、商陆、闹羊花、火硝、硫黄、硇砂、藤黄、狼毒。

(三)常用含毒性成分的中成药

哮喘丸、山药丸、二分丸、九分散、舒筋丸、疏风定痛丸、活络镇风丹、保赤万应散、小儿七珍丹、百岁铁娃丹、小儿脐风散、华山碑记丸、四制练实丸、万亿丸、消胀化臌丸、跌打丸、痔瘘消管丸、子龙丸、白玉丸、经验止痛丹、舟车丸、黍米寸金丹、飞龙夺命丹、如意丹、蟾酥丸、三黄宝蜡丸。

(四)毒性中药的管理

为了加强毒性中药的管理,保证医疗上的正当需要,《关于管理毒性中药暂行实施办法》中有关规定如下:

(1)毒性中药必须凭卫生行政部门批准的正式中医处方才能发售,正式中医处方内包括患者姓名、年龄、性别、住址、药品名、剂量、医师签章,并加盖医疗单位公章。

(2)民间单方、验方需用的毒性中药,应由购买者所在单位、公社或街道办事处出购买证明,可予供应。但每次购用量不得超过常用最高量,以上证明只限一次有效。为了科学研究或其他非医疗需用毒性中药,必须凭公社或其本机关证明才能供应。凡中药处方含毒性中药,其处方或证明由调剂单位保存,这种处方应单独汇总妥善保存二年,以备查考。如患者需凭处方报销,可在发货票上加盖"处方保留"戳记,以作报销凭证。

(3)含有毒性中药处方,药味未注明"生用"的,一律调配加工炮制后的药品。凡处方字迹模糊,剂量不清的应拒绝调配。

(4)对毒性中药的贮存保管,必须指定专人负责,集中存放,加锁保管,包装必须坚固药品不得互相混杂。每个品种必须加上明显的标志。还应设立专卡，及时按照发货凭证进行登账、销卡。

（5）患者购买含毒的中药材及成药时，调剂员必须说明用法、用量、注意事项，并将内服或外用的品种分清，避免发生差错。

（五）毒性药品及用量

中药毒性药品范围很广，《本草纲目》仅毒草类就列有47种。北京市过去对一些药品在习惯上也有视为毒性药的，如苦丁香、急性子等。现把有大毒列入管理范围的列表如下（详见附表）应予严格管理，对于其他未列入表内而药性也较强的，如巴豆霜等，也应注意。

毒性中药的服用量一般不应超过常用一次最高剂量。中医辨证施治时可以按需要增减用量，但超量的药品名称必须经医师签字才能调配。

属于管理范围的毒性中药材品种、含有毒性中药的中成药品种及毒性中药的老、幼用量参考分别见下列各表（表14，表15，表16）。

表14　属于管理范围的毒性中药材品种表

品名	常用一次最高剂量	主要含毒成分	备注
砒石、红砒、白砒	0.002～0.009g	三氧化二砷	炮炙后入丸散用
水银	外用	汞	
生白附子	3g	乌头碱	处方为"白附子"付炙白附子
生附子	3g	乌头碱	处方为"附子"付炙附子
生乌头（生种乌）	4.5g（煎剂）	乌头碱	
生草乌（生天雄）	1.5g（煎剂）	乌头碱	
斑蝥	0.05～0.1g	斑蝥素	一般外用
红娘虫	0.3～0.6g	斑蝥素	
生马钱子（炙马钱子）	0.3～0.6g（煎剂）	士的宁（马钱子碱）	处方写"马钱子"付炙马钱子
生巴豆	0.1～0.3g（煎剂）	巴豆素（毒性蛋白质）	
生半夏	1.5～3g	生物碱	处方写"半夏"付炮制后的半夏
生南星	1.5～3g	皂碱	处方写"南星"付炮炙后的南星
狼毒（生炙）	0.9～1.5g	不详	处方写"狼毒"付炮炙后的狼毒
藤黄	0.03～0.06g	树脂树胶	炮炙后入丸散或外用
生甘遂	0.6～1.5g	不详	处方写"甘遂"付炮炙后的甘遂
炙甘遂	1.5～3g	不详	
洋金花	0.3～0.6g	莨菪碱	
闹羊花	0.3～0.6g（煎剂）	闹羊花毒素	一般外用
千金子	1～2g	千金子甾醇	
天仙子	0.006～0.6g	莨菪碱	
蟾酥	内服0.15g	华蟾蜍毒素	一般作丸药用
轻粉	0.15～0.21g	氯化亚汞	入丸药或外用
红粉	外用	氧化汞	
白降丹	外用	氯化汞	
白粉霜	0.15～0.21g	氯化亚汞	一般外用
生芫花	1.5～3g	芫花黄碱状刺激性油状物	处方为"芫花"付炮炙后的芫花
炙芫花	1.5～6g	同上	
生大戟	1.5～3g	大戟皂苷，大戟乳脂	处方写"大戟"付炮炙后的大戟

续表

品名	常用一次最高剂量	主要含毒成分	备注
炙大戟	1.5～6g	同上	
生商陆	1.5～3g	商陆毒素	处方为"商陆"付炮炙后的商陆
炙商陆	1.5～6g	同上	
藜芦	0.3～0.6g	藜芦碱	
硫黄	1.5～3g	硫	炮炙后外用药或入丸散
官粉	外用	碱式碳硝铅	
火硝	3～6g	硝酸钾	
米壳	9g（煎剂）	吗啡、罂粟碱	处方写"米壳"付炮炙后的米壳
密陀僧	外用	氧化铅	

表15 含有毒性成分的中成药表

品名	单位	规格	服量	含毒量品名表
九分散	袋	1.5g	1.5g	马钱子0.375g
山药丸	丸	6g	1丸	马钱子0.372g
疏风定痛丸	3g	1丸	1丸	马钱子0.315g
舒络养肝丸	丸	3g	2丸	马钱子0.372g
哮喘丸	袋	9粒	3粒	砒石0.01008g
红灵丸	两		3g	硫黄0.6g
二分丸	袋	1.5g	1.5g	马钱子0.3g
三黄宝蜡丸	丸	3g	1丸	藤黄0.231g，红大戟0.177g，水银0.177
黑锡丹	袋	3g	1.5g	硫黄0.171g
戊己丸	瓶	0.3g	0.3g	砒石0.06g
蟾酥丸	丸	6粒	3粒	蟾酥0.0462g，轻粉0.0231g
活络镇风丹	袋	4.5g	1丸	马钱子0.315g
华山碑记丸	袋	1.5g	1.5g	红大戟、芫花、甘遂各0.0909g
消胀化膨丸	袋	6g	3g	红大戟、甘遂、芫花各0.248g，轻粉0.0248
舟车丸	袋	3g	3g	红大戟0.0323g，芫花0.242g，甘遂0.121g
白玉丸	袋	15粒	5粒	轻粉0.0768g
子龙丸	袋	3g	1.5g	红大戟、甘遂各0.285g
黎峒丸	丸	2.1g	1丸	藤黄0.1062g
跌打丸	丸	3g	1丸	马钱子0.25g
舒筋丸	丸	6g	1丸	马钱子0.0627g
飞龙夺命丹	丸	70粒	5粒	蟾酥0.0147g，轻粉0.0074g
夺命丸	袋	1g	0.3g	巴豆霜0.1281g

附注：除含毒性的单味药、须凭医师处方供应外，凡含毒性的中成药，均可自行购买，但应向患者说明用法、用量及注意事项。

表16 毒性中药老、幼用量参考表

出生小儿	用成人量的 1/14 ～ 1/12
100日小儿	用成人量的 1/8
200日小儿	用成人量的 1/6
1～2岁小儿	用成人量的 1/5
3～8岁小儿	用成人量的 1/4
9～12岁小儿	用成人量的 1/2
13～15岁	用成人量的 2/3
16岁以上	用成人量
老年人	用成年人量的 1/2

未列管理范围内，而调配时仍需注意的品种包括：草大戟、巴豆霜、鸦胆子、千金霜、相思子、苦丁香、天生黄、雄黄、雌黄、硇砂、虻虫、黄丹。

第二章 常见疾病针灸临床指南

本章紧承第一章的概述内容，讲述的是部分临床常见疾病的针灸治疗内容。这些疾病为针灸治疗的优势病种，在应用针灸进行治疗时往往疗效良好。希望读者在读过本章节后，能够在根据患者临床表现准确辨证，并选择最合适的针灸方法加以治疗。

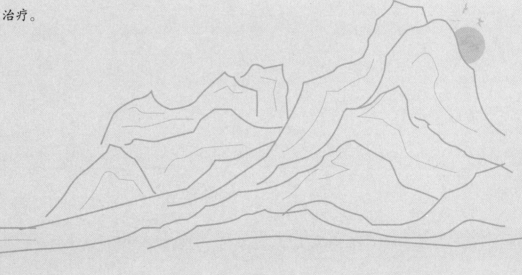

第一节 专科病症

一、血管性头痛

【疾病概述】

血管性头痛又称血管神经性头痛、血管舒缩性头痛、是头痛病中最常见的一种，可分为原发性和继发性两类。原发性主要包括典型和非典型的偏头痛，继发性可见于发热、缺氧、高血压引起的头痛。头痛可见于内科、外科等各种疾病，是许多患者常有的主诉之一，本病发作时常影响患者的生活、学习和工作，有的人可因经常发作而产生悲观、焦虑情绪，则对本病的防治更为不利。

本病中医称"头痛"，或称"头风""偏头痛"。也有根据病因病机的不同而有不同的名称，如《东垣十书》则将头痛分为伤寒头痛、温热头痛、真头痛、气虚头痛、血虚头痛、气血俱虚头痛、厥逆头痛等。

【病因病机】

现代医学认为本病原因尚不明了，一般认为可能系颅血管神经机能紊乱引起，并和血液中多种血管活性物质有关。近年来认为与5-羟色胺代谢紊乱有密切关系，也有认为本病涉及中枢神经、自主神经、神经体液和酶系统。

中医认为头为诸阳之会，五脏六腑的清阳之气皆上注于头。外感头痛，多因起居不慎，坐卧当风，所谓"伤于风者，上先受之""巅顶之上，惟风可到"，同时风为百病之长，每多夹时气犯人，如可兼夹寒邪、热邪或湿邪等。外邪上犯巅顶，经络受阻，清阳不展则成头痛。内伤头痛与肝、脾、肾三脏关系最为密切。血管性头痛虽可继发于外感，但病程久延，往往造成肝、脾、肾物质亏损、功能失调而成为各种不同证型的头痛。肝经上循巅顶，若禀赋刚暴或情志不和，五志过极，肝失柔和疏泄，郁而化火，血热上壅，阻滞清窍则发头痛。肝体阴而用阳，体柔性刚，肝阳所以潜藏，其体所以柔和，全赖肝血、肾水滋养，若火盛伤阴，肝失濡养，或肾水亏耗，水不涵木，则肝阳上亢，上扰清空而致头痛。肾藏精、生髓、充脑，若禀赋不足或调摄失宜，肾精亏耗，可使脑髓空虚而致头痛。亦可阴损及阳，肾阳衰弱，清阳不布则成头痛。脾胃为气血生化之源，若操劳过度，或病后、产后体虚，脾胃虚弱，生化不足，气血不能上荣于脑髓脉络则可致头痛。或饮食不节，嗜甘厌肥，脾失健运，痰湿内生，上壅清窍，阻遏清阳也成头痛。此外肝郁气滞或病久阳气虚衰，运血无力，络脉瘀阻，也可致头痛。

综上所述，血管神经性头痛除与外感六淫有关外，更与禀赋、摄生、情志、劳倦、饮食等多种因素有关。临床所见以肝阳上亢、痰浊上蒙、瘀血阻滞、气血不能上荣等证型为多。同时应该注意本病病情往往复杂多变，如内伤头痛诸因素可能兼见，内伤与外感的因素也可能合并存在，临床治疗应细加分析。

【辨证论治】

（一）基本疗法

（1）风寒头痛

主症：起病较急、头痛有拘急感，或痛连项背，吹风受寒则头痛加重，喜以绵帛裹头。伴有形寒畏风，鼻塞流清涕。舌苔薄白，脉浮或浮紧。

基本治法：疏风散寒。

针灸治法：取穴宜以手太阴、督脉经穴为主，针用泻法。

针灸处方：风府，列缺，外关。

针灸方义：风寒上犯，阻郁经络，以致头痛。方中所取风府为督脉经穴，可通阳散寒，调畅脑络气血。列缺为手太阴络穴，别走手阳明经，取之不仅疏风宣肺，且能贯通表里阴阳之气，使针效上达头面。外关为八脉交会穴，通阳维脉，取之有疏风祛邪之效。

（2）风热头痛

主症：头部胀痛较甚，有灼热感，或兼恶风，面红目赤，鼻流浊涕，口干欲饮，或便秘溲黄。舌红苔黄，脉浮数。

基本治法：疏风清热。

针灸治法：宜取手阳明经穴为主，针用泻法。

针灸处方：曲池，合谷，风池，太阳。

针灸方义：本证为风热上扰阳明经络，故取曲池、合谷为主穴以祛风清热；阳维脉主一身之表，风池为阳维脉、足少阳经、足太阳经交会穴，可散风热、镇头痛；太阳为经外奇穴，有疏解头风、清脑定痛之功。

（3）风湿头痛

主症：好发于长夏梅雨季节。发作时头痛如裹，阵作或痛有定处，甚则头皮起块，肢体倦重，纳呆胸闷，小溲不利，大便或溏。苔白腻，脉濡。

基本治法：祛风化湿止痛。

针灸治法：宜取足太阴、足少阳经穴为主，针用泻法。

针灸处方：风池，印堂，中脘，三阴交。

针灸方义：风湿上蒙清窍，故头痛如裹。方中用中脘、三阴交健脾化湿，辅以风池、印堂祛风通络止痛。

（4）肝阳头痛

主症：头部胀痛，甚则头角掣痛，眩晕，常因情绪紧张而诱发，心烦易怒，睡眠不安，面红口苦。舌红，脉弦。

基本治法：平肝潜阳。

针灸治法：宜取足厥阴、足少阳经穴为主，针用泻法。

针灸处方：百会，风池，悬颅，太冲，太溪。

针灸方义：足厥阴肝经行于上额，与督脉会于巅顶，故取百会平肝潜阳。足少阳胆经布于颞颅，肝阳上亢常伴肝胆火旺，故取风池、悬颅以清少阳邪热，泻太冲以平息亢逆之风阳，取太溪滋阴潜阳。

（5）痰浊头痛

主症：头痛昏重，或兼目眩，胸闷脘痞，头痛甚则恶心、呕吐痰涎。舌苔白腻，脉滑。

基本治法：化湿祛痰。

针灸治法：宜取足阳明、任脉经穴为主，针用泻法。

针灸处方：风池，中脘，丰隆，百会，印堂。

针灸方义：痰浊上蒙，清阳不展，故头痛昏重。方中以风池通络止痛；脾胃为生痰之源，故取中脘、丰隆健脾和胃，祛湿化痰；百会、印堂清阳明目止痛。

（6）肾虚头痛

主症：头颅空痛，摇晃则重，眩晕耳鸣，腰膝酸软，舌红，脉细。

基本治法：滋补肾精。

针灸治法：宜取足少阴经穴为主，针用补法或平补平泻法。

针灸处方：风池，百会，肾俞，太溪。

针灸方义：肾精不足，髓海空虚，故致头颅空痛。方中风池、百会为局部选穴，针用泻法或平补平泻法可通络止痛；肾俞有滋补肾精之效；太溪为足少阴原穴，意在五脏有疾，取之原穴。

（7）气滞血瘀

主症：头痛屡发，经久不愈，痛有定处，疼痛如锥刺，或头部有外伤史。舌质紫暗，或有瘀斑，脉细涩。

基本治法：活血化瘀，通络止痛。

针灸治法：宜取手阳明、足厥阴经穴为主，针用泻法。

针灸处方：风池，百会，太阳，合谷，太冲。

针灸方义：本证为久病入络，或头部外伤致瘀血内停，阻滞经络。方中百会、风池、太阳均为局部取穴，可疏通经络，奇穴太阳刺络出血，即"菀陈则除之"的刺法；阳明经多气多血，针刺合谷以疏通气血；肝藏血，主疏泄，故取肝经太冲穴以加强行气活血祛瘀之效。

以上是头痛的辨证分型选穴。若患者头痛部位比较明确，治疗时结合经脉循行路线选穴往往能提高治疗效果。前额痛（阳明经）：上星、印堂、攒竹、合谷；侧头痛（少阳经）：风池、太阳、头维、阳辅、侠溪；后头痛（太阳经）：风池、天柱、后溪、昆仑；巅顶痛（厥阴经）：百会、通天、风池、太冲。

（二）其他疗法

1. 耳针疗法

针灸处方：皮质下、脑干、额、枕、肾、肝、胆、神门。

操作方法：每次选3～5穴，也可按中医辨证并结合头痛部位选穴。如以皮质下、脑干为主穴，失眠加心、神门；偏头痛加太阳、胆；巅顶痛加肝、胆。探查敏感点后进行针刺，用强刺激手法捻转1～2分钟，留针30分钟，间歇行针。或配合电针、耳背静脉放血等方法。头痛持续者，可找有效刺激点埋针2～3天。

2. 皮肤针疗法

（1）梅花针

针灸处方：脊柱两侧夹脊穴，以及体针所选穴位。

操作方法：重叩或中等手法叩刺，每次10分钟，隔日1次。

（2）皮内针

针灸处方：攒竹，阳白，太阳，阿是穴。

操作方法：每次选两个穴位，局部消毒后取麦粒或揿针压入穴内，外用小块胶布固定，疼痛时予以按压。

3. 水针疗法

针灸处方：风池，天柱，太阳，头维，丝竹空，阳白，攒竹。

药物选择：当归注射液、维生素B_1及维生素B_{12}，10%葡萄糖或生理盐水。

操作方法：每次选1～2个穴位，进针0.3～0.5寸，稍退针即可推药，每穴注药液0.5mL，使局部有酸胀感。

4. 头针疗法

针灸处方：以感觉区为主。前头痛取对侧或双侧面部感觉区；后头痛取对侧或双侧下肢躯干头部感觉区。

操作方法：用30号（1.5～2寸）毫针，沿皮刺入，行捻转手法，留针30分钟，间歇行针。或接电针仪，选用疏密波，通电20分钟。

5. 刺络放血

6. 辅助治疗

（1）民间流行的刮痧方法对本病有一定辅助作用。可用金属条匙或光滑硬币蘸植物油或水，在颈部周围、颈背部从上向下刮，用力应均匀，直刮至皮下渗血。

（2）头痛发作之初，可将双手浸泡于暖水中，温度以能舒适耐受为度，并不断加入暖水，保持水温，共浸泡20分钟左右，有时可使头痛缓解。

（3）本病患者应注意起居有常，劳逸适度，生活要有规律。戒除烟、酒、饮食宜清淡。应注意陶冶心情，防止焦虑、急躁、过怒、生气等情绪。

二、癔症

【疾病概述】

癔症是一种较常见的神经官能症，多发于青年，女性多于男性。其发作多由精神因素作用所引起。本病多发生于神经类型抑制性较弱的人，患者一般具有喜欢夸张、表现自己、情绪反应较幼稚的性格，常常可因暗示的作用使本病发作、加剧或好转、消失。

本病与中医学的"气厥实证""郁证""奔豚气""脏躁""梅核气"等病症颇为相似。如癔症性昏迷可属气厥实证，癔症性精神发作与脏躁颇为相似，嗜睡、木僵、抑郁等症可归属郁证，感觉过敏、幻听、幻视、幻觉或者感觉迟钝、失明、失音、耳聋等则与百合病相似，癔症球又和梅核气基本一致。

【病因病机】

现代医学认为本病是由于大脑皮层功能与皮层下相应关系的失调而产生。当皮层功能紊乱，失去对皮层下调节的抑制作用，使皮层下功能异常活跃起来，这时患者则出现兴奋、抽搐、多动、感觉过敏等症状；当皮层处于抑制状态，并且抑制扩散使皮层下中枢活动受阻，则产生木僵、瘫痪、感觉缺失等症状；皮层对自主神经系统调节紊乱的同时，产生一系列自主神经功能失调的症状。因此癔症的临床表现颇为复杂。

癔症主要因于情志所伤。精神因素每为本病的直接诱发因素，且与症状的表现有密切关系。七情过度、精神创伤而致的气乱、气逆乃本病基本病理变化。就本病各种临床表现而言，涉及的脏腑、经络甚多，对具体患者来说，应当从临床表现来分析其气机逆乱的部位主要属于哪一脏腑经络。

【辨证论治】

（一）基本疗法

（1）风痰阻滞

主症：在精神因素作用下，突然昏仆，呼之不应，推之不醒，但防御反射正常。或呼吸急促，屏气，喉中痰声，口吐白沫，全身僵直，或角弓反张，双手握拳。或眨眼、摇头、面部抽动、咀嚼不停，或突然单瘫、截瘫、下肢不全瘫痪。苔腻，脉滑。

基本治法：平肝息风，涤痰开窍。

针灸治法：取手足阳明经、足厥阴经及督脉经穴为主，针用泻法。

针灸处方：百会，人中，太冲，丰隆，合谷。

针灸方义：本型由肝风夹痰浊、阻滞脑窍及四肢经络所致。方中百会、人中化浊宣窍，善治神志病症。又取治痰经验穴丰隆化痰浊，通经络。"诸暴强直，皆属于风"，方中太冲与合谷相配，向称"开四关"。有息风镇静、和血通络之效。

（2）肝郁气滞

主症：精神抑郁，愁闷不乐，嗳气频频，或感觉喉头有物阻塞，吞咽不下，咯吐不出，突然失语，不能用语言表达自己的意见或回答别人的提问，可以用书写或手势表达自己意见。或两目突然失明，走路摸索前进，能避开障碍物。舌苔薄，脉弦细或涩。

基本治法：理气解郁。

针灸治法：取手足厥阴、任脉经穴为主，针用泻法。

针灸处方：天突，膻中，内关，太冲。

针灸方义：方中取天突宣泄局部气机为主穴，并辅以气会膻中及八脉交会穴内关而宽胸理气，加足厥阴经原穴太冲以疏肝理气，气机得畅，诸证自除。

（3）血虚肝急

主症：突然发病，烦闷、急躁，无故叹气或悲伤欲哭。或哭笑无常，精神恍惚，不能自主。或手舞足蹈，以唱代说，装模作样地进行戏剧性表演，尤其在大庭广众面前更甚，常发作数小时或几天，发作后如常人。苔少，脉细数。

基本治法：养心安神，柔肝缓急。

针灸治法：取手少阴、足太阴、厥阴经穴为主，针用泻法。

针灸处方：神门，三阴交，人中，太冲。

针灸方义：本型为脏阴不足、心神不安、肝气不和所致。方中取神门、三阴交相配滋阴润燥，养血安神。人中善镇心宁神。方中用肝经原穴太冲，意在调畅肝气，缓其肝急。

以上是本病的主要治疗方法，由于本病患者在临床上往往有一二种主要症状，因此常给予对症针灸治疗。①意识蒙眬、木僵面：加人中、百会、涌泉。②癔症性震颤、痉挛：加合谷、太冲、阳陵泉。③癔症性瘫痪：参考有关章节。④癔症性失语：加廉泉、通里。⑤癔症性失明，加风池、丝竹空、太冲。⑥癔症性耳聋：加中渚、侠溪、翳风、听会。⑦癔症球：加廉泉、天突、太冲。⑧头痛：加百会、印堂、合谷。⑨胁痛：加支沟、阳陵泉、日月。⑩情绪激动：加人中、神门、内关、中冲。⑪胃痛：加足三里、中脘。⑫腹痛：加天枢、上巨虚、足三里。⑬呕吐：加内关、中脘、太冲。⑭呃逆：加内关、上脘、膈俞。⑮心悸加神门、巨阙、曲泽。⑯泄泻：加天枢、上巨虚、三阴交。⑰尿频：加关元、三阴交。⑱内脏功能紊乱：加足三里、公孙、三阴交。

（二）其他疗法

1. 耳针疗法

针灸处方：皮质下，神门，心，肝，肾。

操作方法：每次取2～3穴，中强度刺激，留针20～30分钟，间歇运针，根据症状可选配有关穴位。

2. 电针疗法

针灸处方：人中，合谷，内关，太冲，或随证选穴。

操作方法：患者取卧位。针刺得气后接电针仪，选用密波，发作时用强刺激，将电压调至60～70V，每次通电10～20秒，症状不能控制者再行第二遍通电，每次治疗5～10分钟。症情缓解时，用弱刺激巩固疗效，输出电压为8～12V，持续15分钟，每日或隔日治疗1次。

3. 电梅花针疗法

针灸处方：神经末梢敏感处，如额、颞、颈及四肢远端穴位。

操作方法：患者选好体位后，先叩刺头、颈部，再叩刺四肢部，并通感应电流，进行强刺激。

4. 头针疗法

针灸处方：可根据症状选择刺激区，如感觉异常选择感觉区，运动异常选择运动区或舞蹈震颤控制区。

操作方法：快速捻转，使患者有较强的感应，也可使用电针仪。

5. 水针疗法

针灸处方：随症选用2～3穴。

药物选择：盐酸普鲁卡因、维生素B_1、维生素B_{12}、当归或枣仁注射液，每穴1～2mL。

操作方法：注射盐酸普鲁卡因前先做皮试。每穴注射药液0.5～2mL。

6. 辅助治疗

（1）癔症发作时，用暗示的方法常常可缓解症状。医务人员可以用充满信心的简短语言对患者进行鼓励，使其对治疗产生信心，在此基础上再施以针灸等方法。

（2）在休止期，应该对患者进行思想疏导和精神治疗，帮助患者认识自己的疾病和思想因素，克服孤独沉思和不切实际的幻想等性格上的弱点。适当进行体育锻炼，增强体质，往往可起到良好的自我暗示作用。

三、癔症性瘫痪

【疾病概述】

本病是在精神因素刺激下，出现精神异常及躯体机能障碍，主要表现为突然单瘫或者截瘫肢瘫痪，肢体肌张力正常。如果治疗不当，症状也可能持续下去，以致长时间肢体不能动弹或卧床不起，有的患者表现为运动增多，如肢体不规则抽动或类似舞蹈样动作，这些症状在检查时往往更为明显，若分散其注意力则可减轻或消失。

运动障碍还表现为癔症性失语。患者突然失音，只能凭借手势或书写表达思想。有的患者可以发出耳语，检查可见声带无器质性病变，咳嗽时能发出声音。

癔症性瘫痪与中医学的"郁证""痿证""气厥实证""梅核气"相似。

【病因病机】

（1）癔症性瘫痪主要因情志所伤，七情过度而致肝主疏泄、喜条达的功能失常，导致气机逆乱，血不荣筋，气滞血瘀。

（2）肝肾阴虚，虚风内动，肝阳偏亢，肝风夹痰，痰浊阻滞脑窍及四肢经络所致。

【辨证论治】

（一）基本疗法

（1）肝郁气滞型

主症：精神抑郁，愁闷不乐，突然肢体瘫痪，瘫痪大多限于一肢或两肢，累及四肢的较少见，瘫痪肢体无肌肉萎缩，腱反射正常或增强，无病理反射，舌质红，苔薄黄，脉弦。

基本治法：理气解郁，行气活血。

针灸治法：取任脉、手足厥阴经、手足阳明经穴为主，针用泻法。

针灸处方：膻中，内关，太冲，曲池，足三里，阳陵泉。

针灸方义：膻中为气会，配八脉交会穴内关以宽胸理气；太冲为足厥阴肝经原穴，疏肝理气解郁，气机得畅，诸证自除；曲池为手阳明大肠经合穴；足三里系足阳明胃经合穴；阳陵泉系足少阳胆经合穴，八会穴中之筋会；阳明经又为多气多血之经。三穴合用，调和气血，养筋骨，利关节，而病自愈。

（2）风痰阻滞型

主症：在精神因素作用下，突然昏倒，呼之不应，推之不醒，但防御反射正常，或呼吸急促，喉中痰声，口吐白沫，全身僵直。突然单瘫、截瘫，下肢不全瘫痪。苔腻，脉弦滑。

基本治法：平肝息风，涤痰开窍。

针灸治法：取督脉、足厥阴经、手足阳明经穴为主，针用泻法。

针灸处方：百会，人中，太冲，合谷，丰隆。

针灸方义：方中百会、人中为督脉经穴，化浊开窍，能治神志病症。太冲为足厥阴肝经原穴，合谷为手阳明大肠经原穴，太冲与合谷相配，向称"开四关"，有息风镇静、和血通络之效。丰隆为足阳明胃经络穴，为治痰经验穴，化痰浊，通经络。

（二）其他疗法

耳针疗法

针灸处方：耳，神门，心，小肠，脾，胃，内分泌。

操作方法：针用平补平泻法，留针30分钟至1小时，留针期间捻针2～3次，每日1次，10次为一疗程。耳穴贴压药籽法，每周2次。

四、脑动脉硬化症

【疾病概述】

脑动脉硬化症指脑动脉粥样硬化、小动脉硬化、玻璃样变等动脉管壁变性所引起的非急性弥漫性脑组织改变和神经功能障碍，临床上表现为神经衰弱综合征、动脉硬化性痴呆、假性延髓性麻痹等慢性脑病症候群。脑动脉硬化症往往合并主动脉、冠状动脉、肾动脉和周围动脉硬化。经常喝酒，或合并高血压、糖尿病者，动脉硬化症出现较早，而且发展快，程度也较重。脑动脉硬化症多见于50岁以上的人，男性多于女性，女性患者多见于绝经期以后。

本病属中医学"头痛""眩晕""健忘""痉挛""虚损"等范畴。

【病因病机】

脑动脉硬化的发病原因目前尚未完全阐明，但与糖尿病、高脂血症和高血压有关。脑组织由于长期慢性供血不足而发生萎缩，重量减轻，脑回变窄，脑海加宽变深，脑膜增厚。较大的动脉，如颈内动脉、基底动脉、大脑中动脉、大脑前动脉、大脑后动脉、椎动脉等发生粥样硬化，外观呈乳白色或黄色，粗细不均。管壁变硬、弯曲，有的部分呈纺锤状扩张，内膜下可见到粥样斑块，使管腔狭窄或闭塞。脑室扩大，于皮质下底节和脑桥处可见到缺血引起的小软化囊腔。镜检看到星形胶质细胞增生，脑实质内血管周围间隙增宽，皮层、底节、脑桥和小脑部可见大小不一的软化灶，也可看到多数不规则小空洞，即所谓脑隙状态，还可有弥漫性小出血。

中医学认为本病由于元气虚衰，阴血亏损，筋脉失其濡养，或心肾亏损，髓海空虚，脾气健运等原因所致。

【辨证论治】

（一）基本疗法

（1）心脾两虚（神经衰弱症候群）

主症：头晕头痛，倦怠乏力，心悸失眠或嗜睡，心烦健忘，头部发紧，情绪不稳，喜怒无常，四肢发麻，舌体胖，舌质淡，舌苔薄白或薄黄，脉弦或细无力。

基本治法：养血安神，益气健脾。

针灸治法：取背俞穴及足太阴经穴为主，针用补法，可加灸。

针灸处方：心俞，膈俞，脾俞，三阴交，中脘，阴陵泉。

针灸方义：心俞、膈俞补心生血，脾俞、三阴交健脾统血，三阴交亦能调理脾肾气机，中脘、阴陵泉、脾俞三穴合用可健脾和胃，补后天之虚。

（2）心肾两虚（动脉硬化症、痴呆）

主症：表情淡漠或盲目乐观，性情孤僻，沉默寡言或自言自语，反应迟钝，哭笑无常，语无伦次，多疑固执，健忘失眠，头晕耳鸣，二便失调，舌质红，苔薄黄或薄白，脉弦或细数无力。

基本治法：滋肾养血，交通心肾。

针灸治法：取手厥阴、手足少阴经穴为主，针用泻法。

针灸处方：心俞，肾俞，内关，神门，太溪，复溜。

针灸方义：心俞、肾俞补益心肾；内关为心包经络穴，太溪为肾经原穴，神门为心经原穴，三穴合用，交通心肾，滋肾养血安神；复溜为肾经穴，可清肾经虚热。

（3）肝肾阴虚，元气耗损（假性延髓性麻痹）

主症：言语謇涩（构音不清），语声低微，饮食发呛，表情呆板，走路不稳，行动缓慢，甚则筋脉拘急，四肢搐搦，蹑蹑而动（震颤麻痹和舞蹈样不自主运动），头晕目眩，神倦痴呆，气短无力，或言语增多，二便失控，舌淡或干红少津，脉弱或脉弦，重按无力。

基本治法：滋肾柔肝，益气养血，息风定搐。

针灸治法：取背俞穴以及足少阴、足太阴经穴为主，针用补法。

针灸处方：肾俞，肝俞，太溪，三阴交，曲泉，气海。

针灸方义：肾俞益肾气；肝俞补肝血；太溪为肾经原穴，能补肾阴；三阴交补肝肾之阴血，曲泉为肝经穴，可补肝阴；气海为元气之海，能补元气。

（二）其他疗法

1. 耳针疗法

针灸处方：神门，皮质下，枕，心，肾，脾，肝。

操作方法：每次选2～4穴，中等刺激，留针15～20分钟；亦可用王不留行籽压耳穴，用0.5mm×0.7mm胶布固定，每3～5天更换1次。

2. 水针疗法

针灸处方：心俞，脾俞，阴陵泉，太溪，气海。

药物选择：维生素B_1、维生素B_{12}注射液，脑复康注射液等均可选用。

操作方法：用上述药物，按水针操作常规，每穴注射0.5～1mL。

3. 辅助治疗

（1）避免过度疲劳，劳逸结合。

（2）加强锻炼身体，如做操、跑步、太极拳、气功等。

五、高血压性脑病

【疾病概述】

本病是指在原发性高血压、肾性高血压或妊娠毒血症等疾病的基础上，血压突然急剧增高，伴有急性暂时性脑部循环和神经功能障碍的一种临床综合征。不论其原发疾病如何，高血压性脑病总伴有血压显著升高，脑部小动脉普遍性痉挛，血管阻力增大及脑血流量减少所致的急性脑血液循环障碍和脑水肿。此外，脑部也可有散在性点状出血、多发性小血栓和坏死性动脉炎等改变。临床表现为严重头痛，恶心，呕吐，视物模糊，甚至神志不清抽搐等。如能及时降低血压，高血压性脑病一般是可逆的。

本病无意识障碍时，属中医"头痛""眩晕"范畴，有意识障碍时则属"中风"。

【病因病机】

见于原发性高血压或继发性高血压。动物试验表明，高血压时有脑动脉和小动脉的痉挛。轻、中度高血压时会产生生理性的脑血管痉挛，但当血压达到一定高度后即变为病理性痉挛。关键的因素是平均动脉压及压力增高率。当平均动脉压迅速提高到150mmHg或更高时，即可引起脑血管的过度自动调节反应，出现病理状态。病理改变主要有脑水肿和点状出血。

中医学认为本病是由于情志内伤，肝失调达，郁久化热，肝火上炎，上扰清窍；或肝肾阴虚，尤其是肾阴不足，水不涵木，肝阳上亢所致；或痰浊内生，阻遏清阳，清阳不升，浊阴不降，亦是本病致病因素。

【辨证论治】

（一）基本疗法

（1）肝火上炎

主症：剧烈头痛，头晕耳鸣，视物模糊，眼冒金星，烦躁不安，面红且胀，口干欲饮，恶心呕吐，心悸多汗，胸痛满闷，可有嗜睡或短暂神志谵妄，大便秘结，小便黄赤，舌苔黄或黄腻，脉弦或弦数。

基本治法：清泻肝火。

针灸治法：取足厥阴、足少阳、足少阴经穴为主，针用泻法。

针灸处方：太冲，阳辅，风池，太溪。

针灸方义：太冲为肝经之原穴，有平肝潜阳之功；阳辅为胆经经穴，有降肝胆火之能；风池为阳维脉与胆经之会穴，能清头目，止眩晕；太溪为肾经之原穴，取之以滋肾阴。

（2）阴虚阳亢

主症：剧烈头痛，头晕耳鸣或脑鸣，腰酸腿软，两手颤抖，走路不稳，视物昏花，恶心呕吐，可有嗜睡或短暂神志不清，舌少苔或苔黄薄，脉弦细。

基本治法：育阴补肾，滋阴潜阳。

针灸治法：取手厥阴、足少阴、足太阴经穴为主，针用补法，加灸。

针灸处方：风池，曲池，内关，三阴交，太溪。

针灸方义：曲池为多气多血之阳明经要穴，取此穴以泻阳邪；内关可宁心安神；三阴交可调补三阴经经气；太溪以补肾滋阴。

（3）痰浊上扰

主症：剧烈头痛，头晕头胀，视物模糊，恶心呕吐，胸脘满胀，嗜睡或短暂神志不清，倦怠懒言，走路不稳，苔白腻或黄腻，脉弦滑。

基本治法：健脾祛湿，化痰息风。

针灸治法：取足少阳、足厥阴、足阳明经穴为主，针用平补平泻法。

针灸处方：风池，丰隆，足三里，太冲。

针灸方义：风池为胆经穴，祛风止痛；丰隆为胃经络穴，祛痰要穴；足三里健脾胃，以助除湿祛痰；太冲为肝经原穴，可平肝息风。

随证配穴：头晕胀痛时加合谷、太阳；心悸加内关、心俞；失眠加神门、三阴交。

（二）其他疗法

1. 耳针疗法

针灸处方：枕，额，皮质下，神门，肾，胆等区找敏感点。

操作方法：每次取2～3穴，留针20～30分钟，间隔5分钟捻转1次。或埋针3～7天。顽固性头痛可用耳背静脉放血法。

2. 头针疗法

针灸处方：前头痛取对侧或双侧面感觉区。后头痛取对侧或双侧下肢躯干头部感觉区。

操作方法：用28～30号（1.5～2寸）的毫针，30°角进针，沿皮透刺，不提插，搓针柄。留针30分钟以上（根据病情决定留针或行针），亦可针柄接电麻仪（断续波为宜）。

六、癫痫

【疾病概述】

癫痫是一种以发作性神志昏迷、肢体抽搐、口吐涎沫为主要临床表现的疾病。它是因大脑的多种疾病而致，以反复的痫性发作为特征的慢性病态，也被称为癫痫或痫证。癫痫发作是由于脑部兴奋性过高的神经元的过量放电而引起的阵发性大脑功能紊乱，临床表现可能是抽搐性的，也可能是以感觉、意识、行为等障碍的方式表现，按其病因分为原发性癫痫和继发性癫痫两大类。本病可发生于任何年龄，但多于20岁以前发病，尤以青少年多见。

本病中医学称为"痫证"，又称"羊痫风"

【病因病机】

原发性癫痫目前原因尚不清楚。继发性癫痫比较明确，常见的原因有下列几种：

（1）炎症：各型病毒性脑炎、化脓性脑膜炎、脑脓肿、霉菌性脑膜炎等。

（2）外伤：脑挫裂伤、硬膜下血肿、硬膜外血肿、凹陷性颅骨骨折等。

（3）脑瘤：颅内转移瘤、脑膜瘤、各型胶质细胞瘤等。

（4）血管性疾病：动静脉畸形、脑出血、脑血栓、脑栓塞、脑动脉硬化等。

（5）脑寄生虫病：脑囊虫、脑血吸虫病、脑肺吸虫病等。

除以上病因外，亦可见于先天性疾病、退行性疾病、中毒及代谢性疾病等。

中医学认为癫痫的病因多与精神、饮食以及先天因素有关，最终造成脏腑失调，积痰内风。脏腑失调，主要在肝、脾、肾，最终影响于心而发病。惊恐伤及肝肾，肝肾阴亏不能敛阳而生热，肝风易动，又热煎津为痰，或饮食不节，损伤脾胃，以致精微不布，痰浊内聚，这是癫痫发作的基础。若遇神志郁结，或劳累过度等触动积痰，每易导致气逆，或肝风夹痰上扰，壅闭经络，阻塞心窍，以致突然昏仆发为痫证。痫证若与先天因素有关，则多发于儿童时期。

【辨证论治】

癫痫一般有比较典型的症状，但病情仍有不同之处，如发作时间有长短，发作间歇亦有长短，发作时又有轻重之别。则表现为一时性的意识障碍，即无抽搐，重则来势急骤，突然大叫一声，意识丧失，摔倒在地，肌肉抽搐，面色青紫，口吐涎沫，有时舌被咬破。发作轻重与痰浊深浅、正气盛衰有关。因此在治疗上要分清标本缓急。发作时，着重涤痰息风，开窍定痫，以治标为主。间歇期根据脉症选择健脾化痰，疏肝解郁，或益气养血、养心定神、滋肾养肝等法，以治本为主。

（一）基本疗法

（1）肝风痰壅

主症：发作前可有头痛头晕，情绪不稳，紧张或抑郁，发作时突然尖叫一声，昏仆倒地，牙关紧闭，全身抽搐，两眼上翻，口吐涎沫，或突然短暂意识障碍，表现为茫然或呆滞，停止工作，走路突然停步，说话中断，吃饭时碗筷落地等，舌苔薄黄或黄腻，脉弦滑。

基本治法：息风涤痰，镇心开窍。

针灸治法：取背俞穴以及督脉、足厥阴经穴为主，针用泻法。

针灸处方：肝俞，心俞，大椎，巨阙，太冲，丰隆，百会。

随证配穴：发作时神昏抽搐，可加人中、涌泉、间使；发作后头昏头痛，加风池；白昼发作，加申脉；夜发作，加照海。

针灸方义：本证乃肝风夹痰上蒙诸窍，蔽阻心神，故取肝俞、心俞针而泻之，以平息肝风，镇心宁神；大椎乃督脉与手足三阳之会，上通巅顶，统摄诸阳，泻之既能通阳解表，又能清脑宁神；巨阙是心之募穴，有宁神调气之功；百会亦手足三阳督脉之会，能开窍宁神；太冲是平肝息风的要穴；丰隆有泻痰降逆作用；在发作之时加人中、涌泉以助开窍醒脑，宁神息风，使肝风速潜，诸窍顿开；间使既能宁心安神，又能豁胸中之痰；白昼发作者病在阳跷，故加泻申脉以解阳跷脉之急；夜间发作者病在阴跷，宜加泻照海，以解阴跷脉之急。癫痫发作之后头昏头痛，乃属巅顶之经络气机未调，针风池以调和经脉气机。

（2）痰浊壅盛

主症：平素急躁易怒，胸脘满闷，心烦失眠，口苦而干，发作症状同前，便秘溲黄，舌质红，苔黄或黄腻，脉弦滑而数。

基本治法：清热化痰，息风止抽。

针灸治法：取背俞穴以及督脉、足厥阴经穴为主。针用泻法。

针灸处方：肝俞，心俞，大椎，巨阙，百会，曲池，行间。

针灸方义：肝郁化火，炼津成痰，痰火上扰，诸窍闭塞，心神被蒙，故泻肝俞、心俞以泄心肝之火；刺巨阙以清心宁神；大椎、百会均有清脑宁神，平肝息风作用，是治疗癫痫的要穴；取曲池以祛风清热，活血通络；取行间，以泄肝火，疏肝气。若肝火扰心引起烦躁失眠者，可加手少阴经之原穴神门以清心宁神；发作之后仍头昏头痛，加风池穴，调和少阳经气以定痫；若在急性发作时，加泻涌泉、百会，刺少商出血，以醒脑定惊。

（3）脾胃虚弱

主症：倦怠无力，食欲不振，少气懒言，面色无华，或有恶心，身体瘦弱，发作症状同前，大便溏薄，舌质色淡，脉细无力。

基本治法：健脾化痰，益气息风。

针灸治法：取背俞穴以及任脉、足太阴、足阳明经穴为主，针用补法。

针灸处方：脾俞，胃俞，中脘，气海，三阴交，丰隆。

针灸方义：脾俞、胃俞补益脾胃；中脘和脾胃调中气；气海扶助元气，补气生血；三阴交补脾土，以资气血生化之源；丰隆化痰息风。

（4）肝郁化火

主症：心烦焦虑，胸闷善太息，急躁易怒，失眠多梦，两胁胀满，发作时突然昏仆，不省人事，牙关紧闭，全身抽搐，面色青紫，两眼上翻，口吐白沫，咬破舌头，遗尿，或突然短暂意识障碍，表现为茫然或呆滞，说话中断，吃饭时碗筷落地，停止工作，走路突然停步，舌尖边红，苔黄，脉弦或弦滑。

基本治法：解郁化痰，安神止抽。

针灸治法：取足厥阴、足少阳经穴为主，针用泻法。

针灸处方：太冲，行间，风池，阳陵泉，百会，丰隆，腰奇。

针灸方义：太冲为肝经原穴，泻之泻肝解郁；行间为肝经荥穴，能泻肝火；风池位于头部，属胆经穴，可平肝息风止抽；百会为督脉穴，可平肝息风；阳陵泉为胆经合穴，能清肝胆之火，平肝息风。

（5）心血不足，神不守舍

主症：突然从工作或睡眠中站起徘徊或出走，在屋内走动，挪动东西，或发作时意识混乱，精神活动障碍，失眠多梦，心悸气短，头晕健忘，急躁易怒，口苦咽干，舌质淡，苔薄白或薄黄，脉细或细数。

基本治法：养心安神。

针灸治法：取手足少阴经穴以及背俞穴为主，针用补法。

针灸处方：太白，脾俞，心俞，神门，太溪。

针灸方义：太白为脾经原穴，神门为心经原穴，根据脏病多取原穴的法则，取之可补气养血，益气化之源；心俞、脾俞为心肝之背俞穴，取之以振心脾之阳，可收健脾养心之功；太溪为肾经原穴，可滋补肾阴，养心安神。

（6）虫痫

主症：平素头痛，突然意识丧失，猝然倒地，呼吸停止，全身抽搐，口吐白沫，两眼上翻或斜视，面色青紫，舌常被咬破，脸上有白斑，舌尖有红点，舌红、苔薄白或薄黄。

基本治法：化虫息风止抽。

针灸治法：取足厥阴、足阳明经穴为主，针用泻法。

针灸处方：太冲，百会，风池，丰隆，腰奇，百虫窝。

针灸方义：太冲为肝经原穴，平肝息风；百会为督脉穴，平肝息风，清脑宁神；风池为胆经穴，丰隆为胃经络穴，合用可息风化痰止抽；腰奇治癫痫经验穴，百虫窝治虫经验穴，除湿驱虫。

（二）其他疗法

1. 耳针疗法

针灸处方：心，胃，神门，枕，皮质下。

操作方法：取上穴、每天1次，留针30分钟，10次为1个疗程，亦可取2～3穴，皮肤常规消毒后，埋入消毒揿针，并用胶布固定。亦可压豆。

2. 辅助治疗

（1）发作时不能登高、涉水，以免意外危险。

（2）忌食刺激性食物。

（3）坚持治疗，注意休息，保持乐观情绪。

七、脑出血

【疾病概述】

脑出血又称脑溢血，是指脑实质内大块性出血的一种急性脑血管病。约 70%～80% 的脑出血是由于高血压动脉硬化血管破裂所致，以 50 岁左右高血压患者为最多。80% 的脑出血发生于大脑半球，20% 发生于脑干和小脑。

脑出血通常在情绪激动、过度兴奋，使劲排便、用力过度或脑力活动过度紧张时发病，有时在休息或睡眠也会发生。冬、春季发病较多。

中医学有关"偏枯""大厥""薄厥""中风"等记载和本病相似，可参考其辨证论治。

【病因病机】

本病除外伤，自发性脑出血可由多种原因引起，常见者有：

（1）高血压病及动脉硬化症。

（2）先天性脑动脉瘤。

（3）脑血管畸形。

（4）血液病。如白血病，再生障碍性贫血、血小板减少性紫癜、血友病等。

（5）原发性脑瘤或转移性肿瘤的出血（瘤卒中）。

（6）细菌性或霉菌性动脉瘤。

（7）动脉炎：如全身性播散性红斑狼疮、结节性多动脉炎等。

（8）其他：如败血症、流行性出血热、钩端螺旋体病、抗凝治疗时的并发症等。

临床上以高血压、动脉硬化所引起者最为常见。动脉硬化可使血管壁发生纤维化、透明性变、内弹力层的破坏甚至管壁的部分坏死，以致血管壁脆弱或形成微小的动脉瘤；在原有高血压的基础上和某些因素（如激动、用力等）的影响下，血压急骤升高超过了血管管壁和动脉瘤对血压的承受力时，即可引起血管破裂而出血。

中医学认为本病发病原因主要由于精血亏耗，肝肾阴虚，肝阳偏亢，引动肝风，肝风夹痰上扰，血随气逆于上，以及痰浊阻闭经络，蒙闭清窍，心神无主，而猝然昏仆，舌强言謇，半身不遂等症。发病之时，风、火、痰浊，邪势鸱张，阳气被邪闭，甚至外脱，如不及时救治，常致死亡。同时，年高气衰，情绪激动，形体肥胖，痰浊壅盛，过食甘肥，饮酒过度等，也是形成上述病理变化的因素。

【辨证论治】

关于脑出血的中医治疗，无意识障碍者，其治疗方法与动脉硬化性脑梗死相同。脑出血患者多有意识障碍，属中风中脏腑范畴，中脏腑又分闭证和脱证，闭证以邪实内闭为主，属实证，急宜祛邪；脱证以阳虚欲脱为主，属虚证，急宜扶正。闭证又根据有无热证而分为阳闭及阴闭。

闭证与脱证均属危重急病，治法不同，必须分辨清楚，才能正确指导临床治疗。

（一）基本疗法

（1）肝阳暴张，风火夹痰，上蒙清窍

主症：发病时突然剧烈头痛，随即频频呕吐，昏仆不省人事，牙关紧闭，两手握固，半身不遂，肢体拘急，面赤身热，鼻鼾气粗，口臭，烦躁不宁，小便潴留，大便秘结，舌苔黄腻而干，脉滑而数或洪大。

基本治法：辛凉开窍，清肝息风。

针灸治法：取督脉、手足厥阴经穴为主，针用泻法或点刺出血。

针灸处方：人中，百会，内关，足三里，太冲。

针灸方义：人中能清泄诸经上逆之火，有泄热开窍醒脑之功效；百会为督脉经穴，息风泻热，清脑安神；内关为心包经络穴，泻心火而安神；太冲为肝经原穴，平肝息风泻肝火；足三里为胃经合穴，利气降逆，化痰清神。

（2）痰湿阻络，蒙闭心神

主症：剧烈头痛，头晕呕吐，面色苍白，突然昏仆，不省人事，牙关紧闭，半身不遂，两手握固，筋脉拘急，静卧不烦，四肢不温，痰涎壅盛，鼻鼾，大便秘结，小便潴留，舌质黯淡，舌苔白腻，脉象沉滑。

基本治法：辛温开窍，豁痰息风。

针灸治法：取十二井穴及督脉、手足厥阴经穴为主，针用泻法，或点刺出血。

针灸处方：十二井穴，水沟，太冲，劳宫，涌泉，丰隆。

针灸方义：十二井穴点刺出血，泄其壅热；水沟清泄诸阳经上逆之火，与十二井穴配用有泄热开窍醒脑之作用；太冲降肝经逆气，平息肝阳；劳宫为手厥阴经荥穴，用以泻心火；涌泉滋肾水，制约心火暴盛；丰隆化痰浊，醒脑神。

（3）元气败脱，心神散乱

主症：突然昏仆，不省人事，频频呕吐，肢体瘫软，手散肢冷，冷汗淋漓，气息微弱，二便自遗，面青舌痿，舌质紫黯，苔白滑，脉微弱。

基本治法：扶正固脱，益气回阳。

针灸治法：取任脉、督脉经穴为主，针用补法，重灸。

针灸处方：人中，神阙，关元，内关，足三里。

针灸方义：人中通调任督二经之气，维系阴阳、开窍醒脑；神阙位于脐中，灸之能温阳益肾；关元是任脉与足三阴经的交会穴，为肾间动气之处，联系命门真阳，是阴中有阳的穴位，灸之可以回阳固脱，挽救危亡；内关为心包之络穴，强心益脉；足三里补后天之本，扶正固本。

针灸治疗脱证的疗效较差，大多预后不良。因此在昏迷阶段，可配合中药治疗，对危重患者宜采用中西医结合的方法进行抢救。

（二）其他疗法

1. 耳针疗法

针灸处方：肾上腺，枕，心，皮质下。

操作方法：以上耳穴均有强心作用，每次选2～3穴，中等刺激，留针15～20分钟，隔日1次。

2. 辅助治疗

（1）急性期应中西医结合抢救治疗。

（2）避免搬动患者，头部偏向一侧稍向后仰，冰袋物理降温。

（3）防止褥疮产生，用滑石粉擦浴按摩。

（4）口腔护理防止呼吸道感染，每日2～3次。

（5）呼吸困难则用鼻管吸氧，痰多则随时吸痰。

（6）必要时行气管切开。

八、脑血栓形成

【疾病概述】

本病是指脑动脉管腔内形成血栓，致使血管狭窄或闭塞，血流受阻，引起脑梗死的一种急性脑血管病。除颅内脑动脉外，颅外颈动脉及椎动脉的血栓形成，在临床上已为人们所广泛重视。

本病中医学称为"中风"，又称"卒中""偏枯"等。

【病因病机】

正常情况下，血管内循环的血液是不凝固的，乃因血管内壁有非常光滑的表面，不会引起血小板的聚集以及变形破坏而释出促使凝血的血小板因子；即使有少量血小板聚集及破坏，也因血液流速很快，在局部不会形成血栓；此外，在血液中还含有一些抗凝血物质，最主要的是肝素，可防止血液之凝固，当血管内壁损害，表面粗糙不平；血管管壁弹性减弱，管腔狭小；血液之黏稠度及凝固性增高以及血压低下，血流缓慢等各种病理情况下，便可导致血栓形成。

关于中风的病因，总结各家之说，本病的发生可由精神因素（如忧思恼怒）、饮食因素（如嗜酒与多食肥美）、生活因素（如房劳不节、劳累太过）等多种原因，以致阴亏于下，肝阳内动，气血逆乱，夹痰夹火，上蒙清窍，横窜经络，故见猝然昏仆、肢体瘫痪等症，其病机可概括为风、火、痰、瘀四者。具体说来，其一为肝风内动，迫血上涌，阻塞清窍以致神志昏迷。其二为心火暴甚，心神昏冒，筋骨不用而突然昏倒。本病在卒中期，火热之象最为常见。其三为痰浊内蒙，湿痰阻络。中风病好发于素体肥胖、多湿多痰之体，或酒食不节，多食肥腻，生热生痰。风阳上扰或心火暴甚之时，夹痰湿上蒙清窍，则神志昏蒙；阻于廉泉，则暗不能言；窜入经络，则肢体瘫痪。朱丹溪主痰热者，乃本于此。其四为血液瘀滞，阻于脉络。肝风内动，血菀于上，则使脑络血瘀，阻碍神明，瘀阻经络，则成半身不遂。如仅是肝风夹痰，横窜经络，影响经络的气血运行，其病位较浅，病情较轻，临床仅表现为半身不遂、语言不利等症，称为中经络。如风阳暴升，痰火相夹，气血逆乱，上冲于脑，痰热内蒙，猝然昏倒，不省人事者，则称为中脏腑的闭证。如肝阳痰火炽盛，正气亏虚，正不胜邪，导致阴竭阳亡，则称为中脏腑的脱证。更有中风久延，耗伤气血，成为气血两虚之证。

总之，中风急性期一般以标实为主，或本虚而标实。久病或严重者则可由实转虚，甚至变为脱证。

【辨证论治】

脑血栓形成急性期多见风阳痰热、腑实血瘀等证，治以潜阳息风，化痰泄热，通腑去浊，活血化瘀等为主；若邪盛正虚，正气不足，而出现阴竭阳亡之脱证时，则以养阴回阳固脱之法以挽救。恢复期余邪未净，正气虚弱者，宜标本兼顾，活络通经，活血化瘀以治瘫痪，益气补气，滋补肝肾，调补脾胃以补其虚。后遗症肢体瘫痪、长期未复者，多由气血不足，经络经筋失于濡养所致，应调补气血，舒筋活络。

（一）基本疗法

1. 急性期

急性期分中经络与中脏腑。中经络分阴虚阳亢、风阳上扰与痰热夹风、横窜经络两种证型；中脏腑分闭证（阳闭、阴闭）、脱证两类。其治法分述如下：

（1）阴虚阳亢，风阳上扰

主症：平素有头晕头痛，耳鸣目眩，失眠多梦等症。突然一侧肢体麻木，口眼歪斜，半身不遂，舌强语謇；症状由轻转重，但神志清晰。舌质红，苔白或薄黄，脉象弦滑或弦数

基本治法：平息内风，滋养肝肾。

针灸治法：取手足少阳、足少阴、足厥阴经穴为主，针用平补平泻法。

针灸处方：风池，外关，太冲，太溪。

针灸方义：肝肾阴虚，肝阳偏亢，血菀气逆，则有头痛、耳鸣等症；阳亢动风，则为偏瘫肢麻。故取风池、外关以息上逆之风阳。取太冲先泻后补，以平息肝风而养肝阴。取太溪以滋肾水而柔肝木、泻标实而补本虚。

（2）痰热夹风，横窜经络

主症：突然半身不遂，肢体麻木，口眼歪斜，口角流涎，头晕或痛，痰多而黏，或蒙眬嗜卧，或微发热，便干或秘，舌强言謇，语言不清，舌苔黄腻，脉弦滑。

基本治法：化痰息风，疏通经络。

针灸治法：取督脉、手足阳明、足厥阴、足少阳经穴为主，针用泻法。

针灸处方：百会，合谷，曲池，阳陵泉，行间，丰隆。

随证配穴：身热加大椎，便秘加支沟、足三里；舌强言謇加廉泉。

针灸方义：内风夹痰上扰，可见头昏头痛；痰浊阻滞中焦，则大便秘结；清阳不升，亦可见头昏嗜卧之症；故取百会穴向四周针刺，以清脑升阳。风痰横窜经络者，取曲池、合谷、阳陵泉、行间等以祛

四肢之风而通经活络，并与治疗瘫痪之法合用，促使偏瘫之恢复。取丰隆以祛痰，取支沟、三里以通腑导浊。其痰阻舌下而语謇者，取廉泉以开之。

（3）肝阳暴亢，气血上逆（阳闭）

主症：突然昏倒，不省人事，牙关紧闭，口噤不开，面赤身热，呼吸气粗，烦躁不宁，两手握固或抽搐，半身不遂，大便秘结，小便不通。舌苔黄腻，脉弦滑有力。

基本治法：醒脑开窍，清热息风。

针灸治法：取督脉、手足厥阴、手阳明、足少阳经穴为主，针用泻法。

针灸处方：人中，中冲，劳宫，合谷，行间，足临泣。

针灸方义：阳闭之证主要为阳升风动，气血上逆，蒙蔽清窍，以致神昏肢搐，故取人中、合谷以醒脑开窍；取中冲、劳宫以清心热而醒神昏；泻行间、足临泣以平息肝风，降气血之上逆。口噤者刺下关、颊车以开之，身热者加曲池以退热。本证多见于脑出血与脑血栓形成之重证，病危时应中西医结合进行抢救。

（4）湿痰夹风，上壅清窍（阴闭）

主症：神志欠清，蒙眬昏睡，或昏迷不省人事，半身不遂，语言不利，面白唇黯，痰涎壅盛。舌苔白腻或垢腻色灰，脉象缓滑。

基本治法：辛温开窍，化痰息风。

针灸治法：取督脉、任脉、手足阳明、足厥阴经穴为主，针用平补平泻法。

针灸处方：人中，中脘，合谷，足三里，丰隆，太冲。

针灸方义：阳闭与阴闭，同属闭证。闭证宜开，这是相同之处。但阳闭宜清开，阴闭宜温开，是其不同点。阳闭主要为风阳上扰，气血上涌，故以潜阳息风为主；阴闭主要为痰浊上壅，蒙闭清窍，故以宣窍启闭、泄化痰浊为主。这是治疗原则上的区别。本方用人中、合谷以醒脑开窍，而用中脘、足三里、丰隆重在清化痰浊，痰浊去则窍可开、神可醒。加泻太冲以平肝息风，肝风平息则痰浊无上壅之患。各穴配合，共奏开窍、化痰、息风的作用。唯本病症情严重而多变，应中西医结合抢救为宜。

（5）正不胜邪，阳竭阳亡（脱证）

主症：神志昏迷，面色苍白，目合口张，鼻鼾，呼吸微弱，手撒肢冷，汗多，大小便失禁，肢体瘫软。舌淡质萎，脉微欲绝。

基本治法：救阴回阳固脱。

针灸治法：取任脉、督脉，足少阴经穴为主，针用平补平泻法。

针灸处方：人中，素髎，神阙，关元，涌泉。

随证配穴：若虚汗不止加阴郄、后溪，小便失禁加中枢、三阴交。

针灸方义：脱证是五脏之气衰微欲绝，故出现上述各证，如不及时抢救，势必阴阳离决而致不救。方中用人中、素髎二穴，据人体和动物实验均证实具有良好的升压、强心、挽救虚脱作用。神阙位于脐中，脐为生命之根蒂，真气所系；关元为三焦元气所出，联系命门之真阴，重灸此穴历来为回阳固脱之法，加补涌泉水穴寓阴中求阳之意；汗出不止者，取阴郄、后溪以止之；小便失禁者，取中枢、三阴交以固之。病情危急者，必须中西医结合全力进行抢救。

2. 恢复期 中风急性期经治疗后意识状态逐渐好转，病情趋向稳定而进入恢复期。此期有两种情况：一是余邪未净，正气虚弱，如风阳降而未清，痰热去而未净；二是留有神经症状如瘫痪、失语、吞咽困难等，而前者未平复，则必影响后者的治疗，因此清理余邪、扶正补益为必要，处理得当可以减少后遗症状。

（1）肝肾阴虚，风阳未清

主症：神志有时欠清，面红，心烦不安，甚则躁动，夜间失眠，盗汗，口干，便结，肢体瘫痪，舌质红少苔或光剥，脉象细数或弦数。

基本治法：滋补肝肾，潜阳息风。

针灸治法：取背俞穴以及手足少阴、足厥阴经穴为主，针用平补平泻法。

针灸处方：肝俞，胃俞，神门，阴郄，太溪，行间。

针灸方义：中风原属上实下虚之证，所谓下虚多为肝肾阴虚，经过急性期的治疗，风阳之热虽渐平息，但肝胃之阴一时难复，故治疗当以滋补肝肾为主。方中如肝俞、胃俞、太溪均是为此而设。加行间一穴以息未清之风阳，汗为心之液，故取心经之阴郄以止之。取神门以安心宁神，夜眠宁静亦有助于阴气之来复。

（2）脾胃虚弱，痰浊不化

主症：沉睡嗜卧，唤之不醒，倦怠懒言，痰多而黏，纳食不多，四肢软瘫，大便易溏。舌苔浊腻、色白或黄，脉象缓滑。

基本治法：调补脾胃，宜化痰浊。

针灸治法：取背俞穴以及任脉、足阳明、足太阴经穴为主，针用平补平泻法。

针灸处方：脾俞，中脘，足三里，阴陵泉，三阴交。

随证配穴：若嗜睡加印堂、人中；便溏加天枢、上巨虚。

针灸方义：痰浊是中风的主要病因之一，而痰浊的产生源于脾胃运化失司。恢复期患者脾胃常较虚弱，故痰浊难以泄化。处方用中脘、脾俞、足三里调补脾胃，以杜痰浊之源、取阴陵泉、三阴交以扶脾祛湿，着重在脾胃两经，使力专而功宏、嗜卧加刺印堂或人中以清醒之，便溏加天枢、上巨虚以调理肠道气机。总之使脾胃健，痰浊除，则正气自得恢复。

（3）气血两亏，心脾两虚

主症：面色少华或苍白，精神委顿，倦怠思睡，少气懒言，肢体软瘫或麻木，心慌易惊，夜眠不宁，纳食不多或食后作胀。舌质淡苔薄，脉象细弱。

基本治法：养血益气，调补心脾。

针灸治法：取背俞穴及任脉、足阳明、足太阴经穴，针用平补平泻法。

针灸处方：心俞，膈俞，脾俞，气海，足三里，三阴交。

随证配穴：若失眠加神门，心慌心烦加内关，食后腹胀加中脘。

针灸方义：气血虚弱者常见心脾两虚之象，故取心脾两俞穴以补之。取膈俞以补血，取气海以益气，后取足三里、三阴交以调补脾胃而资气血生化之源。心悸取内关以宁心，食后作胀取中脘以健胃，夜眠不宁取神门以宁心安神。

恢复期在清理余邪、调补正气的同时，必须兼治肢体瘫痪等，可参照后遗症的治法。

3. 后遗症

中风后遗肢体瘫痪，口眼歪斜，吞咽困难，失语，甚至痴呆，或抽搐发作而为痰痫等症情。其中痴呆、癫痫、口眼歪斜等的治法，可参阅本书精神分裂症、癫痫和面神经麻痹等篇。其除各症的治法简述如下：

（1）肢体瘫痪

主症：一般多为一侧肢体不能自主活动，并常伴有麻木疼痛或感觉迟钝等。其软弱无力者为软瘫，拘急强硬、伸屈不利者为硬瘫。

基本治法：祛风通经活络。

针灸治法：采取局部穴位与循经远道穴位相结合的方法。患侧与健侧交替针灸，也可采用先针健侧用泻法、后针患侧用补法的方法。

针灸处方：曲池，肩髃，阳陵泉，环跳。

随证配穴：上肢不遂取手三里、合谷，下肢不遂取足三里、悬钟、解溪。

针灸处方：方中所取穴位以阳明经穴为主，佐以少阳与太阳经穴，刺之以调经脉，行气活血、促其阳明经气通畅，则正气旺盛，机体功能自然容易恢复。

（2）吞咽困难

主症：进食时不易咽下，饮水易引起呛咳，痰涎分泌物多而不易咯出，刺激咽壁时无恶心等反应，舌苔多浊腻。

基本治法：补益气血，化痰通络。

针灸治法：取任脉、足少阳、手足阳明经穴为主，针用平补平泻法。

针灸处方：廉泉，扶突，风池，合谷，丰隆。

针灸方义：廉泉为任脉穴，能利喉舌，扶突为手阳明大肠经穴，能开窍利咽喉，风池祛风明目开窍，合谷、丰隆为阳明经穴，化痰开窍利咽喉。

（3）失语

主症：言语不清，或只能发出单声，或完全不能说话，舌欠灵活或偏歪，流涎。

基本治法：滋阴开窍，涤痰通络。

针灸治法：取任脉、督脉、手足少阴、足太阴经穴为主，针用平补平泻法。

针灸处方：廉泉，哑门，通里，太溪，三阴交。

随证配穴：舌强硬者加刺金津、玉液。

针灸方义：廉泉能利咽喉，哑门为督脉穴，能利舌咽，通里通心窍利舌本。太溪为肾经原穴，三阴交为足三阴经交会穴，合用可滋补肝肾。诸穴合用，交通心肾，滋阴利舌本，则语言出。

（4）口眼歪斜

主症：口眼歪斜，肌肤不仁，口角流涎，头晕头痛，眼睑闭合不全等，舌苔薄白，脉弦细或弦数。

基本治法：祛风通络，活血和营。

针灸治法：取手足阳明经穴，以毫针刺之，初期先刺健侧，用泻法；后刺患侧，用补法，病延日久者则左右均刺。

针灸处方：地仓，颊车，下关，丝竹空，风池，翳风，合谷，足三里，内庭，太冲。

随证配穴：鼻唇沟平加迎香，人中沟歪斜加水沟，颏唇沟歪加承浆。

针灸方义：手足阳明经脉均上达头面，下至手足，故取局部穴位地仓、颊车、下关，以及循经远端穴位合谷、足三里、内庭，以疏调阳明经气。丝竹空、水沟以增加局部气血通畅，风池、翳风疏散风邪调其经络，太冲循经远取息肝风。

（二）其他疗法

1. 耳针疗法

针灸处方：皮质下，脑点，肝，三焦，降压沟。

加减：瘫痪加瘫痪部位的相应穴，失语加心、脾，吞咽困难加口、耳迷路、咽喉。

操作方法：用直刺法，强刺激，留针30～60分钟，隔日1次。

2. 头针疗法

针灸处方：运动区，足运感区，语言区。

操作方法：沿皮刺入0.5～1寸，频频捻针。适用于肢体瘫痪者。一般隔日1次。

3. 皮肤针疗法

针灸处方：偏瘫常取肝俞，肾俞，八髎，第5胸椎至第12胸椎夹脊穴，曲池，太渊，阳陵泉，风市，悬钟；言语不清常取郄门，哑门，阴郄，通里，内关，廉泉，第3～6胸椎、第8胸椎～第5骶椎夹脊穴。

操作方法：用皮肤针叩击至皮肤出现细小出血点，隔日1次。

4. 水针疗法

针灸处方：肩髃，曲池，合谷，风市，阳陵泉，足三里。

药物选择：红花、当归、川芎、维生素 B_{12}、维生素 B_1 注射液等均可选用。

操作方法：用红花、当归、川芎注射液，按水针操作常规，每穴注射1～2mL。或用维生素 B_{12} 100μg 或维生素 B_1 100mg，分别注入上穴。适用于肢体瘫痪患者。

5. 辅助疗法

（1）急性期神志昏迷的患者，应尽量在当地救治，避免搬动，以防引起病情恶化、要严密观察，积极抢救，促使病情好转，减少后遗症。

（2）恢复期肢体瘫痪的患者，可配合推拿治疗，促使瘫痪肢体的恢复。

（3）功能锻炼有助于肢体活动的恢复。在肢体瘫痪不能自主运动时，应帮助患者做被动运动，好转时应加强自主运动。对语言障碍者应教患者做讲话锻炼。

（4）加强护理，饮食以清淡而富有营养者为宜。瘫痪患者应定时翻身，预防褥疮。

九、震颤麻痹

【疾病概述】

震颤麻痹即帕金森病，多发生于中老年人，是中枢神经系统变性疾病。主要病变在黑质和纹状体。肌强直、震颤和运动减少是本病的主要特征。原发性震颤麻痹好发于 50～60 岁之间，男多于女。

本病又称振颤、振掉、震颤。是以头部或肢体摇动颤抖为主要临床表现的一种病证。轻者头摇或手足微颤抖为主要临床表现的一种病证。轻者头摇或手足微颤，尚能坚持工作和生活治理；重者头部震摇大动，甚至有痉挛动作，两手及上下肢颤动不止，或兼有项强或四肢拘急。

本病与肝、肾、脾等脏的功能减退有密切关系，中医谓之"颤证""振掉"等。

【病因病机】

原发性震颤麻痹的发病原因目前尚不清楚。动脉硬化症、一氧化碳中毒、颅脑损伤、脑代谢障碍、基底节肿瘤、脑炎后遗症、重金属中毒、吩噻嗪类物及抗忧郁剂中毒等，均可产生与震颤麻痹类似症状或病理改变。病理改变主要位于黑质、苍白球及纹状体内，丘脑底核、延髓、丘脑下部、导水管周围及第三脑室周围的灰质和大脑皮层亦可偶然受侵。肉眼可见黑质有明显的色素消失，脑室可轻度扩大。在显微镜下可见神经细胞消失，黑质色素细胞中的黑色素消失，伴有神经胶质增生。

中医学认为老年人气阴衰败，阴虚则阳盛，风从阳化，阴虚则生热，热极生风，肝风动则肢体震颤。血虚脉失所养，则筋脉拘紧，肌肉强直。肾主水，肾阳不足，水不涵木，肝阴不足，肝阳尤盛，则肝风内动，亦可出现震颤。脾主运化，主肌肉与四肢，由于脾虚运化失权，水谷精微不能营养四肢，或脾虚痰湿凝聚，阻塞经络，则出现四肢无力，运动减少。本病以虚为主，主要在肝、肾、脾三脏；同时虚中夹实，可见风、痰、瘀的实象。

【辨证论治】

本病多以益气养血、息风定搐、滋肾柔肝、息风止抽、健脾化痰、息风清热等法进行论治。

（一）基本疗法

（1）气血两虚

主症：肌肉强直，动脉拘紧，震颤，一般上肢较重，四肢无力，运动减少，慌张步态，书写困难，气短自汗，倦怠乏力，头晕眼花，表情呆滞，舌质淡，舌体胖有齿痕，苔薄白或薄黄，脉细无力。

基本治法：益气养血，息风定颤。

针灸治法：取足太阴、足阳明经穴为主，针用补法，可加灸。

针灸处方：脾俞，足三里，三阴交，百会，气海，膈俞。

针灸方义：本病首当培补后天，故取脾俞、足三里调理脾胃，以资气血生化之源；灸百会、气海、膈俞以补气生血，气血充盛，震颤自止。

（2）肝肾不足，血虚风动

主症：筋脉拘急，肌肉强直、震颤，静止时明显，情绪激动时加剧，随意运动时可减轻或暂时消失。运动减少可有书写困难，表情淡漠，头晕，耳鸣，失眠多梦，急躁易怒，腰酸腿软，肢体麻木，行走时与躯干向前倾，步小而快，口燥咽干不思饮，舌红少苔，脉弦细或细数。

基本治法：滋肾柔肝，息风定搐。

针灸治法：取督脉、足少阴、足厥阴经穴为主，针用补法。

针灸处方：肾俞，太溪，风池，风府，太冲，上星，百会。

针灸方义：本病由于肝肾不足所致。故取肾俞、太溪益肾填精；风池、风府以疏风阳；太冲滋阴潜阳；上星、百会为头部俞穴，行脑气，升清阳。精充血足，振颤可止。

（3）脾虚湿聚，痰热生风

主症：肌肉强直，筋脉拘紧，震颤，面部表情呆滞，躯干及颈肌强硬，运动减少，初迈步时十分困难、缓慢，步伐细小，不能迅速停步，书写困难，咀嚼、吞咽、说话等运动也可发生障碍，胸脘满闷，食少腹胀，或咳痰，倦怠乏力，口干便溏，舌体胖有齿痕，苔黄腻，脉弦滑而数。

基本治法：健脾化痰，清热息风。

针灸治法：取足太阴、手足阳明经穴为主，针用平补平泻法。

针灸处方：阴陵泉，丰隆，中脘，风池，风府，曲池，合谷，足三里，三阴交，太冲。

随证配穴：手颤加曲池、手三里、外关，足颤加足三里、阳陵泉，流涎或吞咽困难加地仓、上廉泉。

针灸方义：取脾经合穴阴陵泉、胃经络穴丰隆及中脘调理脾胃，运化痰湿，升清降浊，泻痰热。风池、风府可疏风阳，取曲池、合谷、足三里、三阴交生化气血而益阴液，合谷、太冲为四关穴，平肝息风，镇静安神，则震颤可止。

（二）**其他疗法**

1. 头针疗法

针灸处方：舞蹈震颤控制区。

操作方法：一侧病变针刺对侧，两侧病变针刺两侧，每次以每分钟200次的速度捻转，其间休息10分钟，共捻3次。

2. 水针疗法

针灸处方：足三里，三阴交，气海，膈俞，肾俞，太溪，曲池，阳陵泉。

操作方法：可用维生素B_1、维生素B_{12}混合液，肌肉或穴位注射，每穴位注射1mL，每日1次，每次选用2～3穴。

十、舞蹈病

【疾病概述】

舞蹈病包括小舞蹈病、亨延顿舞蹈症、老年性舞蹈症。本节仅对临床最常见的小舞蹈病加以叙述。

小舞蹈病又称风湿性舞蹈病、感染性舞蹈病或薛登汉（Sydenham）氏舞蹈病，是一种多见于5～15岁儿童的疾病，女多于男，多为急性风湿病的一种表现。临床特点为肌张力减低，不自主的舞蹈样动作，肌力减弱，自主运动障碍和情绪改变。

舞蹈病与中医所说的"瘛疭"有一定关系。瘛疭主要表现为手足牵引，或伸或屈，常见于急性病中，瘛疭与舞蹈病症状有相似之处。

【病因病机】

本病与风湿病有关，往往是风湿热的一种表现。本病的主要病理变化为大脑皮质、基底节、黑质、丘脑底核及小脑齿状核等处散在的动脉炎和神经细胞变性，偶然亦可见到点状出血。软脑膜可有轻度的炎性改变，血管周围有小量淋巴细胞浸润。

中医学认为本病发生是由于肝之阴血不足则生热，热生风，肝风动则出现快速不规则、无目的、幅度较大的不自主运动，上肢更为明显，即中医学所说的抽搐。热病后伤阴血，使之筋脉失养而出现手足抽搐。肝阳亢，则情绪不稳，易激动。心主血，主神明，心血不足则失眠，哭笑无常，烦躁不安，恐惧，情感淡漠，严重者可神志错乱。由于气血亏损，不能温养筋脉，或气血耗伤，血行不畅，瘀血内阻，筋脉失养，发为本病。中医认为舞蹈病的发生虽有以上种种原因，但最根本的是由于阴血虚损，不能滋养筋脉所致。其病变主要在肝、心二脏。

【辨证论治】

小舞蹈病多属于中医虚证，是由于阴血不足、筋脉失养、肝风内动或血不养心所致，主要在肝、心两脏，因此在治疗上，应以滋阴养血、清心安神、柔肝息风为主，兼有瘀阻应加膈俞、血海等活血通络。此外应加入补益正气之经穴，正气恢复，则舞蹈样动作及其他症状自然消失。

（一）基本疗法

（1）心血不足，肝阳偏亢

主症：烦躁不安，心悸失眠，易激动，注意力分散，学习成绩退步，字迹缭乱，动作笨拙，手持物体经常失落，步态不稳，口干津少，舌质淡或红，苔薄黄，脉弦细或细稍数。

基本治法：养血安神，清心降火。

针灸治法：取背俞穴以及任脉、手足厥阴经穴为主，针用平补平泻法。

针灸处方：心俞，膈俞，巨阙，气海，内关，合谷，太冲。

针灸方义：心俞、巨阙为俞募配穴，能补心气；配膈俞有补心气、生心血作用；气海扶元气，补气生血；内关疏通心与心包之经气，清心降火；合谷、太冲开四关，宁神醒脑。

（2）阴血不足，肝风内动

主症：舞蹈样动作特点为快速、不规则、无目的、幅度较大的不自主运动。面肌的舞蹈样动作表现为装鬼脸、挤眉弄眼、努嘴吐舌、假笑等。重者因不自主运动出现语言不清，咀嚼和吞咽障碍，头部可左右扭转或摆动。肌力减弱，筋脉弛缓，情绪不稳，兴奋失眠，可有狂躁、忧郁、妄想幻觉或运动，后期可出现发热，苔黄或少苔，脉细数。

基本治法：滋阴养血，柔肝息风。

针灸治法：取背俞穴及手足少阴、足厥阴经穴为主，针用平补平泻法。

针灸处方：心俞，肾俞，肝俞，膈俞，神门，太溪，太冲。

针灸方义：心俞、肾俞补益心肾，肝俞泻之则息肝风，膈俞补血。神门为心经原穴，可宁心安神，太溪滋肾水，涵肝木；太冲为肝经原穴，泻之平肝息风。诸穴相配，滋阴养血，柔肝息风。

（二）其他疗法

1. 耳针疗法

针灸处方：脑干，神门，枕，皮质下，肝。

操作方法：每次选 2~3 穴，用毫针刺激，留针 15 分钟，隔日 1 次。

2. 水针疗法

针灸处方：心俞，膈俞，气海，足三里，阳陵泉。

药物选择：维生素 B_1 200mg 加维生素 B_{12} 0.25mg。

操作方法：每次选 2~3 对腧穴，按水针操作常规，每穴注入药液 0.5~1mL，每日 1 次。

十一、急性脊髓炎

【疾病概述】

急性脊髓炎多由病毒引起，常发生某些急性传染病的过程中或其后，病变累及脊髓的全部组织。限于几个节为者，称横贯性脊髓炎；病变继续上升者，称上升性脊髓炎；伴有视神经炎者，称视神经脊髓炎。本病发病急，伴有发烧、恶寒，及受侵部位后根刺激性疼痛，病变水平以下出现脊髓休克症状，或有截瘫、尿潴留、尿失禁、麻木、感觉障碍甚至消失。

本病属于中医学的"癃闭""痿证""麻木"的范畴。

【病因病机】

（1）本病病因多由感受风寒外邪侵袭，经络受阻，邪正相争，故出现风寒表证而致本病。

（2）风寒郁久化热，热邪伤阴，筋脉失去濡养，故出现肢体麻木无力，肢体瘫痪等症。

（3）湿热浸淫下注经脉，经脉不畅故致双下肢瘫痪、浮肿、癃闭等症。

【辨证论治】

（一）基本疗法

（1）风寒表证

主症：头痛，身痛，骨节疼痛，发热，恶风寒，舌质淡红，舌苔薄白，脉浮数。

基本治法：祛风散寒

针灸治法：取督脉、足少阳、足太阳经穴为主，针用泻法。

针灸处方：风池，风门，大椎，百会，曲池，髀关，申脉。

针灸方义：风池为足少阳经穴与三焦经，阳维脉之会穴，有疏风解热作用，再与风门、大椎相配有祛风散寒解表之功效。百会为手足三阳经与督脉之会穴，祛风散寒解表。曲池疏风活血；髀关为足阳明经穴，温经活络；申脉为八脉交会穴。此三穴伍用，有祛风散寒、活血止痛的作用。

（2）热邪伤津证

主症：热湿后突发肢体瘫痪，麻木，无力，肌肤干燥，心烦口渴，小便黄赤，大便燥结，舌质红，苔黄，脉细数。

基本治法：养阴清热、健脾和胃。

针灸治法：取背俞穴以及足太阴、足少阴经穴为主，针用平补平泻法。

针灸处方：肝俞，脾俞，胃俞，手三里，三阴交，照海，太溪。

针灸方义：肝俞疏肝理气，补益肝阴；脾俞有健脾作用，为气血生化之源；胃俞和胃健脾，补气血。三穴均属膀胱经腧穴，再与脾经三阴交、大肠经手三里、肾经照海、肾经原穴太溪相配，有健脾胃、生津血、清虚热、养阴、通经络的功效。

（3）湿热浸淫证

主症：双下肢截瘫，麻木不仁，浮肿，低热，胸脘痞闷，尿赤涩痛或癃闭，大便秘结，舌质红、苔黄腻，脉濡数或滑数。

基本治法：清热利湿，活血通经。

针灸治法：宜取督脉、任脉、足太阴经穴为主，针用平补平泻法。

针灸处方：百会，大椎，中极，阴陵泉，肾俞，曲池，陷谷。

针灸方义：百会、大椎清热化湿，活血解毒；中极为膀胱经之募穴、足三阴经与任脉之会穴，有清热利湿作用；阴陵泉为脾经合穴，清热化湿，通利三焦作用；肾俞补肾阴，强腰脊；曲池属大肠经合穴；陷谷属胃之荥穴，有清热利湿、调和气血、疏通经络的功效。

（二）其他疗法

1. 梅花针疗法

针灸处方：夹脊穴以及背部督脉、足太阳膀胱经穴，瘫痪肢体的手足阳明经、少阳经、太阳经、太阴经穴。

操作方法：每次选1～2条经脉，按经络循行部位自上而下逐条叩打，至皮肤潮红、微微出血为度，隔日1次。

2. 穴位注射疗法

针灸处方：同上处方。

操作方法：采用维生素B_1、维生素B_6、维生素B_{12}注射液，每穴注射0.5mL，每次取2穴，隔天1次，10次为一疗程。

十二、脊髓前角灰质炎

【疾病概述】

脊髓前角灰质炎是由病毒引起的流行性传染病，多发于夏季末、秋季初，以婴幼儿多见。本病是病毒由鼻咽腔或胃肠道侵入。病变发生的部位主要在脊髓前角的灰质内，颈腰部位多见。其临床主要症状为发热、头痛、咳嗽、肢体疼痛、呕吐、腹泻、颈强直，5～6天后开始出现肢体麻痹，无感觉障碍。本病又名小儿麻痹症。

本病属中医学的"暑温"，后期属于"痿证"范围。

【病因病机】

（1）感受暑湿热毒病邪，从口鼻而入，侵犯肺胃，出现肺经、胃经症状，如发热、头痛、咽痛、咳嗽、恶心、呕吐、便溏、肢痛、身痛等症状。

（2）病邪浸淫经络，经络阻滞，气血不通，肌肉失去濡养，而致肢体瘫痪、肌肉萎缩等症。

【辨证论治】

（一）基本疗法

（1）暑温表证

主症：头痛，发热，汗出，肢体酸痛，咳嗽，恶心呕吐，腹泻便溏，纳呆，小便短赤，舌质红，苔黄，脉滑数。

基本治法：清热解毒，化湿通络。

针灸治法：取督脉、手足阳明经穴为主，针用泻法。

针灸处方：合谷，曲池，大椎，风门，阴陵泉，外关，足三里。

针灸方义：合谷、曲池、大椎、风门清热，通经活络；阴陵泉健脾化湿；外关疏表清热；足三里清阳明经热邪。

（2）肝肾阴亏型

主症：日久湿热下注，肝肾精血耗损，筋脉失养，肢体软弱无力，亦可延髓麻痹，吞咽困难，呼吸困难，口渴咽干，小便短赤，舌质红而少津，苔黄，脉细数。

基本治法：滋补肝肾，养阴通络。

针灸治法：宜取背俞穴以及足少阴、足少阳经穴为主，针用补法。

针灸处方：肝俞，肾俞，三阴交，太溪，悬钟，阳陵泉，照海。

针灸方义：肝肾阴亏，当取肝俞、肾俞二穴，调益精血以补肝肾；肝主筋，故取筋会阳陵泉，肾主骨生髓，故取髓会悬钟，四穴相配有强筋壮骨的功效。三阴交为足三阴经之交会穴，有健脾渗湿、调理肝肾之功效。太溪、照海滋肾水，能退虚热。

（3）气血亏虚型

主症：肢体瘫痪，多在急性症状消失后，部分功能未能完全恢复，遗下肌肉瘫痪、萎缩关节畸形等症，具有软、细、凉、畸形特点，并以下肢为多见。本证型属小儿麻痹后遗症期。

基本治法：益气养阴，通经活络。

针灸治法：宜取手足阳明经穴为主，辅以病部取穴。根据病情选用泻法或补法。

针灸处方：肺俞，手三里，足三里，照海，天枢，气海，太溪。

针灸方义：肺俞、手三里、天枢、气海益气养阴，通经活络。照海、太溪、养阴通络。

随证配穴：上肢瘫痪加天柱，颈百劳，肩髃，曲池，手三里；举臂困难加天宗，臂臑；屈伸无力加内关，外关，曲泽；手内外翻加阳池，阳溪，后溪，少海，四渎；腕下垂配外关，四渎；下肢瘫痪加肾俞，环跳，血海，足三里，解溪，阳陵泉；抬腿困难加髀关，伏兔；膝曲困难加阴市，曲泉；膝反屈加承扶，委中，承山；足下垂加解溪，中封，悬钟；内翻足加风市，丘墟，昆仑，悬钟；外翻足加阳陵泉，三阳交，太溪；足跟疼痛加承山，昆仑，太溪。腹肌瘫痪加夹脊，梁门，天枢，带脉，亦可配合局部皮肤叩刺。

(二) 其他疗法

1. 电针疗法

针灸处方：同针灸处方。

操作方法：按电针常规操作，每次留针 15～20 分钟。

2. 穴位注射疗法

针灸处方：同针灸处方。

操作方法：临床上常选用维生素 B_1、盐酸呋喃硫胺、维生素 B_{12}、加兰他敏注射液等。药量依病情增减，瘫轻者用 1 支，重者用 2 支，每次选 2～4 穴，每穴 0.5～1mL。每日或隔日 1 次，连续 10 次为一疗程。

十三、视神经脊髓炎

【疾病概述】

视神经脊髓炎的主要特点是视神经与脊髓的脱髓鞘变，二者同时或先后发病，急性或恶急性起病。病程中常见缓解与复发，此病在脱髓鞘疾病中是较多见的一种。发病因目前尚不清楚，主要有感染和变态反应两种可能。以 20～40 岁发病较多。

本病眼部症状早期表现为视神经乳头炎，属中医"内障"范畴，后期呈现继发性视神经萎缩，属全盲范畴。本病出现瘫痪，又属"痿证"的范畴。

【病因病机】

本病致病原因目前尚不十分清楚，可能与感染和变态反应有关。

病变部位主要在视神经和脊髓。视神经病损以视神经及视交叉处多见。血管周围有淋巴细胞、浆细胞和多核白细胞浸润，并有脱髓鞘变化。严重时出现组织坏死。脊髓病变好发在颈段与上胸段，病损区有脱髓鞘变，血管周围融合。严重时，其炎症胞浸润呈急性型，星形细胞，神经细胞与神经纤维被破坏而形成空洞。除视神经与脊髓外，大脑皮层下白质、脑干、脊神经节周围神经中可见到少数脱髓鞘损害。

中医学认为本病发生多因感受温热之邪，耗伤真阴，阴虚火旺，虚火上炎，灼烁津液，目失濡养。或肝肾阴虚，精血不能上荣，目失濡养而出现视物不清，甚至失明。同时由于肝肾阴虚，热灼津液或气血亏虚，筋脉失养而成痿。阴损及阳，久病肾阳亦伤，阳虚肾不摄纳，则出现畏寒肢冷、遗尿。

【辨证论治】

(一) 基本疗法

视神经与脊髓症状可同时起病，也可先后发病。视神经方面常由单眼起病，随后累及他侧，绝大多数病侧视神经炎症状在先，脊髓炎症状在后，但也有相反的病例。由于临床表现不同，辨证治疗也就有区别，要根据症状及舌脉情况体征分析加以鉴别，辨证论治。

(1) 肝肾阴虚，目失所养（以视神经炎症状为主）

主症：视物模糊，眼球胀痛，以眼球活动时明显，日久不可辨明暗，病情发迅速者，病眼在几小时或几天内完全失明，可有眼球干涩、头晕耳鸣、腰酸腿软等症状。舌质红，少苔或黑苔，脉细无力或细数。

基本治法：滋肾养肝，清热明目。

针灸治法：取背俞穴及足厥阴经穴为主，针用平补平泻法。

针灸处方：肝俞，肾俞，行间，球后，睛明。

针灸方义：肝俞、肾俞养阴生精，充润目睛，用于阴血不足，虚热内生；行间去络中之热而明目；球后、睛明通眼部经脉，活血明目。

(2) 肾亏血虚，筋脉失养（以脊髓炎症状为主）

主症：下肢麻木，疼痛无力，重时呈完全或不完全截瘫，如果病变位置较高将出现四肢瘫痪，初期筋脉弛缓（肌张力减低），以后筋脉拘急（肌张力增高），多数患者的病情可获得不同程度的缓解，复发时又加重，视物模糊，舌质红或淡，苔薄黄，脉细弱或细数。

基本治法：滋补肝肾，强筋壮骨，养血明目。

针灸治法：取背俞穴及足少阴、足少阳经穴为主，针用平补平泻法。

针灸处方：肝俞，肾俞，太溪，风池，合谷，阳陵泉，光明，瞳子髎，攒竹。

针灸方义：肝俞、肾俞补益肝肾；太溪为肾经原穴，补之滋肾阴，能滋水养肝明目；风池、合谷疏风散热；阳陵泉为筋会强筋壮骨；光明养肝明目；瞳子髎、攒竹为局部取穴，通眼部经脉，养血明目。

（3）血虚失明，肾虚成痿（视神经与脊髓症状同时起病）

主症：视力模糊，眼球胀痛，活动时更为明显。前额疼痛，可迅速发展为完全失明，多于数日或数周后视力可有明显恢复，下肢麻木疼痛，肌力减退，呈完全或不完全截瘫，可出现四肢瘫痪，筋脉弛缓或拘紧，排尿困难，舌质淡或红，舌苔薄黄或薄白，脉弦细或细数。

基本治法：养血明目，滋肾强筋壮骨。

针灸治法：取手厥阴、足太阴、足少阴经穴为主。针用补法。

针灸处方：内关，血海，三阴交，太溪，承泣，光明，阳陵泉。

随证配穴：上肢瘫痪加大椎、肩髃、曲池、外关、合谷，下肢瘫痪加环跳、风市、伏兔、阳陵泉、悬钟，面肌瘫痪取翳风、下关、地仓透颊车，排尿困难取关元、中极、三阴交。

针灸方义：内关为手厥阴经穴，补之养血安神；血海为脾经穴，生血养肝明目；三阴交为足三阴经交会穴，通调足三阴经气，养血滋阴；太溪为肾经原穴，补之滋肾水而明目填精；承泣疏通眼部经气，配光明效力更佳；阳陵泉为筋会，补之强筋壮骨。

（二）其他疗法

1. 耳针疗法

针灸处方：肺、胃、肝、脾、肾、膀胱、大肠相应部位。

操作方法：每次选2～3穴，用毫针刺激，留针15分钟，隔日1次。

2. 水针疗法

针灸处方：肺俞，脾俞，肝俞，肾俞，病变段夹脊穴，髀关，伏兔，足三里，阳陵泉，悬钟，曲泉，三阴交。

药物选择：选择维生素B_1 200mg加维生素B_6 50mg，或用当归注射液。

操作方法：每次选2～3对腧穴，按水针常规操作，每穴注入药液1mL。每日1次。

3. 头针疗法

针灸处方：运动区，感觉区，足运感区。

操作方法：将针斜行刺于皮下，当达到所需深度时，加快捻转频率，要求每分钟捻240次左右，针体每次来回旋转4～6圈，持续行针2～3分钟，留针15分钟。第2、3次行针方法同上。第3次针毕后，即可出针。

4. 电针疗法

针灸处方：按辨证施治分型处方选穴。适用于弛缓性瘫痪患者，痉挛性瘫痪患者不宜用。

操作方法：每次选2～4对腧穴，先将毫针刺入穴内，得气后按电针常规操作，以一侧肢体为单位连接导线，开启开关后，逐渐加大电流量，至肌肉微微跳动为度，通电15～20分钟后起针。数组腧穴交替轮用。

十四、脊髓空洞症

【疾病概述】

脊髓空洞症是由于先天性发育异常所引起的一种缓慢进展的脊髓退行性病变。临床主要症状是相应节段的痛觉、温觉减退，甚至消失，还会发生肢体瘫痪及营养障碍。多发于青年人，以20～40岁多见，以男性患者居多。

本病与中医学中"痹证"较为密切，出现肌肉萎缩则属"痿证"范畴。

【病因病机】

本病病因目前尚未明确，关于空洞形成大致有以下几种学说：①一般认为本病是由于中缝，尤其是脊髓背中缝发育畸形的结果。常伴有其他先天性异常，如颈肋、脊柱侧弯、脊柱裂、脑积水、扁平颅底等。②认为脊髓空洞症是继发于脊髓肿瘤的囊性病，包括血管畸形、损伤性脊髓出血、脊髓炎，伴有中央软化的一种病症。③脊髓空洞症的形成是由于机械性因素所造成的，主要致病因素是第四脑室出口受到堵塞及脑室内脑脊液搏动波的不断冲击，导致脊髓中央管逐渐扩大，最终形成空洞。病灶最常见于颈上段及胸上段的中央管附近，尤其是一侧脊髓后角基底部。其次病灶亦可能在延髓或腹段脊髓，前者称延髓空洞症。空洞亦可为多发性，彼此互不相连。有时肉眼可见脊髓有空洞的节段肿大切面，可见空腔，空洞壁多不规则，边缘常为半透明的胶样组织。空洞内常含有无色或黄色液体，空洞周围有时可见到异常血管，镜检可见空洞壁为胶质瘢痕组织。当空洞与脊髓中央管通联时，其部分洞壁可能为室管膜细胞所覆盖。空洞周围的神经细胞呈现退行性病变。

中医学认为本病是由于脾虚运化失常，水谷精微不能达于四肢、肌肉，筋脉肌肉失养，因此出现肢体无力，肌肉消瘦，皮肤粗糙。肾主骨、生髓、藏精，由于肾虚，精髓不足，骨失所养，则骨软无力，或脆弱易折。肝藏血、主筋、其华在爪，肝血不足则筋失所养，出现四肢屈伸不利，指甲变脆，色泽枯槁。其病变主要在脾、肾、肝三脏，以脾肾为主。

【辨证论治】

(一)基本疗法

(1)脾肾阳虚

主症：倦怠气短，四肢无力，可有疼痛，腰酸腿软，关节肿大，肌肤不仁，有痛觉减退甚至消失，畏寒肢冷，肌肉萎缩，可有吞咽困难，言语不利，或舌肌萎缩，多汗；腹胀便溏，排尿不畅或尿失禁，舌体胖嫩，舌质淡，苔薄白，脉微弱。

基本治法：健脾补肾。

针灸治法：取背俞穴及任脉、足太阴经穴为主，针用补法。

针灸处方：肾俞，脾俞，三阴交，气海，太溪。

针灸方义：本证为先天不足，后天失调。故取肾俞、气海补肾培元，以固先天不足；太溪补肾阴；脾俞、三阴交健脾，以培后天之本，脾肾健壮则诸症痊愈。

(2)肝肾两虚

主症：腰膝酸软，四肢无力，肌肉消瘦，痛觉、温觉丧失，肌肤甲错，两手拘急呈鹰爪样，指甲枯瘪，骨脆易折，小便不利或失禁，舌红或淡，脉弦细。

基本治法：养血柔肝，滋补肝肾。

针灸治法：取背俞穴以及足少阴经穴为主，针用补法。

针灸处方：肝俞，肾俞，太溪，三阴交，志室。

针灸方义：肝俞、肾俞补肝益肾；太溪为足少阴经原穴，补肾水，益阴精；三阴交为足三阴经交会穴，理脾阳，补肾阴；志室益肾气，气阴不虚，肾精则充。

随证配穴：上肢瘫痪加大椎、肩髃、曲池、外关、合谷；肺热伤津加尺泽、肺俞，清泻肺热；湿热浸淫加阴陵泉除湿清热；足内翻取申脉（补法）、照海（泻法）、悬钟（补法）、三阴交（泻法）；足下垂取解溪（补法）、承山（泻法）、足三里（补法）。

(二)其他疗法

1.耳针疗法

针灸处方：脾，肾，肝，腰椎，肾上腺，内分泌。便秘取直肠下段、大肠交感，排尿困难取膀胱。

操作方法：中等刺激，留针15～20分钟。每日1次。

2. 皮肤针疗法

针灸处方：以手足阳明、督脉、膀胱经穴为叩刺重点，并结合患部腧穴叩刺。

操作方法：中等叩刺，叩至皮肤明显充血或略有出血。每日或隔日1次。

3. 水针疗法

针灸处方：曲池，外关，合谷，足三里，悬钟，阳陵泉，相应节段夹脊穴。

药物选择：维生素 B_1、维生素 B_6、维生素 B_{12} 等。

操作方法：每次选 2～4 穴，每穴注射药液 0.5～1mL。隔日1次。

4. 电针疗法

针灸处方：上肢取曲池、手三里、外关、合谷，下肢取足三里、阳陵泉、解溪。

随证配穴：有肌肉萎缩、肢软无力加大椎、腰阳关及相应节段夹脊穴。

操作方法：上穴可交替使用。每次选 2～4 穴，用疏波或断继波，通电 15～20 分钟，隔日1次。

十五、进行性肌营养不良症

【疾病概述】

进行性肌营养不良症是一组原发于肌肉组织的遗传性变性疾病。主要表现为进行性加重的肌肉萎缩和无力。临床上一般分为假性肥大型、面肩肱型和肢带型，多发生于儿童和青少年。

本病属中医学"痿证"范畴。

【病因病机】

一般认为本病是由对肌细胞能量代谢的先天性缺陷所引起，但对发生代谢障碍的具体环节尚未确定。

病理改变，肉眼检查，肌肉色泽苍白，质地较脆。组织学检查，肌纤维粗细显著不等。病变肌纤维横纹消失，有空泡形成，玻璃样变性和颗粒变性，肌核增多而排列成链状。肌纤维分裂，肌浆呈嗜碱性，肌核增大并含有核仁。在残存的肌纤维间有结缔组织增生和脂肪沉积。假性肥大的肌肉是由于肌束内有大量的脂肪组织的堆聚。

中医学认为本病发生要与脾、胃、肾三脏有关。中医认为脾胃虚或兼有热，以及湿伤脾胃，是造成肌肉萎缩的主要原因。同时，由于肾之精髓不足，水不胜火，则骨枯而髓虚，足不任身，发为骨痿。另外由于气血虚，不能营养筋骨肌肉，而出现肢体无力和肌肉萎缩。

【辨证论治】

对于进行性肌营养不良症的中医治疗原则首先应辨别虚实。一般说来，本病以虚为主，兼有火邪、湿邪。在脏腑方面，主要在脾胃与肾。《素问·痿论》提出："治痿独取阳明"之说，认为阳明者，五脏六腑之海，主润宗筋，宗筋束骨而利机关也。由于肺之津液，肝肾之精血，均有赖于脾胃受纳运化而成，因此通过益胃、养阴、健脾、除湿，使脾功能旺盛，肺津及肝肾精血充足，脏腑气血功能亦旺，筋脉肌肉得以濡养，有利于痿证的恢复。因此，中医治疗进行性肌营养不良症，仍以治疗脾胃为主。

（一）基本疗法

1. 气血两虚

主症：肢软无力，肌肉萎缩，筋脉弛缓，行走缓慢，症状逐渐加重，最后可发生肢体挛缩，或瘫痪，或骨骼的畸形和萎缩，心悸气短，面色苍白无华，舌体胖，舌质淡，苔薄白，脉细弱无力。

基本治法：益气养血，强筋壮骨。

针灸治法：取足阳明、足太阴及背俞穴为主，针用补法。

针灸处方：足三里，血海，三阴交，脾俞，胃俞，膈俞，悬钟。

针灸方义：足三里为阳明胃经合穴，补气血；血海、三阴交有补血养血的作用，脾俞、胃俞健脾益胃，膈俞补血养血；悬钟为髓会壮筋骨。

2. 胃阴不足，热灼肌肉

主症：肢体无力，肌肉萎缩，走路两侧摇摆，可出现口眼闭合无力，明显者呈肌病面容，上睑稍下垂，额纹和鼻唇沟消失，表情运动微弱或丧失，嘴唇微噘。后期可出现肢体挛缩和瘫痪，甚至骨骼畸形，口干思冷饮，舌红少苔，脉细数或浮洪大。

基本治法：滋阴清热。

针灸治法：取手厥阴、足阳明、足太阳经穴为主，针用补法。

针灸处方：内关，中脘，足三里，胃俞，脾俞，内庭，三阴交。

针灸方义：脾俞、胃俞补养后天之本，以资生化之源；三阴交补益肝、脾、肾三阴经之经气，诸穴配合共达养阴和胃之目的。内关为八脉交会穴，养胃阴安神，中脘、足三里温运中州，健脾和胃。

3. 湿热成痿

主症：肢体无力，步履困难，肌肉萎缩，倦怠无力，食纳减少，腹胀便溏，小便黄少，后期可出现肢体挛缩和瘫痪，舌体胖嫩有齿痕，舌苔黄腻，脉濡数。

基本治法：清热利湿。

针灸治法：取足少阳、手足阳明、督脉经穴为主，针用泻法。

针灸处方：大椎，曲池，合谷，足三里，阳陵泉，风府，三阴交。

针灸方义：大椎、风府督脉穴通阳解表；合谷、曲池清泄郁热；足三里、三阴交健脾利湿；阳陵泉为筋会舒筋活络。

4. 先天不足，肾虚精亏

主症：较晚学会走路，行走缓慢，不能奔跑，易于绊跤、鸭行步态，肌肉萎缩无力，晚期发生挛缩及瘫痪，面肩肱型病变主要在面部、肩胛带及上臂，头晕耳鸣，腰膝酸软，呈肌病面容，舌红少苔，脉细数。

基本治法：滋肾清热，强筋壮骨。

针灸治法：取背俞穴及足少阴经穴为主，针用补法。

针灸处方：肾俞，肝俞，太溪，悬钟，三阴交。

随证配穴：上肢不利加曲池，阳池，肩贞；下肢不利加阳陵泉，丘墟，八髎，环跳。

针灸方义：肾俞、太溪补肾气，滋肾阴，清虚热；肝俞、三阴交补肝肾，清虚热，强筋骨；肾主骨生髓，取髓会悬钟以强筋骨、壮腰膝；肝主筋，取阳陵泉、丘墟以舒筋脉；曲池、阳池、肩贞舒筋活络；八髎、环跳调节经络气血。

（二）其他疗法

耳针疗法

针灸处方：肾，肝，神门，膀胱，眼，肾上腺，面颊相应部位。

操作方法：每次选2～3穴，用毫针刺激，留针15分钟，隔日1次。

十六、重症肌无力

【疾病概述】

重症肌无力是一种神经肌肉接头传递功能障碍的慢性病。以横纹肌的异常疲劳为特点，多侵及眼肌、咀嚼肌、咽肌、面部诸肌和四肢肌肉等。经休息或给予抗胆碱酯酶药物后可有一定程度的恢复，但很易复发。

各种年龄均可发病，但以15～35岁为最多见。男女性别之比约1∶2，在年轻组则差异更大，近于1∶4.5，晚年起病者则以男性为多。

本病属中医痿证范畴，单纯眼睑下垂型，中医学称"上胞下垂"，又名"睢目""侵风""目睑下垂""睑废"。

【病因病机】

实验证明本病与自体免疫有关。临床表现是在于神经肌肉接头间传递功能的障碍。病理变化主要见于肌肉和胸腺。横纹肌的肌纤维间和小血管周围有淋巴细胞浸润淋巴漏，肌纤维可有散在的局限性坏死或变性。

中医学认为脾主肌肉，脾虚运化失调，肌肉失养而出现乏力。中气不足则出现咀嚼无力，言语不清，甚至呼吸困难。脾阳靠肾阳温养，所以肾阳不足亦可导致脾阳虚，运化失司。临床上主要表现气虚为主，其病变主要在脾肾二脏。

【辨证论治】

（一）基本疗法

（1）脾肾两虚

主症：眼睑下垂，早轻晚重，常伴有复视，最后眼球肌可完全固定，谈话时间较长后声音低哑，构音不清，并带鼻音，吞咽困难，咀嚼无力，四肢无力，抬头无力，倦怠乏力，少气懒言，舌质淡，苔薄白，脉细弱。

基本治法：补中益气，佐以补肾。

针灸治法：取任脉、督脉、足阳明、足太阴经穴为主，针用补法，加灸。

针灸处方：气海，百会，足三里，三阴交，肾俞，公孙。

针灸方义：取气海补益元气，灸百会能升阳益气；足三里补脾胃益中气，三阴交补肝肾健脾益气；肾俞补肾益髓，公孙脾经穴健脾益气。诸穴合用补肾益气，中气充足，则诸症自愈。

（2）胃阴不足

主症：倦怠乏力，神疲懒言，咀嚼无力，胸闷气短，饮水发呛，肢软无力，下肢较重，口燥咽干，心烦纳呆，舌红少苔，或有薄黄苔，脉细数。

基本治法：益胃养阴。

针灸治法：取背俞穴以及任脉、足少阴、足阳明经穴为主，针用补法。

针灸处方：胃俞，中脘，脾俞，太溪，照海，足三里，三阴交。

针灸方义：胃俞、中脘是俞募配穴，补之能调胃和中；脾俞补脾，足三里健胃，脾胃健运则升降正常。太溪、照海肾经穴滋肾阴清虚热，三阴交为足三阴交会穴补肝脾肾之阴，诸穴合用健脾养胃。

（3）肝肾亏损，气血两虚

主症：两睑下垂，视物成双，朝轻暮重，甚至眼球固定，吞咽困难，咀嚼无力，发音不清，四肢无力，抬头无力，呼吸困难，腰酸耳鸣，少寐多梦，目干而涩，口燥咽干，舌红少苔或舌质淡，苔薄，脉细数。

基本治法：滋肾养肝，益气养血。

针灸治法：取背俞、足少阴、足太阴、足阳明经穴为主，针用补法。

针灸处方：肾俞，脾俞，胃俞，肝俞，太溪，三阴交，足三里，阳陵泉，悬钟。

针灸方义：肾俞益肾气；脾俞、胃俞健脾胃，益气血；肝俞补肝血，太溪补肾阴；三阴交补肝肾之阴血；足三里为胃经合穴，能补气血，阳陵泉为筋会，强筋壮骨；悬钟为髓会，填精补髓。

（二）其他疗法

1. 耳针疗法

针灸处方：脾，肾，肝，内分泌，眼，目1目2相应部位。

操作方法：每次取2～4穴，中等刺激，留针15～20分钟。亦可埋揿针，取2～3穴，皮肤常规消毒，埋入消毒揿针，并用小胶布固定。

2. 水针疗法

针灸处方：足三里，阴陵泉，三阴交，曲池，手三里。

药物选择：维生素B_1、维生素B_6、维生素B_{12}、胎盘注射液，新斯的明注射液等。

操作方法：每次选 1～2 穴，每穴注射 0.5～1mL。

十七、运动神经元疾病

【疾病概述】

运动神经元疾病是一组病因尚未明确的主要影响前角细胞及/或锥体束的运动系统疾病。有人在运动神经元疾病的统一名称下分为上运动神经元型（原发性侧索硬化）、下运动神经元型（进行性脊髓性肌萎缩，进行性球麻痹）及混合型（肌萎缩性侧索硬化）三种类型，并认为这三种类型是一个病的不同阶段。但是临床上所见的进行性脊髓性肌萎缩，发病年龄较早，病程较长，若干年后也不出现上运动神经元症状，原发性侧索硬化只影响锥体束。各种类型的运动神经元疾病的基本过程大都是相同的，主要差别在于病变部位的不同，本文将肌萎缩性侧索硬化症作本组疾病的代表加以叙述，其他类型作为变型，这里不单叙述。肌萎缩性侧索硬化多见于 40～50 岁，男性多于女性。

本病属中医"痿证"范畴。

【病因病机】

其病因究竟是遗传还是感染、中毒、营养缺乏或环境因素，目前尚无定论。目前大多数学者认为本病之运动神经元的变性是代谢障碍所引起，由于某些主要细胞内酶系的缺乏而导致运动神经元过早发生变性。近年来提出本病可能是一种慢性病毒感染。

病理变化表现为皮层延髓束与皮层脊髓束的变性，脊髓前根变细，脊髓前角细胞的丧失，以及脑干运动神经核的损害。皮层运动区的锥体细胞常呈现部分或完全丧失。肌肉病理变化的特点是在正常肌纤维之间存在成簇的萎缩肌纤维。

中医学认为本病发生主要与脾、肝、肾、肺四脏有关，特别是脾、肝两脏。脾主肌肉、四肢，由于脾虚运化失常，不能生化水谷精气，四肢及肌肉失养，而出现四肢无力，肌肉消瘦。肝藏血，主筋，其华在爪，肝血不足则筋脉挛缩，两手呈鹰爪样，且有筋惕肉瞤。肾主骨生髓，肾虚髓少，骨失所养，则下肢无力或瘫痪。肺主气、主声，肺气虚则气短，语声低微，或含糊不清，喝水发呛。

【辨证论治】

（一）基本疗法

（1）肝脾两虚

主症：肢体无力且发凉，以上肢明显，气短懒言，肌肉挛缩或肌萎缩，筋惕肉瞤（肌束颤动），双手拘紧呈鹰爪形，面色少华，舌质淡，苔薄白或薄黄，脉细无力。

基本治法：养血柔肝，健脾益气。

针灸治法：取背俞穴及足厥阴、足太阴经穴为主，针用补法。

针灸处方：肝俞，脾俞，膈俞，太白，三阴交，足三里，阳陵泉，悬钟。

针灸方义：肝俞、脾俞补肝健脾益气，膈俞补血荣筋，太白、三阴交、足三里健运脾胃，以资气血生化之源；阳陵泉为筋会，悬钟为髓会，强筋骨补肝肾。诸穴合用，益气健脾，养血柔肝。

（2）肝肾不足，阴虚内热

主症：下肢沉重无力，肌肉挛缩，肢体麻木，手足心热，日久出现上肢无力，肌肉萎缩，筋惕肉瞤，舌质淡或红，脉细无力或细数。

基本治法：填精益髓。

针灸治法：取背俞穴以及足少阴、足厥阴经穴为主，针用补法。

针灸处方：肾俞，肝俞，太溪，曲泉，三阴交。

针灸方义：肾俞益肾气，肝俞补肝血；太溪补肾阴，曲泉调肝养血；三阴交补肝肾之阴血。诸穴配用以滋阴益髓填精。

（3）脾肾阳虚，中气不足

主症：四肢无力，肌肉萎缩。筋惕肉瞤，气短乏力，稍活动则出现气急，腰膝酸软，畏寒肢冷，腹胀便溏，面色暗淡无华，舌质淡，舌苔薄白，脉细无力。

基本治法：健脾温肾，补气养血。

针灸治法：取背俞穴及任脉、足少阴、足太阴经穴为主，针用补法。

针灸处方：脾俞，肾俞，气海，太溪，三阴交。

针灸方义：脾俞、肾俞健脾益气，温肾壮阳；气海为元气之海，补真元之气；太溪为肾经原穴，滋补肾阴；三阴交为足三阴交会穴，能补肝肾之阴，又能健脾益气养血。

（二）其他疗法

1. 耳针疗法

针灸处方：肝，脾，肾，俞门，内分泌。

操作方法：中等刺激，留针20分钟，隔日1次。

2. 水针疗法

针灸处方：按辨证分型取穴，每次选取2～4穴，交替轮用。

药物选择：维生素B_1、维生素B_6、维生素B_{12}、三磷酸腺苷、肌苷、当归注射液，丹参注射液，任选1～2种，交替选用。

操作方法：按水针操作常规，每穴注入1～2mL，隔日1次。

十八、遗传性共济失调

【疾病概述】

遗传性共济失调是一组慢性进行性的侵犯小脑、脑干及脊髓的变性疾病，大多数有家族性。本病分类迄今未统一，按传统可分为脊髓型、小脑型及脊髓小脑型等几大类，而各型间交叉重叠很多。脊髓型包括费里德赖希（Friedreich）型，遗传性痉挛性截瘫（Strumpell 遗传性侧索硬化），腓骨肌萎缩症（又名神经性进行性肌萎缩 Charcot-Marie-Tooth 病），脊髓小脑性共济失调（heredi—taryataxia）又称遗传性痉挛雄性共济失调。

本病中医学属"颤证""掉眩""振颤"的范畴。

【病因病机】

本病病因未明，生化缺陷，免疫障碍，红细胞膜异常，DNA 修复功能缺陷等都被提出，但尚无定论。其遗传方式，有些家族呈常染色性体显性遗传，有呈常染色性隐性遗传，少数则为 X 染色体连锁遗传。

中医病因病机为先天遗传，使胎儿发育异常，肝肾阴亏，阴虚阳亢，肝风上扰，蒙蔽脑窍所致，或肝肾阴不足，筋脉失去濡养。先天禀赋不足，后天脾胃虚弱，气血生化之源不足，导致气血亏虚，络脉瘀阻，经脉筋骨失去濡养所致。

【辨证论治】

（一）基本疗法

（1）肝肾阴亏

主症：共济失调性步态，意向性震颤，言语含糊甚至呈爆发性，眼震、下肢无力动作不利，肌萎缩自双下肢远端开始，上肢及手部肌肉亦渐萎缩，肌束震颤，腱反射亢进，或减退，可有病理反射，舌质淡红无苔或少苔，脉象沉细或细数。

基本治法：滋养肝肾益髓健脑。

针灸治法：取督脉、背俞穴为主，针用泻法。

针灸处方：百会，大椎，身柱，神道，筋缩，中枢，脊中，命门，肾俞，肝俞，悬钟，阳陵泉，太溪。

针灸方义：百会、大椎、身柱、神道、筋缩、中枢、脊中，命门均为督脉穴，督脉通于脑，本组穴伍用益髓健脑。肾俞、肝俞补益肝肾、悬钟为髓会，阳陵泉为筋会二穴伍用，益髓壮筋骨，太溪为足少阴原穴养肾阴，诸穴伍用，养肝益肾益髓健脑安神。

（2）气血虚弱，经络阻滞

主症：步态不稳，平衡障碍，头及躯干摇摆，构音障碍，直立性低血压，头昏乏力，肢软无力，或肌萎缩，患肢欠温。舌质淡红，脉沉细。

基本治法：补气血，通经络。

针灸治法：取背俞穴及足阳明、足太阴经穴为主，针用补法。

针灸处方：脾俞，胃俞，足三里，公孙，血海，三阴交，百会，阳陵泉，悬钟。

针灸方义：脾俞有健脾作用，为气血生化之源，胃俞健脾和胃，足三里、足阳明胃经合穴补气血，公孙健脾，血海、三阴交调理脾胃，疏通经络。百会督脉穴补益中气，阳陵泉、悬钟合用益髓坚筋骨，诸穴合用补益气血、健筋骨、通经络。

(二) 其他疗法

1. 耳针疗法

针灸处方：肾，肝，内分泌，脑点，脾，胃，三焦，心。

操作方法：毫针刺法，或埋揿针压耳穴，3天一次，5次为一疗程。

2. 头针疗法

针灸处方：运动区，舞蹈震颤控制区，足运感区，平衡区。

操作方法：毫针刺法，每分钟200次以上，操作2～3分钟之后，留针5～10分钟，反复两次。

十九、周期性瘫痪

【疾病概述】

周期性瘫痪乃是一种与肌肉纤维本身钾盐代谢障碍有关的，以骨骼肌的反复发作性软瘫为主要临床特征的一类疾病。其病因及机理至今尚未完全明了，临床上分为低钾型、高钾型和正钾型周期性瘫痪三种，以低钾型，周期性瘫痪为最常见，因此这里主要叙述高钾型周期性瘫痪。

任何年龄均可发病，但以青春期多见。男性远多于女性。

本病属中医学"痿证"的范畴。

【病因病机】

确切病因尚不清楚。有人认为本病的钾代谢障碍是由于肾上腺皮质激素间歇性的分泌过多所致。还有人认为，肌细胞内钾离子增加膜电位过度极化，不易被神经冲动传递到运动神经末梢引起释放之乙胆碱所去极化，而发生肢体瘫痪。尚有人认为本病是由于肌纤维内糖代谢异常所致。病理改变，病程早期，在麻痹发作时可见到肌浆网膨胀呈空泡状，间歇期可恢复。病程晚期，少数患者可有40%左右的肌纤维内含纵条状或多叶状空洞，压迫周围的肌原纤维。

中医学认为本病是由于饮食不节，或过度劳累伤其脾胃，脾胃功能失调，津液及水谷精微来源不足，筋脉肌肉失养，而出现肢体痿软无力。素体肾之髓水不足，肾气亏损，因受凉、惊恐而伤其肾，使肾更虚，因而成痿、肝血不足血不养筋，也是造成肢体瘫痪、痿软无力原因之一。

【辨证论治】

本病与中医肝脾肾三脏有关，主要在脾肾两脏。

(一) 基本疗法

（1）脾虚胃热，气血两虚

主症：肢体酸软，麻木无力，甚至瘫痪，下肢较重，剧烈口渴，腹部胀满，心悸多汗，可有肌肉酸痛，恶心呕吐，重时有呼吸困难，大便清稀，可有尿少或无尿，舌质淡，苔薄黄，脉弦细无力或细数。

基本治法：健脾清胃，益气养血。

针灸治法：取手足阳明、足少阳经穴为主，针用平补平泻法。

针灸处方：肩髃，曲池，合谷，手三里，伏兔，足三里，阳陵泉，三阴交，悬钟。

针灸方义：阳明经为多气多血之经，主润宗筋，根据"治痿独取阳明"的经旨，取用肩髃曲池、手三里、合谷、伏兔、足三里等阳明经腧穴，通调阳明经气血，清胃热，则正气强盛，脏腑功能转旺，气血津液充足，筋脉得以濡润，有利于肢体功能的恢复。

（2）肝肾两虚

主症：肢体酸痛，麻木无力，恐惧，四肢瘫痪，下肢较上肢重，腰膝酸软，头晕耳鸣，尿少或无尿，舌质红或淡，苔薄黄或薄白，脉细数或无力。

基本治法：补肝益肾。

针灸治法：取背俞穴及足少阴、足厥阴经穴为主，针用补法。

针灸处方：肝俞，肾俞，太溪，三阴交，阳陵泉。

针灸方义：肝藏血，取肝俞补肝血，肾俞益肾气，太溪补肾阴；曲泉补肝阴，三阴交补肝肾之阴血；阳陵泉筋会强壮筋骨。

（二）其他疗法

1. 耳针疗法

针灸处方：脾，肾，胃，肝，内分泌，相应部位。

操作方法：每次取2～3个耳穴，皮肤常规消毒后，埋入消毒揿针，并用胶布固定。也可针刺，中等刺激，每次取2～3穴，留针15分钟。

2. 水针疗法

针灸处方：足三里，阳陵泉，手三里，曲池。

药物选择：维生素B_1、维生素B_6、维生素B_{12}、当归注射液，丹参注射液，胎盘注射液等。

操作方法：每次选1～2穴，每穴注射1mL。

二十、脑性瘫痪

【疾病概述】

脑性瘫痪简称脑瘫，系指一组脑部病变所致的非进行性运动障碍。多开始于婴儿期，常因患儿运动发育迟缓而被注意。根据运动障碍的表现及体征，临床上分痉挛型，舞蹈徐动症型，共济失调型，张力不全型，混合型五种类型。临床表现除运动功能外，还合并智力低下多动症，癫痫、精神行为异常，视听及语言障碍等症状。各型脑瘫的症状都不呈进行性加重，相反，随年龄增长，常缓慢有所改善是本病特点之一。

本病相当中医的"偏瘫""痿证""失语""振掉"等范畴。

【病因病机】

本病病因很多，对其中枢神经系统的伤害都发生在产前。围生期及出生后的婴幼儿阶段内，产前因素为胎儿在子宫内发育过程中，母体的很多种疾病包括感染代谢障碍，外毒素，先兆流产，早产，多胎妊娠以及接触某些化学药物放射线等都可引起胎儿发育障碍。围生期中胎盘早剥、脐带脱垂或脐带绕颈，难产等所致胎儿窒息，颅内出血等。出生后最常见的原因是头部外伤，感染及黄疸等。

中医学本病病因病机多由先天因素，使胎儿发育异常，气血亏虚，脑失濡养；或肝肾阴亏，肝风易动，上扰脑窍；或先天禀赋不足，肾精亏虚，精血不足，脑髓失养所致。

头部外伤或围生期中胎盘早剥，脐带脱垂或绕颈难产等因素耗伤气血，脑失所养；或血虚阻络，蒙闭脑窍，或气机失调，气血运行受阻，肌肤筋脉失去濡养所致。

【辨证论治】

(一) 基本疗法

(1) 肝肾阴亏

主症：双瘫或两侧偏瘫，伴有腱反射亢进，智力障碍，癫痫，舌质正常或淡红边有齿痕，脉正常或沉细。

基本治法：滋补肝肾，益髓健脑。

针灸治法：取背俞穴以及督脉、足少阳、足少阴经穴为主，针用泻法。

针灸处方：百会，大椎，身柱，脊中，命门，大杼，肾俞，太溪，肝俞，悬钟，阳陵泉，腰奇，间使。

针灸方义：百会、大椎、身柱、脊中均属督脉经穴，督脉通于脑，四穴伍用益髓健脑。命门补肾益髓，太溪为足少阴之原穴，滋阴补肾，益髓健脑。肾俞配肝俞补益肝肾。悬钟为八会中髓会，阳陵泉为八会中之筋会，两穴伍用益髓强健筋骨。腰奇为治痫证经验穴，间使疏通心包经经气，开窍醒脑。

(2) 气血两虚，经络瘀阻

主症：单瘫或两侧瘫，语言謇涩，癫痫患肢欠温，舌质淡或嫩红或见瘀斑，舌体胖大，边有齿痕。

基本治法：补益气血，通经活络。

针灸治法：取督脉，任脉，手足阳明，足少阳经穴为主，针用补法或平补平泻法。

针灸处方：百会，人中，气海，内关，足三里，三阴交，环跳，阳陵泉，悬钟，肩髃，曲池，合谷。

针灸方义：百会、人中督脉穴，开窍醒脑，气海益气开阳，内关，足三里，三阴交，益气养血安神。环跳通经活络，阳陵泉为八会穴中之筋会，强健筋骨。悬钟为八会穴中之髓会，益髓健脑。肩髃，曲池，合谷为手阳明经穴补益气血，通经活络。诸穴伍用补益气血，通经活络，醒脑安神。

(二) 其他疗法

1. 耳针疗法

针灸处方：肾，肝，肾上腺，内分泌，脑点，心，脾，胃。

操作方法：取双耳穴，毫针刺或埋揿针（贴药籽），隔日1次，埋针3～5日一次。

2. 头针疗法

针灸处方：平衡区，足运感区，言语区，运动区。

操作方法：用28～30号（1.5～2.5寸）的毫针，针与头皮约成30°角进针，使针体抖动，轻度捻转，每分钟200次以上，操作2分钟后，留针5～10分钟。隔日1次，10次为一疗程，每个疗程间休息3天。

二十一、外伤性截瘫

【疾病概述】

外伤性截瘫是由于脊柱骨折、脱位，致骨髓或马尾神经受损所造成。其双下肢肌力完全丧失，出现二便障碍，感觉障碍，称之为外伤性截瘫。

本病因肢体痿废不用是由于外伤引起，属中医学的"伤筋"和外伤性"痿证"的范畴。

【病因病机】

现代医学认为外伤性截瘫，大多由于火器刀戳等直接损伤脊髓，或脊柱受到暴力的间接打击，引起脊柱骨折，脱位，致脊髓或马尾神经受损所致。

腰背部外伤，损及督、肾、带三经。督、肾两经与脊髓和脑有着密切的联系，且督脉总督诸阳为"阳脉之海"，腰为肾之府，肾主骨生髓，上通于脑，下司二便。带脉主"约束诸经"。所以脊柱骨折主要损伤督、肾、带三脉，致三脉经气阻遏，气血瘀滞，络脉不畅，筋骨失养，二便失司，肢体麻木，痿废不用。

【辨证论治】

外伤性截瘫早期多呈弛缓性，用针刺激宜强。病延日久，瘀血不去，则新血不生，证多由实转虚，或虚实夹杂，治宜补泻并用，标本兼顾，以补肾壮阳，调摄肾督脉为主，佐以调和气血，舒筋通络，此时瘫痪多呈痉挛性，用针刺激宜轻，可多用灸法。

（一）基本疗法

（1）气虚血瘀，经脉阻滞

主症：受伤后出现四肢或两下肢肌肉松弛痿废不用，麻木不仁，小便癃闭，大便秘结，病初舌多淡红，苔薄白，若连日二便不畅，以致湿热蕴于膀胱，积滞阻于大肠，则舌苔黄腻而厚，脉象多弦细而涩。

基本治法：疏通督脉，调和气血。

针灸治法：取督脉、任脉、手足阳明、手足太阳，手足少阳经穴为主，针用补法或手补平泻法。

针灸处方：受伤平面上、下各超过一个椎体的督脉经穴或棘突间夹脊穴。

随证配穴：

上肢瘫痪：①髀关，伏兔，足三里，解溪。②环跳，风市，阳陵泉，悬钟。③殷门，委中，承山。④血海，曲泉，三阴交，太溪。四组腧穴交替使用。

小便癃闭：肾俞，次髎，膀胱俞，中极，阴陵泉。

大便秘结：大肠俞，天枢，支沟。

本病所用腧穴较多，临证时应根据症状轻重缓急分组交替轮流选用。

针灸方义：本病乃外伤督、肾、带三脉，使经气阻遏．气虚血瘀，不能濡养筋骨肌肉所致，故以取受伤平面督脉经的腧穴及其两旁的夹脊穴为主，补法加灸，以疏导督脉及手足三阳经气；阳陵泉为筋之会，悬钟为髓之会，结合中医理论"治痿独取阳明"的原则，多取手足阳明经腧穴，阳明为多气多血之经，其气血通畅，有利于患肢的康复。所选其他上、下肢腧穴，皆为局部取穴，用以疏通本经经气，舒筋活络。小便不通者，取肾俞、次髎针而灸之，以补益肾气，膀胱俞、中极乃俞募相配，再加利尿经验穴阴陵泉诸穴配合，以促进膀胱气化，利小便；大便秘结者，取大肠俞，天枢为俞募相配，针而泻之，通腑导滞，支沟为三焦经穴，泻之以通利三焦，诸穴配合，通肠导滞而通便。

（2）肝肾亏虚，筋骨失濡

主症：肢体瘫痪，拘挛僵硬，肌肉萎缩，麻木不仁常兼头昏耳鸣，腰脊酸软，或两足浮肿，大小便失禁，甚则发生褥疮，久溃难愈，舌红少苔，脉象弦细。

基本治法：补益肝肾，濡养筋骨。

针灸治法：取督脉、任脉及其背俞穴为主，针用补法或平补平泻法。

针灸处方：肝俞，肾俞，受伤平面上下各超过一个椎体的督脉经穴、俞穴以及两旁夹脊穴。

随证配穴：上下肢瘫痪，参看气虚血瘀经脉阻滞型；小便失禁，加肾俞，膀胱俞，关元，中极；大便失禁，加大肠俞，天枢，气海，长强。

针灸方义：本证型为病延日久，由实转虚，肝肾精血不足，筋骨失于濡养所致。故取肝俞、肾俞、针宜补之，以补益精血，强壮筋骨；配瘫痪肢体局部腧穴，以疏通经络，调和营养。小便失禁为肾气不足，膀胱失约所致，故取肝俞、关元，以充益肾气，固摄下元；膀胱俞、中极为俞募相配，以振奋膀胱，约束小便，大便失禁为下元亏虚、中气下陷所致。故取气海补益中气，加大肠俞、天枢为俞募相配，固涩大肠；长强为督脉之别络，位近肛门，针刺之以增强肛门的约束功能。

（二）其他疗法

1. 电针疗法 本法适用于弛缓性瘫痪患者。

针灸处方：按辨证施治处方选穴。

操作方法：每次选取2～4对腧穴，针刺得气后，按电针操作常规，以一侧肢体为单位连接导线，电流的大小以针刺局部轻微肌肉跳动，或患者微有痛麻感为度。留针20～30分钟。

2. 皮肤针（梅花针）疗法

针灸处方：背部督脉，足太阳膀胱经的夹脊穴，瘫痪肢体的手足阳明经、少阳经、太阳经、太阴经。

操作方法：每次选2～3条经，按经络循行部位，自上而下逐条叩打、至皮肤潮红，微微出血为度，隔日1次。

3. 加强功能锻炼（辅助手法） 功能锻炼是整个治疗中的重要组成部分，应及早按照力所能及和循序渐进的原则，使患者的主动运动和医护人员协助的被动运动相结合，要避免发生再损伤。

二十二、面神经炎

【疾病概述】

面神经炎是指茎孔以上面神经管内段面神经的急性非化脓性面神经炎。其主要临床表现为患者面部肌肉运动障碍，发生口眼歪斜，亦称周围性面神经麻痹或贝耳氏麻痹。此病多见，可发生于任何年龄，即以20～40岁为多，男性较多见，常只发生于一侧，任何季节均可发病。

本病中医名称很多，称为"口歪""口僻""歪僻""风口歪""口眼歪斜""面瘫"，俗称"吊线风""歪嘴风"。

【病因病机】

（1）本病多由正气不足，经脉空虚，卫外不固，风邪乘虚直中经络，气血瘀阻，面部足阳明经筋失于濡养，以致肌肉纵缓不收所致。本病有寒热之别，风寒证多有面部受凉因素，风热证往往继发于感冒或中耳炎之后。

（2）风痰、瘀血阻滞脉络亦可发生口眼歪斜，若病延日久，瘀血不祛，则新血不生，病情由实转虚。如肝血不足，血虚生风，则面部麻木，肉瞤筋惕，甚则面肌抽搐，目闭口歪；气为面肿，气行则血行，若气虚不能上奉于面，阴血亦难灌注阳明，致使面部肌肉失去气血濡养而枯槁萎缩，终至口眼歪斜难以恢复。

【辨证论治】

（一）基本疗法

（1）风邪外袭，口眼歪斜

主症：突然口眼歪斜，面部感觉异常，耳后隐痛，或伴恶寒发热，头痛骨楚。舌淡红，苔薄或薄黄，脉浮数或浮紧，亦有见弦细脉象者。

基本治法：祛风通络。

针灸治法：取手足阳明经穴及局部取穴为主。多以毫针浅刺，用泻法，或用梅花针按穴叩打或用艾条灸。

针灸处方：风池，地仓，颊车，四白，阳白，合谷。

随证配穴：若兼恶寒发热、头痛骨楚等表证者加大椎，露睛流泪者加攒竹或鱼腰；耳后疼痛者加翳风，味觉减退者加廉泉，旁廉泉。

针灸方义：本证乃风中经络，气血瘀阻，经络失濡，纵缓不收所致。故取风池祛风通络；地仓、颊车、四白、阳白皆为足阳明经腧穴，针而灸之以温经散寒，疏通本经气血，濡润温煦筋肉，合谷为治疗面口诸症之远取要穴，针而泻之，疏邪解表，又能和营通络。局部加拔火罐，可以行气活血，改善面肌营养，促进瘫痪恢复。

本病发病初期（1周内），神经炎症处于发展阶段，近处取穴宜少，刺激宜轻，以温灸为主，远取诸穴，如合谷、外关、大椎等则可用泻法，强刺激。待急性炎症消退后，面部诸穴刺激可加强，除针灸并用外，可再加拔火罐。如用电针疗法，亦应在2周以后使用。

（2）虚风内动，口眼歪斜

主症：口眼歪斜，面部麻木或有板紧之感，面肌瞤动，每于情绪激动或说话时发生口眼抽搐或闭目难睁，舌质淡，苔薄白或少苔，脉弦细。

基本治法：养血息风。

针灸治法：取足阳明、足少阳经穴为主，针用平补平泻法。

针灸处方：颊车，地仓，迎香，颧髎，风池，足三里。

随证配穴：闭目难睁者加攒竹、太阳，口歪难正者加人中、承浆。

针灸方义：血虚生风则面肌抽搐，血不养筋则面肌萎缩。气主煦之，血主濡之，故取穴原则以调补局部气血、近取面部穴位为主。颊车、地仓、迎香、四白、颧髎诸穴采用棱形透针刺法，轻刺激，久留针，加温灸，以调和气血，濡养肌肉，舒缓筋脉，解除痉挛。再配风池息风除痉以治标，足三里补气益血以固本，远近结合，标本兼顾，能得气旺血行，则虚风自息。

（3）气血瘀阻（恢复期及后遗症期）

主症：口眼歪斜，面部抽搐，病侧额纹变浅或消失，眼裂扩大，鼻唇沟变浅，流口水，日久不愈，舌质暗，苔薄白或薄黄，脉弦。

基本治法：行气活血，祛风通络。

针灸治法：取手足阳明、足厥明、足少阳经穴为主，针用平泻平补法。

针灸处方：颊车，地仓，迎香，颧髎，足三里，太冲，风池。

针灸方义：颊车、地仓、迎香、颧髎为局部取穴，疏通面部气血，疏经活络；足三里为阳明经之合穴，行气活血；太冲为肝经原穴，风池为胆经穴，合用祛风通络，平肝息风。

（二）其他疗法

1. 耳针疗法

针灸处方：面颊区，肝，眼，口，皮质下，肾上腺，枕。

操作方法：用毫针强刺激，留针10~20分钟，隔天1次或用揿针埋针1~2天，取出后休息3天，再如上法埋针。

2. 电针疗法

针灸处方：颊车，地仓，阳白，四白。

操作方法：颊车向地仓方向斜刺，地仓向颊车斜刺，两穴为一组，得气后各接电极头；阳白向上平刺，四白向下平刺，此两穴亦为一组，得气后各接电极一头，通电15分钟，通电量以面部肌肉微见跳动为宜。电针宜于发病后2周以后应用，急性炎症期不宜施用。

3. 皮肤针疗法

针灸处方：取麻痹侧阳白，攒竹，鱼腰，丝竹空，四白，地仓，颊车，牵正。

操作方法：用重叩击法，使轻微出血，再用小火罐吸拔5~10分钟，致局部皮肤微紫为度，隔日1次。

二十三、三叉神经痛

【疾病概述】

三叉神经痛是一种病因尚未明了的神经科常见疾病。其特点是三叉神经分布区域内，出现阵发性、反复发作的剧烈疼痛。本病多发生于40岁以上的中年人或老年人，女性略多于男性，大多数为单侧性，少数为双侧性。

本病中医称为"偏头风"，亦称"面痛""眉棱骨痛"。

【病因病机】

三叉神经痛有原发性及继发性两种。原发性三叉神经痛病因目前尚未完全了解。继发性三叉神经痛的病因由小脑或脑桥角肿瘤、三叉神经根及半月神经节肿瘤、血管畸形、动脉瘤、蛛网膜炎、多发性硬化等引起。

关于三叉神经痛的病理变化意见不统一。有人认为在三叉神经半月节及感觉根内没有特殊的病变可见，另有人认为病理变化很大，神经节内可见节细胞的消失、炎性浸润、动脉粥样硬化改变及脱髓鞘变等等。近年来的研究多数持后一种意见。

中医认为三叉神经痛是由于感受风寒、湿热之邪，而以风邪为主。或由于情感内伤，肝失调达，郁而化火，上扰清空所致。另外由于气血瘀滞，阻滞经络而为痛。临床上以肝胆风火和阳明燥热多见。

【辨证论治】

原发性三叉神经痛，疼痛常突然发作，呈伴发性的烧灼痛或刺痛，甚至刀割样痛，数秒钟或 1～2 分钟痛即停止，一天可发作数次。三叉神经第一支痛则在攒竹穴外侧有压痛点，第二支痛则在四白穴处有压痛点，第三支痛则在大迎穴处有压痛点。有时在面部某处有痛觉敏感点，如轻微触及敏感，就可引发疼痛，称之为"触发点"。也有称"扳机点"。因此，患者常不敢洗脸、漱口、刷牙、说话等。

继发性三叉神经痛常呈持续性疼痛，有面部皮肤知觉迟钝，角膜，下颌反射消失，或有颞肌、嚼肌瘫痪、萎缩等现象，须注意查颅内疾病。

（一）基本疗法

（1）风寒外袭

主症：多有面部受寒因素，遇寒则甚，鼻流清涕，面部抽搐疼痛，得暖则舒，苔薄白，脉浮紧。

基本治法：疏风散寒，通经活络止痛。

针灸治法：宜取阳明、太阳、少阳经穴，分部近取与循经远取，针用泻法或加灸。

针灸处方：第一支：攒竹透鱼腰，下关，合谷。第二支：四白，下关，合谷。第三支：承浆，下关，合谷，风寒外袭加风池。

针灸方义：近部取穴为主，远道取穴为辅。可以疏通患部气血，以达到"通则不痛"的作用。循经远取为"上病下取"之意，以引邪下行。风池可祛风散寒解表。

（2）肝胆风火，阳明胃热

主症：突然发生一侧头面部短暂而剧烈的疼痛，发作严重者伴面部肌肉抽搐，口角牵向患侧，目赤面红，流泪流涎，疼痛或左或右，痛解如常人，便干溲黄，舌质红，苔黄或黄腻，脉弦。

基本治法：祛风平肝，清阳明热。

针灸治法：取足厥阴、足少阳、足阳明经穴为主，针用泻法。

针灸处方：颧髎，风池，下关，行间，内庭。

针灸方义：颧髎为手少阳、手太阳之会，有祛风、明目、通经、活络、止痛之功效；风池为胆经穴，泻之可清泻胆火；下关为足阳明、足少阳之会，祛风清胃热止痛；行间是肝经荥穴，内庭是胃经荥穴，合用能清肝经、胃经之郁热。诸穴合用，能泻肝胆之火，清胃热而止痛。

（3）气滞血瘀

主症：骤然发生的短暂而剧烈的一侧头面部疼痛，严重者可有面部肌肉抽搐，口角牵向患侧，说话、咀嚼、吞咽等均可引起发作，舌质紫暗，苔薄，脉弦紧或涩。

基本治法：理气活血，祛风通络。

针灸治法：取足厥阴、足少阳经穴及血会穴为主，针用泻法。

针灸处方：下关，太冲，风池，膈俞。

针灸方义：下关为胃经之络穴，祛风通络止痛；太冲为肝经原穴，清泻肝火，理气活血；风池祛风止痛；膈俞为血会，泻之则活血祛瘀止痛。

（4）阴虚火旺

主症：体虚形瘦，颧红，头昏，虚烦少寐，面部灼热，疼痛而抽搐，舌质红绛少苔，脉数而细。

基本治法：滋阴降火，通络止痛。

针灸治法：局部取穴及足少阴经穴为主，针用补法或平补平泻法
针灸处方：下关，颧髎，太溪，然谷。
针灸方义：下关、颧髎为局部取穴，以疏通局部经气，达到"通则不痛"的目的；太溪是肾经原穴，然谷为肾经的荥穴，合用补之可滋阴降火。

（二）其他疗法

耳针疗法

针灸处方：面颊，上颌，额，神门。

操作方法：中强度刺激，按症状部位选用 2～3 穴，捻针 1 分钟左右，间歇动留针 20～30 分钟，每日针治 1 次，10～12 次为一疗程。

二十四、肋间神经痛

【疾病概述】

肋间神经痛系指一个或几个肋间部位沿肋间神经分布区发生经常性疼痛，并有发作性加剧特征。原发性较少见，继发性者多与邻近器官和组织的感染、外伤或异物压迫等有关。此外，髓外肿瘤和带状疱疹亦常为产生本病的原因。

本病中医学归属于"胸胁痛"的范畴。两胁为足厥阴、足少阳经脉循行所过，故腋胁疼痛多与肝胆疾病有关。

【病因病机】

现代医学认为，病毒或细菌感染性疾病均可导致肋间神经痛，而邻近脏器组织病变与胸膜炎、结核、肿瘤以及外伤等有关，为肋间神经痛的主要原因。但是中医所称之"胁痛"是泛指胁肋部的疼痛，而肋间神经痛仅属于胁痛中的一种病症，应有所区别。

中医学认为胁痛的发病原因极为复杂，凡外感、内伤病证，皆可出现胁痛。其主要原因为邪犯少阳、痰饮内停、肝气郁积、瘀血阻滞、肝胆湿热等，均可导致肝胆之经气失调，气血阻滞，引起胸胁疼痛。

【辨证论治】

（一）基本疗法

（1）肝气郁结，络脉不利

主症：胁痛以胀为主，或为刺痛，痛无定处，每随情志的变化而增减，胸闷不舒，善太息，甚则腹部胀满，饮食减少，舌淡苔薄，脉象多弦。

基本治法：疏肝理气。

针灸治法：宜取足厥阴、足少阳经穴为主，针用泻法或平补平泻法。

针灸处方：肝俞，期门，丘墟，太冲。

随证配穴：根据肋间神经痛的病因和疼痛的特点，以及中医胁痛的发病机理，临证采取对症治疗的原则。取夹脊穴（取疼痛相应的肋间神经根部）、阿是穴 2～3 处（即疼痛神经分布线上的压痛点），支沟，阳陵泉。

针灸方义：肝气宜条达而恶郁结，郁结则气机不利而为胁肋疼痛，故治法以疏调肝气为主。取肝俞、期门即是疏肝调气。辅以肝胆二经之原穴太冲与丘墟，意在表里同治，并与对症治疗配合，收效自佳。根据以痛为腧的原则选取夹脊穴与阿是穴，以疏导局部气血，通调经气。胁痛属少阳经病变，故取手少阳经支沟、足少阳经的阳陵泉以疏通少阳经络之气血，达到通则不痛的目的。

（2）瘀血阻络，经气阻塞

主症：胁肋疼痛如刺，痛处固定不变，持续疼痛并阵发性加重，入夜尤其，或由外伤而起，或见胁下肿块。舌见紫色或有瘀斑，脉多细涩。

基本治法：活血行瘀，通经止痛。

针灸治法：宜取背俞穴及足太阴、足厥阴经穴为主，针用泻法。

针灸处方：膈俞，肝俞，血海，三阴交，行间。

针灸方义：瘀血阻于络脉，经气阻滞，不通则痛。除用对症治疗、循经取穴以活血通络外，宜加强改善血行的治法；膈俞、血海、三阴交等穴，无论从临床治疗或实验研究观察，均证明其与血液的影响最大，故用其活血行瘀。加肝俞、行间以疏调肝气，气行则血行，可加强活血化瘀之效。此外，应加强对引起胁痛的原发病的治疗，才能获得根本的好转。

（3）邪犯少阳，枢机失利

主症：胁肋抽掣冷痛，或灼热疼痛，或痛胀兼作，并伴有寒热往来，口苦、咽干或目眩耳聋等少阳病见症。舌苔白滑或黄，脉弦。

基本治法：和解少阳，祛邪通络。

针灸治法：宜取手足少阳经穴为主，针用泻法。

针灸处方：中渚，外关，大椎，足临泣。

针灸方义：外邪侵犯少阳，枢机失利，则为寒热往来，少阳经气阻滞，则为胁肋疼痛。治以和解少阳为主，故取中渚、外关以疏解少阳之邪。加大椎以去寒热，足临泣以泻少阳经之邪实。并宜配合对症治疗处方，以加强局部疼痛的控制。

（4）痰饮内停，气机失宣

主症：胸胁胀痛，呼吸时疼痛加剧，以致气短息促，伴见咳嗽频作，甚则气逆作喘，咳痰稀薄，舌苔白腻，脉象细弦或沉滑。

基本治法：宣肺理气，化痰蠲饮。

针灸治法：宜取手太阴、足阳明经穴为主，针用泻法。

针灸处方：尺泽，列缺，天突，足三里，丰隆。

针灸方义：痰饮停于胁肋之间，中医称为悬饮。由于痰饮停留，阻碍肝胆气机的通调，故见胁肋疼痛之症。然饮停胸胁可影响肺气的宣降失常，从而影响肝胆气机之疏泄不利，故选用尺泽、列缺以宣泄肺气。取天突以肃降肺气而止喘咳。取足三里、丰隆调脾胃以绝痰饮之源。结合对症取穴法控制疼痛，以奏全功。

（5）肝阴不足，经脉失养

主症：胁肋部隐隐作痛，其痛悠悠不休，口干咽燥，心中烦热，头昏目眩，视物不清。舌红少苔，脉象细弦而数。多见于慢性病衰弱患者。

基本治法：补养肝阴，和络缓痛。

针灸治法：取足三阴经穴为主，针用补法或平补平泻法。

针灸处方：肝俞，风池，曲泉，三阴交，太溪。

针灸方义：肝俞与曲泉以调补肝脏，取三阴交、太溪以滋水养阴，取风池以治头昏目眩，乃标本兼顾之法。

（二）其他疗法

1. 耳针疗法

针灸处方：胸，神门，交感，枕，肺。

操作方法：用捻转手法，每次1～2分钟，留针20～30分钟，间隔5～10分钟捻针1次。

2. 电针疗法

针灸处方：支沟，阳陵泉，疼痛明显取相应节段的夹脊穴。

操作方法：选用以上腧穴，通用电刺激5～10分钟，以有电麻感为度。

3. 水针疗法

针灸处方：取肋间神经疼痛相应节段的夹脊穴。

药物选择：2% 盐酸普罗因溶液。维生素 B_1、维生素 B_{12} 100μg 或维生素 B_1 100mg，注入上穴，每隔 1～3 天 1 次。

4. 激光照射法

针灸处方：阿是穴（指压痛点），相应节段夹脊穴，支沟。

操作方法：用氦氖激光仪照射上列各点，每次照 1～3 分钟，每日照射 1 次。

5. 辅助治疗

（1）推拿疗法对本病有良好的止痛作用，可配合治疗。

（2）因带状疱疹而致本病者，应积极治愈疱疹，可参阅带状疱疹篇。

二十五、坐骨神经痛

【疾病概述】

坐骨神经痛是指在坐骨神经通路及其分布区内的疼痛。其主要症状表现为腰部、臀部、大腿后侧、小腿后外侧及足背外侧疼痛，为多种疾病引起的一种症状。

本病中医学属"痹证""腰痛""伤筋""腰腿痛""腰脚痛""坐臀风""腿股风"等病证范畴。

【病因病机】

导致坐骨神经痛的病因病机为：

（1）素体禀赋不足，素体虚弱，加之劳累过度，腠理空疏，外邪容易乘虚侵入而致病。

（2）久病体虚，肝肾不足，气血耗伤，风寒湿之邪乘虚侵入肌表而发病。

（3）凡露卧受凉，涉水冒雨，久居寒湿之地，感受风寒湿之邪而致病。

（4）外伤凡闪挫撞击，负荷过重，持重努伤等均可造成气滞血瘀，血行不畅，不通则痛。

综上所述，本病主要病因为禀赋不足、正气虚弱、外感寒湿、闪挫劳损等原因引起。各种原因交互错杂，各种病理也可相互转化。如外感寒湿或内挫劳损，日久不愈可损伤正气；肝肾亏虚，气血不足，往往容易遭受损伤或外感寒湿；由外伤致的瘀血性疼痛也常因起居不慎、感受寒湿而引起发作。各种原因导致的坐骨神经痛，多以经络阻滞为基本病理变化。

【辨证论治】

坐骨神经痛的证候分虚实两类，疼痛发作时，以实证为主，或寒湿留着，或瘀血阻滞、疼痛不甚，或缓解过程中，也有正气不足者。针灸治疗本病时，当患者有典型的虚实证候时，则着重讨论辨证选穴，施行不同针灸方法。当虚实证候不典型时，则主要根据疼痛放射范围涉及的经络分经论治。

（一）基本疗法

1. 循经论治

针灸治法：按疼痛部位及放射路径，循经选足太阳、足少阳经穴为主，针用泻法或平补平泻法。

针灸处方：第 2～5 腰椎夹脊穴，秩边，环跳，阳陵泉。

随证配穴：足太阳经分布部位疼痛，加殷门、委中、承山、昆仑；足少阳经分布部位疼痛，加风市、悬钟、丘墟等。

针灸方义：本方主要根据疼痛部位选穴，旨在疏导经气，达到通则不痛的目的。夹脊穴位于督脉之旁，有温经散寒之效。环跳是治疗下肢痿证、痹证的有效穴，为足少阳经与足太阳经交会穴。阳陵泉为筋会，又取位于坐骨神经内侧的足太阳经穴秩边。诸穴伍用，共起通经、活络、止痛之功效。

2. 辨证论治

（1）寒湿留着

主症：腰腿疼痛剧烈，沿经脉上下走窜屈伸不便。或自觉一身沉重，腰腿部重着，强硬酸痛交作，伴有小腿外侧及足背肌肤不仁，喜暖畏寒，遇寒冷气候则疼痛尤甚，苔白腻，脉沉。

基本治法：祛寒行湿，温经通络。

针灸治法：宜取足太阳、足少阳经穴为主，针用泻法，加灸。

针灸处方：秩边，阳陵泉，命门，腰阳关。

针灸方义：秩边疏通足太阳膀胱经气，阳陵泉为筋会，合用起到通经活络之功。命门、腰阳关为督脉腧穴，督脉乃阳脉之海，取之有温经散寒祛湿之效。

（2）肝肾两虚，寒湿侵袭（根性坐骨神经痛）

主症：一侧腿痛，咳嗽、喷嚏、用力时疼痛加剧并呈放射痛，有时伴麻木，小腿发凉，畏寒喜温，腰痛，舌质淡，苔薄，脉沉或沉细。

基本治法：温肾养肝，疏风散寒，祛湿通络。

针灸治法：取足少阴、足太阳、足厥阴经穴为主，针用平补平泻法，可加灸。

针灸处方：寒湿留着方加肝俞，肾俞，阴谷，三阴交，曲泉。

针灸方义：取肝俞、肾俞可补益肝肾，强筋壮骨；阴谷益肾填精；三阴交补益三阴；曲泉为肝经合穴，补肝，强筋骨。

（3）瘀血阻滞

主症：多有腰部外伤病史，或腰腿疼痛经久不愈，疼痛如针刺、刀割，连及髋关节或下肢，不能仰俯，转侧不利，夜间疼痛加重。舌质紫暗或有瘀斑，脉弦紧或脉涩不利。

基本治法：活血化瘀，通络止痛。

针灸治法：宜取足太阳经穴为主，针用泻法。或在委中穴部位寻找瘀血络脉，刺络出血3～5mL。

针灸处方：寒湿留着方加膈俞、委中。

针灸方义：膈俞为血会；瘀血阻滞者取委中放血，有活血通络之效。

（4）正气不足

主症：病变迁延不愈，反复发作，每过劳累则痛剧，休息后疼痛减轻，喜按喜揉，腰腿乏力，面色不华，精神疲乏，脉沉细。

基本治法：益肾强腰，通经活络。

针灸治法：宜取足太阴、足阳明经穴为主，针用补法或加灸。

针灸处方：寒湿留着方加肾俞、足三里、公孙。

针灸方义：腰为肾之府，方中取肾俞可益肾强腰，又取足阳明胃经合穴足三里、足太阴脾经穴公孙，以健脾和胃益气。

（二）其他疗法

1. 耳针疗法

针灸处方：坐骨神经，臀，肾上腺，神门，腰椎，骶椎。

操作方法：每次选2～3穴，毫针快速捻转2～3分钟，停捻5分钟，再行第2次捻转。捻针时令患者活动患部，每日针刺1次。或在针刺体穴后，再在耳穴上埋针或贴压中药籽，当疼痛发作时按压。

2. 电针疗法

针灸处方：按上述证型选穴。

操作方法：每次选用2～3对腧穴，按电针常规操作法操作。每次留针20分钟，每日治疗1次。

3. 刺血疗法

针灸处方：腰骶处阿是穴，上髎，次髎，承扶，殷门，委中，委阳，悬钟。

操作方法：在腧穴周围寻找瘀血络脉，常规消毒后用三棱针刺破络脉，令血液自动流出，出血停止后加拔火罐，数分钟后起罐。

4. 皮下埋针疗法

针灸处方：秩边，环跳，阳陵泉，悬钟，昆仑。

操作方法：用皮内针刺皮下，以胶布固定，留置3～5天，疼痛时令患者按压埋针处。或针刺体穴后，选2～3个患者针感较强穴位埋针，每日按压数次以巩固疗效。

5. 辅助疗法

（1）可配合采用理疗，如红外线或短波透照或碘离子透入等。对于神经根部压迫患者，可用牵引方法。

（2）患者应注意保暖防潮，避免感受寒湿。加强体育锻炼，平时注意活动和劳动姿势。由肿瘤压迫或子宫附件炎等引起者，要及时治疗原发病。

（3）推拿是治疗本病，特别是腰椎间盘突出症的较好方法，可在秩边、肾俞、承扶、殷门、飞扬等部位施行推、揉、滚法。在疼痛下肢的阿是穴、环跳、委中、悬钟施以点压法。

二十六、多发性神经炎（周围神经炎）

【疾病概述】

多发性神经炎又名末梢神经炎或周围神经炎。是一种具有对称性的四肢远程感觉障碍，伴弛缓性瘫痪及营养机能障碍等症状的疾病。感染、损伤、营养缺乏、代谢障碍，胶原病及其他原因（遗传、过敏等）均可引起，但以感染和中毒对神经损害引起者较多。

本病属中医学的"痹证""痿证"的范畴。

【病因病机】

现代医学认为引起多发性神经炎的原因很多，有感染性疾病的直接感染、继发感染及细菌毒素的作用，化学因素中的药物、化学品、重金属类的作用，还有代谢障碍、营养障碍、结缔组织病变、遗传及其他原因等引起。其病理改变主要为轴突变性、节段性脱髓鞘和间质变化引起的多发性神经炎。

中医学认为本病系湿热和寒湿之邪外袭，留于经脉，伤于筋肉，而致肢体痿弱不用；或者体虚外感风寒湿邪，营卫不和，痹阻经络，不通则痛，气血不到之处则麻木不仁；另有肾藏精，主骨生髓；肝脏血，主筋，为罢极之本。若精血充足，则筋骨坚强，活动自如；若肝肾两伤，则精枯血少，筋骨失养而成痿。其次脾胃素虚，或因病致弱，使纳运失常，生化不足，宗筋失养，亦能致痿。

总之，本病的病位在肺、胃、肝、肾四脏，病邪为湿热、寒湿和风寒湿痹，病机是脏器素虚，外邪乘虚而入，湿热浸淫经脉，或风寒湿邪闭阻脉络，脉道不通，经脉失养而发生疼痛麻木、痿弱不仁等症。

【辨证论治】

（一）基本疗法

（1）湿热浸淫

主症：肢体远端（尤以下肢）首先出现麻木、微肿，肌肉酸痛，或皮肤瘙痒、痿软无力，并逐渐向上扩展，胸如束带，身重不能动，甚则呼吸、言语、吞咽困难，小便潴留或失禁。舌苔厚腻而黄，脉象濡数。此型多见于急性感染性多发性神经根炎。

基本治法：清热化湿，益气通络。

针灸治法：取督脉及手足阳明经穴为主，针用泻法。

针灸处方：大椎，命门，腰阳关，麻痹水平上下的夹脊穴，曲池，手三里，合谷，足三里，三阴交。

随证配穴：出现呼吸困难、胸如束带者，加身柱、素髎；言语困难、吞咽不利者，加天柱、廉泉。

针灸方义：急性感染性多发性神经根炎多见于夏秋暑湿、湿热交蒸季节。湿热下注，浸淫经络，络脉不通，则经脉弛缓。督脉为诸阳经之统，故取大椎、命门、腰阳关以强壮腰脊，通阳达表，补肾培元，并能驱除脊膂之湿热。夹脊穴是经外奇穴，每个夹脊穴均位于每个节段的神经根部，故对神经根有直接的作用。曲池、手三里、合谷、足三里皆是手足阳明经之要穴，均具有健脾化湿、通调经络、调和气血之功。三阴交乃三阴经交会穴，有运脾化湿、补益肝肾、通利三阴经络、调和气血之功。若胸如束带，呼吸困难，加身柱、素髎能宽胸理气，回阳救逆，兴奋呼吸。言语及吞咽困难时，加天柱、廉泉，能利咽开音，通络醒脑。此皆急则治标之法。

（2）风寒阻络

主症：四肢麻木、刺痛，畏寒肢凉，得温则缓解，活动时加重，或出现跛行，皮色苍白，久则晦滞，舌质淡，苔薄白，脉细弦。此型多见于药物中毒性及代谢障碍性引起的多发性神经炎。

基本治法：祛风散寒，通经活络。

针灸治法：宜取手足阳明、手少阳经穴为主，针用泻法，可加灸。

针灸处方：上肢取尺泽、曲池、外关、八邪，下肢取委中、足三里、昆仑、八风。

随证配穴：麻木刺痛局限于指趾端者，可刺手足十宣出血。

针灸方义：风寒湿邪外袭。或湿毒流注经络，而致络脉气血痹阻不通则痛，失荣则麻木不仁。若病局限于两手者，取曲池、尺泽、外关，祛散风寒，化湿通络；八邪为经外奇穴，通五指之经络，浅刺出血能泄毒泻邪，针而灸之能通调五指之络脉；若病局限于两足者，取足三里、委中、昆仑，能祛下肢之风湿，调下肢之络脉，八风亦为经外奇穴，其功用与八邪相同。手足十宣均位于指趾尖端，亦属经脉之"井穴"范畴，其功用亦与各井穴相似，浅刺出血能泄热排毒，若风寒湿毒，蕴结肢末，留而不去，而致麻木刺痛者，浅刺出血，能起到"菀陈则除之"之功。

（3）肝肾两亏

主症：痿证日久，或久病精枯，腿胫大肉渐脱，膝胫痿弱无力，肌肤不仁，甚则肤色苍白或晦暗，伴有低热，便干尿黄，口干，舌红，苔少，脉细数。此型多见于多发性神经炎晚期，或急性感染性多发性神经根炎缓解期。

基本治法：滋补肝肾，清热治痿。

针灸治法：宜取背俞穴以及手足阳明、督脉经穴为主，针用补法。

针灸处方：肝俞，肾俞，命门，腰阳关，足三里，三阴交，太溪，曲池，合谷。

随证配穴：手足下垂时，加养老、外关、悬钟、解溪；伴有低热盗汗时，加复溜、阴郄。

针灸方义：痿证日久，肝肾精血被耗，而致大肉渐脱，肌肤不仁，痿弱不用，故取肝俞、肾俞针而补之，益肝补肾，强壮筋骨；命门、腰阳关培元补肾，强壮腰脊；足三里、曲池、合谷健运脾胃，主润宗筋；三阴交、太溪具有补益肝肾，健运脾胃，疏通三阴经脉，调和气血之功。若因小筋弛长，手足下垂时，加养老、外关以通调手部阳经之络，加悬钟、解溪以疏通足部阳经之脉；如阴虚烦热、盗汗，宜加复溜、阴郄以滋阴清热止汗。

（4）阳明络损

主症：四末麻木不仁，痿弱无力，肌肉瘦削，甚则瘫痪不起。伴纳呆，腹胀，腹泻，面色无华，舌质淡，苔薄白，脉细弱。此型多见于营养障碍和某些慢性消耗性疾病引起的多发性神经炎。

基本治法：健胃运脾，补虚荣经。

针灸治法：取手足阳明经穴及背俞穴为主，针用补法，加灸。

针灸处方：脾俞，胃俞，足三里，解溪，曲池，合谷

随证配穴：瘫痪不起，加命门、腰阳关及两侧夹脊穴；纳呆，腹胀腹泻，加中脘、天枢。

针灸方义：脾胃虚弱，运化乏权，营卫之气不足，或因久病耗精伤血，阳明之经失养，而致宗筋弛缓，痿躄乃生。故取脾俞、胃俞针而补之，使脾胃运化有权，以治其本。再取曲池、合谷、足三里、解溪，以调和气血，通经活络而治其标。若瘫痪不起，乃督脉受损，故加命门、腰阳关及夹脊穴，温养督脉，通利腰脊。若纳呆腹胀腹泻，属脾胃两虚，纳运失常，加中脘、天枢，调和肠胃气机，恢复纳运功能。

（5）瘀血凝滞

主症：肢端疼痛，不能入睡，怕盖棉被，麻木不仁，手足无力，肿胀汗出，皮肤色暗或有瘀斑，苔薄，脉紧涩。

基本治法：活血通络。

针灸治法：取手足阳明、足厥阴、足太阳经穴为主，针用泻法。

针灸处方：曲池，足三里，合谷，期门，膈俞，肝俞，太冲，八邪，八风。

针灸方义：曲池是手阳明经合穴，用之以泄阳邪，足三里是胃经之合穴，功能调补脾胃，以益气养血，合谷是手阳明经的原穴，功能祛风解表。期门、膈俞和太冲有活血祛瘀的作用；肝俞能疏肝理气活血祛瘀，八邪、八风为奇穴，取之以泄阳热之邪。

（二）其他疗法

1. 皮肤针疗法

针灸处方：以手足阳明经为叩刺重点，并结合患部穴叩刺。若瘫痪不起者，加叩督脉及相应夹脊穴。

操作方法：中等叩刺，叩至皮肤明显充血或略有出血。每日或隔日1次。

2. 耳针疗法

针灸处方：神门，交感，相应部位耳穴。

操作方法：强刺激，留针15～20分钟，每日1次。

3. 水针疗法

针灸处方：曲池，外关，合谷，足三里，悬钟，太冲。

药物选择：维生素B_1、维生素B_6、维生素B_{12}等。

操作方法：每次选2～4穴，每穴注射药液0.5～1mL，隔日1次。

4. 电针疗法

针灸处方：上肢取曲池、外关、合谷，下肢取足三里、阳陵泉、解溪。

随证配穴：若瘫痪不起，加大椎、腰阳关及相应节段夹脊穴。

操作方法：上穴可交替使用。每次选2～4穴，用疏波或继续波，通电15～20分钟。隔日1次。

5. 头针疗法

针灸处方：运动区，感觉区，足感区。

操作方法：捻转幅度为左右捻转各2～3转，捻转频率为每分钟200次左右。间歇留针，每隔5～10分钟，加强捻转0.5～1分钟，留针时间30～60分钟。亦可采用电针，选用疏波或继续波，通电15～12分钟。

6. 辅助治疗

（1）急性感染性多发性神经根炎在病情迅速进展阶段，宜进行中西医综合抢救。

（2）急性期应卧床休息，饮食要富含营养并易于消化，注意局部保暖。

（3）发生瘫痪时，注意翻身以防止褥疮发生。

（4）推拿、理疗、体疗均可配合应用。

二十七、臂丛神经痛

【疾病概述】

臂丛神经包括第5、6、7、8颈神经和第1胸神经根的前支，其作用主要是支配上肢的感觉和运动。这些神经所组成的神经根、神经索和神经干的原发性或继发性病症所产生的疼痛，总称为臂丛神经痛。其致病原因常见者为神经本身炎症、神经通路受压迫、肿瘤及外伤等。其主要临床表现为各神经分布区的疼痛、运动障碍，甚至肌肉萎缩等。

根据临床症状来看，本病可统属于中医"痹证"范围。但从疼痛的部位分析，本病可归属于"颈项痛""肩臂痛"等病症中。

【病因病机】

现代医学将臂神经痛分为根性、丛性及干性三种类型。其中根性最为常见，丛性次之，干性则少见。其发病原因如下：

根性臂神经痛系指组成臂丛的第5～8颈神经根及第1胸神经根由于原发性或继发性损害所产生的疼痛综合征，其原因为颈椎病变，如椎间盘突出、颈椎骨关节韧带退行性变、各种感染性脊柱炎、颈椎损伤、肿瘤及颈椎畸形等；颈脊髓脊膜病变，如脊髓空洞症、脊髓蛛网膜炎等；颈胸神经根炎，如感染性多发性神经根神经炎等。以上原因均可导致本病。

丛性臂神经痛指由于不同原因致使神经丛损害而产生的疼痛综合征。其原因为臂丛损伤，如各种外伤、肿瘤与淋巴结病的刺激病变或压迫臂丛，肩关节与肩关节周围炎侵及部分臂丛以及感染等。

干性臂神经痛系指上肢某周围神经干的原发性或继发性病变所产生疼痛综合征，其原因如周围神经损伤、外伤骨折、局部受压、周围神经炎等。

中医认为，本病多因外感风寒湿邪，侵袭颈项肩臂之肌肉、关节、筋脉，导致经络闭阻，气血运行不畅，不通则痛，发为痹证。也可因跌仆外伤而起，颈项肩臂疼痛或肿胀，手不可近；或伴肌肉、筋脉、关节损害，瘀血内留而作痛。或风寒湿所致颈项肩臂疼痛，脉络闭阻。或久延不愈，气血长期运行不畅，经气痹塞而致血瘀疼痛。亦因于脾肾阳虚，痰饮内停，流注经络，阻遏气血运行，而致颈、项、肩、臂等处作痛。若久病体虚，脾胃亏损，气血生化不足，无以濡养经络、筋脉，因而作痛，伴有肌肤不泽、肌肉萎缩及全身衰弱症状。

【辨证论治】

(一) 基本疗法

(1) 风寒湿痹

主症：由于风、寒、湿三气侵入各有偏胜，故颈肩臂疼痛的临床表现亦不相同。其风气偏胜，疼痛走窜，时上时下；寒气偏胜，疼痛较重，局部怕冷，颈项肩臂筋脉牵强；湿气偏胜，酸痛重着或酸重于痛。一般全身症状较少。舌苔白，脉紧或濡。

基本治法：祛风散寒，逐湿通络。

针灸治法：宜取手足少阳、督脉经穴为主，针用平补平泻法或艾灸。

针灸处方：大椎，风池，外关，阴陵泉。

针灸方义：外感风寒湿邪，侵袭颈项肩臂肌肉筋脉，导致经络闭阻，气血运行不畅，不通则痛。故除循经取穴对症治疗外，加用大椎通调阳气以宣风寒湿痹。取风池、外关以祛风邪，取阴陵泉以去湿邪。其属于风寒偏胜者，加灸法以温散之；有化热趋势者，用针泻以泄热邪。因证制宜，以加强疗效。

随证配穴：臂丛神经痛的部位主要在颈项、肩胛、上下臂等处。根据疼痛部位，按照经络循行，选择相应穴位进行治疗。颈项疼痛加百劳、大杼、缺盆。肩胛疼痛加肩髃，肩外俞，肩贞。上肢疼痛，桡侧线取臂臑、曲池、手三里、列缺、合谷；正中线取尺泽、内关、大陵、曲泽；尺侧线取曲泽、少海、支正、后溪等。其他压痛点取阿是穴。

(2) 血瘀痰浊，留伏经隧

主症：血瘀由外伤所引起者，局部肿胀青紫，手不可近，其因痹证久延，气滞而血瘀者，则症见肌肤不仁、不泽，甚至肌肉萎缩。其因痰浊流注经络而致者，除颈项肩臂疼痛外，常伴有眩晕、胸闷、泛恶、便溏、苔腻、脉濡等症状。

基本治法：活血化瘀，祛痰通络。

针灸治法：宜取足阳明、足太阴经穴及血会为主，针用平补平泻法。

针灸处方：膈俞，血海，足三里，丰隆。

随证配穴：外伤初期局部肿胀者，可在肿胀处上下取穴针刺；脾虚者加脾俞、中脘、三阴交。

针灸方义：血瘀痰阻致病，故取膈俞、血海以活血化瘀；取足三里、丰隆以化痰浊。其外伤初期肿胀者，于病处上下针而泻之，以退肿去瘀。其久病脾虚者，取脾俞、中脘、三阴交等以补益脾胃，或加灸法以脾阳。治疗时仍宜与对症治疗的方法相互配合。

(3) 气血不足，瘀血阻络

主症：颈项肩臂酸痛麻木，以酸麻为主，肌肤不泽，肌肉萎缩或手指拘挛，举臂为难，肢体无力，甚或头昏目眩。舌苔黄，脉象细弱。

基本治法：补益气血，活血通络。

针灸治法：宜取背俞穴以及足阳明、足太阴经穴为主，针用平补平泻法。

针灸处方：足三里，三阴交，肝俞，脾俞，膈俞。

随证配穴：手指拘挛者，加三间、后溪。

针灸方义：补益气血，总以滋其生化之源为主，故穴用脾俞、足三里、三阴交等调理脾胃，以助气血生化之源。因臂痛日久而肌肉萎缩者，在局部加以轻刺，艾灸则有助于加快恢复。其手指拘挛者，取三间透后溪，加强针感以舒筋急。针刺肝俞、膈俞，养肝活血，通经络。

（二）其他疗法

1. 耳针疗法

针灸处方：颈，肩，臂，交感。

操作方法：用中、强度刺激，留针10～30分钟，每日或隔日1次，也可埋针2～5天。

2. 水针疗法

针灸处方：颈项痛取风池、百劳，肩臂痛取肩髃、曲池、外关。

药物选择：维生素B_1、维生素B_{12}。

操作方法：加维生素B_1 100mg加维生素B_{12} 0.1mg，注入上穴。每次取1～2穴，每穴1mL。

3. 光照治疗 激光照射、微波照射等均可缓解疼痛，可同时或交错使用。

4. 辅助治疗

（1）卧床休息，有助于加速疼痛的缓解。

（2）推拿有良好的止痛效果，可以配合应用。

二十八、臂丛神经及其周围神经麻痹

【疾病概述】

臂丛神经系由第5～8颈神经前支和第1胸神经前支大部分构成。根据临床损害现象，臂丛神经麻痹常分为上臂丛型（第5、6颈神经根）和下臂丛型（第7颈神经根至第1胸神经根）。麻痹的原因多为外伤、感染或肿瘤等引起。

周围神经一旦受到损害，其所支配的肌肉立即瘫痪，继之逐渐萎缩。其由外伤引起者属于中医学中"伤筋"范围，因感染等原因引起者则属于"痿证"范畴。

【病因病机】

现代医学认为引起臂丛及其周围神经损伤最常见的原因为外伤骨折，或关节脱臼，局部压迫，炎症，肿瘤以及铅中毒、酒精中毒等。

若外伤跌仆，引起内外出血，造成伤血耗气，以致经脉空虚；或瘀血不散，气血运行不畅，引起经脉阻滞，或由于外感风寒湿热之邪，留滞经络，使气血壅郁，络脉瘀阻，均可导致肢体筋骨失养而痿废不用，麻木不仁。

【辨证论治】

臂丛及其周围神经麻痹，由于受损部位不同，症状各异，其总的原则是以上带下，以主带次，以轻带重，根据麻痹的部位、受损的肌群，辨证施治。

（一）基本疗法

1. 臂丛神经麻痹

（1）气滞血瘀，筋脉失濡

主症：跌仆金疮后，受伤上肢弛纵不收，麻木不仁，手部浮胀，皮色青紫，病延日久则肌肉枯削，痿废不用，舌质紫暗或淡红有瘀斑，苔薄白，脉细涩。

基本治法：调气行血，舒筋通络。

针灸治法：宜取手阳明经穴及颈椎、胸椎夹脊穴为主，针用平补平泻法。

针灸处方：①臂丛型：病侧第4颈椎至第1胸椎夹脊穴，大椎，肩中俞，巨骨，肩髃，臂臑，肩髎，天府，侠白，曲池。分两组交替轮用。②下臂丛型：病侧第4颈椎至第1胸椎夹脊穴，肩髃，曲池，手三里，内关，鱼际，合谷，八邪，后溪。分两组交替轮用。

随证配穴：兼有瞳孔缩小、眼裂变狭及面、颈部出汗者，加风池、太阳、攒竹；病延日久，肝肾不足，气血两虚者，加肝俞、脾俞、肾俞。

针灸方义：本证多由锁骨和肩部骨折、脱臼、胸廓手术、上臂扭转等原因引起上肢经脉损伤，使经气阻遏，气血瘀滞，筋脉失濡所致，故配方以取受损经脉之腧穴为主。臂丛神经麻痹按经络辨证。主要损及手阳明、手太阳经，故方中巨骨、肩髃、臂臑、曲池、手三里、合谷等皆为手阳明经穴，既宗"治痿独取阳明"之要旨，亦疏本经被遏之气血；手三阳经皆会于督脉之大椎，刺之以疏通三阳之经气，使气血流畅，筋肉得濡；臂丛神经来源于第5颈椎至第1胸椎，故取第4颈椎至第1胸椎夹脊穴以激发经气，营运气血。其余诸穴皆为局部取穴，针而灸之，可温经通络，行气活血，以润养筋脉而起痿兴废。

（2）湿热浸淫，经脉痹阻

主症：初起颈项肿痛，继而上肢痿软，困重麻木，屈伸不利，久则弛缓不收，不堪任用，或伴身热胸痞，舌质红，苔黄腻，脉滑数。

基本治法：清热化湿，舒筋通络。

针灸治法：宜取手阳明、督脉经穴为主，针用泻法。

针灸处方：大椎，曲池，合谷，尺泽，颈项红肿局部。

随证配穴：上臂丛型加百劳、巨骨、臂臑、肩髎，下臂丛型加肩髃、手三里、内关、后溪、八邪。

针灸方义：本证多由颈部肿毒，湿热浸淫，经脉痹阻所致，故泻大椎、曲池、合谷以清阳经邪火；刺尺泽及肿毒周围出血以泄血中毒热；再根据受损经脉，取该部腧穴平补平泻，以疏畅本经气血。诸穴相配，使热毒解，湿热祛，经脉通，气血畅，则痿废肢体自能逐渐恢复功能。

2. 上肢周围神经麻痹，瘀血阻络，筋脉失养

主症：上肢痿软，缓纵不收，麻木不仁，手腕下垂，诸指不用；病延日久则肌萎爪枯，痿废不用。舌淡红，苔薄白，脉弦细或细涩。

基本治法：疏通经络，调和气血。

针灸治法：宜取手三阳经及局部取穴为主。针刺治疗，早期用泻法，病变后期用补法或艾灸。

针灸处方：①神经麻痹：病侧第4~7颈椎夹脊穴，大椎，巨骨，肩髎，肩前，肩井，曲垣，臂臑。分两组交替轮用。②桡神经麻痹：巨骨，大椎，陶道，肩髎，臑会，消泺，肩髃，曲池，手三里，孔最，外关，中泉，阳溪，合谷。分两组交替轮用。③正中神经麻痹：巨骨，大椎，陶道，肩前，曲泽，神门，间使，内关，大陵，劳宫，鱼际，合谷。分两组交替轮用。④尺神经麻痹：大椎，陶道，青灵，小海，灵道，神门，八邪，阳谷，腕骨，后溪。分两组交替轮用。

随证配穴：若病延日久，导致肝肾不足、气血两虚者，加肝俞、肾俞、脾俞、气海、关元。

针灸方义：上肢周围神经麻痹可由外伤、骨折、脱臼、腋窝受拐杖压迫、神经炎等原因引起有关经脉受损，使经络阻滞，荣卫不通，筋肉失养。按经络辨证，腋神经麻痹主要损及手三阳经，桡神经麻痹主要损及手阳明和手少阳经，正中神经麻痹主要损及手厥阴经，尺神经麻痹主要损及手少阴和手太阳经，故处方以选各受损经脉之腧穴为主。由于上肢周围神经皆来源于第5颈椎至第1胸椎处，根据"以上带下"的原则，故第5颈椎至第1胸椎的督脉腧穴及其病侧之夹脊穴亦均可选用。每次取6~8穴，先泻后补，深刺强刺，复加灸法及拔火罐，以疏通经气，活血散瘀，使气血运行通畅，肝肾不足，气血两虚者加补脾俞、气海，培后天之本以开化源，肝俞、肾俞、关元补先天之本以益精血，俾使气血充盈，则筋脉肌肉得濡，痿瘫之症自能恢复。

（二）其他疗法

1. 耳针疗法

针灸处方：肝，脾，肩，肘，腕，手等相应部位。

操作方法：每次选4～5穴，用毫针强刺激，留针15分钟，隔日1次；或用揿针埋针1～3天，分两组轮流进行。

2. 电针疗法

针灸处方：按辨证分型取穴，每次选取2～3对腧穴交替轮用。

操作方法：按电针操作常规，接通电源，逐渐增大电流，至局部肌肉跳动为度，每次通电15～20分钟，隔日1次。

3. 水针疗法

针灸处方：按辨证分型取穴，每次选取4～6穴，交替轮用。

药物选择：回苏灵加兰他敏，维生素B_1、维生素B_6、维生素B_{12}、三磷酸腺苷、肌苷、当归注射液、丹参注射液、红花注射液等，任选1～2种，交替轮用。

操作方法：按水针操作常规，每穴注入1～2mL，隔日1次。

4. 芒针疗法

针灸处方：自第5颈椎透刺至陶道，病侧第5颈椎～第1胸椎夹脊穴。

随证配穴：腋神经麻痹加肩髃透臂臑，肩髎透臑会，天宗透肩贞；桡神经麻痹加臑会透天井，曲池透偏历，合谷透劳宫；正中神经麻痹加肩前透天泉，曲泽透郄门；尺神经麻痹加青灵透少海，少海透灵道，后溪透劳宫。

操作方法：把颈部腧穴和上肢腧穴搭配分组，每次取2～3组，按芒针操作常规，用补法针刺，隔日1次，交替轮用。

5. 皮肤针疗法

针灸处方：颈部督脉及足太阳膀胱经。

随证配穴：腋神经麻痹加叩肩部及上臂部的手阳明经、手太阳经和上臂外侧感觉迟钝处；桡神经麻痹，加叩上肢手阳明、手少阳经和手背拇指与第1、2掌骨间隙；正中神经麻痹，加叩上肢手厥阴经和手掌侧的感觉障碍区；尺神经麻痹，加叩上肢手少阳经、前臂手太阳经和手背、手掌、小指及无名指尺侧的感觉障碍区。

操作方法：用强刺激重叩皮肤至隐隐出血为度。除按经线循经叩刺外，感觉缺失区用局部散刺法。

6. 辅助治疗

（1）加强护理，使肢体保持功能位。

（2）必须早期配合推拿及功能锻炼，完全瘫痪时先做被动运动，若肢体功能逐渐恢复，则患者的主动运动和医护人员协助的被动运动相结合，以防关节、韧带僵化，有利于肢体功能的康复。

二十九、下肢周围神经麻痹

【疾病概述】

下肢周围神经来源于腰骶丛，由第1、2、3腰神经所组成，发生麻痹的原因多由外伤、感染、中毒、肿瘤、糖尿病等引起。周围神经损伤后，其所支配的肌肉立即瘫痪，继则肌肉萎缩。

本病由刀枪创伤、手术损伤、骨折脱臼等外伤引起者，属于中医学"伤筋"范围。若因感染、中毒、肿瘤、糖尿病等原因引起者，属于"痿证"的范畴。

【病因病机】

现代医学认为下肢周围神经麻痹，可由刀枪创伤或手术损伤，脊椎或骨盆、股骨骨折，髋关节脱臼以及感染、中毒、肿瘤、糖尿病等引起。

下肢周围神经受损后，引起其所支配肌肉的瘫痪而发生下肢，痿废不用。肢体痿废有外伤、内伤之分，外伤所致者，大多为跌仆金疮、强力压迫，内伤所致者多由六淫外邪留滞经络，造成络脉瘀阻，气血运行不畅，导致筋骨肌肉失于濡养；或因脾胃虚弱，气血不足、宗筋失润，弛缓不收，机关不利。

肝藏血，主筋，为罢极之本；肾藏精，主骨，为作强之官。两脏精血盛，则筋骨壮，运动有力。若阳明经虚或肝肾不足，则化源不充，精血亏损，致筋脉失荣而机关不利，肢节痿弱而足不能步。

【辨证论治】

治疗下肢周围神经麻痹，当宗"治痿独取阳明"和后世医家治痿从肝肾脾胃论治的法则，虽然本病由于受损的神经不同而症状各异，但总的原则也是以上带下，以主带次，以轻带重，标本兼顾，采用温经通络，调和气血，改善神经和肌肉的营养，促进功能的恢复。

（一）基本疗法

（1）瘀阻经络，经筋失濡

主症：跌仆金疮或强力压迫后，经脉受损，轻则下肢痿软无力，不能久立，重则屈伸不利，步履艰难，甚至肌肉松弛，缓纵不收，麻木不仁，痿躄不用。由于受损的经脉不同，其麻痹的部位亦因之而异。舌淡红，有瘀点或瘀斑，苔薄白，脉弦细。

基本治法：行气活血，疏经通络。

针灸治法：宜取足阳明、足少阳、足太阴、督脉经穴为主，针用泻法或加灸。

针灸处方：①股神经麻痹：命门，腰阳关，病侧第1腰椎至第4腰椎夹脊穴，髀关，伏兔，阴市，足三里，箕门，血海。分两组交替轮用。②闭孔神经麻痹：命门，腰阳关，病侧第1腰椎至第4腰椎夹脊穴，急脉，阴廉，足五里，阴包，曲泉，伏兔，血海。分两组交替轮用。③胫神经麻痹：上髎，次髎，中髎，环跳，委中，承筋，承山，阴陵泉，三阴交，交信，太溪。分两组交替轮用。④腓总神经麻痹：上髎，次髎，中髎，环跳，委阳，阴陵泉，悬钟，足三里，上巨虚，下巨虚，解溪，丘墟，昆仑。分两组交替轮用。

随证配穴：病延日久，肝肾不足者加肝俞、肾俞，脾胃虚弱者加脾俞、胃俞。

针灸方义：本证多由外伤筋脉或骨折，致瘀阻经络，荣卫不通，筋骨失养而成。按经络辨证，股神经麻痹主要损及足阳明、足太阴经，闭孔神经麻痹主要损及足厥阴经，胫神经麻痹主要损及足太阳、足太阴经，腓总神经麻痹主要损及足少阳和足阳明经。故处方以选各受损经脉之腧穴为主。由于下肢周围神经来源于第1腰神经至第3骶神经，按"以上带下"的原则，选取第1腰椎至第3骶椎的督脉腧穴及其病侧之夹脊穴，四髎也十分重要。因取穴较多，可分组交替轮用，每次取6～8穴，先泻后补，深针强刺，以激发经气，使气至病所，复加灸法和拔火以温通经络，使瘀血消散，经脉疏通，则筋骨肌肉皆得濡养，痿躄之症自能渐复。

2.肝肾亏虚，筋骨失养

主症：痿躄日久，大肉渐脱，患肢枯细，麻木不仁，常见头昏耳鸣，腰膝酸软，舌红少苔，脉细数。

基本治法：补益肝肾，强壮筋骨。

针灸治法：宜取八会穴及背俞穴为主，针用补法，可加灸法。

针灸处方：肝俞，肾俞，大杼，阳陵泉，悬钟，足三里，三阴交。

随证配穴：根据受损神经之不同，参照瘀阻经络、经筋失濡部分治疗。脾胃虚弱者，加脾俞、胃俞、气海。

针灸方义：本证缘由肝肾亏损，精血不足，宗筋失润所致。故取肝俞、肾俞，补肝肾以益精血，骨会大杼，筋会阳陵泉，髓会悬钟，针而灸之，强筋骨以起痿；再配足三里、三阴交，运脾胃以开化源，皆为治本之法。再按经络辨证，针补受损经脉，以疏通本经气血，标本兼顾，使精血充盈，经脉流畅，则筋骨得养，痿躄可起。

（二）其他疗法

1. 耳针疗法

针灸处方：肝，脾，肾，腰骶椎，坐骨神经，臀股关节，膝，踝，趾。

操作方法：每次选4～5穴，用毫针强刺激，留针15分钟，隔日1次，或用揿针埋针1～3天，分组轮流进行。

2. 芒针疗法

针灸处方：病侧第1腰椎至第3骶椎夹脊穴。

加减：股神经麻痹，加髀关透阴市，箕门透血海；闭孔神经麻痹，加阴廉透阴包，阴包透曲泉；胫神经麻痹，加委中透承山，阴陵泉透三阴交，飞扬透交信；腓总神经麻痹，加阴陵泉透悬钟，足三里透下巨虚。

操作方法：把腰骶部腧穴和下肢腧穴搭配分组，每次取2～3组，按芒针操作常规，针用补法，隔日1次，交替轮用。

3. 皮肤针疗法

针灸处方：多选腰骶部督脉及足太阳膀胱经穴。

随证配穴：股神经麻痹加叩大腿部足阳明经、足太阴经，大腿前面和小腿内侧的感觉障碍区；闭孔神经麻痹，加叩大腿部足厥阴经及大腿内侧上部的感觉障碍区；胫神经麻痹，加叩小腿部足太阳经、足太阴经、足少阴经，小腿后面下1/3处和足底及足外缘的感觉障碍区；腓总神经麻痹，加叩小腿足阳明经、足少阳经和小腿前外侧及足背的感觉障碍区。

操作方法：用强刺激重叩至皮肤隐隐出血。除按经线循经叩刺外，感觉缺失区用局部散刺法。

4. 电针疗法

针灸处方：按辨证分型取穴，每次选取2～3对腧穴，交替轮用。

操作方法：按电针操作常规，接通电源后逐渐增大电流，至局部肌肉跳动，患者能够耐受为度。留针通电15～20分钟，隔日1次。

5. 水针疗法

针灸处方：按辨证分型取穴。

药物选择：回苏灵、加兰他敏、三磷酸腺苷、肌苷、维生素B_1、维生素B_6、当归注射液、丹参注射液、红花注射液等，任选1～2种，交替轮用。

操作方法：每次选取4～6穴，按水针操作常规，每穴注入1～2mL，隔日1次。

6. 辅助治疗

（1）加强护理，增加营养，肢体保持功能位。

（2）及时配合推拿及功能锻炼，早期功能锻炼为治疗中的重要环节。

三十、支气管炎

【疾病概述】

支气管炎是因支气管受到细菌、病毒的感染或受到物理、化学因素的刺激以及过敏等引起的炎症。临床分急性支气管炎与慢性支气管炎两类。慢性支气管炎是老年人常见病，病情迁延年久，时常有反复性感染，以至发生支气管阻塞、肺气肿和肺源性心脏病，可进一步引起呼吸衰竭和心力衰竭。

本病属中医学的咳嗽范畴。急性支气管炎多为外感咳嗽，慢性支气管炎多属内伤久咳，并发肺气肿、肺源性心脏病时则又属"喘证""痰饮"的范畴。

【病因病机】

现代医学认为急性支气管炎多在受凉或过度劳累的基础上，遭受病毒感染而引起。细菌感染往往在病毒感染的基础上而发生。另外物理和化学性刺激如冷空气、粉尘及某些刺激性气体也可引起本病的发生；其次是某些寄生虫病，如蛔虫、钩虫等的幼虫在肺脏移行时也可引起支气管炎的发生。

慢性支气管炎的病因主要与病毒、细菌感染有关，另外与长期大量吸烟、大气污染以及对某些致敏因素过敏有关，如粉尘、化学气体、细菌等。

中医认为本病病位在肺，是肺气失于宣发肃降，导致肺气上逆而产生。其病因有外感、内伤两类。外感不外六淫袭肺，内伤乃因脏腑功能失调，病邪及肺或肺脏本虚所致。

1. 外感 人体正气不足，六淫之邪从口鼻而入，或从皮毛而受，肺卫受感，肺气壅遏，清肃失常，肺气上逆所致咳嗽。

2. 内伤 脏腑功能失调，内邪及肺所致，包括其他脏腑病变涉及肺脏和肺脏本身病变。概括有以下五点。

（1）脾虚运化失适，不能输布水谷精微，反而酿湿生痰，上渍于肺，壅塞气机，气逆而咳。

（2）肝郁气滞，其升发疏泄之功能失调，日久化火，肝火上炎，熏灼肺脏，炼津为痰，阻碍肺气肃降，引起咳嗽。

（3）肺脏虚损，肺阴亏耗，失于清肃，肺气上逆而致。

（4）肺气不足，正处不固，外邪易侵，清肃无权，而致咳嗽。

（5）久咳伤肺，肺损及肾阴不足，不能上滋肺金，或虚火上炎，灼伤肺阴；肾阳不振，气化不利，不能化水，上泛为痰，可致咳嗽而兼喘。

【辨证论治】

急性支气管炎以实证多见，其治疗主要以祛邪为主，重点治肺。慢性支气管炎以本虚标实为多，治疗时以扶正祛邪为主，重点治脾肾，宜攻补兼施，标本并治。

（一）基本疗法

1. 外感咳嗽

（1）风寒犯肺

主症：咳嗽声重有力，痰稀色白，喉痒则咳，常伴有鼻塞，流清涕，头痛、肢体酸楚，发热恶寒无汗，舌苔薄白，脉浮或浮紧。

基本治法：疏风散寒，宣肺止咳。

针灸治法：取手太阴、阳明经穴为主。毫针浅刺，用泻法，可留针或加灸。

针灸处方：列缺，合谷，肺俞，外关。

随证配穴：若头痛加风池、上星，肢体痛楚加昆仑、温溜。

针灸方义：列缺是手太阴经络穴，配肺俞宣通肺气；合谷是手阳明经穴，配外关发汗解表。四穴伍用，可收疏风散寒、宁肺镇咳之效。

（2）风热犯肺

主症：咳嗽频剧，气粗或咳声沙哑，喉燥咽痛，咯痰不爽，痰黏稠或稠黄，咳时汗出，常伴鼻流黄涕、口渴、头痛、肢楚、恶风、身热等表证，宣肺化痰。

基本治法：疏风清热，宣肺化痰

针灸治法：取手太阴、手阳明、督脉经穴为主，针用泻法并可放血。

针灸处方：尺泽，肺俞，曲池，大椎。

随证配穴：若咽喉肿痛加少商点刺出血；汗出不畅，加合谷以助发汗，多汗而热不退，加陷谷、复溜。

针灸方义：尺泽是五输穴中的合穴，配肺俞泻肺化痰。大椎是督脉要穴，通阳解表，配曲池疏风清热使风热外解，痰火得降，则肺气平顺而咳嗽可止。

（3）风燥伤肺

主症：干咳，连声作呛，喉痒，咽喉干病，唇鼻干燥，无痰或痰少而粘连成丝，不易咯出，或痰中带有血丝，口干，初起或伴鼻塞、头痛、微寒、身热等表证，舌苔薄白或薄黄，质红，干而少津，脉浮数或小数。

基本治法：疏风清肺，润燥止咳。

针灸治法：取手太阴、手阳明经穴为主，针用泻法。

针灸处方：合谷，列缺，肺俞，鱼际，尺泽。

针灸方义：合谷、列缺、肺俞能宣肺散热止咳，取手太阴经荥穴鱼际，泻肺热而止嗽；手太阴经合穴尺泽配络穴列缺，又能润肺止咳。五穴合之，即能清肺润燥止咳。

2. 内伤咳嗽

（1）痰湿犯肺

主症：咳嗽痰多，痰白而稀，胸脘作闷，或胃纳不振，神疲乏力，大便时溏，苔白腻，脉濡滑。

基本治法：健脾燥湿，化痰止咳。

针灸治法：取手足太阴经穴为主。针用平补平泻法，或加灸。

针灸处方：肺俞，脾俞，太渊，太白，丰隆，合谷。

随证配穴：若咳嗽兼喘加定喘穴，胸脘痞闷加足三里、内关。

针灸方义：脾为生痰之源，肺为贮痰之器。原穴为本脏真气所注，故取肺原太渊，配肺俞、脾俞，以健脾化湿，补益肺气，乃标本同治之。又取足阳明经络穴丰隆和手阳明经原穴合谷，以和胃气，使气行津布，则痰浊自化，而肺脏自安。

（2）肝火犯肺

主症：气逆咳嗽，面红喉干，咳引胁痛，痰少不易咳出，症状可随情志不遂而加重，苔薄黄，少津，脉弦数。

基本治法：清肝泻火，润肺化痰。

针灸治法：取手太阴、足厥阴经穴为主，针用泻法。

针灸处方：肺俞，肝俞，经渠，太冲。

随证配穴：若咽喉干痒加照海，咳逆咯血加孔最、膈俞。

针灸方义：取足厥阴经原穴太冲，配肝俞以平肝降火；又取手太阴之经穴经渠，配肺俞以清肺化痰。无火不生痰，无痰不作咳，痰火即清，咳嗽可平。

（3）肺阴亏耗

主症：起病较慢、干咳少痰、午后黄昏时症状加重，口燥咽干或痰中带血，潮热颧赤，失眠盗汗，手足心热，形体消瘦，神疲乏力，舌红少苔，脉细数。

基本治法：滋阴润肺，化痰止咳。

针灸治法：取手太阴经穴为主，针用补法。

针灸处方：肺俞，膏肓，太渊，太溪。

针灸方义：肺俞配膏肓以益肺养阴，清虚热；肾为水脏，取肾经原穴太溪，滋水润肺；取肺经原穴太渊润脉益气。诸穴合用，能润肺益气止咳。

（4）痰热壅肺

主症：咳嗽气粗而促，痰多黄稠而黏，咳出不爽，胸胁胀满咳时引痛，或吐血痰，面红身热，口干而黏，渴欲饮水，舌质红，苔黄腻，脉滑数。

基本治法：清热化痰，肃肺止咳。

针灸治法：取背俞及手足太阴、手阳明经穴为主，针用泻法。

针灸处方：肺俞，脾俞，太渊，太白，丰隆，合谷。

针灸方义：取肺俞、脾俞、太渊三穴，以清泄肺、脾二脏之湿热。又取丰隆及合谷以和胃，行气布津，痰浊自化，郁热自清。

（二）其他疗法

1. 耳针疗法

针灸处方：肝，神门，肺，气管。

操作方法：用中等刺激，留针 10～20 分钟，隔日 1 次，10 次为一疗程。并可用王不留行压贴耳穴。

2. 水针疗法

针灸处方：定喘，大杼，风门，肺俞，第 7 颈椎至第 6 胸椎夹脊穴。

操作方法：采用维生素 B 注射液，或胎盘注射液，选上述背部俞穴，如肺俞等穴，每次取穴 1 对，每次注射 0.5mL 由上而下依次轮换取穴，隔日 1 次，10 次为一疗程。

3. 埋线疗法

针灸处方：大椎，定喘，肺俞，心俞，脾俞。

操作方法：用 0 号羊肠线，用缝皮针将羊肠线埋于穴位下肌层，一般间隔一个月埋一次，总数根据病情决定。

三十一、支气管哮喘

【疾病概述】

支气管哮喘是以阵发性呼吸急促，喉中哮鸣，甚则张口抬肩，鼻翼扇动，难以平卧为特征的一种疾病，一般可分虚实两类。

本病属中医学的"哮证""喘证"范畴。

【病因病机】

（1）初病多为风寒之邪侵袭肺脏，以致风寒之邪内阻肺气、外郁皮毛，使肺失宣降所致。

（2）风热之邪袭肺，则肺气壅实，清肃失司，可导致肺气上逆而发病。

（3）花粉、刺激性气体侵袭肺脏，导致肺气不宣、肺失肃降所致。

（4）肺肾阴虚，内热灼津，聚而生痰，"肺为贮痰之器"，痰常内伏于肺，平素肺有痰浊停聚，复因感受外邪而诱因，以致气逆痰生，阻塞肺络，肺失肃降，而致本病。

（5）病久不愈导致肺虚，由肺及脾则肺脾两虚，由肺及肾则肺肾两虚。肺为气之主，肾为气之根，肺肾同司气体之出纳。如肺虚不能主气或肾虚不能纳气，则气逆于上发为哮喘。

（6）若肾阴虚弱，不能化水，水气上凌心肺亦可形成哮喘。

临床上虚证患者再感风寒、风热之邪，则呈现本虚标实之象，临床所治患者多属虚证或本虚标实之证，实证则较少。

【辨证论治】

（一）基本疗法

1. 实证

（1）风寒袭肺

主症：初起恶风寒，头痛，无汗，遇冷感寒发作，喘息急促或兼哮喘，咳嗽，痰清稀色白，鼻流清涕，舌质淡，苔薄白、脉浮紧。

基本治法：疏风散寒，宣肺平喘。

针灸治法：宜取手太阴、足太阳、手阳明经穴为主，针用泻法。

针灸处方：风池，定喘，风门，肺俞，列缺，合谷。

针灸方义：风池祛风散寒；定喘宣肺平喘，为治喘经验穴；风门有疏风平喘之效，肺俞为肺的背俞穴，宣肺平喘。列缺为肺经络穴，宣肺散寒；合谷为手阳明经原穴，能疏散风寒。诸穴伍用，疏风散寒，宣肺平喘。

（2）风热犯肺

主症：呼吸急促，喉中哮鸣，喘促咳嗽，痰稠色黄，胸部烦闷，口渴喜冷饮，或伴有发热，微恶风，头痛，有汗，舌质稍红，苔薄黄，脉浮数。

基本治法：清热解表，宣肺平喘。

针灸治法：宜取督脉、足太阳、手足阳明经穴为主，针用泻法。

针灸处方：大椎，风门，肺俞，曲池，鱼际，丰隆。

针灸方义：大椎为督脉穴，风门为膀胱经穴，曲池为手阳明经合穴。三穴合用，可疏风清热；肺俞为肺经的背俞穴，鱼际为手阳明经荥穴，丰隆为足阳明经络穴。三穴合用，理肺清热，化痰平喘。

（3）痰邪阻肺

主症：呼吸急促，喉中痰鸣，张口抬肩，痰多白黏，或带泡沫，胸胁满闷，或伴有恶心呕吐，舌苔白腻，脉滑或弦滑。

基本治法：涤痰化浊，降气平喘。

针灸治法：取任脉、足太阴、足阳明经穴及背俞穴为主，针用泻法，或平补平泻法。

针灸处方：定喘，肺俞，天突，膻中，中脘，丰隆，脾俞，三阴交。

针灸方义：定喘、肺俞、天突化痰降气定喘；膻中、丰隆、中脘降气化痰平喘，脾俞、三阴交健脾利湿化痰。

2. 虚证

（1）肺虚

主症：咳声低微，神疲乏力，语言无力，咳喘气短，动则汗出，舌质淡，苔薄白，脉细稍滑。

基本治法：补肺理气，止咳平喘。

针灸治法：宜取手太阴、任脉经穴为主，针用补法，亦可加灸。

针灸处方：太渊，中府，天突，膻中，定喘，肺俞。

针灸方义：太渊为肺经原穴，亦能补肺；中府为肺经募穴，能补肺气；膻中为气会，调理肺气；天突降气化痰；定喘、肺俞补肺止咳。

（2）肺脾气虚

主症：咳喘日久，胸闷多痰，神疲乏力，气短，恶心，纳呆，舌质淡舌边有齿痕，脉细无力或脉细稍滑。

基本治法：健脾化痰，补肺平喘。

针灸治法：宜取手太阴、足太阴、任脉经穴及背俞穴为主，针用补法或加灸。

针灸处方：太渊，肺俞，脾俞，中府，膻中，天突，中脘，丰隆，三阴交，定喘。

针灸方义：太渊、肺俞补肺气，脾俞健脾益气，中府、膻中能调理肺气，天突、中脘、丰隆、三阴交健脾利湿化痰，定喘降气平喘。

（3）肺肾两虚

主症：喘促日久，呼多吸少，气短不续，动则喘甚，形疲神惫，肢冷面青，舌质淡红，脉沉细。

基本治法：补肺益肾，纳气平喘

针灸治法：宜取手太阴、任脉、足少阴经穴及背俞穴为主，针用补法，亦可加灸。

针灸处方：天突，定喘，膻中，中府，太渊，肺俞，肾俞，关元，太溪。

针灸方义：天突、定喘能化痰，止咳定喘；膻中、中府能调理肺气；太渊，肺俞补益肺气；肾俞、关元、太溪益肾纳气。

（4）本虚标实

主症：平素哮喘日久，又遇风寒、风热之邪，引起哮喘发作，此种证型既有虚证又有实证。

基本治法：扶正祛邪。

针灸治法：虚证参照上述补虚治法，复感风寒、风热之邪则参照上述祛风寒、风热治法。

针灸处方：虚证参照上述穴位以扶助正气，复感风寒取疏风散寒之穴，后感风热取疏风清热之穴，诸穴合用配伍治疗。

（二）其他疗法

耳针疗法

针灸处方：气管，喘点，肺，神门，皮质下。

随证配穴：气虚加刺胃、脾，阳虚加刺内分泌，肾，阴虚加刺心、肾。

操作方法：耳穴毫针刺法，隔日1次，每次选3～5穴。亦可用贴压药籽法3天，每日换药1次，5次为一疗程。

三十二、胃炎

【疾病概述】

胃炎是指由各种原因所致的急性或慢性胃黏膜的炎性变化，临床上分急性胃炎和慢性胃炎两种。

本病相当于中医学的"胃脘肠痛""呕吐""痞满"范畴。若合并上消化道出血者，则又属"血证"的范畴

【病因病机】

胃炎发生的常见原因有寒邪客胃，饮食不调，情志郁怒，脾胃虚弱等。发病原理主要是胃气失和，络脉拘急，引起疼痛。病变脏器多涉及肝和脾。

1. 寒邪客胃 外感寒邪，内客于胃，寒为阴邪，寒性收引，易伤阳气，胃中阳气不展，胃气失和，气机郁滞而痛。

2. 饮食不调 饮食不节，如饥饱失调，损伤脾胃；或过度食用肥甘，湿热内盛；或饮食过量，食滞不化，停滞胃肠，气机阻滞，胃气失和；若过食生冷，寒积于中，中阳被遏，气机阻滞，皆致不通而痛。

3. 肝气犯胃 肝主疏泄，调畅气机，以助脾胃之受纳、运化，故肝之疏泄失职极易影响脾胃的消化功能。若忧思恼怒，气郁伤肝，肝失疏泄，横逆犯胃，气机郁滞；或气郁日久化火，火邪灼伤胃阴，胃络失于濡润；或气滞血瘀，血脉凝涩；瘀血内结，阻于胃络，皆可致胃气失和、气机不畅而胃脘作痛。

4. 脾胃虚弱 脾胃乃后天之本，化生水谷精微，以养五脏六腑。若素体脾胃虚弱，或劳倦过度，或久病之后，耗气伤血；或饥饱失调，损伤脾胃，久之均可致脾胃虚弱，脾阳不振，虚寒内生，胃络失于温养；或胃阴亏虚，胃络失于濡养，均可致胃脘痛。如果后天失养，素体脾胃虚弱之人更易受寒邪，或为饮食所伤，内外合邪，每致胃痛缠绵难愈。

5. 气滞血瘀 气滞日久，血脉凝涩，瘀血内结，不通则痛。

【辨证论治】

胃炎病位在胃，多由外邪犯胃，饮食不节，情志所伤，脏腑功能失调等原因引起。所以在治疗上应辨证求因，分因论治。

（一）基本疗法

1. 急性胃炎

（1）寒邪犯胃

主症：胃痛暴作，恶寒喜暖，脘腹得温则痛减，遇寒则痛增，口和不渴，喜热饮，苔薄白，脉弦紧。

基本治法：散寒止痛。

针灸治法：取俞募配穴及足阳明经穴为主，针用泻法，加灸。

针灸处方：中脘，胃俞，足三里，脾俞，内关。

随证配穴：若胃脘痞闷，不思饮食，或兼夹食滞，可加建里、内庭以消食导滞开胃。有恶寒发热之

表证者，加风池或大椎，并加火罐，以祛风散寒之邪。

针灸方义：中脘位于胃脘部为胃之募穴；足三里为足阳明胃经腧穴，为胃经之下合穴；内关合于胃。三穴合之，能通调经气，和胃止痛。胃俞、脾俞为胃脾经输注于背部的穴位，灸之可振奋阳气，以祛寒邪。胃俞与中脘又属俞募配穴，可调胃腑气机，施以艾灸可温散寒邪。经络得通则胃痛可解。

（2）饮食停滞

主症：胃痛，脘腹胀满，嗳腐吞酸，或吐不消化食物，吐食或矢气后痛减，或大便不畅；苔厚腻，脉滑。

基本治法：消食导滞。

针灸治法：取足阳明经穴为主，针用泻法。

针灸处方：内关，梁门，天枢，中脘，足三里。

随证配穴：若因受寒而化热者，加内庭、合谷泻热。

针灸方义：内关为手厥阴之络穴，别走手少阳三焦经，通阴维脉，可宽胸理气降逆，疏通三焦，主治胃心胸疾病。与足三里合之，调理脾胃，和胃止痛；梁门消胀满而止痛；中脘为胃经募穴，天枢为大肠经募穴，可通调肠胃，消导积滞。饮食停滞为肠胃失和，其证属实，故用泻法。食滞得消，腑气畅通，则胃和而痛止。

2. 慢性胃炎

（1）肝气犯胃

主症：胃脘胀闷，攻撑作痛，脘痛连胁，嗳气频繁，大便不畅，每因情志因素而作痛，苔多薄白，脉沉弦。

基本治法：疏肝理气，和胃止痛。

针灸治法：宜取足厥阴、足阳明、手厥阴经穴为主，针用泻法。

针灸处方：中脘，足三里，期门，太冲，内关。

随证配穴：若胸胁满闷重者，可加公孙宽胸理气。痛如针刺者多为瘀血阻络，加膈俞、章门行气活血止痛。

针灸方义：期门为肝经之募穴，太冲为肝经之原穴，刺之可疏肝理气。内关理气解郁，中脘、足三里和胃降逆止痛。诸穴共奏疏肝理气、和胃止痛之效。

（2）肝胃郁热

主症：胃脘灼痛，痛势急迫，烦躁，泛酸嘈杂，口干口苦，舌红苔黄，脉弦或数。

基本治法：疏肝泻热和胃。

针灸治法：取足阳明、足厥阴经穴为主，针用泻法。

针灸处方：中脘，足三里，内庭，行间。

随证配穴：肝郁气滞较重，胁肋胀痛者，可加太冲、光明（原络配穴法），疏泄肝胆，通经止痛。便秘者，配支沟、天枢，疏调大肠气机，通便秘。

针灸方义：中脘、足三里分别为胃之募穴、合穴，共奏和胃止痛之功。内庭为足阳明胃经之荥穴，行间为足厥阴肝经之荥穴，二穴均可调理本经经气，清泻郁热。四穴合用，使经气畅通，郁热得解而痛止。

（3）脾胃虚寒

主症：胃痛隐隐，绵绵不止，喜暖喜按，饥饿痛甚，得食则缓，纳呆脘胀，或泛吐清水，面色无华，形瘦神疲，畏寒肢冷，大便溏薄，甚则呕血或黑便，舌质淡胖，苔薄白而滑，脉细弱。

基本治法：健脾益气，温中和胃。

针灸治法：宜取俞穴、募穴及足阳明经穴为主，针用补法亦可加灸。

针灸处方：脾俞，章门，胃俞，中脘，足三里。

随证配穴：呕血、黑便者加膈俞、气海。

针灸方义：背俞穴是脏腑经气注输之处，募穴是脏腑经气汇集的部位，因此取脾胃的俞穴、募穴为主，再配胃经合穴足三里，针用补法，加灸可奏健脾益气、和胃温中之功效。

（4）胃热阴虚

主症：胃脘隐隐灼痛，痛无定时，嘈杂如饥，但饥而不欲食。口干思饮，食少便溏，舌红少苔，脉细数或弦细。

基本治法：养阴益胃，清热润燥。

针灸治法：宜取俞募配穴以及手厥阴、足太阴、足阳明、足少阴经穴为主，针用平补平泻法。

针灸处方：胃俞，中脘，内关，三阴交，内庭，太溪。

针灸方义：方中取胃俞、中脘俞募配穴，平补平泻以调脾胃气阴；内关、三阴交益阴养胃；内庭为胃经荥穴，清胃泻火；太溪为肾经原穴，滋水润燥。诸穴合用，共奏养阴益胃、清热润燥之功效。

（二）其他疗法

1. 耳针疗法

针灸处方：脾，胃，肝，交感，神门，皮质下。

操作方法：每次选 2～3 穴。疼痛剧烈时用强刺激，疼痛缓解时用轻刺激。隔日 1 次或每日 1 次，10 次为一疗程。亦可用王不留行耳压用于慢性胃痛，效佳。

2. 水针疗法

针灸处方：足三里，内关，脾俞，胃俞。

药物选择：生理盐水、维生素 B_6、维生素 B_{12}，或阿托品等药物。

操作方法：每选 1～2 穴，每穴注射 0.5mL，每日 1 次，痊愈为止。

三十三、胃下垂

【疾病概述】

胃下垂是由于胃支持韧带松弛或胃壁的弛缓，以致在直立时胃的下端（大弯）位于髂间线下方 5cm 或更下的位置，伴有排空缓慢，称为胃下垂。临床特点为腹胀，食后加重，平卧减轻，恶心，嗳气，不规则胃痛，偶有便秘或腹泻，患者多为瘦长体型，常伴有眩晕，心悸，乏力，直立性低血压等症状。

本病中医学属"胃下""胃缓""虚损"的范畴。

【病因病机】

现代医学将本病的发生原因分为先天性和后天性两种。先天性的胃下垂一般都是内脏全部下垂中的一种表现，主要是由于腹内脏器支持韧带的松弛所致。后天性的胃下垂可能是因为严重的消瘦或腹肌张力消失后继发的，其结果是胃不能固定在原有位置上，以致直立时下垂。另外胃壁本身的弛缓也是一个重要因素。

本病发病多为脾胃虚弱，中气下陷所致，其原因有以下几点：

（1）禀赋不足，形体消瘦，中气素虚而致中气下陷所致。

（2）大病久病之后而致脾胃虚弱，导致中气不足。

（3）饮食不节，饥饱失调，忧思劳累过度，损伤脾胃均可引起肌肉不坚，脾虚气陷，升举无力而致。

因脾胃运化不健，常有气机阻滞，留湿停饮，往往虚实并存，或兼夹湿、夹饮，成为虚实夹杂、正虚邪实或本虚标实之证。

【辨证论治】

(一) 基本疗法

(1) 脾虚气陷

主症：形体瘦弱，面色萎黄，神疲乏力，少气懒言，纳呆，脘腹痞满，嗳气，胀坠不适，食后加重，平卧减轻，便溏，舌质淡边有齿痕，苔薄白，脉缓弱。

基本治法：补中益气，升提举陷。

针灸治法：宜取背俞穴及督脉、任脉、足阳明经穴为主，针用补法，可加灸。

针灸处方：百会，中脘，脾俞，气海，足三里。

随证配穴：腹胀腹泻者加天枢，呕吐者加内关。

针灸方义：方中百会为手足三阳经与督脉之会，补而灸之，能升阳固脱，乃"下病上取""陷者举之"之意。中脘、脾俞为俞募配穴，调补脾胃，理气和中；气海为元气之海，补之益气，足三里为胃经合穴，补中益气。诸穴合用，共奏健脾益气、助脾胃化生气血之力。

(2) 脾胃不和

主症：胃肠痞满，胀坠不适，腹痛隐隐，食入难化，嗳气嘈杂，甚者恶心呕吐，便秘或溏，舌质淡饮，苔薄白，脉缓或细。

基本治法：调理脾胃，益气和中。

针灸治法：宜取俞募配穴及任脉、足阳明经穴为主，针用平补平泻法。

针灸处方：脾俞，章门，胃俞，中脘，气海，足三里。

针灸方义：方中取脾俞配章门、胃俞配中脘为俞募配穴，可调理脾胃，振奋中阳，调整升降气机；气海针用补法，加灸以培补元气，升提中气；足三里可和胃降逆，协调气机。诸穴合用，可达调和脾胃、补中益气之功效。

(3) 气阴两虚

主症：脘腹坠胀不适感，食后加重，口干口苦，嗳气时作，胃脘隐痛，饥不欲食，干呕呃逆，形瘦神疲，便秘，舌质红，少苔或中剥，脉细无力。

基本治法：和胃调中，益气养阴。

针灸治法：宜取背俞穴以及任脉、手厥阴、足太阴经穴为主，针用补法。

针灸处方：脾俞，中脘，气海，内关，三阴交。

针灸方义：方中取脾俞健脾养胃；中脘为胃腑募穴，理气消胀，调和气机，升降畅和；气海补益元气，举陷固脱；内关为手厥阴心包经络穴，养阴清热，和胃畅中；三阴交为足三阴经交会穴，滋阴壮水，生津润燥。

(二) 其他疗法

1. 耳针疗法

针灸处方：胃，交感，皮质下，神门，肝。

操作方法：双耳取穴，中强度刺激，留针15~30分钟，隔日1次，或埋揿针3~5天更换1次。

2. 电针疗法

针灸处方：按上述辨证分型取穴。

操作方法：按常规接上电针治疗仪，通电15~20分钟，每日1次，饭后3小时进行，10~20次为1个疗程。

3. 芒针疗法

针灸处方：气海，中脘，大横，夹脊穴。

操作方法：气海施用补法，中脘、大横穴平补平泻，针感渐渐下行。针刺夹脊穴时，从第7胸椎两旁夹脊穴进针，缓慢向下捻进，至第12胸椎旁的夹脊穴为止，用捻转补法，留针30分钟，每日或隔日1次。

三十四、胃肠神经官能症

【疾病概述】

本病为消化系统功能性疾病，是由胃肠道神经功能紊乱所引起，以胃肠运动及分泌功能紊乱为主，而在病理解剖方面并无器质性病变。常因精神刺激而引起，临床表现主要在胃部和肠道。胃神经官能症以胃部症状为主，常有反酸、嗳气、厌食、恶心、呕吐、呃逆、上腹不适、食后腹胀或疼痛等症状。肠神经官能症以肠道症状为主，常有腹胀、肠鸣、腹痛或不适、腹泻或便秘等症状，同时常有头痛头昏、精神涣散、失眠、心烦易怒、性情急躁、焦虑、神经过敏等官能性症状。

本病属中医学"郁证""梅核气""失眠""心悸"等病证的范畴。

【病因病机】

现代医学认为精神因素是引起本病发生和发展的重要因素。不良的精神因素可干扰高级神经的正常活动，造成兴奋和抑制过程的紊乱，而引起胃肠道的功能障碍，同时还伴有其他神经官能症状。另外，身体的内在刺激，如内脏的病灶，可以向中枢神经发出不良刺激，而使高级神经活动发生障碍。

本病多由情志抑郁，肝失条达，气失疏泄而致肝气郁结，肝气横逆犯脾胃，引起脾胃气机不调，升降失常而致本病。其次是因思虑过度，脾气郁结，脾失健运，聚湿生痰，痰气郁结而导致本病。若久郁不解，脾失健运，生化乏源，导致心脾两虚，气血亏损也可致本病。

【辨证论治】

本病病位在胃肠，其病因多由情志抑郁、肝失条达或思虑伤脾、脾失健运所致。其病机主要为肝气犯胃，或肝气乘脾，故疏肝解郁为本病的主要治则。若病久导致心脾两虚者，又当补益心脾以资生化之源。

（一）基本疗法

（1）肝胃不和

主症：精神抑郁，胸闷不舒，胁痛，痛无定处，善太息，胃脘痞满，嗳气，食欲不振，每因情志刺激加重，舌质淡红苔，薄腻，脉弦。

基本治法：疏肝理气，和胃降逆。

针灸治法：宜取背俞穴及手足厥阴、足阳明经穴为主，针用泻法。

针灸处方：肝俞，太冲，胃俞，中脘，内关，足三里。

随证配穴：头昏失眠者加神门、风池、三阴交。

针灸方义：方中肝俞为肝经背俞穴，太冲为肝经原穴，二穴合用疏肝解郁，降逆和胃。胃俞、中脘为俞募配穴，调脾胃之气机。内关为八脉交会穴，合于心、胸、胃，足三里为足阳明胃经合穴，二穴伍用宽胸理气，和胃降逆，以镇上逆之胃气。

（2）肝脾不和

主症：胸闷胁痛，脘腹痞满，食欲不振，四肢乏力，便溏或腹痛阵作，矢气，便秘，每因情绪变化而增减，舌淡红，苔薄白或白腻，脉弦缓。

基本治法：抑肝运脾，理气止痛。

针灸治法：宜取背俞穴及足太阴、足阳明及任脉经穴为主，针用平补平泻法。

针灸处方：肝俞，脾俞，足三里，三阴交，大肠俞，天枢，气海。

随证配穴：便秘者加支沟，腹痛者加天枢、上巨虚。

针灸方义：方中取肝俞以抑肝气之横逆；脾俞、足三里、三阴交三穴伍用健运脾胃；大肠俞、天枢为大肠的俞募配穴，调理大肠气机；气海调气。诸穴合用，共奏抑肝运脾、理气止痛之功效。

（3）痰气交阻

主症：咽中不适感，如有物梗死，咯之不出，吞之不下，饮食尚可，常随情志而增减，伴有胸闷善太息，嗳气脘痞，多疑善怒，不寐，舌淡红，苔白腻，脉弦滑。

基本治法：疏肝解郁，理气化痰。

针灸治法：宜取任脉、足太阴、足厥阴、足阳明经穴为主，针用泻法。

针灸处方：天突，膻中，三阴交，丰隆，太冲。

随证配穴：夜寐不安者加神门，胸脘痞满、嗳气者加中脘、内关。

针灸方义：方中天突润喉利咽，理气化痰；膻中调理气机，宽胸解郁。三阴交健脾利湿，丰隆清化痰浊，太冲肝经原穴，疏肝解郁。

（4）心脾两虚

主症：面色无华，形体消瘦，神疲乏力，气短懒言，纳呆，腹胀便溏，多思善虑，心悸胆怯、失眠健忘，舌质淡边有齿痕，脉细弱。

基本治法：补脾健胃，养心安神。

针灸治法：宜取背俞穴及任脉、足阳明经穴为主，针用补法亦可加灸。

针灸处方：心俞，脾俞，胃俞，中脘，足三里，气海，天枢，三阴交，神门。

针灸方义：方中取心俞、脾俞、补法加灸，补益心脾；胃俞、中脘，足三里合用益气调胃，以开化源；气海、天枢、三阴交益气运脾；神门心经原穴，养心安神。诸穴配伍应用补益脾胃，以资生化之源。

（二）其他疗法

1. 耳针疗法

针灸处方：

（1）胃神经官能症：神门，交感，胃，脾，肝，皮质下。

（2）肠神经官能症：神门，交感，大肠，小肠，肝，脾，皮质下。

操作方法：宜用毫针强刺激，留针15～20分钟，隔日1次；亦可用揿针埋针3～5天更换一次或耳穴埋压中药籽法。

2. 皮肤针疗法

针灸处方：

（1）背部第4～12胸椎旁开1.5寸足太阳膀胱经，上腹部任脉经。

（2）背部第4～12胸椎旁开3寸足太阳膀胱经，上腹部足阳明胃经。

操作方法：上方交替应用，用中等刺激；由上向下循序叩打2～5遍，至皮肤微微发红为度，隔日1次。

三十五、膈肌痉挛

【疾病概述】

本病是膈神经受刺激而引起的病变，是一种不自主的膈肌间隙性收缩而致。多由空气被突然吸入呼吸道内，同时因声带关闭所引起。正常人在吸入空气时往往见之，其他如胃癌、癔症、妊娠、胃胀、伤寒、赤痢等重症阶段和某些疾病末期出现恶病质的患者，因膈肌受刺激，有时也可发生本症。

本病中医学称"呃逆"，俗称"打嗝"。

【病因病机】

中医认为本病的发生主要是胃气上逆所致。胃处中焦，上贯胸膈，以通降为顺。常见的病因病机如下：

1. 饮食不节 如过食生冷或寒凉药物，则寒气蕴蓄于胃，胃气不降，上逆胸膈，气机逆乱而发生呃逆。若过食辛热煎炒之品，或过用温补之剂，燥热内盛，阳明腑气，气不顺行，亦可动膈而发生呃逆。

2. 情志不和 恼怒伤肝，肝气横逆犯胃或气郁生痰，阻滞中焦，因而胃气不降，上逆胸膈，气机逆乱而发生呃逆。若气郁化火或痰火上冲，则呃逆更甚。

3. 正气亏虚 重病久病之后，或因病而误用吐、下之剂，耗伤中气，或损及胃阳，均可使胃失和而发生呃逆。如病深及肾，则呃逆多为肾气失于摄纳，引动冲气上乘，兼有胃气动膈所致。

综上所述，呃逆病位在胃肺（中上二焦），总由胃气上逆动膈而成。引起胃失和降的病理因素，则有寒气蕴蓄、燥热内盛、气郁痰阻及气血亏虚等。此外，肺气失于宣通，在发病过程中也起了一定作用。因手太阴肺经之脉，还循胃口，上膈，属肺；肺胃之气又同主于降，故两脏在功能上互相促进，在病理变化时亦互为影响。且膈居肺胃之间，当各种致病因素乘袭肺胃之时，亦每使膈间之气不畅，故胃气上逆时，往往断续冲出喉间，而引起呃逆之症。

【辨证论治】

呃逆一症，应首辨寒热虚实，寒证呃声徐缓，遇寒加重，苔白脉沉迟；热证呃声响亮，口渴喜饮；虚证呃声低弱无力，时断时续，脉沉细无力；实证呃声响亮有力，连续不断，脉数或沉迟有力。若久病重病，呃逆不止，呃声低微，六脉沉伏，多属危候。

（一）基本疗法

1. 实证

（1）胃中寒冷

主症：呃声沉缓，膈间及胃脘不舒，得热则减，得寒愈甚，饮食减少，口不渴，舌苔白润，脉象迟、缓。

基本治法：温中祛寒止呃。

针灸治法：取任脉、背俞穴为主，针用泻法，加灸。

针灸处方：天突，膈俞，上脘，章门，脾俞。

针灸方义：天突为阴维、任脉之会，功能平气降逆。膈俞可宽胸利膈．善治胸膈之疾。上脘降胃气，加灸可温通胃腑。配章门、脾俞，振奋脾胃之阳，共奏散寒温中调气之功。寒散气顺，呃逆则止。

（2）胃火上逆

主症：呃声洪亮，冲逆而出，口臭烦渴，喜冷饮，小便短赤，大便秘结，舌苔黄，脉象滑数。

基本治法：清降泄热止呃。

针灸治法：取足阳明胃经穴为主，针用泻法。

针灸处方：内关，膈俞，足三里，内庭，合谷。

针灸方义：内关宽胸利气，与膈俞相佐平降逆气。足三里、内庭泻之能清泻胃火。合谷为同名经取穴，以清降阳明上逆之火。大便秘结不通者，针天枢以通腑气。

（3）气机郁滞

主症：呃逆连声，胸胁胀闷，由抑郁恼怒而发作。情志转舒则稍缓，或时有恶心，饮食不下，头目昏眩，肠鸣矢气，舌苔薄腻，脉弦而滑。

基本治法：顺气降逆，和胃止呃。

针灸治法：取足阳明、足厥阴经穴为主，针用泻法。

针灸处方：内关，膈俞，太冲，中脘，丰隆。

针灸方义：内关、膈俞、太冲疏肝宽胸，使气机通畅，平降逆气。中脘、丰隆健脾胃，化痰浊，使气畅痰消。

2. 虚症

（1）脾胃阳虚

主症：呃声低弱无力，气不得续，面色苍白，手足不温，食少困倦，舌淡苔白，脉象细弱。

基本治法：温补脾胃，和中降逆。

针灸治法：取任脉及足阳经穴为主，针用补法，加灸。

针灸处方：天突，膈俞，中脘，足三里，气海，关元。

针灸方义：天突为任脉经穴，乃阴维脉、任脉之会，能平降逆气；膈俞为膈肌的背俞穴，统治膈膜之病；中脘、足三里以补中气；气海、关元以补肾元。

（2）胃阴不足

主症：呃声急促而不连续，口干舌燥，烦躁不安，舌质红而干或有裂纹，脉象细数。

基本治法：生津养胃止呃。

针灸治法：取任脉、足太阴、足阳明经穴为主，针用补法。

针灸处方：天突，膈俞，中脘，足三里，三阴交。

针灸方义：此证为胃阴不足，胃失和降所致。取天突、膈俞平逆气。中脘、足三里、三阴交调和脾胃，使阴液生化有源，胃和津生，气机调畅，呃逆得止。

（二）其他疗法

1. 耳针疗法

针灸处方：神门，膈，皮质下，胃。

操作方法：每次取1～2穴，中强度刺激，捻转1分钟后，间歇动留15～30分钟。每日针治1～2次，痊愈为度。

2. 头针疗法

针灸处方：胸腔区。

操作方法：中等刺激，进针后持续捻针2～3分钟，留针10分钟后，再捻针2～3分钟，如此三遍。每日1～2次。

3. 穴位注射

针灸处方：第5～7胸椎夹脊穴，内关，中脘。

药物与操作：①阿托品0.5mg/mL，每穴注射0.5mL。② 0.5%普罗卡因液，每穴注射2～5mL。以上两种药物，每次选一种，每次取1～2穴，交替使用。每日注射1次，3～5次为一疗程。

4. 预防与调护

（1）慎食辛热或寒凉之品。

（2）调情志，保持心情舒畅，如发现呃逆不止，及早治疗。

（3）即病之后，应减轻患者思想负担，饮食调摄要寒凉适中勿进食过急。

三十六、肠炎

【疾病概述】

肠炎是指各种原因引起的急性或慢性肠壁黏膜的炎症性病变。临床上分急性肠炎和慢性肠炎两种。急性肠炎多是由病毒、细菌、霉菌或肠寄生虫等系因引起急性肠道感染性炎症，其中以病毒性肠炎和细菌性食物中毒最为常见，急性腹泻为主要临床表现，一般多伴有恶寒发热等全身症状。细菌性食物中毒引起的急性胃肠炎，以呕吐、腹痛、腹泻为主症，严重者除急性腹泻外，尚有剧烈腹痛、呕吐，甚则引起脱水或休克。

本病属于中医学"泄泻"范围，若细菌性食物中毒引起的急性胃肠炎又归属于"霍乱"范畴。

【病因病机】

1. 感受外邪 六淫之邪，皆能使人发生泄泻，但其中以寒湿暑热等因引起的较多见。脾喜燥而恶湿，湿邪最能引起泄泻。其他寒邪或暑热之邪，除了侵袭皮毛肺卫之外，也能直接影响脾胃，使脾胃功能障碍而引起泄泻，但仍多与湿邪有关。

2. 饮食所伤 饮食过量，宿食内停；或过食肥甘，呆胃滞脾；或多食生冷，误食不洁之物，损伤脾胃，传导失职，升降失调，而发生泄泻。

3. 情志失调 平时脾胃素虚，复因情志影响，忧思恼怒，精神紧张，以致肝气郁结，横逆乘脾，运化失常，而成泄泻。

4. 脾胃虚弱 脾主运化，胃主受纳，若因长期饮食失调，劳倦内伤，久病缠绵，均可导致脾胃虚弱，不能受纳水谷和运化精微，水谷停滞，清浊不分，混杂而下，遂成泄泻。

5. 肾阳虚衰 久病之后，损伤肾阳，或年老体衰，阳气不足，脾失温煦，运化失常，而致泄泻总之，脾虚湿胜是导致本病发生的重要因素。外因与湿邪关系最大，湿邪侵入，损伤脾胃，运化失常，所谓"湿胜则濡泄"。内因则与脾虚关系最为密切，脾虚失运，水谷不化精微，湿浊内生，混杂而下，发生泄泻。

【辨证论治】

（一）基本疗法

1. 感受外邪

（1）风寒湿阻

主症：泄泻清稀，甚至如水样，腹痛肠鸣，脘闷食少，或兼有恶寒发热，鼻塞头痛，肢体酸痛，苔薄白或腻，脉濡缓。

基本治法：解表散寒，芳香化浊。

针灸治法：取背俞穴以及足阳明经穴为主，针用泻法，加灸。

针灸处方：中脘，天枢，大肠俞，脾俞，胃俞，阴陵泉，风门，列缺，风池。

随证配穴：兼表证者，刺大椎，风池以解表散寒。呕吐者，加内关以和胃降逆。

针灸方义：寒湿之邪，困遏中阳，故脾失健运，胃肠传导功能失常见泄泻。刺中脘、天枢（大肠之募穴）。大肠俞调理肠胃，加灸可温中散寒化湿。取脾俞、胃俞振奋中阳健脾胃，以利枢机。阴陵泉为脾之合穴，功能健脾利湿通利小便，使水湿从小便而出；风门散风解表，以治恶寒发热；取肺经络穴列缺以宣肺气，风池解表邪散寒。

（2）湿热下注

主症：泄泻腹痛，泻下急迫，或泻而不爽，粪色黄褐而臭，肛门灼热，心烦口渴，小便短赤，舌苔黄腻，脉濡而数。

基本治法：清热利湿。

针灸治法：取背俞穴及任脉、足太阴、手足阳明经穴为主，针用泻法或以三棱针放血。

针灸处方：中脘，脾俞，阴陵泉，曲池，合谷，内庭，天枢。

针灸方义：胃募中脘疏通胃气，清热化湿；脾俞健脾利湿，阴陵泉健脾利湿，通利小便，合谷、内庭用泻法清阳明湿热。天枢疏理胃肠气机。曲池清大肠湿热。诸穴合用，以达调理肠胃气机和胃清热利湿。

2. 伤食（食滞肠胃）

主症：腹痛肠鸣，泻后痛减，伴有不消化之物，脘腹痞满，嗳腐酸臭，不思饮食，舌苔浊或厚腻，脉滑。

基本治法：消食导滞。

针灸治法：取足阳明、任脉、手厥阴经穴为主，针用泻法。

针灸处方：梁门，建里，足三里，中脘，内关。

随证配穴：若积食化热，加合谷、内庭以泻热导滞。

针灸方义：宿食不化，升降失常，胃肠传化失司，故见泄泻。治病之先，当除积食。取梁门，建里消食导滞。中脘、足三里和胃利气，使之升降有序。佐内关通调中焦之气。

3. 肝气乘脾（肝郁）

主症：平时多有胸胁胀闷，嗳气食少，每因抑郁恼怒或情绪紧张之时，发生腹痛泄泻，舌淡红，脉弦。

基本治法：抑肝扶脾。

针灸治法：取俞募配穴及足厥阴、足阳明经穴为主，针用平补平泻法。

针灸处方：脾俞，章门，肝俞，期门，关元，天枢，足三里。

针灸方义：脾俞与章门是俞募配穴，有健运脾之作用，且脏会章门又有疏肝清火之功能。期门、肝俞为俞募配穴，以疏肝解郁，和脾利气。关元为元气之海，能健脾益气。配天枢、足三里调肠胃，利枢机。肝郁化热者加行间或太冲以泻热解郁。

4. 脾胃虚弱

主症：大便时溏时泻，食谷不化，不思饮食，反复发作，稍进油腻食物，便泻次数明显增加，食欲不振，食后脘闷不舒，面色萎黄，精神倦怠，舌淡苔白，脉细弱。

基本治法：健脾益胃。

针灸治法：取俞募配穴以及足太阴、足阳明、任脉经穴为主，针用补法，加灸。

针灸处方：脾俞，章门，胃俞，中脘，阴陵泉，气海，关元，足三里。

随证配穴：若气虚甚者加脾经原穴太白，配气海以健脾益气除湿；阳虚甚者，加灸以温中助阳。

针灸方义：脾俞与章门是脾脏俞募配穴，有健脾益气之作用；取胃募中脘，胃俞是胃的俞募配穴，有补益中州、健脾养胃之功能；阴陵泉健脾化湿止泻；气海、关元、补元气以固本；足三里健胃治溏泄。

5. 肾阳虚衰

主症：泄泻多在黎明之前，腹部作痛，肠鸣即泻，泻后则安，形寒肢冷，腰膝酸软，舌淡苔白，脉沉细。

基本治法：温肾健脾，固涩止泻。

针灸治法：取背俞穴及任脉经穴为主，针用补法，加灸。

针灸处方：肾俞，命门，关元，天枢，足三里，脾俞。

随证配穴：①虚泻日久，中气下陷，灸百会升举阳气。②肾阳衰微，加神阙隔盐灸以温中止泻，回阳救逆。③完谷不化、脾阳虚衰者加灸脾俞、章门以温脾熟谷。

针灸方义：证属脾肾阳虚，五更作泻。取肾俞、命门、关元加灸，益命火壮肾阳，以先天济后天；天枢、足三里调理胃肠气机以止泻。脾俞补益气、壮脾阳。诸穴合之，共奏温养脾肾，固涩止泻之功。

（二）其他疗法

1. 耳针疗法

针灸处方：小肠，大肠，脾，胃，肝，肾，交感，神门。

操作方法：实证用强刺激，虚证用轻刺激，每次取3～5穴，每日1次，留针10～20分钟，10次为一疗程

2. 水针疗法

针灸处方：天枢，足三里，上巨虚，三阴交。

药物选择：维生素B_1、蒸馏水、黄连素注射液等。

操作方法：每次选1～2穴，常规注射，每穴注射0.5mL。

3. 灸法

针灸处方：天枢，关元，神阙。

操作方法：用于脾虚寒湿泄泻，每穴灸5～7壮。用直接灸法，每日或隔日1次，每穴可轮替使用，或在针刺后加灸亦可，如神阙须用隔盐灸或隔姜灸。

三十七、直肠脱垂

【疾病概述】

直肠黏膜或直肠壁全层脱出于肛门之外，称直肠脱垂。直肠脱垂可根据其脱垂程度分为部分脱垂和完全脱垂。本病多见于老年人小儿和多产妇女。儿童多发生于 1～3 岁之间，成年人多发生于身体瘦弱者，多产妇女多发生于肌肉松弛者。

直肠脱垂中医称"脱肛"。

【病因病机】

现代医学认为直肠脱垂与解剖缺陷有关。如骶骨前面弧度较平时，直肠失去骶骨的支持作用，而且肠管的方向较垂直，这样肠管容易向会阴部下移和套入。其次也有因先天性发育不全、年老久病、营养不良、神经麻痹等原因，可使盆底部组织软弱而致直肠脱垂。另外因习惯性便秘、长期腹泻、排尿困难、多次分娩、慢性咳嗽、重体力劳动等，均可使腹内压增高而引起直肠脱垂。

本病多因素体虚弱、中气不足，或劳力耗气，或产育过多，或饥饱不均，或思虑过度，或大病久病之后，气虚而固摄失司，致肠滑不收，逐渐变为脱肛。若小儿先天不足，气血未旺，或年老肾亏或房劳无节，或滥用苦寒攻伐，损伤真元，致关门不固而致脱肛。亦可因便秘、痔疮等病，湿热郁于直肠，或因恣食辛辣醇酒刺激之品，致积湿酿热，湿热下注而致脱肛。

【辨证论治】

（一）基本疗法

1. 虚证

（1）气虚下陷

主症：便后直肠脱出于肛外，或在咳嗽、喷嚏、行走，久站时直肠脱出，伴有疲倦乏力，声低气短，头晕心悸，纳呆，便溏，舌质淡边有齿痕，脉细弱。

基本治法：益气升提。

针灸治法：宜取督脉、足太阳经穴为主，针用补法可加灸。

针灸处方：百会，长强，大肠俞，承山，会阳，足三里，气海。

针灸方义：百会为督脉与三阳经气的交会穴，气为阳，统于督脉，灸之阳气旺盛，有升提收缩之功效。足太阳膀胱经循尾骶，取承山、会阳、大肠俞可升举清阳，促进直肠回收；长强为督脉之别络，位近肛门可调节肛肌收缩。足三里为足阳明胃经之合穴补气血，气血盛则直肠回收力量增强脱肛自愈。气海为任脉经穴补益中气。

（2）脾肾两虚

主症：直肠滑脱不收，肛门坠胀，伴神倦乏力，动则气促，心悸，腰膝酸软，小便频数，夜尿多，大便干结或泻下清稀，完谷不化，舌质淡边有齿痕，脉沉细。

基本治法：补益脾肾。

针灸治法：宜取督脉、背俞穴为主，针用补法或加灸。

针灸处方：长强，脾俞，肾俞，白环俞。

药物处方：方中长强直刺进针达直肠上方后，再向左、右前方透刺，针用补法，以收敛维系肛门之筋；脾俞、肾俞施以补法，以健脾益肾；白环俞施以补法，增强肛门的约束机能。

随证配穴：泻下清冷完谷不化加关元、气海，大便干结加太溪、三阴交、天枢。

2. 实证

湿热下注

主症：肛门坠胀，直肠脱垂，肛门灼热，痒痛，局部红肿，伴面赤身热，腹胀便结，小便短赤，舌红，苔黄腻或黄燥，脉滑数。

基本治法：清利湿热。

针灸治法：宜取足太阳、足太阴、手阳明经穴为主，针用泻法。

针灸处方：次髎，承山，大肠俞，阴陵泉，三阴交，曲池，大椎。

药物处方：方中次髎泻之消壅祛浊。承山系足太阳之经穴，其筋别入肛门，泻之以清散肛门郁热；泻大肠俞以清泻阳明腑热；阴陵泉、三阴交健脾利湿，除湿热；曲池、大椎针用泻法，可清湿热。

（二）其他疗法

1. 耳针疗法

针灸处方：直肠下段，皮质下，神门。

操作方法：取双侧耳穴，用中强度刺激，留针 30 分钟，每日 1 次。

2. 挑治疗法

针灸处方：第 3 腰椎至第 2 骶椎之间脊柱中线旁开 1.5 寸外纵线的任意一点。

操作方法：每次挑治一点，每隔 3～5 日 1 次。

3. 皮肤针疗法

针灸处方：百会，天枢，孔最，中髎，大肠俞，长强，中脘，梁丘，脊中，第 9 胸椎至第 5 腰椎夹脊穴。

操作方法：每次选 3～6 穴，每穴叩刺 4～6 分钟，以皮肤微微渗血为度。隔日 1 次。

三十八、落枕

【疾病概述】

落枕是指急性单纯性颈项强痛，活动受限的一种疾病，又称颈部伤筋。本病多见于成年人、儿童患病极少，在老年则往往是颈椎病变的反映，并有反复发作的特点。

现代疾病颈肌劳损、颈项纤维织炎、颈肌风湿、枕后神经痛、颈椎肥大等引起的斜颈，均可参照本节治疗。

【病因病机】

本病多由睡眠时体位不适，枕头高低不当，致使颈部骨节筋肉遭受长时间的过分牵拉而发生的痉挛所致。亦有因颈部扭伤，感受风寒以致局部经脉气血阻滞，不通则痛而成颈项强痛者。

【辨证论治】

（一）基本疗法

主症：一般多在早晨起床后，突然感到一侧颈项强直，不能左右转侧或俯仰，患部酸楚疼痛，并可向同侧肩背及上臂扩散，或兼有头痛怕冷等症状。局部肌肉痉挛，压痛明显，但无红肿发热，喜得热敷。

基本治法：舒筋活血，通经止痛。

针灸治法：宜局部取穴为主，手足太阳、手足少阳经穴为辅，针用泻法，并可加灸

针灸处方：阿是穴，落枕穴，后溪，悬钟，大椎。

随证配穴：恶寒头痛加外关、合谷；肩痛加肩髃、曲垣，背痛加大杼、肩外俞。

针灸方义：本方阿是穴舒通局部气血，通经止痛；落枕穴是治疗本病的经验穴；后溪为八脉交会穴之一，通于督脉，针之能舒筋通络；悬钟为足三阳之络，又系髓会，主治骨髓病变。大椎督脉穴，为手足三阳和督脉之会，通阳活血。

（二）其他疗法

1. 皮肤针疗法　先用皮肤针叩刺颈项强痛部位，致使局部皮肤微红，然后叩刺肩背压痛点。

2. 耳针疗法

针灸处方：压痛点，颈椎。

操作方法：毫针强刺激，捻针时嘱患者慢慢转动颈项 3~5 分钟，留针 15~30 分钟，每天一次。

三十九、颈椎病

【疾病概述】

颈椎病是指颈椎间盘退行性变，是颈椎骨质增生以及颈部损伤等引起脊柱内外平衡失调刺激或压迫颈部血管、神经、脊髓而产生一系列症状。主要的症状有颈肩痛、头晕头痛、上肢麻木，严重者有双上肢痉挛、行走困难，以致四肢瘫痪。本病又称颈椎综合征或颈肩综合征。多见于中老年人，为多发的退化性、复发性疾病，男性发病略高于女性。

本病属于中医学的"骨痹""痿证""头痛""眩晕""颈项强痛""项肩痛"的范畴。

【病因病机】

按现代医学，其发病原因多由于急性外伤或慢性劳损导致颈椎及其附近软组织劳损、损伤及颈椎退变性增生等改变，刺激或压迫神经根、颈脊髓、椎动脉或交感神经等而出现的综合病症。

本病中医认为其病因病理为：

（1）颈部急性外伤或慢性劳损，久之耗伤气血而出现不同程度的气血亏虚的证候。

（2）病久不愈、复感风、寒、湿邪，注于经络，留于关节，使气血瘀阻而出现经脉痹阻，不通则痛。

（3）颈部急慢性损伤，加之风寒湿邪或热痹日久不愈，气血运行不畅日甚，瘀血痰浊阻痹颈部经络可出现颈部各种综合病症。

【辨证论治】

（一）基本疗法

（1）气血亏虚

主症：颈肩酸痛或伴有腰痛、沉重、活动时疼痛加重。或上肢麻木、无力、头晕，视物模糊等症。按压局部时感到舒适感。舌质淡脉细无力。

基本治法：补气血，通经络。

针灸治法：取手足阳明、足太阳经穴及根据病变部位及病因取穴为主，针用补法或平补平泻法，偏虚寒者加用艾灸，肩背剧痛者可配拔火罐治疗。

针灸处方：天柱，定喘，颈百劳，肩髃，手三里，足三里，三阴交，复溜。

随证配穴：前臂桡侧、指端麻木疼痛，加曲池，合谷；前臂尺侧麻木疼痛，加外关，中渚；视物模糊、眩晕，加风池，足临泣。

针灸方义：取病变部位天柱、定喘、颈百劳能疏通局部气血，通经活络，肩髃、手三里为手阳明经穴，足三里为足阳明经合穴，三穴合用补益气血，通经络。三阴交为足三阴经交会穴补之滋阴养血，复溜为足少阴肾经经穴，补之能滋养肾阴，两穴合用养阴益髓通络。前臂桡侧麻木疼痛，根据经络循行辨证属手阳明大肠经循行部位，故取手阳明经曲池、合谷，通调手阳明经的气血，达到通经活络的目的。偏尺侧根据经络循行辨证属手少阳经之所过。故取手少阳经穴外关、中渚，通调手少阳经的气血，起到通经活络之功效。风池、足临泣为足少阳经穴有平肝息风之功效，故针刺用泻法可治疗视物模糊、眩晕。

（2）风寒痹痛

主症：颈、肩、臂、腕酸痛，沉重或麻痛，颈活动受限，当阴雨天或受寒冷时酸痛加重，或患肢发凉。舌质淡红、苔薄白，脉迟或沉紧。

基本治法：祛风散寒，活血通络。

针灸治法：取督脉、手足太阳、手足少阳经穴为主，针用泻法，老年体虚者针用平补平泻法，亦可加艾灸或局部拔火罐。

针灸处方：风池，大椎，大杼，风门，天宗，曲池，外关。

随证配穴：同气血亏虚证。

针灸方义：本症属风寒痹证，故取风池、大椎风门祛风散寒、通经活络，曲池为手阳明经合穴，外关为手少阳经穴，二穴有祛风散寒、通络止痛之功效。大杼为骨会又为足太阳经穴，针之有益髓强健筋骨祛风之功效。天宗为手太阳经穴有祛风散寒，通络止痛之作用。诸穴合用具有祛风散寒、通经活络，活血止痛之功能。

（3）痰浊血瘀

主症：颈、肩、腕疼痛较重，肢麻痛，串痛，放射痛，颈伸屈不利，颈椎关节周围筋肉僵硬，压之痛甚，皮下可触及硬结，痛处拒按。舌质红暗或有紫点，苔黄白薄，脉弦滑。

基本治法：行气化痰，活血止痛

针灸治法：取督脉、足太阳、足少阳、手足阳明经穴为主，针用泻法，年老体虚针用平补平泻，亦可拔火罐。

针灸处方：天柱，大椎，颈百劳，定喘，曲池，悬钟，丰隆，膈俞，阳陵泉，大杼。

随证配穴：眩晕、视物模糊加风池，膻中；头痛加太阳，四神聪。

针灸方义：本证多因长期颈部慢性劳损或跌仆闪挫外伤，则伤筋耗血，筋脉拘挛，致气血瘀滞，经络不通而发病。或痹证日久，由气入血气滞血凝，痰瘀形成。故取天柱、大椎、颈百劳、定喘穴祛风通经，活络止痛。曲池、丰隆为阳明经穴，阳明经为多气多血之经，用之行气活血化痰，膈俞为血会活血化瘀，悬钟为髓会，大杼为骨会，合用益髓健筋骨，阳陵泉为筋会，舒筋活络止痛，膻中行气化痰，风池醒脑止痛，合用可治痰浊头痛，太阳、四神聪安神止痛治头痛。

（二）其他疗法

1. 耳针疗法

针灸处方：神门，相应部位，脾，肾，肾上腺，内分泌，耳尖放血。

操作方法：耳穴按摩、针刺、耳穴贴压王不留行籽为主，颈椎相应部位前后对称贴压，三天换贴1次。双耳贴压10次为一疗程。

2. 按摩疗法 采用常规按摩操作法。

3. 拔罐疗法 颈肩背部拔火罐，每天或隔日1次，每次留10分钟。

四十、肩关节周围炎

【疾病概述】

肩关节周围炎是指单侧或双侧肩关节酸重疼痛，运动受限为主症。本病多发生在50岁左右，故又有"五十肩"之称。

本病中医学属"漏肩风""肩凝""痹证"的范畴。

【病因病机】

本病多因素体虚弱，筋骨萎弱，复因局部感受风寒，或劳累闪挫，或习惯偏侧而卧，筋脉受到长期压迫，遂致气血阻滞而成肩痛。肩痛日久，由于局部气血运行不畅，蕴郁而生湿热，以致患处发生轻度肿胀，甚则关节僵直，肘臂不能举动。

【辨证论治】

本证系经络空虚，风寒乘虚外袭，或劳伤筋脉，气滞血瘀，久则经络筋脉失养，挛缩软短。故其治疗，初期宜疏风散寒，温经通络，久则应温经活血，强筋壮骨。

（一）基本疗法

（1）经络空虚，风寒外袭

主症：肩部漫痛，举臂及后转时疼痛加剧，活动受限，局部畏寒，得温痛减，日轻夜痛重，舌脉平常。

基本治法：疏风散寒，温经通络。

针灸治法：取手阳明，手少阳经穴为主，针用泻法，或加灸。

针灸处方：肩髃，肩贞，臂臑，曲池，外关。

随证配穴：肩内廉痛加尺泽，太渊；肩外廉痛加后溪、小海；肩前后廉痛加合谷、列缺、阿是穴、曲垣、大杼、风池、手三里、肩髎、天宗等穴，亦可选用。

针灸方义：本方以患部取穴为主，祛风散寒，活血通络。辅以远部，取曲池、外关、疏导阳明、少阳经气，清化湿热。

（2）经筋失养、挛缩软短

主症：肩痛日久，经筋失去濡养，肌肉失荣而萎缩，经筋挛缩而软短，故举臂不及头，后旋不及背，酸痛乏力，局部畏寒，得温则减，受凉则加剧。舌淡红或有瘀点，苔薄白，脉细。

基本治法：温经活血，强筋壮骨。

针灸治法：取手太阳，手阳明，手少阳经穴为主，针用补法，亦可加灸。

针灸处方：肩髃，肩髎，肩井，秉风，天宗，肩贞，大杼，臂臑，曲池，外关，阿是穴。

针灸方义：《黄帝内经》云"虚则补之""寒则留之""针所不为，灸之所宜"，故以上各穴均采用补法，留针并加温灸，以温养肩部经脉，方中大杼乃骨之会穴，与局部诸穴相配，有强筋壮骨之效。

（二）其他疗法

1. 耳针疗法

针灸处方：肩关节，神门，皮质下。

操作方法：中强度刺激，留针30分钟，隔5分钟捻转一次，每日1次。

2. 电针疗法

针灸处方：肩髃，肩髎，肩贞，臑俞，曲池，外关。

操作方法：选定穴位，针刺得气后，接通电疗仪，通电10分钟，每日1次，10次为一疗程，以上诸穴可交替使用。

3. 芒针疗法

针灸处方：肩髃，极泉，肩贞，臑俞，条口，承山，曲池，手三里。

操作方法：让患者取坐位，深刺肩髃穴，肩不能抬举者，可局部多向透刺，使肩平举，然后刺极泉透肩贞及其他穴位；条口透承山，以条口进针，边捻转边会患者抬起肩部，留针20分钟。

4. 刺络拔罐疗法

针灸处方：肩髎，肩髃，肩井，肩贞。

操作方法：按皮肤针操作常规用重叩法叩刺局部压痛点出血，然后用只小火罐拔10分钟，必须拔出血液2mL左右，方能见效，隔日1次。

5. 辅助疗法

（1）加强肩关节的功能锻炼，包括肩关节外展，外伤，两手握拳上举及外展外旋等运动。

（2）可配合按摩、推拿疗法，亦可进行牵引。

（3）患者面对墙而立，用双手作爬墙运动。

四十一、风湿性关节炎

【疾病概述】

风湿性关节炎是由风湿热侵犯关节部位，引起的关节部位炎症疾病，急性期可示多发性及游走性关节酸痛，多发生在大关节，可伴有红、肿、热、痛；有时仅感关节酸痛。慢性期可因受寒湿而反复发作，表现全身关节疼痛，以较大关节为重。

本病属中医学"痹证"的范畴，"痹"有闭阻不通的含义，有"着痹""行痹""痛痹""热痹"等名称。

【病因病机】

风湿性关节炎是风湿热侵犯关节的表现。它是与甲型链球菌感染密切相关的全身性变态反应性疾病，以全身结缔组织的炎症病变为特点。一般认为在链球菌感染后，链球菌的毒素和代谢产物成为抗原，机体产生相应的抗体，抗原和抗体在结缔组织结合，使之发生炎症、变性和破坏，主要侵犯心脏和关节，其次累及皮肤、血管、浆膜和脑组织等。

痹证的发生，多由起居失调，腠理空疏，卫气不固；劳累过度。邪气乘虚而入，或涉水淋雨，久卧湿地，风寒湿邪得以乘机侵袭，经络闭阻，发为风寒湿痹。

人的素质各有不同，风湿寒邪亦各有偏胜。若风邪侵袭偏重者为"风痹"，又因风性"善行数变"，疼痛呈游走性，故又称"行痹"；湿邪偏重者为"湿痹"，因湿性腻滞固着，痛处固定不移，故又称"着痹"；寒邪偏重者为"寒痹"，寒邪性烈，凝结气血，其疼痛多较剧烈，故又称"痛痹"；如素属阳盛之体，内有虚热，外感风寒湿邪，郁而化热，发为热痹；又若行痹，痛痹，着痹经久不愈，邪留经络，郁而化热，也可转为热痹；痹证迁延不愈，病邪由浅入深，由经络侵袭脏腑，除可出现"心痹"外，又通常存在着肝肾不足的证候，使病情较为顽固。

【辨证论治】

（一）基本疗法

（1）风寒湿痹

主症：关节疼痛酸胀，不红不肿，或但肿不红，局部畏寒，遇寒加剧，得温则减；面色无华，形寒怕冷，口淡不渴。舌质淡或有齿痕，苔薄白或白腻，脉濡细迟。

基本治法：散寒除湿，祛风通络。

针灸治法：痹证虽有行痹、痛痹、着痹、热痹及五脏痹之分，但治疗取穴，一般以近取法为主，对因取穴为次。行痹、热痹，毫针浅刺，用泻法；痛痹以灸为主，深刺留针；着痹针灸并施。

针灸处方：根据患病部位及病因取穴。颈部关节：大椎，天柱，风池。肩关节：肩髎，肩髃，肩贞。肘关节：曲池，曲泽，手三里。腕关节：阳溪，阳池，养老，外关。趾指关节：八风，八邪，合谷。髋关节：环跳，居髎，秩边。膝关节：膝眼，阳陵泉，梁丘。踝关节：解溪，昆仑，悬钟。脊柱关节：大椎，身柱，风门，大杼，命门，腰俞。

随证配穴：风盛配风池、风门、血海、膈俞；寒盛灸肾俞、关元；湿盛配足三里、商丘；五脏痹配五脏的俞募穴。

针灸方义：病变局部附近的穴位，皆能通经活络，疏通气血；大杼、阳陵泉、悬钟是骨、筋、髓之会穴，可壮筋骨；风池、大椎有解表祛风寒之作用；血海、膈俞是治血的要穴，血行则风自灭，以治行痹；足三里，商丘，健脾化湿；大椎、合谷、曲池，清热治热痹；阴寒过盛或寒痹久延，阳衰阴凝者，加肾俞、关元以益火之源，振奋阳气而驱除寒邪；五脏痹采用俞募相配，是调其脏腑气血，以祛除风寒湿邪。

（2）风热湿痹

主症：关节红肿疼痛，屈伸不利，局部按之灼热，喜凉恶热；皮肤可见红斑，伴有全身发热，汗出疲乏，头昏，心烦口渴，尿黄便干。舌红苔黄燥或黄腻，脉滑数。

基本治法：祛风清热，除湿通络。

针灸治法：对症取穴及局部取穴，针用泻法。

针灸处方：大椎，身柱，曲池，局部取穴同风寒湿痹。

随证配穴：多汗加合谷、复溜、心烦加神门。

针灸方义：大椎为督脉穴为诸阳之会，泻之可祛风清热，身柱为督脉经穴解表泄热；曲池手阳明经合穴，有清热解表祛风通络之功。局部穴位有通经活血，消瘀止痛的作用。

（3）痰瘀痹阻

主症：痹证日久，病情日益加剧，关节疼痛固定不移，入夜尤甚，关节呈梭形肿胀或呈鹤膝状，屈伸不利，关节周围筋肉僵硬，皮色紫暗，压之痛甚，皮下可触及硬结，伴面色晦滞。唇舌暗红或有瘀斑瘀点、苔白腻或厚腻，脉细涩。

基本治法：祛痰化瘀，活血通络。

针灸治法：对症取穴与局部取穴相结合，针用泻法。

针灸处方：膈俞，脾俞，血海，局部取穴同风寒湿痹。

随证配穴：关节肿胀成梭形，可在局部用三棱针刺血放水；瘀血化热引起低烧，可加大椎、曲池、合谷。

针灸方义：痹证日久，由气入血，气滞血凝，痰瘀形成，故泻膈俞、血海活血化瘀，脾俞健脾化痰。局部穴位均有通经活血，消瘀利络的作用。若关节肿胀呈梭形、用三棱针刺血放水，以达"菀陈则除之"之效。大椎是治一切热病的要穴．应用于炎症，能加速消炎过程。曲池、合谷祛风清热。

（4）正虚邪留

主症：痹证日久，关节疼痛肿胀畸形，屈伸不利，行动艰难，筋肉痿软，四肢瘦削，面色无华，疲乏神衰，或伴有潮热盗汗，头昏目花，口干作渴。舌质偏红、苔少或无苔，脉细数。

基本治法：滋阴养血，活血通络。

针灸治法：对症取穴与局部取穴相结合，针用平补平泻法。

针灸处方：肝俞，肾俞，足三里，局部取穴同风寒湿痹。

针灸方义：本型多由痰瘀痹阻型进一步转化而来，由于痹证日久，耗精伤血，而致肝肾两亏，故取肝俞、肾俞滋补肝肾精血，足三里扶正祛邪，健运中焦，以扶植后天之本，由于邪留关节经脉，脉络痹阻，津血流注不畅，痰瘀形成，互结不散，关节肿胀畸形，瘀血不去则新血不生，痰湿不去则津液不能输布，于是筋肉络脉失养而成痿软瘦削，故局部腧穴宜采用先泻后补，先泻其瘀血痰结，后调其经络；若痰瘀互结，浊液不散，关节畸形肿胀，仍可以三棱针刺血放水，使郁积之痰瘀获得疏泄；若潮热盗汗可泻大椎、阴郄，以清热凉血，和营止汗。

（二）其他疗法

1. 耳针疗法

针灸处方：神门，交感，相应肢体的压痛点。

操作方法：每次取 3～5 穴，强刺激，留针 15～20 分钟，每日或隔日 1 次，或用耳穴埋针法。

2. 刺络拔罐疗法

针灸处方：按病变关节取穴，或在肿胀明显部位。

操作方法：用皮肤针重叩出血、然后加拔火罐，拔出血水，并使皮肤轻度青紫，如多关节肿胀可分批交替刺络拔罐，每隔 2～3 天可在原位上重复进行。本法适用于风湿热痹及痰瘀痹阻，关节肿胀畸形，能祛瘀生新，疏通经络，调畅血行。

3. 水针疗法

针灸处方：病变关节局部取穴，每次选 3～4 穴。

药物选择：采用当归、丹参、威灵仙等注射液。

操作方法：按水针操作常规，每穴注射药液 0.5～1mL。

4. 辅助治疗

（1）急性期发热及关节红肿，应卧床休息。

（2）慢性期虽有关节疼痛畸形，仍应进行力所能及的关节功能活动锻炼。

（3）及时清除扁桃体炎及咽炎等病灶。

（4）饮食物要有充足的蛋白质和各种维生素。

（5）抗"O"及血沉增高时，应配合中西药物治疗。

四十二、急性腰扭伤

【疾病概述】

急性腰扭伤是腰部肌肉、筋膜、韧带、椎间小关节、腰骶关节的急性损伤，多系突然遭受间接外力所致。本病的临床常见的腰部外伤，多发于青壮年和体力劳动者，平常缺少参加体力劳动锻炼的人，偶然参加劳动时，不慎亦易发生损伤。男性较女性为多。急性腰扭伤若因处理不当，或治疗不及时，亦可使症状长期延，变成慢性。

本病属中医"腰痛""闪腰"范畴。

【病因病机】

本病多因突然遭受外事间接暴力所致。致伤最常见的原因为猛然搬动过重的物体，由于搬重物的姿势不正确；劳动时配合不当，跌仆滑倒；在日常生活中如倒洗脸水、弯腰、起立，甚至咳嗽、喷嚏、打哈欠、伸腰等动作；在思想无准备的情况下，都会使腰部肌肉骤然收缩而造成腰肌筋膜的扭伤。由于以上原因致使腰部筋膜损伤，血脉破损，必然造成腰部瘀血凝滞，气机不通，则产生瘀血肿胀，活动受限等诸症。

【辨证论治】

（一）基本疗法

（1）气滞络阻

主症：腰痛时轻时重，痛无定处，重者腰部活动受限，行走困难，咳嗽阵痛，舌苔薄，脉弦。

基本治法：理气通络，舒筋止痛。

针灸治法：取足太阳经穴为主，针用泻法。

针灸处方：秩边，大肠俞，委中，腰阳关。

随证配穴：症状明显者，加承山、昆仑、阿是穴。

针灸方义：秩边、大肠俞、委中均属足太阳膀胱经穴，三穴合用可疏利膀胱经气。腰阳关为督脉经穴，以温经通络，阿是穴属局部取穴法，用以疏调局部气血。昆仑、承山是膀胱经治疗腰背痛的远道穴。诸穴任用，共奏理气通络、舒筋止痛之功。

（2）气阻血瘀

主症：腰痛局限一侧，局部瘀肿，压痛明显，疼痛剧烈，腰部活动受限，或有肿胀，时有大便秘结，舌部稍有瘀血或瘀斑，脉弦紧。

基本治法：行气消瘀，活血止痛。

针灸治法：取督脉、足太阳经穴为主。针用泻法。

针灸处方：秩边，委中，阿是穴，命门。

随证配穴：症状明显者，加志室、肾俞、人中、后溪。

针灸方义：秩边、委中均属足太阳膀胱经穴可疏通膀胱经经气，委中又为血之郄穴，可消散经络中的瘀血，从而活血止痛。阿是穴疏通局部气血，志室、肾俞、命门以补肾气，人中为督脉穴是"下病上取"法，后溪通督脉，温经活络。诸穴伍用，行气散瘀，通经止痛。

(二)其他疗法

1. 耳针疗法

针灸处方：腰相应部位（腰区挫伤处），皮质下，肾，神门。

操作方法：宜强刺激，针用泻法，进针后频频捻针，并嘱患者作腰部前屈后伸左右侧弯转侧功能练习，亦可穴位局部按摩，每日1次。

2. 拔罐法

阿是穴，大肠俞拔罐，每次5～10分钟。

四十三、腰部劳损

【疾病概述】

腰部劳损系指腰部积累性的肌肉、筋膜、韧带、骨与关节等组织的慢性劳损，又称功能性腰痛。本病是腰痛中最常见的一种，为常见病、多发病，没有明显的外史，而是在不知不觉中慢慢发生的一种腰腿痛疾病。本病常包括腰肌筋膜劳损、棘上韧带劳损、第三腰椎棘突结合症等疾病。

本病属中医"腰痛"范畴。

【病因病机】

腰部劳损常见的原因为腰背部经常性的过度负重，过度疲劳，或长期从事腰部持力或弯腰活动工作以及长期的腰部姿势不良等，都可引起腰背肌肉筋膜劳损或者筋膜松弛，或有慢性的撕裂伤，或有瘀血凝滞而致腰痛。亦有腰部急性扭伤、挫伤之后治疗不彻底或反复轻微损伤而致慢性腰痛。腰椎有先天性畸形和解剖缺陷者，如腰椎骶化、椎弓板崩裂与腰椎滑脱，各种因素所致的胸腰段背椎柱畸形、棘上韧带尖、第3腰椎横突周围尖或第3腰椎脊突滑囊尖都能引起腰背部肌力平衡失调，造成腰部肌肉的劳损而成为慢性腰痛。

素体虚弱，肾气亏虚复感风、寒、湿邪，留滞肌肉筋脉，以致筋脉不和，肌肉筋膜拘挛，经络闭阻，气血运行障碍而致慢性腰痛。

【辨证论治】

(一)基本疗法

（1）风寒湿型

主症：症见腰部冷痛重着，转侧不利，虽静卧而不减甚或加重，遇阴雨天加重，舌苔白腻，脉迟缓或脉弦。

基本治法：散寒利湿、温经通络。

针灸治法：取督脉、足太阳经穴为主，针用泻法。

针灸处方：风府，腰阳关，委中，阿是穴，肾俞。

针灸方义：风府祛风散寒，其与腰阳关同属督脉，共起宣导阳气的作用。委中、肾俞属膀胱经，夹脊抵腰络肾，循经远取委中，以通调足太阳经气。局部腧穴或阿是穴，属近部取穴法，疏通局部气血。诸穴合用散寒除湿，温经止痛。

（2）肾虚腰痛

主症：腰痛以酸软为主，喜按喜揉，腰膝无力，遇劳则甚，静卧则轻，经常反复发作。偏阳虚可见少腹拘急，四肢不温，舌淡，脉沉细；偏阴虚者则失眠，手足心热，咽干口燥，面色潮红，舌红或绛，脉弦细而数。

基本治法：偏阳虚者，补肾助阳；偏阴虚者，滋阴补肾。

针灸治法：取督脉、足太阳、足少阴经穴为主，针用泻法。偏阴虚者，针用补法不灸；偏阳虚者，针用补法，加灸。

针灸处方：命门，志室，太溪，关元，气海，肾俞，三阴交，阴谷，照海。

针灸方义：灸命门、补志室，以填肾中真阳。太溪为足少阴经之原穴，为脏病取原之意。灸关元、气海补气壮阳。腰为肾之府，取肾俞可调益肾气。三阴交为足三阴之交会穴，补之滋补肾阴、阴谷、照海属足少阴经穴，滋补肾水以填补肾中之阴。

(二) 其他疗法

基本上同急性腰扭伤。

四十四、产后少乳

【疾病概述】

产妇在产后 3～10 天内没有乳汁分泌。或分泌量过少；或者在产褥期、哺乳期内乳汁正行之际，乳汁分泌减少或全无，不够喂哺婴儿需要，统称为产后少乳。

本病中医学亦称"缺乳""乳汁不行""乳汁不足"等。

【病因病机】

现代医学认为乳腺发育较差，孕期因胎盘功能不全使乳腺准备性发育障碍，或分娩时出血过多，或产后营养不良，或有慢性疾病身体健康情况较差等。

中医学认为由于素体虚弱，或因产时失血过多，或产后营养不良，或有慢性疾病，而致气血虚弱，阴液枯少；或由情志失调，肝气郁结、血行不畅、经络壅滞，均可致缺乳症。

【辨证论治】

(一) 基本疗法

(1) 血虚气弱

主症：乳少或无，乳汁清稀，乳房柔软而不胀满，精神倦怠，心悸气短，面色苍白无华，皮肤干燥不润，舌淡苔白，脉细弱。

基本治法：补气养血通乳。

针灸治法：宜取背俞穴及任脉、足阳明经穴为主，针用补法，可加灸。

针灸处方：膈俞，脾俞，膻中，足三里，乳根，少泽。

针灸方义：脾俞、膈俞补脾气以生血；膻中能调胸气振胸阳，有促乳汁运行的作用；足三里、乳根皆阳明经穴，且乳房为足阳明经所过，故能疏通阳明经气，有催乳之作用；少泽为通乳之有效穴。诸穴合用，有补气养血、生乳通乳之作用。

(2) 肝郁气滞

主症：乳房胀满疼痛，胸胁胀闷，食欲减退，急躁易怒，或大便不畅，乳汁不通，舌苔薄黄，脉弦或弦数。

基本治法：疏肝解郁通乳。

针灸治法：取任脉、足阳明、足厥阴经穴，针用平补平泻法。

针灸处方：膻中，乳根，期门，内关，太冲。

针灸方义：膻中为气之海，能理一身之气，气机和调则血行通畅；乳根通调阳明经气，且本穴位近乳部，更能通调局部气血；期门、太冲疏肝调血；内关宽胸开郁，理气通乳。

(二) 其他疗法

1. 耳针疗法

针灸处方：胸区，内分泌，肝，肾。

操作方法：中等刺激。每日 1 次，每次留针 15～20 分钟或埋针。

2. 灸法

针灸处方：膻中，乳根。

操作方法：用艾条温和灸 10～20 分钟，每日艾灸 2 次。

3. 辅助疗法

（1）乳房胀满而痛者，可用热毛巾局部湿敷乳房或用温热水反复洗涤乳房。

（2）产后可多食猪蹄汤、鲫鱼汤等。

四十五、月经不调

【疾病概述】

月经不调临床上主要表现为月经的周期、经量、经色、经质或经期长短异常，或伴发某些异常症状。常见的有经早（经行先期）、经迟（经行后期）、经乱（经行先后无定期）等，为妇科常见者多发病。

现代医学的功能失调性月经紊乱系指内分泌调节系统的功能失常所导致月经的紊乱和出血异常，可分为两类：一类为无排卵型月经失调，另一类为有排卵型月经失调。此病可参考月经不调辨证论治。

【病因病机】

机体内外许多因素，精神过度紧张，恐惧环境和气候的变化及其他全身性疾病，可以通过大脑皮层和中枢神经系统影响丘脑下部－垂体－卵巢轴的相互调节。营养不良，贫血及代谢紊乱也可影响激素的合成、运转和作用，以致月经不调。

肝主疏泄，性喜条达，恶抑郁，若情志不遂或恼怒伤肝，肝郁化火，以致肝气逆乱，或热蕴胞宫而引起经期超前；若寒邪留滞胞宫，致机能不振，运行无力，经血不能应期来潮而致经行后期；若因生育过多，房事劳倦，或长期患有失血疾病，或脾胃素弱，气血亏虚，影响肝肾，损伤冲任，以致肾气失守，闭藏失职，月经亦不能定期来潮而致月经无定期。

【辨证论治】

（一）基本疗法

（1）肝气郁滞

主症：经期先后不定，经量或多或少，精神抑郁，烦躁易怒，胸胁满闷，或乳房胀痛，脉弦。

基本治法：疏肝理气。

针灸处方：气海，中极，行间，地极。

针灸方义：方中气海、中极调理下焦之气，散郁滞，行间疏调肝气，地机是脾经郄穴调理脾气，行气活血，肝气条达，气血和调，则经血应时来潮。

（2）气郁化火

主症：月经先期而至，甚至一月经行两次，经色或赤紫，烦热口渴，喜凉饮，舌质红，苔黄，脉弦数。

基本治法：疏肝解郁，清热调经。

针灸治法：取任脉、足三阴经穴为主，针用泻法。

针灸处方：气海，太冲，太溪，三阴交。

针灸方义：方中气海为任脉经穴，可调一身元气，气为血帅，气充足则能统血而经自调；太冲肝经原穴以清肝热，太溪肾经原穴以益肾水；三阴交为足三阴经交会穴，取之健脾益气。四穴伍用，共奏理气和血、通调冲任、清热调经之功效。

随证配穴：月经超前加血海、地机，经行色红紫量多者加中极、曲泉，烦热胸闷者加内关、少府、膻中。

（3）寒邪凝滞

主症：月经后期而至，甚至四五十天始行经一次，经色淡晦，形寒喜暖，舌淡红，脉沉迟。

基本治法：温经散寒，理气调经。

针灸治法：宜取任脉、足阳明、足太阴经穴为主。针用泻法。

针灸处方：气海，天枢，归来，血海。

药物处方：方中气海理气，天枢、归来以温经散寒，血海和血。诸穴配伍，寒邪得除，气血和调，则经涩始可应期而至。

随证配穴：脾胃虚寒者加脾俞、章门、胃俞、中脘、足三里、三阴交。②血虚者加脾俞、膈俞、足三里。

（4）肾气不足

主症：经期先后不定，经量或多或少，血色淡红，腰腿酸痛，头晕耳鸣，目眩，尿频，舌淡苔薄，脉沉弱。

基本治法：补肾培元。

针灸治法：取背俞穴以及足太阴、足少阴、足阳明、任脉经穴为主，针用补法，亦可加灸。

针灸处方：气海，肾俞，交信，脾俞，三阴交，足三里。

药物处方：方中气海、肾俞、交信以培本固元，取脾俞、三阴交、足三里以培中焦，而资气血生化之源。

（二）其他方法

耳针疗法

针灸处方：子宫，内分泌，卵巢，肝，脾，肾。

操作方法：每次取 2～3 次，中等刺激，留针 15～20 分钟，隔日 1 次，也可耳穴压中药籽或埋揿针。

四十六、痛经

【疾病概述】

痛经是指妇女在行经前后或行经期间小腹及腰部疼痛，甚至剧痛难忍，发作时并随月经周期发作为主要临床特征的一种疾病。常常伴有面色苍白、冷汗淋漓、手足厥冷、泛恶呕吐等。

现代医学中的子宫发育不良、子宫过于前屈后倾、子宫颈管狭窄、子宫内膜呈片状排出膜样痛经、盆腔炎、子宫内膜异位症等，表现出行经腹痛的临床特征者，可参考本病辨证论治。

【病因病机】

1. 情志不遂 女子以肝为先天，肝藏血，主疏泄，性喜条达。若情志内伤，肝气郁结，气机不利，血为气滞，血行受阻，冲任经脉不利，经血带于胞中而痛。

2. 寒湿浸渍 经期冒雨涉水，感寒湿冷，或坐卧湿地，寒湿浸渍，伤于下焦，容于胞宫，经血为寒湿所凝滞，运行不畅，滞而作痛。

3. 气血不足 体质素弱，或大病久病之后，气血不足，血海更加空虚，胞脉失于濡养而致疼痛。

4. 肝肾亏损 冲任隶属于肝肾，素体虚弱，肝肾本虚，或多产或房劳过度，耗伤精血，冲任不足。经期泻而不藏，精血外流，血海尤加空虚，精血不能滋养胞脉，故生虚痛。

【辨证论治】

（一）基本疗法

（1）气滞血瘀

主治：经前或经期小腹或少腹胀痛，胀甚于痛，或胀连胸胁，或腹痛拒按，月经量少，淋漓不畅，经色紫而夹有血块，血块下后疼痛缓解。舌质紫黯，舌边有瘀点瘀斑，脉沉弦。

基本治法：理气活血，逐瘀止痛。

针灸治法：取任脉、足阳明、手足厥阴、足太阴、足太阳经穴为主，针用平补平泻法，留针 30 分钟，每隔 3～5 分钟行针 1 次。

针灸处方：气海，天枢，内关，太冲，地机，次髎。

针灸处方：气海为任脉经穴，为元气之海，调气活血。天枢为足阳明经穴，阳明经为多气多血之经，泻之行气活血。内关为手厥阴经穴，太冲为足厥阴肝经原穴，合用理气活血，养心安神。地机是脾经郄穴，能调脾脏而行气血。次髎是治疗痛经的经验穴。诸穴伍用，具有理气活血、通经止痛之功效。

（2）寒湿凝滞

主症：经前或经行小腹冷痛，甚者痛连腰脊背痛，痛势剧烈，得热减轻，月经量少或行而不畅，经色暗红有块，畏寒肢冷。舌苔白或白腻，脉沉迟或弦。

基本治法：温经散寒、利湿止痛。

针灸治法：取任督脉及足太阴、足太阳经穴为主，针用平补平泻法，留针20～30分钟每隔5分钟行针1次，针后加艾条灸，灸至穴周皮肤潮红为度。于月经来潮前7～10天开始，至行经时停止。

针灸处方：中极，水道，三阴交，肾俞，次髎。

针灸方义：中极任脉经穴，通于胞宫，针用补法，加灸，可调理冲任，温通胞脉。水道足阳明经穴，冲脉又隶属阳明，故二穴伍用，温经止痛。三阴交足三阴交会穴补益肝脾肾，健脾利湿。肾俞，次髎为足太阳经穴，针用补法，加灸，温经散寒，通经止痛。

（3）湿热下注

主症：经前经期少腹胀痛，经量多，质稠，色红，尿黄，舌苔黄腻，脉滑数或弦数。

基本治法：清热除湿，通经止痛。

针灸治法：取手阳明、足厥阴、足太阴经穴为主，针用泻法。

针灸处方：合谷，曲池，行间，曲泉，三阴交，阴陵泉，次髎。

针灸方义：合谷、曲池为手阳明经穴，泻之清热利湿。行间为足厥阴经荥穴，曲泉为足厥阴经合穴，合用清肝经湿热，通利下焦，缓急止痛。三阴交为脾经穴，健脾利湿，调冲任。阴陵泉为脾经合穴，取之有清热利湿之功效。次髎为痛经的经验穴。

（4）气血虚寒

主症：经期或经后，小腹绵绵作痛，喜按喜暖，得热则痛减，经行色淡质稀，舌淡苔薄白，脉细弱。

基本治法：益气养血，暖宫止痛。

针灸治法：取任脉、足阳明、足太阴及背俞穴为主，针用补法。

针灸处方：气海，足三里，血海，三阴交，脾俞，肾俞。

针灸方义：气海为任脉经穴，为元气之海，补之补气生血；足三里为足阳明经穴，补气补血；血海为脾经穴，以补脾养血；三阴交为足三阴交会穴，能调肝、脾、肾三经经气而止痛。取脾俞、胃俞健脾益胃，生化气血。诸穴伍用，气血充足，经脉得养，则虚痛自愈。

（5）肝肾亏损

主症：经后小腹隐痛，经期错后，经来色淡量少，腰膝酸软，头晕耳鸣，舌质淡苔薄，脉沉细。

基本治法：滋补肝肾，通经止痛。

针灸治法：取任脉、督脉、足少阴、足太阴、足阳明及背俞穴为主，针用补法。

针灸处方：关元，命门，太溪，三阴交，足三里，肝俞，肾俞。

针灸方义：关元为任脉与足三阴经交会穴，能补益肝、脾、肾，调养冲任之脉。命门属督脉经穴，督脉能总督一身之阳经，故取命门以补真阳。太溪为肾经原穴，滋阴补肾。三阴交、足三里补益脾胃，益气血。补肝俞、肾俞以滋补肝肾益精血，调冲任。诸穴配合，补养肝肾，精血充足，冲任自调，痛经自止。

（二）其他疗法

耳针疗法

针灸处方：子宫，内分泌，交感，肾，肝。

操作方法：毫针刺法，每次取2～3穴，留针15～20分钟，也可用耳穴埋针或压中药籽法。

四十七、子宫脱垂

【疾病概述】

子宫从正常位置沿阴道下降,子宫颈外口达坐骨棘水平以下,甚至子宫全部脱出于阴道口外,称为子宫脱垂,常伴发阴道前、后壁膨出。

本病中医学称之为"阴挺",可参照阴挺辨证论治。

【病因病机】

子宫脱垂可由多种原因引起,常见原因为生育过多。此外如不合理的接生,产后过早参加重体力劳动,以及长时间站立或蹲着劳动、慢性咳嗽等增加腹压等原因,以使支持子宫的韧带松弛而使子宫后倾,造成子宫曲线与骨盆轴线一致,当腹压增加时子宫就被挤压,沿骨盆从阴道向下推出。

本病的发病原因主要由于分娩时用力太过,或产后过早参加体力劳动,均可损伤中气致气虚下陷,胞系无力,以致脱垂;或因孕育过多,房劳伤骨,以致带脉失约,冲任不固,不能系胞,而致脱垂。

【辨证论治】

(一)基本疗法

(1)脾虚下陷

主症:阴道中有鹅卵样物脱出,小腹有下坠感,劳累加重,精神疲惫,四肢乏力,白带量多,舌淡苔薄,脉细无力。

基本治法:益气升阳,固摄胞宫。

针灸治法:宜取督脉、足太阴、足阳明经穴为主。针用补法加灸。

针灸处方:百会,气海,维道,三阴交,足三里。

针灸方义:方中百会为督脉经穴,位于巅顶,针用补法有升举阳气的作用。气海为任脉经穴,任脉通于胞宫,调冲任,益气固胞。维道为足少阳经与带脉交会穴,二穴配伍应用能调补冲任,维系带脉,收摄胞宫。足三里为胃经合穴,三阴交为足三阴经交会穴和脾经腧穴,二穴合用能健脾益胃,升补中气。诸穴伍用,共收益气升阳、固摄胞宫的作用。

(2)肾虚失固

主症:自觉阴道中有鹅卵样物脱出,小腹下坠,腰膝酸软,小便频数,夜间尤甚,阴道干涩不适,头晕耳鸣,舌红,脉沉细。

基本治法:调补肾气,固摄胞宫。

针灸治法:宜取背俞穴以及任脉、足少阴经穴为主,针用补法。

针灸处方:肾俞,照海,关元,大赫,子宫。

针灸方义:方中取肾俞、照海补益肾气;关元、大赫调补冲任;子宫穴属经外奇穴,为治疗阴挺的有效穴位。诸穴伍用,共奏调补肾气、固摄升提之效。

(3)湿热下注

主症:自其阴道有物脱出,表面溃疡,外阴肿胀疼痛,流黄水;心烦身热,小便短赤而灼热,口干而苦,舌质红,苔黄腻,脉滑数。

基本治法:健脾利湿,清热解毒。

针灸治法:宜取任脉、足厥阴、足太阴经穴为主,针用泻法

针灸处方:中极,曲泉,大敦,阴陵泉,带脉,次髎。

针灸方义:方中取中极、次髎有清利下焦湿热的作用。取足厥阴经合穴曲泉、井穴、大敦清泄肝经热毒。阴陵泉为脾经合穴,可健脾利湿,带脉为足少阳与带脉之会,有清利湿热之功效,是治疗带下的

有效穴。

(二)其他疗法

1. 灸法

针灸处方：百会，关元，气海，肾俞，八髎，三阴交，足三里，子宫。

操作方法：每次选3～4穴，每穴用艾条温和灸5～10分钟，或用温灸器，10次为一疗程。

2. 耳针疗法

针灸处方：子宫，外生殖器，脾，肾，皮质下，交感。

操作方法：每次选2～3穴，或用毫针刺，留针20分钟，间歇捻转。或在耳穴上埋揿针或中药籽，3～5天更换1次，每日按捻压3～6次。

3. 芒针疗法

针灸处方：气海，关元，子宫，带脉。

操作方法：针刺腹部穴位可选5～8寸长针，针尖朝耻骨联合方向，针深达脂肪下肌层，行强刺激手法，使会阴和小腹部有抽动感，隔日针刺1次。

四十八、小儿消化不良

【疾病概述】

小儿消化不良分单纯性消化不良和中毒性消化不良两种类型。单纯性消化不良患者每天大便5～6次，多者十余次，质稀薄，粪水呈黄或黄绿色，混有少量黏液，有酸味，常见白色或黄色小块，或伴有呕吐或溢乳，食欲减退，体温正常或偶有低热，或伴有体重轻度下降。中毒性消化不良多由单纯性消化不良转变而成。大便每天十次以上，含有大量水分，混有黏液，呈黄绿色，有腥臭味，呈酸性反应，可腐蚀臀部皮肤，致表皮剥脱。随着病情的发展，大便的臭味减轻，粪块消失，呈水样或蛋花汤样，颜色变浅，呈碱性反应。此时大便的量多少不定。患儿伴有食欲低下、呕吐、不规则低热或高热。体重急剧下降，逐渐出现脱水和酸中毒症状。重型也有急性发病的，起病初期即见高热，体温高达39～40℃，腹泻和呕吐次数增多，迅速出现水和电解质紊乱的症状。本病是小儿常见病多发病，四季均可发生，夏秋两季多见。

本病中医学称"小儿腹泻"，又名"吐泻""泻痢""水泻""泄泻""霍乱吐泻""冷泻""热泻""伤食泻""惊泻""暴泻""久泻""殢泻"等名称。

【病因病机】

现代医学认为本病与饮食、感染以及免疫等因素有关。婴幼儿消化功能比较薄弱，如果饮食不节，喂养的量过多或质不合适，都可引起消化功能紊乱而发生本病，如细菌、病毒、真菌及寄生虫等均可污染食物及奶具引起肠道感染。患有上呼吸道感染、中耳炎或肺炎的患儿，由于发热及病原毒素的影响，使肠内消化酶分泌减少，肠道蠕动增加，亦可引起本病。

凡暑邪外袭，或坐卧热湿之地，或嬉戏于烈日之下，或衣被过暖，热邪内伏，以致邪热内侵，迫于肠胃而致。又因湿邪困脾，脾失健运，水湿相杂而所致。其次风寒之邪侵入机体客于肠胃，阳气受遏，气机不畅，传导失常亦可发生本病。再有饮食不节或调控失宜，喂养不当，或软食不洁，或过食肥甘及生冷瓜果，损伤脾胃，脾损则不能化，胃损则不能纳，从而清浊不开、并走大肠而致。或久病脾胃虚弱，肾阳不足，命门火衰，不能温化水谷，致水谷不化，并走大肠而导致本病的发生。

【辨证论治】

(一)基本疗法

(1)湿热型

主症：发热或不发热，大便如水样，兼有不消化食物，色红或黄，或有少许黏液，日十余次，肛门灼热发红，小便黄短，舌质红，苔黄腻，指纹紫。

基本治法：清热利湿。

针灸治法：宜取手足阳明经穴为主，针用泻法。

针灸处方：中脘，天枢，足三里，曲池，内庭，阴陵泉。

随证配穴：热重加大椎、合谷。

针灸方义：方中中脘为胃的募穴、天枢为大肠募穴，是腑气募集之处，可调解胃肠气机；曲池、足三里是手、足阳明经合穴，合治内腑；内庭是胃经荥穴，"最主身热"，可清热；阴陵泉为脾经合穴，泻之可清湿热。诸穴合用，有清热利湿、和中止泻之功效。

（2）伤食型

主症：腹胀腹痛，泻前哭闹，泻后痛减，大便腐臭，状如败卵，矢气，口臭纳呆，常伴呕吐，舌苔厚腻或微黄，脉滑。

基本治法：消食化积，和中止泻。

针灸治法：宜取任脉、足阳明经穴为主，针用泻法。

针灸处方：中脘，天枢，足三里，四缝，内庭。

随证配穴：呕吐加上脘、内关，腹胀痛加下脘、天枢、合谷。

针灸方义：方中中脘为胃经募穴，天枢为大肠经募穴，足三里为胃经合穴，合用调节胃肠，以助消化；四缝、足三里、内庭理气消食导滞。诸穴合用，消食导滞，和中止泻。

（3）风寒型

主症：便稀多沫，色淡，臭气轻，肠鸣腹痛或伴发热，鼻塞，流清涕，轻咳，口不渴，舌苔白润，脉浮紧。

基本治法：疏风散寒，化湿祛邪。

针灸治法：宜取督脉、足阳明经穴为主。针宜泻法，或用灸。

针灸处方：天枢，上巨虚，三阴交，百会。

随证配穴：发热恶寒加大椎，外关，合谷。

针灸方义：方中取天枢、上巨虚以理气止泻，三阴交为足三阴经交会穴和脾经腧穴，配督脉百会，以温经散寒，化湿止泻。

（4）脾肾阳虚型

主症：久泻不止，甚或脱肛，食入即泻，完谷不化，形寒肢冷，形体瘦削，精神萎靡，寐后露睛。舌质淡，苔薄白，脉微细。

基本治法：补脾温肾。

针灸治法：宜取背俞穴及足阳明经穴为主。针用补法，并灸。

针灸处方：脾俞，肾俞，足三里，章门。

随证配穴：腹痛腹胀加气海、神阙、公孙，手足厥冷加灸百会、关元。

针灸方义：方中取脾俞、肾俞健脾温肾；章门、足三里合用健脾补胃，以助运化。诸穴伍用，肾得温煦，脾得运化，则泄泻可止。

（二）**其他疗法**

1. 耳针疗法

针灸处方：胃，脾，大肠，小肠，胆，交感，神门。

操作方法：每次选取双侧耳穴2～3穴，毫针捻转1分钟左右即出针，或留针15～30分钟，每日1次。

2. 艾灸疗法

针灸处方：中脘，天枢，关元。

操作方法：小儿睡着后以艾条悬灸，先灸中脘，后灸天枢、关元，每穴灸20分钟。

四十九、鼻炎

【疾病概述】

鼻炎分为急性鼻炎、慢性鼻炎、萎缩性鼻炎和过敏性鼻炎等。急性鼻炎是鼻腔黏膜的急性传染性炎性疾病，是上呼吸道感染的局部表现，如屡次发作或鼻腔黏膜长期受致病因素的刺激，可形成慢性鼻炎，是鼻腔黏膜和黏膜下层的慢性炎症。慢性鼻炎在一定条件影响下也可转化为急性鼻炎。

急性鼻炎俗称"伤风"和"感冒"，慢性鼻炎包括慢性单纯性鼻炎和肥厚性鼻炎，相当于中医的"鼻窒"。萎缩性鼻炎是以鼻腔黏膜、骨膜和鼻甲骨萎缩为主的慢性鼻腔疾病，相当中医的"鼻藁"，又称"臭鼻症"。过敏性鼻炎又名变态反应性鼻炎，是人体对某些过敏原敏感性增高而出现以鼻黏膜水肿、黏膜腺增生、上皮下嗜酸细胞浸润为主的一种异常反应，相当于中医的"鼻鼽"。

【病因病机】

急性鼻炎多由气候多变，寒暖失调；或起居无常，劳累过度，致使正气虚弱，腠理疏松，卫气不固，风毒之邪内犯于肺，肺失清肃，肺气不宣，邪毒停聚于鼻窍所致。或当机体受凉疲劳或饮酒过度等影响，机体抵抗力减弱及鼻黏膜的防御功能遭到破坏时，病毒侵袭机体，继而鼻内细菌活动能力增加，而致感染。

慢性鼻炎多由肺气虚弱，易受寒邪，邪滞鼻窍；或脾虚失运，湿浊滞留鼻窍，壅阻脉络，气血运行不畅；或肺中伏热，邪毒久留，阻于脉络，痰火结聚，气滞血瘀，壅塞鼻窍所致。

萎缩性鼻炎是由肺虚无津上养，鼻遭邪毒所犯，滞留鼻窍，瘀塞脉络，久则伤阴耗津；或水谷不运，肌膜失养；或脾不化湿，湿热熏灼，肌膜干萎所致。

过敏性鼻炎是由于肺气虚弱；或脾虚气弱，肺气受损；或肾虚摄纳无权，阳气耗散，而致卫表不固，腠理疏松，风寒之邪乘虚而入侵鼻窍，正邪相争，肺气不得通调，津液停聚，鼻窍壅塞所导致本病。

现代医学认为在急性传染病的前驱期，以及内分泌功能紊乱时，或在高温、潮湿环境中，或长期受化学气体、机械刺激等影响，机体对于病毒或细菌的防御能力降低，鼻腔黏膜的功能失调而致鼻炎。

【辨证论治】

急性鼻炎多由外感风寒和风热引起，治以疏散寒邪、辛温开窍，或疏散风热、辛凉开窍；慢性鼻炎多由肺虚感邪所致，邪阻鼻道脉络可发生气滞血瘀，治以补肺益气、散邪通滞、化瘀利鼻窍为主；萎缩性鼻炎是以肺脾虚弱、津液亏损为主，治以养阴润燥、健脾益肺；过敏性鼻炎是由肺虚气弱、寒邪犯鼻所致，治以温补肺脏、祛散寒邪为主。

（一）基本疗法

（1）外感风寒

主症：鼻塞较重，鼻黏膜肿胀，淡红，鼻涕多清稀，喷嚏频作，头痛，恶寒发热，舌质淡，脉浮紧。

基本治法：疏风散寒。

针灸治法：宜取手阳明、手太阴、足太阳、足少阳经穴为主，针用泻法，亦可加灸。

针灸处方：迎香，列缺，风门，风池，合谷，外关。

针灸方义：方中取迎香、列缺，针以泻法可宣肺利窍；泻风门、风池祛风散寒；合谷为手阳明原穴，泻之可解表宣肺，开窍利鼻；外关解表散寒，通利肺窍。

随证配穴：头痛加太阳、印堂。咳嗽加尺泽、肺俞。

（2）外感风热

主症：鼻塞时轻时重，鼻痒气热，喷嚏，涕黄稠，鼻黏膜红肿，发热恶风，头痛咽痛，咳嗽，咯痰不爽，口渴喜饮，舌质红，苔白或微黄，脉浮数。

基本治法：疏风清热，宣肺开窍。

基本治法：宜局部取穴，督脉、足少阳、手阳明经穴为主，针用泻法。

针灸处方：迎香，禾髎，大椎，风池，合谷。

针灸方义：取迎香、禾髎通鼻窍，散局部邪热；大椎泻热，祛上部风热之邪；风池用泻法，通利气机，祛风清热；合谷清阳明热邪，以利鼻窍。

随证配穴：咽喉疼痛加少商、曲池，头痛加上星、太阳。

（3）肺虚失宣，邪滞鼻窍

主症：交替性鼻塞，时轻时重，流稀涕，过寒加重，鼻黏膜及鼻甲肿胀，色淡或潮红，伴有咳嗽痰稀，气短，面色无华，舌质淡红，苔薄黄，脉缓或浮而无力。

基本治法：补肺益气，散邪通滞。

针灸治法：宜取手太阴、手阳明、督脉及背俞穴为主，针用平补平泻法。

针灸处方：太渊，迎香，百会，肺俞，足三里。

针灸方义：取太渊以益肺气；泻迎香以散邪通窍；百会补之可补阳气上升，使肺气足以宣发；补肺俞益肺气，利鼻窍；足三里补脾胃之气，以利肺开窍。

（4）邪留鼻窍，气滞血瘀

主症：鼻塞无歇，涕多或黏白黄稠，嗅觉不敏，声音不畅，鼻甲肿实，色暗红，咳嗽多痰，耳鸣失聪，舌质红或有瘀点，脉弦细。

基本治法：行滞化瘀，通利鼻窍。

针灸治法：宜取督脉、足太阳、手阳明经穴为主，针用泻法。

针灸处方：上星，通天，禾髎，迎香，合谷，太阳。

针灸方义：刺太阳、上星出血以行气活血化瘀，通天泻之可活血通鼻；针泻禾髎、迎香可行气活血，通利鼻窍；远取手阳明经原穴合谷调和气血，疏通鼻络。

随证配穴：咳嗽加列缺、孔最、尺泽。耳鸣加听会、外关、中渚。

（5）肺虚津亏

主症：鼻内干燥较甚，鼻甲及黏膜萎缩，涕液秽沫，痂皮多带少许血丝，咽干喉痒，少气乏力，舌红少苔，脉细数。

基本治法：养阴润燥。

针灸治法：宜取手足太阴、手阳明、足少阴经穴为主，针用补法。

针灸处方：太渊，太白，迎香，太溪。

针灸方义：取手太阴肺经原穴太渊，补之滋养肺阴；太白为足太阴脾经输穴，健脾益肺；针补迎香，调和鼻部气血，使肺精充足，上滋鼻窍；针补足少阴肾经原穴太溪，以滋肾水、养肺阴。

（6）脾虚津亏

主症：鼻黏膜萎缩严重，色淡红，鼻涕如浆如酪，色微黄浅绿，痂皮淡薄，鼻气腥臭，食少，便溏，倦怠乏力，唇舌淡白，脉缓弱。

基本治法：培土生金（补脾益肺）。

针灸治法：宜取俞募配穴及足太阴、手阳明经穴为主，针用补法。

针灸处方：脾俞，章门，太白，迎香，气海。

针灸方义：取脾俞配章门乃俞募配穴，以培补脾土；太白乃脾经输穴，五行属土，补之使脾土旺盛；针补迎香，通鼻部经络，使津液上达以滋润鼻窍。

（7）肺虚气弱，寒邪犯鼻

主症：鼻腔发痒，继而胀闷鼻塞，流大量清涕，喷嚏频作，发作急，症状消失后正常，面色白，气短音低，倦怠懒言，舌淡，苔薄白，脉虚弱。

基本治法：补益肺气，散寒通窍。

针灸治法：宜取手太阴、手阳明、足少阳及背俞穴为主，针用平补平泻法，可加灸。

针灸处方：太渊，迎香，风池，肺俞，肾俞。

针灸方义：取肺经原穴太渊，再取肺俞，针用补法，加灸以温肺补气；针迎香、风池施以泻法，针后加灸可祛散寒邪，温通鼻窍；针补肾俞并加灸，以温补肾元，生肺气。

随证配穴：伴有头痛加太阳、合谷。伴有发热加大椎、曲池。伴有咳嗽加列缺、尺泽。

（二）其他疗法

1. 耳针疗法

针灸处方：肺内，鼻，肾上腺，内分泌，平喘，屏间。

操作方法：取 2～3 穴，中强度刺激，间歇捻转，留针 20～30 分钟，或埋揿针，2～3 天换针。

2. 水针疗法

针灸处方：印堂，合谷，迎香。

操作方法：选用 5% 葡萄糖溶液、维生素 B_{12} 注射液，每穴注入药液 0.5mL，每次选用 2 穴，隔日 1 次。

五十、咽喉炎

【疾病概述】

咽炎有急性咽炎和慢性咽炎之分。急性咽炎是咽部的急性炎症，多数为上呼吸道感染所致；慢性咽炎主要为咽黏膜及淋巴组织的慢性炎症。急性喉炎是喉黏膜的急性炎症，慢性喉炎是声带和室带的非特异性疾病。

急性咽炎相当于中医学的"风热喉痹"，慢性咽炎相当于中医的"虚火喉痹"或"帘珠喉痹"。急性喉炎相当于中医的"急喉喑"，慢性喉炎相当于中医的"慢喉喑"。

【病因病机】

咽喉为肺胃所属，咽接食道而通于胃，喉连气管而通于肺。急性喉炎多由风热邪毒侵犯咽喉，内犯肺胃，肺胃积热循经上升，风火热毒，蕴结于喉，经脉阻滞，气血郁留而致。或风寒袭肺，肺气不利，寒邪凝聚于喉，喉部气血滞流，脉络阻滞而病。慢性喉炎多因素体虚弱，劳累过度，或久病而致肺肾两虚，阴虚内热，虚火上炎，灼于喉部；或大声喊叫，用嗓不当，耗气阴，损及喉咙络脉而致气滞血瘀，痰凝而致病。

【辨证论治】

急性咽炎多由风热邪盛、肺胃热壅所致，治以疏风清热，清肺泄胃，消肿止痛。慢性咽炎多以肺胃阴虚、气滞血瘀为主，治以养阴清肺利咽、滋阴降火利咽和行气活血利咽。

（一）基本疗法

（1）风热邪盛

主症：咽部红肿疼痛，干燥灼热感，伴见发热恶寒，头痛，汗出，咳嗽痰多，舌质红，苔薄白或微黄，脉浮数。

基本治法：疏风清热，消肿利咽。

针灸治法：宜取手太阴、手阳明经穴为主，针用泻法。

针灸处方：少商，合谷，曲池，天容。

针灸方义：取少商点刺出血以疏解肺经风热邪毒，清咽止痛；手阳明经与手太阴经相表里，泻阳明经之合谷、曲池，能泻表里经热邪，清咽消肿；天容为手太阳小肠经穴，其经脉循手咽喉，针刺此穴可疏通局部壅滞之气血，可解毒利咽。

随证配穴：热盛者加风池、大椎。

(2)肺胃热盛

主症：咽部红肿，疼痛连耳根及颌下，咽喉有堵塞感，高热，口渴引饮，头痛，痰黄黏稠，小便黄赤，大便秘结，舌红赤，苔黄厚，脉数有力。

基本治法：清泄肺胃热邪，利咽消肿。

针灸治法：宜取手太阴、手足阳明、任脉经穴为主，针用泻法。

针灸处方：少商，合谷，尺泽，内庭，鱼际，璇玑。

针灸方义：取少商点刺出血，清热利咽；手阳明大肠经与足阳明胃经均属多气多血之经，且经脉相连，易为实证，故取合谷配内庭共清胃肠之热邪；尺泽为手太阴肺经之合穴，咽为肺系，故泻尺泽能清肺热，解毒利咽。鱼际为手太阴肺经荥穴，泻之以清肺祛邪，利咽止痛；璇玑为任脉经穴，针以泻法可清肺热，为治喉痹咽肿要穴。

随证配穴：全身高热加曲池、大椎。便秘加照海、太溪、天枢、支沟。

(3)肺胃阴虚

主症：咽部微痛如物阻塞，反复发作，午后及夜间较重，兼见口干舌燥，干咳无痰，或午后颧红，喉核肿大暗红，舌红或干，少苔，脉细数。

基本治法：清肺胃虚火，养阴生津。

针灸治法：宜取手太阴、手足阳明、足少阴及背俞穴为主，针用平补平泻法。

针灸处方：太渊，鱼际，足三里，合谷，曲池，肺俞，照海。

针灸方义：平补平泻太渊、鱼际，以清肺利咽喉；足三里可益胃生津，退虚热；合谷、曲池泻之，以泻表里两经络之虚火；照海乃八脉交会穴之一，能通阴跷，会合于咽喉，平补平泻以滋阴清热、利咽喉。

随证配穴：若潮热、盗汗加阴郄、膏肓。

(4)肝肾阴虚

主症：咽中不适，干燥微痛，头晕眼花，虚烦失眠，腰膝酸软，头晕耳鸣，午后较重，舌质红嫩，脉细数。

基本治法：滋阴降火，清利咽喉。

针灸治法：宜取手太阴、足少阴、足厥阴及背俞穴为主，针用平补平泻法。

针灸处方：列缺，太溪，阴谷，照海，太冲，肺俞。

针灸方义：方中列缺为手太阴肺经络穴，又为八脉交会穴之一，通于任脉，清利咽喉；针补足少阴经穴太溪、阴谷、照海，可滋肾水，降虚火，养阴清热利咽喉；太冲泻肝经虚火；肺俞生津润肺，滋阴降火。

随证配穴：①阴虚失眠加神门、内关、肾俞。②遗精加志室、复溜。

(5)气滞血瘀

主症：咽喉黏膜呈弥漫性充血，深红色，悬雍垂肥厚增生，疼痛如梗，舌质紫暗，苔薄，脉细涩。

基本治法：行气活血，清利咽喉。

针灸治法：宜取手太阳、手阳明、手太阴、足少阴经穴为主，针用泻法。

针灸处方：液门，三间，间使，鱼际，照海。

针灸方义：液门乃手太阳三焦经荥穴，针以泻法，有行气活血之功能；三间为手阳明经输穴，治咽中如梗；间使为手厥阴心包经经穴，针以泻法，可行气活血；鱼际乃手太阴肺经荥穴，清利咽喉而止痛消肿；照海为足少阴肾经腧穴，滋阴清利咽喉。诸穴合用，有行气活血、利咽止痛之功效。

(6)风寒袭肺

主症：突然声音嘶哑，或兼咽喉微痛而痒甚，鼻塞流涕，恶寒发热，舌苔薄白，脉浮。

基本治法：疏风散寒，清利咽喉。

针灸治法：宜取手阳明、手太阴、足少阳、任脉经穴为主，针用泻法。

针灸处方：合谷，少商，列缺，风池，天突。

针灸方义：泻合谷可疏散风寒，解表，利咽喉；少商点刺出血，宣肺解表，清热利咽；列缺乃八脉交会穴之一，交任脉，会合于喉，针用泻法以解表散寒；再配天突宣肺降逆，清利咽喉。

（二）其他疗法

1. 耳针疗法

针灸处方：咽喉，肺气管，肾，肾上腺。

操作方法：强刺激，留针 15 分钟，每日或隔日 1 次。

2. 水针疗法

针灸处方：合谷，曲池，列缺，孔最。

五十一、荨麻疹

【疾病概述】

荨麻疹是一种常见的皮肤病，其特征是皮肤突然出现大小不一的瘙痒性风块，其块随搔抓而增大增多，可融合成片，时消时发，消退后不留任何痕迹，是一种经常复发的过敏性疾病。

本病因皮肤出现鲜红色或苍白色团块，时隐时现，故中医称为"瘾疹"，又称"风疹块""瘠瘰""风丹"等，首见于《黄帝内经》。

【病因病机】

本病多为腠理空疏，风邪侵袭，遇于肌肤而发病；或因虫咬刺激，邪毒留于肌表而致；或因药物及接触致敏物质，如花粉、化学气体，以及进食异性蛋白药物等，或因食某种食物辛辣、鱼虾蟹湿热之类而发病。

【辨证论治】

（一）基本疗法

（1）风热型

主症：丘疹鲜红、灼热、剧痒，遇热则发，遇冷则减，伴口干、烦躁、舌红苔黄、浮数。

基本治法：疏风清热，凉血止痒。

针灸治法：取督脉、手阳明、足太阳经穴为主，针用泻法。

针灸处方：大椎，曲池，风门，合谷，血海，膈俞。

针灸方义：曲池为手阳明经合穴，清热祛风。风门为膀胱经穴，祛风清热。合谷为手阳明经原穴，大椎为督脉穴，合用清热凉血。血海为足太阴脾经穴，泻之活血凉血。膈俞为血之会穴，与血海同治血分之疾，风疹色红者尤宜。

（2）风寒型

主症：丘疹色白，遇冷或吹风即发，剧痒恶风，得热则缓，舌苔薄白，脉浮弦或浮紧。

基本治法：疏风散寒，温经止痛。

针灸治法：取足少阳、督脉、手足阳明经穴为主，针用泻法或平补平泻法。

针灸处方：风池，大椎，曲池，足三里，血海。

针灸方义：风池为足少阳胆经穴，祛风散寒解表。大椎为督脉穴，温热解表散寒。曲池为手阳明大肠经原穴，足三里为足阳明经合穴，伍用疏通阳明经气。阳明经为多气多血之经，益气血，散风寒。按中医理论"治风先治血，血行风自灭"之意，故取之。

（3）胃肠湿热型

主症：丘疹出现时伴有腹痛、纳呆、神疲乏力、泄泻或大便秘结，或恶心呕吐，苔黄腻，脉滑数。

基本治法：清热利湿，凉血止痒。

针灸治法：取手足阳明、足太阴经穴为主，针用泻法。

针灸处方：足三里，三阴交，阴陵泉，曲池，脾俞，天枢，章门，血海，委中。

针灸方义：足三里为足阳明经合穴，三阴交为足三阴经交会穴，阴陵泉为足太阴脾经合穴，三穴伍用健脾利湿，通调胃肠气机。曲池为手阳明经合穴，清热利湿。脾俞为脾经背俞穴，章门为脾经募穴，此为俞募配穴，健脾利湿。天枢为手阳明大肠经募穴，通调胃肠之气。血海为脾经穴，委中为血郄，助血海以泻血分之热，凉血清热止痒。

（4）气血两虚型

主症：丘疹反复出现，经年不愈，劳累即发，或症状加重，伴神疲乏力，舌质淡，苔薄，脉虚细或沉细。

基本治法：益气养血，调和营卫。

针灸治法：取手足阳明、足太阴、任脉经穴为主，针用补法或平补平泻法。

针灸处方：足三里，关元，阴陵泉，曲池，合谷，三阴交，肺俞。

针灸方义：足三里为足阳明胃经合穴，补益气血；关元为元气所存，补之则元气得充，益气壮阳。泻阴陵泉、曲池祛风除湿解表，同时补合谷、三阴交、肺俞益气固表养血。

（二）其他疗法

1. 耳针疗法

针灸处方：荨麻疹点，肺，内分泌，肾上腺，心，耳，神门，皮质下，耳尖放血。

操作方法：可用毫针刺法或耳穴贴压药籽法，每次选4～6穴，隔日1次，10次为一疗程。

2. 刺络放血拔罐疗法

针灸处方：委中，曲泽，肝俞，膈俞，局部阿是穴。

操作方法：委中穴用细三棱针刺血3～5mL，肝俞、膈俞刺血拔罐约3mL，阿是穴即在大块风团上用粗三棱针点刺。拔罐吸血量达5～10mL左右，急者每天1次，慢性者隔天1次；5次为一疗程，休息3天，再作下一疗程治疗。

五十二、黄褐斑

【疾病概述】

本病是一种多发于面部的色素增生性皮肤病，皮损好发于颜部，也常发于额、鼻和口周围部。皮损为黄褐色或咖啡色斑片，形状、大小不一，分布常对称，可呈蝶翼形。无自觉症状，俗称肝斑。

本病中医称"黧黑黯黵""黧黑斑""面尘"等病名。现代医学的黑变病、皮肤异色症、慢性肾上腺皮质机能减退症等皮肤色素增生性疾病，可参照本病辨证论治。

【病因病机】

现代医学认为，本病多由妇女妊娠，更年期内分泌改变，口服避孕药或日晒等引起。也可因慢性病，如结核病、肝脏病、内脏肿瘤等继发本病。

中医学认为忧思抑郁，肝气郁结，致使血瘀颜面；或因脾气虚弱，气血不能润泽颜面；或因肾阳不足，阴气弥漫，血瘀而致本病。

【辨证论治】

（一）基本疗法

（1）肝郁血瘀

主症：颜面黄褐色或咖啡色斑片，分布对称，呈蝶翼形，症见性情急躁、胸胁胀痛，有痛经或经期错乱史，经血常常紫块。此病多见于围绝经期、肝脏病或有生殖系统疾病妇女。舌质绛紫，脉弦。

基本治法：疏肝理气，活血化瘀。

针灸治法：宜取足厥阴、足太阴经穴及背俞穴为主，针用泻法。

针灸处方：曲泉，太冲，肝俞，膈俞，血海。

针灸方义：曲泉为肝经合穴，太冲为肝经原穴，肝俞为肝的背俞穴，三穴伍用疏肝理气，解郁安神。膈俞为血之会穴，血海为脾经郄穴，二穴合用活血化瘀。

（2）脾虚血瘀

主症：颜面黄褐色或咖啡色斑片，面色无华或萎黄，心悸气短，纳呆，神疲乏力，脘腹胀闷，经来延迟，经血稀色淡，舌质淡，脉濡细。

基本治法：健脾益气，活血化瘀。

针灸治法：宜取手足阳明、足太阴及背俞穴为主，针用平补平泻法。

针灸处方：合谷，曲池，足三里，公孙，三阴交，胃俞，脾俞，膈俞，血海。

针灸方义：方中合谷、曲池、足三里为手足阳明经穴，阳明经为多气多血之经，可益气补血；公孙、三阴交为脾经腧穴，脾俞为脾的背俞穴，三穴伍用健脾益气；膈俞、血海活血化瘀。

（3）肾虚血瘀

主症：颜面初起色如尘垢，日久黑似煤形，枯暗不泽，大小不一，形寒肢冷，倦怠乏力，腰脊酸痛，尿频色清，舌淡苔薄白，脉沉细。

基本治法：温补肾阳，活血化瘀。

针灸治法：宜取任脉、督脉、足少阴及背俞穴为主，针用平补平泻法。

针灸处方：气海，命门，肾俞，志室，膈俞，血海。

针灸方义：取气海、命门益气壮阳。肾俞为肾的背俞穴，志室为精宫，二穴相配伍，益精壮阳。膈俞、血海伍用活血化瘀。诸穴相配，温补肾阳，活血化瘀。

（二）其他疗法

耳针疗法

针灸处方：脾，胃，肝，肾，内分泌，卵巢，子宫，相应部位。

操作方法：贴压药籽或耳穴刺络。

五十三、神经性皮炎

【疾病概述】

神经性皮炎是一种神经官能性皮肤病，以皮肤呈苔藓样变和阵发性剧痒为特征，常好发于颈项、肘、腘、骶部，常为对称分布。

本病因其顽固难治，故中医称顽癣；又因其状如牛项之皮，厚而且坚，故亦名牛皮癣（与西医牛皮癣有别）；又称摄领疮、纽扣风等名称。

【病因病机】

现代医学认为本病的发生与精神因素有关。情绪波动，精神紧张，性情急躁，劳累过度，以及面部衣领摩擦刺激等情况可使本病发生或加剧。

本病初起多因风热之邪外袭肌肤、凝聚不散所致。日久多为风热炽盛，耗血伤津，血燥生风，肌肤失养而成。

【辨证论治】

（一）基本疗法

（1）风热交阻

主症：见于病之早期。皮损以丘疹为主，或发为红斑，瘙痒阵发，舌质红，苔薄黄或黄腻，脉弦滑数。

基本治法：清热祛风。

针灸治法：宜取手足太阴经穴为主，针用泻法。亦可沿病灶四周向中心沿皮刺数针。

针灸处方：太白，阴陵泉，阿是穴，太渊，风池。

针灸方义：方中太白配阴陵泉祛湿清热；阿是穴疏通局部气血，祛风止痒；太渊为肺经原穴，配足少阳胆经穴风池散皮肤之风热。

随证配穴：按病部部位循经取穴，如上眼睑加百会、头维，颈项部加列缺、委中，肘部加郄门、劳宫，腘窝部加殷门、昆仑，大腿内侧加三阴交、地机。

（2）血虚风燥

主症：病程较长，局部干燥脱屑或有抓痕结痂，痒剧，入夜尤甚。舌质淡红，苔薄白，脉细弱。

基本治法：养血润燥，祛风止痒。

针灸治法：宜取足阳明、足太阴经穴为主，针用平补平泻法。

针灸处方：曲池，膈俞，阿是穴，血海，三阴交。

针灸方义：方中曲池为手阳明经合穴，益气生血；膈俞为血会，补血活血；阿是穴疏经气而止痒；血海健脾益气生血；三阴交为足三阴经交会穴，健运中焦，以资生血之源。

随证配穴：夜间瘙痒甚不能入睡加神门、照海、太溪。

（3）络阻血瘀

主症：日久皮肤形成苔藓样变，局部奇痒，抓后呈丘疹状，随情绪波动或急躁时症状加重；反复发作，经久不愈，舌质暗瘀斑，脉弦细或涩。

基本治法：活血通络，祛风止痒。

针灸治法：宜取手阳明、足太阴经穴和阿是穴为主，针用泻法。其中阿是穴可沿病灶基底部皮下从四方向中心横刺数针。

针灸处方：合谷，三阴交，曲池，血海，膈俞，阿是穴。

针灸方义：方中合谷配三阴交以行气活血，和营通络；曲池配血海以疏风止痒，清热凉血；阿是穴叩刺拔罐，以清血分之郁热，而除皮肤之风邪。

（二）其他疗法

1. 耳针疗法

针灸处方：神门，肺，肾上腺，皮质下，肝。

操作方法：毫针中等刺激，留针30分钟，每日1次。

2. 刺络拔罐　用梅花针（七星针）在患处来回移动叩击后，再拔火罐，每日1次。本法适用于血虚风燥型神经性皮炎。

第二节　其他病症

一、晕针

【疾病概述】

针刺时出现面色苍白、头晕、心慌、恶心、冷汗，甚至突然晕倒者，称为晕针。本病症相当于现代医学的一过性脑缺血发作性疾病。

【病因病机】

本症多由于素体虚弱，精神过于紧张；或当空腹、劳累、大汗出、大泻、大出血之后；或针刺体位不当，针刺手法过重等原因导致血压下降，形成脑部一过性、短暂的缺血、乏氧所致。

【辨证论治】

（一）基本疗法

发现晕针应立即出针，扶患者平卧或头低位于空气流通之处，给予喝温开水，轻者短时间可恢复，重者可针刺治疗。

主症：在针刺过程中，患者突然出现头晕、眼花、出冷汗、胸闷、心慌、恶心欲吐、面色苍白，严重者可出现晕厥、四肢厥冷、血压下降、脉微欲绝等症。

基本治法：升阳定晕，醒脑苏厥。

针灸治法：取督脉、手厥阴、足阳明经穴为主，针用平补平泻法亦可加灸。

针灸处方：人中，内关，足三里，百会。

针灸方义：方中人中为督脉穴，通阳醒脑，开窍清神；内关为手厥阴穴，宽胸利膈，强心通脉，止呕升压；足三里为足阳明经之合穴，以和胃调气；百会为督脉穴，升阳益气，醒脑苏厥。

（二）其他疗法

1. 晕针的预防 针刺前做好思想工作，避免精神过度紧张，对针刺敏感者最好取卧位针刺，针刺手法宜轻，并随时观察患者的反应，以便及早发现，随时处理。

2. 晕针严重者处理 如患者出现呼吸微弱，脉搏细小，晕厥不醒者，可嗅以氨水，或注射强心剂，视病情变化施用人工呼吸。患者清醒后，嘱咐其休息半小时左右乃至更长时间。

二、晕厥

【疾病概述】

晕厥俗称"厥倒"，是指因血液循环紊乱（血压降低、脉搏变慢）脑组织暂时性缺血、缺氧所产生的急速而短暂的。意识丧失而言。

现代医学所指的癔症性晕厥、癫痫昏厥、癫症昏厥可参照本病辨证治疗。

【病因病机】

本病多由于情绪激动，惊恐或体弱疲劳，突然引起经气出现一时性紊乱，致十二经脉的气血不能上循于头，阳气不能通行于四末，营卫之气逆乱于经隧所致。

【辨证论治】

（一）基本疗法

主症：突然昏倒，不省人事，面色苍白，四肢厥冷，脉搏缓慢，肌肉松弛，瞳孔缩小，收缩压下降，舒张压无变化或降低，短时间内能逐渐苏醒。

基本治法：苏厥和中，开窍醒神。

针灸治法：取督脉、手厥阴、足少阴和足阳明经穴为主，实证针用泻法，虚证针用补法并加灸。

针灸处方：人中，中冲，涌泉，足三里。

随证配穴：面色苍白，四肢厥冷者加百会、关元、气海。脉搏缓慢者加内关、素髎。

针灸方义：方中人中开窍而醒脑；中冲强心而通脉；涌泉开窍而宁神；足三里以振奋胃肠功能而补益气血，温中回阳。

（二）其他疗法

（1）首先将患者平卧或稍抬高下肢，同时松解衣扣及做好保暖。

（2）应该了解患者病前身体状况及发病诱因，进行全面检查，鉴别引起晕厥的不同疾病，必要时应采取中西医结合治疗原发病。

三、咽喉部异物感

【疾病概述】

本病主观感觉是咽喉部有异物阻塞的堵闷感，咯之不出，吞之不下，但饮食、吞咽无障碍，以胸膈痞闷、抑郁不舒为主要症状的疾病。

本病中医称梅核气，多由气滞痰凝、结于咽喉部所致。

【病因病机】

情志所伤，则肝气郁结必乘克于脾，脾失健运，积湿生痰，痰气互结于咽喉所致。故自觉咽中如物梗阻，而致梅核气。

【辨证论治】

（一）基本疗法

主症：咽喉中自觉有异物或痰块，咯不出，咽之不下，胸膈满闷，出气不畅，烦躁易怒，每因情志变化而时轻时重，平素精神抑郁，胸胁胀满不舒，妇女可伴有月经不调，舌质淡，苔白滑，脉弦滑或弦数。

基本治法：疏肝解郁，祛痰散结。

针灸治法：宜取足厥阴、任脉、手厥阴、手足阳明经穴为主，针用平补平泻法。

针灸处方：太冲，天突，膻中，内关，合谷，丰隆。

针灸方义：方中太冲为足厥阴肝经原穴，疏肝解郁，行气散结；合谷为手阳明大肠经原穴，可调阳明之气；二穴配伍名曰四关穴，有疏肝解郁、养血安神之功效；天突宣肺调气，清心利咽；膻中调气降逆，宽胸利膈；内关宽胸降逆，宁心安神；丰隆除痰解郁。诸穴合用，共奏行气解郁、化痰散结之功。

（二）其他疗法

耳针疗法

针灸处方：心，神门，脾，内分泌。

操作方法：每次选1～2穴，毫针刺法，每次留针15分钟。亦可埋揿针或中药籽压耳穴，3～5天更换一次。

四、失音

【疾病概述】

本病为语音低微，声音嘶哑，甚则语声不出者，称为失音。喉为肺气出入的通路，人之语言声音乃气所鼓荡始能发出，然又为肺之所生，故失音属肺、大肠系统的疾病。

现代医学的急慢性喉炎、喉头结核、声带劳损以及癔症性失音等可参照本病论治。

【病因病机】

（1）外因：感受六淫之邪皆可致失音。如外感风寒，邪客喉咙，内郁于肺，气道不调，肺气不宣，则致失音。

（2）七情内伤：忧思惊恐皆为失音之由，声音出于脏气，凡脏实则声宏，脏虚则声怯，故凡五脏之病，皆能为喑，如以忧思劳虑，久而致喑者，心之病；惊恐愤郁，猝然致喑者，肝之为病。

（3）房室不节：房劳过度，致伤肾阴，肾阴不足，水不上承，心火旺盛，火旺制金，故致失音。

（4）久言耗伤：讲话唱歌过多，或高声呼叫，或长时间哭泣，均可伤及喉部和肺气而致失音。

总之，失音虽为全身性疾病，然肺主一身之气，五脏声音均由气而发，所以失音主要实之于肺。

【辨证论治】

（一）基本疗法

1. 外感失音

（1）风寒失音

主症：发热恶寒，头痛无汗，鼻塞胸闷，咳嗽咯痰，声音嘶哑，甚则失音，舌苔薄白，脉象浮紧。

基本治法：疏散风寒，清宣肺气。

针灸治法：宜取督脉、手太阴及手阳明经穴为主，针用平补平泻法。

针灸处方：风池，肺俞，经渠，合谷，天突，廉泉。

针灸方义：风池疏散风邪；经渠疏风宣肺；肺俞润肺气；天突、廉泉开窍利咽喉；合谷为手阳明大肠经原穴，清咽喉解表行气。

（2）风热失音

主症：发热不寒，头痛有汗，口燥而渴，咳嗽痰稠，声音嘶哑，甚则失音，舌苔微黄，脉象浮数。

基本治法：清肺解表。

针灸治法：宜取督脉、任脉、手太阴、手阳明经穴为主，针用泻法。

针灸处方：大椎，列缺，尺泽，廉泉，合谷，太渊。

针灸方义：方中大椎为督脉穴，通阳解表，疏散风热；列缺可疏风解表；尺泽为肺经合穴，泻肺清热；廉泉为任脉穴，清热除痰，利咽喉。

（3）燥热失音

主症：身热而燥，胸中满闷，喉痒而痛，咳呛气逆，口干喉燥，声哑失音，舌红而干，脉细数。

基本治法：清肺润燥。

基本治法：宜取背俞穴及手太阴经穴为主，针用泻法，或刺出血。

针灸处方：少商，尺泽，鱼际，曲池，肺俞，廉泉。

针灸方义：方中少商、尺泽清肺火；鱼际、曲池清肺热，保津液，润肺理气，化痰，利咽喉；肺俞清泄脾气；廉泉利咽喉。

（4）歌呼失音

主症：初起口燥舌干，咽喉涩痛，时有轻咳，语音低哑，甚则失音，舌苔干燥，脉象正常。

基本治法：养阴清肺，通调气血。

针灸治法：宜取局部经穴为主，辅取手太阴、手阳明及手太阳小肠经穴。针用平补平泻法。

针灸处方：廉泉，天容，天突，合谷，气海，太溪。

针灸方义：方中廉泉清利咽喉；天容为手太阳小肠经穴，行气血；天突为任脉经穴，化痰利咽喉，合谷为手阳明经合穴，能行气；气海调气；太溪为肾经原穴，滋阴益胃。

2. 内伤失音

（1）肺虚失音

主症：形体羸瘦，两颧发红，午后潮热，咳嗽，痰中带血，咽痛声哑，甚则失音，舌红少苔，脉细数。

基本治法：清金润肺。

针灸治法：宜取任脉、督脉及手太阴经穴为主，针用补法。

针灸处方：哑门，廉泉，照海，太溪，太渊，肺俞。

针灸方义：方中哑门为督脉经穴，可通调经脉之气；廉泉为任脉经穴能清火除痰，利咽喉；照海、太溪为肾经穴，滋阴降虚火；太渊肺经原穴，清理肺气；肺俞为肺精气所注，补之益肺气。

（2）肾虚失音

主症：面容憔悴，形体消瘦，头目眩晕，口燥咽干，声哑失音，腰膝酸软，舌红而干，脉细弱。

基本治法：滋阴补肾。

针灸治法：取背俞穴及足少阴经穴为主，针用补法。

针灸处方：太溪，照海，三阴交，肾俞，京门。

针灸方义：太溪滋肾水，制虚火；照海清热，利咽喉；三阴交补肾阴，刺咽喉；肾俞为肾经背俞穴，京门为肾经募穴，二穴伍用，为俞募配穴，用以补肾气。

（二）其他疗法

耳针疗法

针灸处方：肺，咽喉，气管，颈，肾。

操作方法：每次选2～3穴，中等刺激，留针20～30分钟。亦可采用揿针埋针，每天按压2～3

次，留针3～5天。

五、剧痛症

【疾病概述】

本病是指人体的不同部位出现的剧烈疼痛而言，可出现于许多疾病的变化过程中。人体的各个部位和脏器都可以发生剧痛，本节只介绍发生于内脏的剧痛证。

现代医学的心绞痛、急性胃炎、急性胰腺炎、胆绞痛、急性阑尾炎、急性肠梗阻、急性腹膜炎、泌尿系结石等所引起的剧痛，可参照本证辨证治疗。

【病因病机】

引起本证的病因主要是由于感受寒邪，客于经脉，内传脏腑，气血凝滞，不通则痛；或因忧思悲怒，气机不畅，气滞则血瘀，阻于经脉发为疼痛；或因结石等原因引起剧痛。

【辨证论治】

（一）基本疗法

（1）心剧痛

主症：心前区疼痛，心痛彻背，背痛彻心，固定不移，心悸气短，胸闷自汗。甚者喘息不得卧，面色苍白，四肢厥冷，舌质紫暗有瘀斑，脉沉细或沉涩。

基本治法：行气通阳，活血止痛。

针灸治法：取任脉、手厥阴经穴为主，针用泻法。

针灸处方：内关，膻中，心俞，足三里。

针灸方义：方中内关为手厥阴经穴，通于阴维脉，理气活血；气会膻中调气行瘀；心俞宁心安神；足三里是阳明合穴，调气通阳。诸穴合用，可达通络止痛、宁心安神之效。

随证配穴：面色苍白、四肢厥冷加灸关元、气海，胸部刺痛加厥阴俞、膈俞。

（2）胆剧痛

主症：右上腹部剧痛，痛无休止，呈阵发性加剧，局部拒按，伴有恶心呕吐，食欲减退，口苦咽干，或寒热往来，目黄身黄，舌苔薄白或黄腻，脉弦细或弦数。

基本治法：疏肝利胆，行气止痛。

针灸治法：取足少阳、足厥阴经穴为主，辅以足阳明经穴，针用泻法。

针灸处方：太冲，日月，阳陵泉，足三里，中脘。

针灸方义：方中太冲、日月、阳陵泉伍用疏肝利胆；足三里为足阳明胃经合穴，中脘为腑会，合用清利湿热，通守腑气。

随证配穴：寒热往来加外关、支沟，恶心呕吐加内关、中脘，上腹部阵发性疼痛加天枢、梁门。

（3）胃剧痛

主症：胃脘部剧痛，畏寒喜暖；或胃脘胀痛，嗳腐吞酸；或胃脘胀满作痛，痛达两胁；或胃脘疼痛，痛有定处，痛如针刺刀割，舌苔白，脉弦紧。

基本治法：和胃降逆，理气止痛。

针灸治法：取足阳明经穴为主，针用泻法。

针灸处方：中脘，足三里，公孙，内关。

针灸方义：中脘为胃之募穴，又为腑会，足三里为足阳明胃经合穴，二穴相配可理气降逆，和胃止痛。公孙通冲脉，内关通阴维脉，主治胃痛。

随证配穴：恶心呕吐，加内关、曲泽；嗳腐吞酸，加下脘、建里、内庭；痛达两胁，痛如针刺加膈俞、阳陵泉。

（4）腹剧痛

主症：腹部阵发性剧痛，痛如刀割；或见汗出肢冷，面色苍白；或腹部胀痛，拒按；或腹部持续性剧痛，拒按发热，恶心呕吐，大便秘结，小便黄，脉沉弦或沉紧。

基本治法：通腑导滞，行气止痛。

针灸治法：取任脉、手足阳明经穴为主。针用泻法。

针灸处方：中脘，足三里，天枢，气海，合谷。

针灸方义：方中中脘、足三里和胃降浊，天枢通调胃肠，气海理气止痛，合谷祛邪导滞。

随证配穴：面色苍白，肢冷汗出，灸神阙、气海；恶心、呕吐，加内关；发热，加天枢、曲池。

（5）肾剧痛

主症：腰部剧痛，痛达少腹；或小便突然中断，常伴有尿血；或小便浑赤，尿时涩痛，淋沥不畅，舌苔薄白或黄腻，脉弦紧或弦数。

基本治法：益肾祛邪，调气止痛。

针灸治法：取任脉、足少阴、足太阳经穴为主。针用泻法，酌情施灸。

针灸处方：肾俞，照海，中极，三阴交，委阳。

针灸方义：方中肾俞、照海益肾祛邪；中极调理膀胱气化，清利下焦湿热；三阴交滋阴清热；委阳疏理三焦气机。

随证配穴：尿中结石加然谷、阴谷，尿血加血海、太溪。

（二）其他疗法

1. 耳针疗法

（1）心剧痛

针灸处方：心，内分泌，交感，神门，肾，皮质下，小肠。

操作方法：每次选2～3穴，针用泻法，留针30分钟，每10分钟捻转一次。

（2）胆剧痛

针灸处方：交感，神门，肝，胆。

操作方法：毫针强刺激，留针30分钟。

（3）胃剧痛

针灸处方：胃，神门，交感。

操作方法：强刺激，留针30分钟。

（4）腹剧痛

针灸处方：神门，交感，胃，肠。

操作方法：毫针强刺激，留针30分钟。

（5）肾剧痛

针灸处方：神门，肾，输尿管，压痛点。

操作方法：强刺激，留针30分钟。

2. 电针疗法

（1）胆剧痛

针灸处方：期门，日月，阳陵泉。

操作方法：每次通电20分钟（连续波）。

（2）肾剧痛

针灸处方：肾俞或膀胱俞（阴极），关元或水道（阳极）。

操作方法：取病侧上下两个穴位，进针得气后用可调波，强度由弱转强至患者能忍受为度，持续

20～30分钟。

六、遗尿

【疾病概述】

遗尿是指小便不能控制的病证，临证见有小便失禁和睡中遗尿两种，前者多见于老人，后者多见于儿童。

现代医学疾病如泌尿生殖系畸形、隐性脊柱裂、大脑发育不全等先天性疾病，以及泌尿系感染、寄生虫病、发育营养不良、脊柱或颅脑受伤引起的小便不能控制的病证可参照本病治疗。

【病因病机】

现代医学认为本病的发病原理有器质性与习惯性两类，其因素很多，致使大脑的功能紊乱或脊髓的反射弧失常，或因局部性刺激而致本症。

肾主闭藏，司气化，膀胱又有贮藏和排泄小便的功能，若肾气不足，下元不固，导致膀胱约束无权，而发生遗尿。肺主一身之气，有通调水道、下输膀胱的功能；脾主中气，有运化水谷而制水的作用，若脾肺气虚，上虚不能制下，膀胱约束无力，亦可发生遗尿。或因自幼尿床，不加纠正，日久成为习惯而致病。

【辨证论治】

(一) 基本疗法

(1) 肾阳不足

主症：睡中遗尿，睡后方觉；夜间可发生1～2次或多次，证见面色㿠白，小便频数而清长，手足不温，恶寒，舌质淡，脉沉迟无力。

基本治法：温补肾阳。

针灸治法：取背俞穴及任脉经穴为主，针用补法，可加灸。

针灸处方：关元，肾俞，太溪，中极，膀胱俞。

随证配穴：小便数遗灸大敦，睡眠深沉加神门、百会、申脉、命门。

针灸方义：关元为任脉经穴，补之益气壮阳；肾俞为肾的背俞穴，太溪为肾经原穴，合用补益肾气；肾与膀胱相表里，取膀胱俞和中极为俞募相配，肾气充实，则膀胱约束有权。

(2) 肺脾气虚

主症：本证多见于身体虚弱者或病后，睡中遗尿，尿频而量少，面色苍白，精神倦怠，四肢乏力，纳呆，便溏，舌质淡，脉沉细或沉缓。

基本治法：补益肺脾。

针灸治法：取任脉、手足太阳、足阳明经穴为主，针用补法加灸。

针灸处方：气海，三阴交，太渊，足三里。

随证配穴：尿频数加百会、次髎，便溏加脾俞、肾俞、公孙。

针灸方义：方中气海属任脉穴，能调补下焦；三阴交为足三阴经交会穴，健脾益气；太渊属肺经原穴，补益肺气；足三里属足阳明经合穴，补中益气。诸穴伍用，使脾气能升，肺气能降，膀胱得以制约，则遗尿可止。

(二) 其他疗法

1. 头针疗法

针灸处方：足运感区，生殖区。

操作方法：沿皮刺，捻转1分钟，或用电针，留针15分钟。

2. 耳针疗法

针灸处方：肾，膀胱，脑点，皮质下，枕，敏感点。

操作方法：中等刺激，每次选用 2～3 穴，每日 1 次，留针 20 分钟。亦可耳穴埋揿针或压中药籽。

七、扭伤

【疾病概述】

扭伤是指四肢关节或躯体的软组织损伤，如肌肉、肌腱、韧带、血管等扭伤，而无骨折、脱臼、皮肉破损的证候。临床主要表现为受伤部位肿胀、疼痛、关节活动障碍等。

本病属中医学的"伤筋"范畴。

【病因病机】

本病多因剧烈运动或负重不当、跌仆、牵拉以及过度扭转等原因，引起筋脉及关节损伤，气血壅滞局部而成。或久延不愈，风寒湿邪易乘虚而侵入，致伤瘀夹痹，经络失于温煦。

【辨证论治】

（一）基本疗法

主症：扭伤部因瘀阻而肿胀疼痛，伤处肌肤青紫。新伤局部微肿，按压疼痛，表示伤势较轻；如红肿高大，关节屈伸不利，表示伤势较重。陈伤一般肿胀不明显，遇寒湿邪侵袭而反复发作。扭伤部位常发生于颈、肩、肘、腕、腰、髋、膝、踝等处。

基本治法：初、中期活血化瘀，消肿止痛；后期养血和络，温经止痛。

针灸治法：宜取受伤局部穴位为主，针用泻法。陈伤留针加灸，或用温针。

针灸处方：肩髃，肩髎，巨骨，肩贞。肘：曲池，小海，天井。腕：阳溪，阳池，阳谷，外关。腰：肾俞，腰阳关，秩边，委中。髋：环跳，秩边，居髎，承扶。膝：梁丘，膝眼，阳陵泉，膝阳关。踝：解溪，丘墟，昆仑，悬钟。颈：风池，天柱，大杼，后溪。

针灸方义：本病取穴一般是根据损伤部近取法的原则，以达到行气活血、通经活络的目的，使损伤组织的功能恢复正常。伤势较重者，可应用循经近刺和远刺相结合的方法。

（二）其他疗法

1. 耳针疗法 本法适用于急性扭伤。

针灸处方：相应敏感点，脑，神门，皮质下。

操作方法：捻转中、强刺激，留针 10～30 分钟，每日 1 次。

2. 电针疗法

针灸处方：人中，后溪，委中，阳陵泉，悬钟。

操作方法：用密波 5 分钟后改为疏密波，电流量由中等逐渐增加到强刺激，以患者能耐受为度。每日 1～2 次，每次 10～30 分钟，10 次为 1 个疗程，疗程间隔 3～5 天。

3. 刺络拔罐疗法 本法适用于新伤局部血肿明显，陈伤瘀血久留，寒邪袭络等病症。

针灸处方：同针灸治疗处方。

操作方法：皮肤针重叩至微出血加拔火罐。

八、牙痛

【疾病概述】

本症为口腔疾病中常见的症状。齿痛甚剧，遇冷、热、酸、甜等刺激时加剧。本症有虚实之分，实痛多由胃火、风火引起，虚痛多由肾阴不足所致。

现代医学中龋齿（蛀牙）、急性牙髓炎、急性根尖周围炎、牙周炎、冠周炎、牙本质过敏等引起的牙痛可参照本病症辨证论治。

【病因病机】

手足阳明经脉分别入上下齿，大肠、胃腑有热，或风邪外袭经络，郁于阳明而化火，火郁循经上炎而引起牙痛。肾主骨，齿为骨之余，肾阴不足、虚火上炎亦可引起牙痛。亦有多食甘酸、口腔不洁、垢秽蚀齿而作痛。

【辨证论治】

（一）基本疗法

（1）风热牙痛

主症：牙痛剧烈，发作突然，牙龈肿胀，得冷痛减，受热痛减，或兼形寒身热，腮颊肿胀，口渴。舌红，苔薄黄，脉浮数。

基本治法：祛风清热，消肿止痛。

针灸治法：取手阳明、足少阳经穴为主，针用泻法。

针灸处方：合谷，风池。

随证配穴：上牙痛加下关，下牙痛加颊车，发热甚者加大椎、曲池、外关。

针灸方义：本证型是由外感风热之邪客于阳明经络，循经上扰所致，故取风池祛风清热，合谷为治牙痛要穴，泻之清热通络，消肿止痛。

（2）胃火牙痛

主症：牙痛甚剧，牙龈红肿，颊腮焮热，咀嚼困难，得冷痛减，口渴口臭，便秘尿赤，舌红苔黄，脉象洪数。

基本治法：清胃泻火，消肿止痛。

针灸治法：取手足阳明经穴为主，针用泻法。

针灸处方：颊车，下关，合谷，内庭。

随证配穴：便秘者加支沟、天枢、承山。

针灸方义：方中颊车、下关为局部取穴，疏泄本经之经气，通经止痛。本证为胃腑蕴热、阳明火盛、循经上炎所致，取手阳明大肠经合谷泻之，能清泄阳明经热，通大肠腑气；配足阳明胃经荥穴内庭，以清泻胃热，消肿止痛。

3. 虚火上炎

主症：牙齿隐隐作痛，时作时止，午后痛甚，日久不愈，牙龈萎缩，甚则牙浮齿动，常伴腰膝酸软，舌质嫩红，少苔，脉象细数。

基本治法：养阴滋肾，降火止痛。

针灸治法：取手阳明，足少阴经穴为主，针用平补平泻法。

针灸处方：太溪，然谷，合谷，颊车。

随证配穴：若病延日久，精髓不足，牙龈萎缩，腰膝酸软者，加肾俞、志室，针而补之，以益肾填精。

针灸方义：本证是由久劳伤肾以致肾阴亏损，虚火上炎，灼伤齿龈而致牙痛，故取肾经原穴太溪，补之以滋阴益肾；再取肾经荥穴然谷，泻之以降虚火；合谷、颊车为局部取穴，通络止痛。

（二）其他疗法

耳针疗法

针灸处方：面颊，上颌，下颌，屏尖。

操作方法：毫针强刺激，留针15～30分钟，亦可埋揿针或贴压中药籽，留针3～5天。

第三章 针药并治的常见病、多发病

本章紧承上一章的内容,讲述了针灸与中药配合治疗疾病的方法,所选疾病均为临床上的常见病、多发病。针灸治疗与中药治疗各有优势,相互结合更是疗效显著。

关于癔症、癔症性瘫痪、脑动脉硬化症、血压性脑病等部分疾病的治疗内容已在第二章的针灸部分有过阐述,但本章节中关于针灸配合中药治疗的选穴与单独针灸治疗的选穴略有不同,出于保留作者原意的目的,故而将本部分疾病重复论述。请读者周知。

第一节 内科病症

一、慢性肝炎

急性肝炎病机主要与肝胆、脾胃蕴热有关，转为慢性肝炎后则病机相对复杂。由于受多种不定因素的影响，肝病的转化也变得没有规律，所以临床治疗慢性肝炎应以辨证论治为要点，针对不同的病因病机进行选方用药。临床常从以下几个方向辨证论治。

【辨证论治】

1. 湿热内蕴

主症：目珠皮肤皆见黄色，橘皮状，口干，喜冷饮，腹胀胁痛，纳呆，厌油腻，便秘，面色灰暗，脉弦滑，苔黄腻。

基本治法：清热利湿解毒。

药物处方：茵陈蒿汤加减。

2. 肝郁脾虚

主症：纳呆，倦怠乏力，两胁胀痛，腹胀便溏，苔厚，脉弦。

基本治法：疏肝解郁，健脾和胃。

药物处方：柴胡疏肝散合逍遥散加减。

3. 脾虚寒湿

主症：身目皆黄，皮肤色晦暗，畏寒乏力，喜热饮，食少腹胀，胁痛便溏，小便不利，脉弦缓或沉弦，苔白腻。

基本治法：温中健脾，祛湿退黄。

药物处方：茵陈五苓散合茵陈术附汤加减。

4. 气滞血瘀

主症：烦躁易怒，两胁胀痛，腹部肿块或乳房有硬块，面色晦暗，有蜘蛛痣，或瘀点，脉弦，苔腻，舌有瘀点或瘀斑。

基本治法：疏肝理气，活血化瘀。

药物处方：膈下逐瘀汤加减。

5. 痰热蕴结

主症：恶心头晕，脘腹胀满，拒按，按之疼痛，脉滑数，苔黄腻。

基本治法：理气健脾，清热化痰。

药物处方：半夏泻心汤合小陷胸汤加减。

6. 气血两虚

主症：面色苍白，全身乏力，头晕目眩，心悸气短，纳呆腹胀，脉细弱或细数，舌质淡，苔薄。

基本治法：补气养血。

药物处方：八珍汤或十全大补汤加减。

7. 肝肾阴虚

主症：头晕目眩，失眠多梦，五心烦热，胁痛乏力，腰痛，遗精或月经不调，脉沉细或沉弦，舌质红，苔少。

基本治法：滋阴补肝。

药物处方：一贯煎加减。

8. 脾肾两虚

主症：乏力，恶寒，肢体拘挛，夜尿多，腰冷痛，腹胀，舌淡苔薄，脉沉。

基本治法：温补脾肾。

药物处方：右归饮合五味异功散加减。

【注意事项】

肝炎临床病情多变，辨证论治时要考虑具体病情，随症加减变化，不可拘泥于以上简单的分型。

【临床验案】

（1）陈某，男，48岁，2005年10月8日来诊。患者患肝炎已2年余，谷丙转氨酶一直波动在196～630U之间。经用清热利湿药后，谷丙转氨酶恢复正常，但肝区仍痛，腹胀纳呆、恶心厌油腻等症状不减。9个月后谷丙转氨酶又上升280U。按肝脾两虚治疗1个月后，谷丙转氨酶略降为238U，但患者口干喜饮，两眼干涩，便秘，肝区隐痛，脉象弦细，舌质红，苔薄黄腻，证属肝阴内耗兼湿热型。用一贯煎合金铃子散加夏枯草、砂仁、鸡内金服用1个月后，症状减轻，谷丙转氨酶也降至正常。继续服原方以巩固3个月，以后肝功能一直正常。

（2）张某，男，42岁，2004年11月14日来诊。患者体检中发现HBeAg阳性，又复查HBsAg、抗-HBc均阳性，但无明显不适。查体：除舌质偏紫、苔薄白、脉象细外，其余均未发现异常。

药物处方：生黄芪15g，肉桂4g，补骨脂10g，砂仁10g，熟地黄12g，山茱萸12g，柴胡10g，鸡内金10g，金铃子10g，猪苓10g，车前子10g等。

二诊：服用中药1个月后自觉稍好，肝功能HBsAg、HbeAg、抗-HBc仍为阳性。

药物处方：茵陈15g，虎杖15g，茯苓15g，猪苓15g，车前草15g，白茅根15g，大黄10g，生栀子15g，黄芩10g，佩兰10g，藿香10g，半夏15g，板蓝根15g，鸡内金15g，鳖甲10g等。

中药加减连续服2个月，症状消失，复查肝功能全部正常，乙肝三系除抗-HBc阳性外，其余均阴性。

二、脂肪肝

脂肪肝是各种原因引起的肝脏脂肪代谢障碍，脂类物质的动态平衡失调，致使肝细胞内脂肪蓄积（主要为三酰甘油）过多的一种病理状态，常见病因如高脂血症、酗酒、肥胖、糖尿病、慢性肝炎，其他尚有内分泌障碍、药物及毒物（如雌激素、皮质类固醇、某些抗肿瘤药物）等。西医目前主要是针对病因对症治疗，尚缺乏理想的药物。中医学认为脂肪肝属"积聚""胁痛""痰浊""病满""瘀血"之范畴。脂肪肝的产生主要责之于肝、脾、肾三脏，因膏粱厚味，或酒湿痰食太过所致；也有肝失健运，水湿内停，或湿聚生热，热结为痰，以致肝失疏泄、土壅木郁、痰瘀交阻所致；此外肾气不足，气化不及，又加重痰湿瘀滞的形成。脾失健运为本病的内在基础，湿热中阻、痰瘀互结为脂肪肝的主要病机，故治疗上以健脾益气、清热利湿、理气化痰、活血化瘀、软坚散结为主。

【辨证论治】

1. 脾虚肝郁

主症：胁肋胀痛，心情抑郁不舒，乏力，纳差，脘腹痞闷，便溏，舌淡红，苔薄，脉弦细或沉细。

基本治法：益气健脾，疏肝解郁。

针灸处方：百会，脾俞，肝俞，手三里，三阴交，太冲，中脘。

药物处方：柴胡疏肝散合四君子汤加减。

2. 痰湿内阻

主症：头晕恶心，口黏纳差，困倦乏力，脘腹痞闷，胁肋隐痛，形体肥胖，大便溏，舌淡红胖大，苔白腻，脉濡缓。

基本治法：利湿化痰。

针灸处方：曲池，手三里，中脘，足三里，三阴交，丰隆，阴陵泉，公孙。

药物处方：连朴饮合五苓散加减。

3. 湿热内蕴

主症：口干，口苦，恶心呕吐，困倦乏力，脘腹痞闷，胁肋胀痛，便秘或秽而不爽，舌苔黄腻，脉弦滑。

基本治法：清热利湿，健脾化浊。

针灸处方：曲池，合谷，阴陵泉，复溜，中脘，脾俞，肾俞，膀胱俞，三阴交，公孙。

药物处方：六君子汤合连朴饮、五苓散加减。

4. 痰瘀互结

主症：乏力，纳差口黏，脘腹痞闷，胁下痞块，胁肋刺痛，舌胖而紫暗，苔白腻，脉细涩。

基本治法：化痰祛瘀，以消积聚。

针灸处方：手三里，中脘，水分，阴陵泉，曲池，血海，膈俞，肝俞，复溜，地机。

药物处方：导痰汤合复元活血汤加减。

5. 肝肾不足

主症：头晕耳鸣，失眠，午后潮热，盗汗，胁肋隐痛，腰膝酸软，足跟疼痛，男子遗精或女子月经不调，舌红少津，脉细或细数。

基本治法：补益肝肾，活血和络。

针灸处方：肾俞，肝俞，命门，三阴交，关元，然谷，太溪。

药物处方：一贯煎合六味地黄汤加减。

6. 脾虚湿热

主症：上腹部不适，口苦咽干，便干，身体肥胖，兼有胆囊炎、胆石症病史，舌苔黄腻，脉弦滑。

基本治法：健脾和胃，清热利湿。

针灸处方：脾俞，足三里，手三里，三阴交，公孙，曲池，合谷，阴陵泉，血海，中脘，水分。

药物处方：蒿芩清胆汤加减。

【注意事项】

关于脂肪肝的预防，生活起居要有规律，要戒除不良生活习惯。坚持每天一定量的运动，早起而不贪睡，勤动而不贪坐，坚持餐后散步，尤其是晚餐后散步更为重要。

脂肪肝饮食调理应以清淡为主，忌辛辣刺激、肥甘酒酪食物。主要是控制高脂食物，提倡低脂、低糖、高蛋白、高纤维饮食。精神调理，主要是指调养心神，心境平衡，坚持治疗。保持心情舒畅与积极锻炼是相辅相成的，平衡精神心理，调节生活节奏，做到无病防病，增强体魄，适应自然，消除多余脂肪，这对脂肪肝的预防与治疗都有积极意义。脂肪肝的患者应避免使用四环素、环己胺、蓖麻等药物。积极治疗原发疾病如糖尿病及肝炎等。

饮食宜忌方面，宜摄入足量蛋白质，可选用脱脂牛奶、豆制品（如豆腐、豆腐片、豆腐丝）及猪瘦肉、牛瘦肉、鱼虾等，限制脂肪摄入。应少食高胆固醇食品，如脑髓、肥肉、动物内脏等，蛋黄每日不应超过2个。烹调时不用油，或只用少量植物油，如豆油、葵花子油、芝麻油等，以保证低脂肪摄入。摄入充足的维生素，可选用各种新鲜绿叶菜，少吃或不吃含糖较多的土豆、胡萝卜、山药等。少用对脂肪有刺激的调味品，如胡椒、蒜、芥末、咖喱等，食盐的摄入每日应控制在4～6g。

【临床验案】

陈某，男，41岁，于2008年2月3日来诊。曾经西医诊断为脂肪肝，抱着尝试的心理求助于中医针灸与中药治疗。经检查：望诊面色暗红，舌质红绛，苔黄，体肥胖。触诊，肝大剑突下3cm，锁骨中线下1.0cm，质软，脾未触及，脉弦细，尺脉沉。腹部柔软，无腹水。中医诊断为胁痛、肝痞，证属肝肾阴虚，痰瘀互结。

基本治法：补益肝肾，祛痰化瘀。

针灸处方：肾俞，肝俞，太溪，然谷，三阴交，关元，曲池，中脘，合谷，内关。针灸治疗隔日1次，共针21次。

药物处方：一贯煎合六味地黄丸加减。沙参9g，枸杞子9g，当归9g，熟地黄12g，生地黄10g，川楝子9g，麦冬9g，泽泻12g，茯苓9g，山药9g，牡丹皮9g，丹参15g，莪术15g，决明子15g，生鳖甲10g，陈皮9g，白芥子9g，半夏6g，板蓝根9g，茵陈6g。现代煎药法，每次1剂，每日分服2次，饭后半小时服用。连服3个月，经B超显示脂肪肝明显缩小，临床症状消失。

三、肝硬化腹水

肝硬化腹水属中医臌胀范畴，在临床上属顽固性难治疾病之一。治疗时应从四诊所得病理资料进行八纲辨证，综合分析，辨其属虚属实，属阴属阳。本病临床表现错综复杂，常以腹水为主症，但病因病机却很复杂，因此，只有辨证论治方可收到满意的疗效。临床常从以下几个分型辨证论治。

【辨证论治】

1. 脾虚气滞

主症：面色萎黄，精神尚可，饮食尚佳，腹部膨隆，食后脘腹发胀，得矢气则舒，大便通畅，次多或少，舌质正常或暗紫，苔白腻或淡黄腻，脉弦细或细稍滑。

基本治法：理气健脾，通肠利水。

药物处方：平胃散合五苓散加减。

2. 阴虚湿热

主症：面色晦滞或双眼发黄，颧鼻多血缕，另见齿鼻衄，口唇暗褐，腹大有水，下肢水肿，时有阴囊水肿，容易感冒发热，大便正常，尿少味秽，舌质红或紫红，苔黄腻或灰腻而垢，底白，脉弦数。

基本治法：化滞利湿，滋阴益气，清热解毒。

药物处方：甘露消毒丹合茵陈蒿汤加减。

3. 脾肾阳虚

主症：面色㿠白，神疲乏力，纳呆、脘闷，腹胀大，下肢水肿，大便软溏，次数多，尿少或清长，舌质淡或紫，苔薄或白腻，脉沉细。

基本治法：健脾燥湿，温阳利水。

药物处方：附桂理中汤合实脾饮加减。

4. 肝肾阴虚

主症：面颊部及鼻部多血丝、血痣，时有鼻齿衄，口干肤燥，低热，腹胀如鼓，小便少而赤，大便干或便秘，舌光或舌质红绛或花剥苔，脉细数或弦细。

基本治法：补益肝肾，滋阴利水。

药物处方：六味地黄汤或一贯煎加减。

5. 水湿内阻

主症：恶心欲吐，脘闷纳呆，两胁胀痛，腹胀有水，小便短少，大便清薄。

基本治法：健脾理气行水。

药物处方：胃苓汤合茵陈四苓汤或中满分消丸加减。

6. 瘀血阻络

主症：面色黧黑或晦暗，唇色紫褐，头颈部红点赤缕，腹壁青筋暴露，腹大坚满，按之不陷而硬，胁腹刺痛，小便短赤，大便色黑，舌质暗或有瘀点，舌苔薄或质腻，脉细涩或芤。

基本治法：祛瘀通络，活血利水。

药物处方：桃红四物汤合五苓散加减。

7.气滞血瘀

主症：面色晦暗，见有蜘蛛痣及肝掌。除消化道症状外尚有肝脾大，压痛较明显，舌红或暗，苔多薄黄，脉弦或细涩。

基本治法：活血行气，消积化滞。

药物处方：膈下逐瘀汤加减。

【临床验案】

（1）Bhrarushkina，女，50岁。2005年4月21日来诊。患者胰腺癌术后，腹部胀大，形如覆盖，已有3个月之久，初诊脉弦细稍数，舌质红绛，苔稍黄腻，目眶色暗，大便稍干，小便少，双下肢水肿。治以滋阴益气，健脾利水。方用白术、茯苓、当归、桑白皮、地榆、生地黄、山药、车前子、大黄、桃仁、土鳖虫、木香、玄参、人参、麦冬、桂枝、猪苓、生姜皮、附子、青皮等。服用1个月后，腹水消，双下肢水肿减。二诊时舌质转红润，苔薄黄。方用沙参、麦冬、当归、生地黄、枸杞子、川楝子、石斛、鳖甲、白芍、牛膝、薏苡仁、苍术、丹参、大腹皮等。再服2个月腹水全消，双下肢正常，自觉症状良好。

（2）Lifson，男，56岁。2005年7月28日来诊。既往患肝炎病史，现发展成肝硬化腹水。来诊时腹大如鼓，两胁胀痛，神疲体弱，小便不利，面色灰暗，脉弦涩，证为脾胃两虚，水液潴留。治以健脾益肾，温阳利水。方用淫羊藿、柴胡、茵陈、白术、丹参、鳖甲、党参、黄芪、五味子、猪苓、茯苓、泽泻、车前子、大腹皮、附子等。30剂后，腹水消退，全身症状显著减轻，并以该方加减坚持服药3个月，诸症消失，未见复发。

四、胆结石

胆结石是胆道系统的常见病，本病的病因和发病机制尚未完全明了，一般认为胆汁瘀积、胆道感染及胆固醇代谢失调为发病的主要因素，往往是由多种因素综合而成。本病属中医"胁痛""黄疸""胆胀"等病范畴。

【辨证论治】

1.急性发作期

（1）湿热内蕴（胆石症合并胆道感染轻型）

主症：右胁持续性胀痛，或阵发性绞痛，拒按，右胁下痞块，口苦咽干，恶心呕吐，不思饮食，畏寒发热或寒热往来，目黄身黄，小便黄赤，大便秘结。舌质红，苔黄腻或厚，脉弦数或滑数。

基本治法：清热利湿，通下排石。

针灸处方：支沟，期门，日月，阳陵泉，太冲，阴陵泉。

药物处方：龙胆泻肝汤加减。

（2）热毒火盛（胆石症合并胆道感染重型）

主症：右胁及上腹部呈持续性剧痛，胁下痞块，腹部硬满，拒按，目黄身黄，高热口渴，神昏谵语，恶心呕吐，大便燥结，小便短赤，舌绛干枯，无苔或黄燥腻有芒刺，脉弦数或滑数。

基本治法：清热解毒，通里攻下。

针灸处方：曲池，风池，合谷，太冲，日月，期门，胆俞，肝俞，阳陵泉，胆囊穴。

药物处方：黄连解毒汤加减。

2.静止期

（1）肝郁脾虚型

主症：右胁下轻度或短暂的隐钝痛，间歇期如常人，或见脘腹痞胀，不思饮食，口苦咽干。舌微红，苔薄白或微黄，脉弦细。

基本治法：疏肝利胆，健脾和胃，通下排石。

针灸处方：肝俞，脾俞，丘墟，期门，阳陵泉，侠溪，三阴交，公孙，行间，内庭。
药物处方：柴胡疏肝散合逍遥散加减。

(2) 肝胆气滞湿阻型

主症：胁痛以胀痛为主，走窜不定，疼痛每因情志波动而增减，口苦，恶心呕吐、胸闷纳呆、目赤、小便黄赤、舌苔黄腻，脉弦滑。

基本治法：疏肝理气，利湿排石。

针灸处方：合谷，太冲，期门，肝俞，日月，支沟，阳陵泉。

药物处方：柴胡疏肝散合龙胆泻肝汤加减。

(3) 肝阴不足型

主症：胁下胀满或隐痛，头目眩晕，口干欲饮，食欲不佳，纳谷不香，食入胀甚，妇女可见经少、经淡，舌尖红刺或有裂纹或见光剥，脉弦细。

基本治法：滋养肝阴，疏肝利胆。

针灸处方：肝俞，胆俞，期门，日月，侠溪，足临泣，蠡沟，三阴交。

药物处方：养肝宁胆汤加减。

【临床验案】

胡某，女，29岁，1977年8月30日初诊，阵发性右胁疼痛已2年余。初起每年疼痛2～3次，近一年中每月疼痛1～2次，痛甚如绞，难以忍受，伴有恶寒发热，呕吐苦酸水，曾住院治疗。诊为慢性胆囊炎、胆石症，经消炎止痛治疗后疼痛缓解。近日又复发，右胁疼痛，波及胃脘，有时嗳气或呕吐恶心，纳呆，神疲，口苦咽干，大便干结，3～4日一次，小便短赤。舌尖红，苔根黄腻，脉象弦细稍滑。辨证属肝胆湿热，失于疏泄，阳明燥实内结，腑气不畅。治以疏肝泄胆，清热通腑。方用柴胡12g，黄芩10g，白芍12g，枳实10g，茯苓12g，金钱草10g，栀子10g，大黄10g，生姜10g，当归10g。

1977年9月6日二诊：服上方6剂后，右胁疼痛减轻，嗳气呕吐消失，大便初硬后溏，每日1次，胃已不痛，但有胀满感，小便仍黄，舌尖红，苔转薄白，脉弦细。查肝功能正常。再以原方增删，减大黄之量，去栀子、生姜，加大腹皮、车前子。

1977年9月23日三诊：服上方5剂后，疼痛基本消失，胃脘胀满亦有减轻。又照原方服6剂后，胁痛止，胃胀消失，唯纳谷不香，神疲乏力，大便溏薄，去大腹皮、大黄、金钱草，减柴胡，入山药、扁豆、神曲以健脾胃，巩固疗效。上药又进6剂，诸病痊愈。

五、便秘

便秘是大便秘结不通，排便时间延长，粪质干燥、坚硬，或虽有便意而排出困难的一种病症。便秘既可单独为病又能出现在许多急、慢性疾病过程中。特别是外感热病和情志郁结者每易兼见便秘。现代医学中的便秘分有习惯性、单纯性、功能性便秘等。可参照治疗，其治疗效果满意。无论哪种原因引起的便秘，其基本病理变化都是大肠传导功能失常。其病因病机为胃肠积热、气机郁滞、气血亏虚、寒凝肠胃等所致。便秘的辨证，一般以虚实为大纲。实者有热秘、气秘，虚者有气虚秘、血虚秘、冷秘。

【辨证论治】

1. 实秘

(1) 热秘

主症：大便干结，小便短赤，面红身热，或兼有腹胀腹痛，口干口臭，舌红苔黄或黄燥，脉滑数。

基本治法：清热润肠。

针灸处方：合谷，大肠俞，天枢，内庭，照海。

药物处方：麻子仁丸加减。

（2）气秘

主症：大便秘结，欲便不得，胸胁痞满，甚则腹中胀痛，纳食减少，舌苔黄腻，脉弦。

基本治法：顺气行滞。

针灸处方：中脘，气海，行间，阳陵泉，期门，太冲。

药物处方：六磨汤加减。

2. 虚秘

（1）气虚

主症：面色㿠白，神疲气短，虽有便意，临厕努挣乏力，挣则汗出短气，便后疲乏，大便并不干硬，舌淡嫩，苔薄，脉短。

基本治法：益气润肠。

针灸处方：脾俞，胃俞，大肠，足三里，三阴交，气海，关元，天枢。

药物处方：黄芪汤加减。

（2）血虚

主症：大便秘结，面色无华，头晕目眩，心悸，唇舌淡，脉细涩。

基本治法：养血润燥。

针灸处方：胃俞，脾俞，大肠俞，膈俞，血海，三阴交。

药物处方：润肠丸加减。

3. 冷秘

主症：大便艰涩，排出困难，小便清长，面色㿠白，四肢不温，喜热怕冷，腹中冷痛，或腰脊酸冷，舌淡苔白，脉沉迟。

基本治法：温通开秘。

针灸处方：肾俞，脾俞，关元俞，石门，气海，照海，百会，长强。

药物处方：济川煎加减。

【临床验案】

赵某，男，62岁，2007年2月20日初诊。大便秘结，每2～3日解1次，已达1年之久。时有头痛，小便清长，腰脊酸冷。查体：面色无华，舌质淡边有齿痕，苔白，脉沉迟。诊断为便秘，证属肾阳虚。针灸取穴肾俞、脾俞、关元俞、百会、气海、照海。针刺7次后，大便比前通畅，配合中药肉苁蓉9g，牛膝9g，当归9g，升麻9g，肉桂6g，黄芪9g，骨碎补9g，菟丝子9g，郁李仁9g，火麻仁9g，大黄3g，水煎服，每日1剂。服13剂后大便通畅，临床治愈。

六、排尿困难

排尿困难是指小便不利，点滴而短少，或指小便闭塞、点滴不通而言。本病可见于临床各科多种疾病，以神经精神系统疾病较常见。本病相当于中医学"癃闭"，其病理主要是肾与膀胱的气化功能失常。因为人体小便的通畅，主要依靠肺气的通调、脾气的转输、肾气的开合，三焦发挥其正常的传输作用，从而保证膀胱的气化功能正常。一旦因湿热、情志、浊瘀等病因引起肺、脾、肾三脏以及肝脏功能障碍，导致膀胱气化不利，或膀胱气化无权，将发生本病。其病因病机为湿热蕴积，肺热气壅，脾虚气陷，下焦亏虚，肝郁气滞，浊瘀阻塞。本病的病位在膀胱，但与三焦、肺、脾、肾的关系最密切。上焦之气不化，当责之于肺，肺失其职，则不能通调水道下输膀胱；中焦之气不化，当责之于脾，脾太虚弱，则不能升清降浊；下焦之气不化，当责之于肾，肾阳亏虚，气不化水，肾阴不足，湿热凝结，均可引起膀胱气化失常，而致排尿困难。

【辨证论治】

1. 膀胱湿热型

主症：小便点滴不通，或量极少而短赤灼热，小腹胀满，口苦口黏，或渴而不欲饮，或大便不畅，舌质红，苔黄腻，脉弦数。

基本治法：清热利湿，通利小便。

针灸处方：中极，膀胱俞，阴陵泉，三阴交，复溜，然谷，腹结。

药物处方：八正散加减。

2. 肺热壅盛型

主症：小便不通，或点滴不爽，咽干，烦渴欲饮，呼吸急促，或有咳嗽，舌苔薄黄，脉数。

基本治法：清肺热，利水道。

针灸处方：合谷，鱼际，曲池，膀胱俞，中极。

药物处方：清肺饮加减。

3. 中气下陷型

主症：小腹坠胀，时欲小便而不得出，或量少而不爽利，神疲乏力，气短而语声低微，食欲不振，舌质淡，苔薄，脉弱。

基本治法：补益中气，化气利水。

针灸处方：脾俞，三焦俞，气海，百会，章门。

药物处方：补中益气汤合八正散加减。

4. 肝郁气滞型

主症：情志抑郁，或多烦善怒，小便不通，或通而不爽，胁腹胀满，舌红，苔薄或薄黄，脉弦。

基本治法：疏调气机，通利小便。

针灸处方：肝俞，膀胱俞，中极，蠡沟，太冲。

药物处方：沉香散加减。

5. 命门火衰

主症：小便不通，或点滴不爽，排出无力，面色㿠白，神怯气弱，腰膝酸软无力，怕冷，舌质淡，脉沉细。

基本治法：补肾温阳，益气通窍。

针灸处方：肾俞，三焦俞，命门，志室，气海，太溪，委阳。

药物处方：济生肾气丸加减。

6. 尿道阻塞

主症：小便点滴而下，或尿如细丝，甚则阻塞不通，小腹胀满疼痛，舌质紫暗或有瘀点，脉涩。

基本治法：行瘀散结，通利水道。

针灸处方：中极，膀胱俞，膈俞，血海，委中，三阴交。

药物处方：抵当丸加减。

【临床验案】

吴某，女，38岁。患者自觉产后2周，神疲乏力，小便淋沥不通，小腹坠胀，饮食不振，面色无华，舌质淡红，苔薄，语声低微，脉沉弱。证属中气下陷，治以补中益气，化气利水。取穴百会、中极、膀胱俞、气海、关元、足三里、脾俞，中等刺激，留针30分钟。隔日针刺1次，先后针刺5次。药物拟用黄芪6g，瞿麦9g，党参6g，升麻6g，柴胡6g，当归9g，白术9g，炙甘草6g，滑石36g，陈皮4g，生姜6g，大枣6枚，川芎6g，共服6剂。临床治愈。

七、尿血

小便中混有血液甚至血块的病症称为尿血。根据出血量多少的不同，小便会呈现淡红色、鲜红色或茶褐色。尿血常见于泌尿系统疾病，主要包括肾脏及下尿路疾病、全身性疾病、尿路邻近组织疾病和其他原因疾病。一般人认为最常见的是泌尿系统疾病，其中以肾小球疾病、尿路感染（包括结核）、结石、前列腺增生为最多见，肾囊肿、恶性肿瘤次之。对于尿血患者，首先根据病史、体格检查及尿检查等基本资料，确定是否为尿血以及出血的可能部位。经西医确定诊断后，方可中西医结合治疗，其疗效佳。

中医认为尿中有血，分为尿血及血淋两种情况。临床上以排尿不痛或痛不明显者称为尿血，尿血而兼小便淋沥疼痛者为血淋。《丹溪心法·尿血》说："尿血，痛者为淋，不痛者为尿血。"尿血的病位在肾及膀胱，其主要的病机是热伤脉络及脾肾不固，而热伤脉络之中又有实热和虚实之分，脾肾不固又有脾虚及肾虚之别。

【辨证论治】

1. 下焦热证型

主症：小便短赤灼热，尿血鲜红，心烦口渴，面赤口疮，夜寐不安，舌红，脉数。

基本治法：清热泻火，凉血止血。

针灸处方：膀胱俞，中极，神门，支正，三阴交，血海。

药物处方：小蓟饮子加减。

2. 阴虚火旺型

主症：小便短赤带血，头晕耳鸣，神疲，颧红潮热，腰膝酸软，舌质红，脉细数。

基本治法：滋阴降火，凉血止血。

针灸处方：然谷，三阴交，肾俞，血海，行间，大敦。

药物处方：知柏地黄丸加减。

3. 脾不统血型

主症：久病尿血，面色不华，食少，体倦乏力，气短声低，或兼齿衄、肌衄，舌质淡，脉细弱。

基本治法：补脾摄血。

针灸处方：脾俞，太白，关元，中极，血海，足三里。

药物处方：归脾汤加减。

4. 肾气不固型

主症：久病尿血，色淡红，头晕耳鸣，精神困惫，腰背酸痛，舌质淡，脉沉细。

基本治法：补益肾气，固摄止血。

针灸处方：肾俞，命门，膈俞，关元，膀胱俞，复溜，阴谷。

药物处方：无比山药丸加减。

【临床验案】

（1）马某，男，52岁，尿血约2个月。患者自觉2个月前会阴部有不适感，大便带血，小便时尿道涩痛，短赤带血，兼见腰膝酸软，神疲乏力，舌质稍绛，苔薄黄稍干，眼睑发暗，脉弦细稍滑，尺脉沉细。诊断为尿血，证属肾阴虚兼湿热，拟用知柏地黄汤加味，药用山药、熟地黄、山茱萸、茯苓、牡丹皮、泽泻、木通、车前子、黄柏、知母、鱼腥草、萆薢、山栀子、白茅根、大蓟、小蓟等。煎服10剂后，症状明显减轻，舌质转红润，苔黄腻，脉沉细稍滑。调整处方为知柏地黄汤，加金银花、连翘、鱼腥草、蒲公英、白茅根、王不留行、滑石、甘草、大黄等。再服15剂，临床治愈。

（2）Sherman，男，57岁。2个月前肉眼血尿，尿频，尿急，尿痛，腰痛。西医治疗后病情反复，故求助于中医针灸治疗。刻下患者舌质红，舌苔黄腻，颜面下肢轻度浮肿，双侧肾区轻度叩击痛。西医诊断为肾盂肾炎，中医诊断为尿血，证属湿热蕴结下焦。治以清热解毒，凉血止血通淋。选穴膀胱俞、中极、支正、三阴交、血海、阴陵泉，共针刺12次；药用白花蛇舌草、金银花、大蓟、小蓟、白茅根、蒲公英、生地黄、萹蓄、瞿麦、大黄、车前草、三七等，共5剂，每日1剂，水煎服。临床治愈。

八、尿失禁

尿失禁是指任何增加膀胱内压或降低尿道压，而导致尿道外口不自主地溢出尿液的一种疾病。导致尿失禁的疾病多见于内科、外科、妇科疾病等，最常见于急性外伤，包括脑外伤、脊髓外伤、脊髓炎症、脊髓血管病、脊髓肿瘤、脊髓脱髓鞘疾病、脑出血、脑肿瘤、截瘫、癔症性瘫痪等。中医认为尿失禁的病因病机多由于肺脾气虚，不能制下，至膀胱失约，肾阳不足，不能温化水液而致尿出不知；肝脏疏泄失司或下焦湿热太盛，均能导致尿道之开启失调，迫水妄行。此外，外伤致膀胱蓄血，也可产生小便失禁。另有因精神创伤，肝郁气滞，致肝经疏泄失司所致。

【辨证论治】

1. 膀胱虚冷

主症：夜间遗尿或小便失禁。此型多见于小儿。

基本治法：温肾固涩。

针灸处方：百会，气海，关元，命门，膀胱俞，中极。

药物处方：金匮肾气丸加减。

2. 肾气不固，中气不足

主症：面色无华，听力减退，腰膝酸软，手足不温，尿失禁，舌淡，苔薄白，脉细弱。此型多见于老年人。

基本治法：培本固肾，补益中气，振奋膀胱功能。

针灸处方：百会，足三里，手三里，气海，关元，中极，膀胱俞，次髎。

药物处方：补中益气汤合右归丸加减。

3. 脾肾阳虚，膀胱失约

主症：尿失禁，大便溏泄，腹胀少食，神疲形寒，肢软无力，舌淡苔薄，脉沉迟。

基本治法：补肾健脾，益气壮阳。

针灸处方：百会，脾俞，肾俞，命门，志室，足三里，三阴交，中极，膀胱俞。

药物处方：附子理中丸合四神丸加减。

4. 肾阳不足，下焦虚冷

主症：面色淡白，头昏耳鸣，形寒，腰酸腿软，阳痿，尿失禁，舌淡苔白，脉沉弱。多见于禀赋薄弱的人，老年人或久病不愈，或房劳过度伤肾，下元亏损，命门火衰。

基本治法：温补肾阳，温通下焦。

针灸处方：肾俞，志室，命门，悬钟，气海，关元，百会。

药物处方：右归丸或金匮肾气丸加减。

5. 命门火衰，膀胱虚冷

主症：面色㿠白，头晕目眩、精神萎靡，腰膝酸软，阴囊寒冷，五更泄泻，尿失禁，舌质淡，脉沉微。

基本治法：补肾壮阳，温暖膀胱。

针灸处方：肾俞，命门，关元，腰阳关，中极，膀胱俞，次髎。

药物处方：五子衍宗丸或赞育丹加减。

6. 肾气虚弱，膀胱失约

主症：尿失禁，周身浮肿，下肢尤甚，按之如泥，腰腹胀满，兼有喘息，舌苔淡白，脉沉滑。多见于禀赋不足，久病失养，肾阳耗亏，不能温化水液，致膀胱失约所致。

基本治法：温补肾阳，固摄膀胱。

针灸处方：肾俞，志室，命门，气海，关元，中极，膀胱俞，次髎。

药物处方：真武汤或济生肾气丸加减。

7. 风痰阻滞型

主症：在精神因素作用下，突然昏仆，呼之不应，推之不醒，但防御反射正常，或突然单瘫、截瘫，下肢不全瘫痪，苔腻，脉滑。此型多见于癔症性尿失禁。

基本治法：平肝息风，涤痰开窍。

针灸处方：合谷，太冲，丰隆，阳陵泉，人中，百会，涌泉，中极，膀胱俞。

药物处方：二陈汤合半夏白术天麻汤加减。

8. 气虚血瘀，经脉阻滞型

主症：车祸、受伤后出现四肢或双下肢肌肉松弛、痿废不用，麻木不仁，尿失禁。病初舌多淡红，苔薄白，日久致湿热蕴于膀胱，积滞于大肠，则舌苔黄腻而厚，脉弦细而湿或滑。此型多见于外伤，或车祸后双下肢瘫痪。

基本治法：调和气血，疏通肾脉。

针灸处方：肾俞，次髎，中极，膀胱俞，阴陵泉。

药物处方：八珍汤合补阳还五汤或血府逐瘀汤加减。

【临床验案】

（1）Sakhovskai，女，56岁，2008年9月16日初诊，腰痛、尿失禁2个多月。检查：舌苔淡白，脉沉滑。双下肢浮肿（++）。四诊合参，证属肾气虚弱、膀胱失约，取穴肾俞、志室、命门、气海、关元、中极、膀胱俞、次髎、百会，先后针刺18次。药用附子3g，白术9g，茯苓6g，山药9g，生姜9g，熟地黄15g，山茱萸6g，牡丹皮6g，泽泻6g，桂枝6g，牛膝9g，车前子9g，黄芪9g，天麻6g，桑螵蛸6g，鹿茸3g，补骨脂9g，麦冬6g。每天2次，每次1剂，早晚饭后半小时服用，共服2个月，临床治愈。

（2）张某，女，23岁。1988年7月24日就诊。其母代诉：患者因精神刺激后生气睡觉，一夜之间变得不能言语，不能走路，小便失禁。曾在某医院神经内科治疗20余天不见好转来门诊求治。舌苔厚腻，脉滑。四诊合参，证属风痰阻滞，诊断为癔症性尿失禁。取穴内关、合谷、太冲、阳陵泉、涌泉，毫针强刺激，间歇动留针，每5分钟行针1次，提插捻转，先后行针6次，共留针30分钟。起针后患者即可站立，经暗示疗法后可开口讲话，先后共针刺11次。配合中药治疗，药用半夏9g，陈皮9g，茯苓9g，生甘草6g，枳实9g，竹茹6g，郁金6g，柴胡9g，石菖蒲6g，大黄3g。先后共服11剂后治愈。

九、尿路感染

尿路感染可分为上尿路感染和下尿路感染，前者如肾盂肾炎，后者如膀胱炎和尿道炎。西医认为尿路感染是由各种致病微生物感染直接引起的尿路炎症，主要临床表现为发热、腰痛、尿频、尿急、尿痛等症状。本病属中医"淋病"的范畴，其病因病机为肾虚，膀胱湿热，邪留三焦，膀胱气化不利所致，病位主要在肾与膀胱。特别是在急性发作期，湿热病邪往往是其主因。究其湿热的成因，大多受之于外，如外阴不洁，秽浊之邪上犯膀胱，酿成湿热所致。另有因过食肥甘酒辛，湿热由内而生，蕴结下焦；或因郁怒伤肝，肝失疏泄，积湿生热，下注膀胱而致。也有患丹毒疮病，热毒波及膀胱所造成。湿热久驻下焦，若热偏胜，会耗伤肾阴；若湿偏胜，会损害肾阳，导致正虚邪恋的病理变化。一般情况下在急性期或慢性急性发作期以邪实为主，在慢性病例中大多以正虚为主。

【辨证论治】

1. 湿热侵袭，蕴结膀胱

主症：畏寒发热，小便频数，淋沥不尽，尿道热痛，小便赤热，腰部酸痛，小腹拘急，舌红苔黄腻，脉象滑数。

基本治法：清热利湿，化浊利尿。

针灸处方：合谷，外关，中极，阴陵泉，膀胱俞。

药物处方：八正散合小蓟饮子加减。

2. 肝胆湿热，流注下焦

主症：寒热往来，口苦心烦，恶心呕吐，胁腹腰痛，尿急尿频尿痛，小便黄赤灼热，舌红，苔黄腻，脉象弦数。

基本治法：泻肝清胆，利尿通便。

针灸处方：中极，大赫，膀胱俞，委阳，照海，太冲。

药物处方：龙胆泻肝汤或小柴胡汤合五苓散加减。

3. 湿热久羁，脾肾亏损

主症：久病不愈，或反复发作，使正气受损，特别是脾肾两脏的功能失调。偏脾虚者，症见面色不华，四肢倦怠，少气懒言，食欲不振，腹胀便溏，舌质潮红，苔薄白，脉象缓。偏肾虚者，一般以肾阴虚为多见，症见面色潮红，腰痛绵绵，足膝无力，五心烦热，口干咽燥，尿有热感，舌红少苔，脉象细数；偏肾阳虚者，症见面色㿠白无华，畏寒怯冷，四肢不温，腰膝疼痛，尿频清长，面目浮肿，舌淡苔薄白，脉象沉细而迟。此类病患大多虚中夹实，过劳即可急性发作，出现尿频、尿急、尿痛的排尿异常症状。

基本治法：补肾健脾，温阳利尿。

针灸处方：偏脾虚者，取穴足三里、三阴交、脾俞、膀胱俞、中极；偏肾阴虚者，取穴太溪、复溜、阴谷、膀胱俞、中极；偏肾阳虚者，取穴肾俞、足三里、关元、中极、膀胱俞。

药物处方：偏脾虚者药用参苓白术散，偏肾阴虚者药用六味地黄汤加减。

【临床验案】

（1）Mullayazbva，女，42岁，2005年9月27日来诊。患者2周前尿频、尿急，尿道灼热且痛，尿色黄赤，口苦且干，腰稍酸痛，脉象弦数，舌苔黄腻，舌质红，尿常规示尿蛋白（+），红细胞（+），白细胞（+）。西医诊断为尿路感染，中医诊断为淋证，证属湿热蕴结下焦，膀胱气化不利，治宜清利湿热，方用蒿芩清胆汤加枳壳、瞿麦、蒲公英、王不留行、穿心莲。服上方1个月，小便频、急、痛均减轻。再服上方1个月，小便化验正常，诸症均除。

（2）庄某，男，53岁，2005年8月21日来诊。3个月前曾患尿路感染，经用抗生素治疗后好转，半个月前因劳累而致发烧，头痛，怕冷，恶心，尿频尿急，右侧腰痛，诊断为肾盂肾炎。经治疗自觉症状无明显改善，来诊所求治。舌苔薄黄，脉滑数，肾区叩痛明显。西医诊断为急性肾盂肾炎，中医诊断为淋证，辨证为湿热，治宜清热解毒，利尿通淋。取穴合谷、外关、中极、阴陵泉、膀胱俞。每周针2次。方用八正散加白花蛇舌草、白薇、王不留行等，服用2个月诸症消失。

十、蛋白尿

蛋白尿是多种肾脏疾病及糖尿病并发症的临床表现之一，常见于慢性肾炎、慢性肾衰竭、膀胱癌术后、多囊肾、2型糖尿病、原发性肾病综合征。中医把蛋白尿归属于"精气下泄"范畴，病机关键是肾不藏精、脾不统摄、正气虚损和病邪阻滞，都可影响脾肾功能而形成蛋白尿。在各种病邪中，风邪、湿热、瘀血最为重要。蛋白尿不但是肾脏病的结果，而且也是造成肾功能逐渐恶化的主要因素。因此对于蛋白尿的治疗极为重要。治疗时祛邪是关键，并佐以扶正，邪去正安，临床效果显著。

【辨证论治】

1. 肺卫不固，风寒外袭

主症：平素阳虚体质，易患感冒，常有头痛，鼻塞流涕，神疲乏力，舌质淡，苔薄白，脉缓，尿蛋白持续不消。

基本治法：益气固表，疏散风寒。

针灸处方：列缺，合谷，气海，关元，足三里，三阴交。

药物处方：玉屏风散加减。

2. 肺卫不固，风热外袭

主症：平素阴虚体质，易感冒，发热，咽痛咽干，或伴乳蛾肿大，蛋白尿持续不退，小便黄或混浊，或见血尿，舌质红，苔薄黄，脉数。

基本治法：益气固表，疏风清热。

针灸处方：百会，大椎，合谷，曲池，足三里，三阴交。

药物处方：玉屏风散或银翘散加减。

3. 湿热内蕴

主症：蛋白尿持续不退，伴血尿，小便短赤或混浊不清，体乏无力，心烦口苦，胸脘满闷，纳呆腰痛，舌质红，苔黄腻。

基本治法：清热利湿。

针灸处方：膀胱俞，肝俞，丰隆，阳陵泉，足三里，三阴交，中极，关元。

药物处方：二妙丸加减。

4. 瘀血阻络

主症：面色晦暗，腰部刺痛或胀痛，蛋白尿持续不退，伴血尿，妇女多伴月经不调，舌质暗红，有瘀点或瘀斑，苔薄白，脉涩。

基本治法：活血化瘀。

针灸处方：膀胱俞，肾俞，膈俞，气海，中极，三阴交。

药物处方：桃红四物汤加减。

5. 脾肾气虚

主症：面色萎黄，少气懒言，口淡纳呆，食后脘腹胀满，腰膝酸软，小便频数，大便稀溏，舌淡或胖嫩有齿痕，苔白，脉沉缓。蛋白尿持续不退。

基本治法：健脾固肾。

针灸处方：脾俞，肾俞，膀胱俞，中极，气海，关元，百会，足三里，三阴交

药物处方：玉屏风散加减。

6. 气阴两虚

主症：小便淡黄，频数，蛋白尿持续不退，纳呆，少气乏力，口干咽燥，手足心热，腰膝酸软，舌淡红少苔，脉细数。

基本治法：益气养阴。

针灸处方：肝俞，肾俞，太冲，然谷，昆仑，三阴交，足三里，气海。

药物处方：参苓白术散合生脉饮加减。

7. 肾阴不足、虚火扰动型

主症：慢性肾炎、肾病综合征的中期、后期，特别是肾病综合征患者应用激素治疗之后。症见潮热，盗汗，手足心热，口干口苦，渴喜凉饮，尿黄而少，或面色潮红，头晕耳鸣，舌红少苔或苔黄腻，舌中有裂纹，脉细数。

基本治法：滋阴降火，益肾活血。

针灸处方：脾俞，肝俞，肾俞，膀胱俞，太冲，然谷，后溪。

药物处方：二至丸合知柏地黄丸加减。

【临床验案】

蒋某，女，55岁。2008年8月27日来诊，主诉为尿频、尿急、尿中有泡、尿血5年余。西医诊断为蛋白尿、痛风。面色无华，舌质淡红，少苔，语声低微，无特殊气味。脉沉细稍滑。中医诊断为尿血，证属气阴两虚，湿邪阻滞。针灸处方：百会，曲池，合谷，气海，关元，阴陵泉，三阴交，太溪，太冲，血海，膈俞，地机。随证配穴，先后针刺32次。药物处方：沙参6g，白茅根6g，赤小豆6g，金樱子6g，丹参6g，黄柏6g，黄芩6g，栀子6g，芡实6g，川芎6g，地龙、僵蚕6g，黄芪10g，菟丝子10g，何首乌9g，巴戟天9g，党参6g，白术10g，葛根10g，黄精6g，大黄3g，黄连3g，苍术6g，枸杞子10g，当归9g，山药10g，猪苓6g。连服10剂。

2008年9月5日再诊：自觉症状经治疗后好转，身体有力，尿血减轻，尿常规潜血（+）。查体：面色转红润，舌质转红润，脉稍有力。再服沙参9g，白茅根9g，赤小豆9g，金樱子9g，丹参9g，黄柏6g，知母6g，黄芩6g，生栀子6g，薏苡仁15g，芡实6g，川芎6g，地龙7g，僵蚕7g，滑石18g，炙甘草3g，车前草6g，蒲公英6g，白术6g，车前子6g，巴戟天6g。服14剂。

2008年12月6日再诊：左足踝红肿热痛，面色正常，舌质红润，苔腻。中药处方：防风9g，白术9g，陈皮6g，白芍9g，乳香6g，没药6g，延胡索9g，秦艽9g，独活9g，桑寄生9g，细辛3g，炙甘草6g，苍术9g，薏苡仁9g，桂枝6g。连服6剂。针灸处方：解溪，阳陵泉，悬钟，血墟，申脉，照海，阿是穴，红肿周围围刺，治疗6次。

2009年1月3日再诊：左足踝红肿疼痛消失。尿稍频，蛋白尿轻微。中药处方：沙参4g，茯苓4g，川芎6g，白茅根5g，黄芪6g，僵蚕4g，丹参4g，菟丝子6g，白术6g，知母4g，赤小豆8g，全蝎4g，生栀子6g，金樱子6g，党参4g，芡实6g，黄柏4g，花旗参4g，地龙6g，黄芩4g，车前草4g，薏苡仁6g，通草2g，瞿麦6g，服7剂。

2009年1月13日再诊：尿蛋白消失，自觉全身症状好，临床治愈。

十一、肾结石

肾结石是发生于肾、肾盂内的晶体和有机质石状物，也可嵌顿于输尿管中或通过输尿管到达膀胱内。临床上最主要的症状是引起腰腹痛和血尿，并可引起尿路梗阻和感染。多发于成年男性，男性较女性患病率高4~5倍。本病属中医学的"砂淋""石淋""腰痛"等范畴，病位主要在膀胱和肾，病因病机为湿热久郁、煎熬灼炼津液而成，也有因气郁及肾虚导致膀胱气化无力，水液失于蒸腾，或外邪侵袭，饮食失调，气滞血瘀，阳虚气弱，劳累过度等导致湿热蕴结下焦，日积月累所造成。可见脾肾两虚、湿热蕴结为发病之关键。

【辨证论治】

1. 下焦湿热型

主症：尿中时夹砂石，小便艰涩或排尿突然中断，尿道窘迫疼痛，少腹拘急或腰绞痛难忍，尿中带血。舌红，苔薄黄，脉弦或数。

基本治法：清热利湿、利尿排石。

针灸处方：膀胱俞，次髎，中极，阴陵泉，三阴交，血海，复溜，然谷。

药物处方：石韦散合六一散加减。

2. 湿热蕴结型

主症：腰痛如折，腹痛如割，小便混浊，刺痛，尿短而有余沥，尿色黄赤，或尿中杂有细碎砂石排出，或尿频尿急，排尿不畅，少腹坠胀，大便干结，舌质红，苔黄腻，脉弦或数。

基本治法：清利湿热，利尿通淋。

针灸处方：曲池，合谷，膀胱俞，中极，阴陵泉，血海，三阴交，复溜，曲泉。

药物处方：八正散加减。

3. 气结瘀滞型

主症：腰腹发胀，少腹刺痛，尿中夹血块或尿色暗红，小便不畅，劳累加重，舌质紫暗红，有瘀斑，脉细涩。

基本治法：行气化瘀，排石通淋。

针灸处方：合谷，太冲，腹中，肝俞，气海俞，膀胱俞，膈俞，血海，阴陵泉，复溜。

药物处方：血府逐瘀汤合沉香散加减。

4. 肾气亏虚

主症：腰部隐痛，排尿无力，神疲乏力，少腹坠胀，颜面浮肿，肢凉畏寒，舌淡胖，脉沉细弱。

基本治法：补肾健脾，温阳化石。

针灸处方：肾俞，气海俞，膀胱俞，中极，关元，阴陵泉，阴谷，然谷，复溜，太溪。

药物处方：济生肾气丸加减。

5. 肾阴亏虚型

主症：头晕耳鸣，目眩，心烦咽燥，腰膝酸软，小便淋沥或不爽，失眠多梦，眼部干涩，食欲不振，腹胀便秘，舌质红绛，少苔，脉弦细或细数。

基本治法：滋阴补肾，养阴排石。

针灸处方：膀胱俞，中极，次髎，大赫，阴谷，三阴交，太溪，然谷。

药物处方：六味地黄丸合石韦散加减。

6. 脾肾气虚型

主症：面色晦滞，恶心呕吐，小便量极少，或无尿，胸闷烦躁，口臭，尿有异味，舌质红，舌根黄腻，脉沉细或弦细稍数。

基本治法：健脾补肾，化湿排石。

针灸处方：脾俞，肾俞，中极，膀胱俞，次髎，阴谷，丰隆，阴陵泉，太溪，复溜。

药物处方：补中益气汤合黄连温胆汤加减。

【临床验案】

Shermah，男，54岁，2006年9月10日初诊。患者近3个月内先后出现尿频、尿急、尿痛等尿路刺激症状及血尿、腰痛等，经西医检查确诊为双肾结石，右肾结石为0.2cm×0.3cm一块，左肾结石为0.5cm×0.7cm一块。西医要求手术治疗，患者拒绝，转而求助针灸、中药治疗。取穴肾俞、脾俞、膀胱俞、阴谷、太溪、阴陵泉；兼中极、关元、足三里、阴谷、复溜、然谷交替针刺，隔日1次。加用电针留针30min，前后针刺17次。药物拟用金钱草9g，海金沙9g，萆薢9g，鸡内金9g，郁金6g，大黄4g，枳实6g，车前子10g，苍术4g，黄柏6g，牛膝9g，石韦6g，冬葵子6g，瞿麦6g，沉香6g，乌药6g，琥珀6g，王不留行6g，滑石10g，泽兰6g，泽泻6g，蒲公英6g，芒硝6g，紫花地丁6g，每天2次，每次1袋，饭后半小时服用。后在前方基础上，每个月临证加减，总计服4个月，经西医B超复查无异常所见，尿路刺激症状消失，临床治愈。

十二、糖尿病

糖尿病是一种慢性进行性疾病，其发展过程可分为无症状期和有症状期。无症状期的患者大多饮食良好，体态肥胖，一般无自觉症状，常因其他疾病查血糖、尿糖才发现异常。有症状期的典型症状是"三多一少"，即多饮、多食、多尿、消瘦。患者可感尿意频频，多者每日20余次，夜间多次起床，每次尿量也较多，全天总尿量可达2～3L以上，甚至10余升。由于多尿失水，则烦渴多饮，喝水量与尿量及血糖浓度成正比。患者食欲亢进，易有饥饿感，每日进餐5～6次仍不能满足。易感疲乏，虚弱无力，部分轻型患者可因多食而肥胖，但多数幼年及重症患者常有严重消瘦，面容憔悴，病者可身材矮小瘦弱。尿糖刺激局部，女性患者常出现阴痒。病程较长或治疗不当的糖尿病患者常并发各种感染，如皮肤生癣，及疖、痈等化脓性感染，且容易发展成败血症；又易患肺结核，一旦得病，常迅速形成空洞。亦可并发泌尿系炎症、胆道感染、口腔或鼻腔炎症等，有的可兼有高血压、冠心病、脑血管意外、坏疽等病变；有的可兼有肾脏病变，出现蛋白尿、管型和白细胞。神经系统损害如小腿部抽搐疼痛、手足的腕踝部麻木灼热或针刺等异常感觉也是本病常见的兼症。病久则可能出现肌肉松弛无力、萎缩，以致站立、行走困难，甚至完全瘫痪；或面部抽痛，口眼歪斜，说话不灵便，耳鸣耳聋，或健忘，甚至精神异常；或出汗异常，如少汗或多汗，或某一部位出汗，心悸，腹胀，尿潴留，小便失禁或淋漓不尽，阳痿。本病患者常兼有视力模糊，甚至失明等眼病。

本病类似于中医的消渴。消渴一病以肾虚为本，燥热为标，主要病理基础为阴津亏虚，燥热偏盛。病变的脏器主要涉及肺、胃（脾）、肾。若燥热在肺，肺燥津伤则口渴多饮；热蕴于胃，消灼胃液则消谷善饥；肾虚津亏，封藏失职则多尿、尿混浊如膏脂。各个脏器的病变又可互相影响，如肺燥阴虚，津液不布则胃少濡润，肾失滋源；胃热过盛，可灼伤肺津，损耗肾阴；肾阴不足，则上灼脉胃，终至肺燥、胃热、肾虚并存，"三多一少"之症同见。如病久不愈，阴损及阳，则可到气阴两伤、阴阳俱虚。

本病治疗应辨别上、中、下三消的主次，区别证候主要属肺热、胃热还是肾虚，有所侧重地给予润肺、清胃、滋肾等治法。本病易并发皮肤感染，故针刺时需特别注意皮肤消毒，可用碘伏消毒，然后针刺。

【本症辨证】

1. 上消

主症：烦渴多饮，口干舌燥，小便频多且甜，舌边尖红、苔薄黄，脉洪数。

基本治法：清肺润燥，生津止渴。

针灸治法：取手足太阴经穴及背俞穴为主。

针灸处方：肺俞，合谷，鱼际，廉泉，照海，三阴交，针用平补平泻法。

针灸方义：肺俞、合谷清上焦之热以润肺；鱼际是肺经荥穴，用以清肺热；廉泉清火利咽，生津止渴；肾阴为人体阴液之根本，取照海、三阴交，滋肾水养肺金。

药物处方：消渴方加减。

临证加减：若苔黄燥，烦渴饮引，脉洪大为肺胃热炽，耗损气阴，用白虎加人参汤加减以清泄肺胃，生津止渴。若脉洪数无力，烦渴不止，小便频数，及肺肾气阴亏虚，用二冬汤益气生津，清热止渴。

2. 中消

主症：多食易饥，嘈杂，烦热，汗多，形体消瘦，或大便秘结，尿多浑黄且甜。苔黄而燥，脉滑数。

基本治法：清胃泻火，养阴生津。

针灸治法：取任脉、足阳明、足太阴经穴为主。

针灸处方：中脘，天枢，大都，陷谷，三阴交，太溪，针用泻法。

针灸方义：中脘是胃经募穴，腑之会穴，配天枢有泻胃火、通腑气之作用；大都配三阴交泻脾热，陷谷泻胃火；三阴交配太溪，滋真阴以润燥；胃火得清，阴气得复，则诸症痊愈。

药物处方：玉女煎加减。

临证加减：若大便秘结不行，可用增液承气汤润燥通腑，待大便通后再用上方。

3. 下消

（1）肾阴亏虚

主症：便溺不摄，烦躁引饮，甚则面目黧黑，小便混浊如膏淋，口渴，饮一溲二，舌质嫩红，脉沉细数。

基本治法：滋补肾阴。

针灸治法：取背俞穴以及足少阴、足太阴经穴。

针灸处方：肾俞，太溪，三阴交，照海。肺热者配少商、尺泽，针用补法。

针灸方义：本证为肾阴不足，虚火上炎，故取肾俞补益肾气；太溪、照海滋肾阴清下焦余热；三阴交乃足三阴之交会处，补之能益三阴；若兼肺热津伤者，配少商、尺泽，清肺热，保津液，止烦渴。

药物处方：六味地黄丸加减。

临证加减：若肾阴不足，阴虚火旺，症见烦躁、失眠、遗精、舌红，脉细数，加黄柏、知母、龙骨、牡蛎、龟甲养阴清热，固精潜阳。若尿量多混浊者加益智仁、桑螵蛸、五味子益肾滋阴。若气阴两虚，症见神疲乏力，气短，舌淡红，加黄芪、党参以健脾益气。

（2）阴阳两虚

主症：小便频数，混浊如膏，甚则饮一溲一，面色黧黑，憔悴，耳轮焦干，腰酸膝软，四肢乏力欠温，阳痿，舌淡苔白而干，脉沉细无力。

基本治法：阴阳双补。

针灸治法：宜取背俞穴以及任脉、督脉、足阳明、足太阴经穴为主。

针灸处方：脾俞，肾俞，命门，气海，关元，足三里，三阴交，针用补法，可加灸。

针灸方义：人体阴阳互根，阴虚虽为本病病理基础，但病久阴损及阳，终于形成阴阳两亏之证。方中取肾俞、命门、关元、气海滋肾阴、益肾阳，又取脾俞、足三里、三阴交补益脾胃，以助先天。诸穴相配，针灸并施，使阳得阴助而生化无穷，阴得阳升而泉源不竭。

药物处方：金匮肾气丸加减。

临证加减：若出现血瘀之证可加丹参、山楂、红花、桃仁活血化瘀以提高疗效。

【兼症治疗】

病程较长或治疗不当的患者，往往会出现各种并发症和兼有病，故除用上述辨证施治方法外，尚可加以治疗兼症。

1. 针灸治疗　心悸：内关，膻中，心俞。不寐：神门，三阴交。胁痛，黄疸：支沟，阳陵泉，日月，期门，胆俞，肝俞。胃痛：内关，中脘，足三里。便秘：天枢，大肠俞，支沟，照海。泄泻：天枢，气海，脾俞，上巨虚。尿痛，尿频，尿急：膀胱俞，中极，阴陵泉，行间，太溪。阴痒：曲骨，下髎，血海，蠡沟，中都，行间。视物模糊：攒竹，风池，光明，太冲。

2. 药物治疗

（1）白内障、雀盲、耳聋是肝肾精血不足，不能上承于目所致，宜用杞菊地黄丸合羊肝丸以滋补肝肾。

（2）疮疡痈疽初起，热毒伤营，用五味消毒饮加减以解毒凉血。

（3）病久气营两虚，脉络瘀阻，蕴毒成脓，用黄芪六一汤合犀黄丸，加忍冬藤以益气解毒化脓。

（4）若并发肺痨、水肿、中风、厥证，可参考相关篇章内容辨证施治。

十三、红斑狼疮

红斑狼疮是结缔组织疾病，是由多种因素参与的自身免疫性疾病，临床可以出现各个系统和脏器损害的症状，是临床常见的难治疾病之一。本病大多为女性，约占90%，多为育龄妇女。治疗期患者大多数有全身症状，其中以发热为最常见。消瘦、体重减轻亦为多见，以面部蝶形红斑或盘状红斑、脱发、光敏感、黏膜病变为主要表现。约90%狼疮患者有关节痛，最常见手指、腕、膝等关节，伴红肿者较少见，本病早期为无症状的轻度尿异常，随着病情发展，逐渐出现大量蛋白尿、血尿、各种管型尿、氮质血症、水肿和高血压等，晚期可发生尿毒症，是红斑狼疮病亡的主要原因。某些患者可引起肺与胸膜病变、心血管病病变、血液系统病变、神经系统病变、消化系统病变等多种脏器和组织的病变。患者可发生各种精神障碍，如躁动、幻觉、失眠、猜疑、妄想等。红斑狼疮目前尚难以根治。但经过合理的中西医结合治疗后可长期缓解，尤其是早期患者，治疗的目的是保持重要脏器的功能，防止不良转归。中西医结合治疗可互相取长补短，提高疗效，延长生存期。一般而言，在本病初期，应当以激素和免疫抑制剂为主，辅以针灸、中药治疗；在慢性活动期及缓解期，应以中药针灸治疗为主，辅以小剂量激素，且逐渐减激素用量。中医认为红斑狼疮的基本病机是在先天禀赋不足、真阴亏损的基础上，感受外邪致瘀，热毒内盛，瘀血阻滞，进而更伤肝肾之阴。故本病以肝肾阴虚为本，热毒瘀血为标，病位为主要在肝、肾兼及心、肺。临床治疗应注重滋阴、清热解毒、活血化瘀法的应用。急性期以热毒为主要矛盾，应着重清热解毒；缓解期以阴虚内热为主，应重在滋阴清热，并配以活血之品。

【辨证论治】

1. 热毒炽盛型

主症：高热持续不退、或汗出热暂退而旋即复升，面部或躯干、四肢斑疹鲜红，口唇糜烂，面赤口渴，烦躁不安，甚或神昏惊厥，或兼鼻衄、尿血，舌质红绛、苔黄燥，脉洪数或滑数。此型多见于红斑狼疮急性活动期。

基本治法：清热泻火，凉血化斑。

针灸处方：大椎，曲池，合谷，委中，血海，照海。

药物处方：犀角地黄汤合三石汤加减。

2. 风湿热痹

主症：症见关节肿胀酸痛，游走不定，触之灼热，屈伸不利，可伴低热，皮疹鲜红。舌质红，苔黄燥、脉滑数。

基本治法：清热祛风除湿。

针灸处方：大椎，肩髃，曲池，合谷，髀关，阳陵泉，阴陵泉，解溪。

药物处方：宣痹汤加减。

3. 气滞血瘀型

主症：手足红斑、其色紫暗，胸胁胀痛或刺痛，脘腹痛胀，面色晦暗，胸胁下痞块，舌质暗红，脉涩。

基本治法：行气活血。

针灸处方：膈俞，血海，合谷，太冲，曲池，气海，关元。

药物处方：柴胡疏肝散加减。

4. 肝风内动

主症：头痛如裂，高热，神昏谵语，抽搐或癫痫，舌质红绛，苔黄燥，脉弦数或细数。此型多见于红斑狼疮脑病。

基本治法：凉肝息风。

针灸处方：中冲，人中，合谷，太冲，曲池，丰隆，行间，劳宫。

药物处方：羚羊角汤加减。

5. 毒邪攻心

主症：心悸气短，动则尤甚，胸闷胸痛，少寐多梦，自汗神疲，脉细弱或结代。

基本治法：养心安神。

针灸处方：神门，内关，公孙，大陵，合谷，太冲，四神聪，足三里，三阴交。

药物处方：天王补心丹加减。

6. 阴虚内热

主症：持续低热，手足心烦热，头晕耳鸣，口干咽燥，盗汗，脱发，目赤齿衄，心烦急躁，腰膝酸软，少眠不寐，舌质红、少苔或薄黄，脉细数。

基本治法：滋阴清热、解毒透邪。

针灸处方：上星，曲池，合谷，复溜，太溪，太冲，阴谷，三阴交。

药物处方：玉女煎合青蒿鳖甲汤加减。

7. 气阴两虚

主症：狼疮经年不愈，神疲乏力，食少纳呆，心悸气短，面色无华，毛发脱落，腰膝酸软，舌质淡，苔薄白，脉细弱或细数。

基本治法：益气养阴。

针灸处方：百会，手三里，内关，气海，足三里，三阴交，太溪。

药物处方：生脉散合左归丸加减。

8. 脾肾阳虚

主症：面浮肢肿，按之如泥，腰膝酸软，小便短少，形寒肢冷，呕恶腹胀，舌体胖嫩，苔白腻，脉沉细。

基本治法：温阳利水。

针灸处方：脾俞，肾俞，气海俞，命门，志室，足三里，气海，关元。

药物处方：真武汤合五苓散加减。

【临床验案】

Petatsky，女，43 岁。于 2007 年 8 月 14 日来诊。患者自诉患红斑狼疮 9 余年，常规用激素维持治疗。现症见头晕耳鸣，腰膝酸软，关节肿胀酸痛，少寐多梦，右下肢红斑，其色紫暗，二便尚可。查体：面色尚可，舌质稍绛，苔薄黄，脉弦细。针灸取穴：四神聪、曲池、合谷、中脘、足三里、太溪、太冲、阿是穴、内关。口服中药：生地黄 9g，栀子 9g，丹参 9g，紫草 9g，赤芍 9g，玄参 9g，麦冬 6g，地骨皮 6g，知母 6g，白花蛇舌草 6g，黄芩 6g，沙参 6g，灵芝 6g，青蒿 6g，秦艽 6g，何首乌 6g，熟地黄 6g，黄芪 9g。上方为主方，临证加减，前后服 21 剂。针灸治疗 9 次，临床诸症消失。

第二节 骨外科病症

一、颈椎病

颈椎病是指颈椎间盘退行性变，是颈椎骨质增生以及颈部损伤等引起脊柱内外平衡失调刺激或压迫颈部血管、神经、脊髓而产生的一系列症状。主要的症状有颈肩痛、头晕头痛、上肢麻木，严重者有双上肢痉挛、行走困难，乃至四肢瘫痪。本病又称颈椎综合征或颈肩综合征。多见于中老年人，为多发的退化性、复发性疾病，男性发病略高于女性。

本病属于中医学的骨痹、痿证、头痛、眩晕、颈项强痛、项肩痛的范畴。中医主要病因病机包括：①颈部急性外伤或慢性劳损，久之耗伤气血而出现不同程度的气血亏虚的证候。②病久不愈，复感风寒湿邪，注于经络，留于关节，使气血痹阻而出现静脉痹阻，不通则痛。③颈部急慢性损伤，加之风寒湿邪或热痹日久不愈，气血运行不畅日甚，瘀血、痰浊阻痹颈部经络，可出现颈部各种综合病症。

【辨证论治】

1. 气血亏虚

主症：颈肩酸痛或伴有腰痛或沉重感，活动时疼痛加重，或出现上肢麻木、无力、头晕、视物模糊等症，按压局部时感到舒适。舌质淡，脉细无力。

基本治法：补气血，通经络。

针灸治法：取手足阳明、足太阳经穴，以及根据病变部位及病因局部取穴为主。针用补法或平补平泻法，偏虚寒者加用艾灸，肩背剧痛者可配拔火罐治疗。

针灸处方：天柱，定喘，颈百劳，肩髃，手三里，足三里，三阴交，复溜。

随证配穴：①前臂偏指桡侧麻木疼痛取曲池，合谷；偏尺侧麻木疼痛取外关，中渚。②视物模糊、眩晕取风池，足临泣。

针灸方义：取病变部位天柱、定喘、颈百劳能疏通局部气血，通经活络；肩髃、手三里为手阳明经穴，足三里为足阳明经合穴，三穴合用补益气血，通经络。三阴交为足三阴经交会穴，补之滋阴养血；复溜为足少阴肾经经穴，补之能滋养肾阴，两穴合用，养阴益髓通络。前臂偏指桡侧麻木疼痛根据经络循行辨证属手阳明大肠经循行部位，故取手阳明经曲池、合谷，通调手阳明经的气血，达到通经活络的目的。偏尺侧麻木疼痛根据经络循行辨证属手少阳经之所过，故取手少阳经穴外关、中渚，通调手少阳经的气血，起到通经活络之功效。风池、足临泣为足少阳经穴，有平肝息风之功效，故针刺用泻法可治疗视物模糊、眩晕。

药物处方：八珍汤加减。

2. 风寒痹证

主症：颈、肩、臂、腕酸痛、沉重或麻木，颈活动受限，当阴雨天或受寒冷时酸痛加重，或患肢发凉。舌质淡红，苔薄白，脉迟或沉紧。

基本治法：祛风散寒，活血通络。

针灸治法：取督脉、手足太阳、手足少阳经穴为主，针用泻法，老年体虚者针用平补平泻法，亦可加艾灸或局部拔火罐。

针灸处方：主穴为风池，大椎，大杼，风门，天宗，曲池，外关；配穴为同气血亏虚证。

针灸方义：本证属风寒痹证，故取风池、大椎、风门祛风散寒，通经活络。曲池为手阳明经合穴，外关为手少阳经穴，二穴有祛风散寒、通络止痛之功效。大杼为骨会，又为足太阳经穴，针之有益髓强健、筋骨祛风之功效。天宗为手太阳经穴，有祛风散寒、通络止痛之作用。诸穴合用，具有祛风散寒、通经活络、活血止痛之功能。

药物处方：葛根加桂枝汤加减。

3. 痰浊血瘀

主症：颈、肩、腕疼痛较重，肢体麻痛、窜痛、放射痛，颈伸屈不利，颈椎关节周围筋肉僵硬，压之痛甚，皮下可触及硬结，痛处拒按。舌质红暗或有紫点，苔黄白薄，脉弦滑。

基本治法：行气化痰，活血止痛。

针灸治法：取督脉、足太阳、足少阳、手足阳明经穴为主，针用泻法。年老体虚针用平补平泻，亦可拔火罐。

针灸处方：天柱，大椎，颈百劳，定喘，曲池，悬钟，丰隆，膈俞，阳陵泉，大杼。

随证配穴：眩晕视物模糊加风池、膻中，头痛加太阳，四神聪。

针灸方义：本证多因长期颈部慢性劳损或跌仆闪挫外伤，则伤筋耗血，筋脉拘挛，致气血瘀滞，经络不通而发病。或痹证日久，由气入血，气滞血凝，痰瘀形成。故取天柱、大椎、颈白劳、定喘穴祛风通经，活络止痛。曲池、丰隆为阳明经穴，阳明经为多气多血之经，用之行气活血化痰；膈俞为血会，活血化瘀；悬钟为髓会，大杼为骨会，合用益髓、健筋骨；阳陵泉为筋会，舒筋活络止痛；膻中行气化痰，风池醒脑止痛，合用可治痰浊头痛；太阳、四神聪安神止痛，能治头痛。

药物处方：身痛逐瘀汤加减。

4. 肝阳夹痰

主症：多见于年过五旬之人，颈肩酸痛重着，伸展不利，伴有头晕、目眩、恶心，甚至猝倒，常有烦躁易怒，面红潮热，舌红苔黄腻，脉濡数。

基本治法：平肝潜阳，豁痰开窍。

针灸治法：取足厥阴、足少阳、足阳明、足太阴经穴为主。针用泻法。

针灸处方：风池，行间，侠溪，肾俞，水泉，阴陵泉，丰隆，中脘，天柱，颈百劳。

针灸方义：风池疏泄浮阳；行间能泻肝胆之虚阳，疏肝泄胆，平肝息风；肾俞、水泉滋阴潜阳，取脾经合穴阴陵泉、胃经络穴丰隆以及中脘，调理脾胃，运化痰湿，升清降浊；天柱、颈百劳祛风通经，活络止痛。

药物处方：天麻钩藤饮加减。

5. 肝肾亏虚

主症：颈肩隐隐酸痛，动则甚之，头晕耳鸣，腿软乏力，强直发颤。阳虚者形寒肢冷，神疲乏力，舌淡苔薄，脉沉迟细；阴虚者口干咽燥，五心烦热，潮热盗汗，舌红少苔，脉细数。

基本治法：补养肝肾，填精生髓。

针灸治法：取督脉、足太阳、手阳明、手太阳、手少阳、足少阴经穴以及背俞穴为主。针用补法，加灸。

针灸处方：大椎，天柱，大杼，天髎，天宗，手三里，天井，支沟，悬钟，太溪，肾俞，肝俞。

针灸方义：大椎为诸阳之会，刺之能激发诸阳经之气，通阳活血。天柱通调经气。大杼为骨之会，可治肩胛、颈背疼痛。天髎、天宗是治肩胛背部酸痛之要穴。手三里、天井、支沟为本经之经穴，能通调本经不畅之气机。悬钟为髓之会，太溪为肾经原穴，合用益肾阴，填精髓。肾俞、肝俞补养肝肾。

药物处方：阳虚者用右归丸加减，阴虚者用左归丸加减。

二、肩关节周围炎

肩关节周围炎是指单侧或双侧肩关节酸重疼痛，以活动受限为主症。本病多发生在 50 岁左右，故又有"五十肩"之称。

本病中医学称为漏肩风（肩凝症），属痹证的范畴。本病多因素体虚弱，筋骨萎弱，后因局部感受风寒，或劳累闪挫，或习惯偏侧而卧，筋脉受到长期压迫，遂致气血阻滞而成肩痛。肩痛日久，由于局部气血运行不畅，蕴郁而生湿热，以致患处发生轻度肿胀，甚则关节僵直，肘肩不能举动。

本证系经络空虚，风寒乘虚而外袭，或劳伤筋脉，气滞血瘀，久则经络筋脉失养，挛缩软短。故其治疗，初期宜疏风散寒，温经通络，久则应温经活血，强筋壮骨。

【辨证论治】

（一）基本疗法

1. 经络空虚、风寒外袭

主症：肩部漫痛，举臂及后转时疼痛加剧，活动受限，局部畏寒，得温痛减，日轻夜痛重，舌脉平常。

基本治法：疏风散寒，温经通络。

针灸治法：取手阳明、手少阳经穴为主。

针灸处方：肩髃，肩贞，臂臑，曲池，外关，针用泻法，或加灸。

针灸方义：本方以患部取穴为主，祛风散寒，活血通络。辅以曲池、外关，疏导阳明、少阳经气，清化湿热。

随证配穴：肩内廉痛加尺泽、太渊，肩外廉痛加后溪、小海，肩前后廉痛加合谷、列缺，阿是穴、曲垣、大杼、风池、手三里、肩髎、天宗等穴，亦可选用。

药物处方：风偏胜者，用川羌防风汤加减。寒胜者，用麻附温经汤加减。

2. 经筋失养，挛缩软短

主症：肩痛日久，经筋失去濡养，肌肉失荣而萎缩，经筋挛缩而软短。故举臂不及头，后旋不及背，酸痛无力，局部寒得温则减，受凉则加剧，舌淡红或有瘀点，苔薄白，脉细。

基本治法：温经活血，强筋壮骨。

针灸治法：取手太阳、手阳明、手少阳经穴为主。

针灸处方：肩髃、肩髎、肩井、秉风、天宗、肩贞、大杼、臂臑、曲池、外关、阿是穴，针用补法亦可加灸。

针灸方义：《黄帝内经》云"虚则补之""寒则留之""针所不为，灸之所宜"。故以上各穴均采用补法，留针并加温灸，以温养肩部经脉。方中大杼乃之会穴，与局部诸穴相配，有强筋壮骨之效。

药物处方：独活寄生汤加减。

（二）手法治疗

本病手法，以止痛解疼、解除粘连、恢复肩关节活动度为目的。《素问·举痛论》曰"按之则热气盛、热气盛则痛止矣"。

1. 坐位三动作

（1）内收：术者立患者背侧，于肩前拔肩后，立左侧贴靠左肩，左手在胸前托握患者右肘，右手自身后放于右肩上，操作时，左手向怀方向提拉，右手以拇指拨肩前痛筋，左手逐渐加大内收力量，当达到最大限度时，保持不动约2分钟，放松，重复操作1次。此手法可以镇静止痛，恢复患肢摸肩功能。

（2）后伸摸棘：术者立患者肩背侧，左手扶肩，右手握腕，作肩后伸，并向上、向脊柱两个方向缓缓摇动，再使患肢前臂旋后，使触摸棘突，镇定片刻，放松前臂。重复数次。在完成摸棘动作的同时，可以配合拔肩前痛筋以缓解疼痛。

（3）旋肩：见本节肩部扭挫伤之手法。

2. 仰卧五动作

（1）外旋：术者坐患侧，右手推患腕屈肘旋转，内上外下，要求升旋达60°。利用杠杆原理，恢复肩部升旋功能。

（2）外展：术者坐患侧，面向患者头侧，仿划船动作，一手握腕，一手托肘，向前至患肢平举90°以上。

（3）上举：术者立患侧，左右托住腕部上举，右手握肘部，由下向内、外上方向摇动，同时肘部向上加压。注意患肢须掌侧向内，肢体尽量贴住耳侧。

（4）梳头：术者右手轻握患肢腕部，左手扶压肘部做旋转梳头动作，以使患肢手部能放置枕后及摸到对侧耳尖为宜。

（5）擦汗：患者仰卧，屈时高举，术者右手扶腕臂，左手扶压肘关节，做擦汗动作，使肘部接近额部。

三、网球肘

本病西医称为肱骨外上髁炎、肱滑囊炎、肘外侧疼痛综合征等，为一种影响前臂旋转和伸腕功能的慢性劳损性疾病。中医认为，本病主要是由慢性劳损引起。因肘、腕长期操劳，风寒之邪积聚肘节，以致劳伤气血或风寒敛缩脉道，经筋、络脉失和而成。

【辨证论治】

主症：起病缓慢，常反复发作，无明显外伤史。自觉肘关节外侧酸痛无力，其痛有时可扩散至前臂或肩背。使劲做握拳及前臂旋转动作（如拧毛巾）时疼痛加重。局部肿胀不明显，肱骨外上髁附近压痛，关节活动正常，屈腕旋转试验多呈阳性。

基本治法：舒筋通络、化瘀止痛。

针灸治法：宜取手阳明经穴为主。

针灸处方：压痛点（阿是穴），曲池，肘髎，手三里，合谷，针用泻法，并加灸。

针灸方义：压痛点针刺，可作多向透刺，或作多针齐刺以疏通经络。曲池、肘髎、手三里、合谷为手阳明经穴，阳明经多气多血，泻之可活血化瘀，止痛通络。

药物处方：桃红饮加减。

四、腕管综合征

腕管综合征又称腕管狭窄症、正中神经挤压症，是一种由于正中神经在腕管中受到卡压而引起的以手指麻木、乏力为主的症候群。腕管系指腕掌横韧带与腕骨所构成的骨纤维管，腕管中有正中神经、拇长屈肌腱和4个手指的指浅、深层肌腱。正中神经居于浅层，处于肌腱与腕横韧带间。当腕部有骨折脱位（桡骨下端骨折、巴通氏骨折、腕骨骨折脱位）或腕管内有骨病（脂肪瘤、腱鞘囊肿）等，而引起韧带增厚、腕管内肌腱肿胀、压力稍有增高时，均可导致腕管内腔改变而出现正中神经症状。

本病主要表现为正中神经受压，患者常主诉桡侧3个半手指异常感觉，如刺痛、灼痛、麻木、肿胀感、手力减弱、拇指笨拙无力。劳动后、入睡前、局部温度增高时症状可加重，寒冷季节患指可有发冷、发绀或活动不便，活动或甩手后减轻。病程久者，大鱼际萎缩，拇、食、中三指和环指的桡侧感觉减退，拇指与小指对掌时，第1掌骨无力旋转、外展和对掌，病指出汗减少，皮肤干燥脱屑。临床特殊体征检查，叩击掌长肌桡侧之正中神经或掌屈腕关节，1分钟后出现触电样刺痛（为Tinel征），或是在上臂缠以血压计气囊带，充气1分钟后，病侧手即出现充血、疼痛加剧。肌电图检查可见大鱼际出现神经变性。X线检查可能有陈旧性骨折或月骨脱位等征象。

本病应与颈椎间盘突出症，特别是第6、7颈神经根受压和胸廓出口综合征相鉴别。

【辨证论治】

主症：本病按中医辨证属于气滞血瘀，常有外伤史，如骨折脱位或腕管内生有脂肪瘤，腱鞘囊肿，主要表现为手指异常感觉，如刺痛、灼痛、麻木、肿胀感，手力减弱，拇指笨拙无力。

基本治法：理气通络，化瘀止痛。

针灸治法：宜取手阳明、手少阳、手太阳、手厥阴经穴为主。针用平补平泻法或泻法。

针灸处方：阳溪、曲池、阳池、阳谷、内关。

针灸方义：方中阳溪、曲池为手阳明经穴，通调阳明经气，行气止痛；阳池为手少阳三焦经穴，阳谷为手太阳经穴，合用疏通腕部经络气血，化瘀止痛；内关为手厥阴经穴，通经活络，安神止痛。

药物处方：定痛活血汤加减。

五、梨状肌综合征

由于梨状肌损伤或出现炎症，刺激、压迫坐骨神经引起臀腿痛，称为梨状肌综合征，梨状肌起于第2、3、4骶椎前面，向下聚集成为腱膜样肌腱，穿出坐骨大孔后抵止于股骨大粗隆。此肌主要是协同其他肌肉完成大腿的外旋动作，受骶丛神经支配。梨状肌把坐骨大孔分成上、下两部分，称为梨状肌上孔及梨状肌下孔，坐骨神经大多经梨状肌下孔穿出骨盆到臀部，但有时发生解剖变异者，则由梨状肌内穿过。梨状肌损伤在临床腰腿痛的患者占有一定的比例，为常见的损伤之一。

本病相当于中医痹证、腰痛范畴，其病因病机为髋部遇有跌闪扭伤时，髋关节急剧外旋或外展，使梨状肌受到牵拉损伤；夜晚着凉，感受风寒侵袭损伤；或是小骨盆腔内炎症刺痛等，均可使梨状肌发生痉挛、肥大和挛缩，引起坐骨神经在锐利和坚硬的肌缘之间受到卡压，而引起臀后部及大腿后外侧疼痛麻痹，特别是有变异的肌肉或神经更易发生。

中医学认为本病由于跌闪扭伤造成气滞血瘀，而致经络不通，不通则痛；或病久体亏，气血不足，肝肾亏虚，经络不通所致。

【辨证论治】

（一）基本疗法

1. 气滞血瘀

主症：急性期筋膜扭伤，疼痛剧烈，动作困难，臀部疼痛，向大腿方向放射，偶有会阴不适。咳嗽喷嚏可加重疼痛，睡卧不宁，脉弦紧。

基本治法：化瘀生新，活络止痛。

针灸处方：肾俞，膈俞，委中，秩边，第3、4腰椎夹脊穴，腰阳关。

药物处方：桃红四物汤加减。

2. 肝肾亏虚

主症：慢性期病久体亏，梨状肌肌腹有压痛，有时可触及条索状隆起肌束，痛点固定，臀肌萎缩，持续性隐痛，舌质淡，苔薄白，脉细或沉细。

基本治法：滋补肝肾，益气养血。

针灸处方：命门，志室，三阴交，太溪，肾俞。

药物处方：当归鸡血藤汤加减。

（二）其他方法

1. 手法治疗 患者俯卧，先按摩、揉推臀部痛点数分钟，然后用拇指或肘尖来回拨动梨状肌，弹拨方向与梨状肌纤维方向相垂直，共10～20次，最后以按压痛点和牵抖患肢而收功。手法每周行2次，连续2～3周。

2. 封闭治疗 多在急性期应用。用1%普鲁卡因6～10mL加强的松25mg，以6号长针头，依梨状肌之体表投影要领，深刺封闭，可解除痉挛。每5～7天1次。

3. 手术治疗 如上述保守治疗无效者，可考虑手术探查，解除坐骨神经的卡压。

六、腰椎骨质增生症

腰椎骨质增生症亦称腰椎肥大性脊椎炎、腰椎退行性脊椎炎、腰椎老年性脊椎炎和腰椎骨关节病，其特征是关节软骨的退行性变，并在椎体边缘有骨赘形成。退行性变发生在椎体、椎间盘和椎间关节，一般情况下是中年以后发生的一种慢性关节病。慢性损伤和老年性组织变性为本病的主要病因。本病属中医学腰痛、痹证的范畴，亦称骨痹。

本病按致病因素可分为原发性和继发性两种。原发性腰椎骨质增生主要为中年人的生理性退行性变；继发性腰椎骨质增生大多继发于腰椎的损伤，如腰椎的骨折、脱位或椎间关节软骨的损伤。长期重体力劳动所致的慢性劳损，长期过度运动，如练功、体操、杂技等所致的骨骺损伤等。

本病病因为体虚外邪侵袭，闪挫跌仆，体位不正，慢性劳损等，病位在肾，病机是肾精亏虚。

1. 肾亏体虚 素体禀赋不足或久病体虚，或中老年肾气衰退，后因劳累太过，或房劳过度耗伤肾气，以致肾精亏损无以濡养筋骨所致。

2. 气滞血瘀 跌仆闪挫或用力不当，或经常弯腰，体位不正，过度积累性劳损，耗伤气血，损伤经脉，致经络气血阻滞不通，瘀血留着腰府，不通则痛，故使腰部发生疼痛。

3. 感受外邪 多因起居失调，腠理空疏，卫气不固，或涉水淋雨，久卧湿地，风寒湿之邪，得以乘机侵袭，经络闭阻，发为风寒湿痹而致腰痛。

【辨证论治】

（一）基本疗法

1. 肾虚型

主症：腰痛以酸软为主，僵硬，喜按喜揉，腿膝无力，遇劳加重，卧则稍轻，反复发作。偏阳虚者，少腹拘急，夜尿多，手足不温，舌淡，脉沉细。偏阴虚者，咽干口燥，心烦少寐，面色潮红，手足心热，舌质红绛少苔，脉弦细稍数。

基本治法：偏肾阳虚者，补肾壮阳；偏阴虚者，滋阴补肾。

针灸处方：命门，志室，委中，腰阳关，阳陵泉。

随证配穴：偏肾阳虚加关元、肾俞，偏肾阴虚加太溪、三阴交、阴谷。

药物处方：偏阳虚者用右归丸为主方，偏阴虚者以左归丸为主方。

2. 气滞血瘀型

主症：多有腰部外伤史，腰痛固定不移，痛如针刺，痛处拒按，轻者俯仰不便，重则腰部活动、翻身均感困难，有时可有反射性疼痛并沿神经根分布，但无腰椎间盘突出的坐骨神经痛典型症状，舌质紫暗或有瘀斑，脉涩或弦紧。

基本治法：理气和络，化瘀止痛。

针灸治法：取足太阳、督脉经穴为主，针用泻法，可配刺络拔罐法。

针灸处方：腰阳关，秩边，次髎，膈俞，委中，飞扬，肾俞，阿是穴，昆仑。

药物处方：身痛逐瘀汤加减。

3. 寒湿型

主症：多发于感受风寒湿邪之后，腰背重痛，肌肉拘急不能俯仰，或痛连臀部下肢，腰背常觉冷痛，遇阴雨天或受凉时加重，卧床休息症状亦不减轻。

基本治法：散寒除湿，温经止痛。

针灸处方：风门，腰阳关，肾俞，委中，阿是穴，昆仑。

药物处方：甘姜苓术汤加减。

（二）其他疗法

1. 拔罐法 肾俞、腰阳关、腰眼、大肠俞、次髎穴处，每日或隔日1次拔火罐，病侧沿足太阳经行排罐法。

2. 外治法

（1）外用药可用骨刺膏局部敷贴，或伤风洗剂加黄酒熏洗，旧伤洗剂加陈醋熏洗，或用麝香正骨水等药外擦。

（2）根据病情，理筋可选用点穴、弹筋、拨筋、活节、展筋手法。

（3）牵引疗法有神经根刺激症状患者可行牵引疗法，如颌枕带牵引，骨盆牵引。

（4）物理疗法：理疗可促进炎症吸收，消除肿胀，有镇痛，缓解症状的作用，通常可选用直流电醋离子导入或20%乌头离子导入法、超短波电疗法、超声波疗法或磁疗，配合手法治疗获得良好疗效，采用颈部前屈、后伸、左右侧屈及颈部旋转、环转活动进行锻炼，发现有良好的康复作用。也有采用颈部屈伸、侧屈、转颈、外展患肢、拨颈法后，发现对松弛局部软组织有较好作用。采用"前伸探海""凤凰展翅""往后观瞧""颈项侧弯""回头望月""颈椎环转"等功法治疗颈椎病，发现均有不同程度的好转。

（5）牵引疗法也是治疗颈椎病的一个常用方法。有报道以枕颌带牵引法治疗，牵引角度20～25°，重量为8～14kg，每次25～30分钟，每日1次，12次为1个疗程，并配合颈部练功疗法治疗。

（6）此外，药枕疗法、外敷中药、离子透入疗法、激光穴位、照射法等均有一定程度的疗效，但较多的学者认为采用综合疗法常比单一疗法具有更好的疗效。

3. 耳针方法

针灸处方：神门，相应部位，脾，肾，肾上腺，内分泌，耳尖放血。

操作方法：耳穴按摩、针刺、耳穴贴压王不留行籽为主，颈椎相应部位前后对称贴压，3天换贴1次，双耳贴压10次为一疗程。

4. 拔罐疗法 颈肩背部拔火罐，每天或隔日1次，每次留10分钟。

七、急性腰肌扭伤

急性腰肌扭伤，多发生于青壮年和体力劳动者，平常缺乏体力锻炼者，偶尔参与劳动时，稍有不慎极易受伤害，通常男性较女性为多。急性腰肌扭伤若因处理不当或未及时治疗，长期延续症状，便易成为慢性疾病。腰部扭伤分为扭伤与挫伤两大类，以扭伤者多见，多因体位不正、弯腰提取重物、用力过猛或弯腰转身突然闪扭而致。腰部挫伤多为直接暴力所致，如车辆撞击，高处坠跌，重物挫压，猛然搬动过重的物体，由于搬重物的姿势不正确，劳动时配合不当、跌仆滑倒所致。在日常生活中如倒水、弯腰起立甚至咳嗽、喷嚏、打哈欠、伸腰等动作，在无准备的情况下都会使腰部肌肉骤然收缩而造成腰肌筋膜的扭伤。

【辨证论治】

1. 气滞阻络

主症：腰痛时轻时重，痛无定处，重者腰部活动受限，行走困难，咳嗽用力时疼痛加重。

基本治法：活血行气，通络止痛。

针灸处方：秩边，大肠俞，委中，腰阳关。

药物处方：痛泻要方加减。

2. 气滞血瘀

主症：腰痛局限一侧，局部瘀肿，压痛明显，疼痛剧烈，腰部活动受限，或有肿胀，时有大便秘结。

基本治法：活血化瘀，行气止痛

针灸处方：秩边，委中，阿是穴，命门，志室，肾俞，人中。

药物处方：身痛逐瘀汤加减。

【临床验案】

（1）Ouchakov，于2004年8月17日因搬东西腰部扭伤，疼痛剧烈，活动受限，不能行走，由两个人扶着走进诊室。X线腰椎正侧位片示第4、5腰椎唇突增生，诊断为急性腰扭伤（气滞血瘀），经针刺秩边穴，疾进疾出，提插捻转3分钟，起针后功能练习5分钟，患者当即能站起来，并能行走出诊室，经3次即痊愈，诸症消失。

（2）李某，男，42岁，于2005年4月18日就诊。7天前因搬东西，腰部扭伤，疼痛剧烈难忍，不能站起，不能走路。既往有腰部扭伤史，其家人扶着走进诊室。X线片均正常，经查第2、3腰椎间盘处压痛，右腿直腿抬高试验阳性，诊为腰扭伤并右侧坐骨神经痛。中医诊为瘀血阻滞型腰痛合并坐骨神经痛，经针刺第2、3腰椎夹脊穴及秩边穴，疾进疾出，提插捻转3分钟后，患者进行功能练习5分钟，患者当即能站起，并能行走，经6次针刺，并配用身痛逐瘀汤加减口服液10剂，即诸症消失而治愈。

八、腰痛

腰痛是腰部疼痛为主要症状的一类病证，可表现在腰部的一侧或两侧。本病常见于内科、外科、妇科、骨伤科疾病，均可出现腰痛一症。本病一般分为四大类，第一类是脊柱疾病，如类风湿脊柱炎，肥大性脊柱炎等；第二类是脊柱旁软组织疾病，如腰肌劳损纤维组织炎等；第三类是脊柱神经根受刺激所致的腰背痛，如脊髓压迫症等；第四类是内脏疾病，如肾脏疾病等。以上各类型疾病若以腰痛为主要症状时，可参照本篇辨证论治。中医认为本症的病因病机为风、湿、寒、热、闪、挫、瘀血、气滞、痰积，此皆为标也，肾虚乃为本。下面仅从感受寒湿、感受湿热、肾亏体虚及气滞血瘀4个方面分别论述之。

【辨证论治】

1. 寒湿腰痛

主症：腰部冷痛重着，转侧不利，虽静卧而不减甚或加重，每因阴雨寒凉而加重，舌苔白腻，脉沉而迟缓。

基本治法：散寒祛湿，温经通络。

针灸处方：肾俞，委中，风府，腰阳关，局部腧穴或阿是穴。

药物处方：甘姜苓术汤加减。

2. 湿热腰痛

主症：腰部疼痛，痛处伴有热感，热天或雨天疼痛加重，而活动后可减轻，小便短赤，苔黄腻，脉濡数或弦数。

基本治法：清热利湿，舒筋止痛。

针灸处方：委中，肾俞，合谷，内庭，阳陵泉。

药物处方：四妙散加减。

3. 瘀血腰痛

主症：腰痛如刺，痛有定处，轻则俯仰不便，重则不能转侧，痛处拒按，舌质紫暗，或有瘀斑，脉涩。部分患者有外伤史。

基本治法：活血化瘀，理气和络。

针灸处方：膈俞，委中，次髎，秩边，肾俞，阿是穴。

药物处方：身痛逐瘀汤加减。

4. 肾虚腰痛

主症：腰痛以酸软为主，喜按喜揉，腿膝无力，过劳则甚，卧则减轻、反复发作。偏阳虚者，小腹拘急，面色㿠白，手足不温，舌淡，脉沉细；偏阴虚者，心烦失眠。咽干口燥，面色潮红，手足心热，舌红，脉弦数。

基本治法：偏阳虚者，补肾助阳；偏阴虚者，补肾滋阴。

针灸处方：命门、志室、太溪、委中。

随证配穴：偏阴虚者加三阴交、阳陵泉。偏阳虚者加关元、肾俞、气海俞。

药物处方：偏阳虚者以右归丸为主方，偏阴虚者以左归丸为主方。

【临床验案】

（1）韩某，男，55岁，2006年3月6日来诊。自觉腰痛5个多月，现症状为腰部疼痛酸软，喜按，腿膝乏力，劳累后加重，卧则减轻。经常发作，望诊面色无华，手足发凉，舌质淡，边有齿痕，脉沉细，尺脉为重。诊断为腰痛，证属肾阳虚。治以补肾助阳，穴用命门、志室、肾俞、太溪、委中、阿是穴，针后拔罐，隔日1次，配服补肾腰痛饮，每天2次，每次1袋，共针9次。后2周即愈。

（2）Jabwiga，女，72岁，2005年8月22日来诊。患者腰痛合并左腿痛1年余。经西医检查第3～5腰椎椎体唇突骨质增生，诊断为腰椎间盘脱出症合并左坐骨神经痛。经多方求治效果不佳，抱着尝试态度求助于中医针灸中药治疗。现症见腰痛酸软，喜按，腿膝乏力，走路加重，休息静卧减轻，经常发作。查体见一般情况佳，体稍胖，血压136/72mmhg，心肺正常，第3～5腰椎椎旁压痛（++），直腿抬高试验左侧阳性。舌质淡，边有齿痕，苔白腻，脉沉细稍滑。中医诊断为腰痛、痹证，证属脾肾阳虚夹瘀滞，治以补肾助阳，健脾化瘀，通经活络，取穴肾俞、志室、命门、秩边、阳陵泉、阴陵泉、膈俞、昆仑。方用右归丸加味，药用肉桂、附子、鹿角胶、狗脊、熟地黄、山药、山茱萸、枸杞子、杜仲、当归、白芍、黄芪、白术、防风、苍术、黄柏、薏苡仁、没药等。经针刺加电针治疗12次、口服中药10剂后，诸症消失，临床治愈。

九、腰椎间盘突出症

腰椎间盘突出症又称腰椎间盘纤维环破裂髓核突出症，它是腰椎间盘发生退行性变之后，在外力作用下纤维环破裂髓核突出刺激或压迫神经根，血管或脊髓等组织所引起的腰痛，并且伴有坐骨神经放射性疼痛等症状为特征的一种病变。本病是临床上常见的腰腿疼痛疾病之一，其发病部位以第4、5腰椎之间为最多，第5腰椎、第1骶椎之间次之。第3、4腰椎之间较少见。

本病相当于中医学痹证、腰痛、腰腿痛范畴。中医病因病机多因外伤和气滞血凝导致血瘀，瘀血阻滞经络所致；或因肾虚，腰部筋骨失去营养所引起，或因久病气血不足，肝肾亏虚，筋骨失去营养所导致者；另有风寒或风湿之邪客于体表经络，经气阻滞不通所致。

根据中医辨证原则，各医家的治法也各有侧重。

【辨证论治】

（一）基本疗法

1. 气滞血瘀

主症：此型多见于急性扭伤，属实证，患者体质壮实，腰间疼痛，定有定处，固定不移，转侧不利，伸屈受限，痛向下肢放射，麻痛相继，夜卧尤甚，咳嗽、喷嚏后疼痛加剧，舌质暗，脉弦涩。

基本治法：活血散瘀，疏通经络。

针灸治法：取足太阳督脉经穴及夹脊穴为主。

针灸处方：膈俞，委中，次髎，秩边，第3、4腰椎夹脊穴，腰阳关，针用泻法。

针灸方义：膈俞为八会穴中之血会；委中为血郄，合次髎亦可疏利膀胱经气，消络中瘀滞；秩边为足太阳膀胱经穴，以通调足太阳经气。诸穴伍用，亦可化瘀止痛；腰阳关为局部取穴，疏通局部气血，通络活络止痛。

药物处方：桃红四物汤加减。

2. 经络寒痹

主症：为外感风寒湿邪所致，其特征为无明显外伤史，有寒湿外侵之因，病程缓慢，腰痛隐隐，沉重板强。寒邪偏胜者，腰膝冷痛有如风吹感，得温则缓，肢倦恶寒，便溏，溲清长，苔薄白而滑，脉沉紧。湿邪偏胜者，腰部滞涩沉重，体倦头沉，下肢重着，肌肤麻木，痛着膝、腰，或伴有下肢肿胀，腹胀纳呆，胸满，便溏而黏臭，苔厚腻，脉濡缓。风邪偏胜者，下肢走窜麻痛，痛无定处。

基本治法：祛风散寒，通络止痛。

针灸治法：取督脉、足太阳经穴为主。

针灸处方：风府，大椎，腰阳关，肾俞，委中，阿是穴，针用泻法，可加灸或拔火罐。

针灸方义：风府、大椎、腰阳关同属督脉经穴，共起宣导阳气的作用，可祛风散寒；肾俞灸之能祛除腰部寒湿亦可调补肾气；委中通调足太阳膀胱经气；阿是穴通调局部气血。诸穴合用散寒除湿，通经止痛。

药物处方：风偏胜者，宜驱邪通络，温燥散风，药用独活寄生汤加减。

临证加减：寒偏胜者重用肉桂，干姜，麻黄；湿邪偏胜者重用薏苡仁，防己，苍术，白术。

3. 肾虚

主症：其特征为老年多见，病程较长，体质较弱，素有腰痛板硬不利，或酸痛绵绵，久坐、久立、久卧尤甚，轻则终年不愈，重则卧床难起，或下肢肌肉萎缩，酸软无力，遇劳加重，肾俞、委中、承山处有压痛，舌质淡，苔薄白，脉细或沉细。

基本治法：滋补肝肾。

针灸治法：取督脉、足太阳、足太阴、足少阴经穴为主。

针灸处方：命门，志室，三阴交，太溪，肾俞，委中，秩边，阿是穴，针用补法或加灸。

针灸方义：灸命门，补志室，以填肾中真阳；三阴交为足三阴经会穴，滋补肝肾；太溪为足少阴经之原穴，滋胃养阴；肾俞调益气；委中、秩边为足太阳膀胱经穴，二穴合用通调膀胱经气；阿是穴属局部取穴法通调局部气血，散瘀止痛。

药物处方：六味地黄丸或金匮肾气丸加减。

（二）分期论治

1. 急性发作期

主症：明显外伤史，腰腿疼痛剧烈，肌肉痉挛，活动受限。

基本治法：凉血，化瘀，利水。

针灸治法：宜取督脉、足太阳、足太阴经穴为主，针用泻法。

针灸处方：膈俞，血海，委中，肾俞，大肠俞，气海俞，第3、4、5腰椎夹脊穴，筋缩，腰阳关。

针灸方义：膈俞、血海泻之，可凉血、化瘀、利水通络、止痛；委中、肾俞、大肠俞、气海俞为足太阳膀胱经穴，疏通腰部经气，化瘀通络止痛；第3、4、5腰椎夹脊穴局部取穴，止痛通络；筋缩、腰阳关为督脉穴，通调腰部经脉，补肾健骨。

药物处方：凉血饮加减。

2. 突出梗阻期

主症：腰腿明显，脊柱侧突畸形，腰部活动受限，直腿抬高限制，肌力减退。

基本治法：理气化瘀，软坚通络。

针灸处方：宜取夹脊穴及足太阳膀胱经穴为主，针用泻法。

针灸治法：膈俞，委中，秩边，第3、4、5腰椎夹脊穴，腰阳关，腰俞。

针灸方义：膈俞为八会之中血会，委中为血郄，可疏利膀胱经气，消络中之瘀滞；秩边为足太阳膀胱经穴，以通调足太阳经气，诸穴合用亦可化瘀止痛。第3、4、5腰椎夹脊穴及腰俞、腰阳关为局部取穴，疏通局部气血，通经活络止痛。

药物处方：理气饮合化瘀饮加减。

3. 瘀积化热期

主症：此症大多为术后瘀积，瘀热交炽，湿毒蕴结，为肿为痛。

基本治法：凉血，解毒，化瘀利水。

针灸治法：取足太阳、督脉经穴为主，针用泻法，可配刺络拔罐疗法。

针灸处方：秩边，次髎，膈俞，委中，飞扬，腰阳关，阿是穴，昆仑。

针灸方义：腰为肾之府，肾与膀胱为表里，秩边、次髎可疏利膀胱经气；膈俞为血之会穴，委中为血之郄穴，合用可消散经络中之瘀滞，凉血解毒，化瘀利水；飞扬为膀胱经络穴，是治腰痛的远部要穴，又配膀胱经的昆仑及阿是穴能舒筋活络；腰阳关是督脉经穴，又为局部取穴，疏通局部气血，通经止痛。

药物处方：凉血饮合解毒饮加减。

4. 症状缓解期

主症：腰椎侧突直腿抬高疼痛明显缓解，但腰部仍有轻度牵制性疼痛。

基本治法：舒筋通络。

针灸治法：取足太阳经穴为主。

针灸处方：秩边，大肠俞，委中，腰阳关，阿是穴，针用泻法。

针灸方义：秩边、大肠俞、委中均属足太阳膀胱经穴，三穴合用可疏利膀胱经气；腰阳关为督脉经穴，以温经通络；阿是穴属局部取穴法，用以疏调局部气血。

药物处方：舒筋饮合通络饮加减。

5. 基本恢复期

主症：症状基本消失，但有腰腿乏力。

基本治法：补益肝胃。

针灸治法：宜取督脉、足少阴、足阳明及背俞穴为主，针用泻法。

针灸处方：命门，肝俞，肾俞，太溪，三阴交，足三里。

随证配穴：命门为督脉经穴，督脉能总督一身之阳经，故取命门以补真阳；肝俞、肾俞滋补肝肾，益精血；太溪为肾经原穴，滋阴补肾；三阴交、足三里益脾胃，补气血。

药物处方：滋补肝肾饮合强筋壮骨饮加减。

（二）其他疗法

手法治疗腰椎间盘突出症是临床的一个重要方法，其手法种类繁多，大致可分为以下3类。

1. 放松手法 此类手法主要是松弛腰背部的肌肉，疏通经脉，促进血运，为下一步的正骨手法打下基础。

（1）按摩法：以手掌部在腰背部做不同程度的来回按摩动作。

（2）滚法：以手背小指掌指关节为中心，做45°的滚动。

（3）手捏法：用拇指与其他各指用力挤捏肌肉、韧带等软组织。

2. 正骨手法 此类手法是治疗的关键手法，手法的选择和操作正确是疗效的基本保证。因此，操作时必须适宜，否则不但事倍功半，甚至还会加重病情。

（1）旋转法：在腰部前屈、侧弯、旋转时，用拇指拨动偏斜的棘突，使该椎体承受一个与损伤性质相反的旋转力，使错位的小关节得到纠正，同时由于促使椎间隙及纤维环和后纵韧带发生旋转和牵拉，从而对突出的髓核产生周边压力，即椎间盘具有一种弹性回纳力，使突出物还纳，破裂纤维环闭拢，椎间盘韧带的牵张力去除。

（2）过伸法：一个牵腕，一个牵踝，对抗牵引，在对抗牵拉的同时，术者双手重叠，在腰痛处按压牵拉或者在患者上腹部与骨盆处垫枕，腰部中间悬空，在对抗牵引下，术者垂直用力按压或助手将患者两踝抬举，使腹部离开床面，用力按压腰痛处，或一手掌按腰痛处，一手托患者下肢进行环转、摇动操作，再向斜方放直。

（3）扳腿法：令患者仰卧，医者一掌托患者足跟，同时前臂顶住患者足尖，另一手握膝部，先屈膝而后将膝向前掀按伸直，连续屈伸或以患者侧卧，患侧在上，助手扶住上身，术者一手握踝一手扶臀部并以此为支点，顺时或逆时针方向伸腿，再与助手反向用力，稳力拉腿，强力屈膝，利用腰部肌肉，为突出的椎间盘复位创造了条件。

（4）斜扳法：令患者侧卧，嘱其上侧下肢屈髋屈膝，术者用一手掌按其臀部，另一手按其肩部，使两手做前后相对方向摆动，当患者肌肉放松时，两手即在对抗力量情况下扳其腰部。或令患者仰卧，术者一手拉健侧上肢。一手推患侧膝部，两手用力推拉动作，连续数次。或使患者俯卧，术者以一手按腰骶部，一手握踝部，先轻轻活动几下腰部，使患者肌肉放松。然后在过伸位上猛拉，左侧腰痛拉左侧，右侧反之，但提拉时须由助手固定健侧下肢。

（5）屈膝旋压法：患者仰卧，屈膝屈髋，术者固定其双踝，依靠自身体重有节奏地向下按压，力点置于腰骶部或下蹲抱膝姿势，术者站在其后，双手按患者肩部先做腰部屈伸，然后突然用力下按，使腰部做屈曲抖动。

3. 收功手法 在做完正骨手法后，可用下列手法，再一次放松腰背部软组织，从而调和气血，消除痉挛，恢复其正常生理状态。

（1）叩击法：以虚拳之背侧轻轻叩击腰背部，上下来回数次。

（2）拍打法：以虚掌轻轻拍打腰背部软组织，速度均匀，不宜过快。

临床应用时很少使用单一手法，而根据症情，选用数种手法共同施行之，以至获得理想的疗效。

十、坐骨神经痛

坐骨神经痛是指在坐骨神经通路及其分布区内的疼痛，其主要症状表现为腰部、臀部、大腿后侧、小腿后外侧及足背外侧疼痛，为多种疾病引起的一类症状。中医学文献上虽无坐骨神经痛这个名称，但有许多关于本病症状的描述、病机分析及治疗记载。《灵枢·经脉》指出，足太阳膀胱经的病候有"项、背、腰、尻、腘、踹、脚皆痛，小指不用"，足少阳胆经病变则"髀膝外至胫悬钟外踝前及诸节皆痛，小指次指不用。"这些部位牵连作痛及活动受限的症状与本病极为相似。历代医学著作中的"痹证""腰痛""伤筋"等病症亦包括了坐骨神经痛。坐骨神经痛有时可单纯表现为腰痛，发病初期常为一侧腰痛，也可腰痛与腿痛并见。腰痛一病，在《黄帝内经》中已有专篇论述，根据表现症状、发病部位划分证型，分经施治，同时指出"肉里之脉，令人腰痛，不可以咳，咳则筋缩急"。这一记载与本病当椎管压力增加时疼痛加重非常相似。在古代文献中，本病还有"腰腿痛""腰脚痛""坐臀风""腿股风"等名称。

中医认为坐骨神经痛的发生，是由于腠理不密，风寒湿邪乘虚侵袭，邪留经络，正气为邪所阻，不能宣行，气血凝滞，而出现腰腿疼痛。

坐骨神经痛的证候不外虚实两类，疼痛发作时以实证为主，或寒湿留着，或瘀血阻滞，疼痛不甚或缓解过程中，也有正气不足者。针灸治疗本病时，当患者有典型的虚实证候，则着重考虑辨证选穴，施行不同针灸方法。当虚实证候不典型时，则主要根据疼痛放射范围涉及的经络分经论治。

【辨证论治】

1. 循经治疗

针灸处方：按疼痛部位及放射路径，循经选足太阳、足少阴经穴为主。主穴为第2～5腰椎夹脊穴，秩边，环跳，阳陵泉。

随证配穴：足太阳经分布部位疼痛加殷门、委中、承山、昆仑；足少阳经分布部位疼痛加风市、悬钟、丘墟等。

针灸方义：本方主要根据疼痛部位选穴，旨在疏导经气，达到通则不痛的目的。夹脊穴位于督脉之旁，有温经散寒之效。《针灸甲乙经》谓："腰胁相引痛急，脾筋瘛胜，痛不屈伸，环跳主之。"环跳是历来治疗下肢痿痹的有效穴，为足少阳经与足太阳经交会穴。阳陵泉为筋会，《天星秘诀》曰："冷风湿痹针何处？先针环跳次阳陵。"又取位于坐骨神经内侧的足太阳经穴秩边。诸穴相合，共起通络止痛之效。

2. 辨证治疗

（1）寒湿留着

主症：腰腿疼痛剧烈，沿经脉上下走窜，屈伸不便。或自觉一身沉重，腰腿部重着、强硬、酸痛交作，伴有上腿外侧及足背肌肤不仁，喜暖畏寒，遇阴雨寒冷气候疼痛尤甚。苔白腻，脉沉。

基本治法：祛寒行湿，温经通络。

针灸治法：宜取足太阳、足少阳经穴为主。

针灸处方：上方加命门、腰阳关，针用泻法或加灸。

针灸方义：命门、腰阳关为督脉腧穴，督脉乃阳脉之海，取之有温经散寒祛湿之效。

药物处方：小活络丹加减。

临证加减：腰痛加川续断、炒杜仲等强筋壮骨。

（2）肝肾两虚，寒湿侵袭（根性坐骨神经痛）

主症：一侧腿痛，咳嗽、喷嚏、用力时疼痛加剧，并呈放射痛，有时伴麻木，小腿发凉，畏寒喜温，舌质淡，苔薄，脉沉或沉细。

基本治法：温肾养肝，疏风散寒，祛湿通络。

针灸治法：取足少阴、足太阴、足太阳经穴为主，针用平补平泻法，可加灸。

针灸处方：上方加肝俞，肾俞，阳谷，三阴交。

针灸方义：取肝俞、肾俞可补肝益肾，强筋壮骨，阴谷益肾填精，三阴交补益三阴。

药物处方：独活寄生汤加减。

临证加减：疼痛较剧酌加制乳香、制没药活血止痛；腰痛加川续断、杜仲强筋壮骨。

（3）瘀血阻滞

主症：多有腰部外伤病史，或腰腿疼痛经久不愈，疼痛如针刺、刀割，连及髀枢或腿股，不能俯仰，转侧不利，入夜每疼痛加重。舌质紫暗或有瘀斑，脉涩不利。

基本治法：活血祛瘀，通络止痛。

针灸治法：宜取足太阳经穴为主。

针灸处方：上方加膈俞、委中，针用泻法。或在委中所在部位寻找瘀血络脉，刺络出血数毫升。

针灸方义：膈俞为血会，委中又称"血郄"，瘀血阻滞者取之，有活血通络之效。

药物处方：身痛逐瘀汤加减。

临证加减：下肢软弱无力可加续断、牛膝、伸筋草、桑寄生、木瓜、杜仲强壮筋骨，肌肉萎缩的可加党参、神曲、黄芪健脾益气，生肌长肉。

（4）正气不足

主症：病变迁延不愈，反复发作，每遇劳累则痛剧，休息后疼痛减轻，喜按喜揉，腰腿乏力，面色不华，精神疲乏，脉沉细。

基本治法：益肾强腰，通经活络。

针灸治法：宜取足太阴、足阳明经穴为主，针用补法或加灸。

针灸处方：在他方基础上加肾俞、足三里、公孙。

针灸方义：腰为肾之府，方中取肾俞可益肾强腰，又取足阳明胃经合穴足三里、足太阴脾经穴公孙以健脾和胃益气。

药物处方：独活寄生汤或四物汤加减。

临证加减：疼痛较甚者可酌加制川乌、白花蛇、地龙、金钱蛇、红花以助搜风通络、活血止痛之效。寒邪偏重者可加附子；湿邪偏重者可加防己、苍术、薏苡仁；若正虚不甚者，可减地黄、人参等。

【临证验案】

（1）孙某，男，38岁。1983年10月28日初诊。7天前因劳动出汗受凉，引起腰腿疼痛，经服用药物效果不显，现症状：左大腿从臀部沿下肢后面，直到外踝后方疼痛，不能站立和行走。检查：左大腿后侧和小腿后外侧压痛明显，直腿抬高试验阳性。腰椎正侧位X线片未见异常，舌苔薄白，脉浮紧。诊断为坐骨神经痛（寒湿），治疗以温经散寒、祛风通络之法。取秩边、悬钟，用泻法，中强度刺激，半分钟左右即出针，经3次针刺即愈，至今5年未复发。

（2）麦哈默德·哈麦迪，男，42岁，1985年3月24日初诊。患者患腰椎间盘脱出症已达1年，近半年来自觉腰痛如折，并引起右下肢疼痛。检查：腰骶部肌肉痉挛，第4腰椎至第1骶椎旁有叩击痛及压痛、右直腿抬高试验阳性，舌质紫暗有瘀斑，苔薄白，脉弦。X线显示第4、5腰椎唇突骨质增生。诊断为坐骨神经痛，证属气滞血瘀。取第4腰椎至第1骶椎夹脊穴，秩边，阳陵泉，太冲，针用泻法，中强度刺激，运针得气后，加用电针，经治疗3个疗程，恢复正常，1年随访未见复发。

十一、股外侧皮神经炎

股外侧皮神经炎，又名感觉异常性股痛症。自觉大腿前外侧的下2/3部位皮肤灼热、刺痛、蚁走感或麻木等感觉，在行走、站立时加剧。局部触觉、痛觉减退，但并不影响运动功能。一般多为慢性或亚急性发病，男性发病率较女性高2～3倍，多发生在成年人，以壮年为多见，多为单侧性。本病病因至今未明，病因较复杂，如有关部位的脊椎疾病，腹腔内炎症及妊娠、阑尾炎及阑尾炎手术后和胆囊摘除手术后，其他如腹腔术后、腹主动脉瘤、子宫纤维瘤等，均可导致本病。局部受寒冷、潮湿与发病有关。其他如肥胖、糖尿病、痛风等均可能成为本病的病因。中医认为本病的形成是正气内虚，风寒湿邪乘虚外袭，入于足少阳及足阳明两经，由于湿邪偏重，着而不移，至股外侧皮肤蚁走刺痛，久则络脉气滞血瘀，肌肤失养，出现麻木不仁。本病属于中医痹证范畴。

【辨证论治】

1. 气血两虚

主症：自觉大腿外侧皮肤感觉麻木，有蚁走感，痛觉、温觉及触觉迟钝或缺失，行走或站立时加重，舌质淡或正常，苔薄或薄黄，脉缓或细弱。

基本治法：益气养血，散风通络。

针灸处方：髀关，伏兔，梁丘，中渎，风市，环跳。

药物处方：十全大补汤加减。

2. 风湿痹阻

主症：病程短，有明显股部受寒而坐卧湿地史。股外侧皮肤灼热、刺痛或蚁走感，不影响运动功能，局部皮肤不变。舌脉亦无明显变化。

基本治法：祛风除湿，通经活络。

针灸处方：风市，中渎，髀关，伏兔，阳陵泉。

药物处方：二妙丸或防风汤加减。

3. 血瘀寒凝

主症：大腿前外侧的下方2/3部位出现蚁走感，麻木感，且局部疼痛；检查时可在大腿外侧发现大小不等的感觉迟钝区或感觉缺失区，有时出现压痛点，舌质暗，有瘀点或舌质正常，苔薄白或薄黄，脉弦或紧。

基本治法：活血化瘀，散寒通络。

针灸处方：髀关，伏兔，阴市，血海，风市，中渎，阳陵泉。

药物处方：龙虎丹加减。

【临床验案】

FIrsina，女，63岁，于2008年7月3日就诊。自觉右大腿前外侧刺痛，腹股沟部刺痛。服用西药效果不佳，救助于针灸中药治疗。舌质红，苔黄稍腻，血压140/90mmhg，脉弦稍滑。中医诊断为痹证，证属风湿痹阻。

基本治法：祛风除湿，通经活络。

针灸处方：髀关，伏兔，风市，中渎，阳陵泉，阿是穴，隔日1次，每次留针30分钟加用电针，口服中药止痛饮，每次1袋，每日2次，共针5次。

口服中药：苍术9g，黄柏9g，薏苡仁9g，牛膝9g，防风9g，秦艽15g，五加皮9g，桑寄生9g，鸡血藤9g，细辛3g。后临床治愈。

十二、膝关节骨性关节炎（全膝痛）

许多伤病引起的膝痛难以定位于某处，或是表现为全膝痛，没有明确位置；或者同时两侧疼痛，或者疼痛的部位发生变化，或者同一病种在不同病例中病位不同，凡此种种都在本节内讨论。

膝关节骨性关节炎属于中医痹证范畴，中医认为"诸筋皆属于节""膝乃筋之府""肝主筋""食气入胃、散精于肝、淫于筋"说明膝病与筋脉、肝胃及气血密切相关。

临床应辨证施治，选用适当的针灸穴位及药物并随症加减。

（1）行痹

主症：膝痛游走不定，或轻或重，时此时彼，痛无定处，关节屈伸不利，舌苔薄白或白腻脉浮。

基本治法：祛风通络，舒筋固表。

针灸治法：宜近取为主，对因取穴为次，针用泻法。

针灸处方：风池，风府，哑门，血海，膈俞，膝眼，阴陵泉，梁丘。

针灸方义：风池、风门解表去风寒之作用，血海、膈俞是活血的要穴，血行则风自灭，膝眼、梁丘、阳陵泉局部取穴，通经活络。

药物处方：玉屏风散合麻黄附子细辛汤。

（2）着痹

主症：以肿胀为主，膝关节内有积液，肢体酸沉重着，肌肤麻木不仁，下肢活动不便，疼痛以缠绵、钝痛为主，肢体困倦，头沉身重，脘腹胀满，舌质淡，苔白腻，脉濡缓。

基本治法：利湿行水，消肿止痛。

针灸治法：近取为主，对因取穴为辅。针灸并施。

针灸处方：膝眼，阳陵泉，梁丘，足三里，商丘，阴陵泉。

针灸方义：病变局部取穴，能通经活络，疏通气血；膝眼、阳陵泉、梁丘为局部取穴，通调局部经络气血；足三里、商丘、阴陵泉健脾化湿，消肿止痛。

药物处方：四妙散加减。

（3）痛痹

主症：膝痛日久，固着不移，痛有定处，疼痛较剧，得热痛减，遇寒加重，局部不红不热，关节屈伸不利，形寒肢冷，下肢末梢发凉，面色苍白，小便清长，舌质淡，苔薄白，脉弦紧或沉迟。

基本治法：温经和阳，散寒止痛。

针灸治法：局部取穴为主，对因取穴为辅。针灸并施。

针灸处方：膝眼，阳陵泉，梁丘，肾俞，关元。

针灸方义：膝眼、阳陵泉、梁丘为局部取穴，通经活络止痛；肾俞、关元以益火之源，振奋阳气而驱除寒邪。

药物处方：阳和汤加减。

（4）热痹

主症：膝痛伴局部红肿灼热，得冷则舒，痛处不可触按，关节不能活动，身热口干，面赤心烦，便秘溲黄，舌苔黄，脉滑数。

基本治法：清热解毒，消肿止痛。

针灸治法：宜取局部腧穴为主，对因取穴为辅。

针灸处方：膝眼，阳陵泉，梁丘，大椎，曲池，针用泻法。

针灸方义：膝眼、阳陵泉、梁丘为局部取穴，通络活络止痛；大椎为督脉穴为诸阳之会，泻之可祛风清热；曲池为手阳明经合穴，有清热解表、祛风通络之功。

药物处方：白虎加桂枝汤加减。

（5）瘀痹

主症：有损伤史，疼痛剧烈，痛点固定，痛如锥刺、刀割，痛甚拒按、不敢活动，或有关节交锁，舌质紫暗或深红，脉沉涩。

基本治法：活血化瘀，理气止痛。

针灸治法：局部取穴为主，对因取穴为次。

针灸处方：膝眼，梁丘，阳陵泉，膈俞，血海，足三里，针用泻法。

针灸方义：局部取穴均有通络活血、消瘀利络的作用，泻膈俞，血海活血化瘀，足三里理气止痛。

药物处方：身痛逐瘀汤加减。

（6）郁痹

主症：痰湿阻滞于肌腠之间，关节疼痛肿胀、软组织增生，按之如揉面感或觉硬韧粗涩，膝痛绵绵，肿胀日久不消，酸软无力，不耐行站，舌苔白腻，脉滑。

基本治法：祛痰散结，行水利湿。

针灸治法：局部取穴为主，对因取穴为辅，针用泻法。

针灸处方：膝眼，梁丘，阳陵泉，脾俞，阴陵泉，丰隆，膈俞，血海。

针灸方义：局部取穴，通络活络止痛，脾俞健脾化痰，阴陵泉化湿消肿，丰隆祛痰郁，膈俞、血海活血化瘀，消肿止痛。

药物处方：白芥子散加减。

（7）气血虚痹

主症：虚痹可分两型，即气血不足和肝肾亏虚型。气血不足以肌肉萎弱，膝软无力，行走不稳为主，疼痛缠绵不休，劳累加重，休息减轻，久站久行及上下台阶疼痛加重，不负重则疼痛减轻，面色苍白，心悸眩晕，气短乏力，舌质红苔薄，脉弦细。

基本治法：益气养血，滋阴生津，强筋健膝。

针灸治法：取局部穴位为主，对因取穴为辅，针用补法可加灸。

针灸处方：犊鼻，梁丘，血海，阳陵泉，足三里，肝俞，肾俞，三阴交。

针灸方义：方中犊鼻、梁丘、血海，局部取穴通经活络，足三里益气养血，阳陵泉强壮筋骨，取肝俞、肾俞滋补肝肾精血，三阴交、足三阴交会穴滋阴生津。

药物处方：芍药甘草汤加减。

（8）肝肾虚痹

主症：属肝肾两亏之虚痹，症见膝痛无力，关节不稳，关节变形，如膝内翻或髌骨外移，关节肿大，步态摇摆，行动不便，以不稳和畸形为主，舌苔淡白或舌质红少苔，脉沉弱或细数。

基本治法：补益肝肾，强壮筋骨。

针灸治法：取局部穴位为主，对因取穴为辅，针用补法可加灸。

针灸处方：梁丘，足三里，血海，承筋，阴谷，膝阳关，肝俞，肾俞。

针灸方义：梁丘、足三里为足阳明经穴，益气通络；血海补之，健脾益气；承筋、膝阳关通经活络；阴谷为足少阴合穴，针用补法，加灸，补肾壮阳；肝俞、肾俞针用补法，加灸则补益肝肾。

药物处方：六味地黄丸加减。

十三、跟痛症（足跟痛）

跟痛症多由亚急性和慢性损伤所引起。跟痛症病因按疼痛部位，简要分类为：

1. 跟腱旁组织炎 ①患者常是青壮年。②跟腱区疼痛，跑步或跳舞等活动后加重。③检查：用拇指或另一手指在跟腱处进行触诊可有触痛。局部软组织轻度肥厚，跟腱本身粗细、坚韧性正常。

2. 跟后滑囊炎 ①多发生在青年女性。②肿胀的滑囊和鞋扣接触致使触痛，走路可加重症状，冬天比夏天症状重。③检查：跟骨背侧面有软骨样隆起，表面皮肤增厚，可有稍红。

3. 过敏性足跟垫 ①站立或走路时足跟下方疼痛是唯一症状。②检查：于足跟垫部位用力触诊，有显著压痛。

4. 跟腱膜炎 ①站立或走路跟骨下面疼痛，疼痛可沿跟内侧向前扩展足底。②检查：跖腱膜在跟骨附着处有显著压痛，较上病为远。③X线：常无任何异常，有时发现一个尖锐骨棘，但有些人有骨棘而无跟痛症状。

本病属中医痹证范畴，一般都是由于气滞、痰凝、血瘀所致。

（一）辨病治疗

主症：跟腱区疼痛，跑步、跳舞等活动后加重，足跟触痛，冬天加重，站立走路时足跟下方疼痛。

基本治法：理气祛痰，化瘀止痛。

针灸治法：宜取足阳明、足少阳、足太阳、足厥阴经穴为主，针用平补平泻法或泻法。

针灸处方：悬钟，丘墟，昆仑，太溪，中封，阿是穴，阳陵泉。

针灸方义：方中悬钟为髓会，阳陵泉为筋会，合用补益肾精，通络止痛；丘墟、昆仑、太溪、中封为足跟部局部穴位，通经止痛；阿是穴为痛点穴，止痛通络。

药物处方：定痛汤加减。

（二）推拿治疗

1. 振跟疗法 患者俯卧位，患侧屈膝90°，足底向上，医者以滚法施于足跟底部，重点在足跟底部的压痛点和周围，约10分钟，然后辅以掌摩法，使足部温热即可。

2. 按揉法 患者仰卧位，术者以大拇指从足跟部沿足底腱膜按揉数遍，再配合弹拨足底腱膜和掌擦以热为度。

3. 按摩法 患者呈俯卧位，术者从患肢小腿腓肠肌起，至跟骨结节，自上而下以抚摩、揉捏、推按、总压、叩击的手法顺序施治，使局部产生热胀与轻松感。重点取三阴交、金门、中封、太冲、照海、昆仑、中冲等穴。

4. 叩击法 患者呈俯卧屈膝位，足底向上。术者摸准压痛点，一手握住踝固定，一手以掌缘叩击痛点，由轻至重逐渐加力，连续十数次，以手掌在足跟擦热。

第三节 男科、妇科疑难病症

一、男性性功能减退

男性性功能减退系由性腺功能衰退所致。性腺功能衰退系因性腺或下丘脑、垂体病变以致性激素分泌减少或缺少，从而导致性功能减退。影响男性性功能的因素主要分为血管病变、内分泌状况、神经病变、药物和心理状态。本病西医治疗主要采用雄激素替代疗法。中医认为性腺功能衰退主要由于肾阳不足、命门火衰、精气虚惫而致，治疗则以补肾为主。性腺功能衰退所致性功能减退者，常见肾精亏损、肾阳虚衰、肝肾阴虚、脾肾阳虚等证型。

【辨证论治】

（1）肾精亏损

主症：精液清稀，精子减少，性欲淡漠，阴茎不能勃起，昼夜节律不明显，精神委顿，面容憔悴，脊背酸痛，腰膝无力，发脱齿摇，耳鸣耳聋，健忘恍惚，动作迟缓，舌质淡，脉弱。

基本治法：补肾养精。

针灸处方：百会，气海，关元，足三里，肾俞，悬钟，太溪。

药物处方：生精赞育汤合二仙三子汤加减。

（2）肾阳虚衰

主症：性欲明显减退，甚至无性欲，阴茎萎软，无力勃起，昼夜节律消失，早泄，或不射精，或滑精，精液清冷，不能生育，面色㿠白，形寒怕冷，四肢发冷，精神萎靡，腰膝酸冷，舌淡边有齿痕，舌体胖大，苔白，脉沉细无力。

基本治法：补肾温阳。

针灸处方：肾俞，命门，志室，足三里，太冲。

药物处方：金匮肾气丸加减。

（3）肝肾阴虚

主症：头晕眼花，耳鸣，盗汗，遗精，失眠健忘，烦躁，阳痿早泄，腰膝酸软，消瘦无力，大便秘结，皮肤黏膜色素沉着，舌红少苔，脉细数。

基本治法：滋补肝肾。

针灸处方：内关，神门，阴谷，三阴交，然谷，太溪，复溜。

药物处方：六味地黄汤加减。

（4）脾肾阳虚

主症：全身无力，精神淡漠，情绪抑郁，性欲减退，阳痿不举，食欲不佳，舌淡嫩，苔白，脉细弱。

基本治法：温补脾肾。

针灸处方：脾俞，肾俞，命门，志室，足三里，三阴交，太溪，太冲。

药物处方：海狗肾丸合理中汤加减。

【临床验案】

张某，男，45 岁。于 2006 年 12 月 24 日来诊。患者自诉因劳累后出现失眠，多梦，性欲减退。查体：面色无华，舌质红，少苔，脉沉细。针灸取穴：四神聪、内关、神门、关元、气海、中极、阴谷、三阴交、侠溪、太冲，前后针灸 6 次；口服中药黄芪 9g，党参 6g，牡丹皮 6g，山药 6g，车前子 6g，枸杞子 6g，冬葵子 6g，韭菜子 6g，五味子 6g，蛇床子 10g，生地黄 9g，熟地黄 9g，人参 6g，阳起石 10g，海龙 3g，鹿茸 2g，大黄 6g，黄柏 6g，生栀子 9g，半夏 6g，竹茹 6g，枳实 6g，柏子仁 6g，龙骨 20g，牡蛎 20g。每日 1 剂，早晚分服。服 1 个月后，症状明显好转，在前方基础上加减化裁，连服 3 个月，诸症消失，临床治愈。

二、遗精

遗精是指不因性生活而精液遗泄的病证，其中有梦而遗精的名为梦遗，无梦而遗精甚至清醒时精液流出者为滑精。凡成年未婚男子，或婚后夫妻分别者，每月遗精 1～2 次属于生理现象，一般不会出现明显症状。

中医认为本病的发生总因肾气不能固摄，而导致肾气不固的原因多为情志失调，或与房劳过多、手淫斫丧、饮食失节、湿热下注等因素有关。中医的病因病机有君相火动，心肾不交，湿热下注，热扰精室，劳伤心脾，气不摄精，肾虚精脱，精关不固。以上病机重点在于肾虚滑脱，精关不固。

【辨证论治】

（1）君相火动，心肾不交

主症：少寝多梦，梦则遗精，伴有心中烦热，头晕目眩，精神不振，体倦乏力，心悸，怔忡，善恐健忘，小便短赤，舌红，脉细数。

基本治法：滋阴清热，清心安神。

针灸处方：心俞，肾俞，志室，三阴交，内关，神门。

药物处方：心火独亢用黄连清心饮加减，心肾不交用天王补心丹加味，相火妄动、水火不济者用三才封髓丹加减，久遗伤肾、阴虚火旺者可用知柏地黄丸合大补阴丸加减。

（2）肾虚滑脱，精关不固

主症：梦遗频作，甚至滑精，腰膝酸软，咽干，眩晕、盗汗，发落齿摇，舌红少苔，脉细数。

基本治法：补益肾精，固涩止遗。

针灸处方：肾俞，太溪，关元，大赫，中极，足三里，三阴交。

药物处方：肾阴不足者用六味地黄丸加减，阴虚及阳、肾中阴阳两虚者用右归丸加减，肾虚不藏、精关不固用金锁固精丸加减。

（3）湿热下注，扰动精室

主症：遗精频作，或尿少时伴少量精液外流，小便热赤混浊，或尿涩不爽，口干或渴，心烦少寝，口舌生疮，大便常溏臭，脘腹痞闷，苔黄腻，脉濡数。

基本治法：清热利湿。

针灸处方：肾俞，大赫，脾俞，膀胱俞，阴陵泉，三阴交。

药物处方：程氏萆薢分清饮加减。

（4）劳伤心脾，气不摄精

主症：心悸怔忡，失眠健忘，面色萎黄，四肢困倦，食少便溏，劳则遗精，苔薄，质淡，脉弱。

基本治法：调补心脾，益气摄精。

针灸处方：心俞，巨阙，肾俞，太溪，三阴交，曲骨。

药物处方：妙香散加减。

【临床验案】

刘某，男，47岁。2005年8月29日初诊。夜梦遗精已达1年8个月余，常感头晕，疲倦乏力，耳鸣。查体：血压130/70mmHg，心肺正常，舌质绛，苔黄，口唇发绀，脉沉细，尺脉为甚。四诊合参论属君相火动，心肾不交。

针灸处方：四神聪、内关、心俞、肾俞、志室、中极、大赫、三阴交、神门、复溜，留针30分钟，隔日针刺1次。加用电针，用疏密波，共针29次。

药物处方：口服中药黄柏9g，知母9g，泽泻9g，牡丹皮9g，山茱萸9g，熟地黄10g，山药6g，黄连4g，竹叶5g，萆薢6g，石韦6g，枸杞子9g，菊花6g，白薇6g，车前子6g，王不留行6g，海马3g，车前草6g，莲子心6g，鹿茸2g，海龙2g，甘草6g，滑石9g，龙胆草6g，每日2次，每次1袋，饭后口服。后在此方基础上加减化裁，连服3个月临床治愈。

三、早泄

早泄是指性交时男方过早地射精现象，其中包括男方阴茎尚未与女方外阴接触即发生射精，或者阴茎刚刚接触女方外阴尚不及插入阴道，或者阴茎虽插入阴道而未及动作即发生射精。这种现象偶然一次不能称早泄，经常早泄而根本不能进行正常性生活，才可确认为病态。严格地给早泄下定义应是只有在阴茎插入阴道之前出现射精，才能称为早泄。中医病因病机为心阴不足，心火亢盛；肾阴亏虚，火迫精室；肾气虚弱，失于固摄；惊恐伤肾，精关不固；肝郁化火，热迫精室；湿热下注，扰动精房。综上所述，早泄的病因病机与心、脾、肝、肾四脏功能失调有密切关系。

【辨证论治】

（1）心肾不交

主症：早泄，心烦易怒，失眠多梦，心悸神疲，口舌生疮，手足心热，舌红少苔，脉弦细。

基本治法：滋阴补肾，交通心肾。

针灸处方：心俞，肾俞，三阴交，内关，神门。

药物处方：黄连清心饮、桂枝龙骨牡蛎合酸枣仁汤，或天王补心丹、黄连阿胶汤合知柏地黄丸加减。

（2）肾虚失固

主症：早泄日久不愈，神疲乏力、腰膝酸软，舌质淡而胖，苔薄白，尺脉沉细。

基本治法：补肾益气，固本涩精。

针灸处方：关元，足三里，中极，肾俞，关元俞，太溪，命门。

药物处方：《金匮》肾气丸、当归丸合金锁固精丸加减。

（3）心脾不足

主症：早泄，心悸怔忡，健忘失眠，面色萎黄，食少体倦，舌淡脉细。

基本治法：健脾养心，益气固精。

针灸处方：心俞，脾俞，足三里，三阴交，公孙，肾俞，太溪，关元，曲骨。

药物处方：归脾汤合人参养荣汤加减。

（4）元气下陷

主症：早泄，食不知味，少气懒言，体倦乏力，动辄气喘，大便溏薄，舌质淡，苔薄白，脉虚软。

基本治法：补中益气，升阳固涩。

针灸处方：百会，气海，肾俞，气海俞，太溪，三阴交

药物处方：补中益气汤、举元煎、升陷汤合桂枝甘草龙牡汤。

（5）阴虚阳亢

主症：早泄，头晕目眩，耳鸣耳聋，腰膝酸软，骨蒸盗汗，舌红少苔，脉细数。

基本治法：滋阴补肾，降火固精。

针灸处方：神门，内关，太溪，合谷，太冲，复溜。

药物处方：知柏地黄丸或大补阴丸加减。

（6）湿热蕴结

主症：早泄，胁肋胀痛，小便淋涩，阴囊潮湿，口苦，舌红，苔黄，脉弦数。

基本治法：清泻湿热，化浊固精。

针灸处方：阴陵泉，三阴交，脾俞，膀胱俞，肾俞，八髎，大赫。

药物处方：龙胆泻肝汤合萆薢分清饮加减。

（7）肝郁气滞

主症：头痛目眩，口燥咽干，神疲食少，早泄，胁肋疼痛舌淡红，脉弦而虚。

基本治法：疏肝解郁，行气和血。

针灸处方：期门，膻中，太冲，合谷，公孙。

药物处方：逍遥散或柴胡疏肝汤加减。

【临床验案】

（1）梁某，2005年7月23日来诊。因年少时有自慰习惯，婚后2年余阳举而不坚，见色即精液自泄，伴有头晕耳鸣，失眠多梦，身倦乏力，记忆力减退，食欲不振。查体：舌发红，苔薄白，脉弦细。证属阴亏及阳，阴阳俱伤，封藏失司，治以温肾固体，养心安神、交通心肾。取穴：心俞、肾俞、神门、内关、太溪、三阴交。隔日针1次，连针7次后，失眠乏力减轻，食欲略增加，原方去掉神门加内关、足三里，再针13次；口服中药，方用知柏地黄汤合黄连阿胶汤加减，经治疗1个月后病愈。

（2）Makovz，2004年10月12日来诊。患者早泄多年，症见性欲亢进，口苦咽干，心烦易怒，尿黄或淋浊，阴痒，舌质红，苔黄腻，脉弦滑，尺脉弦滑稍数，证属湿热蕴结。取穴曲池、合谷、中极、阴陵泉、蠡沟、三阴交，药用龙胆肝汤合萆薢分清饮加减。治疗3个月后病愈。

四、阳痿

阳痿是指男性未属性功能衰退期，出现阴茎不能勃起或勃起不坚而言。相当于现代医学的性功能障碍。中医病因病理为手淫过度，精气大伤；或房劳过度，精液枯竭；七情内伤，损伤心脾；气血亏而阳道不振；恐惧伤肾，肾失作强之能；嗜食厚味，饮酒过度或肥胖之人，素体湿盛，因致湿热内蒸，壅滞宗筋，筋脉弛纵；先天禀赋不足或年老阳衰，精气虚寒；或后天失养，体质衰弱等皆可导致阳痿。

【辨证论治】

（1）命门火衰

主症：阴茎痿软或勃举不坚，面色㿠白，头晕目眩，精神萎靡，腰膝酸软，阴囊寒冷，五更泄泻，脉沉微。

基本治法：补肾壮阳。

针灸处方：肾俞，命门，关元，腰阳关。

药物处方：五子衍宗丸或赞育丹加减。

（2）心脾受损

主症：阳痿，精神不振，面色不华，夜寐不安，舌质淡，苔薄腻，脉细。

基本治法：补益心脾。

针灸处方：肾俞，脾俞，心俞，三阴交，气海，太溪。

药物处方：归脾汤加减。

（3）恐惧伤肾

主症：阳痿，精神苦闷，胆怯多疑，心悸，失眠，舌质淡青，苔薄腻，脉弦细。

基本治法：益肾宁神。

针灸处方：肾俞，神门，三阴交，足三里，百会。

药物处方：大补元煎加减。

（4）湿热下注

主症：阳痿，小便短赤，下肢酸困，苔黄，脉沉滑或濡滑。

基本治法：清化湿热。

针灸处方：阴陵泉，复溜，行间，三阴交。

药物处方：知柏地黄丸加减。

【临证验案】

（1）Belfand，男，47岁，2002年3月23日诊。自述阴茎疲软，不能勃起，已历1年余。自述头晕耳鸣，面色㿠白，精神不振，腰腿酸软，形寒肢冷，小便清长，脉细弱，舌淡白。病属阳痿，证属命门火衰，阳事不举，治宜温补肾阳，方用补肾壮阳方加减治之。取肾俞、命门、气海、关元，中等刺激，电针30分钟，10次为一疗程，并口服龙虎补阳饮，每天2次，每次1袋，饭后半小时服。先后针刺23次，口服龙虎补阳饮2个月后，患者觉得性生活时阴茎勃起坚硬，持续30分钟，一切正常临床治愈。

（2）Banks，男，56岁，2003年4月6日诊。自述阴茎不能勃起，已有8个月余。自诉头晕目眩，心悸健忘，腰痛腿酸，面色萎黄，舌质淡，尺脉细弱。此乃心脾两虚、肾阳衰竭，治宜益脾、补肾壮阳。取神门、太溪、心俞、肾俞、三阴交、足三里、关元、命门，施以提插平补平泻法，留针30分钟，经针30次后，性生活时便能随意勃起，但举而不坚，配合口服先生兴乐饮3个月，性生活正常，临床治愈。先生兴乐饮附后。

附注：

按：崔述贵教授配有精心研制的中药治疗阳痿的起阳至神饮、龙虎补阳饮、先生兴乐饮、男子生精饮、老年延寿兴阳饮等不同饮剂。以上饮剂适用于不同病家，经临床验证疗效卓著，深受患者的信赖与好评。

龙虎补阳饮：熟地黄360g，白术360g，当归180g，枸杞子180g，鹿茸二仙膏120g，杜仲180g，仙茅180g，巴戟天180g，山茱萸180g，肉苁蓉180g，淫羊藿180g，蛇床子240g，韭菜子180g，肉桂60g，制附子100g，鹿茸60g，人参180g，海马60g，桑螵蛸120g，黄芪180g，锁阳270g，五味子180g，阳起石270g，菟丝子180g，蛤蚧1对，灵芝120g。此为1个月用量。

先生兴乐饮：熟地黄240g，海参120g，山药240g，山茱萸180g，泽泻120g，牡丹皮180g，附子100g，茯苓120g，巴戟天180g，肉桂60g，锁阳240g，蛇床子180g，芡实240g，五味子120g，金樱子240g，人参180g，桑螵蛸180g，阳起石240g，灵芝100g，枸杞子180g，车前子180g，黄精180g，淫羊藿120g，虾米180g，鹿茸30g，大黄100g。为1个月用量。

五、男性不育症

男性不育症是指凡育龄夫妇同居2年以上，性生活正常，又未采用任何避孕措施，由于男方的原因，使女方不能受孕者，称为男性不育症。现代医学认为造成男性不育的原因多由于男子精子减少、无精子、不射精、逆行射精等引起，即少精症、精液不液化症、无精子症、死弱精子症。中医认为本病多与肾、心、肝、脾等有关，而与肾关系最为密切。肾主藏精，不育大多由于精少、精弱、精寒、精薄、精稠、精瘀、阳痿、滑精及不射精等引起，其病因病机为肾气虚弱，肝气郁结，湿热下注，气血两虚所致。

【辨证论治】

（1）肝气郁结

主症：婚后不育，性欲低下，举而不坚或阳痿不举，性交时不射精，精神抑郁，胸闷不舒，两胁胀痛，嗳气泛酸，食欲不佳，舌暗苔薄，脉弦细。

治宜：疏肝解郁，补肾壮阳。

针灸处方：内关，太冲，肝俞，关元，曲骨，三阴交，阳陵泉，足三里，中脘。

药物处方：丹栀逍遥散加减。

（2）湿热下注

主症：婚久不育，阳痿或勃起不坚，精子数少或死精子过多，兼头晕身重，小腹胀满，小便短赤，苔薄黄，脉弦滑。

基本治法：清利下焦，补益肾气。

针灸处方：曲骨，中极，阴陵泉，三阴交，关元，肾俞，次髎。

药物处方：萆薢分清饮加减。

（3）痰凝血瘀

主症：婚后不育，精液不液化或有凝块，精子计数、活动率、活动力正常或异常，或精子畸形过多，或射精不畅，或小腹痛，口唇及睑下色暗，皮肤紫斑或瘀点，舌质暗或有瘀点，苔薄白，脉沉涩或滑。

基本治法：祛痰通络，化瘀通窍。

针灸处方：肾俞，志室，脾俞，丰隆，阴陵泉，阴谷，曲池，合谷，膈俞，血海。

药物处方：二陈汤合失笑散加减。

（4）脾虚痰湿

主症：婚后不育，精液不液化，或有遗精早泄，精子计数、活动率、活动力正常或异常，体肥胖，面色白，头晕心悸，身困乏力，食欲不振，舌淡，苔白腻，脉濡细。

基本治法：健脾祛湿，化痰通窍。

针灸处方：脾俞，肾俞，百会，气海，阴陵泉，丰隆，复溜，公孙，上星。

药物处方：参苓白术散加减。

（5）肾阳亏虚、寒凝血瘀

主症：婚后不育，精液不液化，精子计数、活动率、活动力正常或异常，小腹不温，阴囊及睾丸发凉，房事后小腹刺痛，舌质紫暗或有瘀点，脉沉细而涩。

基本治法：温肾壮阳，散寒化瘀，暖宫通窍。

针灸处方：肾俞，脾俞，命门，志室，关元，百会，上星，三阴交，悬钟。

药物处方：少腹逐瘀汤加减。

（6）肾阴阳俱虚

主症：婚后不育，精液不液化，精子计数、活动率、活动力正常或异常，五心烦热，畏寒肢冷，神疲乏力，腰膝酸软，头晕耳鸣，腰骶骨发凉，失眠多梦，舌淡苔少或舌红少苔，脉细弱或细数。

基本治法：温肾填精，滋阴清热。

针灸处方：肾俞，命门，关元，中极，曲池，足三里，阴谷，悬钟，太溪，照海，三阴交。

药物处方：二仙汤合二至丸加减。

（7）肾阳虚弱

主症：婚后不育，精液不液化，精子计数、活动率、活动力正常或异常，腰膝酸软，头晕耳鸣，形寒尿频，四肢欠温，全身乏力，阴囊及睾丸发凉，小腹及腰骶部冷凉，舌淡苔薄白，脉沉弱。

基本治法：温补肾阳，益精填髓。

针灸处方：肾俞，脾俞，命门，关元，悬钟，三阴交，申脉。

药物处方：五子衍宗丸加减。

（8）肾阴不足

主症：婚后不育，精液不液化，精子计数、活动率、活动力正常或异常，手足心热，虚烦不寐，梦遗,潮热盗汗,头晕耳鸣,口干喜饮,性欲正常,舌红,少苔,脉细数。

基本治法:滋补肾阴,清泻相火。

针灸处方:关元,气海,阴谷,太溪,照海,志室,风池,曲池,太冲。

药物处方:知柏地黄汤加减。

【临床验案】

竹某,男,36岁。患者结婚5年不育,经西医检查精液不液化,时而早泄,精子计数、活动率、活动力正常或异常。中医四诊:面色㿠白,体胖,身体困倦,手足发凉,腰膝酸软,舌胖淡,有齿痕,脉细,迟弱。证属:肾阳不足,命门火衰。

基本治法:温肾壮阳,健脾益气。

针灸处方:①命门、肾俞、志室、太溪、脾俞。②关元、气海、百会。以上两组穴交替使用,隔日治疗1次。直刺加电针留针30分钟,并服中药五子衍宗丸合参苓白术散加减口服4个月,每天2次,每次1袋,针刺21次,经过4个月针灸中药治疗,其妻育1男,已8个月。

六、前列腺炎

前列腺炎是男性泌尿系统常见病多发病,分急性和慢性两种。急性前列腺炎,以膀胱刺激症状和终末血尿,会阴部疼痛等为主要症状;慢性前列腺炎,以排尿延迟、尿后滴尿,或滴出白色前列腺液,或引起遗精、早泄、阳痿等病范畴。

急性前列腺炎临床表现为湿热邪毒症状,其治疗原则以清湿热解毒为主。慢性前列腺炎多见肾虚症状,以补肾为主,如兼有湿热者,宜补泻兼施。

【辨证论治】

1. 急性前列腺炎(湿热毒邪,流注下焦)

主症:病初起尿频、尿急、尿痛,终末血尿等症,会阴部坠胀疼痛,并向腰骶部、前阴部或大腿部放射,大便时直肠内不适感。常伴有寒战高热、全身酸痛、头痛等全身症状。如形成脓疡则有波动感,或向后尿道、直肠或会阴部溃穿流脓。舌苔黄腻,脉象滑数。

基本治法:清热解毒,利湿降浊。

针灸处方:大敦,蠡沟,中髎,阴陵泉,曲骨。

药物处方:经验方,用药包括萆薢、车前子、石菖蒲、黄柏、茯苓皮、白术、莲子心、丹参、败酱草、赤小豆、蒲公英、扁豆、木通、王不留行、赤芍、薏苡仁、滑石、郁金等。

2. 慢性前列腺炎

(1)寒滞肝脉

主症:小腹与睾丸隐隐作痛,遇寒则甚,得温则舒,腹寒阴冷,小便色清时有不畅,尿后有白色黏液滴出。舌苔白滑,脉沉弦或迟。

基本治法:暖肝和络。

针灸处方:曲泉,大敦,大赫,关元。

药物处方:暖肝煎加减。

(2)湿热下注

主症:小便短少而急迫有痛感,尿色深黄,甚或出血,口干而苦,外阴湿热,

会阴部疼痛,时有遗精,舌质红苔黄腻,脉滑数。

基本治法:清热利湿。

针灸处方:中极,会阴,阴陵泉,三阴交,曲池,合谷。

药物处方:龙胆泻肝汤合八正散加减。

（3）肾阳不足夹湿热

主症：头晕目眩，夜间盗汗，手足心热，腰膝酸软，遗精，会阴部隐痛，有时尿道灼热感，舌质红绛少苔，苔薄黄，脉弦或细数。

基本治法：滋补肾阴，清热利湿。

针灸处方：太溪，照海，三阴交，关元，肾俞，关元俞，内关，血海，阴陵泉。

药物处方：六味地黄丸加减。

（4）肾阳不足夹寒湿

主症：面色㿠白，肢冷浮肿，便溏，腰酸冷痛，小便频数色清，尿后余沥不尽，或见滑精，白浊，阳痿不举，舌淡有瘀点，苔白，脉沉细。

基本治法：温补肾阳，健脾利湿。

针灸处方：阴谷，太溪，关元，命门，肾俞，膈俞，血海。

药物处方：金匮肾气丸加减。

（5）脾虚夹血瘀

主症：面色萎黄，神疲倦怠，四肢无力，大便溏泄，食欲不振，尿道口常流米泔样或糊状浊物，淋沥不断，排尿无力，尿后余沥不尽，小腹坠胀，舌质淡，苔薄白，脉虚缓。

基本治法：健脾益气，活血化瘀。

针灸处方：手三里，足三里，三阴交，气海，关元，公孙，膈俞，血海。

药物处方：四君子汤或黄芪益气汤加减。

（6）肾阴阳两虚夹瘀滞

主症：阳痿，早泄，遗精，滑精，性欲低下，腰痛，乏力，脉弦细，或沉细无力。

基本治法：补肾强身，佐以活血化瘀利湿。

针灸处方：百会，气海，关元，足三里，三阴交，太溪，肾俞，命门，志室，膈俞，阴陵泉。

药物处方：益元固真汤合知柏地黄汤加减。

【临床验案】

Zdanowicz，男，69岁，2007年4月1日来诊。自诉：小便频数色清，尿后余沥不尽，白浊，阳痿不举。望诊：面色无华，四肢浮肿，舌淡有瘀点，苔白，闻诊：无特殊味道，语声低微。脉沉细。西医诊断为慢性前列腺炎。四诊合参，证属肾阳不足夹寒湿。

治以温补肾阳，健脾利湿。取穴百会、命门、肾俞、关元、膀胱俞、中极、膈俞、血海、太溪、阴陵泉，随证加减，前后针刺32次；口服前列通饮剂，每次1袋，每日2次，温热饭后半小时服。口服3个月后，恢复正常，临床治愈。

附注：前列通饮

生黄芪450g，党参225g，车前子225g，牛膝225g，生大黄90g，乌药90g，升麻150g，桔梗150g，山茱萸150g，菟丝子150g，桃仁150g，川贝母150g，鳖甲150g，干地龙150g，萆薢180g，路路通180g，琥珀240g，石菖蒲180g。科学煎药，分60袋。

七、前列腺肥大

前列腺肥大为老年人的多发病。关于前列腺肥大的原因，西医目前多数人认为与老年人的性激素平衡失调有关，前列腺组织内酶系统代谢紊乱，双氢睾酮降解速度减慢，浓度相对增高，使腺管引流不畅导致梗阻形成前列腺肥大症。

在治疗上西医用雌激素对抗，减少双氢睾酮的来源，使其前列腺组织逐渐萎缩，从而缓解尿道梗阻。中医认为前列腺肥大，属中医"癃闭""淋证""癥积"范畴，其病因病机根本在肾，又与肺、脾、肝紧密相关。气虚和肾亏是本病的病理基础。因膀胱为"六腑"之一，正如《素问》中说："膀胱者，州都之官，津液藏焉，气化则能出矣。"其病机是由于肺、脾、肾三脏亏损，其病位在膀胱，小便的通畅有赖于三焦的气化的正常，三焦气化主要依赖肺、脾、肾三脏来维持。在上焦如肺热气壅，水道通调则受阻；在中焦因清气不升而致浊阴不降；在下焦如湿热蕴结，或肾阳不足，命门火衰，不能化气行水，致膀胱气化无权，湿热为患。

老年气虚、肾虚，气不行血，血行不畅，经脉阻塞，积久成块，水道不通，导致本虚标实，其肾虚为本，瘀血为标，以本虚标实为多见。肾为先天之本，主生殖，生精充髓，开窍于前后二阴，是阴阳发源之地，随着年龄的老化，肾的功能失调，体内阴阳，气血运行失去平衡，日久气血瘀滞或夹湿夹痰等导致本病的发生。

【辨证论治】

（1）膀胱湿热

主症：小便短涩，赤热混浊，小腹胀痛，口苦口黏或口渴不欲饮，大便干结，舌质红，苔黄腻，脉滑数。

基本治法：清热化湿，通窍利尿。

针灸处方：中极，膀胱俞，三阴交，阳陵泉，血海，地机。

药物处方：八正散加减。

（2）肺热炽盛

主症：小便不通或滴沥不畅，胸闷气促或咳喘，口干咽燥，烦渴易饮，舌质红，苔薄黄，脉稍数。

基本治法：清肺泻热，通利小便。

针灸处方：尺泽，列缺，曲池，合谷，阴陵泉，复溜，气海。

药物处方：前列通汤加减。

（3）肝郁气滞

主症：小便不通或不爽，情志不舒时加重，胸腹胀满，情志郁闷易怒，口苦咽干，舌红，苔薄微黄，脉弦

基本治法：疏肝解郁，通利小便。

针灸处方：太冲，合谷，中极，归来，支沟，大陵。

药物处方：柴胡疏肝汤加减。

（4）肾阴不足

主症：小便不利或不爽，小便频数或淋沥不断，腰膝酸软，耳鸣，五心烦热，口渴咽干，小腹胀满，大便秘结，舌红少苔，脉细数。

基本治法：滋阴补肾，通利小便。

针灸处方：太溪，复溜，照海，三阴交，血海，地机，阴陵泉，内关。

药物处方：六味地黄丸加减。

（5）肾阳不足

主症：小便不通或点滴不爽，排尿无力或尿失禁，腰膝酸软，阳痿或滑精，畏寒肢冷，面色白，脉沉细弱。

基本治法：补肾壮阳，通利小便。

针灸处方：肾俞，命门，志室，阴谷，太溪，关元。

药物处方：金匮肾气丸加减。

（6）中气不足

主症：排尿无力，少腹坠胀，时欲小便而不得出或量少不畅及尿失禁，神疲纳呆，气短懒言，舌淡苔白，脉细弱。

基本治法：补益中气，通利小便。

针灸处方：百会，气海，关元，足三里，三阴交。

药物处方：前列通汤合补中益气汤加减。

（7）尿路瘀阻

主症：小便点滴而下或尿如细线甚至阻塞不通，小腹胀满疼痛，舌质紫暗或瘀点，脉涩。

基本治法：化瘀通络，通利小便。

针灸处方：气海，血海，中极，膀胱俞，太冲。

药物处方：前列通汤加减。

【临床验案】

Viadimir，男，60岁。患者小便余沥不尽1年余，尿后涩滞，西医诊断为前列腺肥大并发炎症。予以抗感染及对症治疗，效果时好时坏，求助于针灸中药治疗。现症状：除前述症状外，尚见小腹拘急胀痛，头晕耳鸣，腰膝酸软，舌质淡，苔少，脉沉细，双尺脉弱而无力。四诊合参，证属肾阳虚弱，气化无权。治宜温阳补肾，化气行水。

针灸处方：针刺肾俞、志室、命门、气海、中极、阴谷、太溪。留针30分钟。

药物处方：熟地黄15g，山药15g，牡丹皮10g，泽泻10g，茯苓10g，山茱萸15g，肉桂3g，附子6g，牛膝10g，车前子10g，路路通10g，鳖甲10g，每日1剂，分2次温服。再诊时临证加减，前后服上方65剂。针刺42次，经西医肛门指检，前列腺缩小两指多，告临床治愈。

八、经前期紧张综合征

经前期紧张综合征是指在月经周期中自排卵后出现各种躯体不适，心情改变和行为症状逐渐发展，至经前约5天严重，行经后症状迅速消失，自行经至下一次排卵为无症状期。

经前期紧张综合征的发生与原先具有情绪不稳定的神经质的人格密切相关，将月经看成是一件反复发生的不良事件，离婚、性生活不和谐等因素也可以起到促发作用。经前期紧张综合征的躯体症状多种多样，最为常见的有体重增加（水钠潴留）和疼痛。疼痛以头痛和乳房胀痛、下腹痛、肌肉疼痛较为常见，也有食欲改变、便秘、多汗等种种表现。精神症状表现以情绪改变为主，表现为抑郁心情，无望或自责观念、焦虑、紧张、心神不安、情绪不稳定或突然忧愁、流泪、愤怒、疲劳或精力减退，对日常活动的兴趣减少和失眠。

【辨证论治】

（1）肝气郁结

主症：经行期间，精神抑郁不乐，情绪不宁，时欲啼哭或喃喃自语，胸闷胁胀，不思饮食，苔薄腻，脉弦细。

基本治法：疏肝解郁，宁心定志。

针灸处方：期门，太冲，膻中，公孙，神门。

药物处方：六郁汤加减。

（2）痰火上扰

主症：经行期间，狂躁不安，头痛失眠，心烦呕恶，面红目赤，或心慌胸闷，烦躁不安，舌红或绛，舌苔黄腻，脉弦大滑数。

基本治法：清热涤痰，泻火除烦。

针灸处方：足三里，丰隆，公孙，神门，中脘，行间。

药物处方：生铁落饮加减。

（3）阴血不足

主症：眩晕耳鸣，肢体时有麻木，午后潮热，颧红，经行期间心烦易怒，情绪不宁，失眠，舌红少苔，脉弦细。

基本治法：养血滋阴，清热除烦。

针灸处方：神门，内关，心俞，巨阙，脾俞，太冲。
药物处方：知柏地黄汤加减。

【注意事项】

本病应注意劳逸结合，进低盐饮食，控制每日进水量。病前的社会心理因素对本的发生起到重要作用，实践证明心理治疗可以减轻症状和减少复发，因此必须让患者了解本病的反复发作性，使患者对下一次发作做好心理准备，并尽量减少各种不良事件的发生。

【临床验案】

（1）林某，女，36岁，于2006年7月21日就诊。自诉行经期间情绪不宁，胸闷，乳房及两胁胀满不适，饮食减少，有时想哭。查体：面色尚可，舌苔薄腻，脉弦稍细。治以疏肝理气，镇静安神。

针灸处方：四神聪，合谷，太冲，期门，膻中，神门，内关，三阴交，针用平补平泻法，留针30分钟，每隔10分钟行针1次，经5次针刺后，诸症消失，临床治愈。为彻底治愈，坚持每个月于行经前5天左右来针灸治疗3～5次，共3个月针刺治疗未复发。

（2）Ellison，女，43岁。2006年5月20日来诊。自诉行经期间眩晕，下腹痛，肢体麻木，心烦易怒，失眠，便秘。面部颧红，舌质红绛少苔，脉弦细，尺脉沉细。治法：滋阴养血，安神除烦。针灸处方：四神聪，神门，内关，合谷，太冲，太溪，公孙，针用平补平泻法，留针30分钟。药物处方：生地黄9g，山药9g，山茱萸9g，牡丹皮6g，茯苓6g，泽泻6g，黄柏6g，知母6g，地骨皮9g，龙眼肉9g，百合9g，柏子仁10g，龙骨15g，珍珠母15g，陈皮9g，柴胡6g。前后服药14剂。针刺6次，诸症消失，临床治愈。

九、更年期综合征

更年期综合征是指部分妇女在绝经前期后出现的一系列以自主神经功能失调和情感障碍为主的综合征，某些其他因素破坏卵巢功能而绝经，也可出现更年期综合征症状。绝经年龄在45～52岁之间，平均45.9岁。本症的病因和发病机制与患者失去生育能力，第二性征逐渐退化，感觉衰老等因素所致的心理应激有关。原先是内向性格或神经质以及情绪不稳定者也易患本病，而绝经期雌激素分泌减少以及垂体波动性释放促黄体生成素是引起绝经期症状的主要原因。

本病属中医"脏躁"范畴，《金匮要略》曰："妇女脏躁，喜悲伤欲哭，像如神灵所作，数欠伸。"更年期的变化实际上包括两个方面，一是卵巢功能衰退，体内雌激素水平降低所直接产生的影响；另一方面也有机体老化的变化，二者常交织在一起。神经血管功能不稳定的综合征为更年期的突出表现。中医认为绝经期前后，由于肾气渐衰，精血不足，机体出现肾阴不足，阳失潜藏；或肾气衰退，经脉失去温养，肾阴、肾阳偏盛或偏衰现象，从而导致肝、脾、肾心功能失常，导致月经紊乱等。故肾虚是致病之本，由于体质因素的差异，临床表现有肾阳虚肾阴虚，或肾中阴阳俱虚之不同，其中以肾阴虚为最常见。

【辨证论治】

（1）肝失柔润

主症：头晕头痛，腰膝酸软，烦躁易怒，焦虑不安，心悸汗出，不易入睡，或夜眠多梦，舌红苔薄黄，脉弦细而数。

基本治法：滋肾柔肝。

针灸处方：太溪，照海，肾俞，肝俞，三阴交。

药物处方：六味地黄丸合一贯煎加减。

（2）心血不足

主症：神志恍惚，心烦意乱，悲伤欲哭，不能自控，失眠多梦，健忘，呵欠频作，舌淡苔薄，脉细弱无力。

基本治法：补血养心，益气安神。

针灸处方：心俞，外关，神门，内关，脾俞。

药物处方：归脾汤加减。

（3）肾气虚衰

主症：思维迟钝，健忘，焦虑不安，注意力不集中，乏力，纳少，便溏，浮肿，舌淡，苔润，脉沉细无力。

基本治法：补益肾气，固摄冲任。

针灸处方：命门，志室，太溪，委中。

药物处方：补肾固冲丸加减。

（4）肾阴亏虚

主症：身面突然烘热，时作时止，汗多，五心烦热，急躁易怒，失眠，情志抑郁，舌红绛，少苔，脉细数。

基本治法：补肾益阴，宁心安神。

针灸处方：太溪，复溜，神门，内关。

药物处方：六味地黄丸加减。

（5）痰热扰心

主症：心胸烦闷，似觉堵塞，想入非非，哭笑无常，躁扰，难以自控，舌红，苔黄腻，脉滑数。

基本治法：清热化痰，养阴安神。

针灸处方：膻中，太冲，三阴交，丰隆，神门，内关。

药物处方：温胆汤加减。

【临床验案】

（1）陈某，女，52岁，2006年5月25日来诊。自诉绝经2年余，半年来烘热汗出，以上半身为主，伴有心烦易怒，急躁，口苦，口干，心悸。舌质淡红，苔薄，脉弦细。治以滋阴清心，平肝泻火。针灸处方：上星，内关，神门，合谷，太冲，蠡沟，针用平补平泻法，全刺8次。药物处方：黄连3g，麦冬9g，白芍15g，白薇9g，牡丹皮9g，山栀子9g，生甘草9g，仙茅9g，淫羊藿9g，女贞子9g，墨旱莲9g。服药7剂，心烦好转，烘热汗出减少。原方继续服21剂。诸症消失，临床治愈。

（2）Yanovsky，女，55岁，2005年5月2日来诊。患者绝经3年余，自觉疲劳乏力，心烦，急躁易怒，抑郁，失眠，便秘，舌质红绛，少苔，脉弦细稍数。治以益肾宁心安神。针灸处方：太溪，复溜，神门，内关，上星，针用平补平泻法，针刺9次。药物处方：生地黄9g，山药9g，泽泻9g，牡丹皮9g，茯苓9g，山茱萸9g，知母6g，黄柏6g，银柴胡6g，山栀子9g，半夏9g，黄连3g，大黄3g，黄芩9g。服24剂，诸症消失，临床治愈。

十、不孕症

不孕症是指女性婚后有正常性生活，未避孕，同居2年而未能受孕者称不孕症。不孕症有原发性和继发性之分。女方不孕因素有排卵障碍、输卵管堵塞、子宫功能失常和外阴阴道因素，以及女方对精液产生抗体。因此不孕症诊治之初，夫妻双方都要检查原因，以免诊治时劳而无功。

【辨证论治】

（1）肾阳虚型

主症：婚久不孕，舌淡苔薄，脉沉细，尺脉为甚。

基本治法：补肾益气，填精益髓。

针灸处方：关元，肾俞，命门，三阴交。

药物处方：金匮肾气丸合八珍汤加减。

（2）肾阴虚型

主症：婚久不孕，经量少，淡红，舌红少苔，脉细稍数。

基本治法：滋阴益肾，调理冲任。

针灸处方：关元，太冲，气穴，三阴交，肾俞，足三里。

药物处方：养精种玉汤。

（3）痰湿型

主症：婚久不孕，形体肥胖，经行延后，或闭经，面色㿠白，舌质淡红，边有齿痕，苔白腻，脉弦滑。

基本治法：燥湿化痰，理气调经。

针灸处方：足三里，丰隆，四满，气冲，中极，地机，次髎。

药物处方：二陈汤加减。

（4）气滞血瘀型

主症：多年不孕，色紫黑，有血块，月经后期，经前痛剧，舌质紫暗，舌边有瘀点，脉弦涩。

基本治法：活血化瘀，温经通络。

针灸处方：肝俞，太冲，三阴交，气海，气穴，膈俞，地机，血海，中极，气冲。

药物处方：少腹逐瘀汤加减。

临证加减：血瘀日久化热，用血府逐瘀汤加金银花、连翘、败酱草、薏苡仁等；血瘀兼血虚型，用调经种玉汤加减，药用当归、川芎、熟地黄、香附、白芍、茯苓、陈皮、吴茱萸、牡丹皮、延胡索等。

【临床验案】

谭某，女，37岁，因婚后5年不孕，于2005年3月11日初诊。15岁月经初潮，经期错后，色淡量少。面色无华，舌质淡红，苔白腻稍黄，脉沉细稍滑。妇科检查：子宫正常。中医诊断为不孕，西医诊断为卵巢功能低下。治以健脾益肾，通调冲任。针灸处方：百会、气海、气穴、中极、地极、太冲、三阴交。施平补平泻法，留针30分钟。药物处方：当归6g，熟地黄6g，丹参6g，赤芍9g，泽兰6g，川芎9g，香附6g，菟丝子9g，茯苓6g，益母草子9g，五味子6g，枸杞子6g，覆盆子9g，车前子6g，山药6g，杜仲6g，人参6g，白术9g，甘草6g，川椒6g，鹿角胶6g，黄芪9g。科学煎药，每天2次，每次1袋口服。服用1个月后，4月12日再诊。刻下面色红润，苔薄，脉弦，尺脉有力，月经正常，再服人参6g，白术9g，茯苓6g，甘草6g，黄芪9g，当归9g，白芍9g，熟地黄9g，川芎6g，菟丝子9g，益母草子9g，枸杞子9g，五味子9g，杜仲9g，女贞子9g，墨旱莲9g，仙茅9g，淫羊藿9g，川椒6g，山药9g，石膏6g，知母6g。再服1个月。

5月12日再诊，自诉服药后一切正常，月经正常。上方去石膏、知母，加鹿茸3g，继续服1个月，前后针灸12次，口服中药3个月治疗，现产一男婴。

第四节 神经科、精神科病症

一、头痛

头痛是指对头部的某一局部或整个头部疼痛而言，属自觉症状，可见于现代医学内、外、五官等各种急慢性疾病中，在内科临床上常见于神经官能症、高血压、颅内疾病及感染性发热性疾病。中医认为头痛之病因不外乎外感与内伤两方面。外感皆因之而侵袭，上犯巅顶，邪气羁留，阻抑清阳，络道被阻而为头痛。内伤诸疾，导致气血逆乱，瘀阻经络，脑失所养均可发生头痛。

头痛按中医分为外感头痛、内伤头痛两大类。外感头痛又分为风寒头痛、风热头痛、风湿头痛。内伤头痛分为肝阳头痛、血虚头痛、痰浊头痛、肾虚头痛、瘀血头痛。

【辨证论治】

1. 外感头痛

（1）风寒头痛

主症：头痛时作，痛过项背，恶风畏寒，遇风尤剧，口不渴，苔薄白，脉浮。

基本治法：祛风散寒，通络止痛。

针灸处方：风门，风池，合谷，大椎，太阳。

药物处方：川芎茶调散加减。

（2）风热头痛

主症：头痛而胀，甚则头痛如裂，发热或恶风，面红目赤，口渴喜饮，便秘尿黄，舌质红，苔黄，脉浮数。

基本治法：清热祛风，止痛。

针灸处方：风府，上星，曲池，合谷，风府，外关。

药物处方：芎芷石膏汤加减。

（3）风湿头痛

主症：头痛如裹，肢体困重，纳呆胸闷，小便不利，大便或溏，苔白腻，脉滑。

基本治法：祛风除湿，通窍止痛。

针灸处方：风府，上星，曲池，合谷，头维，三阴交。

药物处方：羌活胜湿汤加减。

2. 内伤头痛

（1）肝阳头痛

主症：头痛目眩，心烦易怒，夜眠不宁，或兼胁痛，面红口苦，苔薄黄，脉弦有力。

基本治法：镇肝息风，止痉止痛。

针灸处方：悬颅，百会，四神聪，行间，侠溪。

药物处方：天麻钩藤饮加减。

（2）血虚头痛

主症：头痛而晕，午后较甚，心悸不宁，神疲乏力，面色不华，舌质淡，苔薄白脉细。

基本治法：补气养血，止痛。

针灸处方：百会，气海，足三里，三阴交，四神聪。

药物处方：加味四物汤。

（3）痰浊头痛

主症：头痛昏蒙，胸脘满闷，呕吐痰涎，苔白腻，脉滑或弦滑。

基本治法：化痰去浊，温阳止痛。

针灸处方：百会，太阳，中脘，丰隆，阴陵泉。

药物处方：半夏白术天麻汤加减。

（4）肾虚头痛

主症：头痛目空，每兼眩晕，神疲乏力，腰痛酸软，遗精带下，耳鸣少寐，舌红少苔，脉细无力。

基本治法：补肾益气，通窍止痛。

针灸处方：肾俞，太溪，关元，百会，命门，阴谷。

药物处方：大补元煎加减。

(5) 瘀血头痛

主症：头痛经久不愈，痛处固定不移，痛如锥刺，或有头部外伤史，舌质紫、薄白苔，脉细或细涩。

基本治法：活血化瘀，通络止痛。

针灸处方：合谷，太冲，血海，百会，哑门，膈俞，阿是穴，率谷，太阳。

药物处方：通窍活血汤加减。

【临床验案】

杜某，女，42岁，2006年6月28日来诊。患者偏头痛发作3年余，每年发作3～5次，多因心情不舒畅、劳累、失眠而诱发。此次发作呈剧烈头痛，疼痛时呈针刺样。经西医诊断为血管痉挛性头痛，经多方治疗效果不显，抱着尝试的态度求助针灸治疗。经中医望闻问切，四诊合参，证属肝郁血瘀。

针灸处方：四神聪、合谷、太冲、阿是穴、太阳、血海，每次留针30分钟，隔日1次。12次症状全部消失，临床治愈。

二、失眠

失眠症，中医分为实证、虚证两大证型。

【辨证论治】

1. 实证

(1) 肝郁化火

主症：不寐，性情急躁易怒，不思饮食，口渴喜饮，目赤口苦，小便黄赤，大便秘结，舌红苔黄，脉弦而数。

基本治法：疏肝泻热，佐以安神。

针灸处方：太冲，肝俞，神门，内关，翳明。

药物处方：龙胆泻肝汤加减。

(2) 痰热内扰

主症：失眠心烦，痰多，头重目眩，口苦吞酸，胸闷，嗳气，恶食，舌苔黄腻，脉滑数。

基本治法：化痰清热，和中安神。

针灸处方：公孙，足三里，神门，丰隆，中脘，内庭。

药物处方：温胆汤加减。

2. 虚证

(1) 阴虚火旺

主症：失眠心烦，心悸不安，头晕耳鸣，健忘，腰酸，梦遗，五心烦热，口干津少，舌红脉细数。

基本治法：滋阴降火，清心安神。

针灸处方：神门，太溪，太冲，内关，复溜。

药物处方：黄连阿胶汤或朱砂安神丸加减。

(2) 心脾两虚

主症：多梦易醒，健忘心悸，头晕目眩，肢倦神疲，面色无华，舌质淡，脉细弱。

基本治法：健脾养心，益气补血。

针灸处方：心俞，脾俞，三阴交，神门。

药物处方：归脾汤加减。

(3) 心胆气虚

主症：失眠多梦，易惊醒，心悸，胆怯，遇事善惊，气短倦怠，小便清长，舌质淡，脉弦细。

基本治法：益气镇惊，安神定志。

针灸处方：神门，三阴交，足临泣，胆俞，心俞。

药物处方：安神定志丸加减。

【临床验案】

（1）刘某，女，2005年10月11日来诊。患者因疲劳过度而逐渐产生精神恍惚，彻夜不眠，烦躁，每晚只能入睡2～3小时，头晕严重，耳若蝉鸣，历时半年余。初诊针神门、内关、三阴交、复溜、照海，留针30分钟，3次后自觉好转能入睡4～5小时。第4次后针神门、内关、三阴交、足三里、合谷、太冲，历经15次针灸治疗，各种症状消失，临床治愈。

（2）Tellerman，男，2006年5月13日来诊。主诉失眠7年余，服用多种西药，疗效不佳，来门诊求治。舌苔黄腻，脉滑数，经针刺上星、头临泣、神门、内关、公孙、三阴交、太溪，再配合口服失眠1号方，服3天后能入睡4小时左右。第4次来诊针刺上星、头临泣、神门、内关、三阴交、照海、公孙、中脘，再针10次，能入睡7～8小时，诸症消失，临床治愈。

附注：失眠1号方

酸枣仁18g，知母30g，川芎5g，合欢皮9g，龙眼肉6g，远志9g，刺五加6g，莲子心9g，甘草6g，白茯苓10g，柏子仁10g百合6g，龙骨10g，牡蛎10g，此为1剂量。

三、面瘫

面瘫是以口眼歪斜为主要症状的疾病，任何年龄均可发病，但以青壮年为多见。本病发病急速，为单纯性的一侧面颊筋肉弛缓，无半身不遂、神志不清等症状。本病又称口歪、口眼歪斜等。西医的周围性面神经麻痹和周围性面神经炎可参照本病治疗。

【辨证论治】

1. 风邪外袭

主症：突然口眼歪斜，面部感觉异常，耳后隐痛或伴恶寒发热，头痛骨痛。舌淡红，苔薄白或薄黄，脉浮数或浮紧，亦有见弦细者。

基本治法：祛风通络。

针灸处方：风池，地仓，颊车，四白，阳白，合谷。

药物处方：牵正散加减。

2. 虚风内动

主症：口眼歪斜，面部麻木或有板紧之感，面肌挛动，每于情绪激动或说话时发生口眼抽动或闭目难睁，舌质淡，苔薄白或少苔，脉弦细。

基本治法：养血息风。

针灸处方：颊车，地仓，迎香，颧髎，风池，足三里，人中，攒竹。

药物处方：四物汤合牵正散加减。

3. 气血瘀阻型（恢复期及后遗症期）

主症：口眼歪斜，面部抽搐，病侧额纹变浅或消失，眼裂扩大，鼻唇沟变浅，流口水，日久不愈，舌质暗，苔薄白或薄黄，脉弦。

基本治法：行气活血，祛风通络。

针灸处方：颊车，地仓，迎香，颧髎，足三里，太冲，风池。

药物处方：当归补血汤合桃红四物汤加减。

【临床验案】

（1）Brona，女，41岁，2006年11月9日来诊。患者右侧面瘫1个月余，经口服西药、物理治疗效果不佳来诊。右眼睑不能完全闭合，额纹及鼻唇沟消失，不能鼓腮，不能吹哨，刷牙漏水，饮食留口内，咀嚼不便。舌质淡红，苔薄白，脉浮紧。针灸处方：风池，地仓，颊车，四白，阳白，合谷，太冲。针刺用平补平泻法。共针刺7次治愈。

（2）Olimpia，女，75岁，2006年4月15日来诊。主诉左面瘫抽搐2年余，查体：左面部口眼歪斜，面部抽搐，左侧额纹消失，眼裂扩大，鼻唇沟消失，舌质绛红，苔薄黄，脉弦细。治以滋阴养血，祛风通络。针灸处方：四神聪，太冲，合谷，阳白，攒竹，地仓，颊车，四白，颧髎，足三里，阳陵泉。每日1次，先后针刺51次。配合中药天麻、钩藤、羌活、夏枯草、生黄芪、当归、赤芍、川芎、地龙、全蝎、僵蚕、红花、生地黄等中药煎汤饮口服，每日2次，每次1袋，饭后口服。

服2个月，除时有抽搐外，诸症消失，临床治愈。

四、眩晕

眩为眼花，晕为头晕，二者常同时并见，故称为"眩晕"。轻者闭目即止，重者如坐车船，旋转不定，不能站立，或伴有恶心、呕吐、出汗，甚则昏倒等症状。本症常见于西医学中的高血压者、脑动脉硬化、内耳性眩晕及神经官能症等出现的头晕、眼花可按本症治疗。中医认为本症为肝阳上亢、气血亏虚、肾精不足、痰浊中阻所致，临床分为以下四型辨证治疗。

【辨证论治】

（1）肝阳上亢

主症：眩晕耳鸣，头痛且胀，烦劳或恼怒则头晕头痛加剧，面时潮红，急躁易怒，少寐多梦，口苦，舌质红、苔黄，脉弦。

基本治法：滋阴潜阳，平肝息风。

针灸处方：风池，太阳，行间，侠溪，肾俞，水泉。

药物处方：天麻钩藤饮加减。

（2）气血亏虚

主症：眩晕动则加剧，劳累即发，面色㿠白，唇甲不华，发色不泽，心悸少寐，神疲懒言，饮食减少，舌质淡，脉细弱。

基本治法：补养气血，健运脾胃。

针灸处方：足三里，三阴交，百会，气海，膈俞。

药物处方：归脾汤加减。

（3）肾精不足

主症：眩晕而见精神萎靡，健忘，少寐多梦，腰膝酸软，遗精，耳鸣。偏于阴虚者，五心烦热，舌质红，脉弦细数；偏于阳虚者，四肢不温，形寒怯冷，舌质淡，脉沉细无力。

基本治法：偏于阴虚者，治以补肾滋阴；偏于阳虚者，治以补肾助阳。

针灸处方：百会，关元，太溪、三阴交。肾阴虚者加水泉、复溜，以滋阴清热。肾阳不足者加命门、关元，以补肾助阳。

药物处方：左归丸、右归丸加减。补肾滋阴宜用熟地黄、山茱萸、菟丝子、牛膝、龟甲、鹿角胶、鳖甲、知母、生地黄、黄柏等。补肾助阳宜用熟地黄、山茱萸、杜仲、附子、肉桂、鹿角胶、巴戟天、淫羊藿等。

（4）痰浊中阻

主症：眩晕而见头重如蒙，胸闷恶心，食少多寐，苔白腻，脉濡滑。

基本治法：燥湿祛痰，健脾和胃。

针灸处方：丰隆，内关，阴陵泉，中脘，头维。

药物处方：半夏白术天麻丸加减。

【临床验案】

（1）陈某，男，38岁，2005年10月6日来诊。频发性眩晕，时而呕吐1年余，伴有耳鸣耳聋，面色苍白，出冷汗。经西医诊断为梅尼埃综合征。取穴：翳风、风池、内关、足三里、侠溪、太溪，针用平补平泻法，留针30分钟。

经针刺5次后，眩晕减轻。第6次开始针四神聪、上星、风池、内关、中脘、丰隆、侠溪、太溪、水泉，共15次，眩晕未发，诸症消失，临床治愈。

（2）Hayden，男，42岁，2006年6月28日来诊。患者眩晕4个多月，经西医检查未有确诊，对症治疗，服用西药效果不佳来就诊。现症见眩晕，走路不稳，脱发，汗多，手颤，体胖，便秘，尿黄。查体：一般情况佳，血压120/70mmHg，心肺正常，并指试验正常，闭目站立试验正常。舌质红，苔黄腻，脉弦细，尺脉沉。中医诊断为眩晕，证属肾阴不足夹湿痰。治以补肾滋阴，祛湿化痰。针灸处方：百会，头维，四神聪，曲池，合谷，中脘，气海，足三里，丰隆，太溪，水泉，太冲。药物处方：六味地黄丸合半夏白术天麻丸加减。

经针刺治疗16次后，口服中药28剂，诸症消失，临床治疗。

五、梅尼埃综合征

梅尼埃综合征又称内耳眩晕，是以发作性眩晕、波动性听力减退及耳鸣、耳胀满感为特点。本病多发生于中年人，男性或脑力劳动者居多，临床以单侧性耳鸣、突然性眩晕发作、听力下降为特点，其临床表现耳鸣呈间歇性或持续性，在眩晕发作前常加重，发作过后耳鸣逐渐减轻或消失。眩晕常突然发作，以反复发作性为其特点。听力减退常为一侧性听力减退，常先于眩晕而发生。西医病因迄今不明，可能与先天性内耳异常、自主神经功能紊乱、病毒感染、变应性、内分泌紊乱、盐和水代谢失调等有关。中医认为乃肝胆之风阳上亢，其证有夹痰、夹火、兼瘀，其本多属虚。本病属中医学"眩晕""耳冒"等范畴，其病因病机为肝阳上亢、气血亏虚、肾精不足、痰湿中阻所致。本病多系本虚标实，实指风、火、痰、瘀，虚指气、血、阴、阳之虚；其病变脏腑以肝、脾、肾为重点，三者之中又以肝为主。本病中医分为急性发作期、缓解期辨证论治。

【辨证论治】

（一）急性发作期的辨证治疗

（1）肝阳上亢，上扰清窍

主症：眩晕，耳胀，耳鸣如蝉鸣状，头痛且胀，每因劳累或恼怒而头晕目眩，头痛加剧，面时潮红，急躁易怒，少寐多梦，口苦，舌质红，苔黄，脉弦或弦细数。

基本治法：平肝潜阳，清火息风。

针灸处方：四神聪，合谷，太冲，蠡沟，行间。

药物处方：天麻钩藤饮加减。

（2）痰浊中阻，蒙蔽清阳

主症：眩晕而见头重如蒙，耳闷胀满，胸闷恶心，食少多寐，舌质淡，苔白腻，脉濡或滑。

基本治法：燥湿祛痰，健脾和胃。

针灸处方：脾俞，胃俞，中脘，气海俞，膻中，合谷，太冲，丰隆。

药物处方：半夏白术天麻汤加减。

（3）气血亏虚，脑失所养

主症：眩晕动则加剧，耳鸣，劳累即发，面色萎黄，唇甲不华，发色不泽，心悸少寐，神疲懒言，饮食减少，舌质淡，脉细弱。

基本治法：补养气血，健运脾胃。

针灸处方：脾俞，胃俞，足三里，三阴交，梁丘，神门，内关。

药物处方：十全大补汤或人参养营汤加减。

（4）肾阳不足，寒水上泛

主症：眩晕而心下悸动，恶寒，肢体不温，腰痛背冷，咳痰稀白，尿清长或夜尿多，舌淡苔，白润，脉沉细弱。

基本治法：温肾壮阳，散寒利水。

针灸处方：肾俞，气海俞，气海，关元，足三里，百会，四神聪。

药物处方：真武汤加减。

（5）肾精不足，脑髓失充

主症：眩晕，精神萎靡，时有耳鸣，少寐多梦，健忘，腰膝酸软，遗精。偏于阴虚者，五心烦热，舌质红，脉弦数；偏于阳虚者，四肢不温，形寒肢冷，舌质淡，脉沉细无力。

基本治法：补益肾精，充养脑髓。

针灸处方：肾俞，命门，志室，阴谷，悬钟，太溪，三阴交，然谷，照海。

药物处方：河车大造丸加减。偏于阴虚者，宜补肾滋阴清热，可用左归丸加减；偏于阳虚者，以补肾助阳，可用右归丸加减。

（二）缓解期的辨证治疗

（1）肝肾阴虚

主症：眩晕暂得缓解，自觉双目干涩，视物昏花，口干咽燥，虚烦失眠，腰膝酸软，舌干瘦少津或红，脉弦细。

基本治法：滋补肝肾。

针灸处方：肝俞，肾俞，行间，太溪，三阴交，复溜，照海，然骨，合谷，太冲。

药物处方：一贯煎加减。

（2）脾肾亏虚

主症：眩晕缓解，神疲懒言，食欲不振，气短乏力，大便溏泄，舌质淡胖，脉濡细等病后脾虚之象；或腰膝酸软，四肢冷痛等肾阳不足之症；或虚烦少寐，五心烦热，口干咽燥，舌红少苔，脉细或细数之肾阴亏虚之象。

基本治法：健脾益气，温肾助阳。

针灸处方：脾俞，肾俞，百会，气海，关元，足三里，悬钟，太溪。

药物处方：参苓白术散加减。偏肾阳不足者，选用金匮肾气丸加减；偏肾阴亏虚者，选用六味地黄丸加减。

【注意事项】

在梅尼埃综合征缓解期，中医药的优势较西医更明显，中医可根据患者的具体情况辨证论治，以调补气血，提高机体的免疫力和抗病能力，从而减少了该病的复发。

急性发作期饮食低盐、低脂肪为宜，静卧，室内宜通风，光线要灰暗；避免精神刺激、忌烟酒、无噪声。

【临床验案】

李某，男，66岁，于2005年3月4日就诊。自诉5年前眩晕、耳鸣，自觉右耳在1个半月前失听，头昏目眩，耳鸣右耳听力为50%，向后仰有昏眩，起床也有昏眩。BP：160/96mmHg，闭目站立试验阳性，指鼻试验不准，指指试验不准，站立走直线不能。舌质红绛苔黄，脉弦细稍滑。西医诊断为梅尼埃综合征、高血压，中医诊断为眩晕、耳鸣、耳聋。此证乃由肾精不足，真阴亏虚，夹痰瘀所致。治以补肾益精，滋阴开窍，去痰化瘀。针灸处方：四神聪，耳门，听宫，四渎，中渚，合谷，太冲，足临泣，太溪，丰隆，随证配穴。隔日1次，每次留针30分钟。药物处方：磁石9g，五味子6g，龟甲6g，龙骨20g，牛膝6g，杜仲6g，山栀子6g，龙胆草6g，黄连4g，大黄3g，芦荟3g，柴胡6g，黄芩6g，车前子9g，泽泻15g，丹参10g，白术15g，半夏9g，陈皮6g，熟地黄10g，山药6g，山茱萸6g，菊花6g，石菖蒲6g，薄荷3g。

随诊时临证加减，服 4 个月中药，前后针刺 58 次后，诸症消失。

六、癔症

癔症是一种较常见的神经官能症，多发于青年，女性多于男性。其发作多由精神因素作用所引起。本病多发生于神经类型抑制性较弱的人，患者一般具有喜欢夸张、表现自己、情绪反应较幼稚的性格，常常可因暗示的作用使本病发作、加剧或好转、消失。

本病与中医学的气厥实证、郁证、奔豚气、脏躁、梅核气等病症颇为相似。如癔症性昏迷可属气厥实证，癔症性精神发作与脏躁颇相似；嗜睡、木僵、抑郁等症可归属郁证，感觉过敏、幻听、幻视、幻觉或者感觉迟钝、失明、失音、耳聋等则与百合病相似，咽部癔症性球麻痹和梅核气基本一致。

癔症主要因于情志所伤。精神因素每为本病的直接诱发因素，且与症状的表现有密切关系。七情过度、精神创伤而致的气乱、气逆乃本病基本病理变化。就本病各种临床表现而言，涉及的脏腑、经络甚多，对具体患者来说，应当从临床表现来分析其气机逆乱的部位主要属于哪一脏腑经络。

【辨证论治】

1. 风痰阻滞

主症：在精神因素作用下，突然昏仆，呼之不应，推之不醒，但防御反射正常。或呼吸急促、屏气，喉中痰声、口吐白沫，全身僵直，或角弓反张、双手握拳。或眨眼、摇头、面部抽动、咀嚼不停。或突然单瘫，截瘫，下肢不全瘫痪，苔腻，脉滑。

基本治法：平肝息风，涤痰开窍。

针灸治法：取手足阳明、足厥阴及督脉经穴为主，针用泻法。

针灸处方：百会，人中，太冲，丰隆，合谷。

针灸方义：本型由肝风夹痰浊、阻滞脑窍及四肢经络所致。方中百会、人中化浊宣窍，善治神志病症。又取治痰经验穴丰隆化痰浊，通经络。"诸暴强直皆属于风"，方中太冲与合谷相配，向称"开四关"，有息风镇静、活血通络之效。

药物处方：二陈汤和半夏白术天麻汤加减。

2. 肝郁气滞

主症：精神抑郁，愁闷不乐，嗳气频频，或感觉喉头有物阻塞，吞咽不下，咯吐不出，突然失语，不能用语言表达自己的意思或回答别人的提问，可以用书写回答对方的提问。

针灸治法：取手少阴和足太阴经穴为主，针用泻法。

针灸处方：神门，三阴交，内关，安眠，阳陵泉，丰隆。

针灸方义：神门、三阴交、内关、安眠前已介绍。阳陵泉系足少阳胆经的合穴，八会穴中之筋会，有疏泄肝胆气机、清热利湿作用。丰隆系足阳明胃经之络穴，别走足太阴脾经，有祛痰降逆、疏经活络功能，长于怯痰降逆，凡患痰之为病者，必加丰隆。六穴合用，则可清热化痰，调和脾胃，疏泄肝胆，阴阳调和。

药物处方：温胆汤加减。

临证加减：若心悸惊惕不安，加珍珠母、朱砂以镇惊定志。若痰食阻滞，胃中不和，可合半夏秫米汤加神曲、山楂、莱菔子消食导滞和中；痰热重，大便不通，可用礞石滚痰丸降火泻热，逐痰安神。

3. 肝脾失调

主症：精神抑郁不舒，噫嗳太息，胸胁胀闷疼痛，少寐多梦，性情急躁易怒，纳食减少，脘腹痞胀，头昏脑涨，神疲肢倦，大便溏薄，或干稀不调，肠鸣矢气，或腹痛泄泻，苔白，脉弦。

基本治法：疏肝理气，健脾安神。

针灸治法：取手厥阴、足太阴经穴为主，针用平补平泻法。

针灸处方：章门，天枢，神门，三阴交，安眠，内关，肝俞，脾俞。

针灸方义：神门、三阴交、内关、安眠前已介绍。章门系足厥阴肝经穴位，脾之募穴，八会穴中之脏会，足厥阴肝与足少阳胆经之会穴，有疏调肝脾、通络化瘀作用。天枢系阳明胃经穴位，大肠之募穴，有调理胃肠、行气活血的作用。诸穴合用，有调脾胃、疏肝胆、安心神、理气血的作用。

药物处方：加味逍遥散。

4. 心脾两虚

主症：心悸健忘，失眠多梦，饮食减少，腹胀便溏，倦怠乏力，面色萎黄不华，月经色淡量多，崩漏，或经少经闭。舌质淡嫩，苔白，脉细弱。

基本治法：补益心脾，宁心安神。

针灸治法：取手少阴、足太阴经穴及背俞穴为主，针用补法可加灸。

针灸处方：神门，三阴交，安眠，心俞，脾俞，膈俞，足三里，关元，气海，隐白。

针灸方义：神门、三阴交、安眠前已介绍。心俞系心脏的背俞穴，行心气，活心血，镇惊安神。脾俞系脾脏的背俞穴，有健脾化湿、补气统血功能。膈俞系八会中之血会，有宽胸膈、调补气血功能。足三里系足阳明胃经合穴，有调理脾胃、疏通经络、止痛止泻、保健强壮功能。关元系小肠之募穴，是任脉和足三阴经的会穴，是培元固本要穴。气海系任脉经穴，为元气之海，偏于补气，对于脏器功能低下的病症，特别是胃肠虚弱，为常用之穴，以补肾培元，益气和血。隐白系足太阴脾经的井穴，有益气摄血功能。

药物处方：归脾汤加减。

临证加减：若不寐较重，加五味子、柏子仁以养心安神，加合欢皮、首乌藤、龙骨、牡蛎以镇静安神。若兼见脘闷纳呆，苔滑腻，加半夏、陈皮、茯苓、厚朴以健脾理气化痰。

5. 心肾亏虚

主症：虚烦不得眠，心悸健忘，头晕，耳鸣，咽干口燥，腰膝酸软，梦遗，或潮热盗汗。

基本治法：滋阴降火，交通心肾。

针灸治法：取足少阴、手少阴经穴为主，针用补法。

针灸处方：神门，太溪，内关，三阴交，安眠。

针灸方义：太溪系少阴肾经的原穴，有滋阴降火功能，与神门相配，可交通心肾，水火相济，神门、三阴交相配可调和心脾，以资气血生化。

药物处方：黄连阿胶汤加减。

七、癔症性瘫痪

癔症性瘫痪是在精神因素刺激下，既有精神异常又有躯体机能障碍，主要表现为突然单瘫或截瘫，瘫痪肢体肌张力正常。如果治疗不当症状也可能固定下来，以致长时间肢体不能动弹或卧床不起，有的患者表现运动增多，如肢体不规则抽动或类似舞蹈样动作，这些症状在检查时往往更为明显，若分散其注意力则可减轻或消失。运动障碍还表现为癔症性失语，患者突然失音，只能凭借手势或书写表达思想。有的患者可以发出耳语声，检查可见声带无器质性病变，咳嗽时能发出声音。

癔症性瘫痪与中医学的郁证、痿证、气厥实证、梅核气相似。主要由情志所伤、七情过度而致肝主疏泄，条达功能失常，导致气机逆乱，血不荣筋，气滞血瘀而致。或因肝肾阴虚，虚风内动，肝阳偏亢，肝风夹痰浊阻滞脑窍及四肢经络所致。

【辨证论治】

（1）肝郁气滞

主症：精神抑郁，愁闷不乐，突然肢体瘫痪，瘫痪大多限于一肢或两肢，累及四肢的较少见，瘫痪肢体无肌肉萎缩，腱反射正常或增强，无病理反射，舌质红苔薄黄，脉弦。

基本治法：理气解郁，行气活血。

针灸治法：取任脉、手足厥阴、手足阳明经穴为主，针用泻法。

针灸处方：膻中，内关，太冲，曲池，足三里，阳陵泉。

针灸方义：膻中为气会，配八脉交会穴内关以宽胸理气。太冲为足厥阴肝经原穴疏肝理气解郁，气机得畅，诸症自除。曲池为手阳明大肠经合穴，足三里系足阳明胃经合穴，阳陵泉系足少阳胆经合穴、八会穴中之筋会，又阳明经为多气血之经，三穴合用，调和气血，养筋骨，利关节，而病自愈。

药物处方：顺气导痰汤或温胆汤加减。

临证加减：若不寐易惕、烦躁不安，舌红苔黄，脉象滑数，为痰郁化热，痰热扰心，可用温胆汤加黄连并服白金丸。

（2）风痰阻滞

主症：在精神因素作用下，突然昏倒，呼之不应，推之不醒，但防御反射正常，或可手势表达自己的意见。或两目突然失明，走路摸索前进，能避开障碍物。舌苔薄，脉弦细或涩。

基本治法：理气解郁。

针灸治法：取手足厥阴及任脉经穴为主，针用泻法。

针灸处方：天突，膻中，内关，太冲。

针灸方义：方中取天突宣泄局部气机为主穴，并辅以气会膻中及八脉交会穴内关以宽胸理气。加足厥阴原穴太冲以疏肝理气，气机得畅，诸症自除。

药物处方：柴胡疏肝散加减。

（3）血虚肝急

主症：突然发病，烦闷、急躁，无故叹气或悲伤欲哭。或哭笑无常、精神恍惚、不能自主。或手舞足蹈、以唱代说、装模作样的戏剧性表演，尤其在大庭广众面前发作更甚，发作数小时或几天，发作后如常人。苔少，脉细数。

基本治法：养心安神，柔肝缓急。

针灸治法：取手少阴、足太阴、厥阴经穴为主，针用泻法。

针灸处方：神门，三阴交，人中，太冲。

针灸方义：本型为脏阴不足、心神不安、肝气不和所致。方中取神门、三阴交相配滋阴润燥、养血安神。人中善镇心宁神。方中用肝经原穴太冲，意在调畅肝气、缓其肝急。

随证配穴：意识蒙眬，加百会、涌泉；癔症性震颤、痉挛加合谷、阳陵泉；癔症性失语加廉泉、通里；癔症性失明加风池、丝竹空；癔症性耳聋加中渚、侠溪、翳风、听会；癔症性球麻痹加廉泉、天突；头痛加百会、印堂、合谷；胁痛加支沟、阳陵泉、日月；情绪激动加内关；胃痛加足三里、中脘；腹痛加天枢、上巨虚、足三里；呕吐加内关、中脘；呃逆加内关、上脘、膈俞；心悸加巨阙、曲泽；泄泻加天枢、上巨虚；尿频加关元；内脏功能紊乱加足三里、公孙。

药物处方：甘麦大枣汤合天王补心丹加减。

八、脑瘫后遗症

脑瘫后遗症又称为婴儿瘫或脑瘫，系指一组脑部病变所致的非进行性运动障碍。多开始于婴儿期，常因患儿运动发育迟缓而被注意。根据运动障碍的表现及体征，临床上分痉挛型、舞蹈徐动症型、共济失调型、张力不全型、混合型5种类型。临床表现除运动功能外，还合并智力低下多动症、癫痫、精神行为异常、视听及语言障碍等症状。各型脑瘫的症状都不呈进行性加重，反而，随年龄增长，常缓慢有所改善是本病特点之一。

本病相当中医的偏瘫、痿证、失语、振掉、痉证范畴。

【辨证论治】

（1）肝肾阴亏

主症：双瘫或两侧偏瘫，伴有腱反射亢进，智力障碍，癫痫，舌质正常或淡红边有齿痕，脉正常或沉细。

基本治法：滋补肝肾，益髓健脑。

针灸治法：取背俞穴及督脉、足少阳、足少阴经穴为主，针用泻法。

针灸处方：百会，大椎，身柱，脊中，命门，大杼，肾俞，太溪，肝俞，悬钟，阳陵泉，腰奇，间使。

针灸方义：百会、大椎、身柱、脊中均属督脉经穴，督脉通于脑，四穴伍用益髓健脑。命门补肾益髓，太溪为足少阴之原穴，滋阴补肾，益髓健脑。肾俞配肝俞补益肝肾。悬钟为八会中髓会，阳陵泉为八会中之筋会，两穴伍用益髓强健筋骨。腰奇为治痫证经验穴，间使疏通心包经经气，开窍醒脑。

药物处方：虎潜丸加减。

（2）气血虚弱，经络瘀阻

主症：单瘫或两侧瘫，语言謇涩，癫痫，患肢欠温，舌质淡或嫩红或见瘀斑，舌体胖大，边有齿痕。

基本治法：补益气血，通经活络。

针灸治法：取督脉、任脉、手足阳明、足少阳经穴为主，针用补法或平补平泻法。

针灸处方：百会，人中，气海，内关，足三里，三阴交，环跳，阳陵泉，悬钟，肩髃，曲池，合谷。

针灸方义：百会、人中为督脉穴，开窍醒脑；气海益气开阳；内关、足三里、三阴交益气养血安神；环跳通经活络；阳陵泉为八会穴中之筋会，强健筋骨；悬钟为八会穴中之髓会，益髓健脑；肩髃、曲池、合谷为手阳明经穴，补益气血，通经活络。诸穴伍用，补益气血，通经活络，醒脑安神。

药物处方：血府逐瘀汤加减。

（3）肝风内动

主症：阴虚火旺，肝风内动，肌张力增高，时发痉挛，舌红而干，脉弦数。

基本治法：疏肝息风，养阴解痉。

针灸治法：取手足少阳、足少阴、足厥阴经穴为主，针用平补平泻法。

针灸处方：外关，风池，太冲，太溪，阳陵泉。

针灸方义：取风池、外关以息上逆之风阳；取太冲先泻后补以平息肝风而养肝阴；取太溪以滋肾水而柔肝木，泻标实而补本虚；阳陵泉泻之疏肝柔筋而解痉。

药物处方：羚角钩藤汤加减。

（4）气滞痰郁

主症：气滞血虚，痰郁风动，肌肉出现不自主的收缩，手足蠕动，情绪激昂时徐动加剧，舌苔白，脉弦滑。

基本治法：益气养血，化痰息风。

针灸治法：宜取督脉、任脉、手足阳明、足太阴经穴以及背俞穴为主，针用平补平泻法。

针灸处方：百会，人中，气海，内关，足三里，脾俞，中脘，足三里，阴陵泉，三阴交。

针灸方义：百会、人中为督脉穴，开窍醒脑；气海益气开阳；内关、足三里、三阴交益气养血；痰浊的产生源于脾胃运化失司，故取中脘、脾俞、足三里调补脾胃，以祛痰浊之源；取阴陵泉、三阴交扶脾祛湿。

药物处方：温胆汤加减。

（5）营卫不和

主症：气血虚弱，营卫不和，共济失调，主要表现为肌张力不平衡，动作不协调，眼球震颤，苔白脉弦。

基本治法：和营通络，疏肝理气。

针灸治法：取足阴明、足太阴、足厥阴经穴为主，针用平补平泻法。

针灸处方：足三里，三阴交，太冲，合谷，阴陵泉，百会。

针灸方义：足三里为胃经之合穴，三阴交为足三阴经之会穴，合之补后天之本，以滋养阴血，柔筋止痉；太冲为肝经之原穴，养肝柔筋；阳陵泉行气养血，疏通筋脉；百会益气以养血，调整全身经脉之气机而共济失调。

药物处方：八珍汤合祛胆泻肝汤加减。

九、中风恢复期、后遗症期

中风急性期经治疗后意识状态逐渐好转，病情趋向稳定而进入恢复期。此期有两种情况：一是余邪未净，正气虚弱，如风阳降而未清，痰热去而未净；二是留有神经症状如瘫痪、失语、吞咽困难等。而前者未平复则必影响后者的治疗，因此清理余邪，扶正气实为必要，处理得当可以减少后遗症状。

【辨证论治】

1. 恢复期

（1）肝肾阴虚，风阳未清

主症：神志有时欠清，面红，心烦不安，甚则躁动，夜间失眠，盗汗，口干，便结，肢体瘫痪。舌质红少苔或光剥，脉象细数或弦数。

基本治法：滋补肝肾，潜阳息风。

针灸治法：取背俞穴及手足少阴、足厥阴经穴为主，针用平补平泻法。

针灸处方：肝俞，肾俞，神门，阴郄，太溪，行间。

针灸方义：中风原属上实下虚之证，所谓下虚多为肝肾阴虚。经过急性期的治疗，风阳痰热虽渐平息，但肝肾之阴一时难复，故治疗当以滋补肝肾为主。方中如肝俞、肾俞、太溪均是为此而设。加行间一穴以息未清之风阳。汗为心液，故取心经之阴郄以止之。取神门以安心宁神，夜眠宁静亦有助于阴气之来复。

药物处方：杞菊地黄丸合镇肝熄风汤加减。

临证加减：若头晕头痛加钩藤、葛根，失眠加酸枣仁、柏子仁、首乌藤，抽搐加全蝎、蜈蚣、石菖蒲。

（2）脾胃虚弱，痰浊不化

主症：嗜睡嗜卧，唤之清醒，倦怠懒言，痰多而黏，纳食不多，四肢软瘫，大便易溏，舌苔浊腻，色白或黄，脉象缓滑。

基本治法：调补脾胃，宣化痰浊。

针灸治法：取背俞穴及任脉、足阳明、足太阴经穴为主。

针灸处方：脾俞、中脘、足三里、阴陵泉、三阴交。

随证配穴：若嗜睡加印堂、人中；便溏加天枢、上巨虚，针用平补平泻法。

针灸方义：痰浊是中风的主要病因之一，而痰浊的产生源于脾胃运化失司。恢复期患者脾胃常较虚弱，故痰浊难以泄化。处方用中脘、脾俞、足三里调补脾胃，以杜绝痰浊之源；取阴陵泉、三阴交以扶脾祛湿，着重在脾胃两经，仗力专而功宏。嗜卧刺印堂或人中以清醒，便溏加天枢、上巨虚以调理肠道气机。总之使脾胃健，痰浊除，则正气自得恢复。

药物处方：四君子汤合二陈汤加减。

（3）气血两亏，心脾互虚

主症：面色少华或㿠白，精神委顿，倦怠思睡，肢体软瘫或麻木，心慌易惊，夜眠不宁，纳食不多或食后作胀。舌质淡苔薄，脉象细弱。

基本治法：养血益气，调补心脾。

针灸治法：取背俞穴及任脉、足阳明、足太阴经穴为主，针用平补平泻法。

针灸处方：心俞，膈俞，脾俞，气海，足三里，三阴交。

随证配穴：若失眠加神门，心慌心烦加内关，食后腹胀加中脘。

针灸方义：气血虚弱者常见心脾两虚之象，故取心脾两俞以补之。取膈俞以补血，取气海以益气，复取足三里、三阴交以调补脾胃而资气血生化之源。心慌取内关以宁心，食后作胀取中脘以健胃，夜眠不宁取神门以宁心安神。恢复期在清理余邪、调补正气的同时，必须兼治肢体瘫痪等，可参照后遗症的治法。

2. 后遗症期

中风后遗症包括肢体瘫痪、口眼㖞斜、吞咽困难、失语，甚至痴呆，或抽搐发作而为癫病等症情。各症的治法简述如下：

（1）肢体瘫痪

主症：一般多为一侧肢体不能自主活动，并常伴有麻木疼痛或感觉迟钝等。其软弱无力为软瘫；拘急强硬，伸屈不利者为硬瘫。

基本治法：祛风通经活络。

针灸治法：采取局部穴位与循经远道穴位相结合的方法。患侧与健侧交替针灸。也可采用先针健侧用泻法，后针患侧用补法的方法。

针灸处方：曲池，肩髃，阴陵泉，环跳。上肢取肩髃、手三里、合谷，下肢取足三里、悬钟、解溪。

针灸方义：方中所取穴位以阳明经穴为主，佐少阳与太阳经穴，刺之以调经脉，行气活血，促其阳明经气血通畅，则正气旺盛，机体功能自然容易恢复。

药物处方：补阳还五汤加减。

临证加减：若正气虚甚加红参、太子参；肢体麻木者加络石藤、鸡血藤。

（2）吞咽困难

主症：进食时不易咽下，饮水易引起呛咳，痰涎分泌物多而不易咳出，刺激咽壁时无恶心等反应，舌苔多浊腻。

基本治法：补益气血，化痰通络。

针灸治法：取任脉、足少阳、手足阳明经穴为主，针用平补平泻法。

针灸处方：廉泉，扶突，风池，合谷，丰隆。

针灸方义：廉泉为任脉穴，利喉舌；扶突为手阳明大肠经穴，开窍利咽喉；风池祛风清脑，明目开窍；合谷、丰隆为阳明经穴，化痰开窍，利咽喉。

药物处方：补中益气汤合六味地黄丸加减。

（3）失语

主症：言语不清或只能发出单声，或完全不能说话，舌欠灵活或偏歪流涎。

基本治法：滋阴开窍，涤痰通络。

针灸治法：取任督脉、手足少阴、足太阴经穴为主，针用平补平泻法。

针灸处方：廉泉，哑门，通里，太溪，三阴交。

随证配穴：舌强硬加刺金津、玉液。

针灸方义：廉泉利咽喉；哑门为督脉穴，利舌咽；通里通心窍，利舌本；太溪为肾经原穴，三阴交为足三阴经交会穴，合用滋补肝肾。诸穴合用交通心肾，滋阴利舌本，则语言出。

药物处方：解语丹加减。

（4）口眼歪斜

主症：口眼歪斜，肌肤不仁，口角流涎，头晕头痛，眼睑闭合不全等，舌苔薄白，脉弦细或弦数。

基本治法：祛风通络，活血和营。

针灸治法：取手足阳明经穴为主。毫针刺法，初期先刺健侧，用泻法；后刺患侧，用补法；病延日久者则左右均刺。

针灸处方：地仓，颊车，下关，丝竹空，风池，翳风，合谷，足三里，内庭，太冲。

针灸方义：手足阳明经脉，均上达头面下至手足，故取局部穴位地仓、颊车、下关，以及循经远端穴位合谷、足三里、内庭，以疏调阳明经气；丝竹空、水沟增加局部气血通畅，风池、翳风疏散风邪调其经络，太冲循经远取息肝风。

药物处方：牵正散合补阳还五汤加减。

【临床验案】

（1）Herrera，女，54岁，2003年9月28日来诊。患者患中风病1年多，经西医治疗后，现左半身偏瘫，走路拖拉步态。查体：左鼻唇沟变浅，鼓腮左口角漏气，左肱二头肌反射亢进，左膝腱反射亢进。霍夫曼氏征左侧（+），巴宾斯基征左侧（±）。舌质淡红，苔薄黄，脉弦细。诊断为中风，偏瘫，口眼歪斜。治以祛风活血，通经活络，涤痰开窍。取左侧肩髃、曲池、合谷、阳陵泉、丰隆、解溪、廉泉、哑门、丘墟、中脉，针用平补平泻法，针哑门穴疾进疾出。

针治3次后上肢能举至头顶，手指屈伸较前好转，说话较前清楚。经前后针灸治疗32次后，患者症状消失，上下肢活动基本正常，语言流利，临床治愈。

（2）王某，男，62岁，2006年7月来诊。患者6个月前经西医诊断为脑血栓形成，经住院门诊治疗现症状好转。但右半身活动不灵，走路扶拐杖才可以，二便正常，语言流利。查体：右鼻唇沟稍浅，鼓腮右口角漏气。右肱二头肌反射稍亢进，右膝腱反射亢进，无病理反射。舌质稍绛，苔黄，脉弦细，尺脉沉。诊断为中风，口眼歪斜，偏瘫。治以滋阴益肾，通经活络，涤痰开窍。取穴：廉泉、夹廉泉、照海、肩髃（右）、四渎、外关、合谷、阳陵泉、丰隆、太溪、太冲。药物处方：补阳还五汤合知柏地黄汤加减，药用黄芪160g，赤芍9g，地龙9g，当归尾9g，桃仁9g，红花6g，川芎6g，知母6g，黄柏6g，山药9g，牡丹皮6g，泽泻6g，山茱萸9g，熟地黄18g，茯苓6g，黄芪9g，防风6g，白术6g。

针刺18次，临证加减21剂，右面部恢复正常，走路如常，临床治愈。

十、焦虑性神经症

焦虑性神经症简称焦虑症，是以广泛性和持续性焦虑或反复发作的惊恐不安为主要特征的神经性障碍，常伴有头晕、胸闷、心悸、呼吸急促、口干、尿频、尿急、出汗、震颤等。本病属中医"心病"范畴，其临床表现与"惊悸""怔忡""百合病"等相类似。本病的两个类型起病形式截然不同，广泛性焦虑为缓慢起病，病程常迁延数年之久；惊恐发作起病突然，呈间歇发作，间歇期精神状态保持正常。焦虑症临床表现为焦虑和烦恼，经常担心可能发生和难以预料的某种危险或不幸事件，另有运动性不安，经常搓手顿足，来回走动，紧张不安，不能静坐，眼睑面部和手指紧颤，双眉聚锁，面肌和肌体肌肉紧张，疼痛，经常觉得疲乏；过分警惕，表现为惶恐，易惊吓，注意力不集中，入睡困难，睡眠中易惊醒，情绪不稳，易激惹；惊恐发作，常突然产生强烈恐惧感，有如大祸临头或自己即将死去；预期焦虑，常担心再次发作，因而惴惴不安；求助和回避行为，由于患者担心发病得不到救助而主动回避外部活动，不单独出门，不到人多热闹的地方，或不敢乘车和旅行等。

本病中医认为多因素体正虚，复七情所伤，心脾肺胆亏损，痰热瘀血内阻而为病，本病的主要病因病机为脏腑亏损，或为痰热瘀血扰心，主要病变部位在心、脾、肺、肾、胆等脏腑。

【辨证论治】

（1）心虚胆怯

主症：心悸胆怯，善惊易怒，精神恍惚，情绪不宁，坐卧不安，少寐多梦，多疑善虑，舌苔薄白或正常，脉动数或虚弦。

基本治法：镇静定志，宁心安神。

针灸治法：取手少阴、手厥阴经穴为主，针用补法。

针灸处方：神门，心俞，通里，膻中，足三里，内关，巨阙。

针灸方义：本方以安神定悸，针取心经原穴神门及心的背俞穴为主，配心经募穴巨阙，心包经络穴内关，协调心经气机，配心经之络穴通里，共奏宁心安神之效；取膻中，足三里益气养神。

药物处方：安神定志丸加减。

（2）心脾血虚

主症：心悸头晕，善恐多惧，失眠多梦，面色无华，身倦乏力，食欲不振。舌淡苔薄白，脉细弱。

基本治法：健脾益气，养血补虚。

针灸治法：取手少阴、手厥阴、足太阴及背俞穴为主，针用补法。

针灸处方：神门，内关，公孙，心俞，巨阙，脾俞。

针灸方义：取心经原穴神门加心包经络穴内关以养心安神；公孙通冲脉，合于胃、心、胸，足太阴脾经穴，健脾养心安神；心俞、巨阙为心经俞募配穴，以调补心气，宁心安神；脾俞补益气血，以助养心安神之功。

药物处方：归脾汤加减。

（3）阴虚内热

主症：欲食不能食，欲卧不能卧，欲行不能行，口苦尿赤，多疑惊悸，少寐多梦，舌红苔微黄少津，脉细数。

基本治法：养血滋阴，清热凉血。

针灸治法：取手足少阴经穴为主，针用平补平泻法。

针灸处方：心俞，神门，内关，阴谷，太溪。

针灸方义：心俞、神门、内关以宁心安神，阴谷、太溪滋阴降火。诸穴伍用，水火即济，心神得宁。

药物处方：知柏地黄汤合百合地黄汤加减。

（4）痰热扰心

主症：心烦意乱，夜寐易惊，性急多言，头昏头痛，口干口苦，舌红苔黄腻，脉滑数。

基本治法：清热化痰，宁心安神。

针灸治法：取手少阴、手厥阴、足阳明、足少阳经穴为主，针用泻法。

针灸处方：神门、心俞、内关、丰隆、阳陵泉。

针灸方义：神门、心俞、内关，调理心经经气，宁心安神；丰隆可豁痰化浊，配阳陵泉以泻肝胆之火。诸穴配伍，共奏清热化痰、宁心安神之功。

药物处方：黄连温胆汤加减。

（5）瘀血内阻

主症：心悸怔忡，夜寐不安，或夜不能睡，多疑烦躁，胸闷不舒，时有头痛，心痛如刺，舌暗红边有瘀斑，或舌尖有瘀点，唇紫暗或两目暗黑，脉涩或弦紧。

基本治法：活血化瘀，理气通络。

针灸治法：取手少阴、手厥阴经穴为主，针用泻法。

针灸处方：神门，大椎，心俞，巨阙，膈俞，少海。

针灸方义：取心经原穴神门，心包经之腧穴大陵，施以泻法，取"实则泻其子"之意；心俞与巨阙为俞募配穴，以调理经气，宁心安神；取血会膈俞及少海，以活血化瘀，通络而止心痛。

药物处方：血府逐瘀汤加减。

【临床验案】

（1）Kowalski，男，56岁，2005年9月14日来诊。患焦虑症3年余。来诊时表现焦虑和烦恼，经常来回走动，紧张不安，手指震颤，少寐多梦，苔薄白，脉弦细。证属心虚胆怯型焦虑症，取穴神门、大陵、内关、膻中、中脘、太冲、公孙，再配合口服中药，3天后症状明显减轻，睡眠好转，手指停止颤抖，烦躁减轻。第四次来诊针刺人中、神门、内关、膻中、中脘、公孙、太冲、太溪，再针10次，并口服中药，能睡眠6～7小时，诸症消失，临床治愈。

（2）陈某，女，2006年5月13日来诊。患者主诉患焦虑症1年余，服用多种西药，疗效不佳，来门诊求治。现症状自觉多疑烦躁，性急多言，头昏头痛，口苦口干，舌质稍红，苔黄腻，脉滑数，证属痰热扰心型焦虑症。取穴上星、神门、心俞、内关、丰隆、阳陵泉、合谷、太冲，针3次后自觉头昏头痛，性急多言减轻，睡眠明显好转。再针10次，并配合口服焦虑饮Ⅱ号21天诸症消失，临床治愈。

附注：焦虑饮Ⅱ号

黄连120g，半夏180g，陈皮180g，茯苓180g，枳实240g，竹茹240g，生姜180g，大枣100g，酸枣仁240g，远志180g，天竺黄120g，山栀子180g，龙胆草120g，龙眼肉180g，龙骨240g，牡蛎240g。此为1个月量，科学煎药，共煎60袋。

十一、疲劳综合征

疲劳综合征是指以慢性或反复发作的极度疲劳，持续至少半年为主要特征的症候群，可伴有低热、头痛等多种神经、精神系统症状及各种流感样症状，好发于20～50岁年龄组，绝大多数为30～40岁的中年女性。目前，疲劳综合征病因尚不明确。它的产生涉及体力、脑力活动过度，即精神情志、不良习惯、过度劳累等多种应激源，导致人体神经、内分泌、免疫等系统的调节失调，终致表现以疲劳为主的机体多种组织、器官功能紊乱的一组综合征。疲劳综合征也称作慢性疲劳免疫缺陷综合征。

中医虽无疲劳综合征病名，但疲劳在古籍中常被描述成"懈怠""懈惰""四肢沉重""四肢劳倦"等，并记载有治疗疲劳的"增力""倍力""益气力""解疲乏"等治疗方法。

根据疲劳综合征的临床表现，发现中医脾肾内伤病与疲劳综合征具有相似之处，故可以按中医辨治脾肾内伤病的治疗方法作为治疗本病之辨证基础。

【辨证论治】

（1）中气不足

主症：患者除疲劳症外，还可见低热，食欲不振，四肢乏力，气短，头晕，情绪不稳，失眠多梦，思维迟钝，胸闷喜太息等，舌淡胖，有齿痕，脉弦细。

基本治法：理气健脾，补虚养肝。

针灸治法：针刺宜取督脉、足太阳、足太阴经穴以及背俞穴为主。针用补法或灸。

针灸处方：百会，气海，脾俞，太白，肾俞。

针灸方义：方中百会为督脉穴，益气升阳；气海为任脉穴，补益元气；脾俞为脾经背俞穴，太白为足太阴脾经穴，健脾益气；肾俞为背俞穴，补肾益阳。

药物处方：补中益气汤加减。

（2）肝肾不足

主症：患者除疲劳主症外，还可见腰膝酸软或酸痛，头晕目眩，虚烦不寐，口咽干痛，记忆力减退，虚热盗汗等，舌淡红苔少，脉弦细数。

基本治法：补益肝肾，养血柔肝。

针灸治法：针刺宜取背俞穴及足少阴经穴为主。针用补法。

针灸处方：肝俞，肾俞，太溪，三阴交，志室。

针灸方义：方中肝俞、肾俞补肝益肾；太溪为足少阴经原穴，补肾水，益阴精；三阴交为足三阴经交会穴，温脾阳，补肾阴；志室益肾气，气阴不虚，肾精则充。

药物处方：鹿角胶丸加减。

3. 湿热阻滞

主症：符合疲劳综合征诊断，并有头晕头胀，胸胁痞塞，烦热，甚至发热，心神不宁，恐惧易惊，或感郁闷悲伤厌世，或烦躁欲狂，舌苔多见黄腻脉滑。

基本治法：清热化湿，健脾除滞。

针灸治法：针刺宜取足少阳、手足阳明、督脉经穴为主。针用泻法。

针灸处方：大椎，曲池，合谷，足三里，丰隆，三阴交，神门。

针灸方义：方中大椎、风府督脉穴，通阳解表；曲池、合谷清泄郁热；足三里、三阴交健脾利湿；丰隆，足阳明经络穴，化痰清热；神门安神定志。

药物处方：温胆汤或二妙丸加减。

4. 脾虚湿阻

主症：符合疲劳综合征诊断，并有不思饮食，四肢困倦，腹胀便溏，或四肢、肩背等局部疼痛，舌苔白腻，腹部按之柔软，脉缓或虚。

基本治法：健脾除湿。

针灸治法：针刺宜取足太阴、足阳明、任脉、俞募配穴为主。

针灸处方：脾俞、章门、胃俞、中脘、阴陵泉、气海、关元、足三里，针用平补平泻法。

针灸方义：方中脾俞、章门是脾脏俞募配穴，有健脾益气之作用；取胃俞、中脘是胃腑俞募配穴，有补益中焦、健脾养胃之功能；阴陵泉健脾化湿。

药物处方：参苓白术散加减。

【临床验案】

（1）Marrone，女，46岁，2003年2月9日诊。自诉疲劳，四肢乏力，情绪不稳，失眠多梦1年余。查体：面色无华，舌淡胖有齿痕，脉弦细。病属疲劳综合征，由中气不足引起，治当补益中气，健脾养肝。方用补中益气汤加味，取穴百会、气海、脾俞、太白、肾俞，针用补法，留针30分钟，10次为1个疗程。经10次治疗后症状明显好转，自觉全身轻松感，20次诸症消失告痊愈。

（2）Bergman，男，42岁，2001年10月21日初诊。自诉疲劳，腰膝酸软，虚烦不寐，记忆力减退，虚热盗汗1年半余。查体：面色灰暗，舌淡苔少，脉弦细，稍数。证属疲劳综合征，由肝肾不足引起，治当补益肝肾，养血柔肝。方用鹿角胶丸加减。取穴肝俞、肾俞、太溪、三阴交、志室，针用平补平泻法留针30分钟，10次为一疗程，经10次治疗后，疲劳证明显减轻，经26次治疗诸症消失治愈。

十二、抑郁性神经症

抑郁性神经症是以持久的心境低落状态为特征的神经症性障碍，常伴有焦虑、躯体不适和睡眠障碍。患者有治疗要求，无明显和精神症状和运动性抑制。生活能力不受影响。起病较缓慢，症状持续或有波动，一般无彻底缓解的间歇期。如能及时治疗大多能够恢复，也有呈慢性病程。现代医学认为本病是大脑皮层兴奋与抑制相互制约、相互转化、相互平衡的关系失常所引起的症候群。正常人的大脑皮层全程活动，其兴奋与抑制两大过程，保持阴阳对立统一，处于平衡协调关系。由于长期过度紧张的脑力劳动，强烈的思想情绪波动，久病之后体质虚弱，或生活不规律等内在因素或外界条件的变化之后，使兴奋与抑制两大过程的相互制约，相互转化，阴阳平衡失调，大脑皮层功能活动紊乱而致本病。

抑郁性神经症属中医"郁证"范围，对其各种症状描述散见于古代医籍中，如《灵枢·口问》《灵枢·本神》载有"太息",《灵枢·本神》载有"愁忧"等症状。

本病以虚证多见,实证较少,主要病变部位在心、脾、肝、肾。临床首当辨别虚实,然后辨明脏腑。

【辨证论治】

(1) 肝郁脾虚

主症:多愁善虑,悲观厌世,情绪不稳,唉声叹气,两胁胀满,腹胀腹泻,身倦纳呆,舌淡红,苔薄白,脉弦细。

基本治法:疏肝解郁,健脾和中。

针灸治法:宜取足厥阴、足太阴经穴为主,针用平补平泻法。

针灸处方:期门,太冲,膻中,公孙。

针灸方义:方中取期门、太冲以疏肝理气,配膻中宽胸利膈,调畅气机;公孙与脾之络穴,又冲脉通于公孙,与阴维脉合于心肠胃,故取之可疏调胸腹气机,以达行气解郁、宽胸除满、健脾和中之功效。

药物处方:柴胡疏肝汤合四磨汤加减。

(2) 肝血瘀滞

主症:情绪抑郁,自杀企图,心情烦躁,思维联想缓慢,运动迟缓,面色晦暗,胁肋胀痛,妇女闭经,舌质紫暗瘀点,苔白,脉沉弦。

基本治法:泻肝化瘀,通经活络。

针灸治法:宜取足厥阴经穴及背俞穴为主,针用泻法。

针灸处方:大包,京门,行间,膈俞,三阴交。

针灸方义:大包是脾之大络,配京门以通络,行间疏肝行气,气行则血行,血行则络通。膈俞为血会,配三阴交以活血。

药物处方:旋覆花汤加减。

(3) 心脾两虚

主症:失眠健忘,兴趣缺乏,心悸易惊,善悲易哭,倦怠乏力,面色淡白或萎黄,食少腹胀便溏,舌淡苔白,脉细弱。

基本治法:健脾养心,益气补血。

针灸治法:取背俞穴及足太阴、手太阴经穴为主,针用补法,加灸。

针灸处方:心俞,脾俞,三阴交,神门,气海。

针灸方义:本证取心俞、脾俞补益心脾;三阴交健脾补血可活血虚;神门为心经系原穴,用以守心安神;气海扶助元气。

药物处方:归脾汤加减。

(4) 脾肾阳虚

主症:精神萎靡,情绪低沉,嗜卧少动,心烦惊恐,心悸失眠,面色㿠白,阳痿遗精,妇女带下清稀,舌质淡胖或边有齿痕,苔白,脉沉细。

基本治法:温肾健脾。

针灸治法:宜取任脉、督脉、足太阴经穴及背俞穴为主,针用补法,加灸。

针灸处方:肾俞,命门,关元,脾俞,太溪,三阴交。

针灸方义:肾俞、命门补肾阳,益命火;关元壮元阳,益精气;脾俞温补脾阳,太溪滋补肾阴;三阴交健脾,以培后天之本。

药物处方:金匮肾气丸合附子理中汤加减。

【临床验案】

Buzurtanov,男,35岁。于2004年7月2日就诊。患者自诉:多愁善虑,悲观厌世,情绪不稳,腹胀便溏，身倦乏力，经西医诊断为"忧郁症"（抑郁症）。舌淡红，苔薄白，脉弦细稍滑。此证属于脾虚肝郁型。取穴：四神聪、合谷、太冲、膻中、公孙、中脘、蠡沟。留针30分钟，针用平补平泻法。隔日针1次共针刺29次，口服忧郁饮1号2个月，诸症消失，临床治愈。

附注：忧郁饮1号

桃仁24g，香附6g，麦冬9g，半夏6g，青皮6g，陈皮6g，紫苏子12g，大黄6g，沉香6g，黄芩6g，芒硝6g，石菖蒲6g，生地黄6g，柴胡9g，木通6g，赤芍9g，大腹皮9g，玄参6g，桑白皮6g，生甘草6g，金礞石25g，厚朴9g，枳实9g，郁金9g，水牛角丝4g。

十三、神经衰弱

神经衰弱是指由于精神忧虑或创伤，长期繁重的脑力劳动，以及睡眠不足等原因引起的精神活动能力减弱。它是一种常见的神经官能症，临床表现复杂，患者所诉症状涉及许多系统和器官，除常见的失眠、多梦外，还出现头昏头痛、精神疲乏、健忘、情绪异常等其他神经系统症状。由于本病患者多伴自主神经功能紊乱，因此可出现各种内脏器官功能失调的症状，如心悸、面赤、手足发冷、胸闷、气促、食欲不振、消化不良、尿频、月经不调、遗精、阳痿等，涉及心血管、呼吸、消化、泌尿生殖等多种系统。对于具体患者，这些症状的轻重程度可有很大差异，并非悉具。

中医古代文献所载之"不寐""郁证""头痛""眩晕""惊悸""健忘""虚劳""阳痿""百合病"等门类中可见到有关本病的论述。失眠是本病的主要症状，轻者入睡困难或寐而不酣，时寐时醒，醒后难以再寐；重者可通宵达旦不能入睡。本病与心、脾、肝、肾等脏腑功能失调有关，以虚证居多。

【辨证论治】

1. 心神不宁

主症：心悸，少寐，多梦易醒，甚至善惊恐，多疑虑，情绪紧张，坐卧不安、舌、脉一般如常，或脉虚数。

基本治法：镇惊安神。

针灸治法：取手少阴经穴为主，针用平补平泻法。

针灸处方：神门，三阴交，安眠，内关。

针灸方义：本病的主要病因是七情内伤，心、脾、肝、肾脏气失调引起，所以取手少阴心经的原穴神门，以调理手少阴心经的经气，宁心安神；三阴交是足太阴脾经穴位，又是足三阴经的交会穴，有健脾、补肾、疏肝的功能。二穴合用，可使心气安宁，脾胃调和，肝气疏泄，心肾交通，阴阳协调，心安神宁。内关系手厥阴心包络经的络穴，又是八脉交会穴之一，通阴维脉。安眠是经外奇穴，具镇静作用。四穴合用，以调理心神功能，收镇静安神的效果。

药物处方：朱砂安神丸加减。

2. 心气血亏

主症：身倦乏力，自汗气短，面色无华，失眠多梦，心慌心悸，触事易恐，舌淡苔薄，脉细弱。

基本治法：补益气血。

针灸治法：宜取手足阳明、足太阴及背俞穴为主，针用补法。

针灸处方：曲池，足三里，三阴交，心俞，脾俞。

针灸方义：曲池为手阳明合穴，足三里为足阳明合穴，两穴相配伍，补气血；三阴交为足三阴经之交会穴，用之益气养阴；心俞、脾俞，分别为心经、脾经的背俞穴，益气养血。

药物处方：八珍汤加减。

【临床验案】

Redead，男，32岁，2003年1月3日就诊。自诉遇事易惊，虚怯善恐，颤抖，出汗多。面色无华，舌质淡苔薄，脉细弱。西医诊断为恐惧症。中医诊断为肝胆不足型恐惧症。针灸处方：四神聪，神门，通里，蠡沟，阳陵泉，合谷，太冲，针用平补平泻法，留针30分钟。

前后针刺28次，诸症消失，临床治愈。

十四、神经性厌食

神经性厌食是指患者通过节食等手段，以有意造成并维持体重明显低于正常标准为特征的进食障碍。尽管我们还不清楚神经性厌食的根本原因，但越来越多的证据显示，社会文化及生物学因素的相互作用对其发病有影响，特异性较低的心理机制与人格的易感性的作用也应考虑。该病伴随不同程度的营养不良，可引起继发性内分泌及代谢的改变及躯体功能的紊乱。

神经性厌食根据其病症特点，分别可归属于中医学的"郁证""纳呆""虚劳"等范畴。中医认为本病乃情志为病，禀赋素虚、肝气善结、环境影响等导致情志不畅是本病的主要病因。有意控制饮食、摄入不足、化生乏源也是本病的重要病因。

本病的主要病机是情志内伤，气机失调，化生不足，脏气虚损。临床上初起多因禀赋素虚、情志易结之人受环境、家庭影响，过分忧虑（担心过胖）导致情志不畅，心脾气结，肝气失疏，脾肾气机失调，功能减弱，不欲饮食。又因起病之初有意控制饮食，起病后被动厌食，造成摄入不足，化生无源，气血津液衰少，精血亏损。因肌体失养，冲任虚乏，则出现消瘦，体重减轻，经少或闭经等体征和症状。本病病位早期在心、肝、脾，日久精气血津液俱耗，损及肝肾，气机失调、脏气虚损是本病主要病机。

【辨证论治】

1. 肝气郁结

主症：抑郁不畅，情绪不宁，食欲不振，胁胀，善太息，女子月事不调，苔薄腻，脉弦。

基本治法：疏肝解郁，健脾和胃。

针灸治法：取足厥阴经穴为主，针用泻法。

针灸处方：期门，太冲，膻中，公孙。

针灸方义：期门、太冲以疏肝理气，配膻中宽胸利膈，调畅气机；公孙为脾之络穴，又冲脉通于公孙，与阴维脉交会于肠胃，故取之可疏调肠腹气机，以达行气解郁、宽胸除满之功。

药物处方：柴胡疏肝汤加减。

2. 心脾两虚

主症：多思善虑，头晕神疲，少寐健忘，心悸胆怯，食欲不振，面色少华，体渐消瘦，女子月经量多色淡或月经量少，舌质淡苔薄白，脉细弱。

基本治法：养心健脾，补气益血。

针灸治法：取手少阴、足太阴经穴为主，针用补法。

针灸处方：神门，心俞，内关，三阴交。

针灸方义：本方神门、心俞、内关以养心血，降心火；三阴交为足太阴脾经穴，为足三阴经之交会穴，健脾益血。

药物处方：归脾汤加减。

3. 胃阴不足

主症：厌食，消瘦，口干唇燥，大便干结，干呕或呃逆，面色潮红，舌干，苔少或光剥，脉细数。

基本治法：滋阴养胃。

针灸治法：宜取足太阴、足阳明及背俞穴为主，针用补法。

针灸处方：足三里，中脘，胃俞，脾俞，三阴交。

针灸方义：取足三里、三阴交，中脘与胃俞为俞募相配，与脾俞合之，扶助脾胃之气，使阴液生化有源。"肾者水脏，主津液"，亦可加阴谷之以益阴养胃。

药物处方：一贯煎合芍药甘草汤加减。

4. 肝肾阴亏

主症：厌食甚或吞咽困难，腰膝酸软，目干而眩，耳鸣重听，肌肤干燥，重度消瘦，五心烦热，骨蒸潮热，多梦，男子可遗精滑精，女子可经闭，性功能减退，大便干结数日一行，舌红少津，脉细数。

基本治法：补肝益肾，滋阴潜阳。

针灸治法：宜取足少阴、足少阳、手足阳明经穴为主，针用补法。

针灸处方：太溪，阳陵泉，悬钟，肾俞，肝俞。

针灸方义：方中太溪肾经原穴，滋肾养阴；肝生筋，故取筋会阳陵泉，髓会悬钟补肝益肾；肾俞、肝俞调二脏精气补益肝肾。诸穴合用补益肝肾，滋阴潜阳。

药物处方：左归丸合补肝汤加减。

十五、嗜睡症

嗜睡症被定义为白昼睡眠过度及睡眠发作，并非由于睡眠量的不足。如果没有肯定的证据表明存在器质性病因，这一状况通常与精神障碍有关。

嗜睡症属于中医学"嗜卧""多寐""善寐"等范畴。如《素问·诊要经终论》曰："秋刺夏分，病不已，令人益嗜卧"。《灵枢·口问》亦指出："阳气尽，阴气盛，则目瞑。"张仲景《伤寒论》说："少阴之为病，脉微细，但欲寐也。"

本病的主要病因病机为痰湿内停，阴盛阳虚，其病变主要在心、脾、肝、胆、胃。临床表现特点是不分昼夜，时时欲睡，呼之能醒，醒后复睡。临床辨证应根据病史、体质、神态、见证、脉舌等，不仅区分虚实，更要明辨标本。

【辨证论治】

（1）痰湿内困

主症：嗜睡而伴见身体沉重乏力，头目昏沉，胸闷纳呆，痰多泛恶，舌苔白腻，脉濡缓或细滑。

基本治法：健脾利湿，助运化痰。

针灸治法：宜取足阳明、足太阴经穴为主，针用泻法。

针灸处方：丰隆，内关，阴陵泉，中脘，头维。

针灸方义：取脾经合穴阴陵泉，胃经络穴丰隆、中脘、头维，以调理脾胃，运化痰湿，升清降浊；内关通阴维，善通胸腹气机，合之以加强降浊痰升清阳的功效。本方实为治本之法。

药物处方：半夏白术天麻汤加减。

（2）心气不足

主症：嗜睡多梦，精神萎靡，心悸短气，健忘易惊，恶寒恶劳，动辄易汗，面色少华，舌淡苔薄，脉沉细无力。

基本治法：益心气，温心阳。

针灸治法：宜取手少阴、手厥阴及背俞穴为主，针用补法，加灸。

针灸处方：神门，内关，心俞，巨阙，脾俞，中冲，少冲。

针灸方义：取心经系穴神门，心包经络穴内关以宁心安神；心俞、巨阙为俞募配穴以助心阳，益心气；灸中冲、少冲，取"虚则补其母"之意，以温心阳益心气。

药物处方：养心汤加减。

（3）脾气不足

主症：进食后困倦多寐，神疲纳差，肢怠乏力，腹胀便溏，舌胖嫩，苔薄白，脉无力。

基本治法：益气健脾助运。

针灸治法：宜取足太阴、足阳明、任脉经穴及俞募配穴为主，针用补法，加灸。

针灸处方：阴陵泉，足三里，中脘，气海，脾俞，章门，胃俞，关元。

药物处方：六君子汤加减。

（4）脾肾阳虚

主症：昏昏欲睡，神疲食少，懒言易汗，畏寒肢冷，腰膝酸软，大便溏薄，或五更泄泻，小便不利或夜尿频数，舌淡苔白，脉沉细微。

基本治法：温补脾肾。

针灸治法：宜取足少阴、足阳明、任脉及背俞穴为主，针用补法，加灸。

针灸处方：太溪，足三里，脾俞，肾俞，气海，水分。

针灸方义：方中太溪补肾气，足三里以健脾温阳，脾俞、肾俞补之温脾肾之阳，灸气海以助肾阳化气行水，加水分以通调膀胱经气利小便。

药物处方：肾气丸加减。

（5）瘀血阻滞

主症：头昏头痛，神倦嗜睡，病久健忘，舌质紫暗或有瘀斑，脉涩。

基本治法：活血通络祛瘀。

针灸治法：取手阳明、足太阴、足厥阴经穴为主，针用泻法。

针灸处方：合谷，太冲，血海，百会。

针灸方义：方中合谷能通调气血，太冲、血海可行气活血，百会入脑络，活血定痛。

药物处方：通窍活血汤加减。

（6）肝胆湿热

主症：神思不爽，昏闷如醉，多睡少起，头目眩晕，口苦咽干，烦躁易怒，胸胁胀满，舌苔黄腻，脉弦滑。

基本治法：清利肝胆湿热。

针灸治法：取足少阳、足厥阴经穴为主，针用泻法。

针灸处方：期门，日月，支沟，阳陵泉，太冲。

针灸方义：期门、日月是肝胆之气募集之处，泻之能疏利肝胆；支沟、阳陵泉泻之能清热化湿。

药物处方：龙胆泻肝汤加减。

十六、恐怖症

恐怖症即恐怖性神经症，是对某些物体，活动或情境产生的持续的不合理的恐惧为特征的神经症性障碍，多伴自主神经症状，患者常不得不回避其害怕的对象或情境。一般临床以广场恐怖症、社交恐怖症和单纯性恐怖症为多见。

恐怖症与中医"恐证"相似，如《灵枢·本神》云："恐怖者神荡惮而不枚……神伤则恐惧自失。"《沉氏尊生书》曰："心胆惧怯、触事易惊、梦多不详。"《伤寒论》论及了恐证脉症："脉行如循丝、累累然其面白脱色。"《中藏经》则记载了恐怖死症："肝绝汗出如水，恐惧不安，伏卧，面赤面青者八日死。"

本病多因七情所伤，损及肝、肾、心、胆所致。以虚证居多，乃精血不足之主，非阳气有余之候。主要病变部位在肝、肾、心、胆。

【辨证论治】

（1）肾精不足

主症：腰膝酸软，精神不振，心慌善恐，遗精盗汗，失眠虚烦，面部烘热，舌红少苔，脉细弱。

基本治法：补肾益精，滋阴降火。

针灸治法：宜取足少阴肾经、足太阴脾经穴为主。针用平补平泻法。

针灸处方：太溪，三阴交，肾俞，曲泉。

针灸方义：太溪，肾经原穴，滋补肾阴；三阴交补肝肾之阴血；肾俞补肾气，益肾精；曲泉，肝经原穴，补肝阴。

药物处方：知柏地黄汤加减。

（2）肝胆不足

主症：两胁不舒，遇事数谋寡断，虚怯善恐，面色无华，气短乏力，苔薄质淡，脉弱。

基本治法：补益肝胆。

针灸治法：宜取手少阴、足厥阴、足少阳经穴为主，针用平补平泻法。

针灸处方：神门，通里，蠡沟，阳陵泉。

针灸方义：神门为心经原穴，通里为心经之络穴，合用宁心安神；蠡沟为足厥阴肝之络穴，阳陵泉为足少阳胆经合穴，合用补益肝胆。

药物处方：补肝防风汤加减。

（3）风寒袭表

主症：心悸不安，胸闷气短，形寒肢冷，常伴有鼻塞，流清涕，头痛，肢体酸痛，舌苔薄白，脉浮或浮紧。

基本治法：解表散寒。

针灸治法：宜取督脉、足少阳、手足阳明经穴为主，针用泻法或平补平泻法。

针灸处方：大椎，风池，曲池，足三里，血海。

针灸方义：大椎温热解表散寒；风池为足少阳经穴，祛风散寒解表；曲池为手阳明大肠经合穴，足三里为足阳明经合穴，合用疏通阳明经气，阳明经为多气多血之经，益气血散风寒；血海为脾经穴，补血活血；按中医理论"治风先治血，血行风自灭"之意，故取之。

药物处方：桂枝汤加减。

第五节 皮肤科病症

一、皮肤瘙痒症

皮肤瘙痒症是指无原发皮损，仅有瘙痒感的一种皮肤病，本病特征是皮肤阵发性瘙痒，受热或辛辣刺激后加重，但皮肤上不见原发疹而仅抓痕、结痂、色素沉着等继发损害。本病多见于成年人和老年人，冬季易发病。根据皮肤瘙痒的范围及部位不同，可分为全身性和局限性两种类型。全身性瘙痒症最初仅局限一处，随之扩展至身体大部分或全身，瘙痒常为阵发性，尤以夜间加重。局限性瘙痒症发生于身体的某一部位，常以男性阴囊、女性阴部及肛门、头部等部位最为多见。本病中医称之"风瘙痒""风痒""血风疮""痒风"等。如瘙痒发生于肛门、阴囊、女阴等处又称谓"谷道痒""阴痒"等不同病名。

【辨证论治】

1. 风寒袭表

主症：周身瘙痒，遇风着凉后则痒剧。如入睡脱衣或晨起穿衣之际则阵发瘙痒，气候适宜或入睡被褥则止。舌淡红，苔薄白，脉浮紧。多发于深秋或冬季。

基本治法：疏风散寒，调和营卫。

针灸处方：百会，风池，气海，关元，足三里，肾俞，中脘。

药物处方：桂枝麻黄汤合止痒永安汤加减。

2. 风热郁表

主症：周身皮肤瘙痒，热盛痒剧，得冷则痒轻，皮肤颜色鲜红触之灼热，搔抓后津血出时痒止，心烦口渴，食入辛辣食物而瘙痒加剧。舌红苔薄白的，脉弦数。本证型多见于夏秋季。

基本治法：疏风清热，调和气血。

针灸处方：大椎，风池，风府，曲池，血海，足三里。

药物处方：消风散合止痒息风汤加减。

3. 血虚风燥

主症：周身瘙痒，痒如虫行，夜间尤甚，皮肤干燥，由于皮肤反复搔抓皮肤增厚，间有抓痕或覆细薄鳞屑，病程长者伴精神倦怠，面色㿠白，头晕，心悸，失眠，纳呆，舌淡，苔薄白，脉沉细。本证型多见于久病体弱及老年患者。

基本治法：养血润燥，消风止痒。

针灸处方：百会，风池，风府，曲池，合谷，血海，三阴交，阴陵泉。

药物处方：养血消风散加减。

4. 湿热下注

主症：瘙痒为阵发性，夜间痒甚，汗出、摩擦、潮湿等均可成为诱因，瘙痒多突然发作，瘙痒剧烈，抓至出血疼痛则痒减，舌红，苔黄腻，脉弦滑数。此证型多见于肛门周围、女阴、阴囊等部位，妇女可伴有带下腥臭。

基本治法：清热利湿，祛风止痒。

针灸处方：足三里，阴陵泉，三阴交，太冲，丰隆，曲池，复溜。

药物处方：加味三妙丸合龙胆泻肝汤加减。

【临床验案】

（1）沈某，女，48岁。2006年4月22日初诊。患瘙痒症1年余，近1个月因食海鲜加剧。舌质稍红，苔黄，脉弦滑。针灸取穴风池、血海、风市，进针得气后行平补平泻法，加电针，留针30分钟。治疗12次痊愈。

（2）Sitnek，男，41岁，2006年3月5日来诊。患者患瘙痒症2余年，背部、阴囊、大腿内侧瘙痒剧烈，继而出现不少丘疱疹，抓后引起水疱，溃脓渗水，多方治疗不效，来门诊求治。舌苔白腻，脉沉细稍滑。四诊合参，证属血虚风燥夹湿热。针灸处方：足三里，血海，风市，曲池，合谷，膈俞，阴陵泉，三阴交。毫针刺法，加用电针，留针30分钟，先后针刺18次。药物处方：秦艽9g，苦参9g，大黄6g，黄芪9g，防风15g，漏芦9g，黄柏9g，白花蛇舌草10g，地肤子10g，蛇床子9g，土茯苓9g，苍术9g，生甘草6g，龙胆草6g，枯矾6g，川椒9g，荆芥9g，黄连3g，牡丹皮9g，泽泻9g，熟地黄15g，知母9g，蒲公英9g。临证加减，连服3个月，临床治愈。

二、酒渣鼻

酒渣鼻因鼻色紫红如酒渣而得名，多见于中年人。本病特征为在颜面中部发生弥漫性潮红，伴发血疹脓疱及毛细血管扩张。中医认为酒渣鼻的发生是肺胃积热上蒸或嗜酒之人，酒气熏蒸复遇风寒之邪，交阻于肌肤，可发生本病。此外，毛囊虫的寄生也可引起本病的发生，其病因病机为肺胃积热，肝郁气滞，寒凝血瘀所致。

本病临床分为三期，但各期之间无明显的界限，病程经过缓慢。大多数为中年人，女性较多，但是病情严重的常为男性。红斑期为颜面中部特别是鼻部两颊、前额、下颏等部位发生红斑，尤在刺激性饮食后，外界温度突然改变及精神兴奋时更为明显。丘疹脓疱期为病情继续发展时，在红斑的基础上成批出现痤疮样丘疹、脓疱，但无粉刺形成。鼻赘期为病期长久者，鼻部结缔组织增殖，皮脂腺异常增大，致使鼻尖部肥大，形成大小不等的结节状、隆起，称为鼻赘。其表面凸凹不平，皮脂腺明显扩大，压挤有白色黏稠皮脂分泌物溢出，毛细血管显著扩张。肉芽肿酒渣鼻是一种特殊形式的丘疹性酒渣鼻，发生于在蝶形部分，而且在面部两侧及口周围。

【辨证论治】

（1）脾胃积热

主症：颜面中部特别是鼻部、面颊、前额、下颏等部位发生红斑，伴有口渴，喜冷饮，口臭，消谷善饥，小便黄，大便干燥，舌质红，苔白或黄，脉滑数或弦。

基本治法：清热凉血，活血化瘀。

针灸处方：曲池，合谷，迎香，血海，风市，肺俞，膈俞。

药物处方：枇杷清肺饮。

（2）肝郁气滞

主症：除有各期所见皮疹外，伴有皮疹在精神紧张、情绪激动时加重，烦躁易怒，胸闷胁胀，口苦纳呆，失眠，舌质红，苔薄黄，脉弦细稍数。

基本治法：疏肝解郁，活血化瘀。

针灸处方：合谷，太冲，肝俞，膈俞，蠡沟，曲池，委中，风市，血海。

药物处方：逍遥散加减。

三、痤疮（青春痘）

痤疮是青春期常见的皮肤病，其特点是颜面散在针头或米粒大小的皮疹，或见黑头，能挤出粉渣样物。多见于青年，好发于颜面，前胸及后背部皮脂丰富位置。本病属中医学的酒刺、粉刺、面粉渣、粉花疮、肺风粉刺等，西医以其形态不同而分为寻常型痤疮、脓疱型痤疮、结节型痤疮、囊肿型痤疮、瘢痕型痤疮、聚合型痤疮、痤疮反复发作等类型。

【辨证论治】

（1）肺热血热

主症：以面部眉间及下颏部为主，呈多形性，如红色丘疹、黑头粉刺、脓疱等，伴有面部潮红，皮肤瘙痒，苔薄黄，脉弦数。

基本治法：宣肺清热。

针灸治法：宜取手太阴、手阳明经穴为主。

针灸处方：鱼际，尺泽，曲池，内庭，大椎，针用泻法。

针灸方义：手太阴经荥穴鱼际，配合合穴尺泽，清泄肺热；再取手阳明经合穴曲池，配足阳明经荥穴内庭，清阳明经热邪；督脉为阳脉之海，大椎为督脉穴，泻之清热邪。诸穴伍用，宣肺清热。

药物处方：枇杷清肺饮加减。

（2）脾肾湿热

主症：损害部位以丘疹、脓疱为主，皮疹色红，伴有口臭、纳呆、胸痛、便秘，舌苔黄腻，脉濡数或滑数。

基本治法：清热化湿，通腑泻便。

针灸治法：宜取足太阴、足阳明、任脉经穴为主。

针灸处方：公孙，阴陵泉，足三里，曲池，内庭，中脘，针用泻法。

针灸方义：公孙为脾之络穴，阴陵泉为脾经合穴，合用健脾利湿清热；足三里为足阳明经合穴，曲池为手阳明经合穴，合用清泄胃肠湿热；内庭为足阳明经荥穴，中脘为胃经募穴；合用清胃泻热。

药物处方：茵陈蒿汤合龙胆泻肝汤加减。

（3）热毒

主症：皮损以丘疹、脓疱、毛囊炎、疖肿为多见，常伴有面部热痛，口渴心烦，尿黄便秘，舌苔黄燥，脉弦数。

基本治法：清热凉血解毒。

针灸治法：宜取督脉、手阳明经穴为主，针用泻法。

针灸处方：曲池，合谷，风池，身柱，灵台，委中。

针灸方义：曲池为手阳明经合穴，合谷为手阳明经原穴，风池为少阳经穴，三穴伍用泻火毒，清热解毒。督脉统率诸阳，灵台为治疗经验穴，配身柱有疏泄阳经邪火郁热之功效。取血之郄穴委中，以清泄血中热毒。

药物处方：黄连解毒汤合五味消毒饮加减。

（4）血瘀痰凝

主症：皮损以丘疹、结节、囊肿为主，舌紫暗，脉弦滑。

基本治法：活血化瘀，祛痰散结。

针灸治法：宜取足阳明、任脉经穴及背俞穴为主，针用泻法。

针灸处方：丰隆，膻中，脾俞，中脘，膈俞，血海。

针灸方义：方中丰隆为足阳明经络穴，配膻中、脾俞、中脘行气利湿，化痰散结。膈俞、血海伍用活血化瘀。诸穴伍用，祛湿化痰，活血散结。

药物处方：桃红四物汤加减。

【辨病治疗】

现代医学以其形态不同分为寻常型痤疮、脓疱型痤疮、结节型痤疮、囊肿型痤疮、瘢痕型痤疮、聚合型疮疱、痤疮反复发作等类型。

（1）寻常型痤疮

主症：皮损以血疹、黑头为重。

基本治法：宣肺清热祛风。

针灸处方：参照肺血热辨证论治。

药物处方：①枇杷清肺饮。②痤疮饮。气虚加党参，头晕目眩加龙胆草，菊花；尿黄加白茅根。③清胃散加减。④竹叶饮。

临证加减：肝郁血热加柴胡、当归、牡丹皮、赤芍、山栀子、郁金；脾胃湿热加生薏苡仁，苍术，黄柏，黄芩；热毒甚者加紫花地丁、蒲公英、败酱草。

（2）脓疱型痤疮

主症：皮损以脓疱性丘疹为主，常因感染引起。

基本治法：清热凉血解毒。

针灸处方：参照热毒型辨证论治。

药物处方：泻心汤加味、茵陈枇杷清肺饮或消痤饮加减。

（3）结节型痤疮

主症：皮损以结节为重。

基本治法：清热凉血，软坚散结。

针灸处方：参照血瘀痰凝型辨证论治。

药物处方：白草枇杷饮加减。

（4）囊肿型痤疮

主症：皮损以囊肿为重。

基本治法：清热化痰，软坚散结。

针灸处方：参照血瘀痰凝型辨证论治。

药物处方：桃红四物汤加减。

(5) 瘢痕型痤疮

主症：结节破溃吸收后，形成肥厚或萎缩性瘢痕为主。

基本治法：活血化瘀。

针灸处方：参照血瘀痰凝型辨证论治。

药物处方：丹参饮加减。

(6) 聚合型痤疮

主症：损害多形，簇集发生，愈后形成瘢痕。

基本治法：清热凉血活血。

针灸处方：参照热毒型及血瘀痰凝型辨证论治。

药物处方：丹参饮合桃红四物汤加减。

(7) 痤疮反复发作型

主症：痤疮反复出现。

基本治法：清热宣肺，通腑攻下。

针灸处方：参照肺热血热型，胃湿热型辨证论治。

药物处方：增液承气汤或增液白花蛇舌草汤加减。

四、带状疱疹

带状疱疹是由水痘-带状疱疹病毒引起的急性疱疹皮肤病。本病特点是突然发生簇集性水疱，沿一侧周围神经呈带状分布，伴有神经痛，多发于春秋季节，成人多见，病程2～4周，愈后一般不再复发。本病发疹前常有发热、倦怠、食欲减退，患部皮肤烧灼感或神经痛等前驱症状，亦可无前驱症状即发疹者，常在发病后1～3天患部出现不规则红斑，随即出现多数成群簇集丘疱疹，迅速变成粟粒至绿豆大小水疱，内容澄清透明，疱壁紧张发亮。皮疹在2～5天内陆续不断出现。数日后水疱由澄清转混浊，或化脓，或水疱破裂形成糜烂面，最后干燥结痂，痂脱而愈，可当暂时性色素沉着，一般不留瘢痕。皮疹沿某一周围神经分布，排列成带状，发生于身体一侧，不超过正中线，少数也可超过正中线。好发于胸、腹、腰、四肢、颜面、眼亦可发生。发疹前或后发生神经痛是本病的特征之一，疼痛程度与年龄有关，通常儿童患者没有疼痛或疼痛很轻，而年老体弱患者疼痛剧烈且持续时间较长。个别病例出现红斑、丘疹，不发生典型水疱，称不完全性或顿挫性带状疱疹，形成大疱，称大疱性带状疱疹；水疱呈血性，称出血性带状疱疹；年老体弱者，皮疹可坏死，形成溃疡，愈后留有瘢痕，称坏疽性带状疱疹；体弱患者，在局部发疹后数日内全身可发生水痘样皮疹，常伴高热，可并发肺炎或脑炎，病情严重，可致死亡，称泛发带状疱疹。

本病中医称"蛇串疮""缠腰火丹""火带疮""蛇丹""火腰带毒"等名称，中医认为本病的发生与外感湿热毒邪、情志失调、劳累过度、饮食不节、年老体弱等有关，其病机主要为湿热毒滞，循经外发肌肤，日久则气滞血瘀所致。本病中医针灸及中药治疗疗效颇佳，效果满意。

【辨证论治】

(1) 肝经湿热

主症：皮疹鲜红，疱壁紧张，灼热刺痛，口苦咽干，烦躁易怒，大便干结，小便短赤，皮疹多发于胸胁和头面，舌质红，苔黄或黄腻，脉弦数。

基本治法：清热利湿，解毒止痛。

针灸处方：曲池，合谷，阴陵泉，蠡沟，太冲，皮疹周围阿是穴。

药物处方：龙胆泻肝汤加减。

(2) 脾湿内蕴

主症：皮疹淡红，水疱较多，疱壁松弛糜烂，有渗液，疼痛较轻，胃纳不佳，腹胀便溏，皮疹多发于腹部及下肢，舌质淡，舌体胖，苔白厚或白腻，脉沉缓而滑。

基本治法：健脾利湿，解毒止痛。

针灸处方：手三里，合谷，脾俞，足三里，阴陵泉，曲池，丰隆，皮疹周围阿是穴。

药物处方：除湿胃苓汤加减。

（3）气滞血瘀

主症：疹部基底暗红，疱液成为血水，疼痛剧烈难忍，或皮疹已消退，但疼痛不止，以致夜寐不安，精神萎靡，多见于老年人，舌质紫暗或有瘀斑，苔白，脉沉涩。

基本治法：活血化瘀，理气止痛。

针灸处方：肝俞，足三里，太冲，蠡沟，血海，风市，皮疹周围阿是穴。

药物处方：柴胡疏肝散或逍遥散加减。

【临床验案】

王某，男，42岁。因右侧胸部疼痛3天，起红斑丘疹1天，于2005年9月15日就诊。患者3天前饮白酒后自觉右侧胸部疼痛，而后局部起簇集红斑、丘疹，无水疱，疼痛加剧，夜不能眠，口干口苦，双眼红赤，大便干结，尿少，舌红绛，苔薄黄，脉滑稍数。诊断为带状疱疹。证属肾阴不足、肝经湿热。穴用太溪、复溜、曲池、合谷、阴陵泉、太冲，皮疹周围围刺。药用栀子9g，黄芩9g，赤芍10g，金银花10g，连翘10g，大青叶10g，马齿苋12g，紫花地丁10g，大黄3g，黄连6g，川楝子10g，生甘草5g。前后针刺6次，共服9剂治愈。

五、湿疹

湿疹是一种常见的多发的变态反应性皮肤病，是以红斑、丘疹、水疱、渗出糜烂等多种皮肤损害为临床特征，常呈对称性分布，伴瘙痒。本病的发病原因很复杂，有内在因素与外在因素的多方面相互作用。本病的中医病因病机为外感风湿热邪，饮食不常，损伤脾胃，情志内伤，伤及肝脾，正气亏损，湿热留恋所致。湿疹根据病情和皮损特点，可分为急性、亚急性和慢性3种。

【辨证论治】

（1）热重于湿型

主症：发病急，病程短，相当于急性湿疹，局部皮肤初起为皮肤潮红、灼热、轻度肿胀，继而粟疹成片或水疱密集，渗液流出，瘙痒无休。伴身热、心烦、口渴、大便秘结，小便短赤，舌质红，舌苔薄黄或黄腻，脉弦滑或弦数。

基本治法：清热利湿，凉血解毒。

针灸处方：肺俞，合谷，曲池，大椎，委中，阴陵泉，水分，天枢，神门。

药物处方：龙胆泻肝汤加减。

（2）湿重于热型

主症：发病较慢，皮疹为丘疹、血疱疹及小水疱，此型相当于急性湿疹或亚急性湿疹。常见皮肤潮红、瘙痒、糜烂、渗出较多，伴腹胀、大便不畅或溏，小便清长，舌质淡，苔白或白腻，脉滑或弦滑或缓。

基本治法：利湿解毒，佐以清热。

针灸处方：阴陵泉，大都，脾俞，中脘，足三里，天枢，大椎，委中。

药物处方：萆薢渗湿汤加减。

（3）风热型

主症：相当于急性湿疹及亚急性湿疹。皮损呈丘疹，脱屑，红斑，肿胀，干燥，瘙痒较甚。皮损有播散性，范围较广。常因搔抓而有抓痕及结血痂，渗出少。伴失眠，大便干结，小便短赤。舌质红，舌苔黄白相兼，脉浮数。

基本治法：疏风清热利湿。

针灸处方：脾俞，风门，风池，曲池，合谷，阴陵泉，中脘，大椎。

药物处方：消风散加减。

（4）血虚风燥型

主症：病程较长，反复发作。相当于慢性湿疹，皮肤干燥、脱屑，淡红斑，丘疹，抓痕，色素沉着。舌苔白，舌质淡红，脉弦缓或沉细无力。

基本治法：养血润肤，祛风止痒。

针灸处方：风门，曲池，血海，膈俞，风市，神门。

药物处方：当归饮子汤加减。

（5）脾虚型

主症：多见于小儿湿疹或脾胃虚弱的成人。皮损为红斑、丘疹、鳞屑为主，少许渗出，皮肤粗糙无弹性。常伴有腹泻、食欲不振，倦怠乏力，舌质淡红，舌苔白，脉濡细无力。

基本治法：健脾化湿，凉血导滞。

针灸处方：脾俞，肺俞，肾俞，手三里，足三里，曲池，血海，阴陵泉，中脘。

药物处方：除湿胃苓汤加减。

（6）肝肾亏虚型

主症：皮损淡红、干燥、脱屑、肥厚，呈苔藓样变，瘙痒频作，尤以夜甚。耳鸣，头晕，腰膝酸软，性生活或月经后、劳累后加重。舌质淡红，少苔，脉细数。此型多见于反复发作、迁延不愈的慢性湿疹。

基本治法：滋阴补肾，益肝理湿。

针灸处方：肝俞，肾俞，三阴交，太溪，太冲，阴陵泉，曲池，血海，膈俞，足三里，复溜。

药物处方：六味地黄汤加减。

【临床验案】

（1）Liaw，女，18岁，2006年5月20日初诊。近2个月出现皮肤瘙痒，继而出现小丘疹，抓伤后引起水疱，溃疡渗水。诊为湿疹。针灸处方：风市，曲池，血海，肺俞，针用泻法，留针20分钟。加用电针。针5次痊愈。

（2）Sitoner，男，41岁。4年前出现阴囊瘙痒，前胸后背瘙痒，继而出现大小丘疹，因食海鲜加剧，经口服西药效果不显，来求助于针灸中药治疗。取穴：足三里、血海、风市、三阴交、肺俞、脾俞、膈俞，针用泻法加电针，留针30分钟。口服中药秦艽9g，苦参9g，大黄4g，黄芪9g，防风9g，漏芦6g，黄柏6g，白花蛇舌草5g，地肤子6g，蛇床子6g，土茯苓6g，苍术6g，甘草5g，龙胆草6g，夏枯草3g，川椒6g，荆芥6g，黄连3g，山药6g，牡丹皮6g，泽泻6g，熟地黄6g，知母5g，蒲公英6g。此为1剂量，制成科学中药饮剂，每天2次，每次1袋，饭后半小时口服。连续针灸治疗9次，中药服用2个月，告愈，未见复发。

六、外阴瘙痒症

外阴瘙痒症是指妇女外阴及阴道瘙痒，甚则痒痛难忍，坐卧不安。中医称"阴痒"，亦称"阴门瘙痒"，以西医滴虫性阴道炎、霉菌性阴道炎、老年性阴道炎和外阴瘙痒障碍病为多见。中医认为阴部为肝经所布，肾又开窍于二阴，肝肾两脏功能失常，常导致本病的发生。肝经湿热、肝肾阴虚为本病的病因病机。

【辨证论治】

(一) **基本疗法**

(1) 肝经湿热

主症：阴部瘙痒，坐卧不安。带下量多，色黄如脓，或呈泡沫状，或如豆腐渣状，气秽。兼见心烦少寐，胸闷不适，口苦而腻，食欲不振。舌苔黄腻，脉弦数。

基本治法：清热利湿，杀虫止痒。

针灸处方：中极，蠡沟，血海，下髎，三阴交。

药物处方：萆薢渗湿汤加减。

临证加减：若见肝经湿热热甚，症见白带多，阴部瘙痒，大便秘结，小便短赤，烦躁易怒，胸胁胀满，口苦而干，舌红苔黄，脉弦数者，用龙胆泻肝汤加减。

(2) 肝肾阴虚型

主症：阴部干涩，灼热瘙痒，带下量少色黄，甚则呈血样，腰酸膝软，五心烦热，烘热汗出，舌红少苔，脉细数无力。

基本治法：补益肝肾，滋阴降火。

针灸处方：中极，膀胱俞，次髎，阴陵泉，蠡沟，三阴交，太溪。

药物处方：知柏地黄汤加减。

(二) **其他疗法**

外治法用蛇床子、苦参、百部、明矾、川椒等。煎汤趁热先熏后坐浴。1日1次，10次为1疗程。

【临床验案】

王某，女，54岁，2007年4月4日就诊。主诉外阴瘙痒2个多月，现症见大便秘结，尿黄。查体：面色无华，舌质红，苔黄腻，脉弦稍滑。证属肝经湿热，治以清热利湿。针灸处方：中极，蠡沟，血海，三阴交，阴陵泉。针灸3次。药物处方：萆薢9g，龙胆草6g，黄芩6g，生地黄9g，大青叶6g，苦参9g，柴胡6g，黄柏9g，生石膏10g，防风6g，白鲜皮9g，蝉蜕6g，白蒺藜9g，生栀子9g等7剂。诸症消失，临床治愈。

七、生殖器疱疹

生殖器疱疹是由单纯疱疹病毒感染的一种性传播病，25%的人群会感染疱疹病毒，其特征是在泌尿生殖器官部位（外阴）反复发生红斑水疱性皮损。生殖器疱疹的症状与口面部发生的单纯疱疹相似，病变部位发生于男性龟头、阴茎、尿道口、包皮与阴囊等处，女性外阴部、阴唇、阴道与子宫颈等处。严重时大腿与臀部也偶可发生。发病时上述部位有刺痛或烧灼感。随即出现红斑群集瘙痒的小红丘疹并迅速成小水疱，多个成群水疱可变为脓疱。本病属于中医"阴疮""热疮""火燎疮"范畴。中医认为房室不洁，纵欲淫乱，可致肾阴亏损，相火内炽，淫毒蕴热，上蒸下迫而发此病。

【辨证论治】

(1) 湿热瘀阻

主症：疱疹反复发作，患处糜烂，男性睾丸肿痛，女性白带黄臭，少腹胀痛，月经失调，神情抑郁，舌质暗，苔黄腻，脉濡细而涩。

基本治法：清热利湿，解毒化瘀。

针灸处方：曲池，合谷，中极，膀胱俞，阴陵泉，蠡沟，血海，太冲。

药物处方：解毒清热汤加减。

(2) 火热下迫

主症：发病急骤，阴部灼热，疱疹红亮，局部瘙痒疼痛，数天后疱疹破溃糜烂，患处肿胀，可伴有口苦口干、头痛发热、心烦等全身症状。或有尿急尿痛、白带增多等症状，舌质偏红，苔黄或黄腻，脉弦数。

基本治法：清热凉血，泻火解毒。

针灸处方：风池，曲池，大椎，合谷，血海，太冲，身柱，灵台，阴陵泉，委中。

药物处方：黄连上清丸合龙胆泻肝汤加减。

【临床验案】

Samokhval，男，44岁，2007年2月8日就诊。自诉尿道刺痛，白浊，睾丸肿痛，龟头、阴囊部疱疹破溃，反复发作近11个月。舌质红绛，苔黄腻，脉弦细稍滑。诊断为生殖器疱疹。证属肾阴虚、湿毒瘀阻型。针灸处方：曲池，合谷，中极，膀胱俞，阴陵泉，蠡沟，血海，太冲，太溪。每周2次，先后针刺20次。口服中药生殖器疱疹饮2个月，并用黄连、黄柏、黄芩、紫花地丁、苦参等中药外洗，每日2次，现诸症消失，临床治愈。

附注：生殖器疱疹饮

苦参9g，蒲公英9g，野菊花9g，紫花地丁6g，滑石36g，生甘草6g，王不留行9g，白薇草9g，白头翁9g，大青叶6g，土茯苓9g，赤小豆24g，赤芍9g，桃仁9g，车前草6g，白花蛇舌草6g，龙胆草6g，黄芩6g，生地黄9g，当归9g，大黄3g，为1剂量。

第六节　其他病症

一、耳鸣耳聋

耳鸣是指患者自觉耳内鸣响，如闻蝉声，或如潮声。耳聋是指不同程度的听觉减退，甚至消失。耳鸣可伴有耳聋，耳聋也可由耳鸣发展而来。二者临床表现和伴发症状虽有不同，但在病因危机上却有许多相似之处，均与肾有密切关系。

此病包括现代医学很多疾病，包括外耳病变、鼓膜病变、中耳病变、药物中毒、烟酒中毒以及贫血、高血压者、内耳性眩晕等，以上各种疾病均可出现耳鸣、耳聋症状。

【辨证论治】

（1）肾精不足

主症：耳鸣耳聋，头晕目眩，腰酸，遗精，或兼潮热面赤，盗汗，舌质红，脉细弱。

基本治法：补肾益精，滋阴潜阳。

针灸处方：翳风，耳门，肾俞，太阴，关元。

药物处方：耳聋左慈丸加减。

（2）气血两虚

主症：耳鸣耳聋，面色㿠白，口唇、爪甲苍白无华，心悸，头晕，舌质淡，脉沉细。

基本治法：补益气血，健运脾胃。

针灸处方：翳风，耳门，听会，膈俞，三阴交，足三里。

药物处方：八珍汤、人参养营汤加减。

（3）肝火上扰

主症：突然耳鸣耳聋，头痛，眩晕，面红目赤，心烦易怒，口苦咽干，恼怒后耳鸣耳聋加重，舌红，苔黄，脉弦数。

基本治法：清肝降火，潜阳息风。

针灸处方：听宫，合谷，外关，足临泣，太冲。

药物处方：龙胆泻肝汤加减。

（4）痰火壅盛

主症：耳鸣如蝉，甚则闭塞全聋，胸闷痰多，口苦，舌红，苔黄腻，脉滑数。

基本治法：清火化痰，和胃降浊。

针灸处方：听宫，合谷，丰隆，内关，大陵。

药物处方：温胆汤加减。

【临床验案】

（1）刘某，于2005年8月29日就诊。自诉耳鸣耳聋8个多月，并头痛眩晕。曾服中西药物，效果不佳。症见头晕，耳鸣，耳聋，面红目赤，烦躁易怒，口苦咽干，情绪激动时加重。舌苔黄腻，脉弦稍数。此因肝郁化火或恼怒伤肝，肝胆火升，火盛风动，风火上扰于耳所致。治宜清肝泻火，潜阳息风。取听宫、合谷、中渚、足临泣、太冲、侠溪，针用平补平泻法，针刺13次。服龙胆泻肝汤加黄连、大黄、柴胡、黄柏、知母、车前子、木通等中药1个月，诸症消失，临床治愈。

（2）Spiezia，男，于2005年10月29日就诊。自诉耳鸣耳聋6年，服西药效果不佳而就诊。刻下耳鸣耳聋，头眩，腰膝酸软，手足心热，舌质绛，脉弦细，证属耳鸣耳聋。此证乃由肾精不足，阴亏火旺。治宜滋补肾阴，清降阳火。取穴耳门、翳风、太溪、中渚、三阴交，用平补平泻法，针刺20次。服耳聋左慈丸加女贞子、龟甲、龙骨、牡蛎、阿胶、牛膝等中药2个月，诸症消失，临床治愈。

二、花粉过敏症

花粉过敏症是临床常见多发病之一，它主要是通过接触、鼻闻花粉异味，导致人体免疫功能障碍，机体抵抗力下降，正气不胜邪气而发病，临床表现症状多种多样，但主要表现以过敏性疾病为主。临床多见感冒及眼、耳、鼻、喉诸症，如咽喉肿痛、声嘶、眼睑浮肿、失眠、荨麻疹、湿疹、慢性咳嗽、鼻腔阻塞、哮喘、耳鸣、听力障碍等症状。本病一年四季皆可发病，但以春夏初季节为多见，是严重危害人体健康的疾病之一。本病属于中医伤风、喉痹、鼻鼽、咳嗽、哮喘、风湿疡、风瘖瘰、风瘙痒、耳苦鸣等范畴。

中医学认为本病的发病是花粉之气多从口鼻而入，因肺卫在上，首当其冲，故本病初起多见肺卫证。肺主气属卫，与皮毛相合，正邪相争，肺气郁而不宣，皮毛腠理开合失司而发病；鼻为肺之窍，肺主气司呼吸，肺为冷风夹花粉之气所犯，气道不通，津液停聚，或气滞血瘀，鼻窍壅塞，邪正相搏，肺气上逆而致病；花粉随风邪侵袭，遇于肌肤，久留体内，化火生燥，以致津血枯涩，不得润养肌肤而发病，吸入花粉风冷之邪气未能及时表散，邪蕴于肺，壅阻肺气，气不布津，聚液生痰，痰浊内蕴亦可发病；风热夹花粉之邪侵犯咽喉，内犯肺胃，肺胃积热，循经上升，风火热毒，蕴结于咽喉，经脉阻滞所致。

花粉过敏症临床表现通常有鼻塞，鼻流清水，打喷嚏，呼吸困难，眼、耳、鼻、喉等症状，较严重者表现为头痛、流眼泪、鼻腔阻塞、哮喘、湿疹、听力障碍等多种并发症。

【辨证论治】

1. 感冒（伤风）型

（1）风寒感冒

主症：初起鼻塞声重，喷嚏，流清涕，轻微头痛，舌苔薄白，脉浮或浮紧。

基本治法：辛温解表，达邪外出。

针灸治法：宜取手太阴、手阳明、足太阳经穴为主，针用泻法，可加灸。

针灸处方：列缺，大迎，支正，风门，风池，合谷。

针灸方义：手太阳经络穴列缺，配迎香宣肺解表利窍，以治恶寒、鼻塞、喷嚏等症；太阳主表，为一身之藩篱，风冷之邪袭入人体先犯太阳，故取手太阳络穴支正，配风门祛风散寒，以治鼻流清涕、轻微头痛等症；更用风池祛风，合谷疏阳明之气，可增强宣肺解表作用，又可防止外邪向少阳、阳明传变。

药物处方：荆防达表汤加减。

药物方义：荆芥、防风、白芷解表散寒，羌活祛风除湿，生姜、葱白通阳散寒，甘草调和诸药。

（2）风热感冒

主症：发热，不恶寒或微恶风，口干而渴，鼻塞不畅，流黄涕，咽喉微肿痛，舌苔薄黄，脉浮稍数。

基本治法：辛凉解表，清肺透热。

针灸治法：宜取督脉、手太阴、手阳明经穴为主，针用泻法。

针灸处方：大椎，曲池，鱼际，商阳，外关。

针灸方义：风热上受，首先犯肺，肺受热灼，清肃失司，故取大椎以解表清热；配鱼际清肺泄热，利咽喉；曲池为手阳明经合穴，商阳为手阳明经井穴，伍用以清热解表；外关通利三焦，疏散热邪，治咽喉痛。

药物处方：银翘散加减。

药物方义：方中金银花、连翘辛凉透表；薄荷、荆芥、淡豆豉疏风解表，透热外出；桔梗、牛蒡子、甘草宣肺利咽喉；竹叶、芦根清热生津以止渴。

2. 眼、耳、鼻、喉诸痒型

主症：眼、耳、鼻、咽喉发痒，止无定时，胞轮不红，或有微肿，无眵少泪，或周身不适，舌质红，苔薄黄，脉浮稍数。

基本治法：凉血清热，祛风止痒。

针灸治法：宜取督脉、手足阳明、足少阳、足太阴经穴为主，针用泻法。

针灸处方：大椎，风府，曲池，足三里，风池，血海。

针灸方义：大椎、风府为督脉穴；曲池为手阳明大肠经合穴，诸穴伍用，共奏清热祛风之功效；泻足三里可清热通腑；风池为足少阳经与阳维脉之会，与血海相配，可达活血祛风之功能。

药物处方：消风散加减。

药物方义：方中生地黄、牡丹皮、赤芍凉血活血，生石膏、知母清肺胃之热，牛蒡子、甘草利咽喉，菊花明目，防风、蝉蜕、白鲜皮祛风止痒。

3. 声嘶型

主症：突然声音不扬或兼咽喉微痈而痒，甚者声音嘶哑，鼻塞流涕，恶寒发热，舌苔薄白，脉浮。

基本治法：疏风散寒，清利咽喉。

针灸治法：宜取手阳明、手太阴、足少阳、任脉经穴为主，针用泻法。

针灸处方：合谷，少商，列缺，风池，天突。

针灸方义：泻合谷疏散风冷，解表，利咽喉；少商点刺出血，宣肺解表，清热利咽；列缺乃八脉交会穴之一，交任脉，会合于喉，针用泻法，以解表散寒邪；取天突宣肺降逆，清利咽喉。

药物处方：三拗汤加减。

药物方义：麻黄发汗解表，通畅营卫；杏仁降肺气；金银花、连翘清热解毒；牛蒡子、薄荷利咽喉；甘草调和诸药。

4. 鼻腔阻塞型

主症：持续性鼻腔阻塞，鼻涕较多，黏黄或黏白，嗅觉迟钝，可伴语音声浊，舌质暗红或有瘀点，脉弦细或涩。

基本治法：行滞化瘀，散邪通窍。

针灸处方：宜取手阳明经及背俞穴为主，针用泻法。

针灸治法：合谷，迎香，印堂，肺俞，脾俞，风池。

针灸方义：合谷为手阳明大肠经原穴，调和阳明经气，宣肺通窍；迎香、印堂为局部取穴，通利鼻窍；肺俞、脾俞合用以扶正调和气血；风池疏解外邪。

药物处方：通窍活血汤加减。

药物方义：赤芍、川芎、桃仁、红花活血化瘀，枳壳、陈皮、香附行气，老葱辛温开鼻窍，牛蒡子醒脑止涕，白芷、辛夷、薄荷宣通鼻窍。诸药伍用，共奏活血化瘀、行气开窍之功效。

5. 荨麻疹型

主症：皮肤先发瘙痒，后即迅起风团。风团大小不等，形态多样，瘙痒非凡，疹色淡红，风吹受冷后加重，自觉恶寒、恶风、口不渴，苔薄白，脉浮缓或缓。

基本治法：疏风散寒，调和营卫。

针灸治法：宜取督脉、足少阳、手足阳明经穴为主，针用泻法或平补平泻法。

针灸处方：大椎，风池，曲池，足三里，血海。

针灸方义：大椎解表散寒；风池为足少阳经穴，祛风散寒解表；曲池为手阳明大肠经合穴，足三里为足阳明经穴，合用疏通阳明经气，阳明经为多气多血之经，益气血散风寒；血海为脾经穴，补血活血，按中医理论"治风先治血，血行风自灭"之意，故取之。

药物处方：桂枝汤加减。

药物方义：方中麻黄疏风解表；桂枝、白芍益阴敛营，调和营卫；生姜助桂枝解肌，又能暖胃止呕；大枣甘平益气补中，又能滋脾生津，调和营卫；细辛疏风解表；牛蒡子、羌活、荆芥、浮萍配伍，共达疏散风邪，透泄毒邪，使疹子透发。

6. 皮肤瘙痒型

主症：皮肤瘙痒剧烈，热后更甚，抓破呈血痂，口干、心烦，舌红，苔薄黄，脉弦滑或数。

治宜：祛风清热。

针灸治法：宜取督脉、手足阳明、足少阳、足太阴经穴为主，针用泻法。

针灸处方：大椎，风府，曲池，足三里，风池，血海。

针灸方义：大椎、风府为督脉腧穴，可清热祛风；风池为足少阳经与阳维脉之会穴，与曲池、血海相配伍，可活血散风；泻足三里可清热通腑。

药物处方：消风散加减。

药物方义：生地黄、牡丹皮养阴清热；生石膏、知母、生甘草伍用，清热生津；赤芍、防风、牛蒡子、白鲜皮四药伍用，具有活血祛风止痒之功效；蝉蜕、紫草、紫花地丁伍用，清热解毒，凉血止痒。

7. 哮喘型

主症：呼吸急促，喉间哮鸣，张口抬肩，鼻翼扇动，不能平卧，痰多白黏或带泡沫，舌苔白腻，脉滑或弦滑。

基本治法：涤痰化浊，降气平喘。

针灸治法：宜取任脉、足太阴，足阳明及背俞穴为主，针用泻法或平补平泻法。

针灸处方：定喘，肺俞，天突，孔最，列缺，丰隆，膻中，中脘，脾俞，三阴交。

针灸方义：定喘、肺俞、天突化痰，降气定喘；孔最配列缺，疏调肺经经气，以平喘止咳；丰隆、膻中、中脘降气，化痰平喘；脾俞、三阴交健脾利湿，化痰。

药物处方：定喘汤合二陈汤加减。

药物方义：方中麻黄宣肺定喘，黄芩、桑白皮清热肃肺，杏仁、半夏、款冬花、紫苏子化痰降逆，白果收敛肺气，橘红、茯苓行气化痰。诸药伍用，共奏化痰平喘之功效。

8. 头痛型

主症：头痛昏蒙，胸脘满闷，反复发作，时而呕恶痰涎，苔白腻，脉滑或弦滑。

基本治法：化痰降逆，通络止痛。

针灸治法：宜取督脉、手足阳明、足太阴经穴为主，针用泻法。

针灸处方：太阳，头维，曲池，合谷，丰隆，中脘。

针灸方义：百会、太阳、头维善于宣发清阳而化浊止痛；曲池、合谷为手阳明合穴及原穴，清头明目；丰隆为胃经之络穴；中脘为胃之募穴；两穴合用，有健中州、化痰浊之功效。

药物处方：半夏白术天麻汤加减。

药物方义：方中半夏、白术、茯苓、陈皮、生姜健脾化痰，降逆止呕；天麻平肝息风，为治头痛眩晕之要药；白蒺藜清水明目；蔓荆子、川芎、细辛伍用，散肝经风热，清利头目；菊花清头明目。

9. 湿疹型

（1）急性湿疹型

主症：皮疹表现多形性，可有红斑、丘疹、水疱、脓疱、糜烂、渗液、结痂等，常为数种形态的皮疹同时存在。红斑边缘一般弥漫不清，分布对称，瘙痒剧烈。皮疹好发于面部、耳后、手背、乳房、阴囊、肘窝、膝窝、小腿等处，也可泛发全身各处。急性湿疹皮损广泛者，可有发热，一般常伴有大便秘结，小便短赤，苔黄腻，脉滑数。病程2~3周，皮损广泛者，常4~6周痊愈。愈后有复发倾向，常吃辛、辣和发物引起。

基本治法：清热利湿。

针灸治法：宜取督脉、手足阳明、足太阴经穴为主，针用泻法。

针灸处方：大椎，合谷，曲池，阴陵泉，丰隆，蠡沟。

针灸方义：大椎为诸阳之会穴，刺之可清泻热邪；合谷为肠经之原穴，曲池为合穴，针之以疏风清热；阴陵泉为脾经之合穴，针之健脾利湿；丰隆为胃经之络，蠡沟为肝经之络穴，二穴合用可通经络、除湿浊。诸穴伍用，共达清热利湿之效。

药物处方：龙胆泻肝汤合三妙丸加减。

药物方义：方中龙胆草苦寒，清下焦湿热；黄芩、黄柏、山栀子苦寒泻火，助龙胆草清下焦湿热之功；萆薢、茯苓、泽泻、车前子、木通健脾，清热利湿，使湿从小便排除；生地黄滋阴养血，以使标本兼顾；薏苡仁健脾利湿；滑石、甘草名曰六一散，清热利小便，使三焦湿热从小便而出；金银花、连翘清热解毒；白鲜皮清热解毒，除湿止痒。

（2）慢性湿疹型

主症：多由急性湿疹演变而成，亦有开始即呈慢性者。皮损表现为浸润肥厚，干燥粗糙，色素沉着或呈苔藓样变，此时边缘仅形状清楚，自觉剧痒，在发病过程中常可急性发作，常伴有头昏乏力、腰膝酸软、苔薄、脉濡细等症状。

基本治法：养血润燥，祛风止痒。

针灸治法：宜取足阳明、足太阴、足太阳经穴为主，针用平补平泻法。

针灸处方：曲池，足三里，血海，三阴交，膈俞。

针灸方义：方中曲池为大肠经之合穴，有疏风之妙用；足三里为阳明胃经合穴，益气养血；配血海以活血养血，共奏"血行风自灭"之功；三阴交可滋阴养血；膈俞为血之会穴，补之以养血润燥。

药物处方：养血定风汤加减。

药物方义：方中当归、生地黄、川芎、赤芍补血凉血；天冬滋阴润燥；白蒺藜、僵蚕伍用，祛风解毒止痒；牡丹皮清热凉血；车前子、薏苡仁健脾利湿；甘草解毒，调和诸药；全蝎、蜈蚣、乌梢蛇祛风止痒。

10. 咳嗽型

主症：慢性咳嗽，眼睑浮肿，流泪，痰多而黏稠，咳出不爽，失眠，舌淡苔白腻，脉濡滑。

基本治法：健脾化湿，化痰止咳。

针灸治法：宜取手足太阴经穴为主，针用平补平泻法，或加灸。

针灸处方：肺俞，太渊，脾俞，章门，丰隆，合谷。

针灸方义：取脾俞配章门，俞募配穴，可健脾化湿；又取足阳明经络穴丰隆和手阳明经原穴合谷，以加强中焦运化之功能，使痰浊得化。

药物处方：六君子汤加减。

药物方义：方中参、术、苓、草重在益气健脾，半夏、陈皮理气化痰止咳，瓜蒌润肺止咳，黄芩泻肺火，鱼腥草清肺止咳化痰。

11. 耳鸣、听力障碍型

主症：耳鸣如蝉，甚则闭塞，听力障碍，胸闷多痰，舌红苔黄腻，脉滑数。

基本治法：化痰降浊，开窍启用。

针灸治法：宜取手太阳、手足阳明、手厥阴经穴为主，针用泻法。

针灸处方：听宫，足临泣，丰隆，内关，合谷，大陵。

针灸方义：取手太阳经的听宫配足少阳经足临泣，可以疏导手太阳、足少阳之经气，调和局部气血，经气疏达，气血调和，则耳鸣听力痊愈；内关配合谷，可增加清热泻火化痰之力；丰隆化痰降火；大陵为手厥阴心包经原穴，可泻心火。

药物处方：温胆汤加减。

药物方义：方中陈皮、半夏燥湿化痰，茯苓淡渗利湿，竹茹、枳壳清胃降浊，胆南星、海浮石、贝母化痰浊，黄芩、黄连、郁金清降痰火，石菖蒲、远志宁神开窍。

【临床验案】

（1）张某，男，患者20岁。2个月前因花粉过敏出现鼻塞、打喷嚏、流清涕，随之症状加重出现咳嗽气急，痰咯不爽，痰鸣如吼，夜晚尤甚，诊断属花粉过敏症咳嗽型，经针刺定喘、肺俞、天突、孔最、列缺、丰隆、中脘、脾俞半小时后，咳嗽即止，经针刺13次，再服定喘汤合养阴清肺汤治疗2周，诸症消失而治愈。

（2）Bikindov，女，72岁，2005年4月4日就诊。1个月前皮肤开始出现瘙痒，后起风团，风团大小不等，形态多样，瘙痒非凡，周身斑丘疹，体胖，脉弦滑。证属花粉过敏症荨麻疹型，针刺风池、曲池、足三里、丰隆、血海、肺俞，40分钟后疹块全部消失。配合用消风汤合桂枝加减治疗3周，诸症消失而治愈。

附方：消风汤合桂枝汤加减方

生地黄9g，牡丹皮9g，赤芍10g，生石膏15g，知母10g，防风9g，蝉蜕10g，苦参9g，白鲜皮9g，牛蒡子10g，生甘草10g，菊花9g，辛夷6g，白芷6g，川芎6g。

三、小儿多动症

儿童多动症、多动综合征是一种常见的儿童行为异常，又称脑功能轻微失调，或轻微脑功能障碍综合征，或注意缺陷障碍。其日常表现为注意障碍，与同龄儿童比注意力容易涣散，活动项目频繁转移，做事有始无终；活动过多，冲动，任性，情绪不稳定，行为鲁莽，不顾后果；自控力差，好插嘴干扰大人的工作，还会出现说谎、偷窃、斗殴、逃学、玩火等不良行为。这类儿童由于注意力不集中，心不在焉，学习成绩较差，但是智力正常。从中医辨证施治的观点来看，儿童多动症与"脏躁""健忘""失聪"等病症有关。

【辨证论治】

（1）心肾不足

主症：记忆力差，自控能力差，多动不安，注意力不集中，遗尿，多梦，或有腰膝酸软，面色黧黑，脉细软。

基本治法：温补心肾。

针灸处方：心俞，肾俞，百会，命门，足三里，太溪，阴谷。

药物处方：六味地黄丸合养心汤加减。

（2）肾虚肝亢

主症：手足多动，动作笨拙，性格暴躁，易激动，冲动任性，难以静坐，注意力不集中，并可有五心烦热，盗汗，大便秘结，舌红、苔薄，脉弦细。

基本治法：滋肾养肝。

针灸处方：四神聪，肝俞，肾俞，命门，关元，三阴交，神门，太冲。

药物处方：大补元煎合镇肝熄风汤加减。

（3）心脾气虚，肝旺

主症：表现为神思涣散、神疲乏力，形体消瘦或虚胖，言语冒失，多动而不暴躁，做事有头无尾，记忆力差，可伴自汗盗汗、偏食。

基本治法：疏肝定志，补益心脾，安神开窍。

针灸处方：心俞，脾俞，神门，内关，三阴交，公孙，太冲，合谷。

药物处方：归脾汤合四逆散加减。

【临床验案】

Shlimor，女，6岁，2001年12月16日初诊。患儿多动不安，兴趣多变，课堂上小动作多，不能自控，记忆力差，学习成绩差，食欲不振，食少，舌淡苔薄白，脉细弱。取穴：百会、内关、太冲、曲池、三阴交。针刺20次后，各种症状明显减轻。又坚持治疗20次，未见反复，临床治愈。

四、美容（减皱纹）

面部皱纹的出现与年龄增长有关，同时气候、环境、精神状态、健康状况、饮食都可能引起皱纹过早产生，此外如阳光照射、神经紊乱、营养不良以及吸烟等往往会使面部皱纹增多，所以防止和消除皱纹需要综合性的措施，如锻炼身体，经常涂用护肤品，保持乐观的精神状态，注意营养补充、忌烟等。下面介绍最易见效的针对性针刺及按摩法。

【辨证论治】

（一）基本疗法

基本治法：补肺生津、益气养血。

针灸处方：足三里，曲池，合谷，三阴交，心俞，脾俞。每日或隔日1次，针刺用补法，10次为一疗程。

随证配穴：前额部：阳白、内庭；面颊部：四白、承泣；颌部：承浆、颊车。

针灸方义：针刺减皱取阳明经穴位，针用平补平泻法，阳明经为多气多血之经，能补气生血使面部气血旺盛，促进面部皮肤的血液循环，使面部容颜柔润光泽，减少皱纹。针刺可使局部皮肤血管扩张，延缓皮肤的衰老，防止弹性纤维的退化，加强皮肤的新陈代谢，能减轻皱纹。另一方面针刺与按摩能调节阴阳扶正祛邪，疏通经络，调气血使面部气血旺盛，达到医治疾病的效果，使容颜焕发，永葆青春。

（二）其他疗法

1. 按摩法

（1）双手手心将润肤油从脖根涂至下巴，并用手背轻轻拍打皮肤。

（2）两手指尖从下巴中间开始，分别向两侧耳垂下按摩，反复数次。

（3）两手食指由鼻侧轻轻滑过面颊，直至太阳穴处，反复数次。

（4）两手指端由鼻梁向上经前额至脸侧做环形按摩数次。

（5）两手心涂润肤油，向上沿眼睑周围轻拍、按摩，反复数次。

（6）两拇指弯曲，其余四指轻握，用拇指背轻擦两上眼皮10余次，再用手捏住眼皮往外揪提3～5次。

（7）用小块软布或棉花，一面进行按摩，一面擦去油脂。

（8）双手掌相互搓热，再用双手掌在面部进行搓动，从下颌搓两耳后部和颈项部，反复十余次。

（9）用冷水洗脸，结束按摩。

2. 食物减皱法

（1）常食植物油，如豆油、胡萝卜、豆浆、酸乳、西红柿等，因为它们含有丰富的维生素 A、维生素 B、维生素 E。维生素 A 能使皮肤润泽，维生素 B 能展平皱纹，消除斑点，维生素 E 能预防皮肤干燥并减少痤疮和色素斑等。

（2）常食植物油，其各种植物油中均含有丰富的亚麻酸，能保持皮肤的润泽细嫩。

（3）常食苹果和悉尼，也有美容润泽皮肤之功效，饭后食苹果或悉尼 1～2 个，日久能促肤色红润光滑。

（4）坚持每日喝 7～8 杯水，可使皮肤变得滋润，因为水是皮肤的一种天然美容剂，缺乏水分皮肤就会皱缩、干瘪，若有条件喝果汁和矿泉水，效果更佳。

3. 点穴美容法

（1）点揉睛明、四白穴：用两手中指点揉内眼角、睛明穴，再用中指旋转揉目眶中四白穴。

（2）掐合谷穴：用拇指掐合谷穴，每穴各掐 1 分钟左右，用力不要太大。

五、衰老

人体的生长发育衰老与脏腑经络气血的盛衰关系密切。人体气血不足，经络之气运行不畅，脏腑功能减退，阴阳失去平衡，均会导致加快衰老。针灸可以调整脏腑气血功能，协调阴阳平衡，疏通经络，提高机体免疫力，达到延缓衰老的目的。

【辨证论治】

主症：表现为精神不振，形寒肢冷，纳呆少眠，腰膝无力，发脱齿摇，气短乏力，甚至面浮肢肿等。

基本治法：调理气血，补益脏腑。

针灸治法：宜取任脉、督脉、足阳明、足太阴经穴为主。毫针刺法，补虚泻实。

针灸处方：关元、百会、神阙、足三里、三阴交。

随证配穴：肾虚配肾俞，脾虚配脾俞，心脾两虚配心俞、脾俞。

针灸方义：方中关元培本固肾，百会升阳举陷，醒脑安神；灸神阙可鼓舞元气；足三里健补脾胃，提高机体免疫力。诸穴伍用，可以调整人体阴阳气血，保持机体正常功能活动。

第四章 针药并治的疑难病症

本章紧承上一章的内容，讲述的是针灸与中药配合治疗临床上的疑难杂症。临床上有部分疾病堪称为疑难杂症，或是病势凶险，或是缠绵难愈，或是时好时坏，为当代临床治疗学的难题。针灸与中药配合结合治疗，对于治疗这些疾病有独到效果。无论是单独应用针药结合治疗，还是结合西医治疗方法进行应用，对于患者均有重要的治疗意义。

第一节 中医内科疑难病症

一、咳嗽

【疾病概述】

本病是指感受风寒、风热、燥邪或脏腑功能失常致使肺失清肃，气逆于上而引起的以咳嗽为主症的一类疾病。需要指出的是，内科的一些疾病（如肺痨、肺痿、肺痈、痰饮等）也有咳嗽的表现，但咳嗽仅作为上述疾病的一个症状，并非是以咳嗽为主症的疾病，因此不属本病讨论范畴。

此外，还应明了"咳""嗽""咳嗽"的不同含义。有声无痰为"咳"，也称"干咳""咳呛"；因痰而咳或有痰无声的称为"嗽"。咳嗽是痰声并见的病证，"咳""嗽"难以截然分开，故常以"咳嗽"并称。

现代医学中上呼吸道感染、支气管炎、支气管扩张、肺炎、肺结核等疾病，当以咳嗽症状为主时，可参考本篇进行辨证施治。

【文献摘录】

《素问·咳论》："五脏六腑皆令人咳，非独肺也。"

《素问·宣明五气论》："五气所病……肺为咳。"

《河间六书·咳嗽论》："咳谓无痰而有声，肺气伤而不清也。嗽是无声而有痰，脾湿动而为痰也。咳嗽，谓有痰而有声，盖因伤于肺气，动于脾湿，咳而嗽也。"

《河间六书·咳嗽论》："寒暑燥湿风火六气，皆令人咳"

《景岳全书·咳嗽》："外感之咳，其来在肺，故必由肺以及脏，此肺为本而脏为标也；内伤之咳，先因伤脏，故必由脏以及肺，此脏为本而肺为标也。""盖外感之嗽其来暴，内伤之嗽其来徐。""外感之邪多有余，若实中有虚，则宜兼补而散之。内伤之病多不足，若虚中夹实，亦当兼清以润之。"

《医宗必读·咳嗽》："咳虽肺病，五脏六腑皆能致之……总其纲领，不过内伤外感而已。风寒暑湿伤其外，则先中于皮毛，皮毛为肺之合，肺邪不解，它经亦病，此自肺而后传于诸脏也；劳役情志伤其内，则脏气受伤，先由阴分而病及上焦，此自诸脏而后传于肺也。"

《医学心悟·咳嗽》："本方温润和平，不寒不热，既无攻击过当上虞，大有启门驱贼之势，是以客邪易散，肺气安宁，宜其投之有效欤。"

《医学三字经·咳嗽论》："肺为脏腑之华盖，呼之则虚，吸之则满，只受得本然之正气，受不得外来之客气，客气干之则呛而咳矣；亦只受得脏腑之清气，受不得脏腑之病气，病气干之亦呛而咳矣。"

《医门法律·咳嗽续论》："凡邪盛，咳频，断不可用收涩药。咳久邪衰，其势不锐，方可涩之。"

【病因病机】

本病病位在肺，是肺气失于宣发肃降，导致肺气上逆而产生的。其病因有外感、内伤两类，外感不外六淫袭肺，内伤乃因脏腑功能失和病邪及肺或肺脏本虚而导致的。

（一）外感

风、寒、暑、湿、燥、火皆能内侵伤肺，而令人咳嗽。故《河间六书·咳嗽论》说："寒、暑、燥、湿、风、火六气，皆令人咳。"而六淫之中以寒、燥、热为主。但风为六淫之首，百病之长，故外邪内袭常以风邪为先导，而兼夹寒、燥、热等邪，即以风寒或风热的组合形式侵袭人体。张景岳认为："六气皆令人咳，风寒为主。"此说可供参考，孰寒孰热当观脉证。肺为五脏之华盖，上连喉咙，开窍于鼻，而司呼吸，外合皮毛，故一旦正气不足，六淫或从而入，或从皮毛而受，肺卫受感，肺气壅遏，清肃失令，肺气上逆则发咳嗽。但因四时主气不同，人体阴阳盛衰之异，故感受外邪就有风寒、风热、燥热等不同咳嗽。

（二）内伤

内伤是指脏腑功能失和、内邪于肺所致。其中包括其他脏腑病变涉及于肺和肺脏本身自病两端。概括有以下几点：

1. 脾失健运 饮食不节或劳倦太过，损伤于脾，脾失健运，水湿不化，聚成痰浊，内阻于肺，肺失肃降，肺气上逆而为咳嗽。

2. 肝火犯肺 抑郁恼怒，肝气不疏，肝气郁结，郁久化火，肝火循经上注于肺，肺失肃降，肺气上逆而为咳嗽。

3. 肺阴不足 肺阴素虚，或因嗜食辛甘滋生内热，内热损伤肺阴，导致肺阴不足，肺失清润，肃降失职，肺气上逆发生咳嗽。

综上所述，咳嗽不论外感所致，还是内伤所起，均属肺脏病变。《医学新悟》指出："肺体属金。譬如钟然，钟非叩不鸣，风寒暑湿燥火六淫之邪自外击之则鸣"。这里概述了肺脏受邪，肃降失职，肺气上逆作声发生咳嗽的病因病理。

本病的病因病机，除上述已阐明的，还应强调下述问题：

首先，无论外感咳嗽，还是内伤咳嗽，均属肺系受病，肺气上逆所致。但咳嗽又是肺脏祛邪外出的保护性的反应。

其次，外感咳嗽若失治或治之不当，日久不愈耗伤肺气，常可发展为内伤咳嗽；而内伤咳嗽由于脏腑损伤，正气不足，常因气候稍变或在严寒冬季节遭邪外侵而加剧咳嗽。因此，外感与内伤咳嗽常是相互影响的。

最后，还应了解咳嗽与肾脏也有一定关系。因肺主呼吸，肾主纳气，吸入之气必须下纳于肾。如肾虚不能纳气，则肺气会上逆而为咳。

【辨证论治】

对咳嗽一病当首辨外感咳嗽与内伤咳嗽，其鉴别要点见表17。

表17 外感咳嗽与内伤咳嗽鉴别要点

	外感咳嗽	内伤咳嗽
起病	起病突然	素有宿疾，起病缓慢
症状	有头痛、发热等外感表证	有较长时间的咳嗽史和其他脏腑功能失调的表现
虚实	实证居多	虚证居多
病程	较短	较长
治则	疏散外邪，宣通肺气	调理脏腑功能

（一）基本疗法

1. 外感咳嗽

（1）风寒犯肺

主症：咳嗽声重有力，痰稀色白，喉痒则咳，常伴有鼻塞，流清涕，头痛，肢体酸楚，发热、恶寒、无汗等证，舌苔薄白，脉浮或浮紧。

证候分析：风寒袭肺，肺气壅遏不得宣通，肺气上逆故见咳嗽声重有力。风寒袭肺，肺气不宣，肺窍不通则鼻塞，风邪为患则喉痒，风寒郁肺，肺津不布则鼻流清涕，咳痰稀白。风寒外束肌腠，腠理闭塞则见发热、恶寒、无汗、头痛肢体酸楚等风寒表证。苔薄白、脉浮或浮紧为风寒在表之征。

基本治法：健脾燥湿，化痰止咳。

针灸治法：取手太阴、阳明经穴为主。毫针浅刺，用泻法，留针或加灸。

针灸处方：列缺，合谷，肺俞，外关。

针灸方义：列缺是手太阴络穴，配肺俞宣通肺气；合谷是手阳明经穴，配外关发汗解表。四穴同用，可收疏风散寒，宁肺镇咳之效。

随证配穴：若头痛加风池、上星。肢体痛楚加昆仑、温溜。

药物处方：三拗汤或止嗽散加减。

药物方义：方中麻黄发汗解表以散风寒，宣利肺气而止咳；杏仁宣肺化痰止咳；甘草化痰止咳，调和诸药。诸药共奏解表散寒宣肺止咳之效。后方中的荆芥疏风解表，百部、紫菀理肺止咳，白前、陈皮、桔梗利气化痰，甘草调和诸药。本方适用于外感咳嗽迁延不愈，表邪未净或病而复发，喉痒而咳痰不甚者。

临证加减：兼有痰湿，咳而痰黏，胸闷，苔腻者，加半夏、厚朴、茯苓以燥湿化痰；若热为寒遏，咳嗽音嘎，气急似喘，痰黏稠，口渴，心烦，或有热者，加石膏、桑皮、黄芩以解表清里。

（2）风热犯肺

主症：咳嗽频剧，气粗或咳声嘶哑，喉燥咽痛，咯痰不爽，痰黏稠或稠黄，咳时汗出，常伴鼻流黄涕，口渴，头痛，肢楚，恶风，身热等表证，舌苔薄黄，脉浮数或浮滑。

证候分析：风热犯肺，肺失清肃而咳嗽气粗，或咳声嘶哑，肺热伤津则见口渴，喉燥咽痛，肺热内郁，蒸液成痰，故痰吐不爽，黏稠色黄，鼻流黄涕；风热犯表，卫表不和而见汗出等表热证。苔薄黄，脉浮数，皆是风热在表之象。

基本治法：疏散风热，宣肺化痰。

针灸治法：取手太阴、手阳明、督脉经穴为主，针用泻法，并可放血。

针灸处方：尺泽，肺俞，曲池，大椎。

针灸方义：尺泽是肺经五输穴中的合穴，五行属水，配肺俞泻肺化痰；大椎是督脉要穴，通阳解表，配曲池疏风清热，使风热外解，痰火得降，则肺气平顺而咳嗽可止。

随证配穴：若咽喉肿痛加少商点刺出血，汗出不畅加合谷以助发汗，多汗而热不退加陷谷、复溜。

药物处方：桑菊饮加减。

药物方义：本方功能疏风清热，宣肺止咳。方中桑叶、菊花、薄荷、连翘辛凉解表而清风热；桔梗、杏仁、甘草、芦根宣肺止咳，清热生津。亦可加前胡、牛蒡以增强宣肺之力。

临证加减：肺热内盛，加黄芩、知母清肺泄热；咽痛、声嘶配射干、赤芍、金银花清热利咽；热伤肺津，咽燥口干，舌质红，加沙参、天花粉、玉竹清热生津，夏令夹暑，加六一散、鲜荷叶清热解暑。

（3）风燥伤肺

主症：干咳，连声作呛，喉痒，咽喉干痛，唇鼻干燥，无痰或痰少而粘连成丝，不易咯出，或痰中带有血丝，口干，初起或伴鼻塞，头痛，微寒，身热等表证，舌苔薄白或薄黄，质红，干而少津，脉浮数或小数。

证候分析：风燥伤肺，肺失清润，故见干咳作呛；燥热灼津，则咽喉口鼻干燥，痰黏不易咯吐；燥热伤肺，肺络受损，故痰中夹血。本证多发于秋季，乃燥邪与风热并见的温燥证，故见风燥外客，卫气不和的表证。舌质干红少津，脉浮数，均属燥热之征。

基本治法：疏风清肺，润燥止咳。

针灸治法：取手太阴、手阳明经穴为主，针用泻法。

针灸处方：合谷，列缺，肺俞，鱼际，尺泽。

针灸方义：合谷、列缺、肺俞能宣肺散热止咳；取手太阴荥穴鱼际，泻肺热而止嗽；手太阴肺经合穴尺泽配络穴列缺，又能润肺止咳。五穴合之，即能清肺润燥止咳。

药物处方：桑杏汤加减。

药物方义：本方清宣凉润，用于风燥伤津，干咳少痰，外有表证者。药用桑叶、豆豉疏风解表，杏仁、象贝母化痰止咳，南沙参、梨皮、山栀生津润燥清热。

临证加减：若热伤较重者加麦冬、玉竹滋养肺阴。热重者酌加石膏、知母清肺泄热。痰中夹血配白茅根清热止血。另有凉燥证，乃燥证与风寒并见，表现干咳少痰或无痰，咽干鼻燥，兼有恶寒发热，头痛无汗，舌苔薄白而干等症，用药当以温而不燥，润而不凉为原则，方取杏苏散酌加紫菀、款冬、百部等以温润止咳，若恶寒甚，无汗，可配荆芥，防风以散寒解表。

2. 内伤咳嗽

（1）痰湿犯肺

主症：咳嗽痰多，痰白而稀，胸脘作闷，或胃纳不振，神疲乏力，大便时溏，苔白腻，脉濡滑。

证候分析：脾失健运而聚湿生痰，上渍于肺，故咳嗽痰多，咯痰白稀。痰湿内停，肺失肃降，故胸脘作闷。脾弱气虚，故神疲乏力，大便溏薄。舌苔白腻，脉象濡滑，均为痰湿之象。

基本治法：健脾燥湿，化痰止咳。

针灸治法：取手足太阴经穴为主，针用平补平泻法，或加灸。

针灸处方：肺俞，脾俞，太渊，太白，丰隆，合谷。

针灸方义：脾为生痰之源，肺为贮痰之器。原穴为本脏真气所注，故取肺原太渊，配肺俞、脾俞，以健脾化湿，补益肺气，乃标本同治之意。又取足阳明经络穴丰隆和手阳明原穴合谷，以和胃气，使气行津布，则痰浊自化，而肺脏自安。

随证配穴：若咳嗽兼喘加定喘穴，胸脘痞闷加足三里、内关。

药物处方：二陈汤加减。

药物方义：苍术、茯苓健脾燥湿，陈皮、厚朴理气宽胸，半夏、杏仁、薏仁、甘草益肺化痰止咳。也可选用六君子汤加减。

临证加减：若痰湿不化，蕴而化热，则咳痰黄稠，舌苔黄腻，脉滑数。治当清肺化痰，用千金苇茎汤，加桑白皮、瓜蒌、黄芩、鱼腥草等。

（2）肝火犯肺

主症：气逆咳嗽，面红喉干，咳引胁痛痰少不易咳出，症状可随情志不遂而加重，苔薄黄少津，脉弦数。

证候分析：情志不遂，肝气不疏，日久肝气郁结，郁久化火，肝火犯肺，肺失清肃，故气逆咳嗽。肝火上炎则面红，灼伤肺津则喉干。情志不遂，加重气郁故情志不遂时咳嗽加重。肝火灼炼痰液故痰少不易咳出。苔薄黄少津，脉弦数为肝火内盛伤津之象。

基本治法：清肝泻火，润肺化痰。

针灸治法：取手太阴、足厥阴经穴为主，针用泻法。

针灸处方：肺俞，肝俞，经渠，太冲。

针灸方义：取足厥阴经原穴太冲，配肝俞以平肝降火；又取手太阴经之经穴经渠，配肺俞以清肺化痰。无火不生痰，无痰不作咳，痰火即清，咳嗽可平。

随证配穴：咽喉干痒加照海，咳逆咯血加孔最、膈俞。

药物处方：泻白散合黛蛤散加减

药物方义：方中青黛泻肝火，桑皮、蛤壳清肺化痰；地骨皮清肺中伏火；甘草和中；方中粳米可代替天花粉，既能养胃，又能生津养肺，共奏清肝泻火、润肺化痰之效，火热得清，则肺气得以清肃而咳嗽自平。

临证加减：若胸痛加郁金、丝瓜络理气和络；胸闷气逆加枳壳、旋覆花利肺降逆。痰黏难咯，加贝母、海浮石清热化痰；火郁伤津，咽燥口干，咳嗽日久不减，加沙参、麦冬、天花粉、诃子养阴生津敛肺。

（3）肺阴亏耗

主症：起病较慢，干咳少痰，午后黄昏时症状加重，口燥咽干或痰中带血，潮热颧赤，失眠盗汗，手足心热，形体消瘦，神疲乏力，舌红少苔，脉细数。

证候分析：肺阴不足，肺失清润，而渐至肺失肃降，肺气上逆而咳，故起病较慢，肺津不足，内生燥热，故干咳少痰。午后或黄昏，阳气入里，内已阴虚火旺，加之入里之阳使阴虚更甚，故午后黄昏其咳加剧。阴虚津亏则口燥咽干，阴虚热盛伤及肺络则痰中带血，潮热颧赤，失眠盗汗，手足心热均为阴虚火旺之象。阴精亏虚，筋脉肌肉失荣，则形体消瘦，神疲乏力。舌红少苔，脉细数为阴虚内热之象。

基本治法：滋阴润肺，化痰止咳。

针灸治法：取手太阴经穴为主，针用补法。

针灸处方：肺俞，太渊，膏肓，太溪。

针灸方义：肺俞、膏肓以益肺养阴，清虚热；肾为水脏，取原穴太溪配太渊，可滋水润肺。诸穴合之，能润肺益气止咳。

药物处方：沙参麦冬汤加减。

药物方义：方中沙参、玉竹、麦冬、天花粉养阴生津，润肺止咳，扁豆、甘草健脾和中，可加贝母、杏仁等化痰止咳。

临证加减：如有咯血，可选加侧柏叶、仙鹤草、藕节、白及、阿胶、参三七等以止血。如有午后潮热、颧红，可选用银柴胡、地骨皮、黄芩等。此外内伤咳嗽日久不愈，咳而兼喘，治当补肾纳气，如用参蛤散加熟地黄、五味子等。

（4）痰热壅肺

主症：咳嗽气粗而促，痰多黄稠而黏，咳出不爽，胸胁胀满，咳时引痛，或吐血痰，面红身热，口干而黏，渴欲饮水，舌质红，苔黄腻，脉滑数。

证候分析：痰热蕴肺，阻遏肺气，肺失清肃，故咳嗽气粗而促。痰涎为热邪灼炼，故痰多黄稠而黏，咳出不爽。痰热灼伤肺络，络伤血溢，故咳吐血痰。肺络循行"横出胁下"，肺络为痰热所阻，故胸胁胀满，咳时引痛。肺热上熏于面则面红，充斥内外则身热。痰热内蕴灼伤阴津，津液不足则口干而黏，渴欲饮水。舌红，苔黄腻，脉滑数为痰热内蕴之征。

基本治法：清热化痰，肃肺止咳。

针灸治法：取背俞穴及手足太阴、阳明经穴为主，针用泻法。

针灸处方：肺俞，脾俞，太渊，太白，丰隆，合谷。

针灸方义：取肺俞、脾俞、太渊三穴，以清泄肺、脾二脏之湿热。又取丰隆及合谷以和胃，行气布津，痰浊自化，郁热自清。

药物处方：清金化痰汤。

药物方义：方中以桑白皮、黄芩、山栀、知母清泻肺热，贝母、瓜蒌、桔梗清肺止咳，麦冬、橘红、茯苓、甘草养阴化痰。

临证加减：若痰热伤津口渴较甚加沙参、天冬，便秘加大黄、玄明粉，胸闷加厚朴、瓜蒌皮、鱼腥草。

（二）其他疗法

1. 耳针疗法

针灸处方：肝、神门、肺、气管。

操作方法：用中等刺激，留针10～20分钟，隔日1次，10次为一疗程。并可用王不留行压贴耳穴。

2. 水针疗法

针灸处方：定喘，大杼，风门，肺俞或第7颈椎至第6胸椎夹脊穴。

操作方法：采用维生素B注射液，或胎盘注射液，选上述背俞穴，如肺俞等穴，每次取穴一对，每穴注射0.5mL，由上而下依次轮换取穴。隔日1次，10次为一疗程。

3. 埋线疗法

针灸处方：大椎，定喘，肺俞，心俞，脾俞。气喘咳甚者，加中府透云门；年老体弱者，加膏肓俞、足三里。

操作方法：0号羊肠线，用缝皮针将羊肠线埋于穴位下肌层，一般间隔1个月埋一次，总数根据病情决定。

【注意事项】

（1）临证应当了解咳嗽的时间、节律、性质、声音以及加重的有关因素。如咳嗽时作，白天多于夜间，咳而急剧，声重或咽痒，多为外感风寒或风热引起；若咳声嘶哑病势急而病程短者，为外感风寒或风热，病势缓而病程长者为阴虚或气虚；咳声粗浊者多为风热或痰热伤津所致；早晨咳嗽阵发加剧，咳嗽连声重浊，痰出咳减者，多为痰湿或痰热咳嗽；午后黄昏咳嗽加重，或夜间时有单声咳嗽，咳声轻微短促者，多属肺燥阴虚；夜卧咳嗽较剧，持续不已，少气或伴气喘者，为久咳致喘的虚寒证。咳而声低气怯者属虚，洪亮有力者属实。饮食肥甘、生冷加重者多属痰湿；情志郁怒加重者因于气火；劳累、受凉后加重者多为痰湿、虚寒。

（2）临证需注意痰的色、质、量、味。咳而少痰的多属燥热、气火、阴虚；痰多的常属湿痰、痰热、虚寒；痰白而稀薄的属风、属寒；痰黄而稠者属热；痰白质黏者属阴虚、燥热；痰白清稀透明呈泡沫样的属虚、属寒。咯吐血痰，多为肺热或阴虚；如脓血相兼的，为痰热瘀结成痈之候。有热腥味或腥臭气的为痰热，味甜者属痰湿，味咸者属肾虚。

（3）咳嗽的辨证，首先应区别外感与内伤，治疗应分清邪正虚实。外感咳嗽多是新病，起病急，病程短，常伴肺卫表证属于邪实，治以祛邪利肺。内伤咳嗽多为久病，常反复发作，病程长，可伴见他脏病证，多属邪实正虚，治当祛邪止咳，扶正补虚，标本兼顾，分清虚实主次处理。

（4）痰湿咳嗽的部分老年患者，由于反复发作，肺脾两伤，可转为痰饮和喘证，而痰饮与喘证又可相互转化。

（5）外感咳嗽其病轻浅，比较易治，一般忌敛涩留邪，当因势利导，肺气宣畅，则咳嗽自止；内伤咳嗽多呈慢性反复发作性质，其病深，治疗较难取效，应防宣散伤正，须从调补正气着眼。不论外感或内伤咳嗽，均可因肺气不利而滋生痰液，故治疗时常须佐以化痰之品。内伤咳嗽平素应注意寒暖起居，气候变化，戒除烟酒，参加体育锻炼。在病情缓解期，应本着缓则治其本的原则补虚固本，以达到根治目的。

【疾病小结】

咳嗽是肺系疾病的主要症状之一，有外感、内伤两类。外感为六淫犯肺，内伤为脏腑功能失调而致肺失宣肃，肺气上逆，发为咳嗽。

辨证当分外感内伤，外感新病属于邪实，治应祛邪利肺；内伤久病多属邪实正虚，治应去邪止咳，扶正补虚，分别主次处理。

咳嗽的治疗，除直接治肺外，还应注意治脾、治肝、治肾等整体疗法。外感咳嗽一般均忌敛涩留邪，当因势利导，肺气宣畅则咳嗽自止。内伤咳嗽应防宣散伤正，须从调护正气着眼。总之，咳嗽是人体祛邪外达的一种病理表现，治疗决不能单纯的见咳止咳，必须按照不同的病因分别处理。一般说来，咳嗽轻重可以反映病邪的微甚，但在某些情况下，因正虚不能祛邪外达，咳虽轻微，但病却重，应加警惕。

【临证验案】

（1）王某，女，27岁，1976年10月27日初诊。患者因患感冒，头痛、发烧、汗出、恶风、咽喉疼痛，经服抗生素及解热镇痛药物，感冒诸证好转，但出现咳嗽吐黄痰，胸骨后钝痛，咳甚时痰中带血丝。服抗生素及镇咳祛痰药物无效。舌边尖红，苔黄，脉弦数。属肺热咳嗽，治以清热宣肺，止咳化痰。针灸治法取手太阴、手阳明经穴为主，毫针泻法。取穴肺俞、合谷、少商、列缺，每日针1次。连针4天，咳嗽明显好转，续针3次，病愈。(《针灸治验》)

本例属外感咳嗽，根据咳吐黄痰，咳甚则胸痛，痰中带血，舌边尖红、苔黄，脉弦数，说明外感风热，肺气壅遏不宣，失其清肃，肺热灼炼津液所致，故用清热宣肺止咳化痰法，取手太阴经络穴列缺，手阳明经原穴合谷，可清肺胃二经之热邪。肺俞、少商可宣肺止咳，而病愈。

（2）易某，男，60岁，1958年2月9日初诊。患者患气管炎3～4年，咳嗽冬季尤重，多吐白痰，夜间咳甚，只能睡3～4小时。纳少，大便每日4～5次，便溏，脉缓滑，舌苔白腻。证属阳虚脾湿，治宜温脾除湿，拟六君子汤合苓桂术甘汤加味：党参三钱，白术二钱，茯苓三钱，炙甘草一钱，法半夏三钱，橘红二钱，桂枝一钱，五味子五分，淡干姜一钱，大枣四枚。

二诊：咳嗽减轻，睡眠较好，能安睡五六小时再咳，痰量减少，易吐出。饮食稍增加，大便日2～3次，尚不成形。脉两寸微，两关弦，两尺沉，腻苔减退。属阳虚湿盛，治宜温阳化湿。原方加附子（先煎）三钱。后用丸药调理巩固。药物处方：吉林参五钱，白术五钱，干姜三钱，炙甘草五钱，附片一两，煨肉豆蔻五钱，煨诃子肉五钱，五味子五钱，破故纸一两，橘红五钱，山药一两，芡实一两，砂仁五钱。共为细末，炼蜜为丸。如梧子大，每次二钱，温开水送下。（《蒲辅周医疗经验》）

本例属内伤咳嗽，根据咳嗽痰多，色白，纳少，便溏，舌苔白腻，脉缓滑，说明阳虚脾湿，故用六君子汤合苓桂术甘汤加味，健脾除湿，温化寒痰。二诊加入附子以增强温阳之力，阳气振奋，则痰浊自除。诸症好转后，再用附子理中汤合四神丸加味，调理脾肾，用丸剂缓图，以资巩固。

二、肺痈

【疾病概述】

肺痈是肺叶生疮，形成脓疡的一种病症，是以咳嗽、胸痛、发热，咯吐腥臭浊痰，甚则脓血相兼为主症的一种疾病。根据肺痈的临床表现和特点，现代医学的多种不同原因引起的肺组织化脓症，如肺脓疡、化脓性肺炎、肺坏疽等以支气管扩张、感染化脓的疾病均可参考肺痈辨证施治。

本病首见于《金匮要略·肺痿肺痈咳嗽上气病》，该篇有"咳而胸满振寒，脉数，咽干不渴，时出浊唾腥臭，久久吐脓如米粥者，为肺痈"的记载，并提出"始萌可救，脓成则死"的预后判断，以强调早期治疗的重要性。同时还指出成脓者治以排脓，未成脓者治以泻肺，分别制订了相应的方药。

【文献摘录】

《金匮要略·肺痿肺痈咳嗽上气病》："风伤皮毛，热伤血脉；风舍于肺，其人则咳，口干喘满，咽燥不渴，多唾浊沫，时时振寒。热之所过，血为之凝滞，蓄结痈脓，吐如米粥，始萌可救，脓成则死。"

《医门法律·肺痈肺痿》："凡治肺痈病，以清肺热，救肺气，俾其肺叶不致焦腐，其金乃生，故清一分热，即有一分肺气。"

《类症治裁·肺痿肺痈》："肺痈者，咽干吐脓，因风热客肺，蕴毒成痈，始则恶寒毛耸，喉间燥咳，胸前隐痛，痰脓腥臭……脉滑数有力者是也。"

《杂病源流犀烛·肺病源流》："肺痈，肺热极而成病也，其症痰中腥臭，或带脓也，皆缘土虚金弱，不能生水，阴火炼金之败症，故补脾亦是要着，而其调治之法，如初起，咳嗽气急，胸中隐痛，吐脓痰，急平之，或咳吐脓痰，胸膈胀满，喘气，发热，急清之，或病重不能卧，急安之，或已吐脓血，必去脓补气为要，无论已成未成，总当清热涤痰，使无留壅，自然易愈，凡患肺痈，手掌皮粗，气急脉数，颧红鼻扇，不能饮食者，皆不治。"

【病因病机】

1. 外感风热 多为风热上受，自口鼻或皮毛侵犯于肺，或风寒袭肺，未得及时表散，内蕴不解，郁而化热，肺脏受邪热熏灼，肺气失于清肃，血热壅聚所致。

2. 痰热素盛 平素嗜酒太过，或恣食辛辣、煎炸、炙煿厚味，蕴湿蒸痰化热，痰热蕴肺，复感风热外邪，内外合病，邪热郁肺，煎熬成痰，邪阻肺络，血滞化瘀，痰热瘀血互结，蕴酿成痈；或原有其他宿疾，肺经及他脏痰浊瘀热蕴结日久熏蒸于肺而成。

3. 肺痈瘀腐 成脓日久，耗伤气阴，形成正虚邪恋之证。总之，劳累过度，正气虚弱，则卫外不固，外邪容易乘袭，原有内伏之痰热郁蒸，是致病的重要内因。

在发病机理方面，病变部位在肺，症理性质主要为邪盛的实热证候。因邪热郁肺，蒸液成痰，邪阻肺络，血滞为瘀，而致痰热与瘀血互结，蕴酿成痈，血败肉腐化脓，肺络损伤，脓疡溃破外泄，其成痈化脓的病理基础，主要在于热壅血瘀。

其病理演变过程，可以随着病情的发展，邪正的消长，表现为初期（表证）、成痈期、溃脓期、恢复期等不同阶段。初期因风热邪侵犯卫表，内郁于肺，肺卫同病，蓄热内蒸，热伤肺气，肺失清肃，出现恶寒、发热、咳嗽等肺卫表证；成痈期为邪热壅肺，蒸液成疾，气分之热毒，浸淫及血，热伤血脉，血为之凝滞，热壅血瘀，蕴酿成痈，表现高热振寒、咳嗽、气急、胸痛等痰瘀热毒蕴肺之候；溃脓期为痰热与瘀血壅阻肺络，肉腐血败化脓，肺损络伤，脓疡溃破，排出大量腥臭脓痰或脓血痰；恢复期为脓疡内溃外泄之后，邪毒渐尽，病情趋向好转，但因肺体损伤，故可见邪去正虚，阴伤气耗的病理过程，继则正气逐渐恢复，痈疡渐告愈合。如溃后脓毒不尽，邪恋正虚，每致迁延反复，日久不愈，病势时轻时重而转为慢性。

【辨证论治】

（一）**基本疗法**

（1）初期（外感风热）

主症：恶寒发热，咳嗽痰少而黏，胸痛，咳时尤甚，呼吸不利，口干鼻燥，苔薄黄或薄白，脉浮数而滑。

证候分析：风热所伤，卫表受邪，正邪交争则恶寒发热。风热犯肺，肺气失于宣肃，而见咳嗽，胸痛。热灼津液，故痰黏而少，风热上受，则口干鼻燥。风热在表，故苔薄黄，脉浮滑数。

基本治法：清肺解表。

针灸治法：取手太阴经穴为主，针用泻法。

针灸处方：列缺，肺俞，尺泽，大椎，丰隆。

针灸方义：肺俞、列缺宣通肺气，配尺泽、丰隆清泻肺热、化痰止咳；邪在肺卫取大椎手足三阳经交会穴，疏散风热，宣肺止咳。

随证配穴：头痛者，可按部分经取穴，以疏风热清头目；咳甚痰多者，可配天突利咽喉，化痰降肺气。

药物处方：银翘散加减。

药物方义：本方为辛凉解表之剂，功能疏散风热，轻宣肺气。方中银花、连翘、芦根、竹叶疏风清热，桔梗、甘草、川贝母、牛蒡子、前胡轻宣肺气。

临证加减：病情严重者酌加淡豆豉、薄荷、桑叶以疏表；内热转甚者，加生石膏、炒黄芩以清肺；咳甚痰多，加杏仁、桑皮、冬瓜子、枇杷叶；胸痛呼吸不利，加瓜蒌皮、广郁金。头痛，加桑叶、菊花、蔓荆子。

（2）成痈期

主症：壮热汗出，寒战烦躁，咳嗽气急，胸满作痛，转侧不利，咳吐浊痰，呈黄绿色，自觉喉间有腥味，口干咽燥，苔黄腻，脉滑数。

证候分析：邪热从表入里，热毒内盛，正邪交争，故壮热、寒战、汗出、烦躁。热毒壅肺，肺气上逆，肺络不和，则咳嗽气急、胸痛。痰浊瘀热郁蒸成痈，则咯吐黄浊痰，喉中有腥味。热入血分，耗津伤液，故口干咽燥而渴不多饮。痰热内盛，故苔黄腻，脉滑数。

基本治法：清肺化痰消痈。

针灸治法：宜取手太阴、手阳明经穴为主，针用泻法。

针灸处方：列缺，少商，丰隆，曲池，内关，

针灸方义：列缺、少商点刺放血，以清肺降火解毒；丰隆化痰消痈，配手阳明合穴曲池，以泻大肠实热，降肺气；八脉交会穴内关宽胸顺气。

随证配穴：脉实有力，热毒甚者，加鱼际以清泻毒热；便秘者加手少阳下合穴委阳以清泻腑热。

药物处方：千金苇茎汤加减。

药物方义：方中苇茎清宣肺热，薏苡仁、冬瓜仁、桃仁化浊行瘀散结，并可加金银花、连翘、大青

叶、鱼腥草之类以清热解毒。

临证加减：热毒盛者，酌加黄连、黄芩、山栀、蒲公英、栀子、石膏、紫花地丁清热解毒泻火；咯痰黄稠，酌加桑白皮、瓜蒌、射干等清化之品；痰浊阻肺，咳而喘满，咯痰脓浊量多，不得卧者，当泻肺泄浊，加葶苈子；热毒瘀结，咯脓浊痰，腥臭味严重，可合用犀黄丸，化瘀解毒。

（3）溃脓期

主症：咳吐脓血，腥臭异常，胸中烦满而痛，甚则气喘不能平卧，身热面赤，烦渴喜饮，苔黄腻，舌质红，脉滑数或数实。

证候分析：热壅血瘀，郁结成痈，痈肿内溃，随咳而出，故咳吐腥臭脓血之痰；脉络壅滞，肺气不利，则胸中烦满而痛，气喘不得平卧；热毒内蒸，则身热面赤；耗伤肺胃之阴，则烦渴喜饮；舌质红绛，苔黄腻，脉滑数，均为热毒壅盛之象。

基本治法：清热排脓解毒。

针灸治法：宜取手太阴、手阳明经穴为主，针用泻法。

针灸处方：尺泽，鱼际，孔最，曲池，丰隆，膈俞。

针灸方义：肺经荥穴鱼际、合穴尺泽可清肺泻火，祛毒邪；泻大肠经合穴曲池，使肺热从大便而出；丰隆化痰排脓，利肺气，配血会膈俞、肺经郄穴孔最，以活血化瘀，排脓止痛。

随证配穴：气虚汗出，加气会膻中益气排脓；津伤口燥甚者，加肺经原穴太渊，肾经经穴复溜以养阴生津，取其"滋水生金"之意。

药物处方：加味桔梗汤。

药物方义：本方功能清肺化痰，排脓去痈。桔梗为排脓之主药，用量宜大；薏苡仁、贝母、橘红化痰散结排脓；金银花、甘草清热解毒；白及凉血止血，另加鱼腥草、败酱草、黄芩清热解毒排脓。

临证加减：咯血加牡丹皮、山栀、藕节、白茅根、三七等加强凉血止血之功；烦渴加天花粉、知母；伤津明显口干，舌红，可加沙参、麦冬、石斛、玉竹、百合；气虚不能托脓外出，加黄芪补气托毒；胸部满胀，喘不得卧，大便秘结，脉滑数有力，可加桔梗、贝母、瓜蒌。

（4）恢复期

主症：身热渐退，咳嗽减轻，咯吐脓血减少，臭味亦减，痰液转为清稀，精神渐振，食纳好转，或见胸胁隐痛，难以久卧，气短，自汗，盗汗，低烧，午后潮热，心烦，口燥咽干，面色不华，形体消瘦，精神萎靡，舌质红或淡红，苔薄，脉细或细数无力。或见咳嗽，咯吐脓血痰，日久不净，或痰液一度清稀而复转臭浊，病情时轻时重，迁延不愈。

证候分析：脓溃之后，邪毒已去，故热降咳轻，脓痰日少，痰转清稀，精神渐振，但因肺损络伤，溃处未敛，故胸胁隐痛，难以久卧。肺气亏虚则气短，自汗。肺阴耗伤，虚热内灼则盗汗，低烧，潮热，心烦，口干。正虚未复，故面色不华，形瘦神疲。气阴两伤故舌质红或淡红，脉细或细数无力。若邪恋正虚，脓毒不尽，则转为慢性病变。

基本治法：养阴补肺。

针灸治法：宜取手太阴、足阳明经穴为主，针用平补平泻法。

针灸处方：肺俞，膻中，尺泽，足三里，丰隆。

针灸方义：肺俞为肺的背俞穴，膻中为八会穴之气会，针用补法，可益肺气；尺泽为肺的合穴，针用补法可滋阴清肺热；足三里为足阳明经合穴，益气养阴；丰隆化痰利肺气。诸穴合用，益气养阴清肺。

药物处方：沙参清肺汤、桔梗杏仁汤加减。

药物方义：前者功能益气养阴，清肺化痰，为恢复期调治之良方；后者养肺滋阴，兼清脓毒。前方沙参、麦冬、百合滋阴润肺；太子参、黄芪益气生肌；象贝母、冬瓜籽清肺化痰；阿胶、白及养阴止血。后方桔梗、甘草清热解毒排脓，枳壳宣肺理气，贝母、杏仁化痰平喘，宣肺止咳；金银花、连翘、夏枯草、红藤清热解毒，泻火散瘀；百合、麦冬、阿胶滋补肺阴。

临证加减：若有低热酌加青蒿、白薇、地骨皮；食欲不振、便溏加白术、山药、茯苓；咳吐脓血不净可配白及；若邪恋正虚，咯痰腥臭脓浊，反复迁延日久不净，当扶正祛邪，配合排脓解毒法，酌加鱼腥草、败酱草。

（二）其他疗法

耳针疗法

针灸处方：肺，大肠，皮质下，肾上腺，交感，神门。

操作方法：每次选取2～3穴，常规消毒，中等刺激，留针15～20分钟。

【注意事项】

（1）肺痈在临床上以咳嗽、胸痛、发热、咯吐腥臭浊痰，甚则脓血相兼为主要特征，其病变部位在肺，其病理变化为邪热郁肺，蒸液成痰，邪阻肺络，血滞为瘀，而致痰热与瘀血互结，蕴酿成痈，血败肉腐化脓，肺络损伤，脓疡溃破外泄。所以热壅血瘀是肺痈成痈化脓的主要病机。

（2）肺痈初期与风温之间的区别为：风温起病多急，以发热、咳嗽、烦渴或伴气急胸痛为特征，与肺痈初期颇难鉴别，但肺痈之咯吐浊痰明显，喉中有腥味，特别是风温经正确及时治疗后，多在气分而解，如经一周身热不退，或退而复升，应进一步考虑肺痈之可能。

（3）肺痿、肺痈两者同属肺部疾病，症状也有相似处，但肺痈为风热犯肺，热壅血瘀，肺叶生疮，病程短而发病急，形体多实，消瘦不甚，咳吐脓血腥臭，脉数实；肺痿为气阴亏损，虚热内灼，或肺气虚冷，以致肺叶萎缩不用，病程长而发病缓，形体多虚，肌肉消瘦，咳唾涎沫，脉数虚。两者一实一虚，显然有别。另一方面，若肺痈久延不愈，误治失治，痰热壅结上焦，熏灼肺阴，也可转成肺痿。

（4）肺痈溃脓期的"顺证"和"逆证"可以从以下两个方面加以鉴别。

1）顺证：溃后声音清朗，脓血稀释而渐少，臭味亦减，饮食知味，胸胁稍痛，身体不热，坐卧如常，脉缓滑。

2）逆证：溃后音嘎无力，脓血如败卤，腐臭异常。气喘，鼻扇，胸痛，坐卧不安，饮食少进，身热不退，颧红，爪甲青紫，脉短涩或弦急，为肺叶腐败之恶候。如《张氏医通·肺痈》指出："肺痈初期，脉不宜数大，溃后最忌短涩，脉缓滑面白者生，脉弦急面赤者死。"溃脓期若发生大量咳血、咯血，应警惕出现血块阻塞气道，或气随血脱现象。若脓溃流入胸腔，是严重的恶候。

（5）治疗肺痈时要注意应清热散结，解毒排脓，按照"有脓必排"的要求，尤以排脓为首要措施。脓毒消除后，再予补虚养肺。应当注意，收敛，温补药不可早用，忌发汗。《张氏医通·肺痈》说："肺痈危证。乘初起时，极力攻之，庶可救疗……慎不可用温补保肺药，尤忌发汗伤其肺气。"恢复期虽属邪衰正虚，阴气内伤，应以清养补肺为主，扶正以托邪，但仍需防其余毒不净，适当佐以解毒排脓之品，防止复发或转为慢性。另外肺与大肠相表里，大肠的传导有助于肺气的宣通肃降，所以应注意保持大便通畅，使邪热易出。

【疾病小结】

综上所述，肺痈是痰热壅滞的实热证，故多以清肺解毒、化痰宣肺、化瘀排脓为治则。初期，风邪侵犯肺卫，治宜清肺散邪；若脓已成，为热壅血瘀，治宜清热解毒，化痰排脓；血败肉腐为溃脓期，治以解毒排脓；恢复期气阴两虚，邪去正虚，当益气养阴为主。治疗肺痈取穴不外以手太阴肺经穴位为主，配以手足阳明经穴，针刺以泻法为主，后期邪去正虚，余邪未尽，应用平补平泻手法。药物多用银翘散、千金苇茎汤、桔梗汤加减等方剂治疗。不宜过早应用补益之品，以免"助邪资寇"，邪壅不去，否则可致喘咳胸痛，诸症益甚。至于病情变化，要观其溃后如何，若寒热渐退，脓血由多渐少，饮食增加，大便通畅者为病情转好趋势。

若溃后脓血咳唾不已，异常腥臭，皮肤甲错，不思饮食，大便燥结为病情预后不良；甚则音哑，张口气喘，爪甲青紫者为重危之候，不可忽视。老年、儿童、体弱以及常饮酒者，患有肺痈较为难治。

【临证验案】

老年嗜饮热火酒，致热毒熏肺，发疮生痈，咳吐秽脓，胸右病，不利转侧，脉左大。初用桔梗汤去著、姜，加连翘、山栀，四服，咳稀痛止。仍宜排脓解毒，用桔梗、银花各一钱，贝母钱半，生薏仁五钱，当归、甘草节、广皮各一钱二，白芍、生芪各一钱，甜葶苈炒七分，数服，脓稀疮痛皆平。(《类证治裁·肺痿肺痈》)

年老体弱，易感外邪，嗜饮热酒，助湿生热，痰热内蕴，内外互引，发为肺痈。本证不可误补、误热，补有资寇以弊，热有助火之弊，故病初用桔梗汤去著、姜，而加连翘、山栀之类，四服即效。继而用银花以解毒疗痈；桔梗、贝母，薏苡仁，广皮、葶苈子以开胸排痰；白及为治疮痈要药；当归、黄芪、甘草益气养血，安内攘外，上药配伍，解毒排脓，兼以扶正，可作治肺痈的通用方，或用于肺痈恢复期。

三、哮证

【疾病概述】

哮证是以呼吸急促，喉间哮鸣为特征的一种发作性的痰鸣气喘疾病。本病是由于宿痰内伏于肺，复加外感、饮食、情志、劳倦等因素，以致痰阻气道，肺气上逆引起的疾病。

【文献摘录】

内经虽无哮证之名，但有"喘鸣"的记载，与本病的发作特点相似。如《素问·阴阳别论》说："……起则熏肺，使人喘鸣"。《金匮要略·肺痿肺痈咳嗽上气病》云"咳而上气，喉中水鸡声，射干麻黄汤主之"，即指哮病发作时的证治。《痰饮咳嗽病》从病理角度，将其归属于痰饮病范畴，称为"伏饮"，指出："膈上病痰，满喘咳吐，发则寒热，背痛腰疼，目泣目出，其人振振身瞤剧，必有伏饮。"描述了哮证发作时的典型症状。此后还有"呷嗽""哮吼""齁"等形象性的病名。朱丹溪首创哮喘之名，阐明病机专主于痰，提出未发以扶正气为主，既发以攻邪气为急的治疗原则。明代虞搏进一步对哮与喘作了明确的区别。后世医家鉴于哮必兼喘，故一般通称哮喘，而简名哮证。《医学统旨》："哮证喘吼，如水鸡之声，牵引背胸，气不得息，坐卧不安，或肺胀胸满，或恶寒肢冷，病者夙有此根……轻者三五日而宁，重者半月或一月而愈。"

关于哮证的病因，古医家的论述也颇为精详。《证治汇补·哮病》："哮……因内有壅塞之气，外有非时之感，膈有胶固之痰，三因相合，闭拒气道，搏击有声，发为哮病。"《时方妙用·哮证》："哮喘之病，寒邪伏于肺俞，痰窠结于肺膜，内外相应，一遇风寒暑湿燥火六气之伤即发，伤酒伤食亦发，动怒动气亦发。"

在哮与喘的鉴别上，古代医家也作了明确而简要的阐述。如《医学正传·哮喘》："哮以声响名，喘以气息言。"综上各家之说可见哮证的病位在于肺和气道，哮必兼喘且有宿根，病程较长，是易反复发作的一种较难治疗的病证。

现代医学认为支气管哮喘是常见的过敏性疾病，其发病特点与哮证相同，可按本篇进行辨证施治。

【病因病机】

哮证的发生，为宿痰内伏于肺，复加外感、饮食、情志、劳倦等因素，以致痰阻气道，肺气上逆所致。

1. 外邪侵袭 外感风寒或风热之邪，未能及时表散，邪蕴于肺。壅阻肺气，气不布津，聚液生痰。如吸入花粉、烟尘，影响肺气的宣降，津液凝聚，痰浊内蕴，亦可导致哮证。

2. 饮食不当 贪食生冷，寒饮内停，或嗜食酸咸甘肥，积痰蒸热，或因进食海腥发物，而致脾失健运，饮食不归正化，痰浊内生，上干于肺，壅阻肺气，亦可致成哮证。

3. 体虚病后 素质不强，或病后体弱，如幼年患麻疹、顿咳，或反复感冒，咳嗽日久等，以致肺气耗损，气不化津，痰饮内生；或阴虚火盛，热蒸液聚，痰热胶固。素质不强者多以肾为主，而病后导致者多以肺为主。

从上可知，哮证的病理因素以痰为主，痰的产生责之于肺不能布散津液，脾不能运输精微，肾不能蒸化水液，以致津液凝聚成痰，伏藏于肺，成为发病的"夙根"。此后如遇气候突变、饮食不当、情志失调、劳累等多种诱因，均可引起发作。这些诱因每多互相关联，其中尤以气候为主。发作期的基本病理变化为"伏痰"遇感引触，痰随气升，气因痰阻，相互搏结，壅塞气道，肺管狭窄，通畅不利，肺气宣降失常，引动停积之痰，而致痰鸣如吼，气息喘促。

最后，本病长期发作，寒痰伤及脾肾之阳，痰热耗伤脾肾之阴，病可由实转虚，所以哮证于平时常表现为肺、脾、肾三脏虚损之候。

【辨证论治】

(一) 基本疗法

首先应明确哮证与喘证的鉴别要点。哮是指声响而言，哮证会反复发作，临证以喉中有哮鸣音为特点，是一种有"夙根"的疾病；而喘指气息言，喘证是呼吸气促困难，是见于多种急慢性疾病中的病证。另外，哮必兼喘而喘，未必兼哮。

其次要掌握哮证发作的前驱症状。一般说来，鼻喉作痒，鼻流清涕，喷嚏，呼吸不畅，胸中不适，嗳气，呕吐，情绪不宁为哮证发生的前驱症状，临床应予注意。

1. 发作期

(1) 寒哮

主症：喘憋气逆，呼吸急促，喉中哮鸣，胸膈满闷如窒，或有咳嗽，咳痰色白，清稀多沫，口不渴或喜热饮，面色晦滞带青，受寒易发，形寒怕冷，或兼头痛恶寒发热，苔白滑，脉浮紧或弦紧。

证候分析：寒痰伏肺，外寒触发，气逆痰升，痰气交阻，闭拒气道，搏击有声，故喘憋气逆，呼吸急促，喉中哮鸣。寒痰阻肺，肺气郁闭不得宣畅，故见胸膈满闷如窒。痰阻气道，肺失肃降，肺气上逆则咳嗽，痰从寒化为饮，故咳痰色白清稀多沫。无热则口不渴，有寒则喜热饮。阴盛于内，阳气不能敷布于外，故面色晦滞带青，形寒怕冷。外寒侵袭，触动伏痰，痰升气阻，故受寒易发。头痛发热恶寒为寒邪在表之征。苔白滑，脉浮紧或弦紧为寒痰内盛之象。

基本治法：温肺散寒，豁痰平喘。

针灸治法：取手太阴、足阳明经穴及背俞穴为主，针用泻法。

针灸处方：列缺，尺泽，风门，肺俞，丰隆。

针灸方义：取列缺、尺泽宣发手太阴经气，肺俞、风门以宣发足太阳经气。四穴合用而起解表散寒宣肺平喘的作用，使寒饮得蠲，则哮喘以平。丰隆健运脾胃二经经气，使脾气散转，水液不致凝阻为痰而起化痰平喘之功。

药物处方：射干麻黄汤或小青龙汤加减。

药物方义：射干麻黄汤，药用射干、麻黄宣肺平喘，豁痰利咽；干姜、细辛、半夏温肺蠲饮降逆；紫菀、款冬、甘草化痰止咳；五味子收敛肺气，大枣和中。

临证加减：痰涌喘逆不得卧，加葶苈子泻肺涤痰，若表寒里饮，寒象较甚者，可用小青龙汤。酌配杏仁、紫苏子、白前、橘皮等化痰利气。若病久，阴盛阳虚，发作频繁，发时喉中痰鸣如鼾，声低，气短不足以息，咳痰清稀，面色苍白，汗出肢冷，舌淡苔白，脉沉细者，当标本同治，温阳补虚，降气化痰，用苏子降气汤，酌配党参、胡桃肉、坎脐、紫石英、沉香、诃子之类；阳虚明显者，伍以附子、补骨脂、钟乳石等。

(2) 热哮

主症：气粗息涌，喉中痰鸣如吼，胸高胁胀，咳呛阵作，咳痰色黄或白，黏浊稠厚，排吐不利，烦闷不安，汗出，面赤，口苦，口渴喜饮，不恶寒，舌苔黄腻，质红，脉滑数或弦滑。

证候分析：痰热壅肺，肺失清肃，肺气上逆，故喘而气粗息涌，痰鸣如吼，胸高胁胀，咳呛阵作。热蒸液聚生痰，痰热胶结，故咯痰黏浊，稠厚不利，色黄或白。痰火郁蒸，则烦闷，自汗，面赤，口苦。病因于热，肺无伏寒，故不恶寒而口渴喜饮。舌质红，苔黄腻，脉滑数，均是痰热内盛之征。

基本治法：清热宣肺，化痰定喘。

针灸治法：取手太阴、手阳明经穴为主，针用泻法。

针灸处方：合谷，大椎，丰隆，膻中，中府，孔最。

针灸方义：取手阳明经原穴合谷、配督脉大椎以疏表解热，中府、孔最以宣肺平喘，丰隆健运脾胃二经经气以化痰，膻中降气，故合用则达到清肃肺热之象，化痰以平喘。

随证配穴：若外感风寒引动痰热，属寒包热证，当解表清里，按上方加风门、风池以解表散寒。若病久阴虚，痰少而黏，形疲咽干，气短难续，舌红少津，苔薄黄，脉细数者，往往触感暑热之邪即发哮喘，此又为虚中夹实之证。宜平补平泻法，按上方加三阴交、肾经郄穴水泉，以养阴清热。

药物处方：定喘汤加减。

药物方义：方中麻黄宣肺定喘，黄芩、桑白皮清热肃肺，杏仁、半夏、款冬花、苏子化痰降逆，白果收敛肺气，甘草和中。

临证加减：若为寒包热证，当清里热，解表寒，用麻杏石甘汤治之。若病久阴虚，感暑热之邪即发哮喘者，宜用麦冬汤加沙参、冬虫夏草、五味子之类，养阴清热，敛肺化痰。

2. 缓解期

（1）肺虚

主症：自汗怕风，易感冒，每因气候变化而发作，气短声低，咳痰清稀色白，面色白，舌淡苔白，脉虚细。

证候分析：卫气虚弱，不能充实腠理，易为外邪所侵，故自汗，怕风，易感冒；每因气候变化而发作，肺虚不能主气，气不化津，痰饮蕴肺则气短、声低，咳痰清稀色白；气虚不足则面色㿠白，舌淡苔白，脉虚细。

基本治法：补肺固卫。

针灸治法：取手太阴经穴及背俞穴为主，针用补法，或皮内针埋藏，阳虚者可加灸。

针灸处方：肺俞，气海，太渊，膻中，太溪。

针灸方义：灸肺俞，配气海与膻中，以补益肺气；肺经原穴太渊，肾经原穴太溪，可补肺肾真元之气，肺气充则自能卫外。

药物处方：玉屏风散加减。

药物方义：方中黄芪益气固表，配防风以散风邪，白术固表止汗，使祛邪不伤正，固表而不留邪。

（2）脾虚

主症：食少脘痞，大便不爽，常因饮食不当而发，倦怠气短，不足以息，语言无力，舌苔白滑或白腻，脉细弱。

证候分析：脾虚健运无权则食少脘痞，大便不爽，常因饮食不当而发；中气不足则倦怠，气短不足以息；脾虚气弱则舌淡苔白腻或白滑，脉细弱。

基本治法：健脾化痰。

针灸治法：以俞穴及足阳明经穴为主，针用补法。

针灸处方：脾俞，中脘，足三里，丰隆。

针灸方义：胃之募穴中脘配合穴足三里，调和胃气以资生化之源；脾俞配丰隆以健脾运湿化痰，使脾气散精，水津不聚，痰无以生。

药物处方：六君子汤加减。

药物方义：四君子汤补气，半夏、陈皮共奏健脾化痰之功。

（3）肾虚

主症：短气息促，动则尤甚，腰酸膝软，或颧赤盗汗，手足心热，或怯寒神疲，四肢不温，舌红少苔，脉细数，或舌淡，苔薄，脉沉细。

证候分析：久病伤肾，肾气虚弱，纳气无权，气不归根，则短气息促，动则尤甚。腰为肾之府且主骨生髓，肾虚及腰，骨髓不充，则腰酸膝软，颧赤盗汗，手足心热，舌红少苔，脉细数，为肾阴虚之征；怯寒神疲乃肾阳不足，不温四肢肌腠所致，舌淡苔薄，脉沉细为肾阳虚之证。

基本治法：偏肾阴虚，滋阴补肾；偏肾阳虚，补肾助阳。

针灸治法：取足少阴经穴为主，针用补法，阳虚宜灸。

针灸处方：肾俞，气海，太溪，太渊，水泉。

针灸方义：肾俞、气海以补肾气；补太渊、太溪以充肺肾真元之气，使上有生而下能纳，气机得以升降。

随证配穴：若肾阳虚可灸肾俞、气海以温补肾阳。若阴虚火旺，加荥穴然谷，以补肾阴而降虚火。

药物处方：偏肾阴虚用七味都气丸；偏肾阳虚用金匮肾气丸。

药物方义：两方中共有山萸肉滋阴补肾，山药、茯苓健脾渗湿，泽泻、牡丹皮协调肝脾；加桂枝、附子（即金匮肾气丸），以补命门真火，温补肾阳。阴虚者去附桂加五味子（即七味都气丸），以补肾精而敛肺气。

（二）其他疗法

1. 耳针疗法

针灸处方：肺，肾，肾上腺，平喘，交感，皮质下，神门。

操作方法：每次选用 3～4 穴，用强刺激，留针 5～6 分钟，每日 1 次，10 次为一疗程，或用王不留行耳穴埋压亦可。

2. 皮肤针疗法

操作方法：发作期间，用皮肤针叩击鱼际及前臂手太阴肺经循行部 15 分钟，两侧胸锁乳突肌 15 分钟，有缓解作用。

3. 水针疗法

针灸处方：第 1～6 胸椎夹脊穴。

操作方法：用胎盘组织液，每次取穴一对，每穴注射 0.5～1mL，由上而下，逐日更换，用于缓解期。

4. 灸法

针灸处方：大椎，风门，肺俞，膻中。

操作方法：用麦粒灸，每次每穴灸 3～5 壮，10 天灸一次，3 次为一疗程，用于缓解期，习惯上都是在伏天用此法治疗。

5. 埋线疗法

针灸处方：大椎，定喘，肺俞，膈俞，心俞。

操作方法：用羊肠线无菌操作，用穿刺针埋线法及三角针缝针埋线法。每周 1 次，一月为一疗程。

6. 贴敷疗法

针灸处方：大椎，肺俞，膏肓，璇玑，膻中。

操作方法：用白芥子 30g，甘遂 15g，细辛 15g，延胡索 30g，共为细面，放在瓶中密封备用，使用时以生姜汁调成糊状，敷于穴上，大小如蚕豆，持续 30～60 分钟后取下。每次选用 2～3 穴，敷药时有热麻疼痛感觉，局部皮肤发红，有时可起疱，将水疱挑开涂以龙胆紫以防感染。本法宜在夏秋季的初伏、中伏、末伏各进行一次，适用于小儿，成人亦可使用。

【注意事项】

（1）本证总属邪实正虚。已发作的以邪实为主，未发作的以正虚为主。邪实应分清寒痰与热痰，正虚应分清肺、脾、肾的主次和阴阳虚损的不同。并注意"发时治标，平时治本"。

（2）本证极为顽固，经常反复发作，迁延难愈。部分儿童、青少年至成年时，肾气自盛，正气渐充，辅以药物治疗，常可停止发作。中年、老年、体弱病久者，由于正气渐衰，不易根治。

（3）本证应注意预防。平时应注意气候影响，做好防寒保暖，避免外邪诱发。忌吸烟和避免接触刺激性气体、灰尘。饮食应避免生冷、肥腻、辛辣、海膻等物。防止过劳与情志刺激。

【疾病小结】

综上所述，哮证是一种发作性痰鸣气喘疾病，以喉中哮鸣有声呼吸急促困难为特征。病理因素以痰为主，因痰伏于肺遇寒诱发。发时痰阻气道，肺气失于肃降，表现邪实之证；如反复久发，气阴耗损，肺、脾、肾渐虚，则在平时表现正虚的情况。当大发作时可见正虚与邪实相互错杂。辨治原则根据已发、未发，分虚实施治。发时以邪实为主，当攻邪治标，分别寒热，予以温化宣肺或清化肃肺，病久发时虚实夹杂者，又当并顾。平时以正虚为主，当扶正治本，审察阴阳，分别脏器，采用补肺、健脾、益肾等法。

临证必须注意寒热的相兼、转化，寒包热证，寒痰化热，热证转从寒化等情况。了解邪实与正虚的错杂为患，一般病史不长者，发作时以邪实为主；久病可兼虚象，平时则表现为正虚为主，治当根据病的新久，发作与否，区别邪正缓急、虚实主次，加以处理。重视平时治本的措施，区别肺、脾、肾的主次，在抓住重点的基础上适当兼顾，因肾为先天之本，五脏之根，其中尤以补肾为要着，精气充足则根本得固。

【临证验案】

（1）陆某，女，干部，患者哮喘已有10余年之久，两年前发作一次，呼吸困难，胸闷，背胀，不能平卧，经某部门诊部诊治无效。偶尔受凉即行发作，伴有咳嗽，吐白痰，每次夜间发作约2小时后气喘始逐渐减轻。听诊有笛音，心腹无异常所见。本病由于产后受凉引起，证属寒哮。经针大椎、肺俞、曲池、合谷、天突、气海（灸）、丰隆、三阴交、膻中（灸），轮流选用。以平补平泻法，计针灸30次，病愈。

按：大椎为周身阳气聚会之处，能温通诸阳，配曲池、合谷可温经散寒；肺俞是肺气输注之处，配天突、丰隆以宣肺化痰，降逆平喘；灸气海、膻中益气通阳，加三阴交以协调阴阳、疏利气机。若日久不愈，直接灸大椎、喘息穴（膈俞旁开五分）、乳根、气海，收效更快。(《临床针灸学》)

（2）哮喘气急，原由寒入肺，痰凝胃络而起。久发不已，肺虚必及于肾，胃虚必于脾。脾为生痰之源，肺为贮痰之器，痰恋不化，气机阻滞，一触风寒，喘即举发。治之之法，在上治肺胃，在下治脾肾，发时治上，平时治下，此一定章程。若欲除根，必须频年累月，服药不断；倘一曝十寒，终无济于事也。发时服方：款冬花，桑白皮，紫菀，苏子，沉香，茯苓，杏仁，橘红，制半夏，黄芩。平时服方：五味子，紫石英（煅），橘皮，半夏，茯苓，薏苡仁，蛤壳，胡桃肉，杜仲，熟地黄。(《柳选四家医案·环溪草堂医案》)

按：本例哮证，久发不已，痰浊蕴伏于上，脾肾亏虚于下，为虚实兼夹之证。治疗虽曰发时治上，亦须兼顾脾肾，故用款冬花、紫菀、苏子、杏仁、半夏、橘红以消肺胃之痰为主，又辅以茯苓健脾，沉香纳气归肾；平时服方，虽曰治下，以益肾健脾为主，亦应兼化痰浊，故用胡桃、杜仲、熟地黄、紫石英、茯苓、薏苡仁等益肾健脾为主，佐以半夏、橘皮等兼化痰浊。立意处方，先后主次，均较为明晰，可资取法。

四、喘证

【疾病概述】

本病是由于外邪侵袭，痰浊壅盛，情志不调以及劳欲、久病损伤肺肾等原因，致使肺失宣降或肺主气、肾纳气的功能失常。临床上出现以呼吸急促，甚则张口抬肩、鼻翼扇动，不能平卧为主症的疾病称作喘证。

【文献摘录】

《素问·至真要大论》："诸气膹郁，皆属于肺。"

《素问·大奇论》："肺之壅，喘而两胠满。"

《素问·玉机真脏论》："秋脉……不及则令人喘，呼吸少气而咳。"

《灵枢·经脉》："肾足少阴之脉……是动则病……喝喝而喘。"

《素问·痹论》："肺痹者，烦满喘而呕。心痹者，脉不通，烦则心下鼓，暴上气而喘。"

《素问·逆调论》："不得平卧则喘者，是之气之客也。"

《丹溪心法·喘》："肺以清阳上升之气，居五脏之上，通荣卫，合阴阳，升降往来，无过不及，六淫七情之所感伤，饱食动作，脏气不和，呼吸之息，不得宣畅而为喘急。亦有脾肾俱虚，体弱之人，皆能发喘。又或调摄失宜，为风寒暑湿邪气相干，则肺气胀满，发而为喘。又因痰气皆能令人发喘。治疗之法，当究其源。如感邪气，则驱散之，气郁即调顺之，脾肾虚者温理之，又当于各类而求。"

《景岳全书·喘促》："实喘者，气长而有余；虚喘者，气短而不续。实喘者胸胀气粗，声高息涌，膨膨然若不能容，惟呼出为快也；虚喘者，慌张气怯，声低息短，惶惶然若气欲断，提之若不能升，吞之若不相及，劳动则甚，而惟急促以喘，但是引长一息为快也"。

《仁斋直指附遗方论·喘嗽》："有肺虚夹寒而喘者；有肺实夹热而喘者；有水气乘肺而喘者……如是等类，皆当审证而主治之。"

《医宗必读·喘》："治实者攻之即效，无所难也。治虚者补之未必即效，须悠久成功，其间转折进退，良非也。故辨证不可不急，而辨喘证为尤急也。"

《诸证提纲·喘证》："凡喘至于汗出如油，则为肺喘，而汗出发润，则为肺绝……气壅上逆而喘，兼之直视谵语，脉促或伏，手足厥逆乃阴阳相背，为死证。"

《罗氏会约医镜·论喘、促、哮三证》："三证相似，而实不同。须清析方可调治。喘者，气急声高，张口抬肩，摇身撷肚，惟呼出一息为快……促者，即经之所谓短气者也，呼吸虽急，而不能接续，似喘而无声，不抬肩，劳动则甚，此肾经元气虚也……哮者，其病似喘，但不如喘出气之多，而有呀呷之意……"

《医学衷中参西录·治喘息方》："心有病可以累肺作喘，此说诚信而有证……由是言之，心累肺作喘之证，亦即肾虚不纳之证也。"

现代医学的支气管哮喘、慢性喘息型支气管炎、肺炎、肺气肿、心脏性哮喘、肺结核、硅肺等病，在发生呼吸困难时，可参照本篇辨证治疗。

【病因病机】

1. 外邪侵袭 重感风寒，侵袭于肺，内则阻遏肺气，外则郁闭皮毛，肺气失于宣降；或因风热侵肺，则肺气壅实，清肃失司；或肺有蕴热，又为表寒所束，热不得泄，皆能导致肺气上逆，发生喘促。

2. 痰浊壅盛 恣食肥甘、生冷，或嗜酒伤中，脾失健运，而生痰湿。脾为生痰之源，肺为贮痰之器，痰浊日盛，由中焦上干于肺，肺气壅阻，不得宣降，以致气逆发生喘促。若湿痰久郁化热，或肺火素盛，蒸液成痰，痰水交阻于肺，痰壅火迫，则喘促更易发生。

3. 情志所伤 情怀不遂，忧思气结，则气阻胸中；或因郁怒伤肝，肝气逆乘于肺，气机不利，升多降少，皆使肺气不得宣肃，上逆而发喘证。

4. 肺肾虚弱 久咳伤肺，肺气日弱；或平素极易疲劳汗出，导致肺之气阴不足，气失所主，而短气喘促。若病仍迁延不愈，由肺及肾，则肺肾俱虚；或劳欲伤肾，精气内夺，根本不固，皆使气失摄纳，出多入少，逆气上奔而为喘。此外，由于中气虚弱，则肺气失于充养，亦能因气怯呼吸无力而喘。

总之，实喘为外邪、痰浊及肝郁气逆等壅遏肺气；虚喘则为精气不足、肺肾出纳失常所致。由此可知，实喘在肺，虚喘当责之肺肾两脏。他如脾经痰浊上干，肝气逆乘于肺及中气虚弱等发生喘促，亦无不与肺有关。

本病到了严重阶段，不但肺肾俱衰，心阳亦同时受累。因心脉上贯于肺，肾脉上络于心，心阳的盛衰与先天肾气及后天呼吸之气皆有密切关系。一旦肺肾俱衰之时，则心阳亦弱，不能鼓动血脉，则心动急促，血行瘀滞，面色、唇、舌皆发青紫；同时因汗为心液，心气虚而不敛，导致汗液大量外泄，转而使心阳更虚。此时，可发生虚脱。

【辨证论治】

（一）基本疗法

1. 实喘

（1）风寒袭肺

主症：喘咳气急，胸部胀闷，痰多稀薄色白，兼有头痛，恶寒，或伴发热，口不渴，无汗。苔薄白而滑，脉浮紧。

证候分析：风寒上受，内合于肺，邪实气壅，肺气不宣，故喘咳气逆，胸部闷胀。寒邪伤肺，凝液成痰，则痰多稀薄色白。风寒束表，皮毛闭塞，故见恶寒、头痛、发热、无汗等表寒证。苔薄白而滑，脉浮紧亦为风寒在表之征。

基本治法：宣肺散寒平喘。

针灸治法：取手太阴经穴为主，针用泻法，并可加灸。

针灸处方：肺俞，尺泽，列缺，风门，定喘。

针灸方义：取手太阴络穴列缺，合穴尺泽，以宣通手太阴经气，止咳平喘；肺俞及肺气输注之处，风门为督脉、足太阳之会，乃风气出入之门户，二穴加灸，可疏通足太阳经气，宣肺祛风散寒；定喘位于督脉之别络上，能宣肺降气；五穴合用之可宣肺散寒平喘。

药物处方：麻黄汤加减。

药物方义：方用麻黄、桂枝辛温发汗，散寒平喘；杏仁、甘草顺气化痰，可加苏子、橘红为助。

（2）表寒里热

主症：喘逆息粗，鼻扇，胸部胀痛，咳痰黏稠不爽；形寒发热，烦闷身痛，舌质红，舌苔薄白或黄，脉浮数。

证候分析：寒邪束表，肺有郁热有或表寒未解，内已化热，热邪于肺，肺气上逆则出现喘逆息粗，鼻扇，胸部胀痛，咳痰黏稠不爽；热为寒郁则形寒发热，烦闷身痛；舌质红，舌苔薄白或黄，脉浮数为外寒里热之象。

基本治法：宣肺泄热。

针灸治法：取背俞穴及阳明经穴为主，针用泻法，不灸。

针灸处方：肺俞，风门，合谷，丰隆。

针灸方义：选肺俞、风门以泄肺热而散表邪，加手阳明经原穴合谷、足阳明经络穴丰隆，以泄热化痰。

药物处方：麻杏石甘汤加减。

药物方义：本方重用石膏之辛寒，合麻黄共奏清里达表，宣肺平喘之效；杏仁、甘草化痰利气。可加黄芩、桑白皮、瓜蒌助其清热化痰之功。若痰多可加葶苈子、射干化痰平喘。

（3）痰浊阻肺

主症：喘咳痰多，咳出不爽，胸中窒闷，纳呆，恶心，口中无味，舌苔白腻，脉滑。

证候分析：痰浊内盛，壅遏于肺，肺失肃降，气道不畅，故喘咳多痰。痰浊壅盛，咳之不尽，故咳出不爽。痰浊阻于胸中，则胸中气机不畅，故觉窒闷。痰浊内困脾胃，升降失常，腐熟运化失司则恶心纳呆，口中无味。苔白腻，脉滑为痰浊内盛之征。

基本治法：祛痰降气平喘。

针灸治法：取手足太阴经穴为主，针用泻法。

针灸处方：孔最，列缺，定喘，丰隆，脾俞。

针灸方义：孔最配列缺疏调肺经经气，以平喘止咳；定喘能宣肺平喘；脾为生痰之源脾胃相表里，故取足阳明之络穴丰隆及脾俞穴，可运脾化痰。五穴合之，共奏化痰降气平喘之效。

药物处方：二陈汤合三子养亲汤加减。

药物方义：二陈汤具有健脾化痰、消除产生痰浊根源的作用；三子养亲汤中的白芥子温肺利气，消痰平喘；苏子降气行痰，止咳平喘；莱菔子消食导滞，行气祛痰。并可加苍术、厚朴等燥湿理脾行气之品。

临证加减：若湿痰化热或痰火素盛者，可与桑白皮汤加知母、瓜蒌；如痰涌量多，不得平卧，便秘者，可再加葶苈子、大黄以泻肺逐痰。

（4）痰热郁肺

主症：喘咳气壅，胸膺胀满，咳痰黄稠或夹血色，身热汗出，渴喜冷饮，面红喉干，尿赤，便秘，舌苔黄腻，脉滑数。

证候分析：痰热壅肺，肺失肃降，肺气上逆，气逆不畅，故喘咳气壅。痰热阻肺，肺气不降，胸中气滞则胸膺胀满，痰热伤津，肺津不足则痰黄而稠。痰热灼伤肺络，络伤血溢，随痰咳出，则痰夹血色。肺内热盛，皮毛腠理开疏，则身热汗出。肺内热盛，津液被灼，津亏则渴喜冷饮。溺赤便秘，苔黄腻，脉滑数为内热伤津、津液不足，痰热内盛之征。

基本治法：清痰泄热平喘。

针灸治法：取手足太阴、手足阳明经穴为主，针用泻法。

针灸处方：按上方，加合谷，鱼际，天突，丰隆。

针灸方义：按上方加合谷、鱼际清热化痰，加天突降气化痰，使痰火得泄，肺气得降，则喘自平；丰隆为胃经络穴，涤痰平喘。

药物处方：桑白皮汤加减。

药物方义：方中桑白皮、黄芩、黄连、山栀清肺热，半夏、杏仁、贝母、苏子化痰平喘。

临证加减：痰多气壅、喘不能卧加葶苈子、大黄降气平喘，祛痰泄火；身热甚者加生石膏；痰有腥味者加冬瓜子、薏苡仁、鱼腥草等。

（5）气郁伤肺

主症：素性抑郁，每因情志刺激而突然呼吸短促，胸闷胁胀，喉中如窒，或有失眠，心悸，苔薄，脉弦。

证候分析：素性抑郁，肝气不疏，复因情志刺激而肝气郁结，逆气上冲，犯及于肺，肺失肃降，气道不畅则呼吸突然短促。胁为肝之分野，肝气郁结，经脉气滞故见胸闷胁胀。肝脉上循喉咙入颃颡，肝脉郁滞则喉中如窒。郁气扰及心神，心神不安则见失眠、心悸。苔薄、脉弦为肝郁之征。

基本治法：开郁降气平喘。

针灸治法：取足厥阴、手太阴经穴为主，针用泻法，不灸。

针灸处方：太冲，侠溪，内关，天突，尺泽。

针灸方义：泻足厥阴经原穴太冲、足少阳经荥穴侠溪，以开郁泻肝而降逆气；肝俞能疏肝理气；内关合于心胸，为八脉交会之穴，配之可解郁宽胸，疏利肝气；天突、尺泽可疏泄肺气，顺气化痰。六穴合用，使肝气疏达，肺气得降，升降有序而喘自平。

随证配穴：若伴有心悸、失眠，可加手少阴经原穴神门以镇静安神。同时要进行说服劝慰工作，使患者心情开朗始建功效。

药物处方：五磨饮子加减。

药物方义：方中槟榔、木香、枳壳破滞行气；沉香降气平喘；乌药调顺气。本方多芳香行气之品，宜磨汁以水冲服，或煎后温服。

临证加减：失眠心悸较重者加远志、枣仁、夜交藤养心安神；若目赤、舌红苔黄脉弦数者为肝郁化热，加胡黄连、黄芩、柴胡、丹皮、栀子等。

2. 虚喘

（1）肺虚

主症：喘促短气，气怯声低，咳声低弱，自汗畏风，面红口干，舌淡红，脉软弱。

证候分析：肺主气，司呼吸，肺虚气失所主，故见喘促短气。喉为声之门，肺虚则气弱，气弱则声低，故见气怯声低，咳声低弱。肺主皮毛，肺虚则卫外不固，腠理毛孔开疏，故见自汗畏风。肺津不足则口干，肺阴不足，虚热上泛于面则面红。舌淡红、脉软弱为肺虚之征。

基本治法：益气定喘，佐养肺阴。

针灸治法：取手太阳、足少阴、足太阳经穴为主，针用补法。

针灸处方：太渊，膏肓，太溪，肺俞，定喘，气海。

针灸方义：太渊、膏肓合用补肺气，因肺主气而司呼吸，肺气充盛，气机通畅，则呼吸均匀；肾原太溪，能补肾气益肾水，肾水充足则肺阴不虚；肺俞益肺气，气海固元气，治自汗出。

药物处方：生脉散合补肺汤加减。

药物方义：方中人参、黄芪补肺益气，麦冬、熟地黄、补阴，五味子收敛肺气。紫菀、桑白皮化痰，清利肺气，并可加沙参、玉竹以滋补肺阴。

临证加减：若肺虚有寒，按上方去麦冬、熟地黄，加干姜、甘草之类，以温肺益气。若有食少、便溏，并有气坠感为肺脾同病，中气下陷，宜用补中益气汤补益肺脾，升提下陷之气。

（2）肾阳虚

主症：喘促日久，呼多吸少，气不得续，动则尤甚。形瘦神疲，汗出，面青肢冷，舌质淡，脉沉细。

证候分析：喘促日久，病及于肾，肾不纳气，气不归根，故见呼多吸少，气不得续。行动劳累，复伤肺气，故活动后喘促尤甚。肾虚阳衰，肢末失温，则肢冷。阳气不能上达于面，则面青。舌淡，脉沉细，为肾阳虚衰之征。

基本治法：温肾纳气。

针灸治法：取足太阳、任脉以及背俞穴为主，针用补法，加灸。

针灸处方：肾俞，肺俞，关元，气海，命门，三焦俞。

针灸方义：肺俞能补肺气；灸肾俞、关元大补肾脏元气；气海纳气归元，肺肾气充则上有主而下能纳，气机通畅，呼吸均匀；灸命门，乃益命门之火；取三焦俞以调理气机，使元气通行，水道疏通，水肿消失。

药物处方：金匮肾气丸加减。

药物方义：方用六味地黄丸补肾阴，肉桂、附子温肾阳，使阳归与阴，肾气得以脏，则喘息可平。

临证加减：若病重者，宜加人参、五味子、补骨脂、胡桃肉之类，以助阳纳气；或合参蛤散以纳气归肾。

（3）肾阴虚

主症：形体消瘦，语言无力，自汗畏风，咳声低微，咽干口燥，咳嗽喘急，舌质红绛，脉细弱。

证候分析：喘促日久，形体消瘦，为肺病深及肾。肾为气之根，下元不固，气失摄纳，故呼多吸少，动则喘息更甚，气不得续，则语言无力。肺肾阴虚，阴不敛阳，气失摄纳，故自汗，畏风，咳声低微，咽干口燥，咳嗽喘息，舌质红绛，脉细弱。

基本治法：滋阴补肾。

针灸治法：取足少阴、足太阳经穴为主，针用补法。

针灸处方：太溪，肾俞，膏肓。

针灸方义：肺为娇脏，喜润恶燥，今肾阴亏损，虚火灼津，阴虚肺燥，故治以补肾阴、清虚热；太溪、肾俞补肾气益肾水，有壮水制火之功；因患者久病体虚，故取膏肓益肺气补虚劳。

随证配穴：若潮热泻大椎、间使，盗汗补阴郄、复溜。

药物处方：大补阴丸合生脉散加减。

药物方义：方中熟地黄、龟甲滋补真阴，潜阳制火；黄柏苦寒泻相火，以坚真阴；知母苦寒，清润肺热，滋润肾阴；人参、麦冬、五味子益气生津，养阴清虚热。

临证加减：①喘促持续不解，常因肺肾气虚累及于心，渐致心阳欲脱，致喘逆加剧，烦躁不安，面赤肢冷，汗出，脉浮大无根，乃属孤阳欲脱之危候，宜急服参附汤加龙骨、牡蛎粉，并吞服黑锡丹等以回阳敛汗固脱。②若喘咳痰多胸闷，动则气喘尤甚，腰酸肢冷，汗出心悸，小便频数，舌苔腻，脉沉细或濡滑无力，此为痰气壅实于上，肾气亏损于下，为"上实下虚"之候，治宜化痰降逆，兼以温肾纳气，方用苏子降气汤加减。③若阳虚水泛，上凌心肺，证见咳喘心悸，不能平卧，小便不利，甚则肢体浮肿，舌质淡胖，脉象沉细，治宜温肾行水，方用真武汤加减。

(二) 其他疗法

可参照哮证治疗。

【注意事项】

(1) 由于本病俱有新病多实，久病多虚，发时多实，平时多虚的特点，因此应发时治肺，平时治肾。

(2) 一般说来，实喘由于邪气壅阻，祛邪利气则愈故治疗较易；虚喘为气虚失摄，根本不固，补之未必即效，且易感邪导致反复发作，往往喘甚而致脱汗，故难治。

(3) 如肾虚兼标实，痰浊壅肺，喘咳痰多，气急，胸闷，苔腻，此为"上实下虚"之候，治宜化痰降逆，温肾纳气，用苏子降气汤。

(4) 如阳虚饮停，上凌心肺，而喘咳心悸或水邪泛滥而肢体浮肿，尿少，舌质淡胖，脉沉细者，可用真武汤加桂枝、黄芪、防己、葶苈子温肾益气行水。

(5) 痰饮凌心，心阳不振，血脉瘀阻，面青唇紫，舌质青紫者，酌加丹参、红花、桃仁、川芎活血化痰。

(6) 若喘逆剧甚，张口抬肩，鼻扇气促，端坐不能平卧，或有痰鸣，心动悸，烦躁不安，面青唇紫，汗出如珠，肢冷，脉浮大无根，或模糊不清者，为肺气欲竭、心肾阳衰的喘脱危象，急宜扶阳固脱，镇摄肾气，可用参附汤送服蛤蚧粉。若伴有躁烦、内热、口干、汗出粘手，为气阴俱竭，可去附子加麦冬、西洋参、五味子等益气养阴，汗多气虚加龙骨、牡蛎敛汗固脱。

(7) 若实喘上气，身热不得卧，脉急数者，虚喘见足冷头汗，如油如珠，喘急鼻扇，摇身撷肚，张口抬肩，胸前高起，面赤躁扰，直视，便溏，脉浮大而急促无根者，为下虚上盛，阴阳离决，孤阳浮越，冲气上逆之喘脱危候，必须及时急救，慎加处理。

(8) 喘证与气短同为呼吸异常，但喘证是以呼吸困难，张口抬肩，甚至不能平卧为特征；气短亦即少气，呼吸微弱而浅促，或短气不足以息，似喘而无声，亦不抬肩，但卧为快。

(9) 凡有喘促病史者，平时应慎风寒，节饮食，戒酒烟；而因情志喘者，尤需怡情悦志，避免不良刺激，加强体疗及气功锻炼，以固根本。

【疾病小结】

喘证是呼吸困难，甚至张口抬肩，鼻翼扇动，不能平卧的一种病证，严重者可致喘脱，为外感六淫，内伤饮食、情志，以及久病体虚所致。其病主要在于肺、肾，亦与肝、脾等脏有关。病理性质有虚实之分，实喘为邪气壅肺，气失宣降，治予祛邪利气；虚喘为精气不足，肺肾出纳失常，治予培补摄纳。

临证需注意寒热的转化、互见，如外寒内热者当解表清里，风寒化热或痰浊蕴肺而外感风寒、邪热者，当按照病情的转化处理，根据兼夹情况联系治疗。在反复发作过程中，每见邪气尚实而正气已虚，表现肺实肾虚的"下虚下实"证，治当疏泄其上，补益其下，权衡主次轻重处理。虚喘虽有补肺、补肾的不同，但每多相关，应予联系考虑，其中尤当重视治肾。同时还须辨清阴阳，阳虚者温养阳气，阴虚者滋填真阴，阴阳两虚者则根据主次酌情兼顾。若喘促不解，汗出肢冷，面青，肢肿，烦躁，昏迷，心阳欲脱者，需及时抢救。

【临证验案】

(1) 李某，女，45岁，1968年11月21日初诊。咳嗽、吐痰5年，曾在某医院诊断为慢性支气管炎。因天气突然变冷，而发作哮喘6天，咳吐黏痰，早晚咳重，兼有胸闷气喘。检查：体温36℃，血压

110/75mmHg，心肺听诊无异常，X线胸部摄片，两肺纹理增多，苔白厚，脉沉细，诊断为慢性支气管炎。治法：灸肺俞60分钟，针内关，每日针灸1次。治疗2天即感好转，针灸至第5次，咳嗽次数由针前每日10～15次，减至每日3～5次，胸闷喘息好转。共治疗7天，临床症状消失，九年后随访未发作。(《针灸临证集验》)

按：肺为娇脏，喜清肃。风寒袭肺，肺气失宣，故灸肺俞宣通肺气，解表散寒，内关宽胸理气，降气平喘。

（2）七旬以来，冒寒奔驰，咳呕喘急，脉弦滑，时暖冷气。夫寒痰停脘必呕，宿痰阻气必咳。老人元海根微，不任劳动，劳则嗽，嗽则气升而喘，必静摄为宜。仿温肺汤，用辛温止嗽以定喘。淡干姜、五味子、桑皮（炙）、茯苓、党参、甜杏仁、橘红、制半夏、款冬花、胡桃肉。(《类证治裁》)

按：老人元阳衰微，又冒寒劳累，症脉皆寒，辨证并不困难。但标本关系必须斟酌。证见咳嗽而呕，时暖冷气，脉之弦滑，可知寒痰作祟，是治疗中当务之急，故以温肺化痰为主。佐以党参、胡桃肉益气纳肾，则为兼顾正气而设，使散而勿伤。

五、痰饮

【疾病概述】

痰饮又称饮证，是由于机体阳虚阴盛，脾肺肾三脏功能失调，转化失司，正常运行排泄水液之功能发生障碍，水不化精，停而为饮，蓄留于机体某些部位所发生的一种病证。由于饮邪停聚之部位不同以及临床症状之差异，故饮证一般分为四饮：饮留胃肠者为痰饮，入于胁下为悬饮，外溢肌表为溢饮，上迫胸肺为支饮。

临床上的慢性气管炎，支气管哮喘，渗出性胸膜炎，胃肠功能紊乱及不完全性幽门梗阻，肠梗阻等在疾病的某些阶段，可参照本证进行治疗。

【文献摘录】

《金匮要略·痰饮咳嗽病》："夫病人饮水多，必暴喘满。凡食少饮多，水停心下，甚者则悸，微者短气，脉双弦者寒也，皆大下后善虚，脉偏弦者饮也。""夫短气有微饮，当从小便去之，苓桂术甘汤主之，肾气丸亦主之。"

《金匮要略·痰饮咳嗽病》："问曰：夫饮有四，何谓也？师曰：有痰饮，有悬饮，有溢饮，有支饮。问曰：四饮何为异？师曰：其人素盛今瘦，水走肠间，沥沥有声，谓之痰饮。饮后水流在胁下，咳唾引痛，谓之悬饮。饮水流行，归于四肢，当汗出而不汗出身体疼重，谓之溢饮。咳逆倚息，短气不得卧，其形如肿，谓之支饮。"

《儒门事亲·饮当去水温补转剧论》："此论饮之所得，其来有五：有愤郁而得之者，有困乏而得之者，有思虑而得之者，有痛饮而得之者，有热时伤冷而得之者，饮证虽多，无出于此。"

《医门法律·痰饮门》："金匮即从水不四布，五经不并行之处，以言其患……浅者在于躯壳之内，脏腑之外……由胃而下流于肠，一由胃而旁流于胁，一由胃而外出于四肢，一由胃而上入于胸膈。始先不觉，日积月累，水之精华，转为混浊，于是遂成痰饮。必先团聚于呼吸大气难到之处，故由肠而胁，而四肢，至渐溃于胸膈，其势愈逆矣。痰饮之患，未有不从胃起者矣。"

《景岳全书·痰饮》："痰之与饮，虽曰同类，而实有不同也。盖饮为水液之属，凡呕吐清水及胸腹膨满，吞酸嗳腐，渥渥有声等证，此皆水谷之余停积不行，是即所谓饮也。若痰有不同于饮者，饮清彻而痰稠浊；饮惟停积肠胃而痰则无处不到。水谷不化而停为饮者，其病全由脾胃；无处不到而化为痰者，凡五脏之伤皆能致之。故治此者，当知所辨，而不可不察其本也。"

【病因病机】

饮证的成因为感受寒湿，饮食不当，或劳欲所伤，以致肺、脾、肾三脏的气化功能失调，水谷不得化为精微输布周身，津液停积，变生痰饮。

1. 外感寒湿　凡气候湿冷，或冒雨涉水，经常坐卧湿地，水湿之邪侵袭卫表，卫外之阳先伤，肺气不得宣布，湿邪浸渍肌肉，由表及里，因遏制脾胃之气化功能，以致水津停滞，积而成饮。

2. 饮食不当　暴饮过量，或夏暑及酒后，恣饮冷水，或进生冷之物，因热伤冷，冷与热结，中阳暴遏，脾不能运，湿从内生，津液停而为饮。

3. 劳欲所伤　劳倦、纵欲太过，或久病体虚，伤及脾肾之阳，水液失于输化，亦能停而成饮。若体虚气弱之人，一旦伤于水湿，更易停蓄致病。

在正常生理情况下，水液的输布排泄，主要依靠三焦的作用。三焦主持全身的气化，为内脏的外府，是运行水谷津液的道路，气化则水行。若三焦气化失宣，阳虚水液不运，必致停积为饮。

从三焦分部与所属脏器的关系而言，肺居上焦，有通调水液的作用；脾主中焦，有运输水谷精微的功能；肾处下焦，有蒸化水液、分清泌浊的职责。饮食经胃腐熟后，水精通过脾的转输上行，肺的通调下降，肾的蒸化开阖，共同完成水液吸收、运行、排泄的整个过程。水液的运行与脾肺肾三脏有关，如三脏功能失调，肺之通调涩滞，脾之转输无权，肾之蒸化失职，则三者互为影响，导致水液停积为饮。三脏之中，脾运失司，首当其要。因脾阳一虚，则上不能输精以养肺，水谷不从正化，反为痰饮而干肺；下不能助以制水，水寒之气反伤肾阳。由此必致水液内停中焦，流溢各处，波及五脏。

论其病理性质，则总属阳虚阴盛，输化失调，因虚致实，水液停积为患。虽然间有因时邪与里水相搏，或饮邪久郁化热，表现饮热相杂之候，但究属少数。中阳素虚，脏气不足，实是发病的内在病理基础。因水为阴类，非阳不运，若阳气虚衰，气不化津，则阴邪偏盛，寒饮内停。

【辨证论治】

（一）基本疗法

饮证应根据饮停部位及不同主症划分四饮，并以此作为辨证论治之纲。

饮证为本虚标实，阳微阴盛之证。其本虚为阳气虚衰，其标实为体内饮邪留聚。故治疗饮证必须考虑虚实标本，注意温化与逐饮两个方面。凡饮邪壅盛者，其证偏实，应根据饮邪停聚之不同部位，分别施以发汗、利水、攻逐等法，因势利导，攻逐饮邪。阳微饮邪不盛者，其证偏虚，应施健脾温肾之法，阳气通运，饮邪自化。

饮为阴邪，遇寒则凝，得温则行，故治疗饮证必须时时注意温化。早在《金匮要略》中就指出："病痰饮者，当以温药和之。"并提出相关方剂，如苓桂术甘汤，金匮肾气丸等等。不仅阳微饮邪不盛者应予温化，而且在施用发汗、利水、攻逐之剂时亦均需置以温药，以伸发阳气，速去其饮。即使饮邪已基本消除，亦应继用温肾健脾之剂，以固其本，巩固疗效。

若饮郁化热或又外感风热，亦可渐从热化，饮热相杂，此时当温凉并用，灵活施治。

1. 按虚实主次划分

（1）脾肾阳虚

主症：胸胁支满，脘部有振水声，呕吐清水痰涎，口渴不欲饮，水入即吐，或背寒冷如掌大，头昏目眩，短气心悸，形体素盛今瘦，甚者小腹拘急不仁，脐下悸动，小便不利，吐涎沫而巅眩，舌苔白滑或灰腻，脉弦滑。

证候分析：脾阳不振，水饮内停，支撑胸胁，则胸胁支满，脘部有振水声。饮蓄于中，冲激上逆，故呕吐清水痰涎。水停中焦，津不上承，则渴不欲饮。阴寒内阻，阳气不达，则背部感冷。故阳不升，则头昏目眩。水饮上凌心肺，则心悸气短。水谷不能化为精微，外充形体，故素盛今瘦。若肾阳虚衰，阳气不布，则小腹拘急不仁。脐下蓄水，冲逆内动则悸。肾阳失于蒸化，膀胱气化无权，则小便不利。水饮上逆，则吐涎沫而巅眩。舌苔白滑，脉弦滑，为水饮内停之征。如舌苔灰腻，则为阴盛阳衰之象。

基本治法：温阳利水。

针灸治法：取脾、肾、三焦经的背俞穴为主，针用补法，多灸。

针灸处方：脾俞，三阴交，三焦俞，气海，肾俞。

针灸方义：脾肾阳虚，不能运化水湿，以致饮留胃肠。三焦司决渎而通水道，取三焦俞调整三焦气化功能；配气海以强化气行水，使气机和畅，水道通利。灸脾俞，以温阳健脾，配三阴交疏调足太阴经气，运化水湿。灸肾俞以温肾化气行水。

随证配穴：若呕吐眩悸者，加中脘、足三里，以降逆运湿升清。若脐下悸动，吐涎沫而巅眩者，加水分疏调膀胱经气，分利水道。

药物处方：脾虚用苓桂术甘汤加减，肾虚用金匮肾气丸加减。

药物方义：苓桂术甘汤温脾阳，利水饮。方中桂枝、甘草通阳化气；白术健脾燥湿；茯苓淡渗除湿；若呕吐眩悸者，合泽泻以渗湿升清。金匮肾气丸助阳行水。若脐下悸动、吐涎沫而巅眩者，为虚中夹实之候，应先予五苓散化气行水。

（2）饮留胃肠

主症：脘腹坚满而痛，胃中有振水声，或肠间水声辘辘，脉沉弦有力，或伴有下利，而利后腹仍坚满，舌苔白腻或微黄，或伴有便秘而无矢气，口干舌燥，舌苔黄腻。

证候分析：本证属《金匮要略》痰饮之范畴。胃中停饮故胃中有振水声，水走肠间则肠鸣辘辘，甚则脘腹坚满而痛，饮邪内伏则脉沉，弦为饮脉。饮邪壅盛，虽下利而势仍未衰，故利后腹仍坚满，舌苔白腻或微黄为饮未化热或热象不多。如伴有便秘而无矢气，口舌干燥，舌苔黄厚等症，系饮从热化、饮热互结、大肠壅塞之象。

基本治法：攻下逐饮。

针灸治法：取足太阴、足阳明经穴为主。针用泻法，可加灸。

针灸处方：脾俞，章门，足三里，上巨虚，阴陵泉。

针灸方义：脾俞、章门为脾之俞募穴，灸之可温阳益脾运湿；脾之合穴阴陵泉，配足三里以运湿逐饮；配上巨虚可疏调胃肠之经气，以利散结逐饮。

随证配穴：若饮热互结，大便壅塞者，针用泻法，不灸。加支沟宣通三焦气机，泻热散结，逐饮通便。

药物处方：甘遂半夏汤、己椒苈黄丸加减。

药物方义：饮邪伏胃或热象不显者，用甘遂半夏汤攻守兼施。方用半夏、甘遂开结降逆逐饮，并借甘遂、甘草相反之性以激发药力，使留饮得以尽去；又佐以白芍、白蜜甘酸缓中，以防伤正。饮热互结，大肠壅塞者，用己椒苈黄丸，泻热逐饮。方中葶苈子、大黄泻热通便，防己、椒目利尿，是前后分消之法，使饮热从二便而去。

（3）支饮：病因受寒饮冷，久咳致喘，迁延反复伤肺，肺气不能布津，阳虚不运，饮邪留伏，支撑胸膈，上逆迫肺。在感寒触发时以邪实为主，缓解时以正虚为主。

1）寒饮伏肺

主症：咳逆喘满不得卧，痰吐白沫量多，往往经久不愈，天冷受寒加重，甚至引起面浮跗肿。或平素伏而不作，每值遇寒即发，发则寒热，背痛，腰疼，目泣自出，身体振振瞤动。舌苔白滑或白腻，脉弦紧。

证候分析：饮邪上逆犯肺，肺气不降，故咳喘不能卧。津液遇寒而凝聚为饮，以致痰多白沫。饮邪恋肺因而久病不愈。饮为阴邪故受寒每易诱发。水饮泛溢则面浮肢肿。伏饮因新寒触发，故见外寒束表之候。饮邪迫肺，痰阻气壅喘剧，则目泣自出，身体瞤动。舌苔白滑或白腻，脉弦紧，为寒饮内盛之征。

基本治法：温肺化饮。

针灸治法：取手足太阴经穴及背俞穴为主，针用泻法，兼寒者可加灸。

针灸处方：膻中，肺俞，列缺，风门，脾俞，阴陵泉。

针灸方义：气会、膻中配肺俞，可调肺顺气；手太阴络穴列缺能宣通手太阴经气；肺主皮毛，太阳主一身之表，取风门以疏通足太阳经气，使邪从表解；痰饮的形成，脾首当其冲，故灸脾俞以温脾化饮，阴陵泉以助脾化饮，使饮化则邪无上犯之机。

药物处方：小青龙汤加减。

药物方义：本方有温里发表之功，用于支饮遇寒触发、表寒里饮之证，药用麻黄、桂枝、干姜、细辛温肺散寒；半夏、甘草等化痰利气；佐以五味子、白芍，使散中有收。体虚表证不著者，可改用苓甘五味姜辛汤，不宜再用麻黄表散。

临证加减：若饮多寒少，外无表证，喘咳痰盛不得息，可用葶苈大枣泻肺汤泻肺逐饮；痰多黏腻，胸满气逆，苔浊，配白芥子、莱菔子豁痰降气；饮邪壅实，咳逆喘急，胸痛，烦闷，可仿十枣汤之意，配甘遂、大戟以泻之。若邪实正虚，饮郁化热，喘满胸闷，心下痞坚，烦渴，面色黧黑，苔黄而腻，脉沉紧，或经吐下而不愈者，当行水散结，补虚清热，用木防己汤；水邪结实者，去石膏加茯苓、芒硝导水破结；若痰饮郁久化为痰热，伤及阴津，咳喘咯痰稠厚，口干咽燥，舌红少津，脉细滑数，用麦冬汤加瓜蒌、川贝母、木防己、海蛤粉养肺生津，清化痰热。

2）脾肾阳虚

主症：少腹拘急不仁，脐下悸动，小便不利，气短息促，怯寒肢冷，或吐涎沫而头目眩晕，舌体胖大，苔白腻或灰腻，脉沉细而滑。

证候分析：年老体虚又有痰饮证，或饮证日久，脾虚及肾，肾阳不足，气化无权均可形成本证。肾虚气化无权，脐下停饮，故小便不利，饮邪冲动则悸，甚至饮邪上逆，则发生吐涎沫，头目昏眩等症。肾虚纳气无权则气短息促，肾阳虚衰形体失于温煦则怯寒肢冷，少腹拘急不仁。舌体胖大，苔白腻或灰腻，脉沉细而滑均为阳衰饮聚之象。

基本治法：温肾化饮。

针灸治法：取背俞穴及足阳明、任脉经穴为主，针用补法，可加灸。

针灸处方：脾俞，肾俞，足三里，中极，百会。

针灸方义：补脾俞、肾俞，温补脾肾之阳；足三里为阳明胃经合穴，益气温阳；中极为膀胱之募穴，助气化之功能；百会升举阳气。诸穴合用温肾化饮。

药物处方：金匮肾气丸合苓桂术甘汤加减。

药物方义：二方均能温阳化饮，但前方补肾，后方温脾，主治各异。药用附子、桂枝助阳化饮；怀山药、白术、炙甘草补气健脾；茯苓、泽泻利水祛饮；熟地黄、山萸肉补肾纳气。

临证加减：食少，痰多配半夏、陈皮；如脐下悸，吐涎沫，头目昏眩，是饮邪上逆，虚中夹实之候，可先用五苓散化气行水。

（4）溢饮：病因外感风寒，玄府闭塞，以致肺脾输布失职，水饮流溢四肢肌肤，水寒相杂为患，若饮郁化热，则可见饮溢体表，热郁于里之候。表里俱寒，多为宿有寒饮，复加外寒客表所致，如支饮遇寒触发而见形体浮肿者，应与溢饮互参。表寒里热者，可见于新发之饮病，应与风水表实证互参。

主症：四肢沉重或关节疼痛，甚则肢体微肿，无汗恶寒，口不渴，或兼有咳喘，痰多白沫，苔白，脉弦紧。

证候分析：水饮流溢于四肢，复因风寒外束，不能由汗排出，故四肢沉重，关节疼痛，甚则肢体微肿，并兼见风寒表证。若饮迫于肺，则咳喘痰多白沫。苔白、脉弦紧而口不渴，为表里皆寒之象。

基本治法：发汗祛饮。

针灸治法：取足太阴、足阳明经穴为主。针用泻法，寒者可加灸。

针灸处方：脾俞，阴陵泉，三阴交，风门，合谷。

针灸方义：脾主四肢、肌肉，灸脾俞及足太阴合穴阴陵泉、足三阴经之会三阴交，可温经化饮；太阳主一身之表，取风门疏调太阳经气，发汗解表；太阴、阳明互为表里，取合谷发散风寒以解表。诸穴合之，能温经化饮，使饮邪从表而解。

随证配穴：若兼咳喘肺气不利者，可加肺俞以宣肺降逆止咳。若表寒外束，饮郁化热，宜单针不灸，可加曲池清热散湿。

药物处方：小青龙汤加减。

药物方义：同支饮。

临证加减：若表寒外束，饮郁化热，宜大青龙汤发表清里，以麻黄、桂枝合石膏为主药。

2. 按病程发展、演变划分

（1）初期（邪郁少阳）

主症：寒热往来，咳嗽气急，胸胁胀痛，呼吸、转侧疼痛加重，心下痞满，干呕，口苦咽干，舌苔薄白或黄，脉弦或弦数。

证候分析：肺居胸中，两胁为少阳经脉分布循行之处，气机升降之枢。由于肺虚或肺脾气虚，卫外不固，邪犯于肺，肺气失宣，见咳嗽气急。肺失布津，脾失健运，聚而成痰，郁于半表半里，少阳枢机不和，故寒热往来，胸胁胀痛，每因呼吸、转侧牵动胸胁疼痛加重。邪郁化热，循经上炎，故见口苦咽干。痰热蕴结，胃气失和，故见心下痞满、干呕。舌苔薄白或黄，脉弦或弦数，为邪郁少阳或郁而化热之象。

基本治法：和解疏利。

针灸治法：取手足少阳、手太阴经穴为主。针用泻法，不灸。

针灸处方：肺俞，中府，三焦俞，阳池，光明，丘墟。

针灸方义：肺俞、中府宣肺止咳；取手少阳原穴阳池及背俞穴，既可调节三焦气化，使水道通利，湿祛痰化，又可和解少阳，疏利气机；配足少阳原穴丘墟及络穴光明，以利枢机，使升降有序。

随证配穴：若邪郁化热，针用泻法，加太冲泻肝经郁热。

药物处方：柴枳半夏汤加减。

药物方义：方中柴胡配黄芩能和解少阳，芍药配甘草能缓急止痛；半夏、瓜蒌、枳壳、桔梗祛痰宽胸，合以姜枣调和营卫为引，诸药伍用，则能和解少阳、疏利胸胁。

临证加减：若邪郁热，去白芍加赤芍，以活血祛瘀清热。

（2）停饮期

1）饮停胸胁

主症：胸胁胀痛，咳唾、转侧、呼吸时疼痛加重，肋间饱满，甚则可见胸廓癃起，咳逆气短息促，不能平卧，或只能偏卧一侧，舌苔白，脉沉弦。

证候分析：本证即《金匮要略》之悬饮证。胸胁为气机升降之道，饮停胸胁，气机不利，脉络受阻，故胸胁胀痛，咳唾、转侧、呼吸均牵引胸胁，故疼痛加重，胸胁停饮则肋间满，水饮上迫于肺，肺气下行受阻则气短息促，苔白、脉沉弦为水饮内停之象。

基本治法：攻逐水饮。

针灸治法：取俞募穴、手太阴经穴为主。针用泻法，留针可加灸。

针灸处方：三焦俞，石门，肺俞，列缺，期门，肝俞。

针灸方义：三焦俞配石门，为三焦之俞募配穴，可调节三焦气机，通利水道，以利湿祛痰；灸肺俞配手太阴络穴列缺，可温肺化饮降逆；加肝之背俞穴肝俞、募穴期门，可疏肝理气止痛。诸穴合之，共奏逐饮祛湿、理气止痛之功。

药物处方：控涎丹或十枣汤加减。

药物方义：前方用甘遂、大戟、白芥子为末，其中甘遂、大戟可化痰逐饮；白芥子温肺化痰，祛皮里膜外之痰饮，适于饮停胸膈。后方用甘遂、芫花、大戟研末为主，以攻逐水饮；用大枣煎汤吞服，以扶正补脾，缓和诸药之毒，适于饮停胸腹。两方均为峻下逐饮之品，服用剂量宜从小量递增，利下即减量或停服，必须用于饮邪壅实而正气未衰之时。

临证加减：若体质偏弱，不耐峻下，可改用葶苈大枣泻肺汤。

2）络脉不和

主症：胸胁疼痛，胸闷不舒，胸痛如灼，或感刺痛，呼吸不畅，或有闷咳，甚则迁延经久不已，天阴时更为明显，舌苔薄，质黯，脉弦。

证候分析：饮邪久郁之后，气机不利，络脉痹阻，故胸胁疼痛，闷塞不舒。气郁化火则痛势如灼，气滞血瘀则刺痛经久不已。脉弦、苔薄、质黯，乃属气滞络痹之候。

基本治法：理气和络。

针灸治法：取足少阳、足厥阴经穴及背俞穴为主，针用泻法。

针灸处方：三焦俞，胆俞，膻中，蠡沟，期门，中都。

针灸方义：三焦俞即可调节三焦气化，输布水液，配胆俞又可疏通少阳经气；气会膻中可调理气机，利肺止咳；肝脉布于胸胁，取募穴期门、络穴蠡沟、郄穴中都，疏肝理气，活血通经，和络止痛。

药物处方：香附旋覆花汤加减。

药物方义：本方功能理气除痰和络，药用旋覆花、苏子、杏仁、半夏、薏苡仁、茯苓降气化痰。香附、陈皮理气解郁。

临证加减：痰气郁阻，胸闷苔腻，加瓜蒌、枳壳；久痛入络，痛势如刺，加当归、赤芍、桃仁、红花、乳香、没药；水饮不净加通草、路路通、冬瓜皮等。

3）恢复期（阴虚内热）

主症：咳呛时作，咯吐少量黏痰，口干咽燥，或午后潮热，颧红，心烦，手足心热，盗汗，或伴胸胁闷痛，病久不复，形体消瘦，舌质偏红，少苔，脉细数。

证候分析：饮阻气郁，化热伤阴，阴虚肺燥，故咳呛痰黏，量少，口干咽燥，阴虚火旺则潮热，颧红，心烦，盗汗，手足心热。络脉不和，故胸胁闷痛。病久正虚，而致形体消瘦。舌红少苔，脉小数，乃系阴虚内热之候。

基本治法：滋阴清热。

针灸治法：取手太阴、足厥阴经穴为主，针刺用平补平泻法。

针灸处方：尺泽，肺俞，肝俞，期门，行间，足三里，三阴交。

针灸方义：尺泽配肺俞，能清热润肺止咳；肝俞、期门可疏肝理气，活络止痛；刺行间以泄络中虚热；久病余邪未尽，气阴两亏，配足三里，既可健脾化湿浊，又能合三阴交补益脾胃，以资生化之源。

随证配穴：若出现潮热盗汗等阴虚内热症，加太溪滋阴清虚热。

药物处方：沙参麦冬汤合泻白散加减。

药物方义：前方清肺润燥，养阴生津，用于干咳，痰少，口干，舌质红。后方清肺降火，用于咳呛气逆，肌肤蒸热。药用沙参、麦冬、玉竹、天花粉养阴生津；桑白皮、地骨皮、甘草等清肺降火；扁豆、甘草、粳米健脾和中。

临证加减：潮热加鳖甲、地骨皮、青蒿、龟甲；咳嗽配百部、川贝母；胸胁闷痛，酌加瓜蒌皮、枳壳、广郁金、丝瓜络；积液未尽，加牡蛎、泽泻。兼有气虚、神疲、气短、易汗、面色㿠白者，酌加太子参、黄芪、五味子。本证须防迁延日久，趋向劳损之途。

（二）其他疗法

单验方

（1）饮留胸胁：白芥子25g，白术50g，炒熟，共为细末，加枣肉100g，合捣作丸如梧子大，每日3次，每次7.5g，白开水送服。

（2）饮留胃肠：川芎、大黄各100g，蒸熟，焙干为末，皂角5片，温水搓成汁，布滤去渣，熬成膏，和前二味为丸，每次5g，姜汤送下，每日2次。

（3）饮犯胸肺：紫苏叶15g，葶苈子20g，大枣20g，煎服，每日3次。

【注意事项】

四饮之诊断主要根据饮停部位及其主症。凡饮留胃肠见胃中有振水声或肠间沥沥有声，脉弦者为痰饮；饮流胁下，胸胁胀满，咳唾转侧呼吸均牵引疼痛者为悬饮；饮犯胸肺，咳逆倚息不能平卧或外形如肿者为支饮；水流行于四肢肌肉之间，身体疼痛沉重者为溢饮。

痰、饮、水同出一源，俱为脏腑功能失调，水不正化，凝结变化停聚而成。但三者源同而流异，各不相同,临床必予分之。

1. 痰饮与水肿 痰饮与水肿虽同属于津液病变,但有其不同之处。前者饮邪停积于局部,后者水液常泛滥于全身。但某些痰饮如溢饮,亦可发展而形成水肿。

2. 支饮与哮喘 支饮与哮喘证共见咳喘胸满,呼吸急促。但哮证必有喉中哮鸣,支饮则无。哮证发作必有宿痰内伏,支饮则为饮犯胸肺,若饮邪迁延不除,伏而不去,聚而成痰,即为伏痰,也可演变为哮证。故陈修园认为:"膈上伏饮,俗谓哮喘。"

3. 痰饮的治疗 痰饮之治疗大法不离温通助阳与逐饮两方面,但须注意用药,不要纯用温补燥湿之品,以防饮热夹杂,津气并伤之弊。痰饮的形成主要责之与脾,故保养脾胃尤为重要,应注意饮食起居的调摄。如:忽暴饮或过饮生冷之物,避免冒雨感寒,对脾胃虚弱或素体阳虚之人更须注意。

4. 痰、饮、水、湿的鉴别与联系 痰、饮、水、湿都是人体水液代谢的病理产物,同出一源,为津液不归正化,停积而成。但四者源虽同而流各异,各有不同特点。

从形质言:饮为稀涎;痰多厚浊;水属清液;湿性黏滞。

从病证而言:饮之为病,多停于体内某一局部;痰湿为病,则无处不到,变化多端,水之为病,可泛滥体表及全身。

从病理属性而言:饮主要因寒积聚而成;痰多因热煎灼形成;水属阴邪。由于导致发病之因不一,而有阳水、阴水之分;湿为阴邪,但无固定之形体,可随五气从化相兼为病。

总之,四者源出一体,但在一定条件下又可相互转化。

5. 溢饮和水肿病风水泛滥证 溢饮与水肿,虽同属津液病变,但有其不同之处。①溢饮多为脾肺输布失职,水饮流溢,四肢肌肤,水寒相杂为患;水肿之风水泛滥型乃因风邪袭表,肺失宣降,水道不通,风水相搏而成。②溢饮水泛肌表成肿者,具有无汗,身体疼重之症;风水水肿可见汗出恶风之表虚证。③溢饮肿起四肢体表,伴有痰多白沫,胸闷干呕;风水肿起头面,来势迅速,多伴有小便不利。④溢饮治当温化,方用小青龙汤加减;风水治当散风清热,宣肺行水,方用越婢加术汤加减。

【疾病小结】

综上所述,痰饮之证,其本属于脾肾阳虚,不能运化精微;其标乃为水饮停潴,肺气不得肃降;总属阳虚阴盛,本虚标实之证。根据饮停的部位分为四饮。饮为阴邪,遇寒则凝,得温则行,故治疗痰饮均需佐以温化,以升发阳气,饮邪才能速去。所以《金匮要略》指出了"病痰饮者,当以温药和之"的原则,同时还要掌握体虚邪实的特点,根据表里虚实不同,分辨标本缓急的主次,在表者宜温散发汗,在里者宜温化利水,正虚者宜补,邪实者当攻,如邪实正虚者应消补兼施,饮热相杂者又当温凉并用。待水饮渐平,当以扶正固本为要。

凡有痰饮病史者,平时宜避免风寒湿冷,注意保暖,以绝其诱发因素。陈修园说:"凡五脏有偏虚之处而饮留之。"故平时应注意劳逸结合,饮食宜清淡之品,忌生冷,肥甘,戒烟酒,以免伤脾胃,致成内虚。服药期间应卧床休息,饮食宜清淡素净。

【临证验案】

(1)咳嗽,口不渴,当脐痛,而脉细,头常眩晕。此乃手足太阴二经,有寒饮积滞,阻遏清阳之气,不能通达。故一月之中,必发寒热数次,乃郁极则欲达也。病将四月,元气渐虚,寒饮仍留恋而不化,先以小青龙汤,蠲除寒饮,宣通阳气,再议。麻黄,桂枝,白芍,细辛,干姜,半夏,五味子,甘草。(《柳选四家医案·环溪草堂医案》)

按:本例脾阳虚弱,水饮不化为其本,平时即有口不渴、当脐痛、脉细、头眩等阳虚饮聚之证;至其发作,又见寒热,咳嗽痰稀,显系受寒邪,引动伏饮所致,属于标急之候。故治疗当先蠲除寒饮,宣通阳气,以肺为主,小青龙即从解表温肺化饮而设。若病情缓解,当再议温脾化饮之治。

(2)张某,女,21岁。咳喘胸痛已10余日,午后发热,咯痰黏稠。入院后体温38~39℃之间,胸部透视为"渗出性胸膜炎",经行胸腔穿刺2次,胸水未见减轻,转中医治疗。病者咳嗽、气喘,胸中引痛,脉滑实,此水积胸胁之间,病名悬饮。宜峻下其水,投以十枣汤。服一剂,泻水约二痰盂,咳

喘遂减，体温亦下降，饮食增加。隔3日再投一剂，复下水甚多，症状消失，痊愈出院。(《福建中医医案医话选编》第二辑)

按：此属悬饮之例，因患者年轻，病仅10余日，脉之滑实，则正气未衰，故用十枣汤峻下其水。然亦示可屡施攻逐，首服一剂后，隔3日再投之间歇治疗，即防正气有伤。可资取法。

六、血证

【疾病概述】

血证是指络脉损伤，血不循经，自九窍排出体外，或渗溢于肌肤的一类出血性病证，临床常见的血证有咳血、吐血、鼻衄、齿衄、肌衄（紫斑）、便血、尿血等。

咳血、咯血多见于呼吸系统或心脏疾病，如肺结核、支气管扩张症、肺脓肿、肺癌以及心力衰竭等。咯血亦可见于后鼻道或喉部出血者。吐血多见于上消化道出血，如溃疡病，肝硬化，食道癌等。鼻衄除鼻腔局部病变外，常见于慢性肝炎、肾病、高血压等所引起。便血如为远血，常见于上消化道出血；近血多为下消化道（结肠或直肠部位）出血，常见于胃肠道疾病，如溃疡病、肠道炎症、血吸虫病、肛裂、痔疮或肠道肿瘤等。尿血多属肾和膀胱病变，如泌尿系感染结石、乳糜尿、肾结核、肿瘤等。

【文献摘录】

《灵枢·百病始生》："卒然多食饮，则肠满，起居不节，用力过度，则络脉伤，阳络伤则血外溢，血外溢则衄血，阴络伤则血内溢，血内溢则后血。"

《素问·气厥论》："胞移热于膀胱，则癃溺血。"

《伤寒论·太阳病》："衄家不可发汗，汗出必额上陷，脉紧急，直视不能眴，不得眠。"

《金匮要略·五脏风寒积聚病》："热在下焦者，则尿血。"

《金匮要略·惊悸吐衄下血胸满瘀血病》："病人胸满，唇痿，舌青，口燥，但欲漱水不欲咽，无寒热，脉微大来迟，腹不满，其人言我满，为有瘀血。""吐血不止者，柏叶汤主之。""下血，先便后血，此远血也，黄土汤主之。""下血先血后便，此近血也，赤小豆当归散主之。""心气不足，吐血、衄血，泻心汤主之。"

《景岳全书·血证》："血从齿缝牙龈中出者，名为齿衄，此手足阳明经及足少阴肾家之病；盖手阳明经入下齿中，足阳明入上齿中，又肾主骨，齿者骨之所终也。此虽为齿病，然血出于经，则惟阳明为最。故凡阳明火盛，则为口臭，为牙根腐烂肿痛。所血出如涌，而齿不动摇，必其人素好肥甘辛热之物，或善饮胃强者，多有阳明实热之或……盖脾统血，脾气虚则不能收摄，脾化血，脾气虚则不能运化，是皆血无所主，因而脱陷妄行。"

《景岳全书·血证》："凡法血证，须知其要。而血动之由，惟火惟气耳。故察火者，但察其有火无火；察气者，但察其气虚气实，知此四者，而得其所以，则治血之法无余义矣"

《先醒斋医学广笔记·吐血》："吐血三要法，宜行血不宜止血，血不行经络者，气逆上壅也，行血则血循经络，不止自止，止之则血凝，血凝则发热恶食病日痼矣；宜补肝不宜伐肝，经曰：五脏者藏精气而不泻者也。肝为将军之官，主藏血，吐血者肝失其职也，养肝则肝气平而血有所归，伐之则肝虚不能藏血，血愈不止矣；宜降气不宜降火，气有余即是火，气降即火降，火降则气不上升，血随气行，无溢出上窍之患矣，降火必用寒凉之剂，反伤胃气，胃气伤则脾不能统血，血愈不能归经矣。"

《证治要诀·大小腑门·肠风脏毒》："血清而色鲜者，为肠风，浊而黯者为脏毒。"

《血证论·吐血》："凡人吐痰吐食，皆胃之咎，血虽非胃所主，然同是吐证，安得不责之于胃，况血之归宿，在于血海，冲为血海，其脉隶于阳明，未有冲气不逆上，而血逆上者也……阳明之气，不行为顺，今乃逆吐，失其不行之令，急谓其胃，使气顺吐止，则血不致奔脱矣。"

《张氏医通·诸血门》："究其所脱之源，或缘脏气之逆，或缘腑气之乖，皆能致病。从上溢者，势必假道肺胃；从下脱去，势必由于二肠及从膀胱下达耳。"

【病因病机】

血由水谷之精气所化生，血液生于脾气，藏受于肝，总统于心，输布于肺，化精于肾，脉为血之府。血液生成之后，在脉中运行不息，环周不休，以充润营养全身。当各种原因导致脉络损伤或血液妄行时，就会引起血液溢出脉外而形成血证。引起血证的主要原因，可归为以下五方面。

（1）感受外邪，损伤脉络，出血，其中尤以热者居多。如风、热、燥邪伤肺，或肺素蕴热，复感外邪，邪热熏蒸，灼伤肺络，引起咳血、衄血；风热湿毒侵入营血，迫血妄行，血溢脉外，渗于肌肤之间，可见皮肤紫斑等。

（2）酒热辛肥，酿湿蕴热，熏灼血络，或损伤脾胃，血失统摄。如肠胃燥热，灼伤胃络，热迫血逆则吐血；胃火循经上炎则齿衄、鼻衄；热灼肠络则便血；湿热下注肾与膀胱则尿血；湿热郁蒸，入营动血，血溢脉外，可致紫斑；或饮食伤脾，脾胃虚衰，健运统摄失职，气不摄血，亦可导致紫斑。此外，若饮食不节，食物粗糙，损伤胃络，则可吐血、便血。

（3）情志过极，火动于内，气逆于上，迫血妄行。《素问·举痛论》说："怒则气逆，甚则呕血。"如郁怒伤肝，气郁化火，横逆犯胃。灼伤胃络，热迫血逆，可致吐血。肝火循经犯肺，血随火升，则可衄血、咳血。心火亢盛，耗伤肾阴，热移膀胱，可致尿血。

（4）劳欲体虚，损伤脏腑，血不循经，络伤血溢。心主神明，神劳伤心，脾主肌肉，体劳伤脾，肾主藏精，房劳伤肾，劳欲过度，损伤心、脾、肾气阴。气不摄血，血液外溢则衄血、吐血、便血、紫斑；阴虚火旺，迫血妄行可致衄血、尿血、紫斑。

（5）久病或热病后并见血证。其病机有三：一是耗伤阴津而阴虚火旺，迫血妄行则出血。二是正气亏耗，气虚不摄，血溢脉外亦致出血。三是久病入络，血脉瘀阻，血不循经导致出血。

综上所述，血证的病理总属气火逆乱，血不循经，络伤血溢。正如《景岳全书》所说："血本阴精，不宜动也，而动则为病，血主营气，不宜损也，也损则为病，盖动者由于火，火盛则迫血妄行，损者多由于气，气伤则血无以存。"在火热之中，又有虚实之分。外感风热燥邪，湿热内蕴，肝郁化火等，均属实火；阴虚火旺为虚火。气虚不摄尚有气损及阳、阳气亦虚者，因此，其病理性质有虚实之分。实证为气火亢盛，血热妄行。虚证有二：一为阴虚火旺，灼伤血络；为气虚不能统摄血液。实证和虚证虽有不同的病因病理，但有时也可是疾病发展过程中演变转化的几个阶段。例如开始为火盛气逆，迫血妄行，若反复出血，可导致阴血亏虚，虚火内生，或因血出暴涌量多或出血久延，血去气伤，以致气虚阳衰，不能摄血。因此，有时阴虚火旺和气虚不摄既是导致出血的病理因素，又为出血的后果。出血后，由于血液的大量脱失，往往继发血虚，或进而出现阴虚症状。阴虚则阳无所附，久则阳气必虚，亦可因血去气伤而形成气虚（阳虚）。临床往往气虚（阳虚）、出血、阴虚相互为因，互相影响，表示它们互相间的关系。

【辨证论治】

（一）基本疗法

血证首先应辨明出血部位。人体是有机的整体，局部病变可影响全身，内脏病变可从五官九窍等各方面反映出来。正如《丹溪心法》所说："有诸内者，必形诸外。"由于血溢出的部位不同，就可以辨其各与哪些脏腑有关，以便参考其他临床表现，进行辨证施治。如肺开窍于鼻，且咳不离于肺，故咳血和鼻衄均多与肺有关；齿龈属胃，吐血由胃而来，所以吐血、齿衄多与胃有关；尿出于膀胱，肾与膀胱相表里，尿血则多与肾、膀胱有关。又因为同是鼻衄，其脏腑病位就有在肺、在肝、在胃的不同，故临证须根据病史及主要表现，根据出血部位的不同，联系所属脏腑，再进一步分析其寒、热、虚、实，区别是实热、阴虚或气虚，施治则有的放矢。

治疗当以治血、治火、治气为原则，《血证论》说："存得一分血，便保得一分命。"故治血以收敛止血为主。血热妄行的，当凉血止血；蓄积为瘀的，宜祛瘀止血。治火时，实证清热泻火，虚证滋阴降火。治气时，实证当清气、降气，虚证则温补益气。出血暴急量多者，则可根据具体情况，或逆折其火，或急固其脱，并应用中西医法急救和综合治疗，因热迫血行者居多，故凉血止血药，如大蓟、小蓟、槐花、白茅根、地榆、侧柏叶、茜草等较为常用。

1. 咳血 血由肺内而来，必经气管咳嗽而出，或痰中带有血丝，或痰血相兼，或纯血鲜红，间夹泡沫，均称作咳血。有的医书亦称为嗽血；若不经咳嗽而咯出者，为咯血，治同咳血。

咳血的病因可概括为外感和内伤两方面，外感与风热燥邪有关，肺阴素虚是内因。内伤多与肝火犯肺、阴虚火旺、灼伤肺络有关，病机为肺络受损。肺为娇脏，不耐寒热，又为五脏六腑之华盖，喜润恶燥，喜清恶浊，故任何原因使肺失肃降，均可咳嗽。若肺络损伤，血溢脉外，则为咳血。治疗则按审因论治的原则，分别予以滋阴润肺、清肝泻肺、宁络止血或凉血止血。

（1）燥热伤肺

主症：喉痒咳嗽，痰中带血，口干鼻燥，或有身热，舌质红少津，苔薄黄，脉数。

证候分析：感受风热燥邪，肺失清肃，肺络损伤则喉痒咳嗽，痰中带血，或有身热为燥热之征，燥热伤津则口干鼻燥，舌红少津，苔薄黄，脉数。

基本治法：清热润肺，宁络止血。

针灸治法：取背俞穴及手太阴经穴为主，针用平补平泻法。

针灸处方：肺俞，尺泽，合谷，孔最，列缺，鱼际。

针灸方义：手太阴肺经络穴列缺，配肺俞以清热润肺止咳；肺与大肠相表里，取手阳明大肠经原穴合谷，以清热解毒，宣肺止咳；热伤肺络，取郄穴孔最，肺经合穴尺泽、荥穴鱼际，以清肺热、凉血止血。诸穴合之，热清气顺，络和血止。

药物处方：桑杏汤加减。

药物方义：方中桑叶、栀子、淡豆豉清宣肺热，沙参、梨皮养阴清热，杏仁、贝母润肺化痰止咳。可加白茅根、藕节、茜草、侧柏叶凉血止血。

临证加减：若外感风热表证较著，发热、头痛、咳嗽咽痛、脉浮数者，可酌加金银花、牛蒡子、连翘以辛凉解表，清热利咽；津伤较甚者，可加麦冬、玄参、天花粉以养阴润燥。

（2）肝火犯肺

主症：咳嗽阵作，痰中带血，甚则纯血鲜红，胸胁胀痛，口苦，烦躁易怒，舌质红，苔薄黄，脉弦数。

证候分析：肝火上逆迫肺，灼伤肺络，肺失清肃则咳嗽阵作，痰中带血，甚则纯血鲜红，肝脉布胁肋，肝火偏亢，脉络壅滞，故胁肋胀痛。肝主疏泄，喜条达，火旺则烦躁易怒。口苦、舌质红、苔薄黄、脉弦数均为肝火之征。

基本治法：清肝泻肺，凉血止血。

针灸治法：取手太阴、足厥阴经穴为主。毫针刺之，足厥阴经穴用泻法，手太阴经穴用平补平泻法。

针灸处方：尺泽，肺俞，鱼际，孔最，行间，阳陵泉。

针灸方义：尺泽、肺俞清泻肺热，配荥穴鱼际、郄穴孔最，以清肺热，凉血止血；木火刑金，故取足厥阴荥穴行间，足少阳经合穴阳陵泉，泻肝胆之火，使血有所藏，络和气顺而血止。

药物处方：泻白散合黛蛤散加减。

药物方义：以桑白皮、地骨皮清泻肺热；海蛤壳、甘草清肺化痰；青黛清肝凉血。可酌加生地黄、墨旱莲、茅根、大小蓟等凉血止血。

临证加减：若肝火较甚，头晕目赤，心烦易怒者，加黄芩、丹皮、栀子、龙胆草清肝泻火；若咳血量多，纯血鲜红，当改用犀角地黄汤，并送服三七粉，以清热泻火，凉血止血。

（3）阴虚肺热

主症：咳嗽少痰，痰中带血，或反复咳血，血色鲜红，潮热，盗汗，口干咽燥，颧红，舌质红，脉细数。

证候分析：阴虚肺热，肺失清肃则咳嗽少痰，虚火灼伤肺络则痰中带血，或反复咳血，血色鲜红，虚热上扰则颧红，阴虚津亏，津不上润则口干咽燥。潮热，盗汗，舌红，脉细数均为阴虚内热之征。

基本治法：滋阴润肺，宁络止血。

针灸治法：取背俞穴及手太阴经穴为主，针用平补平泻法。

针灸处方：尺泽，肺俞，列缺，中府，孔最，太溪。

针灸方义：中府、肺俞为俞募配穴，养阴益肺；合穴尺泽能清肺热和络而治血疾；络穴列缺配郄穴孔最以清肺热，凉血止血；取肾经原穴太溪，以壮水制火。诸穴合之，可滋阴清虚热，凉血止血。

随证配穴：潮热盗汗者，加阴郄、复溜以除骨蒸潮热，而止盗汗。

药物处方：百合固金丸加减。

药物方义：本方以百合、麦冬、玄参、生地黄、熟地黄滋阴清热，养肺生津；当归、白芍柔润养血；贝母、甘草肃肺化痰止咳。方中之桔梗其性升提，于咳血不利，在此宜去。可加白及、藕节、白茅根、茜草等止血，或合十灰散凉血止血。

临证加减：反复咳血及咳血量多者，加阿胶、三七养血止血；潮热、颧红者，加青蒿、鳖甲、地骨皮、白薇等清退虚热；盗汗加糯稻根、浮小麦、五味子、牡蛎等收敛固涩。

2. 吐血

（1）胃热壅盛

主症：吐血色红或紫暗，常夹有食物残渣，脘腹胀闷，甚则作痛；口臭，便秘，或大便色黑，舌红，苔黄腻，脉细数。

证候分析：胃中积热，热伤胃络则吐血色红，如血在胃中停留时间较长则血色紫暗，若随大便而下则便黑。胃气上逆则吐血常夹食物残渣。胃失和降，气机不畅，故脘腹胀闷，甚则作痛。胃中积热上蒸则口臭。胃热耗津，肠道失润则便秘。舌红，苔黄腻，脉滑数，均为胃热之征。

基本治法：清胃泻火，化瘀止血。

针灸治法：取背俞穴及足阳明经穴为主，针用泻法，不灸。

针灸处方：中脘，胃俞，足三里，内庭，膈俞，血海。

针灸方义：中脘、胃俞是俞募配穴，加合穴足三里，共奏和胃降逆之功；取荥穴内庭以泻阳明经之热；配血会膈俞，脾经血海以凉血止血。

药物处方：泻心汤合十灰散加减。

药物方义：泻心汤黄芩、黄连、大黄组成，具有苦寒泻火的作用。《血证论·吐血》说："方名泻心，实则泻胃。"十灰散凉血止血，兼能化瘀，止血而无凝滞留瘀之弊。胃气上逆而致恶心呕吐者，加代赭石、竹茹、旋覆花和胃降逆。

（2）肝火犯胃

主症：吐血鲜红或紫黯，口苦胁痛，心烦易怒，寐少梦多，舌质红绛，脉弦数。

证候分析：暴怒伤肝，肝火横逆犯胃，胃络损伤则吐血鲜红或紫黯。肝火炽盛则口苦，胁痛，易怒，热扰心神则心烦不宁，寐少梦多。舌红绛，脉弦数为肝火之征。

基本治法：泻肝清胃，凉血止血。

针灸治法：取足阳明、足厥阴经穴为主。毫针刺法，足厥阴经用泻法，足阳明经用平补平泻法。

针灸处方：不容，梁丘，行间，侠溪，劳宫。

针灸方义：不容配梁丘和胃止吐；肝火上犯，肝胆经相表里，取荥穴行间、侠溪以清肝泻火，降逆止血；劳宫为心包经的荥穴，泻之可清血热以止血。

随证配穴：若吐血不止或暴吐，血出如涌，此为肝胆素旺，又逢暴怒，致血随气逆所致。宜清热凉血法，取足厥阴经郄穴中都以急泻肝胆之火；三棱针点刺委中之络脉放血，以泻热凉血止血。

药物处方：龙胆泻肝汤加减。

药物方义：方中龙胆草泻肝胆实火，黄芩、山栀苦寒泻火止血；生地黄凉血止血，木通、车前子、泽泻清利湿热，柴胡条达肝气；当归养肝柔肝，甘草和中解毒、协调诸药。可酌加丹皮、茅根、藕节等凉血之品。

临证加减：若吐血不止或暴吐如涌者，用犀角地黄汤合三七末调服，以清热凉血止血。

（3）气虚血溢

主症：吐血缠绵不止，时轻时重，血色暗淡，神疲乏力，心悸气短，面色苍白，舌质淡，脉细弱。

证候分析：脾气亏虚，统摄无力，血液外溢，故吐血缠绵不止，时轻时重，血色暗淡，脾虚气血生化乏源，加之反复出血，气随血去，气血亏虚，则神疲乏力。心失所养则心悸气短，血虚不能上荣于面，则面色苍白。舌质淡，脉细弱为气血亏虚之征。

基本治法：健脾益气，补气摄血。

针灸治法：取足太阴、足阳明经穴为主，针用补法，加灸。

针灸处方：脾俞，章门，公孙，足三里，气海，隐白。

针灸方义：脾俞、章门为俞募配穴，用以调补脾气，使中气得补，统摄有权而血止；络穴公孙配足阳明经合穴足三里，用以补脾和胃，补益气血，灸气海、隐白以健脾益气止血。

随证配穴：若出现吐血不止，面色苍白，四肢厥冷，汗出脉微等，为阳气虚脱，血随气脱之证，应急灸关元，神阙以益气，回阳固脱。

药物处方：归脾汤加减。

临证加减：若气损及阳，脾胃虚寒，证见肢冷畏寒，便溏者，可改用柏叶汤。若出血过多而气随血脱，症见面色苍白，四肢厥冷，汗出，脉微等，应急服独参汤，以益气固脱。

吐血除药物治疗外，应注意饮食与情志的调摄。严防暴饮暴食，忌食烟酒及辛辣动火之品，进易消化食物，做到"饮食有节，起居有常"。

3. 鼻衄 鼻中出血，称为鼻衄，它是血证中最常见的一种。鼻衄多由火热迫血妄行所致，其中尤以肺热、胃热、肝火为常见。另有少数患者，可由正气亏虚、血失统摄引起。

（1）热邪犯肺

主症：鼻燥而衄血，口干咽燥，或有身热，咳嗽少痰，舌质红，苔薄，脉数。

证候分析：鼻为肺窍，风热犯肺或肺有蕴热，肺内积热，耗伤肺阴，上循清窍则衄血而鼻燥。风热上受，肺卫受遏则身热，或咽痛，肺气不宣则咳嗽痰少，口干咽燥，舌质红，脉数均为热盛而阴伤之象。

基本治法：清泄肺热，凉血止血。

针灸治法：取手太阴经穴为主，针用泻法。

针灸处方：尺泽，少商，天府，合谷，上星。

针灸方义：取合谷、尺泽及井穴少商以清泄肺热，宣肺止咳，达凉血止血之功；手阳明经与手太阴经相表里，又与足阳明经脉相接，故取天府配合谷，以清泄诸经热邪而止血；督脉沿前额下行鼻柱，又为阳脉之海，阳热迫血妄行，故取上星穴清泄督脉之邪热，使亢热渐平而衄自止。

药物处方：桑菊饮加减。

药物方义：方中以桑叶、菊花、薄荷、连翘辛凉轻透，宣散风热；桔梗、杏仁、甘草宣降肺气，利润止咳；苇根清热生津，可加丹皮、茅根、墨旱莲、侧柏叶凉血止血。

临证加减：若肺热盛，而无身热等表证，可去薄荷、桔梗，加黄芩、山栀以清肺热。阴伤较甚，口鼻、咽干明显，加麦冬、玄参、生地黄养阴润肺。

（2）胃热炽盛

主症：鼻衄或兼齿衄，血色鲜红，口渴欲饮，鼻干，口干臭秽，烦躁，便秘，舌质红，苔黄，脉数。

证候分析：足阳明之脉上交鼻额，齿龈为阳明经脉所过之处。胃火上炎，热迫血行，则鼻衄或齿衄，血色鲜红，胃热上蒸则口干臭秽，胃热灼液伤津则鼻干，口渴欲饮，便秘。舌质红、苔黄、脉数均为热象。

基本治法：清胃泻火，凉血止血。

针灸治法：取手足阳明经穴为主，针用泻法。

针灸处方：合谷，上巨虚，内庭，足三里，上星。

针灸方义：取足阳明经合穴足三里、荥穴内庭以清胃热而凉血止血；取手阳明经原穴合谷，配下合穴上巨虚，佐以通腑泻热止鼻衄；取上星以清上亢之阳热而止衄。

药物处方：玉女煎加减。

药物方义：方中用石膏、知母清胃泻火，地黄、麦冬养阴清热，牛膝引血下行。可加茅根、大蓟、小蓟、藕节之类凉血止血。

临证加减：热势甚者，可加山栀、牡丹皮、黄芩清热泻火。便秘加大黄、瓜蒌以通腑泻热。阴伤较甚，口渴，舌红少苔，脉细数者，加天花粉、玉竹、石斛以养胃阴生津。

（3）肝火上炎

主症：鼻衄，头痛眩晕，目赤耳鸣，口苦，烦躁易怒，舌红，脉弦数。

证候分析：情志不舒，肝郁化火，肝火上扰，迫血上溢清窍则鼻衄。肝火上炎则头痛眩晕，目赤耳鸣，口苦烦躁。舌红，脉弦数为肝经实火之征。

基本治法：清肝泻火，凉血止血。

针灸治法：取足厥阴、手太阴经穴为主。毫针刺法，足厥阴经用泻法，手太阴经穴用平补平泻法。

针灸处方：行间，阳陵泉，尺泽，孔最，上星。

针灸方义：取肝经荥穴行间，胆经下合穴阳陵泉以泻肝胆之火；取肺经合穴尺泽、郄穴孔最以急泻肺火，凉血止血；配上星以清上亢之阳热，凉血止血。

随证配穴：若肺肾阴虚加太渊、太溪以滋阴清热。

药物处方：龙胆泻肝汤加减。

药物方义：同吐血。

临证加减：若阴液亏耗，口鼻干燥，舌红少津，脉细数者，可去车前子、泽泻、当归，酌加麦冬、玄参、知母、女贞子、墨旱莲养阴清热。

（4）气血亏虚

主症：鼻衄或兼齿衄、肌衄，面色㿠白，神疲乏力，头晕，耳鸣，心悸，夜寐不宁，舌质淡，脉细无力。

证候分析：气血亏虚，气虚不能摄血，血无所主而外溢，故见鼻衄，甚或齿衄、肌衄。气血亏虚，失于温煦濡养，脑海失养则头晕耳鸣，心失所养则心悸，四肢百骸失养则神疲乏力。血虚不上荣于面则面色㿠白。舌淡，脉细无力为气血亏虚之征。

基本治法：补气摄血。

针灸治法：取背俞穴及手足太阴经穴为主，针用补法。

针灸处方：心俞，脾俞，膈俞，太白，内关，中脘，列缺。

针灸方义：补心俞、脾俞益心脾，膈俞补血，太白健脾益气以资气血生化之源；内关为厥阴心包经穴，益心血安神；中脘为胃之募穴，调胃气；列缺为肺经穴，补肺气而止血。

药物处方：归脾汤加减。

药物方义：同肌衄（气不摄血证）。

（5）阴虚火旺

主症：鼻衄，血色淡红，头晕目眩，五心烦热，腰酸耳鸣，舌质红少苔，脉细数。

证候分析：肝肾阴虚，虚火上炎，灼伤血络，溢于肺窍而为鼻衄。肝肾阴虚，虚火上扰，头目失于滋养，故见头晕目眩、耳鸣。虚热内扰则五心烦热，肾虚则腰酸，舌质红少苔，脉细数为阴虚内热之征。

基本治法：滋阴降火止血。

针灸治法：取足厥阴、足少阴经穴为主，针用平补平泻法。

针灸处方：行间，太溪，三阴交，上星，孔最。

针灸方义：取肝经荥穴行间、肾经原穴太溪以滋补肝肾之阴而清虚火，配三阴经之交会穴三阴交，以助滋阴降火之力，邻近取上星穴以清上炎之虚火，除伤络之隐患；取肺经郄穴孔最，以清肺窍之余邪而止鼻衄。诸穴共奏滋阴降火、止血之功。

药物处方：茜根散加减。

药物方义：方中茜草根、侧柏叶凉血止血；阿胶、生地黄滋补肝肾，凉血止血；甘草和中，调和诸药。阴精得补，虚火得降，鼻衄自止。

4. 齿衄 齿龈出血称为齿衄，又叫牙衄。阳明经脉入于齿龈，齿为骨之余，故本病主要与胃肠及肾有关，内科常见的齿衄主要有胃火炽盛和阴虚火旺。

（1）胃火炽盛

主症：齿衄血色鲜红，齿龈红肿疼痛，头痛，口臭，便秘，舌质红，苔黄，脉洪数。

证候分析：上龈属足阳明经，下龈属手阳明经，胃火循阳明经脉上熏，故齿龈红肿疼痛，络伤血溢则齿龈出血，胃热上蒸则头痛口臭，热结阳明则便秘，舌红苔黄，脉洪数为阳明热盛之象。

基本治法：清胃泻火，凉血止血。

针灸治法：取手足阳明经穴为主，针用泻法。

针灸处方：二间，内庭，温溜，梁丘，隐白。

针灸方义：手足阳明经皆入齿中，故取荥穴二间及内庭以清胃泻火；取郄穴温溜、梁丘急泻胃热，以釜底抽薪，凉血止血；脾胃二经互为表里，经气相通，故配井穴隐白以清热止血。诸穴合之，共奏清胃泻火、凉血止血之功。

药物处方：加味清胃散合泻心汤加减。

药物方义：加味清胃散以生地黄、丹皮、犀角（可用水牛角）清热凉血，黄连、连翘清热泻火；当归、甘草养血和中，合用泻心汤以增强其清胃泻火的作用。可酌加白茅根、大蓟、藕节以凉血止血。

（2）阴虚火旺

主症：齿衄，血色淡红，常因受热及烦劳而诱发，齿摇不坚，舌红苔少，脉细数。

证候分析：肾主骨，齿为骨之余，肝肾阴亏，相火上浮，热迫血行，以致齿龈出血，齿摇不坚。舌红少苔，脉细数为阴虚火动之象。

基本治法：滋阴降火，凉血止血。

针灸治法：取足厥阴、足少阴经穴为主，针用平补平泻法。

针灸处方：行间，然谷，三阴交，肾俞，肝俞。

针灸方义：取行间、然谷以滋补肝肾，清虚火，配三阴经之交会穴三阴交，以助滋阴降火，凉血止血；取背俞穴肝俞、肾俞，以补肝肾之不足，达降火止血之功。

药物处方：茜根散合滋水清肝饮加减。

药物方义：前方偏于止血凉血，后方即六味地黄丸加柴胡、栀子、白芍、当归、酸枣仁，功效偏于滋阴清火。

5. 肌衄 血液溢于肌肤之间，皮肤出现青紫斑点或斑块的病证称为紫斑。亦有称为肌衄及葡萄疫者，正如《医宗金鉴·失血总括》所说，"皮肤出血曰肌衄"。《医学入门斑疹门》说："内伤发斑，轻如蚊迹疹子者，多在手足。初起无头疼身热，乃胃虚火游于外。"《外科正宗·葡萄疫》说："感受四时不正之气，郁于皮肤不散，结成大小青紫斑点，色若葡萄，发在遍体头面……邪毒传胃，牙根出血，久则虚人，斑渐方退。"此处所讨论的仅是内科杂病范围的紫斑。

（1）血热妄行

主症：皮肤出现青紫色斑点或斑块，或伴有鼻衄、齿衄、便血、尿血，或发热口渴，便秘，舌红苔黄，脉弦数。

证候分析：热壅脉络，迫血妄行，血出于肌腠之间则见青紫斑点或斑块；若热毒极盛，损伤鼻、齿、肠、肾等处之脉络，故伴见鼻衄、齿衄、便血、尿血；内热郁蒸则发热，热盛伤津则口渴、便秘。舌红苔黄，脉弦数为实热之征。

基本治法：清热解毒，凉血止血。

针灸治法：取手少阴、手厥阴经穴为主，针用泻法。

针灸处方：劳宫，血海，委中，郄门，阴郄。

针灸方义：邪入营血，迫血妄行，损伤络脉，扰及心神，故取心包经荥穴劳宫，以清营泻热醒神。脾主肌肉，故取血海，或配血郄委中，三棱针点刺络脉出血，以清泻血中瘀热而除斑。取手少阴、手厥阴之郄门、阴郄，急泻心包及心经之邪热，以清心开窍凉血。诸穴合之，以达清泄营血、凉血化瘀除斑的目的。

药物处方：犀角地黄汤加减。

药物方义：方中以犀角、地黄清热解毒，滋阴凉血；牡丹皮、赤芍清热凉血，活血散瘀。本方为治疗血热妄行的常用有效方剂，可合十灰散凉血止血。

临证加减：若热毒炽盛，发热，出血广泛者，加生石膏、龙胆草、紫草，冲服紫雪丹。若热壅胃肠，气血郁滞，症见腹痛、便血者，加白芍、甘草、木香、地榆、槐花缓急止痛，凉血止血。邪热阻滞经络，兼见关节肿痛者，加薏苡仁、秦艽、忍冬藤、木瓜、桑枝等舒经通络。

（2）阴虚火旺

主症：皮肤青紫，斑点或斑块，时发时止，常伴鼻衄、齿衄或月经过多，颧红，心烦口渴，手足心热，或潮热，盗汗，舌质红少苔，脉细数。

证候分析：阴虚生内热则火旺，火旺更伤阴。虚火灼络则肌衄或鼻衄、齿衄，或月经过多，虚火扰心则心烦。火热逼津外泄则盗汗。潮热、颧红、舌红少苔、脉细数为阴虚火旺之征。

基本治法：滋阴降火，宁络止血。

针灸治疗：同齿衄（阴虚火旺型）。

药物处方：茜根散加减。

药物方义：方中用茜草根、侧柏叶、黄芩清热凉血止血；生地黄、阿胶滋阴养血止血；甘草调中解毒。

临证加减：阴虚较甚者，酌加玄参、龟甲、女贞子、墨旱莲等养阴清热。对于本证候中之肾阴亏虚而火热不甚，症见腰膝酸软、头晕、乏力、手足心热、舌红少苔、脉沉细数者，可用六味地黄丸滋补肾阴，加茜草根、紫草、仙鹤草等凉血止血。

（3）气不摄血

主症：久病不愈，反复发生肌衄，神疲乏力，头晕目眩，面色苍白或萎黄，食欲不振，舌质淡，脉细弱。

证候分析：气虚不能摄血，故反复出血，久病不愈。气血亏耗，筋脉百骸失于濡养，故神疲乏力，头晕目眩，面色苍白，脾虚不能运化水谷，故食欲不振。舌质淡，脉细弱为气血亏虚之象。

基本治法：补气摄血。

针灸治法：取背俞穴及足太阴经穴为主，针用补法。

针灸处方：脾俞，心俞，血海，三阴交，足三里。

针灸方义：背俞穴是脏腑经气输注之处，取脾俞、心俞以补益心脾，益气摄血。取血海及三阴经之交会穴三阴交，以健脾益气，理血止血，益胃补脾，以壮后天生化之源。

药物处方：归脾汤加减。

药物方义：方中黄芪、党参补气摄血，辅当归、龙眼肉养血和营，合主药以益气养血；白术、木香健脾理气，使补而不滞；茯神、远志、枣仁以养心安神，甘草、生姜、大枣和胃健脾，以资生化，共奏益气摄血、补血养心之功。

临证加减：可酌情选加仙鹤草、棕榈炭、地榆、蒲黄、茜草根、紫草等，以增强止血及化瘀消斑的作用。若兼肾气不足而见腰膝酸软者，可加山茱萸、菟丝子、续断补益肾气。

6. 便血 凡血从肛门排出体外，无论在大便前，或大便后下血，或单纯下血，或与粪便混杂而下，均称为便血。正如《三因极一病证方论·便血证治》说："病者大便下血，或清或浊，或鲜或黑，或在便前，或在便后，或与泄物并下……亦妄行之类，故曰便血。"《金匮要略》中有远血、近血之分。《景岳全书·血证》指出："血在便前者，其来近，近者或在大肠，或在肛门，血在便后者，其来远，远者或在小肠，或在于胃。"以血在便前、便后分血来之近远并不可靠，而且在不少情况下，血和大便混杂而下，难于分辨其前后。而便血的颜色，可作为诊断便血部位远近的参考。一般情况下，便血色鲜红者，其来较近，便血色紫黯者，其来较远。古代医家有的又以血色之清浊，而立肠风、脏毒之名。如《济生方·下痢》说："大便下血，血清而色鲜者，肠风也；浊而色黯者，脏毒也。"

便血均由胃肠之脉络受损所致。临床上主要有肠道湿热及脾胃虚寒两类。

（1）肠道湿热

主症：便血鲜红，大便不畅或稀溏，或有腹痛，口苦，苔黄腻，脉濡数。

证候分析：湿热蕴结肠道，肠道脉络受损，以致便血。肠道传化失常则大便不畅或稀溏。肠道气机阻滞，则腹痛、苔黄腻，脉濡数为内有湿热之象。

基本治法：清化湿热，凉血止血。

针灸治法：取大肠俞穴、募穴及下合穴为主，针用泻法。

针灸处方：大肠俞，天枢，承山，上巨虚。

针灸方义：大肠湿热蕴积，故取其本腑俞穴大肠俞与募穴天枢，配下合穴上巨虚，以通调大肠腑气，使气机得通，湿热得化，不致伤络，则便血自止。足太阳经别入于肛，故取承山，用以清泄肛门之热，热消则血不妄行而便血可愈。

随证配穴：如血下如溅，舌红脉数者为肠风，系因风热灼伤肠络所致，可加合谷、长强以清泄肠热，凉血止血。

药物处方：地榆散或槐角丸加减。

药物方义：方中地榆、茜草凉血止血；栀子、黄芩、黄连清热燥湿，泻火解毒；茯苓淡渗利湿。槐角丸以槐角、地榆凉血止血；黄芩清热燥湿；防风、枳壳、当归疏风利气活血。两方相比较，地榆散清化湿热之力较强，而槐角丸则兼能补气活血，可酌情选用。

（2）脾胃虚寒

主症：便血紫黯，甚则色黑，腹部隐痛，喜热饮，面色不华，神疲懒言，便溏，舌淡，脉细。

证候分析：脾胃虚寒，中气不足，统血无力，血溢肠内，随大便而下，故便血紫黯，甚则色黑。中焦虚寒，肠胃失于温养；脾运失常，故腹隐痛，喜热饮，便溏。面色不华，神疲懒言，舌淡，脉细为气血不足之象。

基本治法：健脾温中，养血止血。

针灸治法：取足太阴、足阳明经穴为主，针用补法，加灸。

针灸处方：太白，脾俞，足三里，关元，小肠俞。

针灸方义：脾胃为后天之本，又互为表里，故取脾经原穴太白，配脾俞、足三里以调补脾胃中土之气，以气为血归，脾气得充，则统摄有权。先便后血，病在小肠，关元与小肠俞为俞募配穴，用以调补小肠之腑气，使气调血和，则血无下溢之虑。

随证配穴：若下血日久不止，怯寒神疲或肛门下坠，舌淡脉细弱者，为气虚下陷。按上方加灸百会、气海，以补气升阳，养血止血。

药物处方：黄土汤加减。

药物方义：方中以灶心土温中止血，白术、附子、甘草温中健脾，阿胶、地黄养血止血。黄芩苦寒坚阴，起反佐作用。可加白及、乌贼骨收敛止血，三七、花蕊石活血止血。

临证加减：若阳虚较甚，畏寒肢冷者，加鹿角霜、炮姜、艾叶等温阳止血。

7. 尿血 小便中混有血液甚至血块的病症称为尿血。随出血量多少的不同，而使小便呈淡红色、鲜红色，或茶褐色。尿中有血，分为尿血及血淋两种情况。临床上以排尿不痛或痛不明显者称为尿血；尿血而兼小便滴沥涩痛者称为血淋。如《丹溪心法·尿血》说："尿血，痛者为淋，不痛者为尿血。"血淋在淋证中讲述，本节讲述尿血的辨证论治。

尿血的病位在肾及膀胱。其主要的病机是热伤脉络及脾肾不固。而热伤脉络之中又有实热和虚实之分；脾肾不固之中又有脾虚及肾虚之别。

（1）下焦热盛

主症：小便黄赤灼热，尿血鲜红，心烦口渴，面赤口疮，夜寐不安，舌红，脉数。

证候分析：热邪盛于下焦，故小便黄赤灼热。脉络受损，血渗膀胱，故尿血鲜红，热扰心神则心烦，夜寐不安，火热上炎，故面赤、口疮。热伤津液则口渴。舌红、脉数属热证之象。

基本治法：清热泻火，凉血止血。

针灸治法：取手少阴、手足太阳经穴为主，针用泻法。

针灸处方：膀胱俞，中极，神门，支正，三阴交，血海。

针灸方义：心移热于小肠，灼伤络脉而致尿血。故取心经原穴神门，小肠经络穴支正，以清心泻火。手足太阳经气相通，小肠之热注于膀胱，取膀胱俞及中极俞募配穴，清利湿热以疏理膀胱气机，足太阳经与手少阴经交接于心中，故取血海、三阴交以清心凉血止血。

药物处方：小蓟饮子加减。

药物方义：方中以小蓟、生地黄、藕节、蒲黄、凉血止血；栀子、木通、竹叶清热泻火；滑石、甘草利水清热，导热下行；当归养血活血，共奏清热泻火，凉血止血之功。可加琥珀以止血化瘀。

（2）阴虚火旺

主症：小便短赤带血，头晕耳鸣，神疲，颧红潮热，腰膝酸软，舌质红，脉细数。

证候分析：肾阴亏虚，虚火灼络则小便短赤带血。肾阴亏虚，髓海不足，故头晕耳鸣，神疲。腰为肾之府，腰以下为肾所主，肾虚则腰膝酸软。虚火上炎则颧红，潮热。舌红，脉细数均为阴虚火旺之征。

基本治法：滋阴降火，凉血止血。

针灸治法：取足少阴经穴为主，针用平补平泻法。

针灸处方：然谷，三阴交，肾俞，血海，行间，大敦。

针灸方义：取肾经荥穴然谷以滋补肾阴、清虚火，取三阴经之交会穴三阴交，加肾俞以补肾精之不足，配血海以达理血止血之功。肝肾同源，可泻肝经荥穴行间以降火，泻井穴大敦以调肝藏血。

药物处方：知柏地黄丸加减。

药物方义：方中以地黄丸滋补肾阴，"壮水之主，以制阳光"，知母、黄柏滋阴降火。可加墨旱莲、大蓟、小蓟、藕节、蒲黄等凉血止血。

（3）脾不统血

主症：久病尿血，面色不华，食少，体倦乏力，气短声低，或兼齿衄、肌衄，舌质淡，脉细弱。

证候分析：脾气亏虚，统血无力，血不循经，或尿血，或齿衄、肌衄。脾失健运，气血生化乏源，故少食体倦，气短声低，面色不华，舌质淡，脉细弱为气血亏虚、血脉不充之象。

基本治法：补脾摄血。

针灸治法：取背俞穴及任脉、足太阴经穴为主，针用补法可加灸。

针灸处方：脾俞，太白，关元，中极，血海，足三里。

针灸方义：取脾俞及脾经原穴太白健脾益气，关元为任脉穴，补元气；中极为膀胱募穴，可疏理膀胱经气，通水道；血海有补血止血的功能，足三里补后天，充先天，益脾填精。

药物处方：归脾汤加减。

临证加减：若气虚下陷而见少腹坠胀者，可加升麻、柴胡、陈皮，亦可用补中益气汤加减。

（4）肾气不固

主症：久病尿血，色淡红，头晕耳鸣，精神困惫，腰脊酸痛，舌质淡，脉沉弱。

证候分析：劳欲或病久肾气不固，封藏失职，血随尿出，故久病尿血。肾气亏虚，肾精不足，机体失养，故精神困惫，腰脊酸痛，头晕耳鸣。舌质淡、脉沉弱为肾气虚衰之象。

基本治法：补益肾气，固摄止血。

针灸治法：取背俞穴及任脉及督脉经穴为主，针用补法，加灸。

针灸处方：肾俞，命门，膈俞，关元，膀胱俞，复溜，阴谷。

针灸方义：肾俞、命门壮肾阳，益命火，膈俞补血、止血；关元温补下焦，配膀胱俞能振奋肾之经气，疏调膀胱经气，使气化功能恢复正常；复溜、阴谷为肾经之经穴，有补益肾阳之功。

药物处方：无比山药丸加减。

药物方义：方中以熟地黄、山药、山茱萸、怀牛膝补肾益精，肉苁蓉、菟丝子、杜仲补肾壮阳，巴戟天补肾气，仙鹤草、槐花、蒲黄凉血止血，赤石脂以固涩。

临证加减：腰脊酸痛，畏寒神怯者，可加鹿角片、狗脊温补肾阳。

（二）其他疗法

1. 单方、验方

（1）红枣20枚，煎汤连枣服，肌衄者可常服。

（2）连翘30～50g，水煎，分3次服，治肌衄。

（3）大枣4份，藕节1份，先加水煮藕节至胶黏状，再加大枣同煮，每日吃适量大枣，适宜肌衄。

（4）大枣20个，花生米5g，水煎，每日2次服，第2次连同大枣服用，适宜肌衄。

2. 饮食疗法

（1）柿饼甘温寒，润肺，涩肠，止血。适宜咯血、吐血、尿血、便血，可生吃，亦可加水煮烂当点心吃，每日2次。

（2）黑木耳5～10g，柿饼50g，同煮烂作点心吃；黑木耳润燥利肠，凉血止血，适痔疮出血（便燥者尤佳）、尿血、眼底出血。

（3）汉三七粉5g，生鸡蛋1个，调匀，放沸汤中，可加少量盐及食油少许，每日2次，佐餐服用。治吐血或溃疡病便血。

（4）猪皮500g，去毛，洗净，加水炖成黏稠的汤，加红枣250g，煮熟，加冰糖适量。分顿随意佐餐食用。治紫斑（血小板减少及过敏性紫癜）、齿衄、鼻衄（血友病）。猪肤能和血脉，润肌肤，治吐血、衄血。

（5）带衣花生米，每日吃200g左右；或花生米衣20～30g，红枣10枚水煎服，7天为一疗程，治血友病鼻衄、齿衄、紫癜。花生：润肺和胃，缩短凝血时间。

（6）猪皮1000g，切成小块，放铁锅中，加水炖成汁液黏稠时，加黄酒250mL，红糖250g，调匀停火冷藏备用。有养血滋阴之功。

（7）柿霜与白砂糖等量，放铝锅中加水少许，以小火熔化均匀后停火，趁热将糖倒在表面涂过食用油的搪瓷盘中，待稍冷将糖压平，用力划成小块，冷却后即成白色砂板糖，适宜吐血、咯血。

【注意事项】

1. 血证的鉴别 对血证的诊断，应注意鉴别出血部位和原因。除应掌握与脏腑病变有密切关联外，还应了解与现代医学的某些疾病密切相关，这样就助于及早地诊断和治疗。

（1）咯血、咳血：一般多将咯血与咳血并称。咯血咯而即出；咳血为血随咳嗽而出，可混有痰液，但在咳血量多时亦有咯而即出者。咯血、咳血，血色一般较鲜，多见于呼吸系统或心脏疾病，如肺结核、支气管扩张症、肺脓肿、肺癌以及某些心脏病心力衰竭的患者；咯血亦可见于后鼻道或喉部出血者。

（2）吐血：血随呕吐而出，量多，色紫褐或暗红，可成块，混有食物残渣。每发作常合并便血，大便呈黑色。多见于上消化道出血，如溃疡病、肝硬化、食道癌等。

（3）鼻衄：除鼻腔局部病变外，还应注意是否因慢性肝病、肾病、高血压等所引起。

（4）便血：应辨远血、近血及肠风和脏毒。先便后血或血液与粪便相混如黑漆色者，称远血，为上消化道出血；先血后便或血色鲜红及暗红者称近血，多为下消化道（结肠或直肠部位）出血。如血色鲜艳、清稀，其下如溅者，称肠风。黯浊，黏稠，点滴不畅者，称脏毒，常见于胃肠道疾病，如溃疡病、肠道炎症、血吸虫病、肛裂、痔疮或肠道肿瘤等。

（5）尿血：如排尿一开始有血，后来清晰无血，多为尿道出血。排尿至最后几滴有血的为膀胱出血。小便始终有血液的，多为肾脏出血。小便出血伴有疼痛者，称为血淋，多属肾和膀胱病变，如泌尿系感染、结石、乳糜尿、肾结核、肿瘤等。

2. 血证的辨证

（1）辨清出血部位及脏腑的部位，如引发鼻衄的病位，有在肺、胃、肝等的不同，故应根据病史及临床表现，辨清出血部位与内在脏腑的病理关系。

（2）辨证候的虚实。火热亢盛所致者，属于实证，阴虚火旺或气虚不摄所致者，属于虚证。

（3）掌握病证的虚实转化。在血证的发展变化过程中，常发生实证向虚证的转化，如火热气逆、迫血妄行的实证，可因反复出血而导致阴血亏损，转化为阴虚火旺之证，也可因出血过多，血去气伤，形成气虚阳衰、气不摄血之证。

3. 血证的治疗 总以止血为最终目的。因此，针对出血的病因、病位、性质等的不同，其治疗可概括归纳为三个原则。

（1）治火：凡实火所致血证者，当清热泻火；凡虚火所致者，当滋阴降火。

（2）治气：实证当用清气降气法，虚证当用补气益气法。

（3）治血：血热妄行出血者，治当凉血止血；出血兼有瘀滞者，治当活血止血；急性大出血者，可用收敛止血治疗法。

治血三法并非是孤立的，而是相辅相成、相互联系的，治疗时应结合证候的虚实及病情的轻重，灵活运用，才能收到较高的疗效。

4. 血证的顺逆及预后 血证的顺逆预后，主要与三个方面的因素有关。

（1）与引起血证的原因有关。一般是外感引起者易治，预后较好；内伤所致者难治，预后一般欠佳；新病易治，久病难治。

（2）与出血量的多少密切相关。出血量少者病轻，出血量多者病重，甚则会形成气随血脱的危急重症。

（3）与伴见的兼症有关。如出血的同时而伴有发热、咳喘、脉数等症者，一般病情较重。

5. 脉象判断 如见各个部位的广泛性出血，或肌肤有出血性紫斑者，多为血液系统病变所引起。辨别脉象对本病预后有重要意义。如见脉细弱和缓，为失血后气血虚弱，脉证相符，预后较顺；若脉芤者为血虚于内、气浮于外之失血重症；若脉微欲绝者为危候。

6. 护理和饮食 如出血暴急量多者，当及时采取急救措施，并嘱患者绝对卧床休息，安慰患者情绪，解除思想紧张和顾虑。吐血者应予流食，忌热饮及烟酒、辛辣之品。咳血应尽量控制咳嗽，如血块阻塞而致窒息时，即将患者置于头低脚高位拍击背部以促使血液排出。

【疾病小结】

血证可由外感、内伤的多种原因引起，而基本病机可以归纳为火热熏灼及气虚不摄两大类。在火热之中有实火、虚火之分，在气虚之中有气虚及气损及阳之别。证候的虚实方面，由火热亢盛所致者属实证，由阴虚火旺及气虚不摄所致者属虚证。治疗血证主要应掌握治火、治气、治血三个基本原则。实火当清热泻火，虚火当滋阴降火，实证当清气降气，虚证当补气益气。各种血证应酌情配伍凉血止血、收敛止血或活血止血的方药。

【临证验案】

（1）曹某，女，60岁，患者鼻孔出血3天，用棉花塞住鼻孔，血由口腔吐出，曾连续六次急诊就医，注射仙鹤草素、维生素K、止血定等，同时在鼻腔填塞肾上腺素纱条及口服止血药，均未能止血，来我院内科就诊，欲服中药，在候诊时鼻孔继续出血，地面上积血约100mL，随之转到针灸科就诊。诊断为鼻衄，基本治法为清热止血。针灸处方：风池。操作：针双侧风池，进针1.5寸。

按：肺开窍于鼻，鼻部又为足阳明胃经起始部，肺胃热邪蕴结，最易上迫鼻窍，血热妄行而致鼻出血，风池一穴既能清热祛风，又能通鼻窍，故针双侧风池，针尖对鼻施提插捻转之泻法，使针感放散至前额及眼眶部，达到清除风热之邪，施手法1分钟后，鼻出血即止。次日就诊时鼻未继续出血。（天津中医学院《实用针灸学》）

（2）李某，男，22岁，患者因肛门肿痛，出血，曾于一年半以前在某医院做痔切除手术，术后3个月又开始便血，肛门疼痛一年多来久治不愈。诊断为肠风，基本治法为清肠热、调气血。针灸处方：二白、长强、承山。操作：施捻转之泻法，留针20分钟。

按：本例为大肠泻热蕴结，腑气不畅，热灼阴络而致迫血妄行。针承山清泻肛门热邪，针长强穴以制约肛门括约肌，针奇穴二白专治痔出血，故针后肛门痛即止。共针7次而痊愈。（天津中医学院《实用针灸学》）

（3）丁某，男，30岁，1930年夏季，鲜血随溺而出，以致精神委顿，脉象沉细而数，舌苔黄厚干燥。

诊断：心火亢盛，下移小肠。

疗法：宜用清热通腑法，以加味导赤散治之。

生地黄六钱，木通三钱，黄连一钱，竹叶二钱，小蓟二钱，萹蓄二钱，赤苓四钱，甘草梢二钱，水煎服。四剂而愈。

按：《内经》曰："胞移热于膀胱则尿癃血。"《金匮》云："热在下焦则尿血。"可见尿血都属于热，更因心火下移于小肠，故予导赤散以清利火腑。（《蒲园医案》）

七、心悸

【疾病概述】

心悸是指患者自觉心中悸动、惊惕不安，甚则不能自主的一种病症，亦称"惊悸""怔忡"。其临床特点为时作时止，多呈阵发性，每因情志波动或劳累过度而发作，且常与失眠、健忘、眩晕、耳鸣等症同时并见。

现代医学的各种心脏病所引起的心律失常，以及缺铁性贫血、再生障碍性贫血、甲状腺机能亢进、神经官能症等出现以心悸为主症时，可参考本篇辨证施治。

【文献摘录】

《黄帝内经》虽无"心悸"这一病名的记载，但对其病因及症状有较多描绘。如《素问·举痛论》指出："惊则心无所倚，神无所归，虑无所定，故气乱矣。"《灵枢·本神》说："心怵惕。"又云："其动应衣"。《素问·至真要大论》说："心中澹澹大动。"

《金匮要略》和《伤寒论》正式提出了"悸"与"惊悸"的病名。如《金匮要略·惊悸吐衄下血胸满瘀血》说："寸口脉动而弱，动则为惊，弱则为悸。"

《济生方》首次提出了"怔忡"的病名："夫怔忡者，此心血不足也。"

《丹溪心法》认为心悸一证的发生与"虚""痰"有关。在该书的《惊悸怔忡门》说："怔忡者血虚，怔忡无时，血少者多。有思虑便动，属虚。时作时止者，痰因火动。"

《证治汇补·惊悸怔忡》："人之所主者心，心之所养者血，心血一虚，神气失守，神去则舍空，舍空则郁而停痰，痰居心位，此惊悸之所以肇端也。""有停饮水气乘心者，则胸中辘辘有声，虚气流动；水即上乘，心火恶之，故筑筑跳动，使人有怏怏之状，其脉偏弦。""有阳气内虚，心下空豁，状如惊悸，右脉大而无力者是也。""有阴气内虚，虚火妄动，心悸体瘦，五心烦热，而赤唇燥，左脉微弱，或虚大无力者是也。"

《景岳全书·怔忡惊恐》："怔忡之病，心胸筑筑振动，惶惶惕惕，无时得宁者是也。……此证惟阴虚劳损之人乃有之，盖阴虚于下，则宗气无根，而气不归源，所以在上则浮撼于胸臆，在下则振动于脐旁，虚微者动亦微，虚甚者动亦甚。"

《医学衷中参西录·论心病治法》："有其惊悸恒发于夜间，每当交接于甫睡之时，其心中即惊悸而醒，此多因心下停有痰饮。心脏属火，痰饮属水，火畏水迫，故作惊悸也。宜清痰之药与养心之药并用。方用二陈汤加当归、石菖蒲、远志煎汤送服。朱砂细末三分，有热者加玄参数钱，自能安枕稳睡而无惊悸矣。"

【病因病机】

心悸的形成常与心虚胆怯、心血不足、心阳衰弱、水饮内停、瘀血阻络等因素有关。临床上常见的病因病机有如下几方面：

1. 心虚胆怯（心神不宁）

（1）平素心虚胆怯之人，突受惊恐，如耳闻巨响，目睹异物，或遇险临危，以致心惊神摇，不能自主，渐至稍惊即心悸不已。

（2）大怒伤肝，大恐伤肾，怒则气逆，恐则精却，阴虚于下，火逆于上，亦可动撼心神，而发惊悸。

（3）痰热内蕴，复加郁怒，胃失和降，痰火互结，上扰心神，亦可导致心悸的发生。

（4）大怒伤肝，肝病及脾，脾失健运，津聚为痰，痰火扰心。

2. 心血不足

（1）体虚久病，失血过多容易导致心悸。

（2）思虑过度，耗伤心血，又能影响脾胃生化之源，渐至气血两亏，导致心失所养，神不潜藏发为心悸。

3. 阴虚火旺

（1）久病体虚，房劳过度，遗精频繁，伤及肾阴。

（2）肾水素亏，水不济火，虚火妄动，上扰心神，亦能导致本病。

4. 心阳不振 大病久病之后，阳气虚衰，不能温养心脉而致心悸；或因阳虚，饮邪上逆，水乘火位而发心悸。

5. 水饮凌心 脾肾阳虚，不能蒸化水液，停聚而为饮，饮邪上犯，心阳被抑，因而引起心悸。

6. 瘀血阻络

（1）心阳不振，不能鼓动心血，致血液运行不畅。

（2）痹证日久，风寒湿邪搏于血脉，致使心脉痹阻，心血运行不畅，亦能引起心神不安，而致心悸。

【辨证论治】

临床辨证首先掌握的要点：一是要看患者是否有"心跳""心慌"而不能自主的自觉症状；其次要根据症情区别心悸的性质，是实证还是虚证，是心阳虚还是心阴虚，是夹痰还是夹瘀；第三要掌握惊悸与怔忡的区别。惊悸之病，临床常因惊而悸，初起虽虚证为多，并无外因，经常心悸，胸闷不舒，发则悸跃不能自控，甚则心痛阵发。惊悸日久不愈，亦可发展成为怔忡。此外，亦有虚中夹实者，临证时应予详细辨别。虚证当以养血安神为主，如心阳不足或阴虚饮逆，当补养心气，温通心阳为治。实证如因瘀血所致，当以活血化瘀为法；如果病由痰热引发，治疗又当从清热化痰着手为妥。若是久病，虚中有实，病情较为复杂者，则宜标本兼顾，攻补兼施。

（一）基本疗法

（1）心虚胆怯

主症：心悸，善惊易恐，坐卧不安，少寐多梦，舌苔薄白或如常，脉象动数或虚弦。

证候分析：突受惊惧，心惊神摇，心神不宁。惊则气乱，心神不能自主，故发为心悸。心不藏神，心中惕惕，则善惊易恐，坐卧不安，少寐多梦。脉象动数或虚弦为心神不安、气血逆乱之象。本型病情较轻者，时发时止，重者怔忡不宁，心慌神乱不能自主。

基本治法：镇惊定志，以安心神。

针灸治法：取手少阴、手厥阴经穴为主，针用补法。

针灸处方：神门，心俞，通里，足三里，膻中。

针灸方义：本证治以安神定悸，以心经原穴神门及心俞为主，配心经募穴巨阙，心包经络穴内关，协调心经气机，配心经之络穴通里，共奏宁心安神之效。取膻中、足三里益气养神。

药物处方：安神定志丸加减。

药物方义：方中龙齿、琥珀、磁石以镇惊宁心，朱砂、茯神、石菖蒲、远志以安神定志。

临证加减：若惊悸，心胆虚怯，可加炙甘草以补益心气；心阴不足加柏子仁、五味子、酸枣仁等养心安神，收敛心气。若心悸而烦，善惊痰多，食少泛恶，舌苔黄腻，脉象滑数者，系痰热内扰，胃失和降，心神不安之故，可用黄连温胆汤以清痰热，痰热清则心自安。方中亦可加入枣仁、远志等安神养心，若痰火壅结，大便秘结加全瓜蒌、生大黄涤痰泻火；心神失宁，惊悸不安加珍珠母、牡蛎、龙齿、龙骨镇心安神；若火郁伤阴，舌质红而少津，加天冬、麦冬、玉竹养阴生津。

（2）心血不足（气血不足）

主症：心悸头晕，面色不华，倦怠无力，舌质淡红，脉象细弱。

证候分析：心主血脉，其华在面，血虚故面色不华。心血不足，不能养心，故而心悸。心血亏损不能上营于脑，故而头晕。血亏气虚故倦怠无力。舌为心苗，心主血脉，心血不足，故舌质淡红，脉象细弱。

基本治法：补血养心，益气安神。

针灸治法：取手少阴、手厥阴经及背俞穴为主，针用补法。

针灸处方：心俞，巨阙，神门，内关，脾俞。

针灸方义：心俞、巨阙为心经俞募配穴，以调补心气，宁心安神。加原穴神门、心包络穴内关，以养心安神。脾俞补益气血，以助养心安神之功。

随证配穴：若脉结代，心动悸者，为气血亏虚，心脉失养所致，按上方加血会膈俞、脉会太渊，补益气血，通脉宁心。

药物处方：归脾汤加减。

临证加减：如见心动悸而脉结代者，乃气虚血少、血不养心之故，宜用炙甘草汤益气养血，滋阴复脉。方中炙甘草甘温复脉，以利心气，人参、大枣补气益胃；桂枝、生姜辛温通阳；地黄、阿胶、麦冬、麻仁为伍，滋阴补血，以养心阴。诸药配合，能使气血充盈，则心动悸而脉结代之症可解。若热病后期，损及心阴而致心悸者，则用生脉散以益气养阴。本方人参补益元气，麦冬养阴，五味子收敛耗散之心气。三药合用，有益气、养阴、补心之功。

（3）阴虚火旺

主症：心悸不宁，心烦少寐，头晕目眩，手足心热，耳鸣腰酸，舌质红，少苔或无苔，脉象细数。

证候分析：心肾阴虚，虚火上扰，心神不宁。肾阴不足，水不济火，不能上济于心，以致心火内动，扰及心神，故心悸而烦，不得安寐。阴亏于下，则见腰酸；阴扰于上，则头晕耳鸣；手足心热，舌质红，脉细数，均为阴虚火旺之征。

基本治法：滋阴清火，养心安神。

针灸治法：取手足少阴经穴为主，针用平补平泻法。

针灸处方：心俞，神门，内关，阴谷，太溪。

针灸方义：心俞、神门、内关以宁心安神；阴谷、太溪滋阴降火。诸穴合之，水火既济，心安神宁。

随证配穴：若兼见五心烦热，梦遗腰酸者，乃是阴虚相火妄动。可于上方加三阴交、然谷以滋阴降火。

药物处方：天王补心丹或朱砂安神丸加减。

药物方义：两方同为滋养阴血、清心安神之剂。前方偏于阴虚而火不甚旺者，方中生地黄、玄参、麦冬、天冬等养阴清热，当归、丹参补血养心，人参补益心气，朱砂、茯苓、远志、枣仁、柏子仁等以安心神，五味子敛心气之耗散。后方对虚烦咽燥、咽干口苦等热象较甚者相为适宜，方中朱砂重镇安神，当归、生地黄养血滋阴，黄连以清心火，使心肾相通，水火既济，则神得安宁。

临证加减：若以阴虚火旺为主，治以天王补心丹；若见虚烦咽燥、口干、口苦等热象较著者，可用朱砂安神丸治之。若阴虚火旺兼见五心烦热，梦遗腰酸者，乃阴虚相火妄动之故，用知柏地黄丸化裁，以滋阴降火；若肝阴不足，虚风内动，见心悸虚烦、头晕等症，加珍珠母和牡蛎等镇肝息风。

（4）痰火扰心

主症：心悸失眠，善惊易怒，胸闷烦躁，痰多黏稠，头昏，口苦呕恶，小便黄赤，大便秘结，舌苔黄腻，脉滑数。

证候分析：痰火扰心，心神不宁，故见心悸失眠。心不藏神，神无所主，故善惊易怒。气郁痰火互结则见胸闷烦躁。痰火上扰，胃失和降，故口苦呕恶，痰多头昏。便秘溲赤，舌苔黄腻，脉滑数，均属痰火壅盛之象。

基本治法：清化痰热，宁心安神。

针灸治法：取手少阴、手厥阴、足阳明、足少阳经穴为主，针用泻法。

针灸处方：心俞，神门，内关，丰隆，阳陵泉。

针灸方义：心俞、神门、内关调理心经经气，宁心安神，丰隆可豁痰化浊；配阳陵泉以泻肝胆之火。五穴共奏清热化痰、宁心安神之功。

随证配穴：若痰火互结、大便秘结者，可加支沟、腹结以通腑泻热。

药物处方：黄连温胆汤加减。

药物处方：方中半夏、陈皮、竹茹清化痰热；枳实理气宽胸解郁，茯神安神定志，黄连清热燥湿；甘草健脾和胃化痰；火邪易于伤阴，燥湿药物亦伤阴，故配麦冬滋阴佐之。

临证加减：若大便秘结者，加瓜蒌、大黄以通腑泄热。

（5）心血瘀阻

主症：心悸不安，胸闷不舒，心痛时作，或见唇甲青紫，舌质紫暗或有瘀斑，脉涩或结代。

证候分析：邪阻心脉，血瘀痹络。心主血脉，心脉瘀阻，心失所养故心悸不安。气因血滞，心阳不展则胸闷不舒。瘀血内停，心络拘急则心痛时作。脉络瘀阻，故见唇甲青紫，舌质紫暗或有瘀斑，脉涩或结代，均为瘀血蓄积、心阳阻遏之征。

基本治法：活血化瘀，理气通络。

针灸治法：取手少阴、手厥阴经穴为主，针用泻法。

针灸处方：神门，大陵，心俞，巨阙，膈俞，少海。

针灸方义：气滞血瘀，心脉痹阻，取心及心包经之腧穴神门、大陵施以泻法，取"实则泻其子"之意；配血会膈俞及少海以活血化瘀，通络而止心痛；心俞与巨阙为俞募配穴，以调理心经经气，奏宁心安神之功。

药物处方：血府逐瘀汤加减。

药物方义：此方由四逆散与桃红四物汤加味而成。方中四逆散理气解郁，桃红四物汤活血养血，配桔梗、牛膝以调节气机、化瘀通络。

临证加减：心悸加桂枝、甘草以通阳气，龙骨、牡蛎以镇心神，诸药合用使心络畅通，则心悸痛止。若夹有痰浊，心悸心痛，舌苔浊腻，可加入栝蒌、薤白、半夏温通心阳，豁痰泄浊。若气滞络瘀较著，胸部窒闷加沉香、檀香、香附行气通络。如兼见气血阴阳亏虚，可分别加入补气养血、滋阴温阳之品。

（7）心阳不振

主症：心中空虚，惕惕而动。胸闷气短，面色苍白，形寒肢冷，舌质淡白，脉象虚弱或沉细而数。

证候分析：阳气内虚，心神不安。久病体虚，损伤心阳，心失温养，故心悸不安；胸中阳气不足，故胸闷气短；心阳虚衰，血液运行迟缓，肢体失于温煦，故形寒肢冷，面色苍白，舌质淡白，脉象虚弱或沉细而数，均为心阳不足、鼓动无力之症。

基本治法：温补心阳，安神定悸。

针灸治法：取手少阴、手厥阴及背俞穴为主，针用补法，加灸。

针灸处方：心俞，巨阙，神门，内关，中冲，少冲。

针灸方义：心俞、巨阙为俞募配穴以助心阳、益心气；取心经原穴神门、心包络穴内关以宁心安神；灸中冲、少冲，取"虚则补其母"之意，以温心阳，益心气。

药物处方：桂枝甘草龙骨牡蛎汤加减。

药物方义：方中桂枝、甘草温补心阳，龙骨、牡蛎安神定悸。

临证加减：如病情严重，汗出肢冷，面青唇紫，喘不得卧者，上方重用人参、附子，加服黑锡丹以回阳救逆；阳虚饮邪上逆，头晕目眩，恶心呕吐者加茯苓、半夏、陈皮以蠲饮降逆。

（8）水饮凌心

主症：心悸眩晕，胸脘痞满，形寒肢冷，小便短少，或下肢浮肿，渴不欲饮，恶心吐涎，舌苔白腻，脉象弦滑。

证候分析：水为阴邪，赖阳气化之，今阳虚不能化水，水邪内停，上凌于心，故见心悸。阳气不能达于四肢，不能充于肌表，故形寒肢冷。饮阻于中，清阳不升，则见眩晕。气机不利故胸脘痞满。如气化不利，水液内停，则渴不欲饮，小便短少或下肢浮肿。饮邪上逆，则恶心吐涎。舌苔白滑、脉象弦滑亦为水饮内停之象。

基本治法：振奋心阳，化气行水。

针灸处方：同心阳不振型。按上方加灸肾俞、气海俞以温阳化气行水。

随证配穴：若见面青唇紫，胸闷气促，汗出肢冷，喘不得卧者，属病危喘脱之症。应急灸百会、关元、神阙、气海以回阳固脱。

药物处方：苓桂术甘汤加减。

药物处方：方中茯苓淡渗利水，桂枝、甘草通阳化气，白术健脾祛湿。如水饮上逆，恶心呕吐者，加半夏、陈皮、生姜之品以和胃降逆。

临证加减：如水饮上逆，恶心呕吐者加半夏、陈皮、生姜和胃降逆，如肾阳虚衰不能制水，水气凌心，症见心悸喘咳不能以平卧，小便不利，浮肿较甚者，宜用真武汤加减，以温阳行水。

（二）其他疗法

1.耳针疗法

针灸处方：心，神门，皮质下，交感。

操作方法：每次取2～3穴，轻刺激，留针15～20分钟。留针期间捻转针2～3次，每天1次，10次为一疗程；或用王不留行籽按压耳穴胶布固定，3～7天换药1次。

2.水针疗法

针灸处方：内关，心俞，郄门，三阴交。

药物选择：维生素B_1或维生素B_{12}注射液，5%当归注射液。

操作方法：每次选用2穴，每穴注入药液0.5mL。

3. 单验方

（1）朱砂 3g，研为极细末，塞入猪心中，煮后连汤服食。

（2）朱砂粉 0.3g，琥珀粉 0.9g，每日 2 次，吞服。

（3）玉竹 15g 水煎服，每日 1 剂，治心悸有阴虚证候者。

【注意事项】

（1）惊悸的发病多因惊恐、恼怒而致，常见于素体较弱之人，因此治疗上除镇心安神外尚应补养心气；而古人所说的"怔忡"一证多由内因而致，治疗上应根据不同证型分别采用养心安神、温养心阳、化气行水、活血化瘀之法。

（2）本病如因心肾阳气虚弱，血脉凝滞，水道不利，引起心动悸，脉结或代，甚则气喘水肿，小便不利的重症，与临床其他证型的治疗不同，应予注意。

（3）痹证日久引起心悸者，除了使用祛风活血之法外，还应注意起居有节，防止感冒，要调养正气，以防病邪再次侵入。

（4）因心悸之证病位在心，常可并见心神不宁之证，因此在治疗时应酌加安神的药物，以改善症状，提高疗效。如酸枣仁、柏子仁、茯神、丹参、龙齿、龙骨、牡蛎等，临床均可加用。

【疾病小结】

总之，心悸是患者自觉心跳不安的一种症状，其发生与体质虚弱、精神刺激及外邪侵入等因素有关。心悸初起，多因情志波动、劳累过度而诱发，自觉心跳，心慌不安，时发时止，经休息后可自行缓解。病久体虚，逐渐可不因外来因素而发病，心悸持续时间长，伴胸闷、胸痛、气喘、脉结代，每遇情绪激动或劳累活动、气候变化而加剧。其病理变化总属虚多实少，虚者为心气、阴血的亏耗，甚至可以发展到心阳衰弱的重症；实者则有痰、饮、火、瘀的证候。虚实之间又可互相夹杂或转化。实证日久，正气亏耗，均可分别兼见气、血、阴、阳之亏损；而虚证则又往往兼有实象，如痰火互结每易伤阴、瘀血可夹痰浊。阴虚可致火旺或夹痰热，阳虚易夹水饮，气血不足又易并见气滞血瘀等。故治疗时应虚则补、实则泻，虚实夹杂者又当分别标本缓急，采取相应措施。

【临证验案】

（1）李某，男，40 岁，自诉自 1975 年 6 月开始出现心慌、胸闷、气短、烦躁、出冷汗、面色苍白，每遇劳累或心情激动而发病。到某医院诊断为窦性心动过速，偶发性室性早搏，由于患者顾虑普鲁卡因酰胺的不良反应而拒绝用药。1977 年 5 月 2 日因劳累突然发病，遂来求治。检查：急性病容，面色苍白，双手捂胸。听诊：心率 120 次 / 分，期前收缩每分钟 2～3 次，各瓣膜无杂音，双肺呼吸音清晰。舌质红，苔薄白，脉细数。心电图示窦性心动过速，偶发性室性早搏。诊断为心动过速。基本治法：益气强心、安神。针灸治法：取心俞、神门、内关，针用补法。

针后即感心慌减轻，心率减为 80 次 / 分，期前收缩消失。用上穴连针 3 日，嘱其注意休息，避免精神刺激。追访 3 年未再复发，心电图一直正常。（《针灸治验》）

按：心主血脉，气为血帅。心气亏虚，故见心慌。气不帅血，血行不畅，则面色苍白，胸闷气短。舌红、脉细数为血虚之象。综上所述，该病主要因心气虚弱所致。故取心俞以益气，神门以宁心安神，内关宽胸行气，诸穴共奏养心益气、宁心安神。

（2）贾某，男，35 岁，自诉自 1975 年 4 月始，常阵发心慌、胸闷。1976 年 8 月在某医学院附属医院诊断为窦性心动过缓。近 5 个月每次发病又增加心前区钝痛，历时 10～20 分钟，劳累加重。服用心得安，可暂时缓解，但不能根治，尤其近两周来发作频繁，同时又伴头痛、耳鸣，于 1978 年 5 月 8 日来所诊治。查体：心率慢而规则，52 次 / 分，各瓣膜未闻及明显杂音，双肺呼吸音清晰。血压 100/60mmHg。舌质淡红，苔薄白，脉沉迟。心电图检查：窦性心动过缓。诊断为窦性心动过缓。基本治法为益气养血，强心安神。

针灸治法：取血海、足三里、脾俞、心俞、内关，针用补法，每日 1 次。针刺 1 次后心率提高为 87 次 / 分，为巩固疗效又针 6 次，嘱其服人参归脾丸，每日 2 次，每次 1 丸。1 个月后心电图显示窦性正

常心律。(《针灸治验》)

按：气血虚弱，心失所养，故心慌。气为血帅，气行则血行，气虚不能帅血充胸、上巅，故见胸闷、头晕、耳鸣。舌淡红、苔薄白、脉沉迟，皆为阳气不达、虚寒之相。综上所析，属心阳虚弱所致之怔忡。治以补心阳为宜。足三里、脾俞健脾益气，心俞、内关补心阳益心气。

八、胸痹

【疾病概述】

胸痹是指胸闷痛，甚则胸痛彻背，短气、喘息不得卧的一种疾病。轻者仅感胸闷口窒，呼吸欠畅；重者则有胸痛，严重者心痛彻背，背痛彻心。本病大致包括了历代医籍所记载的心痛、真心痛、厥心痛等有关内容。

现代医学的冠状动脉粥样硬化性心脏病、心绞痛、急性心肌梗死、慢性气管炎、肺气肿、慢性胃炎以及某些神经官能症等，凡表现有"胸痹"证者，均可参考本篇治疗。

【文献摘录】

《黄帝内经》中即有胸痛的记载。如《灵枢·五邪》说："邪在心，则病心痛。"《灵枢·厥论》说："真心痛，手足青至节，心痛甚，旦发夕死，夕发旦死。"《金匮要略》则把胸痛称为"胸痹"。

《素问·藏气法时论》："心病者，胸中痛，胁支满，胁下痛，膺背肩胛间痛，两臂内痛。"

《难经·六十难》："其五脏气相干，名厥心痛……其痛甚，但在心，手足青者，即名真心痛。其真心痛者，旦发夕死，夕发旦死。"

《金匮要略·胸痹心痛短气病》："胸痹，心中痞气。气结在胸，胸满，胁下逆抢心，枳实薤白桂枝汤主之。人参汤亦主之。""心痛彻背，背痛彻心，乌头赤石脂丸主之。"

"胸痹之病，喘息咳唾，胸背痛，短气，寸口脉沉而迟，关上小紧数，栝蒌薤白白酒汤主之。"

"胸痹，不得卧，心痛彻背者，栝蒌薤白半夏汤主之。"

《类证治裁·胸痹》："胸痹胸中阳微不运，久则阴乘阳位而为痹结也，其症胸满喘息，短气不利，痛引心背。由胸中阳气不舒，浊阴得以上逆，而阻其升降，甚则气结咳唾，胸痛彻背。夫诸阳受气于胸中，必胸次空旷，而后清气转运，布息展舒，胸痹之脉，阳微阴弦，阳微知在上焦，阴弦则为心痛，以金匮、千金均以通阳主治也。"

【病因病机】

1. 寒邪内侵 素体阳衰，胸阳不足，阴寒之邪乘虚侵袭，寒凝气滞，痹阻胸阳，而成胸痹。

2. 饮食不当 饮食不节，如过食肥甘生冷，如嗜酒成癖，以致脾胃损伤，运化失健，聚湿成痰，痰阻脉络，则气滞血瘀，胸阳失展，而成胸痹。

3. 情志失调 忧思伤脾，脾虚气结，气结则津液不得输布，遂聚而为痰；郁怒伤肝，肝失疏泄，肝郁气滞，甚则气郁化火，灼津成痰。无论气滞或痰阻，均可使血行失畅，脉络不利，而致气血瘀滞，或痰瘀交阻，胸阳不运，心脉痹阻，不通则痛，而发为胸痹。

4. 久坐少动 终日伏案少动，气机运行失畅，胸阳不展，亦可发为胸痹。

5. 年迈体虚 本病常见于中、老年之人，年过半百，肾气渐衰，如肾阳虚衰，则不能鼓舞五脏之阳，可致心气不足或心阳不振；肾阴亏虚，则不能滋养五脏之阴，可引起心阴内耗。心阴亏虚，心阳不振，又可使气血运行失畅。凡此均可在本虚的基础上形成标实，导致气滞、血瘀，而使胸阳失运，心脉阻滞，发生胸痹。

以上病因病机可以二者或三者并存，或交互为患。

病情的进一步发展，瘀血闭阻心脉，可以胸部猝然大痛，而发为真心痛。如心阳阻遏，心气不足，鼓动无力，可见心动悸、脉结代，若心肾阳虚，水邪泛滥，水饮凌心射肺，可出现咳喘、肢肿等症，又当与有关各篇联系互参。

【辨证论治】

本病的主要特征是胸部憋闷疼痛，甚则胸痛彻背，不得安卧，其病位在心，但与脾、肾亦有一定的关系。临证时，应该仔细询问胸痛的病因、部位、胸痛的性质及并发症等，并根据寒热、气血进行辨证施治。大抵胸痛部位固定不移，痛如针刺，属于气滞血瘀；胸痛彻背，背痛彻胸，感寒尤甚，伴有喘息、咳唾、短气，多属寒邪痹阻胸阳所成；若胸中窒闷而痛，咳吐痰沫，喘促不得卧者，多是痰浊痹阻胸阳；如果胸痛剧烈而无休止，汗出、甚则肢冷，昏厥者，是属胸痛的重症危候。若胸痛，兼心悸盗汗，心烦不寐，舌红脉数，多为阴虚；而兼畏寒肢冷，汗出，舌淡唇青，脉微欲绝，则属阳虚；胸部隐痛，心悸气短，倦怠懒言，舌质偏红，脉细弱无力是为气阴两虚。

如上所述，本病总属本虚标实之证，标实有阴寒、痰浊、血瘀的不同，本虚有阴、阳、气、血亏虚之异。

本病的治疗，发作时应本着急则治其标的原则，先从祛邪着手，而后予以扶正，亦可根据病情标本兼顾。治标之法常用活血化瘀、辛温通阳、豁痰泄浊为主，扶正则以温阳益气、滋阴养血等法为主。危急之时，可急用回阳固脱等法，待病情缓解后，再行常规治疗。

（一）基本疗法

（1）阴寒凝滞

主症：胸痛彻背，背痛彻胸，四肢厥冷，感寒尤甚，伴有喘息不能平卧，面色苍白，自汗，舌苔白，脉沉细。

证候分析：诸阳受气于胸中而转行于背，阴寒凝滞，阳气不运，气机阻痹，故见胸痛彻背，感寒则痛甚。胸阳不振，气机受阻，则胸闷气短，心悸，甚则喘息不能平卧。阳气不足，失于温煦则面色苍白，四肢厥冷；不能卫外固表则自汗出。舌苔白，脉沉细，均为阳气不振之候。

基本治法：温通胸阳，散寒止痛。

针灸治法：取手厥阴经穴以及俞穴、募穴为主，针用泻法，先针后灸。

针灸处方：厥阴俞，膻中，大陵，气海，内关。

针灸方义：本病因阴寒闭塞、胸阳被遏所致，所以用俞募配穴法取厥阴俞、膻中温阳散寒；大陵系心包络之原穴，有宣痹开结的功能；气海为元气之海，可疏理气机，配心包络穴内关，达到理气开痹、通络止痛的目的。

随证配穴：胸痛，甚则憋闷汗出者，加内关以泻法留针至痛止；心阳欲脱，脉微欲绝者，应急灸百会、关元、神阙以回阳固脱。

药物处方：栝蒌薤白酒汤加减。

药物方义：方中桂枝、附子、薤白辛温通阳、开痹散寒；栝蒌、枳实化痰散结，泄满降逆；檀香理气温中，丹参活血通络。若痰湿内盛，胸痛伴有咳唾痰涎，可加生姜、橘皮、茯苓、杏仁等以行气化痰。

临证加减：若症见心痛彻背，背痛彻心，痛剧而无休止，身寒肢冷，喘息不得卧，脉象沉紧，此为阴寒极盛，胸痹之重症，宜用乌头赤石脂丸和苏合香丸以芳白温通而止疼痛。方中蜀椒干姜温中散寒，附子、乌头以治心痛厥逆，赤石脂在此用以养心气，和苏合香丸同用以开胸止痛。临床附子与乌头并用者较少，故可去乌头加肉桂其效更佳。现在常用冠心苏合丸，即从苏合香丸化裁而来。

（2）痰浊壅塞

主症：胸中如窒而痛，或痛引肩背，气短喘促，口吐痰沫，难以平卧，苔厚腻，脉弦缓或滑。

证候分析：痰浊壅塞，胸阳痹阻，气滞不通，故见胸中如窒而痛。痰客胸膈，阻塞肺络，故痛引肩背，肺失宣降，则口吐痰沫，气短喘促不能平卧。苔厚腻，脉弦缓或滑，均为痰浊偏盛之征。

基本治法：通阳泄浊，豁痰开结。

针灸治法：取任脉、手厥阴、手太阴经穴为主，针用泻法加灸。

针灸处方：巨阙，膻中，郄门，太溪，丰隆。

针灸方义：巨阙为心经募穴，郄门是心经郄穴，二穴同用可振奋心阳。配气会膻中调气止痛，配太渊、丰隆蠲化痰浊，降气平喘。

随证配穴：若痰黄，舌苔黄腻，脉滑数者，为痰浊化热所致，可配肺经荥穴鱼际、大肠经合穴曲池，用泻法以清泄肺热、化痰开结。

药物处方：栝蒌薤白半夏汤加减。

药物方义：方中栝蒌开胸中痰结；半夏化痰降逆；薤白辛温通阳、豁痰下气；本方再加入干姜、陈皮、白豆蔻等以通阳豁痰，温中理气，则效果更佳。

临证加减：如痰浊蕴久化热，痰热闭阻者，兼见咳痰黄稠，烦闷发热，舌苔黄腻，脉滑数，可选小陷胸汤合千金苇茎汤以涤痰泄热，宽胸开结。临证时痰浊和瘀血往往并见，因此通阳豁痰与活血化瘀法常并用，但宜辨清孰重孰轻，治法可有所侧重。

（3）心血瘀阻

主症：胸中刺痛或闷痛，疼痛不移，时有心悸不宁，入夜尤甚，面色晦滞，舌质紫暗，脉沉涩。

证候分析：肝郁气滞，气滞日久，血行不畅，久而成瘀，致瘀血停着，络脉不通，故见胸部刺痛，血脉凝滞则痛处不移。血属阴，夜亦属阴，故入夜痛甚。瘀血阻塞，心失所养，故心悸不宁。舌质紫暗，脉沉涩为瘀血内停之征。

基本治法：活血化瘀，理气通络。

针灸治法：取背俞穴、募穴以及任脉、手少阴经穴为主，针用泻法。

针灸处方：心俞，巨阙，内关，阴郄，膻中，膈俞。

针灸方义：心俞配巨阙为心经俞募配穴，可疏调心经经气，用以行气活血。阴郄是心经郄穴，可缓止痛。气会膻中、血会膈俞，可以行气活血。气行则血行，血行则瘀化，瘀化则经脉通畅，通则不痛。

随证配穴：若胸痛甚，唇舌紫绀，可取少冲，中冲点刺放血，公孙以泻瘀通络止痛。

药物处方：血府逐瘀汤加减。

药物方义：方中当归、赤芍、川芎、桃仁、红花等均为活血祛瘀之药；柴胡疏肝，枳壳理气，一升一降，调整气机。取气为血之帅、气行则血行之意。若胸痛甚者，可酌加降香、郁金、延胡索以活血行气止痛。

临证加减：若血瘀轻者，则可改用丹参饮为治。方中丹参活血化瘀，能治血瘀作痛；檀香温中理气，兼治心腹诸痛；砂仁温胃中，能疏散胸中郁闷。三药相伍配用，能活血化瘀，理气止痛。

（4）心肾阴虚

主症：胸闷且痛，心悸盗汗，心烦不寐，腰酸膝软，头晕耳鸣，舌红或有紫斑，脉细带数或细或涩。

证候分析：病延日久，阴血亏耗，长期气血运行不畅，瘀滞痹阻脉络，气机不利，故见胸闷且痛。血耗津亏而致心肾阴虚。心阴虚，则见心悸盗汗，心烦不寐；肾阴虚，故见腰膝酸软，清窍失养，则见头晕耳鸣。综合舌、脉为阴血亏虚、心脉瘀阻之症。

基本治法：滋阴益肾，养心安神。

针灸治法：取手足少阴经穴为主，针用补法。

针灸处方：神门，太溪，肾俞，三阴交，阴谷。

针灸方义：神门为心经原穴，太溪为肾经原穴，二穴相配，交通心肾，养心安神。肾俞为肾经的背俞穴，三阴交为足三阴经的交会穴，阴谷为足少阴经的合穴，三穴合用能滋阴益肾。

药物处方：左归饮加减。

药物方义：方中熟地黄、山萸肉、杞子滋阴益肾，怀山药、茯苓、甘草健脾以助生化之源。

临证加减：若心阴亏虚而见心悸盗汗心烦不寐者，可加麦冬、五味子、柏子仁、酸枣仁等以养心安神，麦冬可以重用。若胸闷且痛者，可加当归、丹参、川芎、郁金等以养血通络。若阴虚阳亢而见头晕目眩、舌麻、肢麻、面部烘热者，可酌加制首乌、女贞子、钩藤、生石决、生牡蛎、鳖甲等以滋阴潜阳。

（5）气阴两虚（心脾两虚）

主症：胸闷隐痛，时作时止，心悸气短，倦怠懒言，面色少华，头晕目眩，遇寒则甚，舌偏红或有齿痕，脉细弱无力，或结、代。

证候分析：胸痹日久，耗气伤阴，气阴两虚。气虚则无以行血，阴虚则脉络不合，均可使血行不畅，气滞血瘀，故见胸闷隐痛，时作时止。心脉失养，故见心悸。气虚则见气短，倦怠懒言，面色少华。阴虚血少，清窍失养，故见头晕目眩。劳则气耗，故遇劳益甚。舌红或有齿痕，脉细弱无力或结、代，均为气阴两虚之象。

基本治法：益气养阴，活血通络。

针灸治法：取背俞穴及手足阳明、足太阴经穴为主。针用补法。

针灸处方：足三里，曲池，心俞，脾俞，三阴交。

针灸方义：足三里为足阳明胃经合穴，曲池为手阳明经合穴，两穴相配伍补气血；心俞脾俞分别为心经、脾经的背俞穴，用之益气养血。三阴交为足三阴经的交会穴，用之益气养阴。

药物处方：生脉散合人参养营汤加减。

药物方义：方中人参、黄芪、白术、茯苓、甘草健脾益气，以助生化气血之源；麦冬、地黄、当归、白芍滋养阴血；远志、五味子养心安神。若胸闷胸痛，可加丹参、参三七、益母草、郁金、五灵脂等以活血通络。若脉结代，为气虚血少，血不养心所致，可合炙甘草汤以益气养血滋阴复脉。

临证加减：若表现胸闷痛明显者，可加丹参、参三七、郁金、益母草以活血通络。若脉结或代者，为气虚血少、血不养心所致，可合用炙甘草汤以益气养血滋阴复脉。

（6）阳气虚衰

主症：胸闷气短，甚则胸痛彻背，心悸，汗出，畏寒肢冷，腰酸乏力，面色苍白，唇甲淡白或青紫，舌淡白或紫暗，脉沉细或沉微欲绝。

证候分析：阳气虚衰，胸阳不运，气机痹阻，血行瘀滞，故见胸闷气短，甚则胸痛彻背。心阳不振，故见心悸，汗出。肾阳衰微，故畏寒肢冷，腰酸乏力，面色苍白。综观唇、甲、舌、脉之象，均为阳气虚衰，瘀血内阻之症。

基本治法：益气温阳，活血通络。

针灸治法：取督脉、任脉经穴及背俞穴为主，针用补法，加灸。

针灸处方：百会，膻中，气海，肺俞，肾俞。

针灸方义：百会为督脉之穴，温阳化气；膻中为气会，补之调气止痛；灸气海、肺俞、肾俞温阳益气，气短可治。

药物处方：参附汤合右归丸加减。

药物方义：方中人参大补元气；附、桂温壮真阳；熟地黄、山茱萸、杞子、杜仲以补益肾精；若见面色唇甲青紫、大汗出、四肢厥冷、脉沉微欲绝者，乃心阳欲脱之危候，可重用红参（白人参）、附子，并加用龙骨、牡蛎以回阳救逆固脱；若阳损及阴，阴阳两虚者，可再加麦冬、五味子，以温阳滋阴并用。若肾阳虚衰不能制水，水气凌心，症见心悸、喘促、不能平卧，小便短少，肢体浮肿者，可用真武汤加汉防己、猪苓、车前子，以温阳行水。

（二）其他疗法

1. 耳针疗法

针灸处方：心，小肠，交感，皮质下。辅以脑点，肺，肝，胸，降压沟，兴奋点，枕。

操作方法：每次选2～3穴，留针30分钟至1小时，强刺激，隔天1次，10次为一疗程。

2. 饮食疗法

（1）蜂蜜100g，隔水炖熟备用，桂花15g，乌梅30g，放锅内加水适量，煎煮半小时，用干净纱布过滤后，同蜂蜜混合，代水饮，每3～5日1次，每次10～20mL，可治疗心脏供血不足。

（2）豆腐享有"植物肉"之盛名，其营养丰富，含有人体内不能合成的8种必需氨基酸，且不能增加血中的胆固醇，是心血管疾病患者的营养佳品。

（3）银耳不仅可作为一般的补品食用，在中医临床上还往往作为营养强壮之类的药品使用。中医学认为它有和血强心、滋阴补肾的功能，临床上可用于治血管硬化等病症。如治疗冠心病，可将银耳5g，用清水浸泡一夜，蒸1小时，加适量冰糖，于睡前服下，连续服用即有治疗作用。

（4）身体过胖之人，会使心脏负担过重，且易造成脂肪代谢失常，促进动脉粥样硬化而患冠心病，因此要限制食量，改变食谱，少进脂肪类食物，以达到减肥目的。

【注意事项】

临床上以胸部疼痛，甚则胸痛彻背，短气，喘息不得卧，或见手足发凉，身出冷汗，胸中剧痛等症为主要临床表现者可诊为本病。

（1）本病应与悬饮、胃脘痛、真心痛等进行鉴别：

1）悬饮：悬饮的胸痛与胸痹相似，但胸痹为当胸闷痛，并可引及左侧肩背或左臂内侧，常于劳累、饱餐、受寒、情绪激动后突然发作，历时短暂，休息或用药后得以缓解。而悬饮胸胁胀痛，持续不解，且多伴有咳唾、转侧、呼吸时疼痛加重，胁间饱满，并有咳嗽、咯痰等肺系症候。

2）胃脘：痛胸痹之不典型者，其疼痛可在胃脘部，而易与胃脘痛混淆，但胃脘痛多伴有嗳气、呃逆、泛吐酸水或清涎等脾胃证候，可予以鉴别。

3）真心痛：真心痛乃胸痹的进一步发展，症见心痛剧烈，甚则持续不解，伴有汗出、肢冷、面白、唇紫、手足青至节，脉微细或结代等危重证候。

（2）活血化瘀为治疗本病一重要原则，因阴寒、痰湿都能在胸中引起气滞血瘀。

（3）近年来治疗胸痛的方药剂型已改革，既有利于服用，又利于提高疗效，应予选用。如冠心苏合丸、速效救心丸、复方丹参注射液等。

【疾病小结】

胸痹的临床特征为胸闷痛，甚则胸痛彻背，短气，喘息，不得安卧，其病因与寒邪内侵、饮食不当、情志失调、年迈体虚等有关。其病位在心，但与脾肾有关。其病机总属本虚标实，本虚为阴阳气血的亏虚，标实为阴寒、痰浊、血瘀交互为患。辨证当分清标本虚实，实证宜用活血化瘀，辛温通阳，泄浊豁痰等法以治标为主。虚证取穴宜以补养扶正为主，或滋阴益肾，或益气养阴，或温阳补气。但临证所见，多虚实挟杂，故常按虚实的主次缓急而兼顾同治，并配合运用有效的成药，每可取得较好的效果。

【临证验案】

（1）霍某，女，55岁。因心窝部发作性疼痛2小时就诊。患者于2小时前因精神紧张，突然心窝部压榨性疼痛。呼吸困难伴有头晕，全身无力，故急来求诊。查体：一般状况，发育正常，营养尚好，重病面容，面色苍白，心音纯正，但弱，肺呼吸音正常。腹部平软，肝脾未触及，无压痛。四肢发凉，脉数而弱。血压为155/80mmHg。诊断为心绞痛，治疗原则为振奋心阳，化瘀通络。

取穴与治理：内关、神门、通里、巨阙为振奋心阳，足三里、三阴交为活络，心俞、脾俞以疏瘀。（《针灸医案选》）

按：中医学认为，本病为心阳不振，心血瘀阻而成。使用针灸治疗，能调整心肺气机，改善气血流通情况，能达到化瘀止痛的效果。

（2）刘某，男，36岁。

症状：1948年秋，胸中闭塞，心痛彻背，背痛彻心，气逆痞满，四肢无力，脉象沉迟，舌苔薄白。

诊断：上焦之清阳不宣，中焦之浊阴上逆。

疗法：主以宣畅心阳、通降胃浊之法，用加味枳实瓜蒌薤白桂枝汤主之。

附片三钱，桂枝二钱，茯苓四钱，法半夏二钱，枳实二钱，瓜蒌实一枚，薤白三钱，生姜三片，水煎服。一剂见效，四剂痊愈。（赖良蒲《蒲园医案》）

按：本例属胸痹心痛。由胸中阳微，气不宣畅，浊阴弥漫所致。如《医门法律》所说："胸痹总因阳虚，故阴得乘之。"方用附子助阳，桂枝、薤白辛温通阳为主，以散阴寒；瓜蒌、枳实宽胸散结；配茯苓、半夏、生姜以和胃降逆。药能中病，胸中阳气旋运，浊阴得以下降，阴寒渐渐消散，而获痊愈。

九、郁证

【疾病概述】

郁证是由于情志不舒，气机郁滞所引起的疾病的总称。所谓郁，是滞而不通之义。凡因情志不舒、气郁不伸而致血滞、痰结、食积、火郁乃至脏腑不和引起的种种病证均属郁证的范畴，所以范围非常广泛，临床甚为多见，尤以女性为多。其主要临床表现为心情抑郁，情绪不宁，胁肋胀痛，或易怒善哭以及咽中如有物梗阻、失眠等各种复杂症状。

每因情志波动，失其常度，则气机郁滞，气郁日久不愈，由气及血，变生多端，可以引起多种症状，故有"六郁"之说。即气郁、血郁、痰郁、湿郁、热郁、食郁等六种，其中以气郁为先，而后湿、痰、热、血、食等诸郁才能形成。本篇着重讨论情志致郁，尤以气郁为主的病机和证治。

现代医学中神经官能症、癔症，以及更年期综合征，可参照本症辨证施治。

【文献摘录】

《素问·六元正纪大论》："木郁达之，火郁发之，土郁夺之，金郁泄之，水郁折之。"

《丹溪心法·六郁》："气血冲和，百病不生，一有怫郁，诸病生焉。故人身诸病，多生于郁。……戴云：郁者，结聚而不得发越也，当升者不得升，当降者不得降，当变化者不得变化也，此为传化失常，六郁之病见矣。"

《景岳全书·郁证》："凡五气之郁，则诸病皆有，此因病而郁也。至若情志之郁，则总由乎心，此因郁而病也。"

《医经溯洄集·五郁论》："凡病之起也，多由于郁，郁者，滞而不通之义。"

《临证指南医案郁证》："郁则气滞，气滞久则必化热，热郁则津液耗而不流，升降之机失度，初伤气分，久延血分，延及郁劳沉疴。故先生用药大旨，每以苦辛凉润宣通，不投燥热敛湿呆补，此其治疗之大法也。"

【病因病机】

郁证的病因主要是由于情志所伤，在七情之中以怒、思、悲最易形成郁证，因其最易影响气机。病变总由气郁开始，进而及血，以致五脏气血失调，遂形成郁证。病变主脏在肝、心、脾，亦可涉及于肾。

除情志因素外，本病的形成还与体质有密切关系。平素脏气虚弱，阴阳气血易于失调之人，最易罹患。

1. 郁怒伤肝，失其条达 气失疏泄而致肝气郁结。气为血归，血随气行，故气郁不行，血运受阻而成血瘀；气本为阳，郁则化火，故气郁日久可化肝火；气郁生痰或肝郁乘脾，或思虑过度，脾失健运，蕴湿生痰均可导致痰气郁结。若湿浊停留或食滞不消，或痰湿化热则可发展为湿郁、食郁、热郁等证。

2. 情志不遂，思虑忧愁 日久则肝郁气结，心脾受损。心气被耗，营血渐亏则心失所养，神无所藏，可导致心神不安，即所谓忧郁伤神。正如《灵枢·口问》中说："悲哀忧愁则心动，心动则五脏六腑皆摇。"脾气受伤，运化失司，饮食减少，生化无源则气血不足，心脾两虚；郁久化火，易伤阴血，累及于肾，阴虚火旺可发生种种虚损之候。

总之郁证的发生，是因七情所伤、气机不畅导致肝失疏泄，心神失常，脾失运化，脏腑阴阳气血失调所致。初病表现为气滞或化火或夹痰、湿、食等多为实证；久病由气及血，由实转虚，如久郁伤神，心脾俱亏，阴虚火旺等均属虚证。

【辨证论治】

(一)基本疗法

1. 实证

(1) 肝气郁结

主症:精神抑郁,情绪不宁,善太息,胸胁胀痛,痛无定处,脘闷嗳气;腹胀纳呆或呕吐,大便失常,女子月事不行,舌苔薄腻,脉弦。

证候分析:情志所伤,肝失条达,故精神抑郁,情绪不宁。足厥阴肝经循少腹,夹胃,布于两胁,肝郁气滞,血行不畅,肝络失和,故见胸闷胁痛,以及女子月事不行等症。肝气犯胃,胃失和降故脘闷,嗳气,纳呆,呕吐。肝气乘脾则腹胀,大便失常。舌苔薄腻,脉弦为肝胃不和之象。

基本治法:疏肝理气解郁。

针灸治法:取足厥阴经穴为主,针用泻法。

针灸处方:期门,太冲,膻中,公孙。

针灸方义:本病因七情不顺,肝气内郁所致。故取期门、太冲以疏肝理气,配膻中宽胸利膈,调畅气机;公孙为脾之络穴,又冲脉通于公孙,与阴维脉合于心胸胃,故取之可疏调胸腹气机,以达行气解郁、宽胸除满之功。

药物处方:柴胡疏肝汤加减。

药物方义:方中柴胡、枳壳、香附疏肝行气解郁,陈皮理气和中,川芎、芍药、甘草活血化瘀止痛,可加郁金、青皮以助解郁之功。五郁为病,先起于肝气郁结,在服汤药的同时,可以常服越鞠丸以行气解郁。

临证加减:若肝气犯胃而嗳气呕恶,胸脘不畅者酌加旋覆花、代赭石、陈皮、半夏以平肝降逆;兼有食滞腹胀者,加神曲、山楂、内金、莱菔子以消食导滞;若胸胁胀痛不移或女子月事不行为气滞血瘀,治宜化瘀通络法酌加桃仁、红花、丹参、当归以活血通络。

(2) 气滞痰郁(痰气交阻)

主症:咽中不适,如有物梗死,咯之不出,咽之不下,胸中窒闷或胁痛,苔白腻,脉弦滑。

证候分析:肝气郁滞,脾失健运。郁而生痰,痰气郁结于胸膈之上,故自觉咽中不适,如有异物梗死,咯之不出,咽之不下。亦称"梅核气"。气机不畅故胸中窒闷,肝脉布两胁,经气郁滞,肝络不和故胁痛。苔白腻,脉弦滑,为肝郁夹痰湿之征。

基本治法:疏肝理气,化痰解郁。

针灸治法:取任脉、足厥阴、足太阴经穴为主,针用泻法,不灸。

针灸处方:蠡沟,三阴交,膻中,丰隆,神门,廉泉,列缺。

针灸方义:本病因肝郁脾虚,痰气交阻于咽喉,故取肝经蠡沟、脾经三阴交,可疏肝健脾,祛痰湿;配膻中宽胸理气开郁,取丰隆、廉泉、列缺消痰利咽,配神门以宁心安神。

药物处方:半夏厚朴汤加减。

药物方义:方中半夏、厚朴、茯苓降逆化痰;紫苏、生姜利气散结。酌加制香附、枳壳、佛手、旋覆花、代赭石等以增强理气开郁,化痰降逆之效。如证属痰热者,可用温胆汤加黄芩、贝母、瓜蒌之类,以化痰清热而利气机。

(3) 气郁化火

主症:性情急躁易怒,胸脘胁胀,嘈杂吞酸,口干而苦;大便秘结或头痛、目赤、耳鸣,舌质红,苔黄,脉弦数。

证候分析:肝气不舒,气郁化火故性情急躁易怒,胸闷胁胀;火性炎上,循经上行故头痛,目赤,耳鸣;肝火犯胃,胃肠积热,故口干而苦,大便秘结。舌红,苔黄,脉弦数均为肝火有余之象。

基本治法:清肝泻火,解郁和胃。

针灸治法:取任脉、足厥阴、足阳明经穴为主,针用泻法。

针灸处方：太冲，膻中，丰隆，行间，神门。

针灸方义：病由肝气郁结，导致化火，痰郁而致。泻太冲、膻中疏肝理气降火，丰隆豁痰化浊。又因情志久郁，总由火，取心经原穴神门宁心安神。行间为肝经荥穴，解郁降火。

药物处方：丹栀逍遥散合左金丸加减。

药物方义：丹栀逍遥散功用疏肝健脾，和血调经，主治肝脾血虚，化火生热，方中柴胡疏肝解郁，当归、白芍养血柔肝。尤其当归之芳香可以行气，味甘可以缓急，更是肝郁血虚之要药。白术、茯苓健脾去湿，使运化有权，气血有源。炙甘草益气补中，缓肝之急，生姜温胃和中之力益专，薄荷少许，助柴胡散肝郁，丹皮泻血中伏火，山栀泻三焦之火导热下行，兼利水道，二药皆入营血，故治血虚有热。左金丸用时重用黄连，配少量吴茱萸，意义在于以黄连苦寒泻火为主，少佐茱萸辛热，从热药反佐以制黄连之寒；且吴茱萸辛热，能入肝降逆，以使肝胃和调，达到清肝泻火，降逆止呕的目的。

2. 虚证

（1）忧郁伤神

主症：精神恍惚，心神不宁，善悲欲哭，时时欠伸，舌质淡，苔薄白，脉弦细。

证候分析：忧郁不解，心气耗伤，营血暗耗，不能奉养心神，故见精神恍惚，心神不宁等症。此即《金匮要略》所谓"脏躁"证，多发于女子。舌淡，苔薄白，脉弦细为气郁血虚之象。

基本治法：养心安神。

针灸治法：取背俞穴及手厥阴、足太阴经穴为主，针用补法。

针灸处方：膈俞，心俞，内关，三阴交。

针灸方义：本病为肝气郁久，耗伤气血，心神无主所致。故取膈俞、心俞、内关补养气血，宁心安神；脾气虚则化源不足，配三阴交心脾同治；配膻中理气解郁宽胸。

随证配穴：神志蒙眬加人中、中冲以醒神开窍；四肢震颤加阴陵泉、合谷、太冲以养肝息风；木僵加百会、大陵益气养血，疏调阴阳，以利筋脉，亦可选特效经验穴上池；口噤加颊车、合谷以开闭利窍；失语加通里、劳宫；呃逆加中脘、足三里以降逆止呃。

药物处方：甘麦大枣汤加减。

药物方义：本方甘以缓急，养心润燥，取其益心气而安心神。可加柏子仁、枣仁、茯神、合欢花等以加强药力。

（2）心脾两虚

主症：多思善虑，心悸胆怯，失眠健忘，面色不华，头晕神疲，食少纳呆，舌质淡，脉细弱。

证候分析：劳心思虑，心脾两虚。心失所养，故见心悸胆怯、少寐健忘等症，气血不足，故见面色不华，头晕神疲，食少纳呆，舌质淡，脉细弱。

基本治法：健脾养心，益气补血。

针灸治法：取手少阴、足太阴经穴为主，针用补法。

针灸处方：神门，心俞，内关，三阴交。

针灸方义：本病因心脾两虚所致，故取神门、心俞、内关以养心血，降心火；三阴交为足太阴脾经穴，为足三阴经之交会穴，健脾益血。

药物处方：归脾汤加减。

临证加减：若忧郁过甚，夜寐不佳者可加郁金、合欢花以开郁安神；若见舌红，口干，心烦，阴虚有火者可加生地黄、麦冬、白芍、黄连等以滋阴清火。

（3）阴虚火旺

主症：眩晕，心悸，少寐，心烦易怒或遗精腰酸，妇女则月经不调，舌质红，脉弦细而数。

证候分析：气郁化火，阴血受损，阴亏则虚阳上浮，故见眩晕易怒；心阴虚心神失养，虚火扰神则心悸少寐而烦躁。肾阴不足，相火妄动，精室被扰，故腰酸遗精。肝肾不足，冲任失调，故月经异常。舌红，脉弦细而数均为阴虚有火之象。

基本治法：滋阴清热，镇心安神。

针灸治法：取手少阴、足少阴经穴为主，针用平补平泻法不灸。

针灸处方：神门，太溪，肾俞，心俞，内关。

针灸方义：本病因心肾阴亏，心肾不交所致，故取神门、心俞、内关以养心血，降心火。取太溪、肾俞以滋阴补肾，壮水制火。诸穴合用，心肾相交，水火既济，则神自安宁。

药物处方：补心丹、六味地黄丸加减。

药物方义：本方中补心丹滋阴清热，补心安神；六味地黄丸滋阴补肾，壮水制火。

临证加减：若腰酸乏力甚加龟甲、杜仲、牛膝以滋肾强腰；心火亢盛者加黄连、知母以滋阴清心火；心烦失眠严重者可加麦冬、夜交藤以滋阴安神；腰酸遗精者加金樱子、牡蛎、芡实以益肾固精。

（二）**其他疗法**

1. 耳针疗法

针灸处方：心，皮质下，脑点，肝，内分泌，神门，相应病变部位。

操作方法：每次选2～3穴，发作期用毫针强刺激，留针20分钟，隔日1次，10次为一疗程。

2. 单验方

（1）龙胆草15g，黄连10g，柴胡10g，水煎服，适用于肝火上炎。

（2）陈皮15g，半夏15g，茯苓15g，代赭石35g，水煎服，适用于痰气郁结。

（3）生地黄20g，麦冬20g，丹参25g，水煎服，适用于心神不安、阴虚火旺。

【**注意事项**】

（1）郁证是由情志不畅所致气滞所引起的一类病证。日久可以耗伤心气营血，以致心神不安，脏腑阴阳失调。

（2）郁证可分虚实两大类，初起多实，无不以理气为主，久病多虚，则以养血滋阴、益气扶正为主。应当注意理气药多为香燥之品，病久阴血暗耗，自当慎用。而香橼、佛手等，其性平和，理气而不伤阴，无论新恙久病，均可选用。

（3）掌握疏通气机是郁证总治则。疏通气机对于早期防止病情的发展，以及变生他病具有重要的意义，如实证以疏肝理气为主，并以其病情而分别配以化痰、行血、清热、利湿、消食等品；虚证则应以养血益气、滋阴扶正为主，但亦当根据病情，适当配用理气药，以理气开郁，提高疗效。

（4）治疗时，可配合气功、太极拳，更可收到事半功倍之功效。

（5）关于郁证与胁痛的鉴别，两者皆有胁肋胀痛不舒，但郁证以情志变化为主，而胁痛则以疼痛为主，可资鉴别。

【**疾病小结**】

郁证是由于情志不畅、气机郁滞所引起的疾病的总称。其范围比较广泛，临床尤以女性为多。郁证的病因以内伤七情为主，与体质亦有密切关系。其病理为脏腑气血失调，由气郁导致生痰、化火，久而耗伤阴血等多种病变。病变的主脏是肝、心、脾，亦可涉及肾。

郁证可分虚实两种类型，初起多实，应以疏肝理气为先，结合化痰、清火、活血；久病多虚，应养血滋阴，益气扶正为主。

本证除上述药物治疗外，精神治疗极为重要。正如《临证指南医案·郁证》所说："郁证全在病者能移情易性"。所以医者应关心患者的疾苦，做好思想工作，充分调动患者的积极因素，正确对待客观事物，解除思想顾虑，树立革命乐观主义精神和战胜疾病的信心，实有助于疗效的提高。

【**临证验案**】

（1）辛未夏，刑部王念颐公，患咽嗌之疾，似有核上下于其间，此疾在肺膈，岂药饵所能愈。东皋徐公推予针之，取膻中、气海、下取三里二穴，更灸数十壮，徐徐调之而瘥。（《针灸大成》）

按：本病例即属痰气交阻所致的"梅核气"病，治则当解郁顺气化痰。膻中为气会，气海为元气之海，上下同取能升清降浊，刺三里穴以理气化痰，因本病为痰邪为患，治痰病当以温化，故灸之而愈。

（2）情志连遭郁勃，脏阴中热内蒸舌绛赤糜干燥，心动悸，若饥，食不加餐，内伤情怀起病，务以宽怀解释，热在至阴，醎补苦泄，是为医药。肝肾郁热。鸡子黄阿胶生地黄知母川连黄柏。（《临证指南医案郁》）

按： 本证反复情志所伤，终至脏阴亏耗，肾水不足，不能涵养肝木，肝肾郁热，水亏火旺，心火炽盛。方中鸡子黄、阿胶养阴除烦，生地黄、知母、黄柏以清肝肾郁热，川连泻心火。诸药配伍，滋阴清热，除烦安神，此方守"黄连阿胶汤"之意，治有其理，方有所据，故效。

十、癫痫

【疾病概述】

癫痫是一种间歇性、阵发性、神志昏迷、肢体抽搐、口吐涎沫的疾病。由于大脑的各种疾病而致，以反复的痫性发作为特征的慢性病态。

癫痫发作是由于脑部兴奋性过高的神经元的过量放电而引起的阵发性大脑功能紊乱，临床表现可能是抽搐性的，也可能是以感觉、意识、行为等障碍的方式表现，按其病因分为原发性癫痫和继发性癫痫两大类。本病可发生于任何年龄，但多于20岁以前发病，尤以青少年多见。

癫痫在中医称为痫证，俗名"羊痫风"。中医学对癫痫的病因、发作症状、治疗及鉴别诊断有着详细的记载。如《医碥》中说："痫者，发则昏不知人，卒倒无知，口噤牙紧，将醒时吐涎沫，甚则手足抽搐，口眼相引，目睛上视，口作六畜之声，醒后起居饮食皆若常人。"《千金方》曰："一曰阴痫，发时如死人，遗溺，有顷乃解。"以上两家详细描述了癫痫发作时的症状，与现代医学所描述的癫痫大发作时症状完全相同。《济生方》对小儿癫痫发作的病因、临床表现及预后有比较详细的记载，其曰："夫病癫者，十岁以下为痫，大抵其发生之原因皆三种。风痫、惊痫、食痫是也。因此三种，变作诸病，若不早治，久成痼疾。其发之状，卒然口眼相引，或目睛上摇，或手足掣纵，或背脊强直，颈项反折，或摇头弄舌，或数啮齿，皆其证也。"关于本病的治疗，历代医家亦有很多记载。如《证治准绳》说："如惊者，安神丸以平之。痰者，三圣散以吐之。火者，清神汤以凉之。可下，则以承气汤之下。"《景岳全书》指出："气滞者，宜排气饮、大和中饮、四磨饮或牛黄丸、苏合丸、集成润下丸之类主之。痰盛者，宜清膈饮、六安煎、二陈汤、橘皮半夏汤或抱龙丸、朱砂滚痰丸之类主之。痰兼火者，宜清膈饮。朱砂安神丸、丹溪润下丸之类主之。"对于此病的鉴别诊断方面也有记载，《证治准绳》说："痫病与卒中痉病相同，但痫病仆时，口中作声，将醒时吐涎沫，醒后又复发，有连日发者，有一日三五发者。中风、中寒、中暑之类，则仆时无声，醒时无涎沫，醒后不再复发。痉病虽亦时发时止，然身强直，反张如弓，不如痫之身软，或如猪犬牛羊之鸣也。"指出癫痫与中风、中暑、中寒所出现的昏倒时临床表现不同，且癫痫有反复发作，而中风、中暑、中寒反复发作少。同时还指出痉病有反复发作，但发作时无叫喊，而且不如癫痫身软，这些记载对癫痫的鉴别诊断仍有指导意义。

【病因病机】

原发性癫痫目前原因尚不清楚。继发性癫痫比较明确，常见的原因有下列几种：

（1）炎症：各型病毒性脑炎、化脓性脑膜炎、脑脓肿、霉菌性脑膜炎等。

（2）外伤：脑挫裂伤、硬膜下血肿、硬膜外血肿、凹陷性颅骨骨折等。

（3）脑瘤：颅内转移瘤、脑膜瘤、各型胶质细胞瘤等。

（4）血管性疾病：动静脉畸形、脑出血、脑血栓、脑栓塞、脑动脉硬化等。

（5）脑寄生虫病：脑囊虫、脑血吸虫病、脑肺吸虫病等。

其次可见于先天性疾病、退行性疾病、中毒及代谢性疾病等。

中医学认为癫痫产生的原因与精神因素有关，如惊恐、恼怒，或饮食不节及先天因素造成脏腑失调，痰浊内聚，积痰内风所致。

癫痫的病因，多与精神、饮食以及先天因素有关。造成脏腑失调，积痰内风所致。脏腑失调，主要在肝、脾、肾，影响于心而发病。惊恐伤及肝肾，肝肾阴亏不能敛阳而生热，肝风易动，又热煎津为痰，或饮食不节，损伤脾胃，以致精微不布，痰浊内聚，这是痫症发作的基础。若遇神志郁结，或劳累过度等触动积痰，每易导致气逆，或肝风夹痰上扰，壅闭经络，阻塞心窍，以致突然昏仆为痰症。痰若因先天因素有关，则发于儿童时期。

【临床表现】

常见的癫痫发作类型有大发作、小发作、局限性发作、精神运动性发作及间脑癫痫。大发作表现为头项发挺或扭向一侧，上睑上举，眼球上转，瞳孔散大，呼吸暂停，面色发绀，全身肌肉强力收缩，深度昏迷，可能咬破舌头，唾液分泌增多，可有遗尿和遗便。发作后常昏睡1～2小时，醒后可有剧烈头痛及全身酸痛。小发作多见于学龄前儿童，表现为一时性的意识中断，患者在某一姿势下突然固定不动，两眼凝视，茫然若失。肌阵挛性小发作多见于婴幼儿，发作时出现急骤地点头，躯干前驱，两臂向外侧伸展，每次发作数秒钟即止。局限发作，有运动性和感觉性两类。局限运动性以一侧或面肌的阵挛性抽搐为特征，并且在抽搐之后偶可遗留一时性的瘫痪。局限感觉性发作时，患者有一侧肢体麻木或针刺感，或该肢体突然消失感。精神运动性发作时，患者突然从工作或睡眠中站起行走徘徊或出走，或表现在对时间、空间、人物、物体及情绪上的错觉。部分患者表现为一阵咀嚼及吞咽动作，或呕吐、肠鸣及腹痛。在咀嚼及吞咽动作之末，患者常伴有摸索及搜索行动，亦有表现为强迫思维。间脑癫痫除大发作及晕厥外，常有头痛或腹痛、眩晕、麻木等感觉症状，暴怒、恐惧等情感症状，以恶心、呕吐、心悸、寒战、发热、潮红、出汗、瞳孔变化等自主神经症状，作为先兆或单独的发作性症状。

【诊断要点】

根据精确的病史、详细的检查，配合必要的化验，不但可以判断是否癫痫，还可对其类型和病因作出诊断。

1. 大发作

（1）先兆：据统计50%以上患者有先兆。常见的有肢体麻木、上腹部不适感、眩晕等。其次有头痛、心悸、眼前发黑、眼冒金星或闪光、幻视、难闻的气味等。

（2）抽搐期：一般持续几分钟。根据临床表现分为强直期和阵挛期。强直期表现为突然昏迷，全身肌肉强直，尖叫一声继而倒地，牙关紧闭，头部后仰，四肢强直，两眼上翻，呼吸停止，面色青紫，瞳孔散大，可有大小便失禁，此期历时1分钟左右。阵挛期患者四肢出现剧烈抽动，咬舌，口吐白沫或血沫，头部抽动，此期历时5分钟左右。有的患者发作后即醒，有的深睡或产生意识混乱外出奔走，历时几分钟至几小时，清醒后头痛，肌肉酸痛，全身无力等。

（3）脑电图呈弥漫性高电位发作性快波或慢波。

2. 小发作

（1）有极短暂的意识障碍，不伴抽搐，发作时可表现为突然而短暂的谈话中断，持物失落，行走停止，愣神等。好发于儿童。

（2）脑电图呈弥漫性的3秒/周的慢棘波。

3. 精神运动性癫痫（颞叶癫痫）

（1）发作时以精神异常表现为特点，有情感障碍，行为异常，有视幻觉、幻听，错觉。精神运动性发作均伴有精神错乱和事后遗忘，还可伴有大发作或局限性发作，可无意识障碍。

（2）脑电图常提示有发作性高电位慢波。

4. 间脑癫痫

（1）发作性血压升高，面色苍白或潮红，疼痛（多为头部或腹部），眩晕、麻木感、流涎、流泪、脉搏加快、发热、心悸、出汗、瞳孔变化等。多为儿童和青少年。

（2）脑电图可出现棘波，无特异变化。

5. 局限性癫痫

（1）运动性：抽搐发作常局限于躯体某一部分，好发于拇指、食指、大趾和足，可扩展到半身或全身。

(2) 感觉性：发作性局限性肢体麻木、异样感觉或疼痛。

(3) 脑电图常提示有局限性病灶。

【辨证论治】

癫痫一般有比较典型的症状，但病情仍有不同之处，如发作时间有长短，发作间歇亦有长短，发作时又有轻重之别。轻则表现为一时性的意识障碍，即无抽搐，重则来势急骤，突然大叫一声，意识丧失，摔倒在地，肌肉抽搐，面色青紫，口吐涎沫，有时舌被咬破。发作轻重与痰浊深浅、正气盛衰有关。因此在治疗上要分清标本缓急。发作时，着重涤痰息风，开窍定痫，以治标为主。间歇期根据脉症选择健脾化痰，疏肝解郁，或益气养血，养心定神，滋肾养肝等法，以治本为主。

(一) 基本疗法

1. 肝风痰壅

主症：发作前可有头痛头晕，情绪不稳，紧张或抑郁，发作时突然尖叫一声，昏仆倒地，牙关紧闭，全身抽搐，两眼上翻，口吐涎沫，或突然短暂意识障碍，表现为茫然或呆滞，停止工作，走路突然停步，说话中断，吃饭时碗筷落地等，舌苔薄黄或黄腻，脉弦滑。

基本治法：息风涤痰，镇心开窍。

针灸治法：取背俞穴及督脉、足厥阴经穴为主，针用泻法。

针灸处方：肝俞，心俞，大椎，巨阙，太冲，丰隆，百会。

随证配穴：发作时神昏抽搐可加人中、涌泉、间使；发作后头昏头痛加风池，白昼发作加申脉，夜晚发作加照海。

针灸方义：本证乃肝风夹痰，上蒙诸窍，蔽阻心神，故取肝俞、心俞针而泻之，以平息肝风，镇心宁神；大椎乃督脉与手足三阳之会，上通巅顶，统摄诸阳，泻之既能通阳解表，又能清脑宁神；巨阙是心之募穴，有宁神调气之功；百会亦手足三阳督脉之会，能开窍宁神；太冲是平肝息风的要穴；丰隆有泻痰降逆作用；在发作之时加人中、涌泉以助开窍醒脑，宁神息风，使肝风速潜，诸窍顿开；间使既能宁心安神，又能豁胸中之痰；白昼发作者病在阳跷，故加泻申脉以解阳跷脉急；夜间发作者病在阴跷，宜加泻照海，以解阴跷脉急。癫痫发作之后头昏头痛，乃属巅顶之经络气机未调，针风池以调和经脉气机。

药物处方：定痫丸加减。

临证加减：方中可加生牡蛎、珍珠母、代赭石、玳瑁之类药物，以重镇潜阳，息风止抽。

2. 痰浊壅盛

主症：平素急躁易怒，胸脘满闷，心烦失眠，口苦而干，发作症状同前，便秘溲黄，舌质红，苔黄或黄腻，脉弦滑而数。

基本治法：清热化痰，息风止抽。

针灸治法：取背俞穴及督脉、足厥阴经穴为主，针用泻法。

针灸处方：肝俞，心俞，大椎，巨阙，百会，曲池，行间。

针灸方义：肝郁化火，炼津成痰、痰火上扰，诸窍闭塞，心神被蒙，故泻肝俞、心俞以泄心肝之火；刺巨阙以清心宁神；大椎、百会均有清脑宁神、平肝息风作用，是治疗癫痫的要穴；取曲池以祛风清热，活血通络；取行间，以泄肝火，疏肝气。

随证配穴：若肝火扰心引起烦躁失眠者，可加手少阴经之原穴神门以清心宁神；发作之后仍头昏头痛加风池穴，调和少阳经气以定痛；若在急性发作时，加泻涌泉、百会，刺少商出血，以醒脑定惊。

药物处方：经验方。黄芩15g，橘红10g，法半夏15g，天竺黄15g，胆南星10g，海浮石15g，石菖蒲10g，沉香粉2g（冲服），黄连10g，钩藤20g，僵蚕10g，全蝎10g，远志15g，炒枣仁15g，茯神15g。

临证加减：若便秘加大黄通便，肝郁痰火重者加柴胡、郁金解郁化痰。

3. 脾胃虚弱

主症：倦怠无力，食欲不振，少气懒言，面色无华，或有恶心，身体瘦弱，发作症状同前，大便溏薄，舌质色淡，脉细无力。

基本治法：健脾化痰，益气息风。

针灸治法：取背俞穴及任脉、足太阴、足阳明经穴为主，针用补法。

针灸处方：脾俞，胃俞，中脘，气海，三阴交，丰隆。

针灸方义：脾俞、胃俞补益脾胃；中脘和脾胃，调中气；气海扶助元气，补气生血；三阴交补脾土，以资气血生化之源；丰隆化痰息风。

药物处方：六君子汤加减。

临证加减：舌苔黄、脉数是有热之象，酌加黄芩、黄连，清心肺胃之火。

4. 肝郁化火

主症：心烦焦虑，胸闷善太息，急躁易怒，失眠多梦，两胁胀满，发作时突然昏仆，不省人事，牙关紧闭，全身抽搐，面色青紫，两眼上翻，口吐白沫，咬破舌头，遗尿，或突然短暂意识障碍，表现为茫然或呆滞，说话中断，吃饭时碗筷落地，停止工作，走路突然停步，舌尖边红，苔黄，脉弦或弦滑。

基本治法：解郁化痰，安神止抽。

针灸治法：取足厥阴、足少阳经穴为主，针用泻法。

针灸处方：太冲，行间，风池，阳陵泉，百会，丰隆，腰奇。

针灸方义：太冲为肝经原穴，泻肝解郁；行间为肝经荥穴，泻肝火。风池位于头属胆经穴，可平肝息风止抽；百会为督脉穴，可平肝息风；阳陵泉为胆经合穴，能清肝胆之火，平肝息风。

药物处方：经验方。柴胡10g，当归10g，白芍15g，炒白术15g，茯神30g，炒栀子10g，郁金15g，石菖蒲15g，炒远志15g，全蝎6g，蜈蚣3条，生龙齿30g，白僵蚕10g。

临证加减：痰多加橘红、半夏化痰；心火盛者加黄连清心火。

5. 心血不足，神不守舍

主症：突然从工作或睡眠中站起徘徊或出走，在屋内走动，挪动东西，或发作时意识混乱，精神活动障碍，失眠多梦，心悸气短，头晕健忘，急躁易怒，口苦咽干，舌质淡，苔薄白或薄黄，脉细或细数。

基本治法：养心安神。

针灸治法：取手足少阴经穴及背俞穴为主，针用补法。

针灸处方：太白，脾俞，心俞，神门，太溪。

针灸方义：太白为脾经原穴，神门为心经原穴，根据脏病多取原穴的法则，取之可补气养血，益气化之源；心俞、脾俞为心脾之背俞穴，取之以振心脾之阳，可收健脾养心之功；太溪为肾经原穴，可滋补肾阴，养心安神。

药物处方：酸枣仁汤加减。

临证加减：伴有抽搐，酌加全蝎、蜈蚣、僵蚕等息风止抽之品。

6. 虫痫

主症：平素头痛，突然意识丧失，猝倒在地，呼吸停止，全身抽搐，口吐白沫，两眼上翻或斜视，面色青紫，舌常被咬破，脸上有白斑，舌尖有红点，舌红，苔薄白或薄黄。

基本治法：化虫息风止抽。

针灸治法：取足厥阴、足阳明经穴为主，针用泻法。

针灸处方：太冲，百会，风池，丰隆，腰奇，百虫窝。

针灸方义：太冲为肝经原穴，平肝息风；百会为督脉穴，平肝息风，清脑宁神；风池为胆经穴，丰隆为胃经络穴，合用可息风化痰止抽；腰奇为治癫经验穴，百虫窝治为虫经验穴，除湿驱虫。

药物处方：化虫息风丸加减。

临证加减：头痛、视物模糊，酌加菊花、夏枯草清肝明目；兼有痰者，加法半夏、竹茹化痰。

（二）其他疗法

1. 耳针疗法

针灸处方：心，胃，神门，枕，皮质下。

操作方法：取上穴、每天1次，留针30分钟，10次为一疗程，亦可取2～3穴，皮肤常规消毒后，埋入消毒揿针，并用胶布固定。亦可压豆。

2. 辅助治疗

（1）发作时不能登高、涉水，以免意外危险。

（2）忌食刺激性食物。

（3）坚持治疗，注意休息，保持乐观情绪。

【成药单方】

（1）牛黄镇惊丸：每次1丸，每日2次。

（2）癫痫无双丸：每次6g，每日2次。

（3）化虫丸：每次6g，每日2次，适用于脑囊虫等寄生虫所致的癫痫。

十一、癫狂

【疾病概述】

癫与狂都是精神失常的疾病。癫证以沉默痴呆，语无伦次，静而多喜为特征；狂证以喧扰不宁，躁妄打骂，动而多怒为特征。因二者在症状上不能截然分开，又能相互转化，故以癫狂并称。本病多见于青壮年。

【文献摘录】

《素问·至真要大论》："诸躁狂越，皆属于火。"

《素问·阳明脉解》："阳明者……病甚则弃衣而走，登高而歌，或至不食数日，逾垣上屋，所上之处，皆非素所能也。"

《素问·脉要精微论》："衣被不敛，言语善恶，不避亲疏者，此神明之乱也。"

《难经·五十九难》："癫狂之病，何以别之。然，狂疾之始发，少卧而不饥，自高贤也，自辨智也，自倨贵也，妄笑好歌乐，妄行不休是也。癫疾始发，意不乐，僵仆直视。"

《河间六书·狂越》："心火旺，肾阳衰，乃失志而狂越。"

《丹溪心法·癫狂》："癫属阴，狂属阳……大率多因痰结于心胸间。"

《医家四要·病机约论·癫狂者审阴阳之邪并》："癫疾始发，志意不乐，甚则精神痴呆，言语无伦，而睡于平时，乃邪开于阴也。狂疾始发，多怒不卧，甚则凶狂欲杀，目直骂詈，不识亲疏，乃邪并于阳也。故经曰：'重阴者癫。重阳者狂。盖癫之为病，多因谋为不遂而得，取穴宜以安神定志丸治之，狂之为病，多因痰火结聚而得，取穴宜以生铁落饮主之。'"《证治汇补·癫狂》："二症之因，或大怒而动肝火，或大惊而动心火，或痰为火升，升而不降，壅塞心窍，神明不得出入，主宰失其号令，心反为痰火所役。一时发越，逾垣上屋，持刀杀人，裸体骂詈，不避亲疏，飞奔疾走，涉水如陆，此肝气太旺，木来乘心，名之曰狂，又谓之大癫。法当抑肝镇心，降龙丹主之。若抚掌大笑，言出不伦，左顾右盼，如见神灵，片时正性复明，深为赦悔，少顷态状如故者。此膈上顽痰，泛滥洋溢，塞其道路，心为之碍。痰少降则正性复明，痰复升则又举发，名之曰癫。法当利肺安心，安神滚痰丸主之。"

现代医学中的精神疾病范畴内，如精神分裂症、躁狂扰郁症、更年期精神病、周期性精神病、症状性精神病、心因性反应症等，都可参照本证辨证论治。

【病因病机】

癫狂是以阴阳失调，七情内伤，痰气（火）上扰，气血凝滞为主要致病因素，损伤心脾肝胆，使之不能行其正常功能，致心神被扰，神明逆乱，而出现阳气盛的躁狂不安，阴气盛的痴呆少语等精神失常症。

1. 阴阳失调 历代医家多认为阴阳的盛衰是癫狂发生的主要因素，并以此为立论。如《素问·生气通天论》说："阴不胜其阳，则脉流薄疾，并乃狂"。《素问·宣明五气》说："邪入于阳则狂，邪入于阴痹，搏阳则为癫疾"。《难经·二十难》说："重阳者狂，重阴者癫"。《病源候论·风狂病候》说："气并于阳则为狂发"。说明了机体阴阳平衡失调，不能互相维系，以致阴亏于下，阳亢于上，心神被扰，神明逆乱而致本病。

2. 情志所伤 精神刺激与癫狂的发生有着极其密切的关系。当七情过极，使脏气受损，最终导致心脑气机失常而发本病。若恼怒惊恐，损伤肝肾，或喜怒无常，心阴亏耗，致肝肾阴液不足，木失濡养，屈而不伸，则默默寡言痴呆，语无伦次；若心阴不足，心火暴张，则狂言乱语，骂詈不休；若所欲不遂，思虑过度，损伤心脾，心虚则神耗，脾虚则生化无源，心失所养，神无所主；或脾胃阴伤，胃热炽盛，则心肝之火上扰，神明逆乱；如此等等都能发而为癫狂。明代大医学家李时珍说："脑为元神之府"。若先天禀赋不足，肾精亏损，髓海不足，元神受损，又遇惊骇，悲恐等，而致神明逆乱，发为癫狂。禀赋不足往往是家族性的，故癫狂患者的家族往往亦有类似病史。

3. 痰气上扰 《证治要诀·癫狂》说："癫狂由七情所郁，遂生痰涎，迷塞心窍"所致。癫者多由思虑太过，忧伤悲郁，损及心脾，气滞湿聚，结而成痰，痰气上扰心神，神明逆乱而发；狂者多因惊怒愤郁，郁而化火，木火乘胃，熬津成痰，结为痰火，痰火上扰心神，明神逆乱而发。如《临证指南医案·冀商年按》说："狂由大惊大恐，病在肝胆胃经，三阳并而上升，故火炽则痰涌，心窍为之闭塞。癫由积忧积郁，病在心脾胞络，三阴闭而不宣，故气郁则痰迷，神志为之混淆。"

4. 气血凝滞 气血瘀滞于脑，使脑气失常，脑气与脏腑之气不相接而发为癫狂。如《医林改错·癫狂梦醒汤》说："癫狂一证……乃气血凝滞脑气，与脏腑气不接，如同作梦一样。"

【辨证论治】

癫狂的论治，临床上首先应辨明癫证与狂证的不同。癫证的表现为精神抑郁，沉默痴呆，喃喃独语等。初始治疗当以理气解郁，化痰开窍，日久损伤心脾，又治当健脾养心，益气安神。狂证的表现为喧扰打骂，狂躁不宁等，初始治疗当以镇心涤痰，泻肝清火，日久耗气伤阴，又当治以滋阴降火，安神定志。癫与狂在临床上表现虽有所不同，但可以互相转化，癫证可以转化为狂证，狂证日久又往往转化为癫证，故应详辨之再从癫或从狂治之。如有气滞血瘀所致，又当理气活血化瘀。

（一）基本疗法

1. 癫证

（1）痰气郁结证

主症：精神抑郁，表情淡漠，神志痴呆，语无伦次或喃喃独语，喜怒无常，不思饮食，舌苔腻，脉弦滑。

证候分析：由于思虑太过，所求不得，肝气被郁，脾气不升，气郁痰结，阻蔽神明，故出现表情淡漠，神志痴呆，语无伦次等精神失常的表现。痰浊中阻，气机不畅故不思饮食，舌苔腻，脉弦滑。

基本治法：理气解郁，化痰开窍。

针灸治法：取背俞穴以及足阳明、手厥阴经穴为主，针用泻法。

针灸处方：肝俞，脾俞，丰隆，大陵，印堂。

针灸方义：本病因肝郁气滞，脾气不升，湿聚成痰，上蒙心窍所致。故取肝俞疏肝解郁，脾俞健脾运湿以绝生痰之源，胃经丰隆穴为化痰要穴，三穴合用，开郁化痰以治本；心包原穴大陵，为统治癫狂病的十三鬼穴之一，配印堂苏神明而醒脑。若妄见，加睛明以明目；若妄闻，加听宫以复聪。

药物处方：顺气导痰汤加减。

药物方义：方中半夏、陈皮、生姜、胆南星、茯苓利气化痰，木香、香附、枳实行气解郁，可加郁金、远志、石菖蒲解郁开窍。

临证加减：若痰独壅盛，症见胸膈憋闷，口多痰涎，脉象滑大有力，且形体壮实者，可先用三圣散取吐，劫夺痰涎，吐后形体俱乏，宜饮食调养。若痰迷心窍，症见神思迷惘，表情呆钝，言语错乱，舌苔白腻者，又宜先用苏合香丸芳香开窍，继用四七汤加陈皮、胆南星、郁金、石菖蒲、远志等，以行气化痰。若系痰气郁而化热，痰热交蒸，上扰心神所致，治宜清热化痰，用温胆汤加黄连合白金丸。

（2）心脾两虚

主症：神思恍惚，魂梦颠倒，心悸易惊，善悲欲哭，肢体困乏，饮食减少，舌质淡，脉细无力。

证候分析：癫病日久，心血内亏，心神失养，故见心悸易惊，神思恍惚，善悲欲哭等症。血少气衰，脾失健运，故饮食量少，肢体乏力。舌质淡，脉细无力，均为心脾两亏，气血俱衰之征。

基本治法：健脾养心，益气安神。

针灸治法：取俞募配穴及手少阴、足阳明经穴为主，针用补法，加灸。

针灸处方：心俞，巨阙，脾俞，章门，膻中，百会，神门，足三里。

针灸方义：癫证日久，正气亏虚，心脾不足，所以治疗当以扶正为主。因俞募合用能平衡阴阳，调节脏气，故取心俞、巨阙养心安神，心为五脏六腑之大主，心气定则五脏安；脾俞、章门健脾益气以补后天，以上四穴重在扶助正气。膻中为气会，百会为诸阳之会，合之能益气养心安神；神门为心经原穴，原穴主治内脏疾病，故可安神定志；足三里为胃经合穴，五脏皆禀气于胃，饮食入胃清气归心，补之能养心安神。

随证配穴：若悲泣者，加太渊以行气开郁。

药物处方：养心汤加减。

药物方义：方中人参、黄芪、甘草补脾气，川芎、当归养心血，茯苓、远志、柏子仁、酸枣仁、五味子宁心安神，更有肉桂引药入心，以奏养心安神之功。若悲泣者，加服甘麦大枣汤以养心安神。

2. 狂证

（1）痰火上扰

主症：先有性情急躁，头痛失眠，面红目赤，两目怒视，突然狂乱无知，骂詈不休，不避亲疏；或毁物伤人，或逾垣上屋，气力逾常，不食不眠，舌质红绛，苔多黄腻，脉象弦大滑数。

证候分析：七情过极，大怒伤肝，肝火暴张，上扰清空诸窍，故头痛失眠，性情急躁，面红目赤，怒视等；肝火鼓动阳明痰热，上扰心神，神明逆乱，故狂乱无知，骂詈不避亲疏等。四肢为诸阳之本，阳盛则四肢实，实则能登高而气力逾常。舌质绛，苔黄腻，均属痰火壅盛之征。

基本治法：镇心涤痰，泻肝清火。

针灸治法：取任脉、督脉、手厥阴、足少阴经穴为主，针用泻法。

针灸处方：大椎，风府，内关，丰隆，印堂，人中。

针灸方义：本病由痰火扰心所致，取大椎、人中能清热醒神，风府、印堂醒脑宁神，内关、丰隆祛痰热，开窍。

随证配穴：痰火上扰加劳宫，清心定志。

药物处方：生铁落饮加减。

药物处方：方中生铁落重镇降逆，胆南星、贝母、橘红等清涤痰浊；石菖蒲、远志、茯苓、辰砂开窍安神；二冬、玄参、连翘养阴清热。如痰火壅盛而舌苔黄腻甚者，同时用礞石滚痰丸泻火逐痰，再用安宫牛黄丸清心开窍。

临证加减：若肝胆火盛，脉弦实者可用当归龙荟丸，泻肝清火。若属阳明热盛，大便秘结，舌苔黄糙，脉实大者，可用加减承气汤清泻胃肠实火，荡涤秽浊。烦渴引饮，则加石膏、知母以清热。甚者酌用龙虎丸以劫夺痰火。但本方不可久服，以免损伤肠胃。若神志已清而痰热未尽，症见心烦不眠等，可用温胆汤合朱砂安神丸以化痰安神。若火势渐衰而痰浊留恋，神志不清，其状如癫，又当以癫论治。

（2）火盛伤阴

主症：狂势渐减，精神疲惫，时而烦躁，多言善惊，面红形瘦，舌质红，脉细数。

证候分析：狂证日久，耗气伤阴，气不足则狂势渐减，精神疲惫，阴不足则不能制火，虚火上炎，故见时而烦躁，面红形瘦，心神失养又为虚火所扰，故多言善惊。舌质红，脉细数，均为阴虚有热之象。

基本治法：滋阴降火，安神定志。

针灸治法：取手足少阴、手厥阴经穴为主，针用平补平泻法。

针灸处方：神门，太溪，内关，三阴交，大钟。

针灸方义：本病系狂证日久，阴气耗伤所致。肾为一身阴液之源，故取大钟、太溪，以滋养肾水而降心火；心藏神，取心经原穴神门以益气养心；泻内关以清心安神；配三阴经之交会穴三阴交以滋阴降火。阴液得补，虚火得清，则神志得安。

药物处方：二阴煎加减。

药物方义：方中生地黄、麦冬、玄参养阴清热，黄连、木通、竹心泄热清心安神，茯神、酸枣仁、甘草养心安神。

临证加减：癫狂二证也可因瘀血内阻所致，故具备癫或狂的临床特征外，又兼有面色晦暗，舌紫或有瘀斑，或见舌下脉络瘀阻，脉沉涩。治宜理气活血化瘀，方用癫狂梦醒汤或血府逐瘀汤加减。

（二）其他疗法

1. 耳针疗法

针灸处方：心，皮质下，肾，枕，额，神门。

操作方法：每次选用2～4穴，留针30分钟，癫证用轻度刺激。

2. 水针疗法

针灸处方：心俞，膈俞，间使，足三里，三阴交。

操作方法：采用25～50mg氯丙嗪注射液，每天注射1次，每次选用1～2穴，各穴交替应用。

3. 电针疗法

针灸处方：翳风，听宫，太阳，人中，百会。

操作方法：每次取穴一对，进针1～2寸，进针后接通脉冲治疗机，根据病情需要决定刺激强度。强刺激，频率为每秒40～60次，输出脉冲峰值电压约70伏左右，每间隔半分至1分钟通电半分钟，共通电3次作为1次治疗，每日治疗2～3次。中等刺激，输出电量稍超出患者的主观耐受度，脉冲峰值电压约为20～30伏，每次约5～10分钟左右，每日2～3次。弱刺激，输出电量是在患者可以耐受的范围内，每次10～30分钟，每日2～3次。

【注意事项】

（1）要明确癫狂证的主要病因病机为气郁痰火，阴阳失调，其病变在肝胆心脾。

（2）临床首先应区分癫证与狂证的不同。癫证表现为精神抑郁，沉默痴呆，喃喃自语。治疗当以疏肝理气、化痰开窍，及养血安神、补养心脾为主。狂证表现为喧扰打骂，狂躁不宁。治疗当以镇心祛痰，清肝泻火，或滋阴降火，安神定志为主。

（3）癫狂两证在临床上表现有所不同，但是又不能截然分开，癫证可能转化为狂证，狂证日久又可转化为癫证。故癫狂在初发病时多属实证，取穴宜以清热涤痰，疏肝理气，或以安神定志丸为主。如病情久延不愈，正气渐衰，应根据气血阴阳亏损的不同，予以健脾益气、滋阴养血等法调理之。如有瘀血内阻，又当活血化瘀。

（4）癫狂除了药物治疗外，必须重视生活调摄、精神安慰及必要的安全护理，以防发生意外。

【疾病小结】

癫狂二证都是精神失常的疾病，是以阴阳失调，七情内伤，痰气（火）上扰，气血凝滞为主要致病因素，主要损伤肝胆心脾，使其不能行使正常功能，导致神明逆乱而成。

癫狂的论治，临床上首先应辨明癫证与狂证的不同。癫证以沉默痴呆，语无伦次，静而多喜为特征；狂证以喧扰不宁，妄躁打骂，动而多怒为特征。癫证的治疗，痰气郁结者，治宜理气解郁，化痰开窍，方用顺气导痰汤加味；心脾两虚者，治宜健脾养心，益气安神，方用养心汤为主方。关于狂证的治疗，痰火上扰者，治宜镇心涤痰，泻肝清火，方用生铁落饮为主方。火盛伤阴者，治宜滋阴降火，安神定志，方用二阴煎。但癫狂二证又能相互转化，临证宜随证治之。

【临证验案】

刘某，女，31岁，于1976年10月18日初诊。患者精神病月余，症见越屋爬墙，弃衣奔走，哭笑无常，语无伦次，彻夜不眠，饮食无度，大便干燥，六脉洪大弦实。其亲属及本人既往无精神病史。患者1月前因精神刺激而发病。诊断为反应性精神病。

基本治法：针刺配合中药处方治疗。服药后1分钟即开始呕吐，历经3～5分钟，吐出约300mL黄白色痰涎，后每1～2小时吐1次，共4次。吐后患者安静，随用左风池透右风池，胁前线上1寸透胁后纹皮下，曲池透少海，合谷透后溪，屈膝成直角，股内侧纹头后上寸许透股外侧皮下，阳陵泉透阴陵泉，昆仑透太溪，提插捻转手法，短促行针，每日1次。

次日复诊：经过治疗后，夜间睡眠3小时，神志亦较前清醒，能陈述病情，自觉心悸，惊恐。按上法，又针6次，症状消失。

按：本病因情志不遂，肝气不舒，气郁化火，复因土被木克，脾郁生痰，痰动水升，上扰神明，故发狂症。用吐法先吐其在上之实痰，后用针刺以泻火平肝，疏通气机。痰去火清而病愈。

十二、颤证

颤证是以头部或肢体摇动，颤抖为主要临床表现的一种病证。轻者头摇或手足微颤，尚能坚持工作和生活自理；重者头部震摇大动，甚至有痉挛动作，两手及上下肢颤动不止，或兼有项强或四肢拘急。本病又称振颤、振掉、震颤，老年人发病较多，男性多于女性。

现代医学的震颤麻痹综合征，癔症性震颤，风湿性舞蹈病，肝豆状核变性，共济失调等疾病可参照本病辨证论治。

【病因病机】

1. 肝肾阴亏 若摄生不慎，或疾病所伤，肝肾亏虚，精血俱耗，以致水不涵木，风阳内动，筋脉失养所致。

2. 气虚血少 多因劳倦过度，饮食不节，或思虑内伤，心脾俱损，以致气血不能荣于四末，则筋脉失常所致。

3. 痰热动风 外感风热或感受风寒之邪，郁久化热，浸淫筋脉，引动内风，夹痰闭阻经络亦发为颤证。

【辨证论治】

（一）基本疗法

1. 肝肾不足

主症：头及四肢颤动，筋脉拘紧，动作笨拙，眩晕，耳鸣，失眠多梦，腰膝酸软，舌质暗红，少苔，脉弦细或沉细。

基本治法：滋补肝肾，育阴息风。

针灸治法：宜取督脉、足少阴、足厥阴经穴为主，针用补法。

针灸处方：百会，上星，风府，风池，肾俞，太溪，太冲。

针灸方义：方中百会、上星为督脉腧穴，行脑气通经络，升清阳。风府、风池以疏风阳，肾俞、太溪益肾填精，太冲息风潜阳。诸穴伍用，精血充足，振颤可止。

药物处方：虎潜丸加减。

2. 气血虚亏

主症：肢体颤动，四肢乏力，面色无华，头晕眼花，精神倦怠，舌胖，脉细弱。

基本治法：益气养血，息风通络。
针灸治法：宜取足太阴、足阳明及背俞穴为主，针用补法加灸。
针灸处方：三阴交，足三里，脾俞，百会，气海，膈俞。
针灸方义：本病首当培补后天，故取足三阴经交会穴三阴交，健脾益气，补益足三阴经，取足阳明胃经合穴足三里补益气血，以资生化之源；脾俞健脾益气，灸百会、气海、膈俞以补气生血，气血充盛，震颤自止。
药物处方：归脾汤加减。

3.痰热动风

主症：肢体颤动，头晕体倦，发热口干，咯痰色黄，胸脘痞闷，舌苔黄腻，脉滑数。
基本治法：清热化痰，息风止颤。
针灸治法：宜取足太阴、手足阳明经穴为主，针用平补平泻法。
针灸处方：阴陵泉，丰隆，中脘，风池，风府，曲池，合谷，足三里，三阴交，太冲。
针灸方义：方中取脾经合穴阴陵泉，胃经络穴丰隆，胃之募穴中脘，三穴伍用以调理脾胃，运化痰湿，升清降浊，泻痰热。风池、风府以疏风阳，泻其热邪，取大阳经合穴曲池、原穴合谷、胃经合穴足三里，脾经腧穴三阴交，四穴合用，生化气血而益阴液。合谷，太冲名为四关穴，平肝息风，镇静安神，则震颤可止。
药物处方：半夏白术天麻汤加减。

（二）其他疗法

1.头针疗法

针灸处方：舞蹈震颤控制区。
操作方法：一侧病变针对侧，双侧病变针双侧，快速捻转，每分钟200次，休息10分钟，共捻3次。

2.耳针疗法

针灸处方：神门，交感，心肾。
操作方法：每次2～3次，毫针刺法或压籽法3天换一次。

十三、胃痛

【疾病概述】

胃痛亦称胃脘痛，是指病邪犯胃，或脏腑失调，导致胃气失和，络脉拙急，临床以上腹、胃脘部近心窝处经常发生疼痛为主症的病证。

现代医学中之急慢性胃炎、胃十二指肠溃疡、胃肠神经官能症等都可参照本篇辨证施治。

【文献摘录】

《素问·六元正纪大论》说："木郁之发，民病胃脘当心而痛。"《灵枢·邪气脏腑病形》指出："胃病者，腹䐜胀，胃脘当心而痛。"《外台秘要心痛方》说："足阳明为胃之经，气虚逆乘心而痛，其状腹胀归于心而痛甚。谓之胃心痛也。"

《医学正传·胃脘痛》："胃脘当心而痛……未有不由清痰食积郁于中，七情九气触于内之所至焉。"

《景岳全书.心腹痛》："痛有虚实……辨之之法，但当察其可按者为虚，拒按者为实；久痛者多虚，暴痛者多实；得食稍可者为虚，胀满畏食者为实；痛徐而缓莫得其处者多虚，痛剧而坚一定不移者为实；痛在肠腑中有物有滞者多实，痛在胸胁经络不于中脏，而牵连腰背无胀无滞者多虚，脉与症参，虚实自辨。"

《医学薪传》："所痛之部，有气血阴阳之不同，若概以行气消导为治，漫云通者不痛。夫痛者不通，理也，但通之之法，各有不同。调血以和气，通也；上逆在使之下行，中结者使之旁达，亦通也；虚者助之使通，寒者温之使通，无非通之之法也。若要以下泄为通，则妄矣。"

《素问玄机原病式·六气为病·吐酸》："酸者肝木之味也，由火盛制金，不能平木，则肝木自甚，故为酸也。如饮食热则易于酸矣。或言吐酸为寒者误也。又如酒之味者而性热……烦渴呕吐，皆热证也；其吐必酸，为热明矣。"

《程杏轩医述·吞酸》引李东垣："吐酸者，甚则酸水浸其心，令上下牙酸涩，不能相对，以辛热疗之必减。酸者收气也，西方金旺也，寒水乃金之子，子能令母实，故用热剂泻其子，以泻肺之实。若以病机之法，作热攻之，误矣。杂病醋心，浊气不降，欲为中满，寒药岂能治乎？"

【病因病机】

胃痛发生的常见原因有寒邪客胃，饮食不调，情志郁怒，脾胃虚弱等。发病原理主要是胃气失和，络脉拙急，引起疼痛。病变脏器多涉及肝和脾。

1. 寒邪客胃 外感寒邪，内客于胃，寒为阴邪，寒性收引，易伤阳气，胃中阳气不展，胃气失和，气机郁滞而痛。正如《素问·举痛论》所说："寒邪客于肠胃之间，膜原之下，血不得散，小络急引，故痛。"

2. 饮食不调 饮食不节，如饥饱失调，损伤脾胃；或过食肥甘，湿热内盛；或饮食过量，食滞不化，停滞胃脘，气机阻滞，胃气失和；若过食生冷，寒积于中，中阳被遏，气机阻滞，皆致不通而痛。如《医学正传·胃脘痛》谓："致痛之由，多因纵恣口腹，喜好辛酸，恣饮热酒煎煿，复餐寒凉生冷，朝伤暮损，日积月深……故胃脘疼痛。"

3. 肝气犯胃 肝主疏泄，调畅气机，以助脾胃之受纳、运化，故肝之疏泄失职，亦极易影响脾胃的消化功能。如《沈氏尊生书·胃痛》所说："胃痛，邪于胃脘病也……唯肝气相乘为尤甚，以木性暴，且正克也。"若忧思恼怒，气郁伤肝，肝失疏泄，横逆犯胃，气机郁滞；或气郁日久化火，火邪灼伤胃阴，胃络失于濡润；或气滞血瘀，血脉凝涩；瘀血内结，阻于胃络，皆可致胃气失和，气机不畅而胃脘作痛。

4. 脾胃虚弱 脾胃乃后天之本，化生水谷精微，以养五脏六腑。若素体脾胃虚弱，或劳倦过度，或久病之后，耗气伤血；或饥饱失调，损伤脾胃，久之均可致脾胃虚弱，脾阳不振，虚寒内生，胃络失于温养；或胃阴亏虚，胃络失于濡养，均可致胃脘痛。如果后天失养，素体脾胃虚弱之人更易受寒邪或为饮食所伤，内外合邪，每致胃痛缠绵难愈。

综上所述，胃脘痛的病位在胃，但胃与脾互为表里，而肝为刚脏，性喜条达而主疏泄，故胃痛与肝、脾有密切关系。胃痛的病因，虽有前述种种不同，但其发病原理确有共同之处，即所谓胃气郁滞，"不通则痛"。病邪阻滞，肝气郁滞，均可使气机不利，气滞而作痛；脾胃阳虚，胃络失于温煦，或胃阴不足，胃络失于濡养，致脉络拘急而作痛；肝气郁结，郁而化火，火邪伤胃，可致胃痛。气滞日久又可导致血瘀，瘀血内结，则疼痛固定不移，且缠绵不愈。若久病胃络受伤，则可并发呕血、便血等症。

【辨证论治】

胃痛之部位系指上腹胃脘近心窝处，或痛连胁背，或兼脘闷，恶心呕吐，纳呆，大便溏或便秘，甚至并发呕血、便血等症。至于临床辨证，当首先分清虚实，如因寒邪客胃，饮食失调，肝气犯胃，瘀血停胃等多属实证，如胃阴不足、脾胃虚弱者多属虚证。实证者多痛势急迫而少休止，痛处拒按，食后益甚；虚证者多痛势缓慢，时作时止，痛时喜按，食后或可减轻，此为辨证关键。实者多从热化，虚者寒化居多。临床还须结合舌诊、脉象及所有症状，全面分析，方可做出正确辨证分型。

至于治疗，以理气和胃止痛为主，再须审证求因，辨证施治。邪盛以祛邪为急，正虚以养正为先。虚实夹杂者，则又当邪正兼顾，古语虽有"通则不痛"的治疗原则，但决不能局限于狭义的"通"之一法。要从广义的角度去理解和运用"通"法，如属于胃寒者，散寒即可以通；属于食停者，消食即可以通；属于气滞者，理气即可以通；属于热郁者，泄热即可以通；属于血瘀者，化瘀即可以通；属于阴虚者，益胃养阴即可以通；属于阳弱者，温运脾阳即可以通。只有结合具体病机采取相应治法，使之丝丝入扣，才能善用"通"法。

（一）基本疗法

1. 寒邪犯胃

主症：胃痛暴作，恶寒喜暖，脘腹得温则痛减，遇寒则痛增，口和不渴，喜热饮，苔薄白，脉弦紧。

证候分析：寒主收引，寒邪内客于胃，则阳气被寒邪所遏而不得舒展，致气机阻滞，故胃痛暴作；寒邪得阳则散，遇阴则凝，所以得温则痛减，遇寒则痛增；胃无热邪，故口和不渴。热能胜寒，故喜热饮；苔薄白属寒，脉弦主痛，紧主寒。

基本治法：散寒止痛。

针灸治法：取俞募配穴及足阳明经穴为主，针用泻法，加灸。

针灸处方：中脘，胃俞，足三里，脾俞，内关。

针灸方义：中脘位于胃脘部为胃之募穴；足三里为足阳明胃经脑穴，为胃经之下合穴；内关合于胃。三穴合之，能通调经气，和胃止痛。胃俞、脾俞为胃经、脾经输注于背部的穴位，灸之可振奋阳气，以祛寒邪。胃俞与中脘又属俞募配穴，可谓胃腑气机，施以艾灸可温散寒邪。经络得通则胃痛可解。

随证配穴：若胃脘痞闷，不思饮食，或兼夹食滞，可加内庭以消食导滞开胃。有恶寒发热之表证者，加风池或大椎，并加火罐，以祛风散寒之邪。

药物处方：轻者可用局部温熨，或用生姜红糖汤即可痛止。重者可用良附丸加减。

药物方义：轻症用局部温熨或服生姜汤，以散寒邪；较重者服用良附丸。方中高良姜、香附温中散寒，理气止痛，可加吴茱萸、荜拨、陈皮等以加强散寒止痛之力。

临证加减：若兼见胸脘痞闷，不思饮食，嗳气不舒，或形寒、身热等症，此属内有气滞、外感风寒之证，可加香苏散，以疏散寒止痛。兼夹食滞者，可加枳实、神曲、鸡内金等以消食导滞。

2. 饮食停滞

主症：胃痛，脘腹胀满，嗳腐吞酸，或吐不消化食物，吐食或矢气后痛减，或大便不畅，苔厚腻，脉滑。

证候分析：暴食多饮，饮停食滞，致胃中气机阻塞，故胃痛脘腹胀满；健运失司，腐熟无权，谷浊之气不得下行而上逆，所以嗳腐吞酸，吐不消化食物；吐则宿食上越，矢气则腐浊下排，故吐食或矢气痛减；胃中饮食停滞，导致肠道传导受阻，故大便不爽；苔厚腻为食滞之象，脉滑为宿食之征。

基本治法：消食导滞。

针灸治法：取足阳明经穴为主，针用泻法。

针灸处方：内关，梁门，天枢，中脘，足三里。

针灸方义：内关为手厥阴之络穴，别走手少阳三焦经，通阴维脉，可宽胸理气降逆，疏通三焦，主治胃心胸疾病。与足三里合之，调理脾胃，和胃止痛；梁门消胀满而止痛；中脘为胃募，天枢为大肠募穴，可通调肠胃，消导积滞。饮食停滞为肠胃失和，其证属实，故用泻法。食滞得消，腑气畅通，则胃和而痛止。

随证配穴：若因受寒而化热者，加内庭、合谷泻热。

药物处方：保和丸加减。

药物方义：方中山楂、神曲、莱菔子消食导滞，半夏、陈皮、茯苓和胃渗湿，连翘散结清热。诸药合用，有消积和胃之效。

临证加减：若脘腹胀甚者，可加枳实、砂仁、槟榔以行气除胀，如不奏效，而又有便秘者，可用小承气汤加木香、香附等以通腑行气。若胃痛满急拒按，伴舌苔黄燥，便秘，为食积化热成燥，可用大承气汤以泄热通腑荡积。燥热去，则病自愈。

3. 肝气犯胃

主症：胃脘胀闷，攻撑作痛，脘痛连胁，嗳气频繁，大便不畅，每因情志因素而痛作，苔多薄白，脉沉弦。

证候分析：肝主疏泄而喜条达，若情志不舒，则肝气郁结，不得疏泄，横逆犯胃而痛作；胁乃肝之分野，而气多走窜游移，故疼痛攻撑连胁；气机不利，肝胃气逆，故脘胀嗳气；气滞肠道传导失常，故大便不畅；如情志不和，则肝郁更甚，气结复加，故每因情志而痛作；病在气分而湿浊不甚，故苔多薄白；脉沉为病在里，弦属肝而主痛。

基本治法：疏肝理气和胃。

针灸治法：取足厥阴、足阳明、手厥阴经穴为主，针用泻法。

针灸处方：中脘，足三里，期门，太冲，内关。

针灸方义：期门为肝之募穴，太冲为肝经之原穴，刺之可疏肝理气。内关理气解郁，中脘、足三里和胃降逆止痛。诸穴共奏疏肝理气、和胃止痛之功。

随证配穴：若胸胁满闷重者，可加公孙宽胸理气；痛如针刺者，多为血瘀络阻，加膈俞、章门行气活血止痛。

药物处方：柴胡疏肝散加减。

药物方义：方中柴胡、芍药、川芎、香附疏肝解郁；陈皮、枳壳、甘草理气和中，共奏理气止痛之效。可选加香橼、佛手等，以加强理气解郁止痛。疏肝理气为治疗大法，唯理气药多香燥。如患者平素肝旺，或见舌质转红，则当少用。反之损伤胃液，使胃痛缠绵难愈。

临证加减：若疼痛较重者，可加木香、延胡索理气止痛；嗳气较频者，可加沉香，旋覆花顺气降逆。

4. 肝胃郁热

主症：胃脘灼痛，痛势急迫，烦躁易怒，泛酸嘈杂，口干口苦，舌红苔黄，脉弦或数。

证候分析：肝气郁结，日久化热，邪热犯胃，故胃脘灼痛，痛势急迫；肝胃郁热，逆而上冲，故烦躁易怒，泛酸嘈杂；肝胆互为表里，胆热夹胆火上乘，故口苦口干；舌红苔黄为里热之象，脉弦数乃肝胃郁热之征。

基本治法：疏肝泻热和胃。

针灸治法：取足阳明、足厥阴经穴为主，针用泻法。

针灸处方：中脘，足三里，内庭，行间。

针灸方义：中脘、足三里为胃之募穴、合穴，共奏和胃止痛之功。内庭为足阳明胃经之荥穴，行间为足厥阴肝经之荥穴，二穴均可调理本经经气，清泻郁热。四穴合用，使经气畅通，郁热得解而痛止。

随证配穴：肝郁气滞较重，胁肋胀痛者，可加太冲、光明（原络配穴法），疏泄肝胆，通经止痛。便秘者，配支沟、天枢，疏调大肠气机，通便秘。

药物处方：化肝煎加减。

药物方义：方中以陈皮、青皮理气，白芍敛肝，丹皮、栀子泄肝热。可加左金丸辛开苦降，方中黄连苦寒清火，稍佐吴茱萸以散郁，郁散则火随之而泄。

临证加减：如火热内盛，灼伤胃络而致吐血者，并见面红舌赤，心烦便秘，脉弦有力者，是为血热气逆，宜治以泻心汤苦寒清泄，直折其火，使火降气顺则血自止矣。如因误治，形成寒热错杂者，见胃脘痞满，干噫食臭，腹中雷鸣下利，舌苔黄白相间，脉弦者，可予甘草泻心汤以辛开苦降，和胃消痞。

5. 胃阴亏虚（阴虚胃痛）

主症：胃痛隐隐，口燥咽干，大便干结，舌红少津，脉细数。

证候分析：胃痛日久，郁热伤阴，胃失濡养，故见胃痛隐隐；阴亏津少，无以上承，则口燥咽干，阴虚液耗，无以下溉，则肠道失润，故大便干结；阴亏津少，阴虚内热，故见舌红少津，脉象细数。

基本治法：养阴益胃。

针灸治法：取背俞穴及足太阴、足阳明经穴为主，针用补法。

针灸处方：足三里，中脘，胃俞，脾俞，三阴交。

针灸方义：本证属胃阴不足，胃络失养，养阴益源，治其根本取足三里、三阴交、中脘与胃俞为俞募相配，与脾俞合之，扶助脾胃之气，使阴液生化有源。"肾者水脏，主津液"，亦可加阴谷之以益阴养胃。

随证配穴：若阴虚火旺，热象明显者，加内庭清虚热。

药物处方：一贯煎合芍药甘草汤加减。

药物方义：前方用沙参、麦冬和胃养阴；生地黄、枸杞子滋养肝阴胃液；当归养肝活血，且有流通之性；川楝子疏肝理气。后方芍药、甘草和营缓急止痛。

6. 瘀血停滞

主症：胃脘疼痛，痛有定处而拒按，或痛有针刺感，食后痛甚，或见吐血便黑，舌质紫黯，脉涩。

证候分析：气为血帅，血随气行，气滞日久，则导致血瘀内停，因瘀血有形，故痛有定处而拒按；瘀停之处，脉络壅而不通，故痛如针刺；进食则触动其瘀，故食后痛甚；若瘀停于胃者，则多见呕血，瘀停于肠者，则多见便黑。瘀停于胃肠者，则呕血便黑同时并见；血瘀则舌少滋荣，故舌色紫黯；血瘀则血行不通，故脉来艰滞而涩。

针灸治法：取八脉交会穴为主，针用泻法。

针灸处方：内关，公孙，膈俞，足三里，中脘。

针灸方义：内关、公孙为八脉交会穴，主治胃、心、胸诸病。公孙通于冲脉（冲为血海），膈俞为血之会穴，故二穴可调气活血化瘀。中脘、足三里调理胃气，"气行则血行"，故可疏通经络，使疼痛缓解。

药物处方：失笑散合丹参饮加减。

药物方义：蒲黄、五灵脂、丹参活血化瘀止痛，檀香、砂仁理气和胃止痛。

临证加减：如偏虚者可改用调营敛肝饮以柔肝敛肝，养血止血。若脾虚寒，气不摄血，可用黄土汤加黄芪、党参等以温阳益气摄血。凡出血重者，可酌加蒲黄、白及、三七等以助化瘀止血之力。若失血日久，心悸少气，多梦失眠，体倦纳呆，唇白舌淡，脉虚弱者，可用归脾汤以健脾养心，益气补血。

7. 脾胃虚寒

主症：胃痛隐隐，喜温喜按，空腹痛甚，得食则减。泛吐清水，纳呆，神疲乏力，甚则手足不温，大便溏薄，舌淡苔白，脉虚弱或迟缓。

证候分析：脾胃虚寒，中焦失于温养，气机不畅，故胃痛隐隐；寒得温而散，气得按而行，所以喜温喜按；脾虚中寒，水不运化而上逆，故泛吐清水；脾胃虚寒，则受纳运化失常，故纳呆；胃虚得食，则产热助正以抗邪，故进食痛止；中阳不振，运化无权，肌肉筋脉失其温养，故疲乏；手足不温，脾虚生湿下渗肠间，故大便溏薄；脾胃虚寒，中气不足，故舌淡脉虚弱或迟缓。

基本治法：温中健脾。

针灸治法：取俞募配穴，足太阴、足阳明经穴为主，针用补法可加灸。

针灸处方：脾俞，章门，胃俞，中脘，足三里。

针灸方义：凡是脾胃虚寒、正气不足之虚弱诸证，多采用俞募配穴法，扶助脏腑正气，以固后天之本，脾健胃和，则正气自生。脾俞与章门、胃俞与中脘，均属俞募配穴，辅以艾灸，以温通经络，扶正助阳。取足三里和胃止痛。

随证配穴：大便溏薄，完谷不化，加梁门、天枢，以助水谷运化。灸气海补脾益气，肢厥便溏者，灸神阙固本扶阳。

药物处方：黄芪建中汤加减。

药物方义：方中以黄芪补益中气，小建中汤温脾散寒，缓急止痛。

临证加减：泛吐清水较多者，可加半夏、陈皮、茯苓以化饮降逆；当痛发之时，可合良附丸，温中理气止痛。若泛酸而不喜甘者，可去饴糖，酌减白芍，并加吴茱萸、红豆蔻、煅瓦楞，以暖肝制酸。若虚寒甚者，可用大建中汤补益中气，或以理中汤温中散寒。中阳得运，则寒邪自除，诸症自愈。当痛止之后，可用香砂六君子汤进行调理。

（二）其他疗法

1. 耳针疗法

针灸处方：脾，胃，肝，交感，神门，皮质下。

操作方法：每次选2～3穴。疼痛剧烈时用强刺激，疼痛缓解时用轻刺激。隔日1次或每日1次，10次为一疗程。亦可用王不留行耳压用于慢性、虚损证胃痛效佳。

2. 水针疗法

针灸处方：足三里，内关，脾俞，胃俞。

药物选择：生理盐水、维生素 B_6 和 B_{12} 注射液，或阿托品注射液等药物。

操作方法：每次选1～2穴，每穴注射0.5mL，每日1次，痊愈为止。

3. 饮食疗法

本法是治疗胃痛不容忽视的主要方法之一。古今医家积累了丰富而宝贵的经验，许多医疗上的经验又缘于人们所食的五谷杂粮和各种蔬菜。对于一些疾病，以食代疗是中医学的一个特色。在食物的选择上，不光是注意营养成分，更注意其治病效果，才是"食疗"的立足点。"食疗"以其美味的饮食达到治疗疾病的目的，为人们所喜爱，视为家珍，现仅略举一二。

扁豆，以其味美色鲜为古今人们所喜爱之佳肴，聂凤乔《蔬食斋随笔》说："取现采扁豆，用肉炒之，去肉存豆。扁豆得肉，别饶肥腴；肉得豆香，益加隽永。"李时珍说："嫩时可充蔬食茶料。"《药性辨疑》说其"极补脾"，民间亦常把其当为补品。如"扁豆红枣粥"可用来专补脾胃。"炒扁豆山药粥"（炒扁豆、怀山药各等量，加大米煮粥吃）亦可治疗脾胃虚弱之候。

牛奶半瓶，加入粳米粥同煮沸，加饴糖一匙，香甜可口，健脾养胃。

萝卜丁2匙，加入玉米面粥同煮，加盐，味精，葱白少许，开胃，消积。

干姜一钱，饴糖一匙，煮粳米粥一碗，温中散寒。

金橘饼二个，切碎，拌入粥内，开胃、通气。

【注意事项】

（1）胃痛应与真心痛、胁痛、腹痛等病证进行鉴别。真心痛系心经病变所引起的心痛证，其病变部位、疼痛程度、特征及其预后，与胃痛是有明显区别的。《灵枢·厥论》指出："真心痛手足青至节，心痛甚，旦发夕死，夕发旦死"。又胁痛是以两胁胀痛为主症；腹痛是指胃脘部以下，耻骨毛际以上。

（2）上述胃痛共分七种证型，临床以寒邪，食停，气滞，热郁，血瘀为常见，五者多属实证。脾胃虚寒和胃阴亏虚两型临床亦不少见，多属虚证。但各证型，往往不是单独出现或一成不变的，临床中虚实互见，寒热错杂是经常出现的。

（3）治疗本证时，以理气和胃止痛为主。但实证当以祛邪为急；虚证当以养正为先；虚实夹杂者，当邪正兼顾；寒热互见者，宜寒热平调。必须审证求因，辨证施治。

（4）胃为水谷之海，仓廪之官，凡饥饱失常，冷热不适等，皆能直接影响胃之功能而发生病变或加重病情。又胃为燥土，其性喜润而恶燥，在饮食上须少吃多餐，禁忌酒辣，注意调摄。

【疾病小结】

上述胃痛共7种证型，临床以寒邪、食停、气滞、热郁、血瘀为常见，五者多属实证，治宜祛邪为主；如脾胃虚寒和胃阴亏虚胃痛，临床亦不鲜见，二者多属虚证，治宜扶正为先。但各类证型，往往不是单独出现或一成不变的。若见虚实互见者，治宜邪正兼顾；寒热错杂者，治宜寒热平调。而必须审证求因，辨证施治。

胃为水谷之海，仓廪之官，凡饮食不节，饥饱失常，或冷热不适，皆能直接影响胃之功能而发生病变或加重病情。胃为燥土，其性喜润恶燥，因而醇酒辛辣，肥甘厚味之品，食饮过度，均能生热化燥伤胃而引起病变，在饮食上须少吃多餐，禁酒忌辣，注意调摄。

【临证验案】

（1）患者，男，51岁，因三天来上腹膨满，吞酸及呕吐而入院。胃肠钡剂X线检查显示有十二指肠球部变形，幽门痉挛，继发胃扩张，在食入钡剂3小时后，在胃内仍有90%以上的滞留。经纠正脱水及一般对症治疗后，进行针灸治疗，取中脘、内关、足三里、梁门、气海、脾俞、胃俞等穴，经两个疗程，又进行X线检查发现在服钡剂3小时后，胃中尚余10%之钡剂，大部进入小肠内。出院后在第四疗程结束后，胃扩张已显著改善，自觉无任何症状。X线检查，胃形大为缩小，服钡剂后2小时半，胃已空虚，无钡剂。（《针灸临床经验辑要》）

按：该患者因脾胃虚弱，痰气瘀阻胃腑所致。故取内关宽胸利膈，顺气化痰；胃之募穴中脘配郄穴梁门疏调中焦气机，行气化瘀，降痰浊；脾俞、胃俞、气海、足三里调补本脏气血，以扶正祛邪，则痰瘀除，气机畅，胃气降而病愈。

（2）邑宰张孟端夫人，忧怒之余，得食辄噎，腹中隐隐痛，余诊之日：脉紧而滑，痰在上脘，用二陈加姜汁、竹沥。长公伯元曰：半夏燥乎？余曰：湿痰满中，非此不治。遂用四剂，病尚不减。改用大半夏汤，服四帖，胸痛乃止，又四帖而噎亦减，服二十剂而安。若泥半夏为燥，而以他药代之，其能愈乎！惟痰不盛，形不肥者，不宜与也。（《医宗必读·反胃噎膈医案》）

按：噎膈槁证，多见阴伤，故治疗不可过用辛燥，是必须遵循的一般法则。本例患者形肥痰盛，脉紧而滑，湿痰满中，故不泥半夏之燥，但乃用白蜜润以制之，否则，不宜与也。诚属知常达变之治。

十四、腹痛

【疾病概述】

腹痛是胃肠以下、耻骨毛际以上部位的有关脏腑、经脉遭受外邪侵袭，或因饮食、情志所伤，或素体阳气亏虚，致使气血运行受阻、气机不畅，或气血不足、温养失常引起的，临床以腹部疼痛为主症的疾病。本篇主要讨论内科常见的腹痛。至于急腹症、妇科疾病所致的腹痛，属于外科、妇科范围；痢疾、霍乱、积聚等所致的腹痛，可参考有关章节，本篇均不赘述。

【文献摘录】

《素问·举痛论》："寒气客于脉外则脉寒，脉寒则缩蜷，缩蜷则脉绌急，绌急则外引小络，故卒然而痛。得灵则痛立止。"《金匮要略·腹满寒疝宿食病》："病者腹满，按之不痛为虚，痛者为实，可下之。舌黄未下者，下之黄自去。""按之心下满痛者，此为实也，当下之。宜大柴胡汤。"

《证因脉治》："痛在胃之下，脐之四旁，毛际之上，各曰腹痛；若痛在胁肋，曰胁痛；痛在脐上，则曰胃痛，而非腹痛。"

《景岳全书·心腹痛》："痛有虚实，凡三焦痛证惟食滞、寒滞、气滞者最多，其有因虫、因火、因痰、因血者，皆能作痛。大多暴痛者，多有前三证；渐痛者多由后四证……可按者为虚，拒按者为实。久痛者多虚，暴痛者多实。得食稍可者为虚，胀满畏食为实。痛徐而缓，莫得其处者多虚，痛剧而坚，一定不移者为实。"

《诸病源候论·心腹痛病诸候》："腹痛者，由府藏虚，寒冷之气，客于肠胃募原之间，结聚不散，正气与邪气交争相击故痛。"

现代医学中的急慢性肠炎、肠神经官能症、急性阑尾炎、溃疡病、结石、急性十二指肠、胃溃疡穿孔、癌症等疾病，可参考本病辨证施治。

【病因病机】

1. 外感时邪 寒暑湿热之邪，侵入腹中，使脾胃运化功能失调，邪滞于中，气机阻滞，不通则腹痛。若寒邪不解，郁而化热，壅滞于中，传导失职，腑气不通则腹痛。

2. 饮食不节 暴饮暴食，伤及脾胃，食滞内停，影响脾胃之健运，致气机失于调畅，腑气通降不利，则发生腹痛。恣食肥甘厚腻辛辣之品，湿热积滞，蕴结肠胃，或误食腐馊不洁之物，或过食生冷遏阻脾阳，致腑中气机不畅，通降不利则腹痛。

3. 情志失调 情志抑郁或恼怒伤肝，木失条达，气血郁滞则腹痛。肝气横逆，乘犯脾胃，脾胃不和，气机不畅，导致腹痛。

4. 阳气素虚 脾阳不振，健运无权，或寒湿停滞，渐致脾阳衰惫导致气血不足，不能温养脏腑，遂致腹痛。

5. 气滞血瘀 腹部手术之后或跌仆损伤，亦可导致脉络阻塞，气滞血瘀而致腹痛。

若湿热食滞，壅阻肠腑，气血凝滞，瘀热内结，肉腐成脓，则可酿为内痈（如肠痈之类），甚之有导致穿孔之可能，故每与外科急腹症相联系。至于妇女因经血留滞，气郁血积，或早期妊娠，负重远行，胎元受损，而致流产，或子宫外孕、输卵管破裂引起腹痛者，另属妇科疾病。

【辨证论治】

腹痛涉及的范围相当广泛。因此，临床辨证必须根据病因、疼痛部位、疼痛性质，以及与腹痛同时出现的主要要症状等全面考虑，才能辨明其脏腑经络所属、在气在血、属寒属热、属虚属实，施以正确治法。

（一）基本疗法

1. 寒邪内阻

主症：腹痛急暴，得温痛减，遇冷更甚，口淡不渴，小便清利，大便自可或溏薄，舌苔白腻，脉象沉紧。

证候分析：寒为阴邪，其性收引，寒邪入侵，阳气不运，气血被阻，故腹痛暴急；得温则寒散而痛减，遇冷则寒凝而痛甚；如中阳未伤，运化正常，则大便自可；若中阳不足，运化不健，则大便溏薄；里寒无热，故口淡不渴，小便清利，舌苔白，脉沉紧。

基本治法：温中散寒。

针灸治法：取任脉、足阳明、足太阴经穴为主，针用泻法，加灸。

针灸处方：中脘，神阙，关元，足三里，公孙。

针灸方义：中脘以升清降浊，温通胃肠之腑，配足三里、公孙以健运脾胃，灸关元、神阙暖下元以消积寒。

药物处方：良附丸合正气天香散加减。

药物方义：方中高良姜、干姜、紫苏温中散寒，乌药、香附、陈皮理气止痛。

临证加减：如脐中痛不可忍，喜温喜按，手足厥冷，脉微细欲绝者，为肾阳不足、寒邪内侵所致，宜用通脉四逆汤以温通肾阳。若少腹拘急冷痛，舌苔白，脉沉紧者，为下焦受寒、厥阴之气失于疏泄而成，宜用暖肝煎以温肝散寒。如腹中冷痛、手足逆冷，又兼身体疼痛者，是以内外皆寒之证，治用乌头桂枝汤以散内外之寒。若腹中雷鸣切痛、胸胁逆满，又有呕吐者，为寒邪上逆之证，又宜用附子粳米汤以温中降逆。

2. 湿热壅滞

主症：腹痛拒按，胸闷不舒，大便秘结或溏滞不爽，烦渴引饮，自汗，小便短赤，舌苔黄腻，脉象濡数。

证候分析：湿热内结，气机壅滞，腑气不通，不通则痛，故腹痛拒按，胀满不舒；湿热之邪耗伤津液，胃肠传导功能失常，故大便秘结，或溏滞不爽，烦渴引饮；热迫津液外泄，故自汗；湿热下注，故小便短赤，苔黄腻、脉濡数为湿热之象。

基本治法：泄热通腑。

针灸治法：取任脉、足太阴、足阳明经穴为主，针用泻法。

针灸处方：中脘，公孙，内关，足三里。

针灸方义：取中脘以温通胃肠之腑，公孙通冲脉，内关通阴维脉并合于心、胸、胃，故能治心、胸、胃的疾病，即用泻法，可起泄热通腑止痛之效。

药物处方：大承气汤加减。

药物方义：方中大黄泻热通便，荡涤肠胃，芒硝助大黄泻热通便，并能软坚润燥。二药相互为用，峻下热结之力甚强；积滞内阻，则腑气不通，故以厚朴、枳实行气散结，消痞除满，并助芒硝、大黄推荡积滞，以加速热结之排泄。

临证加减：若腹胀较重，重用厚朴、莱菔子下气除胀；若有血瘀加桃仁、赤芍，活血化瘀兼能润肠。

3. 中虚脏寒

主症：腹痛绵绵，时作时止，喜热恶冷，痛时喜按，饥饿、劳累后更甚，得食或休息后稍减。大便溏薄，兼有神疲气短、怯寒等症，舌淡，苔白，脉象沉细。

证候分析：正虚不足，内失温养，故腹痛绵绵；病属正虚，而非邪实，正气稍盛则痛止，正气衰减则痛作，故见时作时止；遇热得食或休息后稍减，则助正以胜邪，故腹痛稍减；遇冷逢饥或劳累，则伤正以助邪，故腹痛更甚；脾阳不振，运化无权，湿气不化，故大便溏薄；中阳不足，卫阳不固，故有神疲、气短、怯寒等症；舌淡、苔白、脉象沉细为虚寒之象。

基本治法：温中补虚，和里缓急。

针灸治法：取背俞穴及任脉经穴为主，针用补法，加灸。

针灸处方：脾俞，胃俞，中脘，气海，足三里。

针灸方义：取脾俞、胃俞配中脘此乃俞募配穴，以振奋脾胃之阳；气海、足三里以助其消谷运化功能，中阳得振，腹痛即止。又加灸之以助其中阳之气。

药物处方：小建中汤加减。

药物方义：方用桂枝配饴糖，干姜配大枣，温中补虚；芍药配甘草，和里缓急。

临证加减：若见精神困倦，或大便虽软而艰难者为气虚无力，可加黄芪以补气；若虚寒腹痛见症较重者，用大建中汤以温中散寒；若兼肾阳不足之证者，则属脾肾阳虚，用附子理中汤温补脾肾。

4. 气滞血瘀

主症：以气滞为主者，症见肠腹胀闷或痛，攻窜不定，痛引少腹，得嗳气或矢气则胀痛酌减，遇恼怒则加剧，脉弦，苔薄；以血瘀为主者，则痛势较剧，痛处游移，舌质青紫，脉弦或涩。

证候分析：气机郁滞不通，故肠腹胀痛；气属无形，走窜游移，故疼痛攻窜，而无定处；嗳气或矢气后，则气机稍得疏泄，故胀痛酌减；遇恼怒则气郁更甚，故胀痛更剧；肝气不舒则脉弦；气滞日久导致血瘀，以血属有形，则痛处固定不移；内有瘀血，故见舌质紫，脉涩。

基本治法：以气滞为主者，宜疏肝理气；以血瘀为主者，宜活血化瘀。

针灸治法：取手足厥阴、任脉经穴为主，针用泻法。

针灸处方：膻中，太冲，内关，阳陵泉。

针灸方义："气行则血行"，气会膻中，配太冲则可疏肝理气，内关配阳陵泉，能解郁除烦，使肝气和畅，情志怡悦，气行瘀血自除，故腹痛即止。

随证配穴：血瘀刺痛重者加期门、膈俞，用于行气活血化瘀。

药物处方：偏气滞者，用柴胡疏肝汤加减；偏瘀者，少腹逐瘀汤加减。

药物方义：柴胡疏肝汤用柴胡、香附、枳壳疏肝解郁以止痛；芍药、甘草和里缓急；川芎行气活血。本方重在疏肝解郁，理气止痛。少腹逐瘀汤用当归、川芎、赤芍以养营活血；生蒲黄、五灵脂、没药、延胡索逐瘀止痛；肉桂、干姜、小茴香温经止痛。本方重在行气活血，祛瘀止痛。

临证加减：如属腹部手术后粘连作痛者，可加泽兰、红花散瘀破血；如属跌仆创伤后，瘀滞作痛者，可加王不留行或另吞参三七粉用于行血破瘀。

5. 饮食积滞

主症：脘腹胀满疼痛，拒按，恶食嗳腐吞酸，或痛而欲泻，泻后痛减，或大便秘结，苔腻，脉滑实。

证候分析：宿食停滞肠胃，邪属有形，故脘腹胀满痛而拒按；宿食不化，浊气上逆，故恶食而嗳腐吞酸；食滞中阻，升降失司，运化无权，故腹痛而泻；泻则食减邪消，故泻后痛减；宿食燥结，腑气不行故大便秘结；苔腻，脉滑实为食积之证。

基本治法：消食导滞。

针灸治法：取任脉、手足阳明经穴为主，针用泻法。

针灸处方：下脘，梁丘，天枢，曲池。

针灸方义：下脘、梁丘健胃化食，善治肠胀腹痛；天枢、曲池以清阳明积滞，导滞止痛。

随证配穴：若食积化热，腑气不通，证见腹满痛，大便不通，舌苔黄腻，脉实有力，可加支沟宣通三焦气机，曲池、合谷泻大肠之湿热。

药物处方：保和丸加减。

药物方义：方中山楂、神曲、莱菔子消食导滞。佐以半夏、橘皮行气化滞，和胃止呕；茯苓健脾利湿，和中止泻；连翘清热散结。亦可加麦芽、谷芽、鸡内金等以助消食导滞之力。

临证加减：若食积化热，腑气不通，宜大承气汤加减以清化湿热，通腑导滞。

（二）其他疗法

1. 耳针疗法

针灸处方：交感，神门，皮肤下，脾，胃，小肠。

操作方法：每次取2～3穴，中强度刺激，留针15～30分钟，每日或隔日1次，10次为一疗程。

2. 皮内针刺法 将麦粒型皮内针埋藏在足三里穴。

3. 梅花针疗法 用梅花针叩打腹部的任脉、足阳明经穴，每次叩打15分钟，每天1次或隔天1次。

4. 单验方

（1）延胡索粉2g，木香粉1g，每4小时调服1次，适于寒阻气滞之腹痛。

（2）生姜25g，红糖25g，生姜切片煎水，加入红糖，趁热服，适于中虚脏寒证。

（3）青盐适量，炒热纱布包，熨脐部，冷却更换，适于寒邪内阻证。

（4）花椒50g，青盐50g，麸皮250g，葱白50g（切碎），共同炒热，布包，乘热敷熨痛处，适于寒邪内阻证。

【**注意事项**】

（1）诊断本证时，应考虑到痢疾、霍乱、积聚、肠痈、疝气、蛔虫以及妇科等疾病，均能出现腹痛，当进行类证鉴别；痢疾之腹痛是与里急后重、下痢红白黏液同时出现，霍乱之腹痛与上吐下泻交作，积聚之腹痛是与腹中包块并见。肠痈之腹痛集中于右少腹部，拒按明显，转侧不便，右足喜屈而畏伸；疝气之腹痛是少腹痛引睾丸；蛔虫之腹痛多伴有嘈杂吐涎，发作有时，或鼻痒、睡中磨齿等；妇科之腹痛，多见经、带、胎、产的异常。

（2）从疼痛的部位来看，腹痛与胃痛是不同的，胃痛是胃肠近心窝处疼痛，腹痛是胃肠以下、耻骨毛际以上的部位疼痛。

（3）腹痛之辨证，以寒、热、虚、实为纲。临床中，往往互为因果，互相转化，互相兼夹，因此在辨证施治时，必须抓住主要矛盾，突出主要问题，首先辨寒热的轻重，虚实的多少，气血的浅深，然后处方用药，则可以收到预期效果。

（4）治疗腹痛，多以"通"字立法。所谓"通"并非单指攻下通利而言，如调气以和血，虚者助之，寒者温之，皆是通也。

【**疾病小结**】

综上所述，腹痛以寒、热、虚、实作为辨证纲领。但在临床时往往互为因果，互相转化，互相兼夹，如寒痛缠绵发作，可以郁而化热；热痛日久不愈，可以转为寒，成为寒热交错之证；实痛治不及时，或治疗不当，日久饮食少进，化源不足，则实证可转化为虚证；又如素体脾虚不运，神疲，纳少，偶因饮食不节，食滞中阻，而见肠腹胀痛，嗳腐，苔腻，成为虚实夹杂之证。气滞可导致血瘀，血瘀可影响气机流通，因此，在辨证施治时，必须抓住主要矛盾，突出主要问题，首先要分辨寒热的轻重，虚实的多少，气血的浅深，确定治则。针灸治法，选取针灸处方及用药，方可以达到预期的效果。

【临证验案】

（1）刘某，男，17岁，就诊2小时前，突然下腹部疼痛，疼痛性质为绞痛，阵发性加剧。查体见发育正常，疼痛病容，颜色苍白，两手按于腹部成屈曲状。舌淡红质润，苔白厚。腹肌不紧张，无明显压痛，脉沉弦。诊为肠痉痛（腹痛），此病为寒邪客于脏腑，气机受阻而致。取穴：天枢、下脘、足三里、气海、阴陵泉。针治一次而愈。（王凤仪《针灸医案选》）

按：该患为寒邪客于脏腑，气机受阻所致。故取下脘、天枢、足三里疏调胃肠气机，散寒止痛，气海理气散寒，阴陵泉善调脾除寒湿，合之，气机畅寒邪散而腹痛除。

（2）汤某，女，34岁，初诊1975年5月17日。肠腹经常隐痛，有时作胀，上下走窜无定，并且引及肩背。饮食、大便尚正常。去年秋季曾患菌痢。舌质紫，苔腻，脉细眩。患者平时常易情绪抑郁，肝气不舒，久痛入络。治拟疏肝理气，化瘀止痛。柴胡二钱，延胡索三钱，制香附三钱，木香二钱，郁金三钱，降香三钱，陈皮三钱，制半夏三钱，当归三钱，红花半钱，六剂。

二诊于5月24日。服上方后腹胀消失，疼痛明显减轻，引及肩背也少见，舌质紫，脉细弦。原方去陈皮、半夏，加丹参三钱，六剂。

按：本例在外地曾服调补气血药30余剂未能见效，来沪医治。患者情绪抑郁，肝失疏泄，气机阻滞，不通则痛。由于肝气偏旺，升降失调，故上下攻窜不定。腹痛经久不愈，舌质紫，是由气滞而伴有血瘀之象，非属气血亏耗之症。故立方以疏肝调气为主，佐以陈皮、半夏、降香和胃降逆，当归、红花等活血化瘀，服药后见效较快。

十五、黄疸

【疾病概述】

黄疸以目黄、身黄、小便黄为主要症状，其中以目黄为确定本病的主要依据。若只有身黄而目不黄，不属黄疸病。临床中根据证候的表现不同总分为阳黄、阴黄两大类。本病与现代医学的黄疸含义相似，故一切肝细胞性黄疸、阻塞性黄疸、溶血性黄疸的疾病，如急慢性肝炎、胆系疾病、钩端螺旋体病等，凡出现黄疸症状者，均可参阅本篇辨证论治。

【文献摘录】

《素问·六元正纪大论》："溽暑湿热相搏……民病黄瘅。"

《伤寒论·阳明病》："阳明病，发热、汗出者，此为热越，不能发黄也。但头汗出，身无汗，剂颈而还，小便不利，渴引水浆者，此为瘀热在里，身必发黄，茵陈蒿汤主之。""伤寒发汗已，身目为黄，所以然者，以寒湿在里不解故也。以为不可下也，于寒湿中求之。""伤寒七八日，身黄如橘子色，小便不利，腹微满者，茵陈蒿汤主之。"《诸病源候论·急黄候》："脾胃有热，谷气郁蒸，因为热毒所加，故卒然发黄，心满气喘，命在顷刻，故云急黄也。有得病即身体面目发黄者，有初不知是黄，死后乃身面黄者，其候得病但发热心战者，是急黄也。"

《景岳全书·黄疸》："阳黄证多以脾湿不流，郁热所致，必须清火邪，利小水，火清则溺自清，溺清则黄自退。""阴黄证，多由内伤不足，不可以黄为意，专用清利。但宜调补心脾肾之虚，以培血气，血气复则黄必尽退。""古有五疸之辨，曰黄汗，曰黄疸，曰谷疸，曰酒疸，曰女劳疸。总之汗出染衣如柏汁者，曰黄汗；身面眼目黄如金色，小便黄而无汗者，曰黄疸；因饮食伤脾而得者，曰谷疸；因酒后伤湿而得者，曰酒疸；因色欲伤阴而得者，曰女劳疸。虽其名目如此，总不出阴阳二证，大多阳证多实，阴证多虚，虚实弗失，得其要矣。"

《临证指南医案·疸》："阳黄之作，湿从火化，瘀热在里，胆热液泄，与胃之浊气共并，上不得越，不下得泄，熏蒸遏郁，侵于肺则身目俱黄，热流膀胱，溺色为之变赤，黄如橘子色，阳主明，治在胃。阴黄之作，湿从寒化，脾阳不能化热，胆液为湿所阻，清于脾，浸淫肌肉，溢于皮肤，色如熏黄，阴主晦，治在脾。"

【病因病机】

黄疸的病因有内、外两个方面，外因多由感受外邪、饮食不节所致，内因多与脾胃虚寒，内伤不足有关，内外二因又互有联系。黄疸的病机关键是湿。

1. 感受外邪 夏秋季节，暑湿当令，或因湿热之邪偏盛，或因湿热夹时邪疫毒伤人，由表入里，郁而不达，内阻中焦，脾胃运化失常，湿邪既不能通过小便而下泄，又不能通过排汗而自解，于是湿热交蒸于中焦，湿得热而愈甚，热得湿而愈盛，湿热由脾胃而熏蒸于肝胆，致肝胆疏泄功能失常，胆汁外溢而形成黄疸。其中因湿热夹时邪疫毒所致者，其病势尤为暴急，且具有传染性。

2. 饮食不节 嗜酒过度，或饥饱失常，过食肥甘，损伤脾胃。脾失健运，湿浊内生，停聚不化，郁而化热，湿热交蒸，熏蒸肝胆，肝胆疏泄功能失常，胆汁不循常道外溢而形成黄疸。

3. 脾胃虚寒 素体脾胃阳虚，或过服寒凉或病后脾阳受伤，运化失职，湿浊内生，湿从寒化，寒湿阻滞中焦，胆液被阻，泛滥肌肤而发黄疸。

4. 瘀血阻滞 积聚日久不消，瘀血阻滞胆道，胆汁外溢而产生黄疸。如《张氏医通·杂门》指出："有瘀血发黄，大便必黑，腹胁有块或胀，脉沉或弦，大便不利，脉稍实而不甚弱者，桃核承气汤，下尽黑物则退。"

总之，黄疸的发生，从脏腑来看，不外脾胃肝胆，且往往由脾胃涉及肝胆。脾主运化而恶湿，若因饮食不节，嗜酒肥甘，或外感湿热之邪，均可导致脾胃功能受损。脾失健运，湿邪壅阻中焦，则脾胃升降失常，脾气不升，则肝气郁结不能疏泄，胃气不降，则胆汁的输送排泄失常，湿邪郁退，导致胆汁侵入血液，溢于肌肤而发黄。阳黄与阴黄的不同点在于：阳黄之人，阳盛热重，平素胃火偏旺，湿从热化而致湿热为患；阴黄之人，阴盛寒重，平素脾阳不足，湿从寒化而致寒湿为患。

【辨证论治】

黄疸的辨证，应以阴阳为纲。阳黄以湿热为主，阴黄以寒湿为主。治疗大法，主要为化湿邪利小便。

（一）基本疗法

1. 阳黄

（1）热重于湿

主症：身目俱黄，黄色鲜明，发热口渴。或见心中懊侬，腹部胀满，口干而苦，恶心欲吐。小便短少黄赤，大便秘结，舌苔黄腻，脉象弦数。

证候分析：湿热蕴蒸，胆汁外益肌肤，因热为阳邪，故黄色鲜明；湿热之邪内盛，热耗津液，膀胱为热邪所扰，故见发热口渴，小便短少黄赤。阳明热盛，则大便秘结，腑气不通，则腹部胀满；湿热熏蒸，胃浊和胆汁上逆，故心中懊侬，恶心欲吐，湿热蕴结，肝胆热盛，故口干而苦，苔黄，脉弦数。

基本治法：清热利湿，佐以泄下。

针灸治法：取足少阳、足厥阴经穴和背俞穴为主，针用泻法。

针灸处方：胆俞，阳陵泉，至阳，太冲。

针灸方义：湿热交蒸于肝胆，肝失疏泄，胆汁外溢而发黄，故取胆俞及阳陵泉清利湿热，至阳可宣发督脉经气而清化在表之湿热，为古人治黄疸之经验穴；泻太冲以疏肝利胆，清化在里之湿热，使热退湿除，肝疏胆利，胆汁循于常道，则黄疸可退。

随证配穴：重者，可加刺大椎、曲池以泄热。若心中懊侬、呕恶明显，加内关、公孙以胸理气降逆。若腹胀便秘，加大肠俞、天枢、支沟以泻热导滞。

药物处方：茵陈蒿汤加减。

药物方义：方中茵陈为清热利湿、除黄之要药，用量宜偏重；栀子、大黄清热泻下，并可酌加茯苓、猪苓、滑石等渗湿之品，使湿热之邪从二便而去。

临证加减：胁痛较甚可加柴胡、郁金、川楝子等疏肝理气之品。如恶心欲吐，可加橘皮、竹茹。如心中懊恼，可加黄连、龙胆草。对苦寒药的应用，要随时注意热的程度和变化，如苦寒太过或日久失治，可转为湿重于热或寒湿偏胜，甚至成为阴黄。如因砂石阻滞胆道，而见身目黄染，右胁疼痛，牵引肩背，或有恶寒发热，大便色淡灰白，宜用大柴胡汤加茵陈、金钱草、郁金以疏肝利胆，清热退黄。如因虫体阻滞胆道，突然出现黄疸，胁痛时发时止，痛而有钻顶感，宜用乌梅丸加茵陈、山栀以安蛔止痛，利胆退黄。

（2）湿重于热

主症：身目俱黄，但不如前者鲜明。头重身困，胸脘痞满，食欲减退，恶心呕吐，腹胀，或大便溏垢，舌苔厚腻微黄，脉象弦滑或濡缓。

证候分析：湿遏热壅，胆汁不循常道，溢于肌肤，故身目色黄；因湿重于热，湿又为阴邪，故其色不如前者鲜明；湿邪内阻，清阳不得发越，故头重身困；湿困脾胃，浊邪不化，脾胃运化功能减退，故胸脘痞满，食欲减退，恶心呕吐，腹胀便溏；舌苔厚腻微黄，脉象弦滑或濡缓，均为湿重热轻之象。

基本治法：利湿化浊，佐以清热。

针灸治法：取督脉、足厥阴、足少阳经穴为主，针用泻法。

针灸处方：至阳，腕骨，阳陵泉，太冲，阴陵泉，内庭。

针灸方义：至阳为督脉经穴，故宣发督脉经气，且阳黄系属湿热郁蒸，又配手太阳经穴之腕骨而泄太阳经湿热，以清化在表之湿热；阳陵泉为足少阳胆经合穴，太冲为足厥阴肝经原穴，故二穴合用泻之疏肝利胆，清化在里湿热，使热退湿除，肝疏胆利，胆汁循于常道，则黄疸可退。阴陵泉为足太阴之合穴，内庭为足阳明之荥穴，针用泻法，以泻脾胃二经之湿热从小便而出。

药物处方：茵陈五苓散合甘露消毒丹加减。

药物方义：前方以茵陈为主药，配以五苓散化气利湿，使湿从小便而去；后方用黄芩、木通等苦寒清热化湿及藿香、白豆蔻等芳香化浊之品以宣利气机而化湿浊。本证迁延日久，或用药过于苦寒，可转入阴黄，则按阴黄施治。

（3）急黄

主症：发病急骤，黄疸迅速加深，其色如金，高热烦渴，胁痛腹满，神昏谵语，或见衄血、便血，或肌肤出现瘀斑，舌质红绛，苔黄而燥，脉弦滑数或细数。

证候分析：湿热夹毒，郁而化火，热毒炽盛，津液耗伤，故见高热烦渴，发病急骤；热毒迫使胆汁外溢肌肤，则黄疸迅速加深，身面俱黄，其色如金；热毒内盛，气机失调，故胁痛腹满；热毒内陷心营，故神昏谵语，舌质红绛；热毒迫血妄行，故见衄血、便血，或肌肤出现瘀斑；肝胆热盛，灼伤津液，故苔黄而燥，脉弦滑数或细数。

基本治法：清热解毒，凉营开窍。

针灸治法：取督脉、十二井穴为主，针用泻法，三棱针放血。

针灸处方：十二井穴或十宣，至阳，大椎，胆俞。

针灸方义：急黄发病急剧多有神昏谵语，居十二井穴或十宣，用三棱针点刺出血，以泻毒热开窍醒神；大椎统督一身之阳取之泻阳热，至阳为治黄效穴，胆俞疏调气机，清泻邪热。

药物处方：犀角散加减。

药物方义：方中犀角、黄连、升麻、栀子清热凉营解毒；茵陈清热退黄，并可加生地黄、丹皮、玄参、石斛等药以增强清热凉血之力。

临证加减：如神昏谵语可服安宫牛黄丸或至宝丹以凉开透窍。如衄血、便血或肌肤瘀斑重者，可加地榆炭、柏叶炭等凉血止血之品。如小便短少不利，或出现腹水者，可加木通、白茅根、车前草、大腹皮等清热利尿之品。

2. 阴黄

主症：身目俱黄，黄色晦暗，或如烟熏，纳少肠闷，或见腹胀，大便不实，神疲畏寒，口淡不渴，舌质淡苔腻，脉濡缓或沉迟。

证候分析：寒湿阻滞脾胃，阳气不宣，胆汁外泄，因寒湿为阴邪，故黄色晦暗，或如烟熏；湿困中土，脾阳不振，运化功能失常，故纳少，脘闷，腹胀，大便不实，口淡不渴；阳气已虚，气血不足，则畏寒神疲；阳虚湿浊不化，寒湿留于阴分，故舌质淡苔腻，脉濡缓或沉迟。

基本治法：健脾和胃，温化寒湿。

针灸治法：取足阳明、足太阴经穴及背俞穴为主，针用平补平泻法，并加灸。

针灸处方：脾俞，足三里，胆俞，阳陵泉，三阴交，气海。

针灸方义：足三里、脾俞灸之可温运脾胃而化寒湿，故可治阴黄；针阳陵泉、胆俞以达利胆退黄；取三阴交、气海行气活血，"气行则血行"，阴黄日久，气滞血瘀，故症多见胁肋胀痛，针之乃为寓泻于补的治法。

随证配穴：若证见神疲畏寒加命门、关元。大便溏薄加天枢、足三里。

药物处方：茵陈术附汤加减。

药物方义：方中茵陈、附子并用，以温化寒湿退黄。白术、干姜、甘草健脾温中，并可加郁金、厚朴、茯苓、泽泻等行气利湿。

临证加减：若腹胀苔厚者，去白术、甘草，加苍术、厚朴以燥湿消长。阳黄失治，迁延日久，或过用苦寒药物，以致脾胃阳气受伤，也可转为阴黄，其证候、病机、治法与上述相同。如见脘腹作胀，胁肋隐痛，不思饮食，肢体困倦，大便时秘时溏，脉见弦细等证，系木郁脾虚，肝脾两病，治宜疏肝扶脾法，可用逍遥散。

3. 萎黄 萎黄一症，与黄疸有所不同。本病是由于虫积食滞导致脾土虚弱，水谷不能化精微而生气血，气血衰少，既不能滋润皮肤肌肉，又不能营养脏腑，以致肌肤萎黄无光泽。此外，失血过多，或大病之后，血亏气耗，以致气血不足而发本病，临床亦属常见。

主症：两目不黄，周身肌肤呈淡黄色，干萎无光泽，小便通畅而色不黄，倦怠乏力，眩晕耳鸣，心悸少寐，大便溏薄，舌淡苔薄，脉象濡细。

证候分析：虫积食滞以致脾土虚弱，气血衰少，不能外荣于肌肤，而见上证。

基本治法：调理脾胃，益气补血。

针灸治法：取足阳明、足太阴经穴为主，针用补法，加灸。

针灸处方：足三里，三阴交，胆俞，阳陵泉，气海。

针灸方义：足三里、三阴交以滋补脾胃之经气，以壮后天气血、化生之源。阳陵泉、胆俞以利胆退黄，气海行血活血。

药物处方：黄芪建中汤或人参养营汤加减。由钩虫病引起者应给予驱虫治疗。

药物方义：上方健脾益气，和胃养血。

（二）其他疗法

1. 耳针疗法

针灸处方：胆，脾，胃，耳迷根。

操作方法：取中等刺激，每次取 2～3 穴，每日 1 次，10 次为一疗程。

2. 水针疗法

针灸处方：肝俞，脾俞，中都。

操作方法：取板蓝根、丹参或维生素 B_1、维生素 B_{12} 注射液，每穴 0.5～1mL，每次取 2～4 穴，每日 1 次，10 次为一疗程。

【注意事项】

（1）黄疸应与萎黄从病因病机和主症上进行鉴别。

1）病因病机：黄疸的病因为感受外邪，饮食所伤，脾胃虚寒以及积聚转化而发病。其病机为湿邪阻滞中焦或瘀血等阻滞胆道，以致胆液不循常道，溢于肌肤而发黄。萎黄的病因为虫积食滞，导致脾土虚弱，水谷不能化生精微而生气血，或失血，产后血气亏虚，气血不足，故肌肤呈现黄色。

2）主症：黄疸以身黄、目黄、小便黄为主症。萎黄是两目和小便均不黄，肌肤呈淡黄色、干萎无光泽。

（2）黄疸应早发现，早治疗。经过妥善治疗，一般在短期内，黄疸即可消退。如治不及时，或正不胜邪，病情反而加剧，则较为难治。

（3）黄疸消退之后，有时并不意味病症痊愈，仍需注意健脾疏肝等善后调理，以防残湿余热不清，或肝脾气血损伤不复，迁延不愈，引起反复或转成"积证""鼓胀"。

（4）黄疸消退后的调治。

1）湿热留恋，余邪未清

基本治法：清热化湿，淡渗分利。

药物处方：茵陈五苓散加减。

2）肝脾不调，疏运失职

基本治法：调和肝脾，理气助运。

药物处方：柴胡疏肝饮或归芍六君子汤化裁。

3）气滞血瘀，癥块留着

基本治法：疏肝理气，活血化瘀。

药物处方：逍遥散合鳖甲煎丸。

（5）黄疸除药物治疗外，饮食护理亦很重要。饮食宜新鲜清淡，不宜过食肥腻甘甜、壅脾生湿之品，忌饮酒和辛辣刺激食物，注意休息，不能过劳，并保持乐观情绪，以有利于本病的恢复。

【疾病小结】

黄疸可出现于多种疾病。临床首当辨明阴阳方予施治。一般阳黄病程较短，阴黄病程较长，急黄为阳黄之重症，应及时救治。阳黄热盛于湿者易退，湿盛于热者应防其迁延转阴，缠绵难愈。黄疸消退之后，有时并不意味病情痊愈，仍需注意健脾疏肝等善后调理，以防残湿余热不清，或肝脾气血损伤不复，迁延不愈，引起反复或转成"癥积""鼓胀"。萎黄多由气血亏虚所致，要注意鉴别，不可按黄疸施治。

【临证验案】

（1）越某，女，46岁，皮肤、眼睛发黄3天。患者先感食欲不振，肢体乏力，继则视物发黄。查皮肤，巩膜中度黄染，身热38.5℃，头昏、疲乏、恶食油腻饭菜，小便短黄，大便不爽，苔黄腻，脉弦数。湿热蕴于肝胆，发为阳黄。中脘、阳陵泉、合谷、内庭、期门、太冲。每天针1次。针2次体温正常，6次黄疸退尽，10次痊愈。（南京中医学院《针灸治疗学》）

（2）杨某，女，19岁。患者于1960年10月26日发生面目轻度黄疸，胸脘痞闷，纳呆呕吐，精神疲乏；于28日下午4时病情增剧，神志昏迷，语无伦次，于6时急诊入院。体检：体温38.8℃，呼吸24次/分，脉搏96次/分；痛苦面容，神志昏迷，狂躁不安，体检不合作；皮肤明显黄疸，巩膜黄染（+），两侧瞳孔较大，对光反应及角膜反射均消失，有汗臭味，腹部稍癃起，叩诊呈鼓音，无移动性浊音，脾未触及。化验检查：胆红质4mg，黄疸指数45单位，谷草转氨酶大于200单位，谷丙转氨酶大于400单位，尿三胆试验均阳性。诊断为传染性肝炎，急性肝坏死，肝性昏迷。入院初由西医治疗，效果不显，乃于10月30日邀中医会诊。

初诊：湿热炽盛发为黄疸，化火传里，热结阳明，胃脉通心，灵窍被堵，神志昏迷，肤目均黄，狂躁肢摇，腹满，便秘5天，脉象数实，舌苔黄腻，舌质深红，小溲赤，汗出不彻。证属急黄，拟大承气汤急下存阴，紫雪丹辟瘟解毒。

针灸处方：川朴二钱，生枳实三钱，锦纹大黄四钱，玄明粉三钱（冲）。另紫雪丹一钱，药汁化服（鼻饲）。

二诊（10月31日）：昨进承气紫雪，腑气仍未下行，发热持续，舌苔已化，质露红绛，汗出颇多，神志仍然昏迷，小溲反少。热毒逗留阳明经府，势已化燥，改进白虎合紫雪：生石膏二两，知母三钱，生甘草钱半，陈粳米一两，鲜竹叶五十片，天花粉三钱，鲜生地黄一两。紫雪丹同上。

三诊（11月1日）：药后下宿矢半盂，其色深暗，热势即松，神志顿清，目睛明了，饥而索食，舌苔滋润，脉象尚数，肤仍黄，小溲赤。毒火尚重，除邪未清，再进白虎汤加味：生石膏一两，知母二钱，生甘草一钱，陈粳米六钱，鲜生地黄五钱，黄芩三钱，滑石五钱（包）。

四诊（11月2日）：神志全清，胃和思食，身黄渐淡，脉象转静，小溲通畅色淡黄，病已出险途。治拟清其余邪，调其正气：茵陈蒿三钱，连翘三钱，佩兰叶三钱，生甘草八分，淡黄芩二钱，滑石四钱，橘白一钱，生谷芽三钱。服二剂。

嗣后续上法加减及西药治疗，12月2日肝功能复查：黄疸指数10单位，胆红质0.5mg，谷草转氨酶38.5单位，谷丙转氨酶41单位，尿三胆试验阴性。巩膜黄疸（-），一般正常，至12月4日痊愈出院。

按：本证属急黄，热毒传里，形成阳明腑实，导致昏乱，幸小便尚利，其阴未竭，故用大承气配紫雪，使药重力专，但竟不下，汗多溲少，神昏舌绛，势呈化燥，此非承气无功，乃吴鞠通所谓"无力舟停"也，故改用白虎、紫雪辛凉透邪，生地黄、花粉生津增液，药后宿粪畅通，实火下降；源流一清，神志顿苏。后再以清热利湿之法而收功。

十六、积聚

【疾病概述】

积聚是腹内结块、或痛或胀的病证。积聚有不同的病情和病机，积是有形，固定不移，痛有定处，病属血分，乃为脏病；聚是无形，聚散无常，痛定无处，病属气分，乃为腑病。《金匮要略·五脏风寒积聚病脉证并治》："积者，脏病也，终不移；聚者，腑病也，发作有时，辗转病移，为可治。"一般说，聚病较轻，为时尚暂，故易治，积病较重，为时较久，积而成块，故难治。

如癥瘕证，大抵属于积聚之类。如《诸病源候论·瘕候》："癥瘕者，皆由寒温不调，饮食不化，与脏器相搏结所生也。其病不动者，直名为癥，若病虽有结瘕而可推移者，名为癥瘕。瘕者假也，谓虚假可动也。"由此可知，癥与积都具有形可征，坚硬不移的特点；瘕与聚皆有聚散无常的症状。因此，积与癥、聚与瘕均为同一类的疾病。

就临床所见，积聚基本上包括现代医学的胃肠功能紊乱，肠梗阻，幽门梗阻，肝脾肿大，胆囊疾病，腹腔肿瘤，内脏等。

【文献摘录】

《灵枢·五变》："人之善病肠中积聚者，何以候之？答曰：皮肤薄而不泽，肉不坚而淖泽，如此则肠胃恶，恶则邪气留止，积聚乃伤脾胃之间，寒温不次，邪气稍至，蓄积留止，大聚乃起。"

《难经·五十五难》："病有积、有聚，何以别之然：积者，阴气也；聚者，阳气也。故阴沉而伏，阳浮而动。气之所积名曰积、气之所聚名曰聚。故积者，五脏所生；聚者，六腑所成也。积者，阴气也，其始发有常处，其痛不离其部，上下有所终始，左右有所穷处；聚者，阳气也，其始发无根本，上下无所留止，其痛无常处，谓之聚。故以是别知积聚也。"

《景岳全书·积聚》："积聚之病，凡饮食、血气、风寒之属，皆能致之，但曰积曰聚，当详辨也。盖积者，积垒之谓，由渐而成者也；聚者，聚散之谓，作止不常者也。由此之，是坚硬不移者，本有形也，故有形者曰积；或聚或散者，本无形也，故无形者曰聚。诸有形者，或以饮之滞，或以脓血之留，凡汁沫凝聚，旋成症块者，皆积之类，其病多在血分，血有形而静也。诸无形者，或胀或不胀，或痛或不痛，凡随触随发，时来时往者，皆聚之类，其病多在气分，气无形而动也。"

《张氏医通·积聚》："李士材曰，按积之成也，正气不足，而后邪气踞之，然攻之太急，正气转伤，初中末三法，不可不讲也。初者病邪初起，正气尚强，邪气尚浅，则任受攻；中者受病渐久，邪气较深，正气较弱，任受且攻且补；末者病根经久，邪气侵凌，正气消残，则任受补。盖积之为义，日积月累，匪朝伊久，所以去之亦当有渐，太急则伤正气，正伤则不能运化，而邪反固矣。余尝用阴阳攻积丸通治阴阳二积，药品虽峻，用之有度，补中数日，然后攻伐，不问其积去多少，又与补中；待其神壮而复攻之，屡攻屡补，以平为期。经曰，大积大聚，毒可犯也，衰其大半而止，过则死。故去积及半，纯与甘温调养，使脾土健运，则破残之余积，不攻自走，必欲攻之无余，其不遗人夭殃者鲜矣。经曰，壮则气行则已，怯者则着而成病。洁古云，壮人无积，惟虚人则有之。皆由脾胃怯弱，气血两衰，四气有感，皆能成积。若遽以磨坚消积之药治之，疾似去而人已衰，药过则依然，气愈消，痞愈大，竟何益哉。善治者，当先补虚，使血气壮，积自消也。不问何脏，先调其中，使能饮食，是其本也。虽然，此为轻浅者耳，若夫大积大聚，不搜而逐之，日进补养，无益也，审知何经受病，何物成积，见之既确，发直入之兵以讨之，何患其不愈。"

【病因病机】

本病的发生，多由情志郁结，饮食所伤，寒邪外袭，以及病后体虚，或黄疸、疟疾等经久不愈，以致肝脾受损，脏腑失和，气机阻滞，瘀血内停，或兼痰湿凝滞，而成积聚。

1. 情志郁结 肝气不舒，脏腑失和，气机阻滞，脉络受阻，血行不畅，气滞血瘀，日积月累而成。

2. 嗜酒过度 饮食不节，饥饱失宜，损伤脾胃，脾失健运，不能输布水谷之精微，湿浊聚成痰，痰阻气机，血行不畅，脉络壅塞，痰浊与气血搏结，乃成本病。亦有饮食不调，因食遏气，食气交阻，气机不畅而成聚证者。

3. 感受寒湿 寒湿侵袭，脾阳不运，湿痰内聚，阻滞气机，气血瘀滞，积块乃成。亦有风寒侵袭，复因饮食所伤，脾失健运，湿浊不化，凝聚成痰，风寒痰食诸邪与气血互结，壅塞脉络，渐成本病。亦有外感寒邪，复因情志内伤，气因寒遏，脉络不畅，阴血凝聚而成积。

4. 病后体虚 黄疸病后，湿热留恋不去，气血运行受阻；或久疟不愈，湿痰凝滞，脉络痹阻，或久泻久痢之后，脾气虚弱，营血运行涩滞，均可导致正虚邪留，瘀血内结，发为癥积。

【辨证论治】

（一）基本疗法

1. 积证

（1）气滞血瘀

主症：腹部、胁下积块有形，软而不坚，固定不移，胀痛并见，舌苔薄，脉弦。

证候分析：情志郁结，肝脾失调，气机不畅，故腹部胁下胀痛不适。气机阻滞，脉络不和，气滞血阻，积而成块，故积块有形，固定不移。但病属初起，积犹未久，故软而不坚。舌苔薄，脉弦，均属肝郁气滞、血行不畅之象。

基本治法：理气活血，通络消积。

针灸治法：取足厥阴肝经和背俞穴为主，针用泻法，留针不灸。

针灸处方：期门，肝俞，膈俞，太冲。

针灸方义：本病因气郁日久，脉络不和，气血阻滞而成。故取肝俞、期门俞募配穴，疏肝理气通络；配血会膈俞，肝经原穴太冲活血理气，调节气机，共同起到通经活络、活血化瘀消积的作用。亦可根据病情选用局部腧穴或在积块的左右上下进行针刺，以通畅局部气血，加强消积的作用。

药物处方：以金铃子散和失笑散为主方。

药物方义：方中以金铃子疏肝理气，延胡索活血止痛；并以失笑散活血化瘀，气血流通，通则不通，积块可散。

临证加减：①若气滞血阻较甚，兼有寒象者，可用大七气汤。方中青皮、陈皮、桔梗、香附、藿香行气散结，桂心、三棱、莪术温通血络，软坚散结。②若见寒热身痛，舌苔白腻，脉浮弦大者，是兼外感风寒之表证。宜宣表理气，通滞去积，可用五积散。本方汇集解表、散寒、祛湿、化痰、行气、利水、活血、通络、温中、止痛之药于一炉，以治积证初起又兼外感，气机不利所导致的一系列阻滞不通的证候，能使其逐步消散。若积久正虚，非本方所能奏效。

（2）瘀血内结

主症：腹部积块明显，硬痛不移，面黯消瘦，纳减乏力，时有寒热，女子或见月事不下，舌苔薄边暗或质紫，或见瘀点，脉细涩。

证候分析：积块日久，明显增大，硬痛不移，面黯、是气血凝结，脉络阻塞，血瘀日甚，纳减乏力，消瘦，时有寒热，系营卫不和、脾胃失调所致。女子月事示下，舌暗紫，脉细涩，均为病在血分、瘀血内结之象。

基本治法：祛瘀软坚，兼调脾胃。

针灸治法：取足厥阴肝经和足太阴脾经经穴为主，针用泻法，不灸。

针灸处方：期门，太冲，三阴交，膈俞，血海，脾俞，胃俞。

针灸方义：本病日久，积块失治，血瘀渐甚，正气受损。活血先行气，肝为血脏，主疏泄周身气机；脾为后天，有生血统血之功。故取期门、太冲、三阴交以通瘀行滞，消积理血。配膈俞、血海以助活血化瘀之效。"脏病取背俞"，故取胃俞，脾俞，以补脾和胃，扶正祛邪。

药物处方：膈下逐瘀汤加减。

药物方义：方中当归、川芎、桃仁、红花、赤芍、五灵脂、丹皮、玄胡活血化瘀；香附、乌药、枳壳行气止痛；甘草益气缓中。并可加川楝子、三棱、莪术等以增强祛瘀软坚之力。如积块大而坚硬作痛，可合用鳖甲煎丸以化瘀软坚，并有补益之功。以上两方，可与六君子汤间服，以补益脾胃，为攻补兼施之法。

（3）正虚瘀结

主症：积块坚硬，疼痛逐渐加剧，面色萎黄或黧黑，消瘦脱形，饮食大减，舌质淡紫，舌光无苔，脉细数或弦细。

证候分析：积块日久，血络瘀阻，故日益坚硬，疼痛逐渐加剧。中气大伤，运化无权，故饮食大减，消瘦脱形。血瘀日久，新血不生，营血大虚，故面色萎黄，甚则黧黑。舌质淡紫无苔，脉细数或弦细，均为气血耗伤，津液枯竭，血瘀气机不利之象。

基本治法：大补气血，活血化瘀。

针灸治法：取俞穴、募穴及任脉经穴为主，针用平补平泻法，阳虚加灸。

针灸处方：章门，中脘，脾俞，胃俞，气海，太冲。

针灸方义：积证日久，气血大伤，正气内亏。故取脾俞、章门、胃俞、中脘，俞募配穴补气养血，以壮后天；气海为元气之海，用以益气养营；配血海、太冲行气活血化瘀。诸穴合之，以补为主，以攻为辅。

随证配穴：①头晕目昏，口干少津，舌光剥无苔者，为阴伤，应加太溪、三阴交滋阴清虚热。②若湿热与瘀血搏结而黄疸者，可加阳陵泉、三阴交，佐以清利肝胆湿热而退黄。

药物处方：八珍汤合化积丸为主方。

药物方义：方用四君、四物以大补气血。如舌光红而无苔，为阴液大伤，可加生地黄、沙参、石斛以养阴生津。如积块日久，气血凝滞，可用化积丸软坚破瘀活血，缓以图功。

2. 聚证

（1）肝气郁滞

主症：腹中气聚，攻窜胀痛，时聚时散，脘胁之间时或不适，苔薄，脉弦。

证候分析：肝失疏泄，气结成形作梗或气机逆乱，故腹中气聚，攻窜胀痛，气散则胀痛即止。脘胁之间时或不适，脉弦均为肝气不舒，气机不利之象。

基本治法：疏肝解郁，行气消聚。

针灸治法：取足厥阴、足阳明经穴为主，针用泻法，不灸。

针灸处方：期门，太冲，足三里，中脘，肝俞。

针灸方义：本病因情志不遂，肝气郁结，腹中气聚所致。故选用肝之募穴期门、原穴太冲疏肝解郁；见肝之病，当先实脾，足三里系胃经合穴，善理肠胃气机，胃经与脾经相表里，所以有健脾行气消积之功；中脘系胃之募穴，又是腑会穴，配肝俞穴，共同起到疏肝解郁、行气消积的作用。

药物处方：逍遥散为主方。

药物方义：方中柴胡、白芍疏肝、柔肝，当归养血柔肝，薄荷散郁，白术、茯苓、甘草调理脾胃。

临证加减：①气滞较甚者，可加香附、青皮、广木香等疏肝理气之品。②如有瘀象者，加玄胡、莪术等。③如年老或体虚者，可加当归、党参以顾其虚。④如寒湿中阻，症见脘腹痞满，食少纳呆，舌苔白腻，脉象弦缓者，可用木香顺气散以温中散寒，行气化湿。

（2）食滞痰阻

主症：腹胀或痛，便秘，纳呆，时有条状物聚起在腹部，重按则胀痛更甚，舌苔腻，脉弦滑。

证候分析：食滞肠道，脾运失司，湿痰内存，痰食互阻，气机不畅，故见胀痛、便秘、纳呆。痰食阻滞，气聚不散，故腹部有条状物出现。苔腻、脉弦滑均为湿痰和气滞之征象。

基本治法：导滞通便，理气化痰。

针灸治法：取任脉、足厥阴经穴为主，针用泻法。

针灸处方：膻中，中脘，阳陵泉，气海，行间，天枢。

针灸方义：膻中为任脉穴，为八会穴之气会，行气导滞化痰；腑会中脘，配气海以疏通腑气；足厥阴与足少阳相表里，行间配阳陵泉，疏肝理气，解郁利胆，使疏泄有常，腑气通降。天枢调大肠传导之变，足三里调补胃气，使之升降如常，则肠宽便通，聚证可消。

药物处方：六磨汤为主方。

药物方义：方中大黄、枳实、槟榔以化滞通便；沉香、木香、乌药理气祛湿。食痰下达，气机通畅，则瘕聚自散。如痰湿盛者，可加陈皮、半夏、茯苓以增强化痰和中之力。

临证加减：①若痰湿较重，兼有食滞，腑气虽通，苔腻不化者，可用平胃散加山楂、神曲等以健脾消导，燥湿化痰。②聚证虽实证多见，但反复发作，损伤脾气，可常服香砂六君子汤健脾和中，以扶正气。

（二）其他疗法

1. 耳针疗法

针灸处方：交感，肝，脾，胃，大肠等区，找敏感点。

操作方法：间歇运针或埋针。

2. 水针疗法

针灸处方：天枢，足三里，脾俞，腹结。

操作方法：选用当归液或人参注射液等。进针 0.3～0.5 寸深，得气后，稍退针即可送药，隔天注射 1 次。

【注意事项】

（1）积聚应与痞满相鉴别。痞满是一种自觉症状，感觉腹部（主要是胃肠部）痞塞不通，胀满难忍，但不能触及块物。若"痞块"则属于积聚范围。

（2）积和聚均是指腹内有结块、或痛或胀的病证。二者虽然病因有相同，病机有联系，但其病机和证候必须严格区别，辨证治疗。聚证病在气分，为时尚暂，病情较轻，尚易治疗。积证由于气血痰湿壅塞，痹阻，血络，瘀结为患；积而成块，为时较久，病情较重，故治疗上必须掌握正邪虚实的关系。一般初起邪实正未衰，以攻为主；中期邪伤正气，则宜攻补兼施；后期正气大伤，应在培补气血扶正的基础上酌加攻瘀之剂。攻药可用消积、软坚、化瘀之品，以达逐渐化积，不可妄用下药。同时积证日积月累，非伊朝夕，攻伐之品，亦当有渐，过则伤正，正气伤则不能运化而邪反固，不可不慎。

（3）积证始起，若能治疗及时，医护得当，可望痊愈或好转。若病邪久稽，脾失转输，三焦决渎不利，血瘀络阻，水湿内聚，则有转为鼓胀的可能。

（4）积证见有黄疸，或见吐血、便血，或后期转为鼓胀，均属重证，可参照有关章节辨证治疗。

（5）黄疸久治不愈，气滞血瘀，痞块留着，可见腹内结块，肝脾肿大，胀痛，渐之，腹部膨胀如鼓，脉络暴肤，而转为积证鼓胀。所以，黄疸、鼓胀三者既有区别，又有联系，三者之间可以相互转化，互为因果。

（6）积证的治疗，不论新久，均可配合外治法（药物外敷疗法），如外敷阿魏膏、水红花膏之类，有助于消积化瘀；在积聚局部针刺时，宜浅刺，切记不要将针刺入积块，同时也禁忌在积块上做不适当的按摩。

（7）在治疗期间严禁饮酒和吸烟，避免情绪激动，加强营养和调摄，以增强体质，缩短病程。

【疾病小结】

积聚之证，不外七情抑郁，肝气不舒，酒食不节，损伤脾胃，以及寒邪侵袭，脏腑失和，久则痰食凝聚，气血瘀滞而成。其病与肝、脾两脏关系最为密切。

由于积聚之证，多与气滞血瘀有关，因此，临床时常用化瘀散结之品以治其实。但聚之形成，由于迁延日久，渐积而来，正气必虚。因此往往虚中夹实，实中夹虚，必须注意治实当顾其虚，补虚勿忘其实，就临床实际来看，即使在正气未衰，积证已成，必须采用攻伐之时，亦不能过施峻猛之剂，免伤脾胃，导致不良后果。因此，在临床中，必须正确处理。

【临证验案】

（1）丁某，男，7个月。1959年4月8日上午12时来院急诊。其家人代诉：患儿2小时来哭闹不安，不食腹泻3～4次，伴有呕吐。体检：腹软，腹下有一横行包块长约10cm，呈管状形，按之患儿不安，肠鸣音增强。指肛检查大便内有血。白血球总数22700，中性多型核占6%。临床印象诊断为肠套迭。X线钡剂灌肠检查，灌至横结肠右端遇到梗阻，钡柱顶端呈典型之杯钳状充盈缺损，且与腹部触及肿块一致，遂确诊肠套迭……针刺天枢（双）、章门（右）、外陵（右）、大巨（右）、天枢、关元、中极、曲骨、足三里。关元用针刺激，天枢（右）、章门（右）接脉冲电，足三里（双）接感应电。然后继续在原条件下灌肠，大约不到20分钟肠套迭完全复位，钡剂通过回盲部充盈大部回肠。以后继续观察患儿至翌晨6小时，一般情况良好，吃奶4次不吐，睡眠良好，大便中已无血液，腹部肿块消失，肠鸣正常，白血球16200。证实肠套迭已治愈。（《针灸临床经验辑要》）

按：本例属聚证范畴，因小儿稚阳之体，后天不足，肠胃虚弱，骤感邪气而致。选用针刺，主要是调整后天，协助祛邪，以消除积滞。

（2）杜某，腹部结块，按之略疼，或左或右，内热神疲。脉沉弦，苔薄腻。癥病属脏，着而不移，瘕病属腑，移而不着。中阳不足，脾胃素伤，血不养肝，肝气瘀凝。脉证参合。病非轻浅。若仅用攻破，恐中阳不足，脾胃素伤，而致有臌满之患。辗转思维，殊属棘手。故拟香砂六君加味，扶养脾胃，冀其消散。炒潞党参三钱，制香附钱半，大枣五枚，云茯苓三钱，春砂壳五分，炙甘草八分，炒白术二钱，陈广皮一钱。

复诊：前方服二十剂后，神疲内热均减，瘕块不疼略消，纳谷渐香，中阳有来复之象，脾胃得生化之机，再拟前方进步。炒潞党参三钱，炙甘草八分，陈广皮一钱，云茯苓三钱，制香附钱半，大腹皮三钱，炒白术二钱，春砂壳五分，炒谷芽三钱，大红枣五枚，桂圆肉五粒。（《丁甘仁医案》）

按：本例结块已成，但脾胃虚弱，中阳不足，虽肝郁气滞瘀凝，亦不能专恃攻伐，徒伤正气。故用香砂六君子汤为主方，扶养脾胃，佐以理气，使中阳振奋，运化渐旺，结块逐渐消散。

十七、鼓胀

【疾病概述】

鼓胀是腹部肿胀膨隆如鼓的病证，以腹胀大，皮色苍黄，脉络暴露为特征。因肿胀以腹部为主，故又称"单腹胀"。

在现代医学的一些疾病中，例如肝硬化、结核性腹膜炎、腹腔内肿瘤等形成腹水，均属于鼓胀范围。

【文献摘录】

《素问·阴阳应象大论》:"浊气在上,则生䐜胀。"

《素问·腹中论》:"黄帝问曰:有病心腹满,旦食则不能暮食,此为何病?岐伯对曰:名为鼓胀。……治之以鸡矢醴,一剂知,二剂已。帝曰:其时有复发者,何也?岐伯曰:此饮食不节,故时有病也;虽然其病且已,时故当病,气聚于腹也。"

《金匮要略·水气病》:"石水,其脉自沉,外证腹满不喘。""肝水者,其腹大,不能自转侧,胁下腹痛,时时津液微生,小便续通。脾水者,其腹大,四肢苦重,津液不生,但苦少气,小便难。肾水者,其腹大,脐肿腰痛,不得溺,阴下湿如牛鼻上汗,其足逆冷,面反瘦。"

《诸病源候论·水蛊候》:"此由水毒气结聚于内,令腹渐大,动摇有声,常欲饮水,皮肤黧黑,如似肿状,名水蛊也。"

《格致余论·鼓胀论》:"今也七情内伤,六淫外侵,饮食不节,房劳致虚,脾土之阴受伤,转输之官失职,胃虽受谷不能运化,故阴阳升阴自降,而成天地不交之否。于斯时也,清浊相混,隧道壅塞,气化浊血瘀郁而为热。热留而久,气化成湿,湿热相生,遂成胀满。经曰,鼓胀是也。"又说:"此病之起,或三五年,或十余年,根深矣。势笃矣,欲求速效,自求祸耳。"又说:"医不察病起虚,急于作效,衔能希赏。病者苦于胀急,喜行利药,以求一时之快。不知宽得一日半日,其肿愈甚,病邪甚矣,真气伤矣。……制肝补脾,殊为切当。"

《景岳全书·肿胀》:"少年纵酒无节,多成水鼓。盖酒为水谷之液,血亦水谷之液,酒入中焦,必求同类,故直走血分……故饮酒者身面皆赤,此入血之征,亦散血之征,扰乱一番,而血气能无耗损者,未之有也。第年当少壮,则旋耗旋生,固无所觉,及乎血气渐衰,则所生不偿所耗,而且积伤并至,病斯见矣。……其有积渐日久,而成水鼓者,则尤多也。"又说:"此惟不善调摄,而凡七情、劳倦、饮食、房闱,一有过伤,皆能戕贼脏气,以致脾土受亏,转输失职,正气不行,清浊相混,乃成此证。"

《医门法律,胀病论》:"凡有癥瘕、积块、痞块,即是胀病之根,日积月累,腹大如箕,腹大如瓮,是名单腹胀。"

《证治要诀·蛊胀》:"蛊与鼓同,以言其急实如鼓,非蛊毒之蛊也。俗谓之膨脖,又谓之蜘蛛病。"

《寓意草·面议何茂债令媛病单腹胀脾虚将绝之候》:"……从来肿病,遍身头面俱肿,尚易治,若只单单腹胀,则为难治……而清者不升,浊者不降,互相结聚,牢不可破,实因脾气之衰微所致,而泻脾之药尚敢漫用乎?……后人不察,概从攻泻者何耶?……其始非不遽消,其后攻之不消矣,其后再攻之如铁石矣。不知者见之,方谓何物邪气,若此之盛。自明者观之,不过为猛药所攻,即以此身之元气,转与此身为难者,实有如驱良民为寇之比……明乎此,则有培养法,补益元气是也;则有招纳一法,升举阳气是也;则有解散一法,开鬼门,洁净府是也。三法虽不言泻,而泻在其中矣。"

【病因病机】

本病的成因,《素问·阴阳应象大论》认为与"浊气在上"有关,《诸病源候论》认为本病与"水毒气结于内"有关。《丹溪心法》《景岳全书》则认为情志抑郁,饮食不节,或饮酒过多,都是导致鼓胀发病的原因。概括起来有以下三方面:

(1) 情志郁结,气机不畅,气病及血,脉络瘀阻,肝郁乘脾,运化失常,水湿停留,形成鼓胀。

(2) 嗜酒过度,饮食不节,助湿伤脾,湿浊内聚,阻滞气机,水停于腹,而成鼓胀。

(3) 感受血吸虫,未能及时治疗,到了晚期,内伤肝脾,脉络瘀阻,渐成鼓胀。

鼓胀的病机以肝、脾病变为多,久病亦可导致肾虚,而形成气滞、血瘀、水停等错综复杂的病理变化。

【辨证论治】

（一）基本疗法

1. 实胀

（1）气滞湿阻（气鼓）

主症：腹大，按之不坚，胁下胀满或疼痛，食后胀甚，嗳气不爽，纳食减少，小便短少，舌苔白腻，脉弦。

证候分析：肝脾不和，气滞湿阻，脾运不健，浊气充塞，故腹大，按之不坚。肝郁气滞，脉络痹阻，则叹气不爽，胁下胀满或疼痛。气滞中满，脾胃纳运失职，则食后胀满尤甚。气滞湿阻，水道不利，故小便短少，舌苔白腻，脉弦。

基本治法：疏肝理气，运脾燥湿。

针灸治法：取足厥阴、足阳明、任脉经穴为主，针用泻法。

针灸处方：期门，章门，中脘，气海，足三里，肝俞，天枢。

针灸方义：本病由肝脾不和，升降失调，气滞湿阻所致，故取期门、章门二穴疏肝理脾；中脘疏调中焦之气，气海调下焦之气；足三里行气降浊，和胃消胀；配肝俞以及大肠募穴天枢，解郁疏肝，理气止痛。

随证配穴：水湿重者，加水分以利湿；胀痛甚者，加中都、公孙以行气止痛。

药物处方：柴胡疏肝散合胃苓汤加减。

药物方义：前方能疏肝解郁，理气止痛；后方燥湿散满，行气利水。

临证加减：①腹胀甚者加木香、槟榔以破气行滞；泛吐清水者加半夏、干姜以和胃降逆。②如苔腻微黄，口干而苦，脉弦数，气郁化热者，可加丹皮、栀子。③如头晕，失眠，舌质红，脉弦细数，气郁化热伤阴者，可加制首乌、枸杞子、女贞子、白芍等滋阴之品。④如胁下刺痛不移，面青舌紫，脉弦涩，气滞血瘀者，可加延胡索、莪术、丹参等活血化瘀之品。⑤小便短少，可加茯苓、泽泻等利水药物。

（2）寒湿困脾（水鼓）

主症：腹大胀满，按之如囊裹水，胸脘胀闷，得热稍舒，精神困倦，怯寒懒动，小便少，大便溏，舌苔白腻，脉缓。

证候分析：寒湿停聚，困遏脾阳，水蓄不行，故腹大胀满，按之如囊裹水。寒水相搏，中阳不运则胸闷腹胀，得热稍舒。脾被湿困，阴气不能舒展，故精神困倦而怯寒懒动。寒湿为阴邪，易伤阳气，不但脾阳被困，肾阳亦不足，水液不行，故小便少而大便溏。舌苔白腻，脉缓为湿胜阳微之征。

基本治法：温运中阳，化湿行水。

针灸治法：取足太阴、足少阴、任脉经穴为主，背俞穴为辅，针用泻法，背俞穴、水分穴宜灸。

针灸处方：脾俞，肾俞，水分，复溜，公孙。

针灸方义：水分是消腹水的要穴。脾主运化水湿，肾主开阖水道，故取脾俞及公孙健脾理气以化水湿，肾俞、复溜温补肾气以开水道，脾肾之气健旺，则湿化水行而肿气自消。所以说"治水者，当兼理气，盖气化自化也"。

随证配穴：大便溏薄加天枢、上巨虚；怯寒加灸命门、气海俞。

药物处方：实脾饮加减。

药物方义：本方振奋脾阳，温运水湿。方中白术、附子、干姜、甘草振奋脾阳，温化水湿；木瓜、大腹皮、茯苓以行气利水，厚朴、木香、草果、大枣以理气健脾燥湿。

临证加减：①如水湿过重，可加肉桂、猪苓、泽泻以助膀胱之气化而利小便。②如气虚息短者，可酌加黄芪、党参以补肺脾之气。③如胁腹痛胀，可加郁金、青皮、砂仁等以理气宽中。

（3）湿热蕴结（水鼓）

主症：腹大坚满，脘腹撑急疼痛，烦热口苦，渴而不欲饮，小便赤涩，大便秘结或溏垢，舌尖边红，舌苔黄腻或兼灰黑，脉弦数，或有两目皮肤发黄之症。

证候分析：湿热壅盛，浊水停聚，故腹大坚满，脘腹撑急疼痛。湿热上蒸则口苦、口渴，浊水内停则不欲饮。湿热之邪阻于肠胃，大肠传导失常，故大便秘结或溏垢。舌尖边红，舌苔黄腻或兼灰黑，脉弦数，均为湿热壅盛、病在肝脾之征。如湿热熏蒸肝胆，胆汁疏泄失常则出现黄疸。

基本治法：清热化湿，利水消胀。

针灸治法：取足厥阴、足太阴经穴为主，针用泻法，不灸。

针灸处方：行间，上巨虚，阴陵泉，公孙，天枢。

针灸方义：行间为肝经荥穴，配大肠的下合穴上巨虚，能清肠、泻热、阴湿、退黄；配阴陵泉、公孙、健脾利湿行气止痛。天枢系大肠之募穴，能调整胃肠，通顺气机，使传导得行。诸穴配合，起到清热利湿、消胀除满的作用。

药物处方：中满分消丸合茵陈蒿汤加减。

药物方义：中满分消丸用黄芩、黄连、知母等以清热化湿；厚朴、枳壳、半夏、陈皮等以理气燥湿；茯苓、猪苓、泽泻等以淡渗利湿。如热重发黄者，当去人参、干姜，或改用茵陈蒿汤加味，以清利湿热。

临证加减：①若小便赤涩不利者，可加陈葫芦、滑石、蟋蟀粉（另吞服）以行水利窍。②若病势突变，骤然大量吐血、下血，系热迫血溢，病情危急，可用犀角地黄汤加参三七、仙鹤草、地榆炭等以清热凉血，活血止血。

本证又有湿热蒙闭心包，神志昏迷者，亦属危候。如昏迷前烦躁失眠，狂叫不安，逐渐转入昏迷者，证属热入心包，可用安宫牛黄丸至宝热凉开透窍。如昏迷前静卧嗜睡，语无伦次，转入昏迷者，证属痰湿蒙闭心包，可用苏合香丸以芳香温开窍。本证日久或误治可出现气滞血瘀或湿从寒化，可参照有关病证治疗。

(4) 肝脾血瘀（血鼓）

主症：腹大坚满，脉络怒张，胁腹攻痛，面色黧黑，或头颈胸臂有血痣，呈丝纹状，手掌赤痕，唇色紫褐，口渴，饮水不欲咽，大便色黑，舌质紫红或有紫斑，脉细或涩。

证候分析：脉络瘀阻，隧道不通，水气内聚，故腹大坚满，脉络怒张，胁腹攻痛。瘀热不从不泄，病邪久踞，入肾则面色黧黑；入血则头颈胸臂有血痣，手掌赤痕，唇色紫褐。由于水浊聚而不行，故虽口渴而饮水不欲咽。大便色黑，乃阴络之血外溢之故。舌紫红或有紫斑，脉细或涩，为气滞血瘀之征。

基本治法：化瘀行水，通络散结。

针灸治法：取肝脾募穴及任脉经穴为主，针用泻法。

针灸处方：期门，章门，石门，三阴交。

针灸方义：血鼓多由胁下癥瘕演变而成。胁下癥瘕属肝脾疾病，故取肝募期门和脾募章门，疏通二脏气血。腹为阴，三阴交乃足三阴经交会的枢纽，配石门有活血化瘀、通脉散结之效。

随证配穴：胃胀加梁门，黄疸加阴陵泉、腕骨，潮热加太溪、膏肓。

药物处方：调营汤加减。

药物方义：方用川芎、当归、赤芍等以活血化瘀，莪术、延胡、大黄以散气破血，瞿麦、槟榔、葶苈子、赤苓、桑皮等以行水利尿。

临证加减：①如大便色黑可加参三七，侧柏叶等化瘀止血。②如水胀满过甚，脉弦数有力，体质尚好，暂用十枣汤以攻逐水气，水气消退仍治其瘀。但须时时注意脾胃之气，不可攻伐太过，攻后虽有瘀实之证，宜缓缓消之，或攻补兼施，不能强求速效。如病势恶化，亦可见大量吐血、下血或神志昏迷危候，治按前列各法。

2. 虚胀

(1) 脾肾阳虚

主症：腹大胀满不舒、入暮尤甚，面色苍黄，脘闷纳呆，神倦怯寒，肢冷或下肢浮肿，小便短少不利,舌体胖,质淡紫,脉沉细而弦。

证候分析:脾肾阳气不运,水寒之气不行,故腹胀大,入暮尤甚。脾阳虚,运化失常则脘闷纳呆,气血生化乏源,不能上荣则面色苍黄。阳气不能敷布内外,机体失于温煦,故神倦怯寒而肢冷。脾肾阳虚,气化失常,水湿下注则下肢浮肿。肾阳虚,膀胱气化不利,故小便短少。舌体胖,质淡紫,脉沉细而弦,均为脾肾阳虚、内有瘀血之象。

基本治法:温补脾肾,化气行水。

针灸治法:取足太阴、足少阴,任脉经穴为主,针用补法,加灸。

针灸处方:水分,阴陵泉,太溪,委阳,气海,命门,肾俞。

针灸方义:本病由于脾肾阳虚,脾不健运,肾失气化所致。故用艾炷温灸气海、命门、肾俞,以壮肾阳、温脾阳;刺阴陵泉、水分健脾利湿;配太溪、委阳调节肾与膀胱气化功能,利小便。诸穴合用,阳气来复,湿邪荡尽,胀满得除。

药物处方:附子理中汤合五苓散、济生肾气丸加减。

药物方义:偏于脾阳虚者,用附子理中丸合五苓散,以温中扶阳,化气行水;如偏于肾阳虚者,用济生肾气丸以温肾化气行水,或与附子理中丸交替服用。

(2)肝肾阴虚

主症:腹大胀满,甚则青筋暴露,面色晦滞,唇紫,口燥,心烦,齿鼻时或衄血,小便短少,舌质红绛少津,脉弦细数。

证候分析:肝肾阴虚,津液不能输布,水液停聚中下焦,血瘀不行,故腹大胀满,甚则青筋暴露,小便短小。阴虚血瘀则面色晦滞、唇紫。心烦、衄血为虚热之故。阴虚内热,津不上承则口燥。舌质红绛少津,脉弦细数,是病在肝肾,阴虚内热之征。

基本治法:柔肝滋肾,养阴利水。

针灸治法:取足厥阴、足少阴经穴为主,针用平补平泻法,不灸。

针灸处方:太冲,太溪,三阴交,脾俞,肾俞,足三里,中脘,气海,照海,内关。

针灸方义:本病因肝肾阴亏,阳无所生,水津失布所致。故取太冲、三阴交、太溪滋养肝肾,清虚热而治本。配脾俞、中脘,疏调中焦,除湿散满;配气海调理下焦,行下除瘀而治标。加照海、内关以滋阴凉血除烦。

随证配穴:若血瘀甚者,加血海、膈俞以和血通络。

药物处方:六味地黄丸或一贯煎合膈下逐瘀汤加减。

药物方义:六味地黄丸重在滋养肝肾,一贯煎滋阴养血柔肝,膈下逐瘀汤重在活血化瘀。

临证加减:内热口干,舌绛少津,加玄参、石斛、麦冬以清内热生津止渴。

(二)其他疗法

1. 耳针疗法

针灸处方:神门,内分泌,肾俞,肝区,膀胱。

操作方法:埋皮内针,每次用1~2穴,配合体针疗法。

2. 电针疗法

针灸处方:足三里,阴陵泉,三阴交,委阳。

操作方法:分两组。每次用1组,通电使患者产生能耐受的酸麻感,持续10~20分钟。

【注意事项】

鼓胀应与水肿相鉴别。重点可从病因病机和临床主症两方面加以鉴别。

1. 病因病机 鼓胀的病因,主要是由于酒食不节,情志内伤,血吸虫感染以及其他疾病转化而成。其病机涉及肝、脾、肾三脏功能相互失调,形成气滞、血瘀,水停腹中。水肿的病因则主要由于风邪外袭,感受水湿,饮食伤脾以及劳倦伤肾等引起。其病机涉及肺、脾、肾,三脏相干,水液不能正常通调、输布、排泄,以致水溢肌肤而成水肿。

2. 临床表现　鼓胀以腹部胀大，甚则腹大如鼓。初起腹部胀大但按之尚柔软，逐渐坚硬，以至脐心突起，四肢消瘦。如脾肾阳虚，水湿过盛，后期亦可见四肢浮肿。如肝脾血瘀者，可见腹部脉络显露，颈胸部出现血痣或血缕，以及衄血、吐血。湿热盛者，可出现两目及皮肤发黄。水肿初起，大多从眼睑部开始，继则延及头面四肢以至全身，亦有从下肢开始水肿后及全身，后期病势严重可见腹胀满、胸闷和气喘不得平卧等症。

此外，鼓胀在腹部胀大方面，由于病症不同，其症状亦有差异，如气滞湿阻证，腹胀按之不坚，多胁下胀满或疼痛。寒湿困脾证，腹大胀满，按之如囊裹水。湿热蕴结证，腹大坚满，脘腹撑急。肝脾血瘀证，腹大坚满，多胁腹刺痛，脉络怒张。脾肾阳虚证，腹大但胀满不甚，早宽暮急。肝肾阴虚，腹大胀满不舒。这些均需在临证时予以鉴别。

【疾病小结】

鼓胀系属重症，如能及早治疗，辨证用药，效果尚好，或带病延年。本病肝、脾、肾功能彼此失调，病机复杂，根据正邪关系和病机演变，在辨证上虽分六类，但在临证时往往不能截然分开，如湿热蕴结或肝肾阴虚等证，亦可同时出现肝脾血瘀证的某些证候，故治疗时宜权衡主次和轻重，随证治之。在病机上由于本病本虚标实，虚实夹杂，所以在治疗过程中，应注意不宜攻伐过猛。本病必须遵循《素问·六元正纪大论》所热结于里，形证俱实，正气未衰，可暂用逐水峻剂，但中病即止，切勿多用，免伤脾胃。逐水之方，可以舟车丸为代表，此系从十枣汤化裁而来，长于攻逐水邪，但内服后，常出现不同程度的泛恶、呕吐、腹痛、头晕等反应，水泻后，又觉异常疲乏，可见其损伤脾胃、戕伐元气的严重性。

使用峻剂逐水或逐水太过，不仅有损伤脾胃之弊，且对正虚邪实，隧道阻塞，而又有出血倾向的患者，如攻逐不慎，或活血破瘀过猛，常易引起脉络破裂，导致吐血、便血，更使病情恶化，后果严重。

本病在针灸、药物治疗的同时，还必须注意精神和生活上的调摄。临床上一般采用低盐饮食。在尿量特别减少时，给予无盐饮食，待腹胀消除，经过一段时期，酌情逐渐增加食盐量。其次如安心静养，解除顾虑，注意保暖，防止正虚邪袭，发生他变，都非常重要。

关于本病的预后，若病至晚期，腹大如瓮，脉络怒张，脐心突起，便如鸭溏，四肢瘦削者，预后多不良。但由于病机和正邪盛衰之不同，预后亦有差异。一般说气滞湿阻证，病机主要在肝脾二脏，病程多在早期，正气未衰，及时治疗，预后尚好。寒湿困脾证和脾肾阳虚证，病机主要在脾肾阳虚，水寒过盛，随着温中健脾，通阳利水的治疗，可以逐渐邪祛正复，由于病机较一致，不失于及时治疗，一般预后亦尚好。其他如湿热蕴结、肝肾阴虚证，常因病机寒热矛盾，清热、滋阴则助湿，温阳利水则助热，肝脾血瘀证常与他证病机相结合，久则邪盛正衰，较为难治，多预后不良。后期多因出现吐血、便血或神识昏迷等危候，病情恶化，必须注意及时抢救。

【临证验案】

张某，男，49岁，1964年7月9日就诊。1952年患急性黄疸性肝炎，1959年、1962年两次出现腹水，服中药治疗好转，1964年3月再度腹水，经中西医治疗无效由沂南县转来针灸治疗。就诊时腹大肢肿，脐凸而满平，腹上青筋显露，小便量少色黄，大便时干时稀，纳差口干，心悸气短，舌苔少而黄，质红绛，脉沉细而滑数，诊断为肝硬化腹水。治法：①神阙、中脘、关元、大横。②肝俞、水分、足三里、脾俞、章门、三阴交。先针后灸，两组穴轮换使用。治疗10个疗程，腹水消失，食欲增加，小便量增多，余症亦好转。3年后随访，未再腹水，并能参加农业劳动。（《针灸临证集验》）

按：中医学认为，肝硬化的成因在于肝脾肾三脏功能失调。由于肝郁脾虚而致气滞湿阻，致使命门火衰无以温养脾土，表现出邪盛正虚之候。通过针灸治疗，能疏通经络，活血化瘀，从而达到补肾、健脾、柔肝、利水的目的。

十八、中风

【疾病概述】

中风是以猝然昏仆，不省人事，伴口眼歪斜，半身不遂，语言不利，或不经昏仆而仅以歪僻不遂为主症的一种疾病。本病又名卒中，因本病起病急骤，证见多端，变化迅速，与风性善行数变的特征相似，故以中风为名。

现代医学的脑血栓形成、脑栓塞、脑出血、蛛网膜下腔出血等脑血管意外疾病，可按本证辨证论治。

【文献摘录】

《素问·风论》："风之伤人也……或为偏枯。"

《金匮要略·中风历节病》："寸口脉浮而紧，紧则为寒，浮则为虚，寒虚相搏，邪在皮肤；浮者血虚，络脉空虚；贼邪不泻，或左或右；邪气反缓，正气即急，正气引，歪僻不遂。邪在于络，肌肤不仁，邪在于经，即重不胜；邪入于腑，即不识人邪；入于脏，舌即难言，口吐涎。"

"夫风之为病，当半身不遂，或但臂不遂者，此为痹。"

《诸病源候论·中风候》："三阳之筋，并络于颔颊，夹于口，诸阳为风寒所客则筋急，故口噤不开也。""血气偏虚，为风所乘故也。"

《素问玄机原病式·六气为病·火类》："暴病暴死，火性疾速故也，斯由平日衣服饮食，安处动止，精魂神志，性情好恶，不循其宜，而失其常，久则气变兴衰而为病也。或心火暴盛而肾水衰弱，不能制之，热气怫郁，心神昏冒，则筋骨不用，卒倒而无所知，是为僵仆也。甚则水化制火，热盛而生涎，至极则死，微则发过如故，至微者，但眩瞑而已，俗云暗风。由火甚制金，不能平木，故风木自甚也。"

《医经溯洄集·中风辨》："中风者，非外来风邪，乃本气自病也。凡人年逾四旬，气衰之际，或因忧喜忿怒，伤其气者，多有此疾。壮岁之时无有也，若肥盛则间有之，亦是形盛气衰而如此。""……殊不知因于风者，真中风也。因于火、因于气、因于湿者，类中风，而非中风也……辨之为风，则从昔人以治。辨之为火、气、湿，则从三子以治，如此庶乎析理明而用法当矣。"

《丹溪心法》："中风大率主血有虚痰，治痰为先，次养血行血，或属虚，夹火与湿，又须分气虚血虚。半身不遂，大率痰，在左属死血瘀血，在右属痰有热，并气虚。""案内经已下，皆谓外中风邪，然地有南北之殊，不可一途而论……东南之人，多是湿土生痰，痰生热，热生风也。"

《景岳全书·非风》："非风一证，即时人所谓中风证也。此证多见卒倒，卒倒多由昏愦，本皆内伤积损颓败而然，原非外感风寒所致。""人于中年之后，多有此证，其衰可知，经云人年四十而阴气自半，正以阴虚为言也。""非风麻木不仁等证，因其血气不至，所以不知痛痒，盖气虚则麻，血虚则木，麻木不已则偏枯痿废，渐至日增。""凡非风口开眼闭，手撒遗尿，吐沫直视，声如鼾睡，昏沉不醒，内脱筋痛之极，发直摇头上窜，面赤如妆，或头重面鼻山根青黑，汗缀如珠，痰声辘辘者，皆不治。非风之脉，迟缓可生，急数弦大者死。"

《张氏医通·中风门》："不治诸证，发直吐沫，摇头上撺，鱼口气粗，直视，眼小目瞪，喉声如锯，面赤如妆，汗出如珠，循衣摸床，神昏不语，头面手足爪甲青黑，大吐大泻，吐血下血，其脉坚急躁疾短涩者，皆不治。"

《临证指南医案·中风》："华岫云按：'今叶氏发明内风，乃身中阳气之变动。肝为风脏，因精血衰耗，水不涵木，木少滋荣，故肝阳偏亢，内风时起，治以滋液息风，濡养营络，补阴潜阳……或风阳上僭，痰火阻窍，神识不清，则有至宝丹芳香宣窍，或辛凉清上痰火……至于审证之法，有身体缓纵不收，耳聋目瞆，口开眼合，撒手遗尿，失音鼾睡，此本实先拨，阴阳枢纽不交，与暴脱无异，并非外中之风，乃纯虚证也。故先生急用大剂参附以回阳，恐纯刚难受，必佐阴药，以挽回万一。若肢体拘挛，半身不遂，口眼歪斜，舌强言謇，二便不爽，此本体先虚，风阳夹痰火壅塞，以致营卫脉络失和，治法急则先用开关，继则益气养血，佐以消痰清火，宣通经隧之药，气充血盈，脉络通利，则病可痊愈。'"

【病因病机】

中风之发生，主要因素在于患者平素气血亏虚，与心、肝、肾三脏阴阳失调，加之忧思恼怒，或饮酒饱食，或房室劳累，或外邪侵袭等诱因，以致气血运行受阻，肌肤筋脉失于濡养；或阴亏于下，肝阳暴张，阳化风动，血随气逆，夹痰夹火，横窜经隧，蒙蔽清窍，而形成上实下虚，阴阳互不维系的危急证候。

1. 积损正衰 年老体衰，肝肾阴虚，肝阳偏亢；或思虑烦劳过度，气血亏损，真气耗散，复因将息失宜，致使阴亏于下，肝阳鸱张，阳化风动，气血上逆，上蒙元神，突发本病。正如《景岳全书·非风》说："卒倒多由昏愦，本皆内伤积损颓败而然。"

2. 饮食不节 嗜酒肥甘，饥饱失宜，或形盛气弱，中气亏虚，脾失健运，聚湿生痰，痰郁化热，阻滞经络，蒙蔽清窍，或肝阳素旺，横逆犯脾，脾运失司，内生痰浊；或肝火内炽炼液成痰，以致肝风夹杂痰火，横窜经络，蒙蔽清窍，突然昏仆，㖞僻不遂。此即《丹溪心法·中风》所谓："湿土生痰，痰生热，热生风也。"以及《临证指南医案·中风》所云："风木过动，中土受戕，不能御其所胜……饮食变痰……或风阳上僭，痰火阻窍，神识不清。"

3. 情志所伤 五志过极，心火暴盛，或素体阴虚，水不涵木，复因情志所伤，肝阳暴动，引动心火，风火相煽，气血上逆，心神昏冒，遂至倒无知。正如《素问玄机原病式·火类》说："多因喜怒思悲恐之五志有所过极而卒中者，由五志过极，皆为热甚故也。"

4. 气虚邪中 气血不足，脉络空虚，风邪乘虚入中经络，气血痹阻，肌肉筋脉失于濡养；或形盛气衰，痰湿素盛；外风引动痰湿，闭阻经络，而致㖞僻不遂。如《诸病源候论·风偏枯候》说："偏枯者，由血气偏虚，则腠理开，受于风湿，风湿客于身半，在分腠之间，使血气凝涩，不能润养，久不瘥，真气去，邪气独留，则成偏枯。"

综上所述，中风之发生，病机虽较复杂，但归纳起来不外虚（阴虚、气虚）、火（肝火、心火）、风（肝风、外风）、痰（风痰、湿痰）、气（气逆）、血（血瘀）六端，其中以肝肾阴虚为其根本。此六端在一定条件下，互相影响，相互作用而突然发病。有外邪侵袭而引发者称为外风，又称真中风或真中；无外邪侵袭而发病者称为内风，又称类中风或类中。从临床看，本病以内因引发者居多。

【辨证论治】

（一）基本疗法

1. 中经络

（1）脉络空虚，风邪入中

主症：肌肤不仁，手足麻木，突然口眼㖞斜，语言不利，口角流涎，甚则半身不遂。或兼见恶寒、发热，肢体拘急，关节酸痛等症。苔薄白，脉浮数。

证候分析：正气不足，气血衰弱，故肌肤不仁，手足麻木；正气不足，脉络空虚，卫外不固，风邪得以乘虚入中经络，痹阻气血，故口眼㖞斜，语言不利，口角流涎，甚至半身不遂；风邪外袭，营卫不和，正邪相争，故恶寒、发热，关节酸痛；气血不足，复因风邪入中，脉络痹阻，肢体筋脉失养，故肢体拘急；风邪外中故见舌苔薄白，脉浮数。

基本治法：祛风，养血，通络。

针灸治疗：

1）半身不遂

针灸治法：取手足阳明经穴为主，针用泻法。

针灸处方：上肢：肩髃，曲池，外关，合谷。下肢：环跳，阳陵泉，足三里，解溪，昆仑。指麻无力或痉挛：八邪，后溪。抬肩困难：极泉，肩贞。肌肤麻木：梅花针循经叩刺。头痛，眩晕：风池，太冲。

针灸方义：风病多在阳经，阳明为多气多血之经，阳经主动，循经取穴调和经络，疏通气血而奏息风治瘫之功。

2）口眼歪斜

针灸治法：取手足阳明、足厥阴经穴为主，针用泻法。

针灸处方：翳风，地仓，颊车，合谷，太冲。

针灸方义：手足阳明经、足厥阴肝经均上达头面，合谷、太冲为远道取穴以疏通本经气血，翳风、地仓、颊车局部取穴以疏散风邪。

随证配穴：①语言謇涩：廉泉，哑门，金津，玉液。②饮水发呛：风池，天容，廉泉。③恶寒发热：大椎，曲池，合谷。

药物处方：大秦艽汤加减。

药物方义：方中秦艽、羌活、防风、白芷、细辛解表祛风；地黄、当归、川芎、赤芍养血行血；白术、茯苓健脾祛湿；无内热可减石膏、黄芩，加白附子、全蝎以祛风化痰，通经络。

（2）肝肾阴虚，风阳上扰

主症：平素头晕、头痛、耳鸣目眩，少寐多梦，突然发生口眼歪斜，舌强语謇，或手足重滞，甚则半身不遂等症。舌质红或苔腻，脉弦细数或弦滑。

证候分析：肾阴素亏，肝阳上亢，故平时头晕头痛，耳鸣目眩；肾阴不足，心肾不交，则心寐多梦；风阳内动，夹痰走窜经络，脉络不畅，故突然口眼歪斜，舌强语謇，半身不遂；脉弦，主肝风；脉细数、舌质红系肝肾阴虚内热之征。若苔腻、脉滑是兼有湿痰。

基本治法：滋阴潜阳，息风通络。

针灸治法：取足太阴、足少阴、足厥阴经穴为主，针用补法。

针灸处方：半身不遂、口眼歪斜同前针灸处方。

针灸方义：同前。

随证配穴：肝肾阴虚加肾俞、三阴交、太冲，头痛、眩晕加风池、太冲，耳鸣目眩、少寐多梦加听宫、中渚、太溪、内关。

药物处方：镇肝熄风汤或牵正散合导痰汤加减。

药物方义：镇肝熄风汤方中白芍、玄参、天冬滋阴柔肝息风，龙骨、牡蛎、龟甲、代赭石镇肝潜阳；重用牛膝引血下行。牵正散合导痰汤方中半夏、胆南星燥湿化痰，橘红理气化痰，茯苓、甘草健脾利湿化痰，白附子、全蝎、僵蚕祛风化痰，加钩藤、白蒺藜、地龙以平肝息风。

2. 中脏腑

中脏腑的主要表现是突然昏倒，不省人事。根据正邪情况有闭证和脱证的区别。闭证以邪实内闭为主，其证属实，治疗急宜祛邪；脱证，以阳气欲脱为主，其证属虚，治疗急宜扶正。两者证情截然不同，治疗有别，必须详辨，才能正确进行临床救治。

（1）闭证：闭证的主要症状突然昏仆，不省人事，牙关紧闭，口噤不开，两手握固，大小便闭，肢体强痉。根据有无热象，又有阳闭和阴闭之分。

1）阳闭

主症：除上述闭证的症状外，还有面赤身热，气粗口臭，躁扰不宁，苔黄腻，脉弦滑而数。

证候分析：肝阳暴张，阳升风动，气血上逆，夹痰火上蒙清窍，故突然昏仆，不省人事；风火痰热之邪，内闭经络，故见面赤，身热，口噤，手握气粗，口臭，便闭，苔黄腻，脉弦滑数等。

基本治法：清肝息风，辛凉开窍。

针灸治法：取十二经井穴为主，辅以手足厥阴、足阳明经穴为主，针用泻法及三棱针点刺井穴放血。

针灸处方：水沟，十二井穴，太冲，丰隆，劳宫。

针灸方义：本方功能平肝风，降火豁痰，启闭开窍。本证为风阳痰火、蒙蔽心窍所致，故取十二井穴放血，以决壅开闭，接三阴三阳经气，协调阴阳使之平衡，此即《黄帝内经》所谓"血实者决之"之意，督脉连贯脑髓，人中是督脉要穴，泻之能改善督脉气血的运行，可收启闭开窍之效。肝脉上达巅顶，泻肝经的原穴太冲，以镇肝降逆，潜阳息风。"荥主身热"，泻手厥阴的荥穴劳宫，降心火而安神。痰浊内生，咎在中焦运化输布失职，故取足阳明经之络穴丰隆，以振奋脾胃气机，蠲痰化浊。

随证配穴：半身不遂、言语謇涩可加曲池、通里、廉泉、哑门等穴，吞咽困难加照海、天突，牙关紧闭配颊车、合谷，痰盛配天突、内关。

药物处方：先灌服（或鼻饲法）局方至宝丹或安宫牛黄丸，既用羚羊角汤加减。

药物方义：至宝丹或安宫牛黄丸可辛凉开窍，羚羊角汤方中以羚羊角、菊花、夏枯草清肝息风；白芍、龟甲、石决明潜阳；生地黄丹皮凉血清热。加牛膝、益母草引血下行。如有抽搐者，加全蝎、蜈蚣解痉。痰多加胆南星、天竺黄、竹沥以豁痰。若痰多且昏睡者可用竹沥、生姜鼻饲，僵蚕等以息风涤痰开窍。

2）阴闭

主症：除上述闭证的症状外，还有面白唇暗，静卧不烦，四肢不温，痰涎壅盛，苔白腻，脉沉滑缓。

证候分析：痰湿偏盛，风夹痰湿，上蒙清窍、内闭经络，故见突然昏仆；不省人事，口噤不开，两手握固，肢体强痉等症；痰湿属阴，故静卧不烦；痰湿阻滞阳气，不得温煦，故四肢不温，面白唇暗；苔白腻，脉沉滑缓等均为湿痰内盛。

基本治法：豁痰息风，辛温开窍。

针灸治法：针用平补平泻法。

针灸处方：和阳闭相同。

针灸方义：均和阳闭相同。

药物处方：兼用苏合香丸，温开水化开灌服（或鼻饲法），以温开透窍。并用涤痰汤煎服。

药物方义：涤痰汤中以半夏、橘红、茯苓、竹茹燥湿化痰；石菖蒲、胆南星开窍豁痰；枳实降气和中。另加天麻、钩藤、僵蚕平肝息风。

（2）脱证

主症：突然昏仆，不省人事，目合口张，鼻鼾息微，手撒肢冷，汗多，大小便自遗，肢体软瘫，舌痿，脉细弱或脉微欲绝。

证候分析：阳浮于上，阴竭于下，阴阳有离决之势。正气虚脱，心神颓败，故见突然昏仆，不省人事，目合口张、鼻鼾、手撒，舌痿，大小便失禁等五脏败绝的危症；呼吸低微，多汗不止，四肢厥冷，脉细弱而微，均是阴精欲绝，阳气暴脱之象。

基本治法：益气回阳，救阴固脱。

针灸治法：取任脉穴为主，用大艾炷灸之，以汗收、肢温、脉起为度。

针灸处方：关元，神阙（隔盐灸）。

针灸方义：本病元阳外脱，系阴不敛阳，所以必从阴中救阳。关元为任脉与足三阴经之会穴，为三焦元气所出，通命门真阳，为阴中有阳之穴；脐为生命之根蒂，神阙位于脐中，属任脉，为真气所系，故用大艾炷重灸二穴，能救垂危之阳。

随证配穴：当急救固脱回阳之后，如患者面赤足冷，虚烦不安，脉极经弱，或浮大重按无根，此属真阴亏损，虚阳浮越，可重灸命门、气海俞、涌泉等穴以补益肾阴，摄纳浮阳。

药物处方：参附汤合生脉散加减。

药物方义：方中人参大补元气，附子回阳救逆。如汗多不止，可加龙骨、牡蛎、山萸肉、五味子之类以敛汗固脱。

临证加减：若回阳之后，见真阴亏损，虚阳浮越，可用地黄饮子峻补真阴，温肾扶阳。方中熟地黄、麦冬、石斛、巴戟天、肉苁蓉、山萸肉、五味子补肾益精，滋阴敛液；石菖蒲、远志豁痰开窍；少量附子、肉桂温养真元，摄纳浮阳。

3. 后遗症（恢复期）

主症：中风急性阶段经抢救治疗，神志渐清，痰热渐平，饮食稍进，逐步进入恢复阶段。此时仍需加强护理，采取针灸与药物并进，并适当逐步增加肢体的被动活动，可有助于半身不遂等症状的恢复。

（1）半身不遂

1）气虚血滞，脉络瘀阻

主症：半身不遂，肢软无力，伴有患侧手足浮肿，语言謇涩，口眼歪斜，面色萎黄，或暗淡无华，苔薄白，舌淡紫，或舌体不正，脉细涩无力等。

证候分析：由于气虚不能运血，气不能行，血不能荣，气血瘀滞，脉络痹阻，故出现上述后遗症。

基本治法：补气活血，通经活络。

针灸处方：同中经络，配气会膻中、胃经合穴足三里，以益气化痰。

药物处方：补阳还五汤加减。

药物方义：本方重用黄芪补气，桃仁、红花、当归、赤芍、地龙养血活血化瘀，加全蝎、乌梢蛇、桑枝、土鳖虫、川断以增强通经活络之力。

2）肝阳上亢，脉络瘀阻

主症：半身不遂，患侧僵硬拘挛，兼有头痛头晕，面赤耳鸣，舌红绛，苔薄黄、脉弦硬有力。

证候分析：肝阳上亢，火升风动，气血并逆于上，络破血溢，经脉阻塞，故出现上述后遗症。

基本治法：平肝潜阳，息风通络。

针灸处方：同中经络，配加太冲、阳陵泉、合谷、翳风以平肝息风。

药物处方：镇肝熄风汤或天麻钩藤饮加减。

药物方义：方中重用怀牛膝引血下行并有补益肝肾之效，代赭石和龙骨、牡蛎相配，降逆潜阳，镇肝息风，龟甲、玄参、天冬、白芍滋养阴液以制阳亢，茵陈、川楝子、生麦芽合用清泄肝阳，涤肝气之郁滞，甘草调和诸药，配麦芽调中和胃。天麻钩藤饮方中天麻、钩藤、石决明平肝息风，山栀、黄芩清热泻火，益母草活血利水，杜仲、桑寄生补益肝肾，夜交藤、朱砂、茯神安神定志。

3）肝肾阴精亏虚

主症：半身不遂，患侧肢体肌肉萎缩，舌红脉细。

证候分析：肝肾阴精亏虚，故出现上证。

基本治法：壮水填精，滋养肝肾。

针灸处方：同中经络型，再加三阴交、太溪以补益肝肾。

药物处方：地黄饮子加减。

药物方义：方中熟地黄、山茱萸滋补肾阴；肉苁蓉、巴戟天温壮肾阳；附子、肉桂辛热以温养真元摄纳浮阳；麦冬、石斛、五味子滋阴敛液；石菖蒲、远志、茯苓交通心肾开窍化痰，佐以通经活络之品。

（2）语言不利

1）风痰阻络

主症：舌强语謇，肢体麻木，脉弦滑，苔薄白。

证候分析：风痰上阻，经络失和，故致上症。

基本治法：祛风除痰，宣窍通络。

针灸处方：廉泉，旁廉泉，风池，丰隆。

针灸方义：祛痰开窍，疏风通络。

药物处方：解语丹。

药物处方：方中天麻、全蝎、胆南星、白附子以平肝息风祛痰，远志、石菖蒲、木香以宣窍，行气通络，羌活祛风。

2）肾虚精亏

主症：音哑失语，心悸、气短、腰膝酸软，舌淡苔白，脉细无力。

证候分析：久病体虚，肾精亏耗而致上症。

基本治法：滋阴补肾利窍。

针灸处方：同前，可配加太溪、照海。

药物处方：地黄饮子加减。

药物方义：地黄饮子去肉桂、附子，加杏仁、桔梗、木蝴蝶开音利窍。

3）肝阳上亢，痰邪阻窍

主症：言语謇涩，舌体僵硬，面红耳赤，舌淡苔白，脉弦。

证候分析：肝阴亏耗，风阳夹痰上扰而致上证。

基本治法：镇肝息风，化痰开窍。

针灸处方：同上述处方。

药物处方：天麻钩藤饮或镇肝熄风汤加减。

药物方义：以上二方镇肝潜阳，平肝息风，化痰开窍。

（3）风痰阻络

主症：口眼歪斜。

证候分析：多由风痰阻于络道所致。

基本治法：祛风、化痰、通络。

针灸处方：同中经络之脉络空虚证的针灸治疗。

药物处方：牵正散。

药物方义：方中白附子祛风、化痰、通络，僵蚕、全蝎息风、化痰、镇痉。口眼㖞动者，加天麻、钩藤、石决明以平肝息风。

（二）其他疗法

1. 头针疗法

针灸处方：病变对侧运动区为主，可配足运感区，失语用语言区。

操作方法：快速捻转每分钟200次，持2～3分钟，反复3～4次。

本法对中脏腑抢救后的恢复期、中经络型可单独或配合体针。早期疗效较好，以脑血栓为着。

2. 电针疗法

针灸处方：同上。

操作方法：一般选2～3对穴，进针得气后用电针夹，夹住针柄，然后打开开关，采用疏波或断续波，旋转电钮，刺激量逐渐加大，使病者肢体出现节律性收缩半分钟后，稍停电休息1分钟再继续刺激，每次约20分钟。

【注意事项】

（1）临床时，对年在四旬以上，经常出现头痛、眩晕、肢麻、肉瞤，以及一时性语言不利等症，多属中风先兆，切宜注意。

（2）中风一旦发生，须与痫证、厥证、昏迷进行鉴别。

1）昏迷虽可突然发生，可多由其他病症引起。一般昏迷时间较长，病情较重，在短时内不易苏醒。苏醒亦常有原发病症的存在。

2）中风昏迷时间一般较厥证为长，同时可见㖞僻不遂等证。清醒后常有后遗症存在。

3）卒倒号叫肢体抽搐，口吐涎沫，口眼相引，目睛上视，醒后精神困怠、休息后如人，上述表现时间短暂，每次发作症状相似，一般诱发因素不甚明显。

4）主要症状是一时昏倒，不省人事。

因此，临床鉴别并不困难。中风确诊之后，首先辨认是真中或类中，即中经络或中脏腑。

（3）中风昏迷者，多预后不佳；后遗诸症亦往往不能短期恢复或不能完全恢复，且有复中的可能，如复中病情严重者其预后更差。

（4）中风的发生，平时宜慎起居，节饮食，远房帏，调情志，除了用药物防治外，还可进行适当的锻炼，如太极拳、气功等，以增强体质，提高防治效果。

【疾病小结】

综上所述，可知中风一样，病机较为复杂，常涉及心、肝、肾、脾以及经络血脉。其因以内伤积损为主，即脏腑失调，阴阳偏胜。真中，是由脉络空虚，风邪入中经络而起；类中是由阳化风动，气血上逆，夹痰夹火，流窜经络，蒙蔽清窍而成。本病多见于年迈之人。年逾四旬以后，阴气自半，气血渐衰，偶因将息失宜，或志所伤等诱引，有如巍峨大厦，而基础不固，不遇大风，则颓然崩倒。一旦发病，大多难于治疗，尤其卒中昏迷，预后不佳，后遗诸证亦往往不能短期恢复和完全恢复，且有复中的可能，如复中病情重者其项后更差。因此，在未发之前，如有中风先兆，必须加强预防，《卫生宝鉴·中风门》说："凡人初觉大指次指麻木不仁或不用者，三年内有中风之疾也。"《证治汇补·预防中风》说："平人手指麻木，不时晕眩，乃中风先兆，须预防之，宜慎起居，节饮食，远房帏，调情志。"故临证时，对人在四旬之上，经常出现头痛、眩晕、肢麻、肉瞤，以及一时性语言不利等症，多属中风先兆，切宜注意，除李氏所提出的生活调摄外，同时应针对病因病机给以药物防治，可参考眩晕辨证论治。平时进行当地锻炼，如太极拳、气功等，以增强体质，提高防治效果。

【临证验案】

（1）刘某，男，70岁。1962年6月16日初诊。患者有高血压病已十年。近一年来经常头昏，三天前喂猪时觉头晕，右半身麻木发软，活动不灵活而摔倒，继则言语不清，经当地医院转来我院。检查所见：神清合作，发育营养一般，能勉强起立，不能站立行走，轻度失语，血压180/130mmHg，双侧瞳孔等大、等圆，光反射佳，右侧眼裂较小，闭眼力量差，露齿、口角稍向左牵，右侧肢体肌力明显降低，右上肢不能举达下颌，手腕活动迟钝，手指不能伸直，右下肢沉软，髋膝关节活动较小，踝以下不能活动，右侧腹壁及提睾反射消失，生理反射不亢进，病理反射除巴氏征阳性可疑外，余皆阴性。眼底检查：呈动脉硬化性眼底改变。舌苔白腻，脉弦滑。中医辨证系脾湿多痰，劳累过度，肝阳上亢，痰阻隧道，采用抑肝扶脾、祛风化痰、疏通经络之法治之。取曲池、合谷、阳陵泉、丰隆、曲泉；健侧用泻法，患侧用平补平泻法，留针20分钟，针治两次后，上肢能举至头顶，手指屈伸接近正常，下肢髋膝关节活动范围扩大；针治四次后，能扶胁杖行走，步态尚稳；第五次针治加金津、玉液、丘墟、申脉、哑门，言语开始清楚，踝以下能活动，右腹壁及提睾反射逐渐出现，血压降至150/110mmHg。为了巩固疗效，又配风府、关元俞、秩边、环跳为主和前穴加减。治疗达24次时，症状消失，上下肢活动基本正常，仅肌力稍差，即出院。(《针灸集锦》)

按：脑血栓形成即中医之中风。患者年近古稀，正气已亏，气不运血，脉络涩滞，兼以痰湿动而成本病。故取手足阳明和肝胆经腧穴，调气血通经络平衡阴阳，重在滋壮后天。运用手法悉除诸症。

（2）一妇，年五十七，身肥白，春初得中风暴仆，不知人事，身僵直，口噤不语，喉如拽锯，水饮不能入，六脉浮大弦滑，右甚于左，以藜芦末一钱加麝香少许灌入鼻窍，吐痰升许，始知人事，身体略能举动，急煎小续命汤倍麻黄，连进二服，覆以衣被，得汗渐苏醒，能转侧，但右手足不遂，语言謇涩，复以二陈汤加芎、归、芍、药、羌、防等，合竹沥、姜汁日进二、三服。若三、四日大便不利，则不能语言，即以东垣导滞丸或润肠丸微利之，则言语复正，如此调理，至六十余，得他病而卒。(《宋元明清名医类案·虞天民医案》)

按：其人素体肥胖，正气不足，多湿多痰可知，而外邪入中，与痰相搏，闭其经遂，蒙蔽清窍，引发中风。六脉浮大弦滑是外邪入中，痰浊壅盛征。故先以吐法逐痰、开关、通窍，续以疏风解表，扶正祛邪之法治之。

十九、瘿病

【疾病概述】

瘿病，包括"瘿囊""瘿瘤"和"瘿气"。多系久居山区，常饮山水，或七情内郁，气结痰凝，聚结于颈前，逐渐肿大，结而成块。瘿囊，是以颈肿块，块形较大，弥漫对称，其状如瓮，下坠至胸，皮宽不急，触之光滑柔软等为特征的地方病；瘿瘤，是以项前肿块偏于一侧、或一侧较大，状如核桃，触之质硬有根，可随吞咽而上下等为特征的项前肿瘤；瘿气，是以项前轻度或中度肿大，其块触之柔软光滑，无结无根，可随吞咽动作而活动，并见急躁易怒，眼球外突，消瘦易饥等为特征的颈前积聚之病证。

现代医学的单纯性甲状腺肿大、甲状腺机能亢进症、甲状腺肿瘤，以及慢性甲状腺炎等疾病，与瘿病的临床表现相似，故此类疾病可参考本篇辨证论治。

【文献摘录】

《诸病源候论·瘿候》："瘿者，由忧恚气结所生，亦曰饮沙水，沙随气入于脉，搏项下而成之。初作与樱核相似，而当颈下也，皮宽不急，垂捶捶然是也。恚气结成瘿者，但垂核捶捶无脉也。饮沙水成澳者，有核无根、浮动在皮中。""养生方云：诸山水黑土中出泉流者，不可久居，常食令人作瘿病，动气增患。"

《外台秘要·瘿病方》："小品瘿病者始作与瘿核相似，其瘿病喜当项下，当中央不偏两边也。"

《儒门事亲·瘿》："夫瘿囊肿闷，稽叔夜养生论云：颈如险而瘿，水土之使然也，可用人参化瘿丹，服之则消也。又以海带、海藻、昆布三味，皆海中之物，但得二味，投之于水瓮中，常食亦可消矣。"

【病因病机】

瘿病的因主要是情志内伤和饮食及水土失宜，但也与体质因素有密切关系。

1. 情志内伤　由于长期忿郁恼怒或忧思郁虑，使气机郁滞、肝气失于条达。津液的正常循行及输布，均有赖气的统率。气机郁滞，则津液易于凝聚成痰。气滞痰凝，壅结颈前，则形成瘿病。其消长常与情志有关。痰气凝滞日久，使血液的运行亦受到障碍而产生血行瘀滞，则可致瘿肿较硬或有结节。正如《诸病源候论·瘿候》说："瘿者由忧恚气结所生""动气增患"。《济生方·瘿瘤论治》说："夫瘿瘤者，多由喜怒不节，忧思过度，而成斯疾焉。大抵人之气血，循环一身，常欲无滞留之患，调摄失宜，气凝血滞，为瘿为瘤。"

2. 饮食及水土失宜　饮食失调，或居住在高山地区，水土失宜，一则影响脾胃的功能，使脾失健运，不能运化水湿，聚而生痰；二则影响气血的正常运行，痰气瘀结颈前则发为瘿病。在古代瘿病的分类名称中即有泥瘿、土瘿之名。《诸病源候论·瘿候》谓"饮沙水""诸山水黑土中"容易发生瘿病。《杂病源流犀烛·颈项病源流》也说："西北方依山聚涧之民，食溪谷之水，受冷毒之气，其间妇女，往往生结囊如瘿。"均说明瘿病的发生与水土因素有密切关系。

3. 体质因素　妇女的经、孕、产、乳等生理特点与肝经气血有密切关系，遇有情志、饮食等致病因素，常引起气郁痰结、气滞血瘀及肝郁化火等病理变化，故女性易患瘿病。另外，素体阴虚的人，痰气郁滞之后易于化火，更加伤阴，常使病程缠绵。

由上可知，气滞痰凝壅结颈前是瘿病的基本病理，日久引起血脉瘀阻，以气、痰、瘀三合而为患。部分病例，由于瘀气郁结化火，火热耗伤阴精，而导致阴虚火旺的病理变化，其中尤以肝、心两脏阴虚火旺的病变更为突出。

瘿病初起多实，病久则由实致虚，尤以阴、气虚为主，以致成为虚实夹杂之证。

【辨证论治】
(一) 基本疗法
(1) 气郁痰阻

主症：颈前正中肿大，质软不痛，颈部发胀，胸闷，善太息，或兼胸闷窜痛，病情波动常与情志因素有关，苔薄白，脉弦。

证候分析：气机郁滞，痰浊壅阻项部，故致颈前肿大，质软不痛，且有胀感。因情志不舒，肝气郁滞，故胸闷、太息、胸胁窜痛，且病情随情志而波动。脉弦为肝郁气滞之象。

基本治法：理气舒郁，化痰消瘿。

针灸治法：取手足少阳、足厥阴经穴为主，针用泻法。

针灸处方：臑会，阳陵泉，太冲，三阴交，丰隆，天突。

针灸方义：臑会为手少阳三焦经与阳维脉之会穴，三焦主气，阳维生在表之阳，针臑会能疏通三焦及诸阳之经气，故能消瘿气。阳陵泉为足少阳经合穴，同足厥阴肝经原穴太冲相配，有疏肝解郁，散结调经之功。三阴交为肝脾肾三经之交会穴，能调节足三阴经之经气，有健脾除湿，理气通经之作用。丰隆足阳明胃络穴化痰散结。天突位在颈间，能通调其所属任脉之经气，疏泄局部壅滞，有化瘀散结之功。

药物处方：四海舒郁丸加减。

药物方义：方中的青木香、陈皮疏肝理气，昆布、海带、海藻、海螵蛸、海蛤壳化痰软坚，消瘿散结。胸闷、胁痛，加柴胡、郁金、香附理气解郁，咽颈不适加桔梗、牛蒡子、木射干利咽消肿。

(2) 痰结血瘀

主症：颈前出现肿块，按之较硬或有结节，肿块经久未消，胸闷、纳差，苔薄白或白腻，脉弦或涩。

证候分析：气机郁滞，津凝成痰，痰气交阻，日久则血循不畅，血瘀脉滞。气、痰、瘀壅结颈前，故瘿肿较硬或有结节，经久不消。气郁痰阻，脾失健运，故胸闷、纳差。苔白腻、脉弦或涩，为内有痰湿及气滞血瘀之象。

基本治法：理气活血，化痰消瘿。

针灸治法：取手足阳明经穴及局部经穴为主，针用泻法。

针灸处方：足三里，合谷，膻中，天突，天容，天鼎。

针灸方义：手足阳明经循行于颈部，取合谷、足三里以疏导阳明之经气，能行气活血散瘀；天突、天容、天鼎为近取穴位，能行气散结，活血化瘀；膻中理气化瘀。诸穴合用，有理气活血化瘀、软坚化痰散结之功。

药物处方：海藻玉壶汤。

药物方义：方中以海藻、昆布、海带化痰软坚，消瘿散结；青皮、陈皮、半夏、贝母、连翘、甘草理气化痰散结；当归、川芎养血活血；结块较硬及有结节者，可酌加黄药子、三棱、莪术、丹参等。

临证加减：①胸闷不舒，可加郁金、香附理气开郁。②久郁化火而见烦热、舌红、苔黄，脉数者加夏枯草、丹皮、玄参以清热泻火。

(3) 肝火旺盛

主症：颈前轻度或中度肿大，一般柔软、光滑。身烦热，容易出汗，性情急躁易怒，眼球突出，手指颤抖，面部烘热，口苦，舌红苔黄，脉弦数。

证候分析：痰气壅结、气郁化火是本病的主要病症。痰气壅结颈前，故出现瘿肿。郁久化火，肝火旺盛，故见烦热，急躁易怒，面部烘热、口苦等症，火热迫津液外泄，故易汗出。肝火上炎，风阳内动，则致眼珠突出，手指颤抖。舌红、苔黄、脉弦为肝火亢旺之象。

基本治法：清泄肝火。

针灸治法：取手足少阳、手足厥阴经穴为主，针用泻法。

针灸处方：臑会，阳陵泉，太冲，内关，阿是穴。

针灸方义：臑会为手少阳与手阳明之会穴，能宣三焦经气，疏导经络之壅滞；阳陵泉是足少阳经合穴，用以疏导少阳气滞，有清火化痰之作用；太冲为肝经原穴清泄肝火；内关泻心火，阿是穴软坚散结。

药物处方：栀子清肝汤合藻药散加减。

药物方义：栀子清肝汤中，以柴胡、芍药疏肝解郁清热。茯苓、甘草、当归、川芎益脾养血活血，栀子、丹皮清泄肝火，配合牛蒡子散热利咽消肿。藻药散中以海藻、黄药子消瘿散结。

临证加减：肝火亢旺，烦躁易怒，脉弦数者，可加夏枯草、龙胆草清肝泻火。肝阳内盛，手指颤抖者，加石决明、钩藤、白蒺藜、牡蛎平肝息风。

（4）心肝阴虚

主症：瘿肿或大或小、质软，病起较缓，心悸不宁，心烦少寐，易出汗，手指颤动，眼干，目眩，倦怠乏力，舌质红，舌体颤动，脉细数。

证候分析：痰气郁结颈前，故渐起瘿肿。火郁伤阴，心阴亏虚，心失所养，故心悸不宁，心烦少寐。肝阴亏虚，筋脉失养，则倦怠乏力。肝开窍于目，目失所养则眼干目眩。肝阴亏虚，虚风内动，则手指及舌体颤抖。舌质红、脉弦细数为阴虚有热之象。

基本治法：滋养阴精，宁心柔肝。

针灸治法：取手足厥阴、足少阴经穴为主，针用平补平泻法。

针灸处方：阿是穴，行间，内关，太溪，曲泉，三阴交。

针灸方义：阿是穴疏通局部气血、软坚散结，行间乃肝经荥穴泻肝之虚火，曲泉养肝阴，内关配太溪交通心肾，滋阴降火，三阴交补肝肾之阴。诸穴合用，有滋阴养肝、宁心安神，软坚消瘿之功。

药物处方：天王补心丹。

药物方义：方中以生地黄、玄参、麦冬、天冬养阴清热；人参、茯苓、五味子、当归益气生血；丹参、酸枣仁、柏子仁、远志养心，安神。肝阴亏虚、肝经不和而见胁痛隐隐者，可用一贯煎加枸杞子、川楝子养肝疏肝。虚风内动，手指及舌体颤抖者，加钩藤、白蒺藜、白芍平肝息风。

临证加减：①肾阴亏虚而见耳鸣、腰酸膝软者，酌加龟甲、桑寄生、牛膝、菟丝子滋补肾阴。②病久正气伤耗，精气不足而见消瘦乏力。女子月经量少或经闭、男子阳痿者，可酌加黄芪、山萸、首乌等补益正气，滋养精血。

（二）其他疗法

1. 单方

（1）海带、昆布、海藻任选一二，每种30～60g，每日1剂，水煎服。

（2）猪靥、羊靥或牛靥，焙干、研粉，每日0.1～0.2g。

（3）黄药子，每日9～12g，小火煎服或泡酒服。治瘿瘤及瘿气。

2. 复方

（1）《千金要方》的"治石瘿、气瘿、劳瘿、土瘿、忧瘿等方"（海藻、龙胆草、海蛤、通草、昆布、白矾、松萝、麦曲、半夏），《三因方》《济生方》等书将本方称为"破结散"。还有《太平圣惠方》的"治瘿气经久不消"神效方（海带、海藻、昆布），《儒门事亲》的化瘿丹（海带、海藻、海蛤、昆布、泽泻、连翘、猪靥）。

（2）消瘿气瘰丸（夏枯草、海藻、昆布、海螵蛸、黄芩、枳壳）和消瘿顺气散（海藻、昆布、蛤粉、海浮石），治瘿囊及瘿瘤。

（3）夏枯草30g，昆布、牡蛎各24g，玄参、白术各12g，天葵子、橘皮叶各9g，日一剂，水煎服；夏枯草24g，黄药子、黄芪、茯苓各12g，姜半夏9g，蜈蚣二条，甘草6g，日一剂，水煎服；夏枯草30g，蛇莓15g，黄药子、海藻、昆布、玄参、地龙各12g，象贝10g，日一剂，水煎服。治瘿瘤。

【注意事项】

（1）瘿病以颈前喉结两旁结块肿大为最基本的临床特征，多发于女性。望诊和切诊对于本病的诊断有重要作用。本病主要表现颈前发生肿块，可随吞咽动作而上下移动。初作可如樱桃或指头大小，一般生长缓慢。大小程度不一，大者可如囊如袋。触之多柔软、光滑，病程日久则质地较硬，或可扪及结节。

（2）瘿块发展较大时，可因压迫气管而引起胸闷、发憋、咳嗽。瘿病中瘿气，瘿块虽不很大，但常有比较明显的阴火旺的全身症状，如出现低热、汗多、心悸、多食易饥、眼突、手颤、面赤数等症，诊断时应予注意。

（3）本病多见于女性，以离海较远的山区发病较多。

（4）瘿病应着重与下列病证相鉴别：

1）瘰疬：瘿病与瘰疬两者都在颈部有肿块出现。鉴别的要点一是患病的具体部位，二是肿块的性状。瘿病的肿块在颈部正前方，肿块一般较大；而瘰疬的患病部位是在颈项的两侧，或在耳前后，连及颐颔，且其肿块一般较小，每个约胡豆大，个数多少不等，甚至累累如贯珠。

2）消渴：瘿病中的瘿气，常表现多食易饥的症状，应注意和消渴相鉴别。消渴以多饮、多食、多尿为主要临床表现，三消的症状常同时并见，尿中常有甜味，而颈部无瘿肿。瘿气虽有多食易饥，类似中消，较少同时合并多饮、多尿，而以颈部有瘿肿为主要特征，且伴有比较明显的烦热、心悸、急躁易怒、眼突、脉数等症。

（5）瘿病的各种证候之间有一定的关系。痰结血瘀常为气郁痰阻的进一步发展，肝火旺盛及心肝阴虚分别概括了瘿病中火旺及阴虚的两种证候，但因火旺及阴虚二者在病理上表现为相互影响，在临床症状上则常相兼出现。对于前两种证候的瘿病，治疗一般均以理气化痰、活血软坚、消瘿散结为主；对后两种证候的瘿病，则应重在滋阴降火。此时若用消瘿散结的药物，一般多选黄药子。黄药子有小毒，久服对肝脏不利。因本病治疗时间往往较长，在需要较长时间服用黄药子时，剂量以不超过12g为宜，以免造成对肝脏的损害。

瘿病的预后大多较好。瘿肿小、质软、病程短、治疗及时者，多可治愈。但瘿肿较大者，不容易完全消散。若肿块坚硬、移动性差、而增长又迅速者，则预后严重。肝火旺盛及心肝阴虚的轻中症患者，疗效较好。重症患者则阴虚火旺的各种症状常随病程的延长而加重和增多，在出现烦躁不安、高热、脉数等症状时，为病情危重的表现。

【疾病小结】

综上所述，瘿病以颈前出现肿块为基本临床特征。主要由情节内伤，饮食及水土失宜而引起，但与体质有密切关系。气滞痰凝壅结颈前是瘿病的基本病理，久则血行瘀滞，脉络瘀阻。部分病例痰气郁结化火，会出现肝火旺盛及心肝阴虚等阴虚火旺的病理变化。治疗瘿病的主要治则有理气化痰、消瘿散结、活血软坚、滋阴降火等，应针对不同的证候而选用适当的方药。防止情志内伤及注意饮食调摄也是预防瘿病的两个重要方面。

瘿病的转归关系，一是表现在由实转虚，或因实转虚为虚实夹杂的证候；二是表现为某一瘿病转化为另一种瘿病上，这种关系对辨证治疗和及早防治瘿病的严重病症有实际意义。

【临证验案】

张某，女，42岁，初诊日期为1988年5月3日。患者自觉颈前正中肿大一年多，随情志而变化。经某医院确诊为单纯性甲状腺肿，因西药治疗效果不显来诊，自觉颈部发胀，胸闷，善太息，苔薄黄，脉弦。取穴：天突、阿是穴、臑会、阳陵泉、太冲、三阴交、丰隆，每天1次。针灸3次后肿大明显见小，经20次治疗，颈前正中肿大消失而愈。随访一年未复发。

按：病属瘿病，四诊合参，证属气郁痰阻，取手足少阴、手足厥阴经穴，针刺用泻法，理气解郁，化痰散结，则瘿瘤消散。

二十、水肿

【疾病概述】

水肿是指体内水液潴留，泛滥肌肤，引起头面、眼睑、四肢、腹背甚至全身浮肿而言，严重者还可伴有胸水、腹水的一种疾病。本病根据临床表现不同，可分"阳水""阴水"两类。阳水发病较急，多从头面部先肿，肿势以腰部以上为着。阴水发病较缓，多从足跗先肿，肿势以腰部以下为剧。

现代医学各种原因引起的水肿，如急慢性肾炎、充血性心力衰竭、内分泌失调以及营养障碍等疾病所出现的水肿均可参照本篇治疗。

【文献摘录】

《素问·汤液醪醴论》："平治于权衡，去宛陈莝，微动四极，温衣，缪刺其处，以复其形；开鬼门，洁净府，精以时服，五阳已布，疏涤五脏，故精自生，形自盛，骨肉相保，巨气乃平。"

《素问·水热论》："勇而劳甚则肾汗出，肾汗出逢于风，内不得入于藏府，外不得越于皮肤，客于玄府，行于皮里，传为胕肿，本之于肾，名曰风水。"

《金匮要略·水气病》："风水，其脉自浮，外证骨节疼痛恶风。皮水，其脉亦浮，外证胕肿，按之没指，不恶风，其腹如鼓，不渴，当发其汗。正水，甚脉沉迟，外证自喘。石水，其脉自沉，外证腹满不喘。黄汗，其脉沉迟，身发热，胸满，四肢头面肿，久不愈，痈脓。"

《济生方·水肿论治》："又有年少，血热生疮，变为肿满，烦渴小便少，此为热肿，素问所谓结阳者肿四肢是也。""赤小豆汤，治年少血气俱热，遂生疮疖，变为肿满，或烦，或渴，小便不利。"

《景岳全书·肿胀》："温补即所以化气，气化而痊愈者，愈出自然；消伐所以逐邪，逐邪而暂愈者，愈出勉强。此其一为真愈，一为假愈，亦岂有假愈而果愈者哉。"

《医门法律·水肿门》："经谓二阳结谓之消，三阴结谓之水……三阴者，手足太阴脾肺二脏也。胃为水谷之海，水病莫不本之于胃，经乃以属之脾肺者，何耶？何足太阴脾，足以转输水精于上，手太阴肺足以通调水道于下，海不扬波矣。唯脾肺二脏之气，结而不行，后乃胃中之水曰蓄，浸灌表里，无所不到也；是则脾肺之权，可不伸耶。然其权尤重于肾。肾者，胃之关也，肾司开阖，肾气从阳则开，阳太盛则关门大开，水直下而为消，肾气从阴则阖，阴太盛则关门常阖，水不通为肿。经又以肾太肺标，相输俱受为言，然则水病，以脾肺肾为三纲矣。"

【病因病机】

1. 风邪外袭，肺失通调 风邪外袭，内舍于肺，肺失宣降，水道不通，以致风遏水阻，风水相搏，流溢肌肤，发为水肿。

2. 湿毒浸淫，内归脾肺 肌肤因痈疡疮毒，未能消解消透，疮毒内归脾肺，导致水液代谢受阻，溢于肌肤，亦成水肿。

3. 水湿浸渍，脾气受困 久居湿地或冒雨涉水，水湿之气内侵，或平素饮食不节，多食生冷，均可使脾为湿困，失其健运，水湿不运，泛于肌肤，而成水肿。

4. 湿热内盛，三焦壅滞 湿热久羁，或湿郁化热，中焦脾胃失其升清降浊之能，三焦为之壅滞，水道不通，而成水肿。

5. 饮食劳倦，伤及脾胃 饮食不节，劳倦太过，脾气亏虚，运化失司，水湿停聚不行，横溢肌肤，而成水肿。

6. 房劳过度，内伤肾元 生育不节，房劳过度，肾精亏耗，肾气内伐，不能化气行水，遂使膀胱气化失常，开合不利，水液内停，形成水肿。

综上所述，不难看出，水不自行，赖气以动。故水肿一证，是全身气化功能障碍的一种表现，涉及的脏腑主要是肺、脾、肾三脏，若因某种病因，致肺失通调，脾失转输，肾失开合，终至膀胱气化无权，三焦水道失畅，水液内聚泛溢肌肤，而成水肿。而肺脾肾三脏在发病机理上，又是互相联系，相互影响的。如肾虚水泛，逆于肺，则肺气不降，失其通调水道之职，使骨气更虚更加重水肿。若脾虚不能制水，水湿壅盛，必损其阳，久则导致肾阳亦衰；反之，肾阳衰不能温煦脾土，脾肾俱虚，亦可使病情加重。

一般情况下，凡因风邪外袭，水湿浸淫，饮食不节等因素而成水肿者，多为阳水；凡因劳倦太过，房室不节导致脾肾亏虚而成水肿者，多为阴水。阳水多属实证，阴水多属虚证。阳水迁延不愈，正气渐伤，则可转为阴水；阴水复感外邪，肿势增剧，亦可出现阳水证候。水肿重证，水邪上泛高原，亦可出现水毒凌心犯肺之危象。

【辨证论治】

(一) 基本疗法

1. 阳水

(1) 风水泛滥

主症：眼睑浮肿，则四肢及全身皆肿，来势迅速，多有恶寒发热、肢节酸楚、小便不利等症。偏于风热者，伴咽喉红肿疼痛，舌质红，脉浮滑数。偏于风寒者，兼恶寒，咳喘；舌苔薄白，脉浮滑或紧。如水肿较甚可见沉脉。

证候分析：风邪袭表，肺失宣降，不能通调水道、下输膀胱，故恶风发热，肢节酸楚，小便不利，全身浮肿；风为阳邪，其性轻扬，风水相搏，推波助澜，故水肿起于面目，迅速遍及全身；若风邪兼热，故咽喉红肿疼痛，舌质红，脉浮滑数；若风邪兼寒，邪在肌表，卫阳被遏，肺气不宣，故见恶寒，发热，咳喘；若肿势较甚，阳气内遏，则见沉脉。

基本治法：散风清热，宣肺行水。

针灸治法：取手太阴、足太阳经穴为主，针用泻法，不灸。

针灸处方：列缺，肺俞，大杼，三焦俞，阴陵泉。

针灸方义：风水相搏，肺气失宣，肺主皮毛，太阳主一身之表，故取列缺理肺行水；肺俞、大杼，宣通肺气与足太阳经气，使肺气宣通，水湿下行。佐以三焦俞通调水道，阴陵泉健脾利水。

随证配穴：若热重尿少者，加水分（属于任脉而联系膀胱），用于通调膀胱之经气而利小便；加合谷以清热。若表邪甚而偏寒的，加刺风门、灸肺俞以疏风散寒解表。若咽喉红肿疼痛加少商点刺放血以清肺利咽。

药物处方：越婢汤加减。

药物方义：方中麻黄散风宣肺，兼能利水退肿；石膏清肺泄热；白术健脾利水，使肺气宣通，水湿下行，则风水自退；甘草、生姜、大枣调和营卫。可酌加浮萍、泽泻、茯苓，以助宣肺利水消肿。

临证加减：①若咽喉肿痛，可加板蓝根、桔梗、连翘，以清咽散结解毒。②若热重尿少，可加鲜白茅根清热利尿，以助麻黄辛温解表之力。③若属风寒偏盛，去石膏，加苏叶、防风、桂枝。④若见咳喘较甚，可加前胡、杏仁，降气止喘。

(2) 湿毒浸淫

主症：眼睑浮肿，延及全身，小便不利，身发疮痍甚者溃烂，恶风发热，舌质红，苔薄黄，脉浮数或滑数。

证候分析：肌肤乃脾肺所主之地，故肌肤疮痍及温毒未能及时清解消散，内归脏腑，使中焦脾胃不能运化水湿，失其升清降浊之能，使肺不能通调水道而小便不利。风为百病之长，故病之初起，多兼风邪，是以肿起眼睑，迅及全身，有恶风发热之象，其舌质红，苔薄黄，脉浮数或滑数，是风邪夹湿毒所致。

基本治法：宜肺解毒，利湿消肿。

针灸治法：取背俞穴及手足太阴、手阳明经穴为主，针用泻法

针灸处方：肺俞，三焦俞，偏历，外关，阴陵泉，合谷。

针灸方义：取肺俞和手太阴经偏历穴以宣肺散寒。外关配合谷清热解毒，使在表的湿热得从汗解。

三焦俞以通调水道，阴陵泉健脾利水，使在里水邪下输膀胱，表里分消，可收疏风利湿消肿之效。

随证配穴：若咽痛加少商（点刺出血），面部肿甚加水沟。

药物处方：麻黄连翘赤小豆汤合五味消毒饮。

药物方义：前方中麻黄、杏仁、桑白皮宣肺行水，连翘清热散结，赤小豆利水消肿；后方以银花、野菊花、蒲公英、紫花地丁、紫背天葵加强清解毒之力。

（3）水湿浸渍

主症：全身水肿，按之没指，小便短少，身体困重，胸闷、纳呆、泛恶，苔白腻，脉沉缓，起病缓慢，病程较长。

证候分析：水湿之邪，浸渍肌肤，壅滞不行，以致肢体浮肿不退。水湿内聚，三焦决渎失司，膀胱气化失常，所以小便短少，水湿日增而无出路，横溢肌肤，所以肿势日甚，按之没指。脾为湿困，阳气不得舒展，故见身重神疲，胸闷，纳呆，泛恶等症。苔白腻，脉沉缓，亦为湿胜脾弱之象。湿为黏腻之邪，不易骤化，故病程较长。

基本治法：健脾化湿，通阳利水。

针灸治法：取足太阴、足阳明经穴为主，针用泻法，可加灸。

针灸处方：脾俞，阴陵泉，三阴交，足三里，三焦俞。

针灸方义：病由脾为湿困，运化失司，水湿泛肌肤所致，故取脾俞、足太阴合穴阴陵泉以健脾利湿；足三里、三阴交能疏调足太阴、阳明经气，使脾胃之气健运不息，则脾之转输自能循常；佐以三焦俞调节三焦气化，通利水道以消肿。

随证配穴：①若上半身肿甚而喘者，加肺俞、定喘穴以宣肺平喘。②若下半身肿重者，加水分（以通调小肠、膀胱之经气）以泌别清浊，有分利水液之效。

药物处方：五皮散合胃苓汤。

药物方义：前方以桑白皮、陈皮、大腹皮、茯苓皮、生姜皮化湿利水；后方以白术、茯苓健脾化湿；苍术、厚朴、燥湿健脾；猪苓、泽泻利尿消肿；肉桂温阳化气行水。

临证加减：若肿甚而喘，可加麻黄、杏仁、葶苈子宣肺泻水而平喘。

（4）湿热壅盛

主症：遍体浮肿，皮肤绷急光亮，胸脘痞闷，烦热口渴，小便短赤，或大便干结，苔黄腻，脉沉数或濡数。

证候分析：水湿之邪，郁而化热，或湿热之邪壅于肌肤经隧之间，故遍身浮肿而皮肤绷急光亮；由于湿热壅滞三焦，气机升降失常，故见胸闷脘痞；热邪偏重者，津液被耗，故见烦渴、小便短赤、大便干结；苔黄腻脉沉数或濡数，均为湿热之象。

基本治法：分利湿热。

针灸治法：取足太阴、手足阳明经穴为主，针用泻法，不灸。

针灸处方：阴陵泉，内庭，三阴交，足三里，合谷，支沟。

针灸方义：阴陵泉为足太阴合穴，内庭为足阳明之荥穴，二穴相配，能泻脾胃二经之湿热，足三里为足阳明之合穴，三阴交为三阴经之交会穴，合之既能利脾胃二经之湿热，又能疏调二经之经气；配合谷以泻大肠利湿热，通腑气，配支沟以宣通三焦气化。诸穴合之，使湿热之邪从二便而出，则肿热自消。

随证配穴：若见心悸、气短等证，加内关、合谷、丰隆。

药物处方：疏凿饮子加减。

药物方义：方中羌活、秦艽疏风透表，使在表之水气从汗而疏解。以大腹皮、茯苓皮、生姜皮协同羌活、秦艽以去肌肤之水。用泽泻、木通、椒目、赤小豆，协同商陆、槟榔通利二便，使在里之水邪从下而夺。疏表有利于通里，通里有助于疏表，如此上下表里分消走泄，使湿热之邪得以清利，则胀势自消。

2. 阴水

（1）脾阳虚衰

主症：身肿腰以下为甚，按之凹陷不易恢复，脘腹胀闷，纳减便溏，面色萎黄，神疲肢冷，小便短少，舌质淡，苔白腻或白滑，脉沉缓或沉弱。

证候分析：中阳不振，健运失司，气不化水，以致下焦水邪泛滥，故身肿腰以下尤甚，按之凹陷不起。脾虚运化无力，故脘闷纳减，腹胀便溏；脾虚则气不华色，阳不温煦，故面色萎黄，神疲肢冷；阳不化气，则水湿不行，故小便短少；脾阴虚衰，水湿内聚，故见舌淡，苔白腻或白滑，脉沉缓或沉弱。

基本治法：温运脾阳，以利水湿。

针灸治法：取背俞穴及任脉、足阳明经穴为主，针用补法或平补平泻法，可加灸。

针灸处方：脾俞，足三里，气海，三焦俞。

针灸方义：下肢肿甚，治宜分利，故取脾俞配足三里以健脾化湿，灸气海用以振奋脾阳，温化水湿；再配三焦俞以调整三焦气化，通利水道而消肿。

随证配穴：若水湿过重，可加水分以分利水湿。便溏者，加天枢以补虚止泄。

药物处方：实脾饮加减。

药物方义：方中干姜、附子、草果温阳散寒；白术、茯苓、炙甘草、姜枣健脾补气；大腹皮、茯苓、木瓜利水去湿；木香、川朴、大腹皮理气，气行则水行。

临证加减：①如气短声弱，气虚甚者，可加人参、黄芪健脾补气。②若小便短少，可加桂枝、泽泻，以助膀胱化气行水。

（2）肾气衰微

主症：面浮身肿，腰以下尤甚，按之凹陷不起，心悸气短，腰部冷痛酸重，量减少或增多，四肢厥冷，怯寒神疲，面色灰滞或苍白，舌质淡胖，苔白，脉沉细或沉迟无力。

证候分析：腰膝以下，肾气主之，阳不化气，水湿下聚，故腰以下肿甚，按之凹陷不起；水气上凌心肺，故见心悸气短；腰为肾之府，肾虚而水湿内盛，故腰痛酸重；肾与膀胱相表里，肾阳不足，膀胱气化不行，故尿量减少；肾虚下元不固，而见多尿，故浮肿与多尿并见；肾阳亏虚，命门火衰，不能温养，故四肢厥冷，怯寒神疲，阳气不能温煦于上，故面色灰滞苍白；阳气虚弱，水湿内聚，故见舌质胖淡，苔白，脉沉细或沉迟无力。

基本治法：温肾助阳，化气行水。

针灸治法：取背俞穴及足少阴、任脉经穴为主，针用补法，加灸。

针灸处方：肾俞，太溪，气海，水分，三焦俞。

针灸方义：肾阳虚衰，水失所主，故取肾俞以温补肾阳，配太溪以补肾气，灸气海以助肾阳化气行水，加水分以通调膀胱经气，分利水邪。三焦司决渎而通水道，故取三焦俞利水而消肿。

随证配穴：若虚寒过甚，可加灸关元，用以振奋肾气，温补肾阳。

药物处方：真武汤合济生肾气丸。

药物方义：肾为水火之脏，缘阴阳互根之理，善补阳者，必以阴中求阳，则生化无穷。方中用六味地黄丸以滋补肾阴；用附子、肉桂温补肾阳，两相配合，则能补水中之火，温肾中之阳气。用白术、茯苓、泽泻、车前子便利小便；生姜温散水寒之气；白芍调和营阴；牛膝引药下行，直趋下焦，强壮腰膝。

临证加减：①如虚寒过甚，可加胡芦巴、巴戟天、肉桂等以温补肾阳，而助气化。②若见喘促、汗出，脉虚浮而数者，是水邪凌肺，肾不纳气，宜重用人参、蛤蚧、五味子、山茱肉、牡蛎等药，以防喘脱之变。

（二）其他疗法

耳针疗法

针灸处方：肝，脾，肾，皮质下，膀胱，腹。

操作方法：每次取2～3穴，双侧，针用中等刺激，隔日1次。

【注意事项】

（1）本证外感内伤皆有，但病理变化主要在肺脾肾三脏，其中以肾为本。临床辨证以阴阳为纲，尚须注意阴阳、寒热、虚实之间的错杂与变化。

（2）本证尚有一种情况，非属上述各证型，而是由于长期饮食失调、营养障碍而引起的浮肿，临床主要表现为面色萎黄，遍体浮肿，晨起头面肿甚，动则下肢肿胀，能食而疲乏无力，大便如常或溏，小便反多，苔薄腻，脉软弱，此属脾气虚弱，气失舒展，不能运化水湿所致，治宜健脾化湿，可用参苓白术散加减。

（3）本证的治法有发汗、利尿、攻逐、健脾、温肾、降浊、化瘀等，凡病起不久，及时治疗，预后较好。病起日久，反复发作，正虚邪恋，则缠绵难愈。

（4）水肿初期，应吃无盐饮食。肿势渐退后，逐步改为低盐，最后恢复普通饮食。忌食辛辣、烟、酒等刺激性物品。

（5）注意摄生，起居有时，预防感冒，不宜过度疲劳，尤应节制房事，以防损伤真元。

（6）本病当与鼓胀鉴别：鼓胀往往先见腹部胀大，继则下肢或全身浮肿，腹皮青筋暴露。而水肿则以头面或下肢先肿，继及全身，一般皮色不变，腹皮亦无青筋暴露。

【疾病小结】

水肿一证，外感内伤皆有。但病理变化主要在肺脾肾三脏，其中以肾为本。临床辨证以阴阳为纲，尚须注意阴阳、寒热、虚实之间的错杂转化。治疗方法有发汗、利尿、攻逐、健脾、温肾、降浊、化瘀等。凡病起不久，或由于营养障碍引起的浮肿，只要及时治疗，预后较好。病起日久，反复发作，正虚邪恋，则缠绵难愈。如肿势甚，症见唇黑，缺盆平，脐突，足下平，背平或见心悸、唇绀，气急喘不能平卧，甚至尿闭，下血，均属病情危重。如久病，正气衰竭，肝风内动，预后多不良，每可产生脱变，当随症施治，密切观察病情变化。

【临证验案】

（1）张某，男，14岁，于1960年3月24日入院。患者于10余天前开始颜面浮肿，逐渐加重而致眼睛不能睁开，继而颈部、胸部、外阴及下肢先后有浮肿，同时尿量不多，有时全天无尿，入院前3～4天因浮肿不能平卧，气喘，呼吸困难而收入院。既往史：面部浮肿已两年多。个人生活史：居住阴暗，不常见阳光。体格检查：身体一般情况欠佳，端坐呼吸，颜面高度浮肿，眼睑睁开不便，下颌及颈部高度浮肿而致颈部转动不灵。神志清楚，体温37℃，血压120/80mmHg，体重71斤。全身有可凹陷性浮肿，淋巴腺不大，心肺（-），腹部高度膨隆，腹壁无静脉曲张，腹水征（++++），波动明显，肝脾未触及，阴囊肿胀如新生儿头大小，阴茎高度水肿而变曲光亮，影响排尿。实验室检查：尿常规：尿蛋白（+++），透明管型1～2，红细胞2～3，脓细胞3～4，血浆蛋白：总蛋白5.68%，白蛋白2.56%，球蛋白3.12%，胆固醇725g%；肾功能试验：酚红试验2小时共排65%；眼底检查：为肾炎型眼底病变，肾炎性视网膜血管病变。入院忌盐饮食。开始用中药丝瓜络一两煎服以利尿，服后呕吐而停口服，改用耳针治疗，针刺两侧肾穴，每天一次，针刺次日即排尿1100mL，以后一直保持每天1600～1900mL。4天后，体重减轻13市斤，两周后体重减轻21市斤，浮肿全消，住院六周，出院时无自觉症状，全身无浮肿，体重48市斤，尿常规：尿蛋白（+），红细胞0～1，白细胞0～1。胆固醇59mg%，酚红试验2小时共排100%。经随访已恢复劳动。（《耳针研究》）

按：患者发病急，其肿从头面渐至腹、下肢、皮肤光亮属阳水。该患面部浮肿已二年余，又久居潮湿之地，脾阳被困，说明患者素有水气，又复感风邪，肺失宣降，不能通调水道，下输膀胱，风遏水阻，风水相搏于肌肤之间而致水肿，肿势渐重甚至少尿或无尿，说明三焦气化均失常，三脏之中关键在肾，因肾为水脏，关门不利则水邪更甚，故耳针取肾穴，以开门利水，水道通脾阳振肺气降则病愈。

（2）张某，女，35岁。

初诊：1966年3月26日。面目下肢浮肿已半年余，食入脘腹作胀，纳少，咳嗽，胸痛，气逆，耳鸣，夜寐易惊，心悸，情绪抑郁不乐，苔薄腻，舌有红点，脉细数。右上肺结核吸收好转。肺脾气虚，阴血不足。治拟补养肺脾，滋阴安神。

生黄芪四钱，炒白术 3g，带皮茯苓五 5g，炙甘草 1g，广木香 1.5g，砂壳 1.5g，丹参 3g，赤芍 4g，川石斛 4g，7 剂。

患者系结核病院住院患者，上方连服一个月左右。

二诊：5 月 7 日。服上方三十余剂，各症均减，面目浮肿消失，下肢肿势亦退。再服原方，巩固疗效。

按：本例咳喘气短，浮肿胀，乃肺脾气虚所致，虽有舌红，脉细数等阴血不足之象，但治疗关键不在滋阴，而在益气。方用黄芪、白术、茯苓、甘草以补养肺脾，木香、砂壳以资助运化，佐以丹参、赤芍、石斛以滋阴安神。调治月余，面目下肢浮肿消退，各症亦有改善。

二十一、淋证

【疾病概述】

淋证是指小便频数短涩，滴沥刺痛，欲出未尽，小腹拘急，或痛引腰腹的病证。临床上根据症状表现不同，一般分为热淋、血淋、石淋、膏淋、劳淋五种。

淋证以尿频、尿急、尿痛和尿意不尽等膀胱激惹症状为突出临床表现，主要见于现代医学某些泌尿系统的疾病。如肾盂肾炎、膀胱炎、肾结核、泌尿系统结石、膀胱癌以及乳糜尿等症证，均可参考本章进行辨证施治。

【文献摘录】

淋之名称，始见于《内经》。如《素问·六元正纪大论》称"淋闭"，即《金匮要略·五脏风寒积聚病》的"淋秘"。《金匮要略·消渴小便不利淋病》对本病症状作了具体描述，"淋之为病，小便如粟状，小腹弦急，痛引脐中"，说明了淋证是以小便不爽、尿道刺痛为主症。

《诸病源候论·淋病诸候》："诸淋者，由肾虚而膀胱热故也……肾虚则小便数，膀胱热则水下涩，数而且涩，则淋沥不宣，故谓之为淋。"

《丹溪心法·淋》："血淋一证，须看血色分冷热。色鲜者，心、小肠实淋；色瘀者，肾、膀胱虚冷。"

《证治汇补·下窍门》："劳淋，遇劳即发，痛引气街，又名虚淋。"

《备急千金要方》提出"五淋"之名。《外台秘要》则具体指明五淋即石淋、气淋、膏淋、劳淋、热淋。现在临床仍沿用。

【病因病机】

淋证的病因病理，主要是由于肾虚湿热蕴结于下焦，膀胱气化不利所致。与脾关系亦为密切，但也有因气郁而发病者。兹将其病因病理归纳为以下几方面：

1. 湿热蕴结　多食辛热肥甘或嗜酒太过，酿成湿热，注于下焦而为淋，若湿热煎煮尿液日积月累，尿中杂质结为砂石，则为石淋。若湿热注于膀胱或下阴不洁，秽浊之邪侵入膀胱，酿成湿热，而发热淋。若湿热聚于膀胱，或心火移于小肠，热伤血络，迫血妄行，大便涩痛有血，发为血淋。若湿热蕴结于下焦，以致膀胱气化不利，无以分清泌浊，脂液随尿而出，小便如脂如膏，则发为膏淋。

2. 脾肾亏虚　久淋不愈，湿热耗伤正气或年老、久病体弱，以及劳累过度，房室不节，均可致脾肾亏虚。脾虚则中气下陷，出现少腹坠，尿有余沥者，则为气淋。若小便淋沥不已，遇劳即发者，则为劳淋。肾虚则下元不固，若肾气亏虚，摄纳无权，膀胱气化不利，不能分清泌浊，清浊相混，不能制约脂液下流，尿液混浊如脂者，则为膏淋。若肾阴亏损，阴虚火旺，虚火伤络迫血妄行，尿中夹血，则为血淋。

3. 肝郁气滞　恼怒伤肝，气郁化火，气火郁于下焦，致使膀胱气化不利，则现少腹胀满，小便艰涩而痛，发为气淋。

综上所述，淋证的病变部位主要在肾和膀胱，且与肝脾有关。其病机主要是湿热蕴结于下焦，导致膀胱气化不利，亦有肝郁化火影响膀胱气化者。若病延日久，湿热留恋，损气伤阴，肾气亏损，或进一步由肾及脾出现脾肾两亏，膀胱气化无权，则病证由实转虚，出现虚实夹杂之证。

【辨证论治】

（一）基本疗法

1. 热淋

主症：小便短数，灼热刺痛，溺色黄赤，少腹拘急胀痛，或有寒热、口苦、呕恶，或有腰痛拒按，或有大便秘结，苔黄腻，脉濡数。

证候分析：湿热蕴结于下焦，膀胱气化失司而发热淋，故见小便短数，灼热刺痛，溺色黄赤，少腹拘急胀痛；湿热内蕴，邪正相争，故可见畏寒发热，若湿热上蒸于胃，则时或见口苦呕恶之证，热甚波及大肠，则可见大便秘结；腰为肾之府，若湿热犯及于肾，则可有腰痛拒按等证，苔黄腻，脉濡数均系湿热内蕴之证。

基本治法：清热利湿通淋。

针灸治法：取俞募穴及足太阴、手阳明经穴为主，针用泻法。

针灸处方：膀胱俞，中极，阴陵泉，合谷，外关。

针灸方义：膀胱俞、中极为俞募配穴，用以疏利膀胱气机；配脾经合穴阴陵泉，清利湿热而利小便；使膀胱气化复常，小便通利，其痛自止。合谷为手阳明合穴，而手阳明与手太阴相表里，取之既能清泄大肠湿热，又能清热而解表。外关为手少阳之络穴，通于阳维，既能和解少阳，又能清利三焦湿热。

药物处方：八正散加减。

药物方义：方中木通、车前子、萹蓄、瞿麦、滑石能通淋利湿；大黄、栀子、甘草梢以清热泻火。

临证加减：①大便秘结，腹胀者，可重用生大黄，并加用枳实，以通腑泄热。②伴见寒热，口苦呕恶者，可合小柴胡汤以和解少阳。③若湿热伤阴者去大黄，加生地黄、知母、白茅根以养阴清热。

2. 血淋

主症：实证见小便热涩刺痛，尿色深红，或夹有血块，疼痛满急加剧，或心烦、苔黄、脉滑数。虚证见尿色淡红，小便微有涩滞疼痛。腰酸膝软，神疲乏力，舌质淡红，脉细数。

证候分析：由于湿热下注于膀胱，热伤脉络，迫血妄行，以致小便热涩刺痛；尿色深红；络伤血溢，瘀热蕴结，阻于尿道，以致小便时夹有血块，疼痛满急加剧；心火亢盛，可见心烦；苔黄，脉滑数，乃为湿热内蕴之象。若病延日久，肾阴亏耗，故见尿色淡红微有涩痛，腰膝酸软，神疲乏力，舌质淡红，脉细数为虚热之证。

基本治法：实证宜清热利湿、凉血止血。虚证宜滋阴清热，补虚止血。

针灸治法：取背俞穴及任脉、足太阴、足少阴经穴为主。实证用泻法，虚证用平补平泻法。

针灸处方：

主穴：实证选膀胱俞，中极；虚证选肾俞，然谷。

配穴：血海，三阴交。

针灸方义：因湿热壅滞于膀胱，故取膀胱俞、中极，俞募相配以疏利膀胱气机，清利下焦湿热。热盛伤络，配足三阴经之交会穴三阴交以清热利湿；配血海以凉血止血。若因久病迁延，肾阴亏耗，虚火灼络，则取肾俞以疏调肾经经气，通利水道；取然谷肾经荥穴以补肾阴而清虚热。虚火灼络，配三阴交、血海以滋阴清热，凉血止血。

药物处方：实证用小蓟饮子，虚证用知柏地黄丸。

药物方义：小蓟饮子用小蓟草、生地黄、蒲黄、藕节以凉血止血，其中小蓟草可重用至30g，生地黄以鲜者为宜，蒲黄生用者则化瘀止血作用尤佳。竹叶、木通、栀子、滑石等清热利湿，并可清心除烦；当归、甘草和营止痛。知柏地黄丸滋阴清热。可加墨旱莲、阿胶、小蓟草以补虚止血。

3. 石淋

主症：尿中时夹砂石，小便艰涩，或排尿时突然中断，尿道刺痛窘迫，少腹拘急，或腰腹绞痛难忍，甚或尿中带血，舌头红，苔薄黄，脉数。若久病砂石不去，可伴有面色少华，神疲乏力，舌淡边有齿痕，脉细无力，或手足心热，舌红少苔，脉细数。

证候分析：湿热下注，煎熬尿液结为砂石，故尿中时有砂石，不能随小便顺利排出，则小便艰涩，尿道疼痛；如砂粒较大，阻塞尿路，则尿时突然中断，并因瘀阻而感到窘迫刺痛难忍；结石伤及脉络则尿血；初起阴血未亏，湿热偏盛故舌质红、苔薄黄、脉数。久则阴血亏耗，伤及正气，或为阴虚或为气虚，而表现为虚实夹杂之证，气虚者，面色少华，神疲乏力，舌淡边有齿痕，脉细无力，阴虚者，则见手足心热，舌红少苔，脉细而数。

基本治法：清热利湿，通淋排石。

针灸治法：取背俞穴及任脉、足太阳经穴，针用泻法。

针灸处方：膀胱俞，中极，委阳，照海，大赫。

针灸方义：膀胱蓄热，凝久成砂，故取膀胱俞、中极、俞募配合以疏调下焦之气而利湿热；委阳疏利膀胱，清热凉血，照海清下焦之热；大赫利下焦气机以助排石。

随证配穴：若尿中带血者，可加血海、三阴交以清热凉血止血。

药物处方：石韦散加减。

药物方义：方中石韦利水通淋排石，瞿麦、冬葵子清利膀胱湿热而通淋，车前子、滑石利湿通淋。诸药共奏清热利湿、通淋排石之功，可加金钱草、海金沙、鸡内金以加强排石消坚的作用。

临证加减：①若便秘者加川军、芒硝软坚通腑。②小腹胀痛可加木香、乌药、延胡索、香附。③体实有瘀滞者加桃仁、红花。④血尿者加大小蓟、白茅根、血余炭、藕节。⑤阴伤舌质红、口干者加生地黄、麦冬、鳖甲。⑥气虚、小腹坚胀、小腹点滴不畅、脉细软者，加党参、黄芪。

4. 膏淋

主症：实证者，小便混浊如米泔水，或沉在漩下如糊状，或浮在漩上如脂膏状，或夹有凝块，尿道热涩疼痛，舌红，苔黄腻，脉濡数。虚证者，淋久不愈，或反复发作，淋出如脂，涩痛虽见减轻，但形体日渐消瘦，头昏无力，腰膝酸软，舌淡，苔腻，脉弱。

证候分析：湿热下注，膀胱气化不利，无以分清泌浊，清浊相混，不能制约脂液下流，使脂液随小便而出，故见小便混浊如米泔样，如脂如膏，尿道热涩疼痛，舌红、苔黄腻、脉濡数等均为湿热下注之象。若淋久不愈，或反复发作，以致肾虚下元不固，不能制约脂液，脂液下泄，故见淋出如脂，形体消瘦，头昏乏力，腰酸膝软等证。其舌淡、脉弱等证均为肾虚之象。

基本治法：实证宜清热利湿，分清泌浊；虚证宜补肾固涩。

针灸治法：取足太阳、足少阴、任脉、督脉经穴为主。实证用泻法，虚证用补法加灸。

针灸处方：实证取膀胱俞，中极，然谷；虚证取肾俞，太溪，百会，气海，脾俞。

针灸方义：湿热下注，下焦气化不利，取膀胱俞、中极以清利膀胱湿热；湿热阻滞，清浊不分，故取肾经荥穴然谷以清利下焦湿热、调理肾气。诸穴合之，湿热清，气化复；清浊分，膏淋除。

随证配穴：若热不淋愈，脾肾两虚，脂液下泄者，取肾俞、脾俞、足少阴原穴太溪以补脾益肾；灸百会、气海以温阳益气、升提固涩。

药物处方：实证用萆薢分清饮加减，虚证用补中益气汤合菟丝子丸加减。

药物方义：前方中萆薢、石菖蒲以分清泌浊，黄柏、茯苓、车前子以清热化湿，莲子心、丹参以清心除烦，白术以健脾化湿；诸药合之，能清利湿热，莲子心、丹参以清心除烦，白术以健脾化湿；诸药合之，能清利湿热、分清泌浊。补中益气汤可补益中气、升提固涩；菟丝子丸中菟丝子补肾阳，桑螵蛸补肾阳以固涩，泽泻利水泻热以佐之，合之益肾温阳固涩。

临证加减：①利湿清热可在原方基础上加黄柏、石韦、车前子、冬葵子。②虚证用黄芪、党参、山药补脾，地黄、芡实滋肾，龙骨、牡蛎、白芍固涩脂液。③若阴虚腰膝酸冷者，改用肾气丸。

5. 劳淋

主症：小便赤涩不甚，淋沥不已，时作时止，遇劳即发，腰酸神疲，舌质淡，脉细弱；或面色潮红，五心烦热，舌质红，脉细数。

证候分析：久淋不愈，脾肾俱虚，混浊留恋，则小便赤涩不甚；脾虚下陷、肾虚不固，则淋沥不已，时作时止；遇劳即发，腰酸神疲，舌淡脉细弱均为脾肾俱虚之候。若久淋邪恋，耗伤肾阴，阴虚内热，肾火上炎，故见面色潮红，五心烦热，舌红脉细数。

基本治法：脾肾俱虚宜补气益肾，肾阴偏虚宜滋阴清热。

针灸治法：取足太阴、足少阴经穴为主，针用补法，加灸，或平补平泻不灸。

针灸处方：肾俞，太溪，脾俞，中极，三阴交，然谷。

针灸方义：久淋不愈，脾虚下陷，肾虚不固，取肾俞、太溪，针灸并施，温肾固涩；脾俞以补中益气，升阳举陷。中极为膀胱之募穴，能疏利膀胱气机而清利留恋之邪。若肾阴虚，虚火上炎，配足三阴经之交会穴三阴交，肾经之荥穴然谷，既能滋补肾阴而清虚热，又能疏调下焦气机而除余邪。

药物处方：补中益气汤、六味地黄丸加减。

药物方义：脾肾两虚用补中益气汤加菟丝子、金樱子、熟地黄、山药补脾益肾，偏肾阴虚者用六味地黄丸加鳖甲、龟甲以滋肾阴，清虚热。

（二）其他疗法

1. 耳针疗法

针灸处方：膀胱，肾，交感，枕，肾上腺。

操作方法：每次取 2～3 穴，强刺激，留针 20～30 分钟，每日 1 次，10 次为一疗程。

2. 电针疗法

针灸处方：肾俞三阴交

操作方法：先用毫针刺入，得气后通以高频脉冲电流，其强度以患者能耐受为度，通电 20 分钟。

【注意事项】

（1）淋证的病因以膀胱湿热为主，病位在肾与膀胱。其临床症状有两类：一类是膀胱气化失司引起的证候，一类是各种淋证的特殊症状。前者是诊断淋证的依据，后者是区别不同淋证的特征。如小便短涩频数，滴沥刺痛，欲出未尽，小腹拘急是本病的诊断依据。以小便排出砂石为主症者，称石淋；见小便浑浊如米泔水或滑腻如脂膏者，称膏淋；溺血而痛者，为血淋；小便灼热刺痛者，为热淋；小便淋沥不已，遇劳即发者，为劳淋。

（2）诊断时应与癃闭、尿血、尿浊进行鉴别：癃闭是排尿困难，小便量少而无尿痛尿频；尿血是小便出血或溺出纯血，但无频数涩痛；尿浊是小便虽浑浊，白如泔浆，但无疼痛滞涩感。

（3）各类淋证之间的鉴别：小便频数短涩，滴沥刺痛，欲出未尽，小腹拘急，或痛引腰腹等证，为诸淋所共有。但各种淋证又有其特殊的症状，成为不同淋证的鉴别要点。石淋以小便排出砂石为主症；膏淋小便浑浊如米泔水，或滑腻如脂膏；血淋溺血而痛；热淋小便灼热刺痛；劳淋小便淋沥不已，遇劳即发。

（4）淋证的基本治则是实则清利，虚则补益。古有忌汗、忌补之说，但按临床实际，未必都如此。如淋证确由外感诱发，仍可配合解表发汗之剂；淋证之实证不可补，而虚证仍可补益，不必有所禁忌。

【疾病小结】

综上所述，淋证是指小便频数短涩，滴沥刺痛，欲出未尽，小腹拘急，或痛引腰腹的病证。

淋证的病因以膀胱湿热为主，病位在肾与膀胱，初起多邪实之证，久病则由实转虚，亦可呈现虚实夹杂的证候，其临床症状有二类：一类是膀胱气化失司引起的证候；一类是各种淋证的特殊症状。前者是诊断淋证的依据，后者是区别不同淋证的特征。应与淋证进行鉴别的病证有癃闭、尿血、尿浊等。

淋证为热淋、石淋、血淋、膏淋与劳淋五种。在辨证时，除要辨明不同淋证的特征，还要审察证候的虚实。初起湿热蕴结，以致膀胱气化失司者属实，治宜清热利湿通淋，佐以行气。病久脾肾两亏，膀胱气化无权者属虚，治宜培补脾肾。虚实夹杂者，宜标本兼治，并根据各个淋证的特征，或参以止血，或配以排石，或佐以泄浊等。

各种淋证之间，彼此又有一定的关系，表现在转归上，一是虚实的相互转化，在不同淋证之间和同一淋证的本身都存在这种情况。二是各种淋证之间的相互转化。也可多种淋证或虚实同时并见。认识这种转化，对临床有实际指导意义。

【临证验案】

（1）郭某，男，36岁，左侧腰部阵发性剧痛并向下肢放散半天。来诊时表情痛苦，颜面苍白，疼痛难忍，坐卧不安，诊断为左侧输尿管结石绞痛。既往有左侧输尿管下段结石病史，曾行耳针治疗效佳。此次来诊亦针双耳肾区、腹区；针入10分钟后患者左腹腰部有麻木感，20分钟后放射痛消失，能下床饮水吃饭，仅经一次治疗疼痛消失。（《耳针研究》）

按：本病因湿热下注、蕴积日久结为砂石，膀胱气化不利所致。故耳针肾区、腹区以疏调下焦气机而清热利湿、排石止痛。

（2）黄某，女，28岁。初诊于1975年4月，晨起小便频急，涩痛而赤，腰酸，少腹胀，心烦，少寐。查尿常规：尿蛋白（++），红细胞（++++），白细胞0～1。舌质红，苔腻，脉细数。湿热蕴蓄于下焦，膀胱气化不利，血得热而下注，证属血淋。法宜凉血滋阴，清利湿热。生地黄五钱，竹叶三钱，生甘草一钱半，木通一钱，黄芩五钱，小蓟草一钱，乌药三钱，二剂。

二诊（1975年4月8日）：昨日诸症一度减轻，尿色稍轻。今晨又见尿频涩痛，腰酸，小腹胀痛。尿常规：尿蛋白微量，红细胞（++++），白细胞（-）。舌苔腻，脉细数。再予前方加味，萆薢五钱，二剂。

三诊（1975年4月10日）：尿频明显减轻，尿色已清，少腹胀痛基本消失，腰酸乏力。尿常规：红细胞0～1，白细胞0～1，脉细数。再守原意，前方去木通，四剂。（《文东医案》）

按：淋证初起，多湿多热，治宜宣通清利为主。因患者心烦少寐，舌红脉数，心火偏旺，故用导赤散加减。生地黄凉血滋阴，竹叶清心泻火，均以鲜者为佳。木通、甘草清热通淋，兼治尿道刺痛；并加重小蓟凉血止血，萆薢利湿泌浊，乌药行气利窍。诸药配合，以达到止血通淋的目的。

二十二、癃闭

【疾病概述】

癃闭是指小便量少，点滴而出，甚则小便闭塞不通为主症的一种疾病。其中又以小便不利，点滴而短少，病势较缓者称为"癃"，以小便闭塞、点滴不通、病势较急者称为"闭"。癃和闭虽然有区别，但都是指排尿困难，只有程度上的不同，因此多合称为癃闭。

现代医学各种原因引起的尿潴留，以及因肾功衰弱所引起的无尿症，可参考本证进行辨证论治。

【文献摘录】

癃闭之名，首见于《黄帝内经》。该书对癃闭的病因病机、病位都作了比较详细的论述。

《素问·宣明五气》说："膀胱不利为癃，不约为遗溺。"

《素问·标本病传论》说："膀胱病，小便闭。"

《灵枢·本输》："三焦者……实则闭癃，虚则遗溺，遗溺则补之，闭癃则泻之。"

《诸病源候论·小便不通候》："小便不通，由膀胱与肾俱有热故也。……热入于胞，热气大盛，故结涩令小便不通。"

《类证治裁·闭癃遗溺》："闭者，小便不通；癃者，小便不利……闭为暴病，癃为久病。闭则点滴难通……癃为滴沥不爽。"

清代对本病的认识已渐臻完备，如李用粹在《证治汇补·癃闭》中将本病的原因总结归纳为："有热结下焦，壅塞胞内，而气道涩滞者；有肺中伏热，不能生水，而气化不施者……有久病多汗，津液枯耗者;有经忿怒,气闭不通者;有脾虚气弱,通调失宜者。"

【病因病机】

本证的病理主要是肾与膀胱的气化失常,因为人体小便的便利,主要依靠肺气的通调,脾气的转输,肾气的开阖,使三焦发挥其正常决渎作用,膀胱的气化正常。一旦因湿热、情志、浊瘀等病因引起肺、脾、肾三脏以及肝脏功能障碍等导致膀胱气化不利,或膀胱气化无权将发生本病。兹将具体机理分述如下:

1. 湿热蕴积 湿热阻滞于膀胱,或肾移热于膀胱,形成湿热互结,导致膀胱气化不利,从而形成癃闭。

2. 肺热气壅 热壅于肺,肺气不降,水道通调不利,不能下输膀胱,或因肺移热于膀胱,气化不利,以致上、下二焦均为热气所阻,因而形成癃闭。

3. 脾虚气陷 饮食不节及劳倦伤脾,或久病体弱,致使脾虚,运化失司,清阳不升、浊阴不降,小便因而不利,则形成癃闭。

4. 下焦亏虚 年老体弱,命门火衰,致使膀胱气化无权,或下焦积热日久,损伤肾阴,阴虚而累及阳气化生不足(阴损及阳,无阴则阳无以化)亦致膀胱气化无权,而产生癃闭。

5. 肝郁气滞 七情内伤,肝气郁结,气机不利,致使三焦气化失常,水道通调受阻,而形成癃闭。

6. 浊瘀阻塞 由于外伤,瘀血凝滞,或肿块砂石压迫或阻塞尿路,致使小便排出困难,而形成癃闭。

综上所述,本病的病位,虽在膀胱,但与三焦、肺、脾、肾的关系最为密切。上焦之气不化,当责之于肺,肺失其职,则不能通调水道下输膀胱;中焦之气不化,当责之于脾,脾土虚弱,则不能升清降浊;下焦之气不化,当责之于肾,肾阳亏虚,气不化水,肾阴不足,湿热凝结,均可引起膀胱气化失常,而成癃闭。

【辨证论治】

(一)基本疗法

(1)膀胱湿热

主症:小便点滴不通,或量极少而短赤灼热,小腹胀满,口苦口黏,或渴而不欲饮,或大便不畅,舌质红,苔黄腻,脉沉数。

证候分析:湿热壅积于膀胱,气化不利,故小便困难,点滴而少,甚或闭塞不通。湿热互结,气滞于下,故小腹胀满。湿热内盛,故口苦而黏。津液失布,故口渴而不欲饮。其大便不畅、舌质红、苔黄腻、脉沉数等症,均为湿热壅盛所致。

基本治法:清热利湿,通利小便。

针灸治法:取足太阴经穴、俞募穴为主,针用泻法,不灸。

针灸处方:三阴交,阴陵泉,膀胱俞,中极,复溜。

针灸方义:本证为中焦湿热下注膀胱,故取足太阴合穴阴陵泉,配三阴交,以疏通脾经经气,分利湿热;复溜泻肾热通利小便;膀胱为州都之官,气化所出,故取膀胱俞、中极以疏理下焦膀胱气机而利湿热。

随证配穴:①若肾热移于膀胱,出现口干咽燥、潮热盗汗、手足心热、舌红少苔的肾阴虚证候;加刺肾经荥穴然谷,经穴复溜以滋肾阴、清虚热。②若大便秘结者,宜加刺腹结以通腑泄热。

药物处方:八正散加减。

药物方义:方中滑石、甘草清利下焦湿热;山栀清化三焦之湿热;木通、车前子、萹蓄、瞿麦通闭利小便,大黄通便泻火。

临证加减:①若舌苔厚腻者,可加苍术、黄柏,以加强其清化湿热的作用。②若兼心烦、口舌生疮糜烂者,可合导赤散以清心火利湿热。③若肾移热于膀胱,又当用滋肾通关丸加生地黄、车前子、牛膝等以滋肾阴,清湿热,助气化。④若便秘者,宜加大黄以通便泄毒。

(2）肺热壅盛

主症：小便不通，或滴不爽，咽干，烦渴欲饮，呼吸急促，或有咳嗽，舌苔薄黄，脉数。

证候分析：热壅于肺，肺气不降，不能通调水道下输膀胱，故小便不畅，甚则点滴不通。肺气失于肃降，津液不能输布，故咽干，烦渴欲饮。肺热上壅，气逆不降，故呼吸急促或咳嗽。苔薄黄，脉数都是邪热内郁之症。

基本治法：清肺热，利水道。

针灸治法：取手太阴、手阳明经穴为主，针用泻法。

针灸处方：鱼际，曲池，合谷，膀胱俞。

针灸方义：鱼际为肺经荥穴，用以清肃肺气，宣散热邪以镇咳。手阳明与手太阴相表里，取手阳明合穴曲池、原穴合谷以助清肺泄热之功，再配膀胱俞以疏调下焦之气而利水道。肺为水之上源，上焦清肃得令，则水道通调，膀胱便利。

药物处方：清肺饮加减。

药物方义：本方黄芩、桑白皮、麦冬等，既能清泄肺热，又能滋养肺阴；再用车前子、木通、茯苓、栀子等清热通利之品，使小便自通。

临证加减：①如出现心烦，舌尖红者，为心火旺所致，可加黄连、竹叶等以清心火。②如大便不通者，加大黄、杏仁以宣肺通便。③如出现鼻塞、头痛、脉浮者为兼有表证，可加薄荷、桔梗等宣肺解表。

(3）中气下陷

主症：小腹坠胀，时欲小便而不得出，或量少而不爽利，神疲乏力，食欲不振，气短而语声低细，舌质淡，苔薄，脉弱。

证候分析：脾虚，中气下陷，清阳不升，浊阴不降，水湿之气不得下行，故小便不利；中气下陷，升提无力，故小腹坠胀，语言低微；脾虚气弱，运化无力，故神疲乏力，食欲不振；其舌淡、脉弱均为气虚之象。

基本治法：升清降浊，化气利水。

针灸治法：取背俞穴及任脉、督脉经穴为主，针用补法，并可加灸。

针灸处方：脾俞，章门，三焦俞，气海，百会。

针灸方义：病因脾虚，清气不升，浊阴不降，故取脾俞配章门俞募配穴，用以补脾、振奋脾气。配三焦俞通调三焦气机以利决渎。气海为元气之海，百会为督脉与三阳经之交会穴，灸之能振奋阳气，升提清轻之象。如此一升一降，气化得行，小便自通。

药物处方：补中益气汤合春泽汤加减。

药物方义：补中益气汤补中气、升清气，脾气升运则浊阴易降；加肉桂温补命门以助气化；加通草、车前子以利尿化湿，使升降有序小便自利。春泽汤化气行水。

(4）肝郁气滞

主症：情志抑郁，或多烦善怒，小便不通，或通而不爽，胁腹胀满，舌红，苔薄或薄黄，脉弦。

证候分析：七情内伤，肝气郁结，故见情志抑郁，多烦善怒；情郁则气机不利，致使三焦气化失常，水道通调受阻，故小便不通，或通而不爽，肝气横逆，故见胁腹胀满，舌质红、苔薄黄、脉弦乃为肝郁化热之象。

基本治法：疏调气机，通利小便。

针灸治法：取足厥阴经穴及俞募穴为主，针用泻法。

针灸处方：肝俞，蠡沟，太冲，中极，膀胱俞。

针灸方义：取肝俞、配肝经络穴蠡沟，用以疏肝理气，调畅枢机；配太冲以泻肝降火；再加膀胱俞、中极俞募相配，用以疏通膀胱经气而通小便。

药物处方：沉香散加减。

药物方义：方中沉香、橘皮可疏达肝气；配合当归、王不留行以行下焦之气血；而石韦、冬葵子、滑石能通利水道。但本方理气之力尚嫌不足，可合六磨汤加减。若气郁化火，可加龙胆草、山栀等以清其火。

（5）命门火衰

主症：小便不通，或点滴不爽，排出无力，面色㿠白，神怯气弱，腰膝冷而酸软无力，舌质淡，脉沉细。

证候分析：下元亏虚，命门火衰，以致膀胱气化无权，故见小便不通或点滴而不爽，排出无力。腰为肾之府，腰以下肾气主之，肾阳虚故见腰膝冷而酸软无力。神怯气弱。舌质淡，脉沉细，均为元气衰惫之征。

基本治法：温补肾阳，益气通窍。

针灸治法：取足少阴经穴及背俞穴为主，针用补法，可加灸。

针灸处方：太溪，肾俞，三焦俞，气海，委阳。

针灸方义：病因肾气不足，命门火衰，治疗当以补肾气壮肾阳为主。故取原穴太溪振奋肾经经气；灸肾俞，以壮肾阳；又因肾气虚，则三焦决渎无力，所以在补肾的同时，取三焦俞及其下合穴委阳以通三焦气机，再灸任脉经穴气海以温补下焦元气。五穴合用，以奏补肾，壮阳，理三焦，通尿闭的功效。

药物处方：济生肾气丸。

药物方义：本方肉桂、附子补下焦之阳，以鼓舞肾气；六味地黄丸补肾滋阴；牛膝、车前子利水。故本方可温补肾阳，化气行水，使小便得以便利。

临证加减：①如形神委顿，腰脊酸痛，为精血俱亏，病及督脉，多见于老人，治宜香茸丸补养精血，助阳通窍。②若因肾阳衰惫，合火式微，致三焦气化无权，小便量少，甚至无尿、呕吐、烦躁、神昏者，治宜《千金》温脾汤合吴茱萸汤，以温补脾肾，和胃降逆。③若病势危急或便秘者，可考虑加用大黄以通便泄毒。

（6）尿道阻塞

主症：小便点滴而下，或尿如细线，甚则阻塞不通，小腹胀满疼痛，舌质紫暗，或有瘀点，脉涩。

证候分析：瘀血败精阻塞于内，或瘀结成块，阻塞于膀胱尿道之间，故小便点滴而下，或尿如细线，甚则阻塞不通。小腹胀满疼痛，舌紫暗或有瘀点，脉涩都是瘀阻气滞的征象。

基本治法：行瘀散结，通利水道。

针灸治法：取足太阳经穴为主，针用泻法。

针灸处方：中极，三阴交，膀胱俞，膈俞。

针灸方义：病因浊瘀阻塞，膀胱气化功能失常所致，故取膀胱之背俞穴膀胱俞、募穴中极以通调膀胱之气机。因足三阴经脉皆循经少腹或阴器，故取足三阴之交会穴三阴交以通调下焦之气机而利尿。加膈俞活血化瘀祛浊。

药物处方：代抵当丸加减。

药物方义：本方以归尾、山甲片、桃仁、大黄、芒硝以通瘀化结；或加红花、牛膝增强其活血化瘀作用，如病久血虚，面色不华，宜养血行瘀，方中可再加丹参、黄芪之类，如小便一时性不通，胀闭难忍，可加麝香少许吞服。

临证加减：①尿路有结石，加金钱草、海金沙、冬葵子、瞿麦、萹蓄通淋利水。②有尿血可吞服参三七、琥珀粉。

（二）其他疗法

1. 耳针疗法

针灸处方：肾，膀胱，交感，外生殖器，皮质下。

操作方法：每次取2～4个穴，用中、强刺激，留针20分钟。

2. 电针疗法

针灸处方：维道（双）。

操作方法：沿皮刺，针尖向曲骨透，约2～3寸，通电30分钟。

【注意事项】

（1）诊断时是以小便量少，点滴而出，甚则小便不通为依据，与淋证之小便频数短涩，滴沥刺痛，欲出未尽要进行鉴别。

（2）对本病的辨证，首先要分清虚实，然后再权衡轻重缓急，进行治疗。

（3）癃闭若得到及时而有效的治疗，尿量常逐渐增加，这是疾病好转的标志，通过治疗完全可以获得痊愈。如失治或治疗不当，病情较重，由癃闭转为关格，出现头晕、眼花、胸闷、喘促、恶心、呕吐、水肿，甚至昏迷、抽搐等症，如不及时抢救，可导致死亡。

（4）目前临床对于本病常用针灸疗法和导尿法治疗。

【疾病小结】

癃闭是指以小便量少，点滴而出，甚则小便闭塞不通为主症的疾病，癃闭需要与淋证进行鉴别。

癃闭的病位是在膀胱，但和三焦、肺、脾、肾、肝均有着密切的关系。引起癃闭的病因病机主要有湿热蕴结，肺热气壅，肝郁气滞，尿路阻塞，脾气不升，肾精亏虚等方面。

对癃闭的辨证首先应分清虚实，然后再权衡轻重缓急进行治疗，实证治宜清湿热、散瘀结、利气机而通水道，虚证治宜补脾肾，助气化，从而达到气化得行、小便自通的目的。在小便点滴不通的情况下，内服药常缓不济急，主要选用各种外治法来急通小便。目前临床常用的针灸疗法和导尿法，既简便，又有效，可以根据病证辨证选用。在针刺治疗癃闭时，必须注意膀胱充盈程度，如过度充盈，腹部穴位要浅刺，亦可采用少腹膀胱区按摩。若因肿瘤或结石阻塞所致，针药未效者，应由外科手术治疗。

【临证验案】

（1）冯某，男，13岁，因患脊髓前角灰质炎而入院。入院后第三天昼夜未排尿而发生尿潴留。自述小肚子胀痛，哭闹不休，下腹胀满拒按，脉沉数。用针灸治疗，取穴中极，刺入后当即排尿700～800mL，一针而愈，未再复发。(《针灸学简编》)

按： 该患儿膀胱气化功能失常而致尿闭，故取膀胱经之募穴中极，以疏调膀胱气机而通利小便。

（2）患者产后一周，小便滴沥不通，小腹坠胀，饮食、大便如常，恶露臭味，无乳汁分泌，近稍有寒热，出汗，口中和，唇舌淡，脉象虚数。据此脉症认为病属产后气虚下陷，膀胱气化功能失常，即《金匮》转胞症之类，虽兼有寒热，亦属气虚感冒所致。法取升提，用补中益气汤加味治疗。

上方连服三剂，第二天乳来，第三天小便即能自解，感冒亦随之而愈。

按： 本案患者因分娩导致气虚下陷，浊阴不降，因而在下产生癃闭；清气不能上升，故在上见缺乳；气虚不能卫外，故感冒而有寒热。其治疗除用补中益气汤升补中气外，还加川芎、生姜、大枣以活血行瘀，调和营卫。由于抓住了主要矛盾，故服方剂三剂后，癃闭、缺乳、感冒三症均获得了痊愈。

〔杨志一．医案札记［J］江西医药杂志，1962（7）：22〕

二十三、消渴

【疾病概述】

消渴是以多饮、多食、多尿，身体消瘦或尿浊，尿有甜味为特征的疾病。后世医家在临床实践的基础上，根据消渴"三多"症状的主次，将本证分为上消、中消、下消三类。烦渴多饮为主者为上消，多食易饥为主者为中消，尿频量多混浊如膏为主者为下消。

本证的临床特点与现代医学中的糖尿病相合。此外，尿崩症因具有多饮多尿症状，也可按本证辨证施治。

【文献摘录】

《灵枢·五变》说："五脏皆柔弱者，善病消瘅。"指出了五脏虚弱是发生消渴的重要因素。

《素问·奇病论》说："此肥美之所发也，此人必数食甘美而多肥也，肥者令人内热，甘者令人中满，故其气上溢，转为消渴。"说明饮食不节，可发本病。

《灵枢·五变》又说："怒则气上逆，胸中蓄积，血气逆流……转而为热，热则消肌肤，故为消瘅。"说明情志失调也可致消渴。《黄帝内经》根据发病因素及临床表现的不同而有"消瘅""消渴""肺消""膈消""消中"等名称的记载。

《金匮要略》立消渴专篇，提出三消症状及治疗方药。

《古今录验》对消渴的临床特点，已有进一步的认识，如："渴而饮水多，小便数，有脂，似麸甜者，皆是消渴也。"又说："每发即小便至甜""焦枯消瘦"。

《诸病源候论·消渴》说："其病变多发痈疽。"《河间六书.宣明论方.消渴总论》说消渴症可变为雀目或内障。

《儒门事亲·刘河间三消论》说："夫消渴者，多变聋盲、疮癣、痤痱之类""或黄热虚汗，肺痿劳嗽"。

《景岳全书·三消干渴》："三消之病，三焦受病也。上消者渴证也，随饮随渴，以上焦之津液枯涸，古云其病在肺，而不知心脾阳明之火，皆能熏炙而然，破又谓之膈消也。中消者中焦病，多食善饥，不为肌肉，而日加消瘦，其病在脾胃，又谓之中消也。下消者下焦病也，小便黄赤，为淋为浊，如膏如脂，面黑耳焦，日渐消瘦，其病在肾，故又名肾消也。此三消者，古人悉认为火证，然有实火者，以邪热有余也。有虚火者，以真阴不足也。使治消证而不辨虚实，则未有不误者矣。""凡治消之法，最当先辨虚实。若察其脉证，果为实火，致耗津液者，但去其火，则津液自生而消渴自止。若由真水不足，则悉属阴虚，无论上中下，急宜治肾；必使阴气渐充；精血渐复，则病必自愈。若但知清火，则阴无以生，而日见消败，益以困矣。"

《医学心悟·三消》："三消之证，皆燥热结聚也。大法治上消者，宜润其肺，兼清其胃，二冬汤主之；治中消者，宜清其胃，兼滋其肾，生地黄八物汤主之；治下消者，宜滋其肾，使相火不得攻胃也；下消清肺者滋上源以生水也。三消之治，不必专执本经，而滋其化源，则病易痊矣。"

《临证指南医案·三消》："如病在中上者，膈膜之地，而成燎原之场，即用景岳之玉女煎，六味之加二冬、龟甲、旱莲，一以清阳明之热，以滋少阴；一以救心肺之阴，而下顾真液。如元阳变动而为消烁者即用河间之甘露饮，生津清热，润燥养阴，甘缓和阳是也。至于壮水之主，以制阳光，则有六味之补三阴，而加车前、牛膝，导引肝肾。斟酌变通，斯诚善矣。"

【病因病机】

本证的主要致病因素是饮食不节、情志失调、劳欲过度三个方面；其病理变化主要是燥热偏盛，阴津亏耗，且以阴亏为本，燥热为标，互为因果；其病变部位主要在肺、胃、肾三脏。兹分述如下：

1. 饮食不节　长期过食肥甘，醇酒厚味，致脾胃运化功能失职，积热内蕴，化燥伤津，发为消渴。《素问·奇病论》说："此肥美之所发也，其人必数食甘美而多肥也，肥者令人内热，甘者令人中满，故其气上溢，转为消渴。"《丹溪心法·消渴》说："酒而无节，酷似灸煿……于是炎火上熏，脏腑生热，燥热炽盛，津液干焦，汤饮水浆而不能自禁。"这些描述说明了饮食不节与本证发生的密切关系。

2. 情志失调　长期的精神刺激，导致气机郁结，进而化火，火热炽盛，消烁肺胃阴津，发为消渴。《三消论》说："消渴者……耗乱精神，过违其度……之所成也。"以上论述都说明了情志失调是本证发生的又一重要因素。

3. 劳欲过度　复因劳欲过度阴虚之体，房室不节，劳伤过度，以致肾阴亏损，阴虚火旺，上蒸肺胃，遂致肾虚胃热肺燥俱见而发为消渴。《备急千金要方·消渴》说：消渴是由于"盛壮之时，不自慎惜，快情纵欲，极意房中，稍至年长，肾气虚竭……此皆由房室不节之所致也"。说明房室不节、肾虚精伤与本证发生也有一定关系。

综上所述，可知消渴的病机，主要有以下几个特点：①阴虚为本，燥热为标：两者往往互为因果，燥热甚则阴愈虚，阴愈虚则燥热愈甚。病变的脏腑着重在于肺、胃、肾，而以肾为关键。三者之中，虽可有所偏重，但往往又互相影响。肺主治节，为水之上源，如肺燥阴虚，津液失于滋布，则胃失濡润，肾失滋源；胃热偏盛，则可灼伤肺津，耗损肾阴；而肾阴不足，阴虚火旺，亦可上炎肺、胃。终至肺燥、胃热、肾虚常可同时存在，多饮、多食、多尿亦常相互并见。故《临证指南医案·三消》指出："三消一证，虽有上、中、下之分，其实不越阴亏阳亢，津涸热淫而已。"可知本证病机特点，在于阴虚热淫。②气阴两伤，阴阳俱虚：本证迁延日久，阴损及阳，可见气阴两伤或阴阳俱虚，甚则表现肾阳式微之候。亦有初起即兼有气虚或阳虚者，多与患者素体阳虚气馁有关，临床上虽属少见，但亦不应忽略。③阴虚燥热，变证百出：如肺失滋润，日久可并发肺痨。肾阴亏损，肝失涵养，肝肾精血不能上承于耳目，则可并发白内障、雀盲、耳聋。燥热内结，营阴被灼，络脉瘀阻，蕴毒成脓，发为疮疖、痈疽。阴虚燥热内炽，炼液成痰，痰阻经络，蒙蔽心窍而为中风偏瘫。阴损及阳，脾肾衰败，水湿潴留，泛滥肌肤，则成水肿。若阴津极度耗损，虚阳浮越，可见面红、头痛、烦躁、恶心呕吐、目眶内陷、唇舌干红、息深而长等症。最后可因阴竭阳亡而见昏迷、四肢厥冷、脉微细欲绝等危象。

此外，消渴发病常与血瘀有关。《血证论·发渴》说："瘀血发渴者，以津液之生，其根出于肾水……有瘀血，则气为血阻，不得上升，水津因不能随气上布。"可以认为，阴虚燥热是消渴血瘀的主要原因。阴虚内热，耗津灼液，而成瘀血，或病损及阳，以致阴阳两虚，阳虚则寒凝，亦可导致血瘀。

【辨证论治】

(一) 基本疗法

1. 上消（肺热津伤）

主症：烦渴多饮，口干舌燥，尿频量多，或饮食增加。舌边尖红，苔薄黄，脉洪数。

证候分析：肺热炽盛，耗液伤津，故烦渴多饮，口干舌燥，燥热伤肺，治节失职，水不化津，直趋于下，故尿频量多；肺津被伤，失于敷布，胃失濡润，胃阴不足，胃热较盛，腐熟水谷力增强，故饮食增加。舌边尖红，苔薄黄脉洪数，是肺热炽盛之象。

基本治法：清热润肺，生津止渴。

针灸治法：取手太阴、手阳明及背俞穴为主。针用平补平泻法。

针灸处方：肺俞，合谷，鱼际，廉泉，照海，三阴交。

针灸方义：肺俞、合谷清上焦之热以润肺；鱼际是肺经荥穴，用以清肺热；廉泉清火利咽，生津止渴；肾阴为人体阴液之根本，取照海、三阴交，滋肾水养肺金。

药物处方：消渴方加减。

药物方义：方中重用花粉生津清热，佐黄连清热降火；生地黄、藕汁养阴增液，尚可酌加葛根、麦冬，以加强生津止渴。

临证加减：①若脉洪无力，烦渴不止，小便频数者是肺肾气阴两虚，可用二冬汤益气生津，清热解渴。②若脉洪大，舌苔黄燥，烦渴引饮乃肺胃热炽，损耗气阴之候，可用白虎加人参汤以清肃肺胃，生津止渴。

2. 中消（胃热炽盛）

主症：多食易饥，形体消瘦，大便秘结，或有口渴多饮，尿频量多，舌苔黄燥，脉滑实有力。

证候分析：胃火炽盛，腐熟水谷力强，故多食易饥，火热耗伤津血，肌肉失养，故形体消瘦。胃热偏盛，上可灼伤于肺，下可损及于肾，故口渴多饮，尿频量多。胃阴不足，大肠失润，故大便秘结。舌苔黄燥，脉滑实有力，是胃热炽盛之象。

基本治法：清胃泻火，养阴保津。

针灸治法：取任脉、足阳明、足太阴经穴为主，针用泻法。

针灸处方：中脘，天枢，大都，陷谷，三阴交，太溪。

针灸方义：中脘是胃经募穴，腑之会穴，配天枢有泻胃火，通腑气之作用；大都配三阴交泻脾热；陷谷泻胃火；三阴交配太溪，滋真阴以润燥；胃火清、阴得复，则诸症痊愈。

临证配穴：若大便秘结者，可加曲池、支沟以通调三焦之气机，清泻大肠之热结。

药物处方：玉女煎加减。

药物方义：方中石膏、知母能清肺胃之热，配生地黄、麦冬以养肺肾之阴，牛膝引热下行。黄连、栀子以清胃泻火。若大便秘结者，可加玄参以增强益水行舟之功。

3. 下消

（1）肾阴亏虚

主症：尿频量多，混浊如脂膏，或尿甜，口干唇燥，舌红，脉沉细数。

证候分析：肾虚无以约束小便，故尿频量多。肾失固摄，水谷精微下注，故小便混浊如脂膏，有甜味。口干唇燥，五心烦热，舌红，脉沉细数，是肾阴亏虚，虚火妄动之象。

基本治法：滋阴固肾。

针灸治法：取背俞穴及足少阴、足太阴经穴，针用补法。

针灸处方：肾俞，太溪，三阴交，照海。

针灸方义：本证为肾阴不足，虚火上炎，故取肾俞补益肾气；太溪、照海滋肾阴清下焦余热；三阴交乃足三阴之交会穴，补之能益三阴。

随证配穴：若兼肺热津伤者，配少商、尺泽，清肺热保津液止烦渴。

药物处方：六味地黄丸。

药物方义：方中山药、萸肉用量宜大，因山药能养脾阴而摄精微，萸肉能固肾益精，不使水谷精微下注。

临证加减：①肾阴不足，阴虚火旺，症见烦躁，失眠遗精，舌红脉细数者，宜养阴清热，固精潜阳，加黄柏、知母、龙骨、牡蛎、龟甲。②若尿量多而混浊者，宜益肾缩泉，加益智仁、桑螵蛸、五味子、蚕茧等。③若气阴两虚，伴困倦、气短、舌淡红者，宜酌加党参，黄芪等益气之品。

（2）阴阳两虚

主症：小便频数，混浊如膏，甚至饮一溲一，面色黧黑，耳轮焦干，腰膝酸软，形寒畏冷，阳痿不举，舌淡苔白，脉沉细无力。

证候分析：肾失固藏，肾气独沉，故小便频数，混浊如膏。下元虚惫，约束无权，而至饮一溲一。水谷之精微随尿液下注，无以熏肤充身，残留之浊阴，宗能排出，故面色黧黑不荣。肾主骨，开窍于耳，腰为肾之府，肾虚故耳轮焦干，腰膝酸软。命门火衰，宗筋弛缓，故见形寒畏冷，阳痿不举。舌淡苔白，脉沉细无力，是阴阳俱虚之象。

基本治法：温阳滋肾固摄。

针灸治法：取足少阴、足厥阴及背俞穴为主，针用补法或平补平泻法，阳虚者加灸。

针灸处方：脾俞，胰俞，太溪，肾俞，肝俞，太冲，三阴交。

针灸方义：胰俞为治疗消渴之经验穴，配足少阴原穴太溪及背俞穴肾俞，用以益肾气壮肾阳；三阴经交会穴三阴交以固肾滋阴；肝肾同源，阴虚火旺，配肝经原穴太冲，背俞穴肝俞以平肝降火，相火得降，阴精得补，肾气得复，则消渴得治。

药物处方：金匮肾气丸。

药物方义：方用附子、肉桂以温补肾阳；六味地黄丸以调补肾阴。如阴阳气血俱虚，可用鹿茸丸，以上两方均可酌加覆盆子、桑螵蛸、金樱子等以补肾固摄。

以上各种证型的消渴，如出现血瘀之证，可参用丹参、山楂、红花、桃仁等活血化瘀，以提高治疗效果。

4. 兼证论治

（1）雀目、内障、耳聋：肾阴亏损，肝失所养，肝肾精血不能上承耳目所致。治宜补肝肾，方药用杞菊地黄丸或合羊肝丸。

（2）疮疡、痈疽：燥热内结，营阴被灼，络脉瘀阻，蕴毒成脓所致，初起热毒伤营，治宜解毒凉营，用五味消毒饮；病久气营两虚，蕴毒成脓，治宜益气解毒，用黄芪六一汤加忍冬藤。

（3）肺痨：阴虚燥热，肺失滋润日久可并发肺痨。治疗可参照肺痨篇，以养阴润肺或滋阴降火为主，方药可用百合固金汤或秦艽鳖甲汤。

（4）水肿：阴损及阳，脾肾衰败，水湿潴留，泛滥肌肤而发。治疗可参照水肿证。

（5）中风：燥热内炽，炼液成痰，清窍被蒙，经络被阻所致。治宜参照中风篇。

（6）重症：若阴津极度耗损，阴不敛阳，虚阳浮越，可见面红、头痛、烦躁、恶心呕吐、目眶内陷、唇舌干红、息深而长等症，治宜救阴敛阳，用生脉散。若见阴竭阳亡而昏迷、四肢厥逆、脉微细、欲绝等症，又宜回阳救逆，用参附汤。以上两证均系危候，又当采取中西医两法积极抢救。

（二）其他疗法

1. 耳针疗法

针灸处方：①多饮：内分泌，肺。②多食：内分泌，肾，胃。③多尿：内分泌，肾，膀胱。

操作方法：轻刺激，每次取3～5穴，留针20分钟，隔日1次，10次为一疗程，亦可皮内针。

2. 皮肤针疗法 叩夹脊穴，用梅花针叩打从上至下沿脊柱两侧，对心肺、脾胃、肝肾俞穴重点叩打，每日1次，或隔日1次，10～30次为一疗程。

3. 灸法 消渴口干，灸小肠俞；小便数，灸两手小指、两足小趾头，并灸大椎。

4. 饮食疗法 消渴除药物治疗外，控制饮食实为必要，每日食量限制在300g内。如感饥饿可配以豆类、蔬菜、瘦肉、鸡蛋、牛奶之类。也可采取下列饮食疗法。

（1）鲜山药去皮炒熟，每日250g，分2次食用。

（2）猪胰、薏仁各等分，炒干研细为丸，每丸9g，每次1丸，每日3次。或将猪胰切片煮吃。早晚各1次。

（3）田螺数只，养清水中泡一夜，每日换水及螺，渴时饮其水，或将螺煮熟饮汁。

5. 单验方

（1）生地黄、黄芪各30g，怀山药90g，水煎服，日一剂。

（2）猪胰一只，低温干燥，研成粉末制蜜丸，每次9g，每日2次，长期服用。

（3）玉米须、积雪草各30g，水煎，代茶服。

【注意事项】

（1）本病以多饮、多食、多尿、形体清瘦为特征，须与某些疾病因命门火衰，虚阳浮越，出现口渴引饮，小便频数，形体消瘦，面色黧黑加以区别。前者饮、食、尿均倍于常人，尿色浊有甜味，后者口渴而不欲多饮，食欲不振，尿频而量不多，色清，无甜味。临床上结合现代医学的化验，更有助于本病的诊断。

（2）本病虽有上、中、下三消之分，实际上三多症状往往同时存在，仅表现程度上的轻重不同。

（3）大体本证初起，多属燥热为主，病程较长者，则阴虚与燥热互见，病久则阴虚为主。因此在治疗上，无论上、中、下三消，均应立足滋肾养阴，燥热较甚时可佐以清热，下消病久，阴损及阳者宜阴阳并补。

（4）除了药物治疗外。要避免精神紧张，节制性欲。饮食方面以清淡为宜，不可过饱，一般主食一天不得超过五两，配以蔬菜、豆类、瘦肉、鸡蛋等，禁食辛辣刺激之品。

【疾病小结】

消渴是以多饮、多食、多尿、消瘦为特征的病证。饮食不节、情志失调、劳欲过度为其主要病因，阴虚燥热为其主要病机，亦有气阴两伤，阴阳俱虚，甚至变生他疾，尤以痈疽之类为常见。在治疗时除了湿阴治本、清热治标外，其他情况均当兼顾，还可以配合单方草药，结合生活调理，以提高疗程。

现代医学的糖尿病属于消渴范畴，治疗本病必须注意严格消毒，如晚期患者有恶心、呕吐、腹痛、呼吸困难、嗜睡、甚至昏迷，呼吸深大而快，有烂菜味，如升压下降，实属危候，应采用综合治疗方法。

【临证验案】

（1）朱某，女，28岁，患糖尿病3年余，虽经治疗仍有口干、多饮、多尿、腰酸神疲、头昏心慌、体力下降，体重已减轻10斤。现降糖灵每日75mg，配合饮食治疗，尿糖仍（++），空腹血糖150mg/dL，月经来潮量多伴血块，舌苔薄黄，舌边有紫斑，脉细而弦数。

该患口渴多饮为肺热津伤。小便频数，量多，头昏，腰酸神疲系肾虚之证。月经量偏多夹有血块，舌有紫斑系内分泌失调。夹有瘀斑，可取内分泌、子宫、肝、肺、肾、膀胱穴。为刺激胰岛增加胰岛素自生和改善糖代谢，可取胰、胆穴和三焦穴。其他并发症则可辨证治之。

给予毫针刺激后再予耳针压丸，每周一次，嘱降糖药逐日减而停服，经5次治疗，口干、多饮、多尿诸症显著好转，精神佳，尿糖（+），月经来潮量已正常无血块，体重增加5斤。(《耳针研究》)

（2）一水不能胜五火，火气燔灼，而成三消，上渴，中饥，下侧溲多，形体瘦削，身常怕热，稚龄犯此，先天不足故也。生地黄，北烫参，知母，花粉，石膏，甘草，麦冬，五味子，牡蛎，茯苓，川连。(《清代名医案精华·王旭高医案》)

按：此先天肾阴不足，复因燥热伤阴，发为消渴之证也。故取生地黄、麦冬、五味子、花粉、沙参、牡蛎、茯苓等以养阴生津，壮水即所以制火也；取石膏、知母、川连、甘草等以泻火，泻火即所以存阴也。养阴与泻火并用，其效益彰，但稚龄患此，因先天不足，治疗颇感棘手。

二十四、痹证

【疾病概述】

痹证是由于风、寒、湿、热等外邪侵袭人体，闭阻经络，气血运行不畅所导致的以肌肉、筋骨、关节发生酸痛、麻木、重着、屈伸不利，甚或关节瞳大灼热等为主要临床表现的病证。

本病的病位在肢体、关节。初病属实，久则正虚邪留，痰瘀互结，肝肾气血亏虚，可虚实并见。重症病邪由表入里，可侵犯内脏，缠绵不愈。

本证多发于冬春寒冷季节，阴雨及冷热交错之时多见。寒冷、潮湿、气候多变的地区、季节和环境发病率较高。据国内统计，北方地区多于南方，尤其是东北，农村多于城市。发病年龄以青壮年为多，老年多于少年，女性多于男性。

根据痹证的病因病机与临床表现，大体包括了现代医学的风湿热、风湿性关节炎、类风湿性关节炎、坐骨神经痛、骨质增生性疾病。其他疾病，如血栓闭塞性脉管炎、硬皮病、结节性红斑，在其发病过程中出现类似痹证的临床表现时，可参考本篇论治。

【文献摘录】

《素问·痹论》："五藏皆有所合，病久而不去者，内舍于其合也，故骨痹不已，复感于邪，内舍于肾；筋痹不已，复感于邪，内舍于肝；脉痹不已，复感于邪，内舍于心；肌痹不已，复感于邪，内舍于脾；皮痹不已，复感于邪，内舍于肺。"

《医宗必读·痹》："治外者散邪为急，治藏者养正为先。治行痹者散风为主，御寒利湿仍不可废，大抵参以补血之剂，盖治风先治血，血行风自灭也。治痛痹者，散寒为主，疏风燥湿仍不可缺，大抵姊以补火之剂，非大辛大温，不能释其凝寒之害也。治着痹者，利湿为主，祛风解寒亦不可缺，大抵参以补脾补气之剂，盖土强可以胜湿，而气足自无顽麻也。"

《证治汇补·痹证》："……风胜加白芷，湿胜加苍术、南星，热胜加黄柏，寒胜加独活、肉桂，上体加桂枝、威灵仙，下体加牛膝、防己、萆薢、木通。"

《杂病源流犀烛·诸痹源流》："痹者，闭也。三气杂至，壅蔽经络，血气不行，不能随时祛散，故久而为痹。"

《类证治裁·痹证》："诸痹……良由营卫先虚，腠理不密，风寒湿乘虚内袭。正气为邪所阻，不能宣行，因而留滞，气血凝涩，久而成痹。"

《素问·痹论》:"凡寒湿三气杂至,而合为痹也。其风气胜者为行痹,寒气胜者为痛痹,湿气胜者为着痹也。"

《普活济事方·麝香丸》:"麝香丸,治白虎历节诸风疼痛,游走无定,状如虫啮,昼静夜剧,及一切手足不测疼痛。……如绿豆大,每次七丸,甚者十丸。夜卧令膈空,温酒下,微出冷汗一身,便差。予得此方,凡是历节及不测疼痛,一二服便差。在歙州日,有一贵家妇人,遍身走注疼痛,至夜则发,如虫啮其肌……予曰:此正历节病也。三服愈。"

《诸病源候论·风痹候》说:"痹者,风寒湿三气杂至,合而成痹,其状肌肉顽厚,或疼痛,由人体虚,腠理开,故受风邪也。"《风湿痹候》说:"风湿痹由血气虚,则受风湿,而成此病。"

【病因病机】

痹证的发生主要是由于正气不足,感受风、寒、湿、热之邪所致。内因是痹证发生的基础,素体虚弱,正气不足,腠理不密,卫外不固,是引起痹证的内在因素。因其易受外邪侵袭,且在感受风、寒、湿、热之邪后,易使肌肉、关节、经络痹阻而形成痹证。正如《灵枢·五变》说:"粗理而肉不坚者,善病痹。"《济生方·痹》亦说:"皆因体虚,腠理空疏,受风寒湿气而成痹也。"

1. 风寒湿邪,侵袭人体 由于居处潮湿、涉水冒雨、气候剧变、冷热交错等原因,以致风寒湿邪乘虚侵袭人体,注于经络,留于关节,使气血痹阻而为痹证。由于感邪偏盛的不同,临床表现也就有所差别。正如《素问·痹论》说:"风寒湿三气杂至,合而为痹也。其风气胜者为行痹;寒气胜者为痛痹;湿气胜者为着痹也。"以风性善行而数变,故痹痛游走不定而成行痹;寒气凝涩,使气血凝滞不通,故疼痛剧烈而成痛痹;湿性黏滞重着,故使肌肤关节麻木、重着,痛有定处而成着痹。

2. 感受热邪,郁久化热 感受风热之邪,与湿相并,而致风湿热合邪为患。素体阳盛或阴虚有热,感受外邪之后易从热化,或因风寒湿痹日久不愈,邪留经络关节,郁而化热,以致出现关节红肿疼痛、发热等症,而形成热痹。如《金匮翼·热痹》说"热痹者,闭热于内也……脏腑经络,先有蓄热,而复遇风寒湿气客之,热为寒郁,气不得通,久之寒亦化热,则痹熻然而闷也。"

痹证日久,容易出现下述三种病理变化:①风寒湿痹或热痹日久不愈,气血运行不畅日甚,瘀血痰浊阻痹经络,可出现皮肤瘀斑、关节周围结节、关节肿大、屈伸不利等症。②病久使气血伤耗,因而呈现不同程度的气血亏虚的证候。③痹证日久不愈,复感于邪。病邪由经络而病及脏腑,而出现脏腑痹的证候。其中以心痹较为常见。如《素问·痹论》说:"五脏皆有合,病久而不去者,内舍于其合也。""心痹者,脉不通,烦则心下鼓,暴上气而喘。"

【辨证论治】

(一)基本疗法

1. 风寒湿痹

(1)行痹

主症:肢体关节酸痛,游走不定,关节屈伸不利,或见恶风发热,苔薄白,脉浮。

证候分析:由风寒湿邪留滞经络,阻痹气血,故肢体关节疼痛,屈伸不利。行痹以风邪偏盛,风性善行而数变,故关节游走疼痛。外邪束表、营卫失和,故见恶寒发热。苔白、脉浮为邪气外侵之象。

基本治法:祛风通络,散寒除湿。

针灸治法:以近部与循经取穴为主,针用泻法,并可用皮肤针扣刺;

针灸处方:风门,膈俞。

针灸方义:根据病痛所在的经络循行部位选穴,借以疏通经络,使经气流畅,气血调和,则风寒湿邪无所依附而痹痛得解。偏于风胜者,配风门以壮卫阳,解表祛风,配血会膈俞以活血祛风,取"治风先治血,血行风自灭"之意。

随证配穴:肩部疼痛取肩髃,肩髎,臑俞;肘部疼痛取尺泽,曲池,合谷,外关;腕部疼痛取阳池,外关,阳溪,腕骨;手指疼痛取合谷,后溪,八邪;脊背部疼痛取水沟,身柱,腰阳关;髀部疼痛取环跳,居髎,悬钟;股部疼痛取秩边,承扶,阳陵泉;膝部疼痛取犊鼻,梁丘,膝阳关,阳陵泉;踝部疼痛取申脉、照海、昆仑、丘墟；足趾疼痛取太溪、昆仑、八风。

药物处方：防风汤加减。

药物方义：方中以防风、麻黄祛风散寒；当归、秦艽、肉桂、葛根活血通络，解肌止痛，并有治风先治血，血行风自灭之意。茯苓健脾渗湿，生姜、大枣、甘草和中调营。

临证加减：①痛以肩肘等上肢关节为主者，可选加羌活、白芷、威灵仙、姜黄、川芎祛风通络止痛。②酸痛以膝踝等下肢关节为主者，选加独活、牛膝、防己、萆薢通经活络，祛湿止痛。③酸痛以腰背关节为主者，多与肾气不足有关，可加杜仲、桑寄生、淫羊藿、巴戟天、续断等温补肾气。④若见关节肿大、苔薄黄，邪有化热之象者，宜寒热并用，投桂枝芍药知母汤加减。

（2）痛痹

主症：肢体关节疼痛较剧，痛有定处，得热痛减，遇寒痛增，关节不可屈伸，局部皮毛不红，触之不热，苔薄白、脉弦紧。

证候分析：风寒湿邪闭阻经络，而以寒邪偏盛，寒为阴邪，其性凝滞，故痛有定处，疼痛较剧。得热则气血较为流畅，故其痛减，遇寒则血益凝涩，故痛更剧，关节不能屈伸。寒为阴邪，故局部不红，触之不热。苔薄白亦属寒，脉紧主痛、主寒。

基本治法：温经散寒，祛风除湿。

针灸治法：以近部与循经取穴为主。多用灸法，深刺留针，如疼痛剧烈可兼用揿针或隔姜灸；

针灸处方：肾俞，关元。

针灸方义：根据病痛所在的经络循行部位选穴，借以疏通经络，使经气流畅，气血调和，则风寒湿邪无所依附而痹痛得解。偏寒胜者，阳气必衰，配肾俞为肾阳转输之所，关元系元气集聚之处，以益火之原，振奋阳气而祛寒邪。

随证配穴：同行痹。

药物处方：乌头汤加减。

药物方义：方中以乌头、麻黄温经散寒，除湿止痛；芍药、甘草缓急止痛；黄芪益气固表，并能利血通痹。本证也可以采用乌附麻辛桂姜汤加减。方用制川乌、附子、干姜温经散寒止痛；麻黄、细辛、桂枝散寒疏风除湿，甘草调和诸药。

（3）着痹

主症：肢体关节重着、酸痛，或有肿胀，痛有定处，手足沉重，活动不便，肌肤麻木不仁，苔白腻，脉濡缓。

证候分析：感受风寒湿邪而以湿邪偏盛，因湿性重浊黏滞，故见痛有定处，麻木重着，肿胀等症。湿留肌肉，阻滞关节，故致手足沉重，活动不便。苔白腻、脉濡缓为湿邪偏盛之象。

基本治法：除湿通络，祛风散寒。

针灸治法：以近部与循经取穴为主。针灸并施，或兼用温针、皮肤针和拔罐法。

针灸处方：足三里，阴陵泉，三阴交。

针灸方义：根据病痛所在的经络循行部位选穴，借以疏通经络，使经气流畅，气血调和，则风寒湿邪无所依附而痹痛得解。偏湿胜者，配阴陵泉、三阴交、足三里，是因中土不运，水湿停留，脾主四肢，运脾为治湿之本，故用之以健运脾胃而化湿。

随证配穴：同行痹。

药物处方：薏苡仁汤加减。

药物方义：方中用薏苡仁、苍术健脾除湿；羌活、独活、防风祛风胜湿；川乌、麻黄、桂枝温经散寒除湿；当归、川芎养血活血；生姜、甘草健脾和中。

临证加减：肢节肿胀者，可加萆薢、木通、姜黄利水通络。肌肤不仁加海桐皮、豨莶草祛风通络。风寒湿偏盛不明显者，可用蠲痹汤作为风寒湿痹通用的基础方进行治疗。方中羌活、独活、海风藤、秦艽、桂枝祛风除湿散寒；当归、川芎、乳香、木香、桑枝、甘草活血通络止痛。风胜加防风、白芷；寒胜加附子、川乌、细辛；湿胜加防己、萆薢、薏苡仁。

2. 风湿热痹 风湿热痹即一般通称的热痹。与风寒湿痹相比较，热痹的发病较急，全身症状明显，且邪气极易内舍，以致病情多变。

主症：关节疼痛，局部灼热红肿，得冷稍舒，痛不可触，可病及一个或多个关节，多兼有发热、恶风、口渴、烦闷不安等全身症状，苔黄燥，脉滑数。

证候分析：邪热壅于经络、关节，气血郁滞不通，以致局部红肿灼热、关节疼痛不能屈伸。热盛津伤，故致发热、恶风、口渴、烦闷不安。苔黄燥、脉滑数均为热盛之象。

基本治法：清热通络，祛风除湿。

针灸治法：取穴方法同行痹。毫针刺法，或用皮肤针叩刺，泻法，不灸。

针灸处方：曲池，大椎，阳陵泉。

针灸方义：热痹所发，多系湿热痹阻经络所致，故取大椎宣阳泻热；阴陵泉利湿清热，曲池清热解表，用以配合局部取穴，以清热除湿，祛风通络。

随证配穴：邪热伤阴，或素体阴虚，内有郁热，潮热多汗，骨节疼痛，口干舌质红，脉细数。治宜养阴清热，宜针刺不灸，取三阴交、太溪以补法。痹证日久，正虚邪恶，津凝为痰，瘀阻经络所致痰瘀痹阻证。症见关节肿大，甚则强直畸形，屈伸不利，时轻时重，或有瘀斑，舌苔白或腻，舌质紫，脉细涩。除按病痛局部取穴外，还可配膈俞、丰隆、血海、脾俞、足三里健脾和胃，以扶正运湿以化痰，养血活血兼祛风，局部可拔火罐以祛瘀利关节。

药物处方：白虎桂枝汤加减。

药物方义：本方中石膏甘寒清热，知母清热养阴，桂枝疏风通络，甘草、粳米养胃和中，使其热清而不伤正气。可加金银花、连翘、黄柏清热解毒，海桐皮、姜黄、威灵仙、防己、桑枝活血通络，祛风除湿。

临证加减：①皮肉有红斑者，可加丹皮、生地黄、地肤子、赤芍等凉血散风。本证亦可选用《温病条辨》宣痹汤。方中以防己、蚕沙、薏苡仁、赤小豆结风除湿，疏利经络；连翘、山栀、滑石清热利湿。②热痹化火伤津：症见关节红肿，疼痛剧烈、入夜尤甚，壮热烦渴，舌红少津，脉弦数者，治宜清热解毒，凉血止痛，可用犀角散。酌加生地黄、玄参、麦冬养阴凉血；加防己、姜黄、秦艽、海桐皮清热除湿，通络止痛。③湿热下注，出现下肢红肿，小便热赤，苔黄腻，脉濡数等症，宜清化湿热，方用二妙丸加海桐皮、防己、萆薢等药物。④邪热伤阴，或素体阴虚，内有郁热，潮热多汗，骨节疼痛，口干，舌质红，脉细数，治宜养阴清热，方用白虎汤加青蒿、白薇、秦艽、知母、鳖甲、生地黄等以滋阴清虚热。⑤各种痹证迁延不愈，正虚邪恋，瘀阻于络，津凝为痰，痰瘀痹阻，出现疼痛时轻时重，关节肿大，甚至出现强直畸形，屈伸不利，舌质紫，苔白腻，脉细涩等症，治宜化痰祛瘀，搜风通络，方用桃红饮，加穿山甲、地龙、土鳖虫养血活血，化瘀通络；加白芥子、胆南星祛痰散结；加全蝎、乌梢蛇等搜风通络。⑥久病伴有气血亏虚、心悸气短等症，药物宜选黄芪桂枝五物汤加减。⑦痹证日久，累及肝肾者，可选独活寄生汤加减。方中以独活、防风、秦艽、细辛、肉桂祛风除湿、散寒止痛，人参、茯苓、甘草、当归、川芎、地黄、芍药补益气血，杜仲、牛膝、桑寄生补养肝肾。⑧痹证日久，内舍于心，证见心悸，气短，动则尤甚，面色少华，舌质淡，脉虚数或结代者，治宜益气养心，温阳复脉，方用炙甘草汤加减。

（二）其他疗法

1. 耳针疗法

针灸处方：相应区，压痛点，交感，神门。

操作方法：强刺激，留针10～20分钟，一般应用于以疼痛为主的关节炎。可每天一次或埋针。

2. 水针疗法

针灸处方：取肩、肘、髋、膝部穴位。

操作方法：采用当归、防风、威灵仙、氟美松等注射液。每次选取1～2穴，每穴注射0.5～1mL，勿注入关节腔。每隔1～3日注射一次，10次为一疗程。每次取穴不宜过多，如为多发性关节病变，可选取重点部位注射，以后轮流进行。

3. 皮肤针疗法 常用于以肿胀为主的关节炎。叩刺局部肿胀处，或在患病关节周围叩刺。另在脊柱两侧相应的节段部位，每隔 3 天叩刺 1 次，5 次为 1 个疗程。

【注意事项】

（1）关于痹证与痿证的鉴别，两者的症状表现主要都在肢体、关节。不同点在于：痹证以筋骨、肌肉、关节的酸痛、重着、屈伸不利为主要临床特点，兼有不仁或肿胀，但无瘫痪的表现；而痿证以肢体痿弱不用，肌肉瘦削为特点，肢体关节一般不痛。

（2）本证的辨证，首先辨清风寒湿痹与热痹的不同。风寒湿痹，关节虽痛，但局部无红肿灼热。热痹以关节红肿灼热疼痛为特点。风寒湿痹以关节酸痛游走不定者为行痹；痛有定处，疼痛剧烈者为痛痹；肢体酸痛重着，肌肤不仁者为着痹。病程久者，尚应辨识有无气血损伤及脏腑亏虚的证候。

（3）痹证总由于感受风、寒、湿、热所致，故以祛风、散寒、除湿、清热以及疏经通络为治疗痹证的基本原则，后期还应适当配伍补益正气之剂。行痹以祛风为主，兼用散寒除湿，佐以养血；痛痹以温经散寒为主，兼以祛风除湿；着痹以除湿为主，兼用祛风散寒，佐以健脾；热痹以清热为主，兼用祛风除湿。痹证日久，则应根据正气亏损的不同而采用益气养血，补养肝肾，扶正祛邪，标本兼顾。

（4）在痹证的治疗中，风寒湿痹的疼痛剧烈者，常用附子、川乌等祛风除湿、温经止痛的药物。应用这些药物时，剂量应由小量开始，逐渐增加，久煎或与甘草同煎可以缓和其毒性。服药后患者若有唇舌发麻，手足麻木，恶心，心慌，脉迟等中毒症状时，应酌情减轻剂量，或立即停药，并及时采取解救措施。

（5）方中有通络止痛、祛风除湿作用的虫类药物，这些药物大多性偏辛温，作用较猛，也有一定的毒性，故用量不可过大，不宜久服，其中全蝎、蜈蚣二味可研末吞服，既可节省用量，又能提高疗效。

（6）痹证的预防，应加强体质锻炼，避免居住潮湿之地，注意冷暖，防止外邪侵袭，对痹证的预防有一定的作用。

（7）痹证的预后一般良好，但病情缠绵，且感受外邪后易引起复发。病久痰瘀痹阻，出现关节畸形，以及内舍脏腑引起心痹者，则不易恢复，预后较差。

【疾病小结】

痹证是临床常见的病证，正气不足为发病的内在因素，而感受风、寒、湿、热为引起本病的外因，其中尤以风寒湿三者杂至而致病者为多。主要病机为经络阻滞，气血运行不畅。临床分为风寒湿痹及热痹两大类。在风寒湿痹中，风偏胜者为行痹，寒偏胜者为痛痹，湿偏胜者为着痹。

治疗的基本原则是祛风、散寒、除湿、清热，以及疏经通络，根据病邪的偏胜而酌情更用。

【临证验案】

（1）张某，女，25 岁。患者全身关节痛 7 年余。近 1 年多来关节痛加重，四肢关节变形，小关节肿大，活动受限，生活不能自理，卧床不能转侧，不能下地行走，双手不能持物，上臂不能举过肩。化验：血沉第 1 小时 135mm，抗链球菌溶血素"O"试验 1∶800，心尖部可闻二至三级吹风样杂音。舌红苔白，脉弦。诊断为痹证（类风湿性关节炎），治以祛风通络，舒筋止痛。针灸处方：风池、血海、大椎、肩髃、合谷、足三里、膝眼、阳陵泉、三阴交、昆仑。

按： 患者感受风寒，风寒痹阻经脉，而致周身关节疼痛，故治以祛风通络，舒筋止痛之法。取风池、大椎散风祛邪，取血海、肩髃、合谷、膝眼、昆仑以舒筋活络止痛。足三里、三阴交、曲池三穴加灸共达温通经络、祛风散寒之功。经治疗两个月后症状减等，生活自理。又继续治疗两个月，四肢关节疼痛明显减轻，关节红肿消失，体重增加 3kg，血沉第一小时 25mm，显效而出院。（《实用针灸学》）

（2）李某，左臂自肩以下骨节大痛，内经所谓寒胜则痛也。来势甚骤，若游走上下脐胻，即俗谓白虎历节风。痛如虎咬，刻下不可忍，此非厉剂不除。以投川乌头、炮去骨皮，草乌头，泡去皮，姜汁制，油松节，一剂，服后饮酒以助药势达病所，半夜身麻汗出，平旦而病若失矣。此仿活络丹法。（《类证治裁·痹证》）

按：《金匮要略》以下所称白虎历节风，皆属痹证。其病因多为风寒湿三气共同为患，若发病急骤，疼痛剧烈，难以忍受，是寒邪偏胜之征，症属痛痹。作者选用了散寒祛风的大乌头煎，且川乌头、草乌头同用功效更宏；还加入油松节，以祛风除湿而止痛；药后饮酒以助辛散之力。由于辨证准确，药猛力专，故服一剂至夜半汗出而愈。

二十五、虚劳

【疾病概述】

虚劳是"虚损劳伤"的简称，或称"虚损"。是由脏腑亏损、元气虚弱而致的多种慢性病程的总称。凡禀赋不足，后天失调，病久失养，积劳内伤，久虚不复，而表现为各种亏损证候者，都属于本证范畴。由于虚劳证的范围很广，所以前人对这方面的分类，有"五劳""六极""七伤"等名称。

现代医学的功能性低热、结核病、血液病、肿瘤、结缔组织疾病、内分泌疾病等引起的发热，以及某些慢性感染性疾病和原因不明的发热均可参照本篇辨证施治。

【文献摘录】

《灵枢·决气》："精脱者，耳聋，气脱者，目不明；津脱者，腠理开，汗大泄；液脱者，骨属屈伸不利，色夭，脑髓消，胫酸，耳数鸣；血脱者，色白，夭然不泽，其脉空虚，此其候也。"

《难经·十四难》："一损损于皮毛，皮聚而毛落；二损损于血脉，血脉虚少，不能荣于五脏六腑；三损损于肌肉，肌肉消瘦，饮食不能为肌肤；四损损于筋，筋缓不能自收持；五损损于骨，骨痿不能起于床……从上下者，骨痿不能起于床者死；从下上者；皮聚而毛落者死。"

《金匮要略·血痹虚劳病》："虚劳里急，悸，衄，腹中痛，梦失精，四肢酸疼，手足烦热，咽干，口燥，小建中汤主之。""虚劳里急，诸不足，黄芪建中汤主之。""虚劳腰痛，少腹拘急，小便不利者，八味肾气丸主之。""虚劳诸不足，风气百疾，薯蓣丸主之。""虚劳，虚烦不得眠，酸枣仁汤主之。""五劳虚极羸瘦，腹满不能饮食，食伤、忧伤、饮伤、房室伤、饥伤、劳伤，经络荣卫气伤，内有干血，肌肤甲错，两目黯黑，缓中补虚，大黄䗪虫丸主之。"

《景岳全书·新方八略》："凡气虚者宜补其上，人参、黄芪之属是也。精虚者宜补其下，熟地黄、枸杞之属是也。阳虚者宜补而兼暖，桂、附、干姜之属是也。阴虚者宜补而兼清，门冬、芍药、生地黄之属是也。此固阴阳之治辨也。其有气因精而虚者，自当补精以化气，精因气而虚者，自当补气以生精，又有阳失阴而离者，不补阴，何以收散亡之气？失火而败者，不补火，何以苏垂寂之阴？此又阴阳相济之妙用也。故善补阳者，必于阴中求阳，则阳得阴助而生化无穷；善补阴者，必于阳中求阴，则阴得阳升而泉源不竭。"

《不居集·上集》："虚劳日久，诸药不效，而所赖以无恐者，胃气也。善人之一身，以胃气为主，胃气旺则五脏受荫，火津四布，机运流通，饮食渐增，津液渐旺，以至充血生精，而复其真阴之不足。"

《医宗金鉴·虚劳总括》："虚者，阴阳、气血、荣卫、精神、骨髓、津液不足是也。损者，外而皮、脉、肉、筋、骨，内而肺、心、脾、肝、肾消损是也。成劳者，谓虚损日久，留连不愈，而成五劳、七伤、六极也。"

【病因病机】

导致虚劳的原因甚多，如《景岳全书·虚损》指出："劳倦不顾者多成劳损""色欲过度者多成劳损""少年纵酒者多成劳损""疾病误治及失于调理者，病后多成虚损。"《理虚元鉴·虚症有六因》则提出导致虚证的主要六种原因："有先天之因，有后天之因，有痘疹及病后之因，有外感之因，有境遇之因，有医药之因。"就临床所见，引起虚劳的原因主要有以下四个方面：

1. 禀赋薄弱，体质不强 多种虚劳证候的形成，都与禀赋薄弱，体质不强密切相关。而父母体虚，遗传缺陷，胎中失养，孕育不足及生后喂养失当，营养不良等因素，是造成禀赋薄弱，体质不强的主要原因，在体质不强的基础上，易于因虚劳致病，或因病致虚，日久不复而成为虚劳。

2. 烦劳过度，损及五脏　《景岳全书·虚损》对劳倦致病作了正确的论述。适当的劳作为人们正常生活之必需，但烦劳过度则于人体有害，"不知自量，而务从勉强，则一应妄作妄为，皆能致损。"早在《素问·宣明五气》即指出："久视伤血，久卧伤气，久坐伤肉，久立伤骨，久行伤筋，是谓五劳所伤。"《医家四要·病机约论》也指出："曲运神机则劳心，尽心谋虑则劳肝，意外过思则劳脾，预事而忧则劳肺，色饮过度则劳肾。"在各种损伤之中，尤以忧郁思虑、烦劳过度损伤心脾及早婚多育，房劳伤肾，较为多见。

3. 饮食不节，损伤脾胃　暴饮暴食，营养不良，嗜欲偏食，饮酒过度等原因，都会损伤脾胃，使其消磨水谷，化生精微、生养气血的功能受到影响。若脾胃长期受损，必致气血来源不足，内不能和调于五脏六腑，外不能洒陈于营卫经脉，而渐致虚劳。

4. 大病久病，失于调理　或大病之后，邪气过盛，脏气损伤；或热病日久，耗血伤阴；或寒病日久，伤气损阳；或瘀血内结，新血不生；或因寒邪久留，耗伤正气；或因病后失于调理，正气亏损难复等，都会使精气耗伤，由虚致损，逐渐发展成为虚劳。

以上各种病因或是因虚致病，因病成劳；或是因病致虚，久虚不复成劳。而其病理性质，主要为气、血、阴、阳的亏耗；其病损部位，主要在于五脏。其病变过程，往往首先导致某一脏的气、血、阴、阳的亏损。但由于五脏相关，气血同源，阴阳互根，所以由各种原因所致的虚损常互相影响；一脏受病，可以累及他脏；气虚不能生血，血虚无以生气；气虚者，阳亦渐衰，血虚者，阴亦不足；阳损日久，累及于阴，阴虚日久，累及于阳。以致病势日渐发展，而病情趋于复杂。

【辨证论治】

（一）基本疗法

1. 气虚

（1）肺气虚

主症：短气自汗，时寒时热，声音低怯，或兼咳嗽，平时易于感冒，面白，舌淡，脉软弱。

证候分析：肺气不足，表卫不固，故短气自汗，声音低怯。肺气亏虚，营卫失和则时寒时热。肺主皮毛，肺虚则腠理不密，故易感受外邪。肺气亏虚，不能贯心脉而通达全身，气血不能充沛于血脉，故见面白、舌淡、脉弱。

基本治法：补益肺气。

针灸治法：取手太阴经穴为主，针用补法，可加灸。

针灸处方：太渊，肺俞，膻中，合谷。

针灸方义：太渊为肺经原穴，肺气不足，取之能补肺气，又因太渊系脉会，所以又能滋营血以养肺气，有补阳配阴之效。肺俞系背俞穴，能调节经气，以恢复衰退之肺脏功能。膻中系气会穴，位于胸膺能补诸气之不足。合谷为大肠经原穴，大肠与肺相表里，取之以固护卫阳。

药物处方：补肺汤加减。

药物方义：本方以人参，黄芪益气固表；因肺气根于肾，故以熟地黄、五味子益肾固元敛肺；桑白皮、紫菀清肃肺气。无咳嗽者，可去桑白皮、紫菀。自汗较多者，加牡蛎、麻黄根固表敛汗。若气阴两虚，而兼见潮热、盗汗者，加鳖甲、地骨皮、秦艽等养阴清热。

（2）脾气虚

主症：饮食减少，食后胃脘不舒，倦怠乏力，大便溏薄，面色萎黄，舌淡苔薄，脉象软弱。

证候分析：脾不健运，胃肠传化失常，故饮食减少，食后胃脘不舒，大便溏薄。脾虚不能化生精微，气血来源不足，形体失养，故倦怠乏力，面色萎黄而脉软弱。重者气虚日久，大便溏泄不止，可转为阳虚之证。如脉转沉微乃是阳虚的前兆；倘脉见虚大，则属虚阳外浮之象，当从阳虚论治。

基本治法：健脾益气。

针灸治法：取足太阴、足阳明经穴为主，针用补法，亦可加灸。

针灸处方：脾俞，章门，足三里，中脘，天枢，大横。

针灸方义：脾俞、章门俞募配穴，可补脾益气；配胃经合穴足三里，以调脾和胃，补中益气；配胃募中脘，胃经腧穴天枢，脾经腧穴大横，以鼓舞中气，运化有权，胃和脾健，生化有源。若气虚下陷脱肛者，加灸百会以升提举陷。

药物处方：加味四君子汤。

药物方义：方中人参、黄芪、白术、甘草健脾益气，茯苓、扁豆健脾化湿。

临证加减：若兼胃脘胀满，呕吐嗳气者，加陈皮、半夏和胃降逆。食积停滞者，加神曲、麦芽、山楂、鸡内金消食健胃。气虚及阳，脾阳渐虚，腹痛即泻，手足欠温者，加肉桂、炮姜温中散寒。若脾气亏虚而主要表现为中气不足、气虚下陷者，可改用补中益气汤以补益中气，升阳举陷。

2. 血虚

（1）心血虚

主症：心悸怔忡，健忘，失眠多梦，面色不华，舌淡，脉细或结代。

证候分析：心主藏神，心血不足则神不安宁，故心悸怔忡、失眠多梦而健忘。心主血脉，其华在面，血虚不能上荣于面，充于脉中，故面色无华，舌淡脉细。血虚则气少，故脉见结代。

基本治法：养血安神。

针灸治法：取手少阴及足阳明经穴为主，针用补法，可加灸。

针灸处方：神门，内关，膈俞，足三里，解溪，阳交。

针灸方义：心血虚则养心，为正治之法。故取心经原穴神门，配血会膈俞养心血、安心神；取足三里调中焦，化生气血以养心，内关系心包经之络穴，以补心气，"善补阴者，于阳中求阴"取气能生血之意；解溪、阳交乃经验穴，善养血宁心。

药物处方：养心汤加减。

药物方义：方中以人参、黄芪、茯苓、甘草益气以生血；当归、川芎、五味子、柏子仁、枣仁、远志养血安神；肉桂、半夏、神曲温中健脾，以助气血之生化。

（2）肝血虚

主症：头晕，目眩，胁痛，肢体麻木，筋脉拘急，或惊惕肉瞤。妇女月经不调甚则闭经。面色不华、舌质淡、脉弦细或细涩。

证候分析：肝血亏虚，不能上养头目，故致头晕、目眩、血不养肝、肝气郁滞故胁痛。由于血虚生风，筋脉失养，以致肢体麻木，筋脉拘急或惊惕肉瞤。肝血不足，妇女冲任空虚，则致月经不调甚或闭经。面色不华、舌淡、脉弦细或细涩，为肝血不足，血脉不充之象。

基本治法：补血养肝。

针灸治法：取足厥阴、足少阴经穴为主。针用补法，或平补平泻法。

针灸处方：太冲，肝俞，太溪，脾俞，风池。

针灸方义：太冲系肝经原穴，脏阴不足取之原穴，养血柔肝；肝肾同源，滋水可涵木，故取肾经太溪以养肝血；肝俞与脾俞合用，调和肝脾，并承"见肝之病，当先实脾"之旨；风池为胆经腧穴，以平肝潜阳。

药物处方：四物汤加减。

药物方义：方中当归、地黄滋补阴血，白芍入肝和营，川芎调气和血。可加制首乌、枸杞子、鸡血藤以增强补养肝血的作用。

临证加减：胁痛加柴胡、郁金、香附理气通络。肝血不足，目失所养而致视物模糊者，加女贞子、枸杞子、决明子以养肝明目。若兼瘀血者，可加服大黄䗪虫丸以祛瘀生新。

3. 阳虚

（1）脾阳虚

主症：面色萎黄，食少，形寒，神倦乏力，少气懒言，大便溏泄，肠鸣腹痛，每因受寒或饮食不慎而加剧，舌质淡，苔白，脉弱。

证候分析：脾气虚弱进一步发展为脾阳亏虚，不能运化水谷，助长体力，故食少，形寒，神倦乏力，少气懒言。气虚中寒，清阳不展，寒凝气滞，故肠鸣腹痛，大便溏泄。感受寒邪或饮食不慎，以致中阳更虚，易使病情加重。面色萎黄，舌淡，苔白，脉弱，均为中阳虚衰之象。

基本治法：温中健脾，益气助阳。

针灸治法：取背俞穴及足阳明、足太阴经穴为主，针用补法，加灸。

针灸处方：天枢，阴陵泉，关元俞，脾俞，魂门，胃俞。

针灸方义：天枢、阴陵泉调脾和胃，运转枢机，灸之，能温脾阳、散肠寒；关元俞、脾俞，灸之可温补中焦而壮脾阳；魂门、胃俞是治疗脾胃虚寒之特效穴，能补中益胃，温中散寒。

药物处方：附子理中丸加减。

药物方义：方中以人参、白术、甘草益气健脾，燥湿和中；干姜、附子温中祛寒。

临证加减：腹中冷痛较甚，加高良姜、制香附、丁香、吴茱萸温中理气止痛；腹胀及呕逆者，加砂仁、半夏、陈皮温中和胃降逆；腹泻较剧，加肉豆蔻，补骨脂温脾涩肠。

（2）肾阳虚

主症：腰背酸痛，遗精阳痿，多尿或不禁，面色苍白，畏寒肢冷，下利清谷或五更泄泻，舌质淡胖有齿痕，苔白，脉沉迟。

证候分析：腰为肾之府，督脉贯脊、络肾而督诸阳，肾阳不足，失于温煦，故腰背酸痛，畏寒肢冷。阳气衰微，精关不固，故遗精、阳痿。若肾气不固则小便不禁。气化不及，水不化气则多尿。命门火衰，火不生土，不能蒸化、腐熟水谷，故下利清谷或五更泄泻。面色苍白，舌淡胖有齿痕，脉沉迟均为阳气亏虚、阴寒内盛之象。

基本治法：温补肾阳，兼养精血。

针灸治法：取足少阴经穴为主，针用补法，加灸。

针灸处方：太溪，肾俞，关元。

针灸方义：虚则补之，肾阳虚，灸太溪壮肾阳；肾俞位于腰中，腰为肾之府，关元为元气之海，共奏补命火、壮元阳、助气化、温肠止泻之功。

药物处方：右归丸加减。

药物方义：方用附子、肉桂温补肾阳，杜仲、山茱萸、菟丝子、鹿角胶补益肾气，熟地黄、山药、枸杞、当归补益精血，滋阴以助阳。

临证加减：遗精加金樱子、桑螵蛸、莲须，或合金锁固精丸以收涩固精；下利清谷者，应减去熟地黄、当归等滋润滑腻之品，加入党参、白术、薏苡仁益气健脾，渗湿止泻；五更泄泻者，可合用四神丸温脾暖肾，固肠止泻；阳虚水泛；浮肿尿少者，加茯苓、泽泻、白术、车前子利水消肿；肾阳虚衰，肾不纳气，症见喘促、短气，动则更甚，酌加补骨脂、五味子、蛤蚧补肾纳气。

4. 阴虚

（1）肺阴虚

主症：干咳，咽燥，甚则失音，潮热盗汗，面色潮红，舌红少津，无苔或少苔，脉象细数。

证候分析：由于肺阴亏损，清肃之令不行，故干咳无痰。肺络损伤咯血。津伤不能上承故咽燥，甚则金碎不鸣而失音，为肺损重症。潮热为阳虚火动，盗汗为阴虚内热，迫汗外泄所致。面色潮红，舌红少津，无苔或少苔，脉细数，均为阴虚内热之象。

基本治法：养阴润肺。

针灸治法：取手太阴经穴为主，针用补法或平补平泻法，不灸。

针灸处方：中府，复溜，鱼际，肺俞，魄户。

针灸方义：中府为肺之募穴，又系脾经之所会，所以能培土生金，以养肺滋阴；肺为水之上源，清肃下降使无用之水液下降于肾，肾为水脏，气化升清，精微上滋于肺，阴津上下运行不息，濡养全身，故取肾经复溜，既能润肺阴，又能清虚热而止盗汗；鱼际配肺俞、魄户可清虚热，养肺阴。

药物处方：百合固金汤加减。

药物方义：方中百合、麦冬润肺养阴，玄参、生地黄、熟地黄滋阴清热，当归补养阴血，桔梗、贝母、甘草清肺化痰止咳。

临证加减：如潮热，加地骨皮、银柴胡、鳖甲滋阴退热；盗汗，加牡蛎、浮小麦、麻黄根以敛汗；咳嗽甚者，加百部、款冬花肃肺止咳；咳血，酌加白及、仙鹤草、鲜茅根等凉血止血。

（2）心阴虚

主症：心悸，失眠，烦躁，潮热，盗汗，或口舌生疮，面色潮红，舌红少津，脉细数。

证候分析：心阴亏虚，心失濡养，心神不宁故心悸，失眠。阴虚生内热，虚火亢盛，故烦躁，面色潮红，口舌生疮。虚热逼津液外泄，则致盗汗。舌红少津，脉细数，为阴虚内热、津液不足之象。

基本治法：滋阴养心。

针灸治法：取手少阴经穴为主，针用补法，不灸。

针灸处方：阴郄，少府，后溪。

针灸方义：阴郄系心经之郄穴，经气深聚之所，心阴不足，取之养阴安神；阴虚生内热，取心经荥穴少府，小肠经腧穴后溪，可清心泻火，导热下行；同时阴郄配后溪，可清虚热而治盗汗。三穴共奏养阴、清热、安神之功。

药物处方：天王补心丹加减。

药物方义：方用生地黄、天冬、麦冬、玄参以滋阴液，丹参、当归、远志、枣仁、柏子仁、茯苓以养心安神；人参补心气，五味子敛心液，桔梗引药上行。此方重在滋阴，如火旺而烦躁不安，口舌生疮者，可加黄连、木通、竹叶以清心泻火，导热下行。

（3）脾胃阴虚

主症：口干唇燥，不思饮食，大便燥结，甚则干呕、呃逆，面色潮红，舌干，苔少或无苔，脉细数。

证候分析：脾胃阴虚，运化失常，故不思饮食。津亏不能上承，故口干胃肠失于滋润则大便秘结。若阴亏较甚，胃气失于和降，则致干呕、呃逆。面色潮红、舌红、少苔、脉细数均为阴虚内热之象。

基本治法：养阴和胃。

针灸治法：取足太阴、足阳明经穴为主，针用补法，不灸。

针灸处方：三阴交，中脘，足三里。

针灸方义：三阴交为足三阴经之交会穴，补之能滋阴健脾。本病因于脾胃虚弱，化源不足，致使脾胃阴亏，中脘为胃之募穴，足三里系胃之合穴，二穴能调和脾胃，强壮胃气，阴液得生。此方调补兼施，寓补于调中。

药物处方：益胃汤加减。

药物方义：方中以沙参、麦冬、生地黄、玉竹滋阴养液，配伍冰糖养胃和中。大便干结者以改用蜂蜜润肠通便为宜。

临证加减：口干唇燥甚者，加石斛、花粉滋养胃阴；不思饮食者，加麦芽、扁豆、山药益胃健脾；呃逆加柿蒂、竹茹、代赭石扶养胃气，降逆止呃。

（4）肝阴虚

主症：头痛，眩晕，耳鸣，目干畏光，视物不明，急躁易怒，或肢体麻木，筋惕肉眴，面潮红，舌干红，脉弦细数。

证候分析：肝阴不足，肝阳偏亢，上扰清空，故头痛，眩晕，耳鸣。肝阴不能上荣于目，故目干畏光视物不明。阴血不能濡养筋脉，虚风内动，故肢体麻木，筋惕肉眴，阴亏火旺，肝火上炎，则面潮红。舌红少津，脉弦细数为阴虚肝旺之象。

基本治法：滋养肝阴。

针灸治法：取足厥阴、足少阴经穴为主，针法补泻兼施，不灸。

针灸处方：中都，三阴交，太冲，光明，太溪，养老，天柱。

针灸方义：中都为肝经之郄穴，为经气深聚之所，配三阴经之会穴三阴交，以滋养肝阴；泻太冲、光明清肝经虚热，肝肾同源，取太溪滋水涵木，以养肝阴；养老、天柱能舒筋明目养肝。

药物处方：补肝汤加减。

药物方义：方中以四物汤养血柔肝，配以木瓜、甘草酸甘化阴，麦冬、枣仁滋阴养肝。

临证加减：头痛、眩晕、耳鸣较重，或筋惕肉瞤者，加石决明、菊花、钩藤、刺蒺藜平肝潜阳。目干涩畏光，或视物不明者，加枸杞子、女贞子、草决明养肝明目。若肝火亢盛而兼见急躁易怒，尿赤便秘，舌红脉数者，加龙胆草、黄芩、栀子清肝泻火。肝阴虚而以胁痛为主要表现者，可加川楝子、郁金理气疏肝，或改用一贯煎。

（5）肾阴虚

主症：腰酸，遗精，两足痿弱，眩晕耳鸣，甚则耳聋，口干，咽痛，颧红，舌红，少津，脉沉细。

证候分析：腰为肾之府，肾虚失养，故感腰酸。肾阴亏虚，虚火易动，精关不固，则致遗精。肾阴亏乏，髓海不足，脑失濡养，则眩晕，耳鸣。虚火上炎，故口干，咽痛，颧红。舌红少津，脉沉细，为肾阴亏乏之象。

基本治法：滋补肾阴。

针灸治法：取足少阴经穴为主，针用补法，不灸。

针灸处方：太溪，三阴交，肾俞，复溜。

针灸方义：太溪为肾经原穴，配三阴交以滋补肾阴；配肾俞以补肾益精，补复溜，意在"虚则补其母"。

药物处方：左归丸加减。

药物方义：方中熟地黄、枸杞、山药、龟板胶、牛膝滋补肾阴；山茱萸、菟丝子、鹿角胶补肾填精。

临证加减：虚火较甚，潮热、口干、咽痛、脉数、舌红者，加知母、黄柏、地骨皮滋阴泻火；精关不固、腰酸遗精者，加牡蛎、金樱子、芡实、莲须等固肾涩精；精血枯竭而见耳聋、足痿者，加紫河车填补精血。

（二）其他疗法

1. 耳针疗法

针灸处方：交感，神门，胃，大肠，敏感点，小肠，胰，胆。

操作方法：每次2～3穴，毫针刺或压籽法3天换另一组穴位。

2. 水针疗法

针灸处方：内关，间使，定喘，肺俞，心俞。

操作方法：每穴注射维生素B_{12} 0.5mg，每次取1～2穴隔日1次。

【注意事项】

（1）虚劳和内科其他病证中的虚证，证型虽然在临床表现、治疗方药方面有类似之处，但两者实际上是有区别的。虚劳的各种证候，均以出现一系列精气不足的症状为特征。而其他虚证则各以其病证的主要症状为突出表现。例如眩晕一证的气血亏虚型，以眩晕为最突出、最基本的表现；水肿一证的脾阳不振型则以水肿为最基本、最突出的表现。

（2）虚劳一般都有比较长的病程，病势缠绵。而其他病证的虚证类型虽然也以久病属虚者居多但亦有病程较短而呈现虚证者。如泄泻一证的脾胃虚弱型，以泄泻为主要临床表现，有病程长者，亦有病程短者。

（3）虚劳与肺痨的区别要点为：肺痨为痨虫侵袭所致，病在肺，具有传染性，以阴虚火旺为其病理特点，以咳嗽、咯痰、咯血、潮热、盗汗、消瘦为主要临床症状。而虚劳则由多种原因所导致，一般不传染，分别出现五脏气、血、阴、阳亏虚的多种临床症状。

（4）虚劳的证候虽多，但总不离乎五脏，而五脏之伤，又不外乎气、血、阴、阳。故对虚劳的辨证，应以气、血、阴、阳为纲，五脏虚候为目。一般说来，病情单纯者，病变比较局限，容易辨清其气、血、阴、阳亏虚的属性和病及脏腑的所在。但由于气血同源，阴阳互根，五脏相关，所以各种原因所致的虚损往往互相影响，由一虚而渐致多虚，由一脏而累得他脏，使病情趋于复杂和严重，辨证时应加注意。

（5）虚劳的治疗应从多方面着手，除针灸外，气功、药物、按摩等均可配合使用，治疗中还需注意生活起居及饮食调摄，保持乐观情绪，以提高疗效，促进康复。

【疾病小结】

虚劳是多种慢性衰弱性疾病的总称，先天、后天、内因、外因的多种病因均会导致虚劳的产生。脏腑亏损、气血阴阳不足为虚劳的基本病机，辨证以气血阴阳为纲，五脏虚候为目。治疗的基本原则是补益，必须根据病理属性的不同，分别采用益气、养血、滋阴、温阳的治疗方药，并应结合五脏病位的不同而选方用药，以加强治疗的针对性。脾胃乃后天之本，肾为先天之本，所以，补益脾肾在虚劳的治疗中具有重要意义。此外，由于五脏相关，气血同源，阴阳互根，所以应注意气血阴阳相兼为病及五脏之间的转化。分清主次，兼顾治疗。护理及饮食调摄对促进虚劳的康复有重要作用。

第二节　西医内科及神经科、精神科疑难病症

一、类风湿性关节炎

【疾病概述】

类风湿性关节炎是一种以多发性、对称性关节炎症为主，可引起肢体严重畸形的慢性全身性自身免疫性疾病，由于本病早期有较剧烈疼痛，中医学将其列入"尪痹""痛痹"范畴，本病多见于女性，男女之比为1∶（2～3），16～55岁发病率最高。多隐渐发病。

类风湿性关节炎是现代医学名称，属中医"痹证"范畴。"痹"者闭也，乃由外邪侵犯肌肉、关节、气血运行不畅所致。

古代医学中关于痹证的论述很多，其中有不少类似类风湿性关节炎，《内经·痹论》指出"风寒湿三气杂至，合而为痹也"。《素问·气穴论》曰："积寒留舍，营卫不居，卷肉缩筋，肋肘不得伸，内为骨痹，外为不仁。"《金匮要略·中风历节》指出："诸肢节疼痛，身体魁羸，脚肿如脱，头眩短气，欲吐，乃历节不可屈伸疼痛。"《丹溪心法·痛风》云："肢节肿痛，脉涩数者，此是瘀血。"《诸病源候论》云："亦有五气虚受风邪而得之。风历关节与血气相搏交击故疼痛，血气虚则汗出风冷。搏于筋则不可屈伸，为历节风。"《医学统旨》中说："肘膝肿痛，臂细小，名曰鹤膝风，以其象鹤膝之形而名义也。或只有两膝肿大，皮肤拘挛，不能屈伸，腿枯细，俗谓之鼓槌风，要皆不过风寒湿之流注作病也。"

综上所述，可见古人已经认识到痹证会出现"肢体痛不可屈伸，卷肉缩筋，肘膝肿痛"等症，甚则出现"鹤膝风""腿枯细"等症状，与今之类风湿性关节炎表现相近。

【病因病机】

根据中医理论，痹证的发生主要与下列因素有关：

1. 正气不足，感受风寒湿之邪　《济生方》指出："风寒湿三气杂至合而为痹也，皆因体虚，腠理空虚，受风寒湿之气而成痹也。"《诸病源候论》指出："亦有血气虚，受风邪而得之。风历关节，与血气相搏交击，故疼痛，血气虚对汗出风冷，搏于筋则不可屈伸，为历节风。"故正气不足，抗邪无力，邪滞经脉发为痹证，或血海空虚，筋脉失养复感外邪亦可发为痹证。

2. 病久不去，复感外邪，内舍于肝肾　《素问·痹论》曰："骨痹不已，复感外邪，内舍于肾。"痹证

日久，又反复感觉外邪，则病情继续发展而出现肝肾不足之症，重者可见骨痛筋挛，生活不能自理。

现代医学认为类风湿性关节是以关节病变为主的慢性全身性自身免疫性疾病，本病早期表现为对称性多发性关节炎，晚期关节僵硬和发生畸形，自发性发作和自然缓解等为本病的特点。该病的病因不明，一般认为与下列因素有关：①免疫异常。②感染，认为是由慢性病毒感染有关。③遗传因素。④诱发、寒冷、潮湿、疲劳、营养不良等，尤其是寒冷和潮湿，是本病的重要诱发因素。

【诊断标准】

依据美国风湿病学会制定的诊断标准：

（1）典型的类风湿性关节炎，确定诊断至少有下列标准中7项，有关节症状的1～5项至少持续6周以上。

1）晨僵。

2）至少一个关节活动时疼痛或压痛。

3）至少一个关节肿胀（不单是骨质增生，尚有软组织增厚或积液）。

4）至少有另一个关节肿胀（达两个关节的远症状间隔不超过3个月）。

5）两侧同一关节对称性肿胀（近端指间关节、掌指关节或跖趾关节有症状时，可不必完全对称），但无端指间关节不包括在内。

6）皮下结节位于伸侧面或关节周围的骨节处。

7）类风湿性关节炎的曲型X线表现（不仅有退行性改变，还必须有病变关节附近的局限性或明显性脱钙）。

8）类风湿因子阳性（所用的方法，其正常对照组阳性率不超过50%）。

9）滑膜炎有不完全粘蛋白沉淀（液体混浊或有碎屑）。

10）滑膜的特征性组织学改变必须有下列变化中的三种以上，明显绒毛增生，表现滑膜细胞增殖常呈栅栏状；明显的慢性炎性细胞侵满（以淋巴细胞和浆细胞为主），并有形成"淋巴样结节"的倾向；浓密的纤维蛋白在表面或间质沉着，局灶性坏死。

11）结节的特征性组织学改变为肉芽肿性病灶，中心有细胞坏死，周围有增殖的巨细胞栅栏，外围有慢性炎症细胞浸泡和纤维变性主要在血管周围。

（2）明确诊断类风湿性关节炎，需有上列标准中的5项，有关节炎症状的1～5项，至少持续6周。

（3）拟诊的类风湿性关节炎，需有上列标准的3项，有关节炎症状的1～5项，至少持续6周有关节症状。

（4）可能为类风湿性关节，需要下列标准中的两项，全病程中至少有3周有关节症状。

1）晨僵。

2）血沉增速或C反应蛋白增加。

3）皮下结节。

4）关节肿胀或有关节肿胀史。

5）有持续的或反复的关节触痛或活动时疼痛史3周以上。

6）虹膜炎（除幼年型类风湿性关节炎外，其诊断意义上不大）。

【辨证论治】

类风湿性关节炎（痹证）关节病变的主要临床表现为：关节肿胀，疼痛常从指、趾等小关节开始，渐发展至肘、膝等大关节，关节受累为对称性。手指呈梭形，晨僵，重者肢体屈伸不利，僵化变形。

根据中医理论结合临床体会，将类风湿性关节炎分为四型。

（一）基本疗法

（1）风寒湿阻

主症：关节肿胀，疼痛，痛有定处，晨僵，屈伸不利，遇寒则痛剧，局部畏寒，怕冷，舌苔薄白，脉浮紧或沉紧。

基本治法：祛风散寒，除湿通络。痹证虽有行痹、痛痹、着痹、热痹及五脏痹之分，但治疗取穴，一般以近取法为主，对因取穴为次。行痹、热痹以毫针浅刺，用泻法；痛痹以灸为主，深刺留针；着痹针灸并施。

针灸处方：根据患病部位及病因取穴。颈部关节取大椎，天柱，风池；肩关节取肩髃，肩髎，肩贞；肘关节取曲池，曲泽，手三里；腕关节取阳溪，阳池，养老，外关；指关节取八风，八邪，合谷；髋关节取环跳，居髎，秩边；膝关节取膝眼，阳陵泉，梁丘；踝关节取解溪，昆仑，悬钟；脊柱关节取大椎，身柱，风门，大杼，命门，腰俞。

随证配穴：风盛配风池、风门、血海、膈俞，寒盛灸肾俞、关元，湿盛配足三里、商丘，五脏痹配五脏的俞募穴。

针灸方义：病变局部附近的穴位，皆能通经活络，疏通气血。大杼、阳陵泉、悬钟分别为骨会、筋会、髓会，可壮筋骨；风池、大椎有解表、祛风寒之作用，血海、膈俞是治血的要穴，血行则风自灭，以治行痹；足三里、商丘，健脾化湿；大椎、合谷、曲池，清热治热痹；阴寒过盛或寒痹久延，阳衰阴者，加肾俞、关元以益火之源，振奋阳气而驱除寒邪；五脏痹采用俞募相配，是调其脏腑气血，以驱除风寒湿邪。

药物处方：行痹用防风汤或独活寄生汤加减，痛痹用乌头汤加减，着痹用薏苡仁加减。

临证加减：若上肢关节酸痛为主者，加羌活、白芷、威灵仙、川芎、姜黄祛风通络止痛；若以下肢关节酸痛为主者，加独活、牛膝、防己、萆薢以通经活络，祛湿止痛；以腰痛为主者加杜仲、桑寄生、淫羊藿、巴戟天、续断以补肾壮腰，若见关节肿大，苔薄黄，则邪有化热之象，宜寒热并用，投桂枝芍药知母汤加减。

（2）风湿热痹

主症：关节红肿疼痛，屈伸不利，局部按之焮热，喜凉恶热；皮肤可见红斑，伴有全身发热，汗出疲乏，头昏，心烦口渴，尿黄便干，舌红苔黄燥或黄腻，脉滑数。

基本治法：祛风清热，除湿通络。

针灸治法：对症取穴及局部取穴，针用泻法。

针灸处方：大椎，身柱，曲池，局部取穴同风寒湿痹。

随证配穴：多汗加合谷，复溜；心烦加神门。

针灸方义：大椎为督脉穴为诸阳之会，泻之可祛风清热；身柱为督脉经穴，解表泄热；曲池为手阳明经合穴，有清热解表、祛风通络之功。局部穴位有通经活血、消瘀止痛的作用。

药物处方：白虎加桂枝汤加减。

临证加减：若红肿明显，加金银花、连翘、黄柏清热解毒；风湿明显加海桐皮、姜黄、威灵仙、防己、桑枝活血通络，祛风除湿；皮肤有红斑者，加丹皮、薏苡仁、赤小豆、白茅根凉血散风，热痹化火伤津，见关节红肿、疼痛剧烈，入夜尤甚，壮热烦渴，舌红少津，脉弦数者，治宜清热解毒，凉血止痛，用犀角散加生地黄、玄参、麦冬。亦可加防己、姜黄、秦艽、海桐皮以清热除湿，通络止痛。

（3）痰瘀痹阻

主症：痹证日久，病情日益加剧，关节疼痛固定不移，入夜尤甚，关节呈梭形肿胀或呈鹤膝状，屈伸不利，关节周围筋肉僵硬，皮色紫暗，压之痛甚，皮下可触及硬结，伴面色晦滞，唇舌暗红或有瘀斑瘀点，苔白腻或厚腻，脉细涩。

基本治法：祛痰化瘀，活血通络。

针灸治法：对症取穴与局部取穴相结合，针用泻法。

针灸处方：膈俞，脾俞，血海，局部取穴同风寒湿痹。

随证配穴：关节肿胀成梭形，可在局部用三棱针刺血放水；瘀血化热引起低烧，可加大椎、曲池、合谷。

针灸方义：痹证日久，由气入血，气滞血凝，痰瘀形成，故泻膈俞、血海活血化瘀，脾俞健脾化痰。局部穴位均有通经活血、消瘀利络的作用。若关节肿胀呈梭形，用三棱针刺血放水，以达"菀陈则除之"之效。大椎是治一切热病的要穴，应用于炎症，能加速消炎过程。曲池、合谷祛风清热。

药物处方：桃红饮加减。

（4）肾虚寒凝

主症：关节疼痛肿胀，晨僵，活动不利，畏寒怕冷，神倦懒动，腰背酸痛，俯仰不利，天气寒冷时诸症加重，舌淡胖苔白滑，脉沉细。

基本治法：补肾祛寒，通经活络。

针灸治法：宜取足少阴、足阳明，足少阳经穴及背俞穴为主，针用平补平泻法。

针灸处方：阴谷，太溪，肾俞，脾俞，足三里，阳陵泉，悬钟。

针灸方义：方中阴谷、太溪、肾俞补肾壮阳祛寒；脾俞温阳祛痛；足三里益气温阳，通经活络；阳陵泉为筋会，通利关节；悬钟髓会补之，益髓补肾。

药物处方：真武汤或桂枝汤加减。

（5）肝肾阴虚

主症：病久关节肿胀畸形，局部关节灼热疼痛，屈伸不利，形羸消瘦，腰膝酸软，伴有头晕耳鸣，盗汗，失眠，舌红，少苔，脉细数。

基本治法：滋补肝肾，活血通络。

针灸治法：对症取穴与局部取穴相结合，针用平补平泻法。

针灸处方：肝俞，肾俞，足三里，局部取穴同风寒湿痹。

针灸方义：本型多由痰瘀痹阻型进一步转化而来，由于痹证日久，耗精伤血，而致肝肾两亏，故取肝俞、肾俞滋补肝肾精血，足三里扶正祛邪，健运中焦，以扶植后天之本，由于邪留关节经脉，脉络痹阻，津血流注不畅痰瘀形成，互结不散，关节肿胀畸形，瘀血不去则新血不生，痰湿不去则津液不能输布，于是筋肉络脉失养而成痿软瘦削，故局部腧穴宜采用先泻后补，先泻其瘀血痰结，后调其经络；若痰瘀互结，死血浊液不散，关节畸形肿胀，仍可以三棱针刺血放水，使郁积之痰瘀获得疏泄；若潮热盗汗可泻大椎、阴郄，以清热凉血，和营止汗。

药物处方：独活寄生汤加减。

临证加减：痹证日久，内舍于心，证见心悸气短，面色少华，脉虚或结代，用炙甘草汤益气养心，温阳复脉。

（6）气血亏虚

主症：关节疼痛，肿胀僵硬，麻木不仁，行动艰难，面色淡白，心悸自汗，神疲乏力。舌淡，苔薄白，脉细弱。

基本治法：补益气血，温经通络。

针灸治法：宜取足阳明、督脉、足少阳经穴及背俞穴为主，针用补法可加灸。

针灸处方：曲池，合谷，足三里，百会，心俞，膈俞，脾俞，三阴交，阴陵泉，阳陵泉。

针灸方义：曲池、合谷、足三里为手足阳明经穴，阳明经多气多血，补之补益气血，百会益气补血，心俞、膈俞补心生血，脾俞、三阴交健脾统血，三阴交亦能调理脾肾气机，补后天之虚；阴陵泉健脾利湿，利关节；阳陵泉为筋会，通经活络利关节。

药物处方：八珍汤加减。

（二）其他疗法

1. 耳针疗法

针灸处方：神门交感相应肢体的压痛点

操作方法：每次取 3～5 穴，强刺激，留针 15～20 分钟。每日或隔日 1 次。或用耳穴埋针法。

2. 刺络拔罐疗法

针灸处方：按病变关节取穴，或在肿胀明显部位。

操作方法：用皮肤针重叩出血、然后加拔火罐，拔出血水，并使皮肤轻度青紫，如多关节肿胀可分批交替刺络拔罐，每隔2～3天可在原位上重复进行。本法适用于风湿热痹及痰瘀痹阻，关节肿胀畸形，能祛瘀生新，疏通经络，调畅血行。

3. 水针疗法

针灸处方：病变关节局部取穴，每次选3～4穴。

药物选择：采用当归、丹皮酚、威灵仙等注射液。

操作方法：按水针操作常规，每穴注射药液0.5～1mL。

4. 理筋手法 局部肿痛者，可选用点穴镇痛及舒筋手法；关节活动不利、功能障碍者，可选用活节展筋手法。

5. 物理疗法 急性期采用热疗等治疗，可能会加剧肿痛症状，须先用药物解除急性炎症后再进行。可选用1%雷公藤或2%乌头直流电离子导入，还有中短波电疗、超声波疗法、放射线及同位素疗法、激光疗法、石蜡疗法、热水浴和泥疗法等。

6. 手术疗法 早期为防止软骨继续破坏，四肢关节病变，应用上述综合治疗18个月以上，关节肿痛仍无明显改善者，可行滑膜切除术；病变已静止者，可根据病变关节功能、畸形和破坏程度，选行截骨矫形术、关节融合术、关节成形术、人工关节置换术；足趾严重畸形，影响穿鞋、行走可行跖趾关节切除术。

二、病毒性肝炎

【疾病概述】

病毒性肝炎（简称"肝炎"）系由多种肝炎病毒引起的以肝炎为主的全身性传染病。现知肝炎至少可分成甲、乙、丙、丁、戊五种，它们的临床表现基本相似，故仍统一叙述，其中甲型肝炎是经粪－口传播，由于进食被污染的水或食物所致发病以儿童及青年为多，多发于秋冬季节，有时可呈流行性。乙型肝炎传染源主要为患者及病毒携带者，病毒存在于血液及各种分泌物和排泄物中，可经注射途径或日常生活密切接触传播，发病年龄广泛，呈散发性，无明显季节性。丙型肝炎目前认为通过输血或注射血制品传播。丁型肝炎要在乙肝病毒感染后始可感染，均为散发。戊型肝炎也主要是经粪－口途径传播，发病高峰多在雨季，以流行性为主，发病以青壮年居多，婴幼儿发病率较低。肝炎主要临床表现为食欲减退、恶心、乏力、肝脏肿大及压痛等，部分病例初起可有发热，亦有部分病例出现黄疸，绝大多数于2～4个月内顺利恢复，少数病例（乙、丙、丁型肝炎）可演变为慢性，甚至肝硬化、肝癌。其主要病理变化在肝脏，包括肝细胞肿胀、变性、坏死和再生，以及间质组织的增生和炎症浸润。少数可见肝外系统表现，如关节炎、心肌病、血液病、肾病、皮疹或干燥综合征等。罹患本病后，可获得免疫力，但无交叉免疫性。

根据本病临床表现，中医学按其主症不同可归属于"黄疸""胁痛""瘀积""虚损""急黄"等病证范围。

【病因病机】

（1）感受湿热之邪之后，湿邪不能发泄，可以郁蒸而助热，热邪不能宣达，可以蕴结而助湿，湿得热而益深，热因湿而愈炽。湿热熏蒸于里，郁结脾胃，脾胃失调，累及肝胆，气机阻滞，而出现胁痛、胸闷、口苦等症。湿热内盛，熏蒸肝胆，迫使肝汁不循常道，浸渍面目，溢于肌肤而致黄疸。这种发病机理可以导致黄疸型，也可以导致无黄疸型。

（2）如果感邪重或机体正气虚，或治疗失时、不当，均可造成本病迁延不愈而转成慢性。此时病机变化则以正虚邪恋为主。正虚多表现为脾虚、肝肾阴虚。

（3）邪态多以湿热久留不解或瘀血痹阻为主。因此，本病至慢性阶段常可出现脾虚湿困、肝阳不足、气滞血瘀等病理变化。急性重症肝炎发病急剧，病情重笃，故认为是疫疠热毒或湿热化火化毒所致。热毒之邪，其性酷烈，传变迅速，故一旦侵入人体，即迅速蔓延，内攻脏腑，外窜肌肤，深入营血，蒙闭心包，以致出现深度黄疸、高热、烦躁、恶心呕吐、神昏谵语、抽搐、肌肤紫斑、吐血、便血等热毒充斥内外的危重症候，故称为"急黄"。饮食不节，酒食过度，皆可损伤脾胃，湿热内生，蕴结脾胃，郁蒸肝胆，也可见胁痛、黄疸、纳少、乏力等症。

【辨证论治】

中医学认为其病邪为湿热疫毒，急性期通常因人体正气尚足，故治疗应以清热解毒、化湿祛邪为主；若病邪在体内羁留日久，病期转为慢性，势必耗伤人体正气，而呈虚实相兼，若在清热解毒法则的基础上，配合健脾补肾等扶正药，其疗效可有明显提高，若疫毒病邪蕴伏血分，治疗须重视从血分论治，即需要清血分之热，解血分之毒。当投以甘寒凉血解毒之品，使毒热从血分清除；甘寒之品又可顾护阴液，在热灼阴血的情况下，尤为重要。

1. 急性病毒性肝炎

（1）急性黄疸型肝炎

1）肝胆湿热

主症：身目俱黄，黄色鲜明，右胁胀痛，肝脏肿大，胀痛明显，腹部胀满或胀痛，发热口苦，口渴欲饮，或饮而不多，纳呆厌油，恶心呕吐，大便秘结或不爽，小便黄赤，舌红苔黄厚腻，脉弦滑数。

基本治法：清热利湿，泻火解毒。

药物处方：热重，用龙胆泻肝汤加减；湿热俱重，用甘露消毒丹加减；湿重于热，用茵陈五苓散加减。

2）脾胃湿热

主症：面目一身俱黄，身热不扬，肢体困重，倦怠乏力，脘腹痞胀，口中黏腻，食欲减退，厌食浊腻，恶心呕吐，大便溏泄或溏而不爽，小便黄赤，舌苔黄腻，脉象濡数。

基本治法：清热化湿，运脾和胃。

药物处方：茵陈蒿汤、栀子柏皮汤、连朴饮加减。

临证加减：如热偏重，加黄柏、虎杖、蒲公英、白茅根、黄连；如湿热阻于肠胃，加厚朴、石菖蒲、半夏、芦根。

（2）急性无黄疸型肝炎

1）肝郁气滞

主症：右胁胀满或胀痛，胸膈满闷，精神抑郁，时时叹息，或烦躁易怒，恶心纳呆，厌食油腻，咽中如有物梗阻，经行乳房胀痛，或月经不调，舌苔薄白，脉弦。

基本治法：疏肝解郁，理气畅中。

药物处方：柴胡疏肝散加减。

临证加减：如胸肋气逆，脘腹胀满明显，加制半夏、厚朴、砂仁；若见口苦而渴之气郁化火征象，可加夏枯草、黄芩；若胁下有痞块，可加丹参、虎杖、石见穿。

2）脾湿阻滞

主症：脘痞腹胀，肠鸣腹泻，肢体沉重，下肢水肿，精神抑郁，或急躁易怒，胸闷胁痛，舌苔白腻，脉象弦缓。

基本治法：健脾化湿，疏肝解郁。

药物处方：平胃散、逍遥散加减。

临证加减：如恶心纳少，去当归，加藿香、佩兰、生薏苡仁；如情绪不安，加香附、郁金。

2. 慢性迁延性肝炎、慢性活动性肝炎

（1）肝胆湿热

主症：右胁胀痛，脘腹满闷，恶心厌油，身目深黄或无黄，小便黄赤，大便黏腻臭秽不爽，舌苔黄腻，脉弦滑数。

基本治法：清利湿热，凉血解毒。

药物处方：茵陈蒿汤，可加凉血解毒之品。

临证加减：若恶心呕吐明显者，加竹茹、姜半夏；若胁痛甚，则可加香附、郁金、白芍；若口苦而干者，加龙胆草、石斛。

（2）肝郁脾虚

主症：胁肋胀满疼痛，胸闷叹息，脘痞腹胀，午后为甚，口淡乏味，纳少便溏，全身疲乏，舌淡苔白，脉沉弦。

基本治法：疏肝解郁，健脾助运。

药物处方：逍遥丸合香砂六君子丸加减。

临证加减：若食欲不振显著者，加鸡内金、谷芽、麦芽；若胁痛较甚，则加延胡索、川楝子；若大便稀溏次多，加煨木香、焦三仙；若脘痞、泛恶、苔腻，可加藿香、佩兰、半夏。

（3）脾肾不足

主症：面色不华，或晦黄，畏寒肢冷，食少脘痞，腹胀便溏，或五更泻，小便余沥不尽或失禁，下肢或全身浮肿，舌淡胖有齿痕，舌苔白腻，脉沉细无力。

基本治法：温补脾肾。

药物处方：附子理中汤、五苓散加减。

临证加减：若脾虚不运故水湿内停，可加薏苡仁、泽泻；若见完谷不化，腹胀便溏明显者，去干姜，加炮姜、黄芪；若腰酸阳痿者，加肉苁蓉、鹿角胶。

（4）肝肾阴亏

主症：右胁隐痛，腰膝酸软，眩晕心烦，口燥咽干，面色潮红或晦暗，男子遗精，女子月经不调，形体消瘦，齿衄鼻衄，舌红苔有裂纹、花剥，脉象细数无力，或滑数。

基本治法：清热解毒，除瘟退黄。

药物处方：清瘟败毒饮加减。

临证加减：如小便不利，加车前子、车前草；如大便不通，加枳实、玄明粉；如呕恶甚，加生姜汁一匙。

（5）热毒伤营动血

主症：身目俱黄深度，黄色鲜明，神昏谵语，衄血、齿衄、肌衄，或呕血、便血，可闻及肝臭，肝脏缩小，舌质红绛，苔焦黄而燥或少苔，脉弦滑数或细数。

基本治法：滋养肝肾。

药物处方：一贯煎加减。

临证加减：若胁痛明显者，加当归、郁金，重用白芍，以养血柔肝，敛阴止痛；若齿鼻衄明显，加白茅根、墨旱莲、小蓟炭以凉血止血；若午后低热，手心发热，加银柴胡、地骨皮以退虚热；若心烦难寐，情绪不宁，加柏子仁、山栀、竹叶以养心清热。

（6）气滞血瘀

主症：胁肋刺痛，入夜尤甚，肝大质硬，脘腹胀满，面色晦滞，甚则黧黑，头面颈部及手见赤缕红丝、蜘蛛痣及朱砂掌，女子月经不调，色暗有块，舌质暗红或紫暗或边有瘀斑，脉弦涩或细涩。

基本治法：疏肝理气，活血化瘀。

药物处方：血府逐瘀汤加减。

临证加减：若胁肋刺痛甚者，加五灵脂、蒲黄，以理血疏气止痛；若齿衄、鼻衄、右胁热痛，此乃瘀久化热，血热妄行，去桃仁、红花，加白茅根、小蓟炭、生地黄炭、牡丹皮，以凉血止血；若肝脾肿大明显者，加炮山甲、鳖甲、生牡蛎，以软坚散结；若体质较好，血瘀甚者，可加三棱、莪术以行气破血，但此药作用峻猛，不可长用，黄芪剂量可加大一倍。

3. 重症肝炎 起病急骤，变化迅速，病情凶险，并发症多，预后不良，故须中西医结合综合治疗、抢救，方能提高疗效。

(1) 湿热疫毒，弥漫三焦

主症：高热，黄疸色深鲜明，且日益加深，胁肋胀满疼痛，腹部膨隆，头目昏沉，肢体困重，极度疲乏，食欲锐减，恶心呕吐，大便秘结或黏滞不爽，小便黄赤，舌红绛，苔黄褐厚燥或焦黑起刺，脉洪大。

基本治法：清营，凉血，解毒。

药物处方：清营汤、黄连解毒汤加减。

(2) 热陷心包

主症：黄疸急起，并迅速加重，体黄如金，高热，躁动不安，神昏谵语，或昏不识人，小便量少，色如浓茶，舌质红绛少津，脉细数。

基本治法：清热开窍，解毒退黄。

药物处方：犀角散合紫雪散或至宝丹。

4. 瘀胆型肝炎

主症：黄疸持续不退3周以上，面色金黄，或灰黄，甚则黯黑，皮肤瘙痒，口干，胁肋胀满疼痛，肝脏肿大，大便秘结，色泽淡黄或灰白，舌红或暗或边有瘀斑，苔黄腻，脉弦数或带涩。

基本治法：清热利胆，活血通腑。

药物处方：茵陈蒿汤、大承气汤加减。

【疾病小结】

病毒性肝炎是能预防的，应采取以切断传播途径为重点的综合性措施。对甲型和戊型肝炎，重点抓好水源保护、饮水消毒、食品卫生、粪便管理等，以切断粪-口途径传播，对与急性起病的甲型或戊型肝炎患者接触的易感人群，应注射人血丙种球蛋白，注射时间越早越好，一般应在接触后7天内注射，剂量为0.02～0.5mL/kg，肌肉注射。对乙型、丙型和丁型肝炎，重点在于防止通过血液和体液的传播，各种医疗及预防注射，应实行一人一针一管，对带血清的污染物应严格消毒（手术器、控针、口腔科及五官科器械等），加强透析室外的管理，对血浆和血液制品应严格检测。对学龄儿童和密切接触者，应接种乙肝疫苗；乙肝疫苗和乙肝免疫球蛋白联合应用可有效地阻断母婴传播，医务人员在工作中因医疗意外或医疗损伤不慎感染乙肝病毒，应立即注射免疫球蛋白。

三、肥胖症

【疾病概述】

当进食热量多于人体消耗量而以脂肪形式存储体内，因而超过标准体重20%时称肥胖症（也有以超过10%为标准），但必须严格区分由于水液潴留或肌肉发达等蛋白质增多所致的体重增高。本病在临床上可按有无明显的内分泌代谢病病因，分为单纯性肥胖症、继发性肥胖症和其他肥胖症三种。

肥胖在《黄帝内经》中即有记载，如《灵枢·卫气失常》："黄帝曰：何以度知其肥瘦？伯高曰：人有肥、有膏、有肉……腘肉坚，皮满者肥，腘肉不坚，皮缓者膏。皮肉不相离者肉。"对肥胖的危害方面，《黄帝内经》中亦早已观察到是多种疾病的根源，如《素问·通评虚实论》："凡消瘅，仆击，偏枯，痿厥，气满发逆，甘肥贵人则高粱之疾也。"从现代观点看"消瘅"即糖尿病，"仆击"即脑卒中，"偏枯"即脑卒中后遗症，"痿厥"即动脉硬化引起的瘫痪、跛行、麻木、肢冷。现代医学证实了《黄帝内经》的观点，亦认为肥胖增加了心脏的负担，使血液黏稠度增加，形成了动脉硬化，易发生高血压、脑血管意外以及心脏病等心血管系统疾病和糖尿病、痛风、胆石症等。唐代《千金要方》中虽无肥胖的记载，但有"肉虚实篇"，所载"肉实坐安席，不能动作，喘气"等症状，与肥胖症的好逸恶劳、喜多坐卧、稍一活动即喘气乏力相似。金元时代李东垣《脾胃论》载有"脾胃俱旺，则能食而肥，脾胃俱虚，则不能食而瘦，或少食而肥、虽肥而四肢不举，盖脾实而邪气盛也"。李氏发现肥胖的原因，既有脾胃俱旺、能食而肥，亦有脾胃俱虚、少食而肥的区别。

【病因病机】

现代医学认为引起肥胖的原因虽可分为单纯性及继发性等多种，但从发病机理而论，又可归纳为内因、外因两组。内因为人体内在各种因素对脂肪代谢等调节失常所致，如遗传、神经、精神、物质代谢和内分泌失调等。外因主要由于饮食过多且丰富及活动不多所引起，骨折、肺结核、慢性肝炎、长期卧床休息亦能发生肥胖。此外也可因停止体育锻炼或体力劳动后发生。

李东垣在《脾胃论》中提出，肥胖症的发病是由于脾胃俱旺，能食而肥。这一因素与现代医学中的单纯性肥胖、多食丰饮、营养过度相同。李氏又认为，脾胃俱虚，少食亦能致肥。其病机是胃虚则食少，脾虚则失运，中焦生化不足，水谷之精气化为痰浊，潴留于皮里膜外，形成肥胖。这种因素与现代医学中的继发性肥胖相似。谢观《中医学大辞典》载："贵人饮食丰、而劳力少形体多肥。"饮食丰盛，多逸少劳，则致营养过剩，蓄积于皮里膜外，形成肥胖。这与现代医学中的进食丰富、活动不多致的单纯性肥胖相同。《灵枢·阴阳二十五人》云："土形之人……其为人黄色圆面、大头，美肩背，大腹。美股胫，小手足，多肉。"古人根据人的禀赋不同，在临床上有阴阳及五行体形之分，而土形之人一派肥胖之态，这种质禀土形与现代医学的遗传基因引起单纯性肥胖中的体质性肥胖症相同。《百病良方》中提出"肥胖乃真元之气不足"，真元之气，即肾中真阳。《素问·阴阳应象大论》中说："阳化气，阴成形。"若禀赋真元不足，或高年真阳衰微，不能将物质气化为功能而消耗，亦能形成肥胖。

总之，肥胖的生发与脾、胃、肾三脏功能失调有关，其病机有虚实之分，实者脾胃亢盛，虚者脾胃俱虚，真元不足。此外，尚有先天原因及质禀肥胖等。

【临床表现】

肥胖可发生在任何年龄，但40岁以上者占多数，女性发病率较高，尤其绝经期后。轻度肥胖常无症状，中重度者常畏热多汗，易感疲乏，呼吸短促，及头晕头痛，心悸，腹胀，下肢浮肿等。极度肥胖时能产生肺泡换气不足，出现缺氧及二氧化碳潴留，而致的胸闷气促、嗜睡状态，严重时导致心肺功能衰竭，易伴发冠心病、高血压病、糖尿病、痛风及胆石症等。因关节发生退行性病变常有腰酸关节疼痛等症状。妇女月经常减少，且可引起闭经不育。

【诊断要点】

(1) 皮肤皱褶卡钳测量皮下脂肪厚度，25岁正常人肩胛下皮肤脂肪厚度如超过14mm时可诊断为肥胖。也可测量三头肌外皮脂厚度，25岁正常男性超过10.4mm，女性超过17.5mm者可诊断为肥胖。

(2) X线片估计皮下脂肪厚度。

(3) 超过标准体重。以BMI（体质指数）公式计算，BMI=体重（kg）÷身高^2（m）。如BMI≥24，则为肥胖。

(4) 单纯性肥胖者脂肪分布均匀，无明显内分泌–代谢疾病病因。

(5) 肾上腺皮质机能亢进性肥胖呈向心性肥胖，四肢细小，并伴有高血压，皮肤紫纹，多毛，闭经，24小时尿17-羟类固醇偏高。

(6) 男性性机能不全性肥胖一般出现于中年以上，以臀及大腿脂肪积聚较多，有时乳房亦肥大，音调变高，男性第二性征减退，有女性倾向。

(7) 黏液性水肿一般有皮肤外貌等典型表现，基础代谢率及吸^{131}I率明显降低等特征。

【辨证论治】

(一) 基本疗法

1. 脾胃俱旺

主症：体质肥胖，上下匀称，按之结实，食欲亢进，丰食多餐，面色红润，畏热多汗，腹胀便秘，舌质正常或偏红，苔薄黄，脉滑有力。重度肥胖者伴有疲乏少气。本证相当于单纯性肥胖中的获得性肥胖症。

基本治法：泻火伐胃，通泄大肠。

针灸治法：宜取手足阳明经穴及脾俞、胃俞为主，针用泻法。

针灸处方：胃俞，脾俞，曲池，合谷，内庭，三阴交。

随证配穴：便秘，加天枢、支沟；胃中嘈杂，易饥加中脘、梁丘；高脂血症，加阳陵泉、太冲、丰隆。

针灸方义：脾胃有实火则食欲亢进，故取脾俞、胃俞，以清泄脾胃之实火。曲池、合谷是手阳明经之合穴和原穴，内庭是足阳明经之荥穴，三穴均能清阳明之火，抑制肠胃功能之亢奋。三阴交是肝脾肾三阴经之会，泻之能疏肝抑脾利湿。若便秘腹胀，加天枢、支沟以助大肠之传导，泻三焦之燥结。胃中嘈杂易饥乃火热灼胃，胃失冲和之气，可加胃之募穴中脘及足阳明经郄穴梁丘，能清火安胃，抑制食欲。高脂血症系过食肥甘，湿浊内生，复因肝旺疏泄失常，湿浊不得外泄，随经流注所致，故取阳陵泉、太冲以促进疏泄功能，复取丰隆以泻痰降浊。

药物处方：牛黄解毒丸加减。

2. 脾胃俱虚

主症：体质肥胖以面、颈部为甚，肌肉松弛，面色苍白，神疲乏力，四肢困倦，形寒怕冷，皮肤干燥，嗜睡健忘，纳呆腹胀便秘，动则少气不足，或见尿少浮肿，舌淡苔薄白，脉沉细而迟。多见于继发性肥胖。

基本治法：益气健脾，祛痰利湿。

针灸治法：宜取任脉及脾胃背俞穴为主，针用平补平泻法。

针灸处方：脾俞，胃俞，肾俞，足三里，气海，关元。

随证配穴：尿少浮肿加阴陵泉，纳呆腹胀加中脘，嗜睡健忘加百会、人中。

针灸方义：脾胃俱虚则水谷之精气聚而为湿痰，痰湿留于肌肤而成肥胖，故取脾俞、胃俞针而灸之，以健胃运脾。脾的运化须赖肾阳的温煦，乃取肾俞针灸之，以温肾壮火助脾运。复配气海、关元培补下元。足三里是足阳明经之合穴，补之有健胃运脾、补虚扶羸之功。若脾肾两虚，出现尿少浮肿时加泻足太阴脾经合穴阴陵泉，以健脾利湿消肿。纳呆腹胀，加针中脘以健胃运脾，促进食欲。若嗜睡健忘，加刺人中，针灸百会，以升举清阳，醒脑提神。

药物处方：香砂六君子汤加减。

3. 真元不足

主症：肥胖以臀、大腿为最明显，肌肉松弛，神疲乏力，喜静恶动，面色㿠白，纳谷正常或偏少，稍动则少气不足，易畏寒，或伴尿少浮肿，舌质淡有齿痕、苔薄白，脉沉细迟缓。以女性绝经期后，或中年妇女长服避孕药后为多见。如果为男性患者，常伴第二性征发育不良，乳房肥大等。本证多见于继发性肥胖。

基本治法：温肾壮阳，健脾利湿。

针灸治法：宜取足太阴、足少阴及脾、肾背俞穴为主，针用补法，亦可加灸。

针灸处方：肾俞，脾俞，命门，三阴交，太溪。

随证配穴：男性肥胖伴有阳痿早泄者加关元、中极；尿少浮肿者加阴陵泉。

针灸方义：真元不足，水谷之精气不能气化为功能而消耗，致成肥胖，故取肾俞、脾俞、命门针而灸之，温脾肾以治其本；再配三阴交、太溪健脾益肾、利湿消肿以治其标。若男性患者伴有阳痿早泄时，加补关元、中极以培补下元，壮阳固摄。尿少浮肿者加泻足太阴脾经之合穴阴陵泉，以利湿消肿。

药物处方：右归丸加减。

4. 质禀土形

主症：自幼即全身均匀肥胖，肌肉结实，头大，圆面，纵腹垂腴，股胫肉肥，食欲旺盛，舌质隐红、苔薄黄，脉沉滑有力。见于单纯性肥胖中的体质性肥胖。

基本治法：清胃利湿，抑制相火。

针灸治法：宜取手足阳明经穴及背俞穴为主，针用泻法。

针灸处方：脾俞，胃俞，肾俞，合谷，内庭，太溪。

随证配穴：重度肥胖心悸气促加内关；胃中嘈杂，多食善饥加中脘、梁丘；伴有高脂血症加阳陵泉、太冲、丰隆。

针灸方义：土形之人，脾胃功能旺盛，食欲亢进，生化力强，营卫气血充盈，肌肉丰满而肥胖。有余者泻之，故取脾俞、胃俞予强刺激泻法，以折抑脾胃功能之亢奋；配合谷、内庭，泻阳明之实火，以恢复脾胃冲和之气。泻肾俞、太溪，清泄肾火，滋补肾阴，以达釜底抽薪之功。若重度肥胖出现心悸气促时加泻内关，意在宽胸理气，宁心安神。胃中嘈杂，多食善饥加泻中脘、梁丘，以清火安胃，抑制食欲。若伴高脂血症则加泻阳陵泉，太冲、丰隆疏肝利胆，泻痰泄浊。

药物处方：调胃承气汤加减。

（二）其他疗法

1. 耳针疗法

针灸处方：口，胃，脾，肺，神门，内分泌。

操作方法：每次取2~3个耳穴，皮肤常规消毒后，埋入消毒揿针，并用胶布固定。夏季可埋4天，冬季7天。每当餐前或胃中饥饿时，在埋针上加压，以加强针感。

2. 辅助治疗

（1）应自觉限制饮食，特别是高能、高脂及过高营养食品的摄入。

（2）多做体力劳动和体育锻炼。

【成药单方】

（1）牛黄解毒丸：每次1丸，每日2次。

（2）牛黄清胃丸：每次1丸，每日2次。

（3）金匮肾气丸：每次1丸，每日2次。

（4）补中益气丸：每次1丸，每日2次。

（5）香砂养胃丸：每次1丸，每日2次。

（6）归脾丸：每次1丸，每日2次。

（7）牛黄解毒片：每次2片，每日2次。

四、高血压性脑病

【疾病概述】

本病是指在原发性高血压、肾性高血压或妊娠毒血症等疾病的基础上，血压突然急剧增高，伴有急性暂时性脑部循环和神经功能障碍的一种临床综合征。

不论其原发疾病如何，高血压性脑病总伴有血压显著升高，脑部小动脉普遍痉挛，血管阻力增大及脑血流量减少所致的急性脑血液循环障碍和脑水肿。此外，脑部也可有散在性点状出血、多发性小血栓和坏死性动脉炎等改变。临床表现为严重头痛，恶心，呕吐，视物模糊，甚至神志不清，抽搐等。如能及时降低血压，高血压性脑病一般是可逆的。

本病无意识障碍时，属中医头痛范畴；有意识障碍时则属中风。

【病因病机】

见于原发性高血压或继发性高血压。动物试验表明高血压时有脑动脉和小动脉的痉挛。轻度高血压时，有生理性的脑血管痉挛。但当血压达到一定高度时即变为病理性痉挛。关键的因素是平均动脉压及压力增高率。当平均动脉压迅速提高到150mmHg或更高时，即可引起脑血管的过度自动调节反应，出现病理状态。病理改变主要有脑肿胀和点状出血。

中医学认为本病是由于情志内伤，肝失调达，郁久化热，肝火上炎，上扰清窍；或肝肾阴虚，尤其是肾阴不足，水不涵木，肝阳上亢所致；或痰浊内生，阻遏清阳，清阳不升，浊阴不降，亦是本病致病因素。

【临床表现】

（1）本病中年人较多见，有原发性高血压、急性或慢性肾炎或妊娠毒血症等疾病的基础。

（2）起病急剧，病情发展快。在原来高血压的基础上，血压突然急剧升高（可高达250/140mmHg以上）。剧烈头痛、头晕、恶心、呕吐、偏瘫、半身麻木、失语、视力障碍（可因视网膜动脉痉挛或后脑动脉痉挛所引起），烦躁不安，嗜睡甚至抽风、昏迷等为临床常见症状。眼底常显示视乳头水肿，视网膜有火焰状出血以及白色花团状渗出物，有时可见到视网膜血管的痉挛现象。腰穿显示颅内压增高（可达400mmH$_2$O柱左右），蛋白含量有时稍偏高，少数患者的颅内压力及脑脊液成分可正常。如伴有肾脏损害者，尿中可查见红细胞、尿蛋白、管型等。心脏常扩大，心电图可显示高血压性心肌改变。

（3）若抢救得当，症状常可在数小时至1~2天内缓解，不留明显神经系统后遗症状。如治疗不够及时或不适当常可导致死亡，故应正确及时地处理，积极地做好抢救工作。

【诊断要点】

（1）急性或亚急性起病者严重头痛，恶心呕吐，意识障碍，局限性或全身性抽搐。伴一过性的神经系统体征时，若急速降低血压，则症状很快好转或逆转。

（2）血压明显升高或原是高血压患者，血压突然上升时发病。

（3）眼底有3~4度的高血压视网膜病变，视乳头水肿。

（4）有脑脊液、尿液和脑电图的改变。

【辨证论治】

（一）基本疗法

（1）肝火上炎

主症：剧烈头痛，头晕耳鸣，视物模糊，眼冒金星，烦躁不安，面红目胀，口干欲饮，恶心呕吐，心悸多汗，胸痛满闷，可有嗜睡或短暂神志模糊，谵妄，大便秘结，小便黄赤，舌苔黄或黄腻，脉弦或弦数。

基本治法：清泻肝火。

针灸治法：取足厥阴、足少阳、足少阴经穴为主。

针灸处方：太冲，阳辅，风池。

针灸方义：太冲为肝经之原穴，有平肝潜阳之功；阳辅为胆经火穴，有降肝胆火之能；用泻法。风池为胆经之会穴，能清头目止眩。

药物处方：龙胆泻肝汤加减。

临证加减：头痛剧烈，可加川芎、白芷、蔓荆子疏风止痛；恶心呕吐加竹茹、姜半夏和胃止呕；大便秘结加大黄或玄明粉通腑；嗜睡或神志模糊、谵妄，加九节菖蒲、郁金豁痰开窍。

（2）阴虚阳亢

主症：剧烈头痛，头晕耳鸣或脑鸣，腰酸腿软，两手颤抖，走路不稳，视物模糊，恶心呕吐，可有嗜睡或短暂神志不清，少苔或苔薄黄，脉弦细。

基本治法：育阴补肾，滋阴潜阳。

针灸治法：取手厥阴、足少阴、足太阴经穴为主，针用补法，加灸。

针灸处方：风池，曲池，内关，三阴交，太溪。

针灸方义：曲池为多气多血之阳明经要穴，取此穴以泄阳邪；内关可宁心安神；三阴交可调补三阴经经气；太溪补肾滋阴。

药物处方：杞菊地黄汤加减。

临证加减：出现视物昏花加沙苑子、蚕沙清肝明目；恶心呕吐加竹茹、生姜和胃止呕；嗜睡或神志不清加九节菖蒲、郁金、黄连等清心豁痰开窍。

（3）痰浊上扰

主症：剧烈头痛，头晕头胀，视物模糊，恶心呕吐，胸脘满胀，嗜睡或短暂神志不清，倦怠懒言，走路不稳，苔白腻或黄腻，脉弦滑。

基本治法：健脾祛湿，化痰息风。

针灸治法：取足少阳、足厥阴、足阳明经穴为主，针用平补平泻法。

针灸处方：风池，丰隆，足三里，太冲。

针灸方义：风池为胆经穴，祛风止痛；丰隆为阳明胃经络穴，祛痰要穴；足三里健脾胃，以助除湿祛痰，太冲肝经原穴，平肝息风。

随证配穴：头晕胀痛时加合谷、太阳，心悸加内关、心俞，失眠加神门、三阴交。

药物处方：半夏白术天麻汤加减。

临证加减：如舌苔黄腻为痰郁化热之象，去白芷、细辛，加炒栀子、黄芩清热；神志不清加九节菖蒲、郁金化痰开窍。

（二）其他疗法

1. 耳针疗法

针灸处方：枕，额，皮质下，神门，肾，胆等区找敏感点。

操作方法：每次取 2～3 穴，留针 20～30 分钟，间隔五分钟捻转 1 次，或埋针 3～7 天。顽固性头痛可用耳背静脉放血法。

2. 头针疗法

针灸处方：前头痛取对侧或双侧面感区，后头痛取对侧或双侧下肢躯干头部感觉区。

操作方法：用 28～30 号（1.5～2 寸）毫针，30°角进针，沿皮透刺，不提插，用搓针柄法。留针 30 分钟以上（根据病情决定，动留针法），或针柄接电麻仪（断续波为宜）。

3. 成药与单方

（1）牛黄降压丸：每次 1 丸，每日 2 次。用于热证。

（2）牛黄清心丸：每次 1 丸，每日 2 次。用于热证。

（3）愈风宁心片：每次 5 片，每日 3 次。各型皆可服用。

（4）脑立清：每次 15 粒，每日 2 次。用于热证。

（5）龙胆泻肝丸：每次 6g，每日 2 次。用于热证。

（6）竹沥水：每次 15mL，每日 3 次。用于出现呕吐时。

（7）局方至宝丹：每次 1 丸，每日 2 次。用于痰浊内闭，出现神昏不语、痰盛气粗、抽搐等症。

（8）安宫牛黄丸：每次 1 丸，每日 2 次。用于热入心包，出现神昏、谵语、惊厥等症时。

五、脑血栓形成

【疾病概述】

本病是指脑动脉管腔内形成血栓，致使血管狭窄或闭塞，血流受阻，引起脑梗死的一种急性脑血管病。除颅内脑动脉外，颅外颈动脉及椎动脉的血栓形成，在临床上已为人们所广泛重视。

本病中医学概称为"中风"，又称"卒中"。有关中风的记述，始见于《黄帝内经》，如《素问·通评虚实论》谓："仆击偏枯……肥贵人则膏粱之疾也。"《素问·天气通天论》有"阳气者，大怒则形气绝，而血菀于上，使人薄厥"，《素问·调经论》有"气之与血，并走于上，则为大厥"，《素问·风论》有"风之伤人也，或为偏枯"等，对本病的症状与病因进行了概括性论述。至汉代张仲景《金匮要略·中风历节病脉证并治》中，对本病的病因、症状、脉象和病位在经、络、腑、脏出现的不同证候分别做了介绍，为后世中风的分类提供了依据。

【病因病机】

正常情况下，血管内循环的血液是不凝固的，乃因血管内壁有非常光滑的表面，不会引起血小板的粘集以及变形破坏而释出促使凝血的血小板因子；即使有少量血小板粘集及破坏，也因血液流速很快，在局部不会形成血栓；此外，在血液中还含有一些抗凝血物质，最主要的是肝素，可防止血液之凝固。当血管内壁损害，表面粗糙不平；血管管壁弹性减弱，管腔狭小；血液之黏稠度及凝固性增高以及血压低下，血流缓慢等各种病理情况下，便可导致血栓形成。常见的病因如下：

1. 动脉粥样硬化或和小动脉硬化 为最常见之原因。脑动脉粥样硬化常是全身性动脉粥样硬化大部分，可使脑的较大动脉受累，尤多见于动脉的分支与转弯处，故易发生在颈内外动脉的分支处、颈内动脉虹吸部、椎基底动脉结合处、中脑动脉和前脑动脉绕胼胝体膝部等处。长期高血压常使小动脉发生硬化，高脂血症及糖尿病也是促进动脉硬化的重要因素。

2. 非动脉硬化性者

（1）动脉炎。

1）风湿、全身性播散性红斑狼疮、结节性多动脉炎、无脉病、颞动脉炎、钩端螺旋体病等。

2）并发于结核性及化脓性脑膜炎等。

3）闭塞性脉管炎。

4）咽部感染波及颈动脉。

5）儿童的全身性感染之后。

（2）血液黏稠度增高脱水、高脂血症、真性红细胞增多症、血纤维蛋白原增高、巨球蛋白血症。

（3）高血凝状态妊娠、产后、术后、服用避孕药物等。

（4）头颈部外伤或机械性压迫等。

血栓形成引起血管的狭窄或闭塞，可使该血管远程所供应的脑组织发生缺血、缺氧、软化、坏死，并常伴有脑水肿与肿胀。一般脑梗死的面积愈大，脑的水肿、肿胀亦愈严重，可造成颅内压增高、脑疝形成以及继发性脑干损害。

有人将血栓形成后的脑血流变化分为以下几种类型：①局部缺血型，指由闭塞血管所供应的区域局部缺血。②全脑缺血型，多见于大血管的闭塞，不仅闭塞血管供应区域缺血，病侧大脑半球非梗死区域甚至健侧大脑半球血流亦皆减少。③局部充血型，血管闭塞后，因病灶部位缺血、缺氧、软化引起酸性代谢产物的积聚，使局部血管扩张而充血，此时局部的血流超过了已经降低后的代谢需要，称之为过度灌注症状群，此型较少见，多发生于急性脑梗死后的24～48小时内，一般不超过一周。如病变较轻，可仅表现为局部缺血；反之，则可先表现为局部缺血进而发展为全脑缺血；或一开始即为全脑缺血，在经历2～3周后又转变为局部缺血。随着对缺血性脑血管病病理生理变化认识的深入，给今后治疗提供了进一步的理论基础。

近年来，对于脑血管病的诊断，不仅着眼于病变部位（波及的血管和脑组织）及病变性质（如出血、血栓等），而且重视临床上疾病的发展变化过程。根据临床表现的特点，缺血性脑血管病又可分为三型：①短暂性脑供血不足。②进展性卒中，是指患者的症状在数小时至1～2天内逐渐进展，或在其间经历数次反复短暂性脑供血不足发作后症状逐渐达于高峰者。③完全性卒中，是指由于血管闭塞所产生的神经症状已达高峰，不再进展，可较突然地发生或由前两型演变而成。不同之临床类型是与血管闭塞的部位、程度、速度及侧支循环的代偿情况密切相关的。

关于中风的病因，总结各家之说，本病的发生可由精神因素，如忧思恼怒；饮食因素，如嗜酒与多食肥美；生活因素，如房劳不节、劳累太过等多种原因，以致阴亏于下、肝阳内动、气血逆乱、夹痰夹火、上蒙清窍、横窜经络，故见猝然昏仆、肢体瘫痪等症。其病机可概括为风、火、痰、瘀四者。具体说来，其一为肝风内动，迫血上涌，阻塞清空以致神志昏迷。即《素问·调经论》所说的"大厥"。叶天士认为本病"乃身中之阳气变动……此本体先虚，风阳夹痰火壅塞，以致营卫脉络失和"，即由内风所致。其二为心火暴甚，心神昏冒，即刘河间所谓"所以中风瘫痪者，非谓肝木之风实甚而卒中之也；

亦非中于风雨,由于将息失宜而心火暴甚;肾水虚衰,不能制之,则阴虚阳实,而热气怫郁,心神昏冒、筋骨不用而卒倒无知也。多因喜怒思悲恐之五志有所过极而卒中者,由五志过极皆为热甚故也"。本病在卒中期,火热之象最为常见。其三为痰浊内蒙,湿痰阻络。中风病好发于素体肥胖、多湿多痰之体,或酒食不节、多食肥腻、生热生痰。风阳上扰或心火暴甚之时,夹痰湿上蒙清窍,则神志昏蒙;阻于廉泉,则喑不能言;横窜入经络,则肢体瘫痪。朱丹溪主痰热者,乃本于此。其四为血液瘀滞、阻于脉络。肝风内动,血菀于上,则使脑络血瘀,阻碍神明;瘀阻经络,则成半身不遂。如仅是肝风夹痰,横窜经络,影响经络的气血运行,其病位较浅,病情较轻,临床仅表现为半身不遂、语言不利等症,称为中经络。如风阳暴升,痰火相夹,气血逆乱,上冲于脑,痰热内蒙,猝然昏倒,不省人事者,则称为中脏腑的闭证。如肝阳痰火炽盛,正气亏虚,正不胜邪,导致阴竭阳亡,则称为中脏腑的脱证。更有中风久延,耗伤气血,成为气血两虚之证。总之,中风急性期一般以标实为主,或本虚而标实。久病或严重者则可由实转虚,甚至变为脱证。

【临床表现】

1. 一般特点

(1)多见于50岁以上的中、老年人。

(2)病前可有长时间的头痛、头晕、记忆力减退等脑动脉硬化症状,或有高血压、高脂血症、糖尿病等病史。在病发前,有的患者可有头昏、头晕、一次性肢体麻木无力等短暂脑供血不足发作的前驱症状。

(3)起病一般较出血性脑血管病为缓慢,常在夜间血压低下、血流缓慢时起病,次晨发现症状。症状发生后往往经历一段进行性加重的过程而达高峰。

(4)一般意识清楚,且以神经系统的局限症状为主。如脑部梗死范围大,脑水肿严重或梗死区波及脑干网状结构等有关部位时,亦可出现程度不等的意识障碍。

(5)血压可正常,也有偏高或偏低者。眼底视网膜动脉及外周血管常呈硬化表现。

(6)脑脊液压力、成分一般正常。但如脑水肿严重,颅内压亦可增高。如为出血性梗死,红细胞可渗入蛛网膜下腔或脑室,则脑脊液内也可有少量红细胞。

2. 局灶性神经症状 颈内动脉血栓形成血栓好发于颅外颈动脉窦的颈内、外动脉分叉处,其次为颅内段之虹吸部。起自颈部颈内动脉的血栓也可向远程延伸,扩展至颅内。临床表现变异甚大,主要取决于血管闭塞之部位和程度、发生之速度、脑底动脉环的解剖结构以及侧支循环建立的状况。根据其临床特点,一般可分为以下几型:

(1)急性卒中型:起病突然急骤,出现偏瘫、半身感觉障碍、失语甚至昏迷。此种患者血管的闭塞往往较快,侧支循环建立不良,脑部发生大块性梗死。此型与中脑动脉闭塞有时甚难区别。

(2)短暂性脑供血不足型:为一过性的局限性脑供血不足症状。表现为发作性短暂性头昏、头晕、晕厥、对侧肢体偏瘫、半身麻木等。有的为一过性眼黑蒙、视力障碍,伴有对侧肢体瘫痪,称之为黑蒙性交叉性偏瘫,这是本病的独特表现,但并不常见。一次发作通常持续几分钟,少数亦可长达几小时,症状即可自行缓解,但多次发作后可遗有持久性的神经体征,而发展成为完全性卒中。

(3)慢性进展型:即偏瘫、半身感觉障碍、智力减退等症状,呈缓慢进行性加重,有的患者伴有头痛甚至出现视乳头水肿,临床上易误诊为脑瘤,须借助于脑血管造影等加以鉴别。

此外,眼部症状、颈部血管的触诊与听诊、颈动脉造影亦具有一定的诊断意义,部分病例还可出现较少见的脑桥腹侧综合征,值得重视。

【诊断要点】

(1)根据发病时间,多数在静止时或休息时发病,一般在晚上睡觉的第二天早晨发病。

(2)年龄多为老年或中年。

(3)多有动脉粥样硬化病史,年轻人多考虑有风湿或结核性动脉内膜炎。

(4)有肢体阵发性麻木或运动失灵等先兆。

(5）症状初起由轻渐重，以致肢体完全不能活动，出现偏瘫或单瘫。

(6）严重时意识障碍，昏迷比较少见。

(7）生理反射瘫痪侧可亢进，病理反射不能引出。

(8）脑脊液压力与化验大都正常。

【辨证论治】

中风为本虚标实、上盛下虚之证，故宜区别标本缓急以治之。急性期多为风阳痰热、腑实血瘀等证，治以潜阳息风，化痰泄热、通腑去浊、活血化瘀等法为主；若邪盛正虚、正气不足，而出现阴竭阳亡之脱证时，则以养阴回阳、固脱之法以图挽救。恢复期余邪未净、正气虚弱者，宜标本兼顾，舒络通经、活血化瘀以治瘫痪，益气补血，滋补肝肾，调补脾胃，以补其虚。后遗症肢体瘫痪、长期未复者，多由气血不足，经络经筋失于濡养所致，故应调补气血、舒经活络，徐图恢复。

（一）基本疗法

1. 急性期 急性期分中经络与中脏腑。中经络分阴虚阳亢、风阳上扰，痰热夹风、横窜经络两种证型；中脏腑分闭证（阳闭、阴闭）、脱证两类。其治法分述如下：

（1）阴虚阳亢，风阳上扰

主症：平素有头晕头痛，耳鸣目眩，失眠多梦等症。突然一侧肢体麻木，口眼歪斜，半身不遂，舌强语謇；症状由轻转重，但神志清晰。舌质红，苔白或薄黄，脉象弦滑或弦数。

基本治法：平息内风，滋养肝肾。

针灸治法：取手足少阳、足少阴、足厥阴经穴为主，针用平补平泻法。

针灸处方：风池，外关，太冲，太溪（瘫痪、失语、口歪等治法，参阅后遗症条）。

针灸方义：肝肾阴虚，肝阳偏亢，血瘀气逆，则见头痛、耳鸣等症；阳亢动风，则为偏瘫肢麻；故取风池、外关以息上逆之风阳，取太冲先泻后补以平息肝风而养肝阴，取太溪以滋肾水而柔肝木、泻标实而补本虚。

药物处方：牵正散加减。

临证加减：若语言謇涩时，加石菖蒲、郁金等解语开窍；有痰，加竹茹、天竺黄；拘急，加葛根、桂枝、蜈蚣。

（2）痰热夹风，横窜经络

主症：突然半身不遂，肢体麻木；口眼歪斜，口角流涎，头晕或痛，痰多而黏，或蒙眬嗜卧，或微发热，干或秘，舌謇，语言不清。舌苔黄腻，脉弦滑。

基本治法：化痰息风，疏通经络。

针灸治法：取督脉、手足阳明、足厥阴、足少阳经穴为主，针用泻法。

针灸处方：百会，合谷，曲池，阳陵泉，行间，丰隆。

随证配穴：身热加大椎，便秘加支沟、足三里，舌强謇促加廉泉。

针灸方义：内风夹痰上扰，可见头晕头痛；痰浊阻滞中焦，则大便秘结；泉阳不升，亦可见头昏嗜卧之症；故取百会穴向四周针刺，以清脑升阳。风痰横窜经络者，取曲池、合谷、阳陵泉、行间等以祛四肢之风而通经舒络，并与治疗瘫痪之法合用，促使偏瘫之恢复。取丰隆以祛痰，取支沟、足三里以通腑导浊。其痰阻舌下而语謇者，取廉泉以开之。

药物处方：黄连温胆汤加减。

临证加减：若抽搐加全蝎、钩藤、珍珠母。

（3）肝阳暴亢，气血上逆（阳闭）

主症：突然昏倒，不省人事，牙关紧闭，口噤不开，面赤身热，呼吸气粗，烦躁不宁，两手握固或抽搐，半身不遂，大便秘结，小便不通。舌苔黄腻，脉弦滑有力。

基本治法：醒脑开窍，清热息风。

针灸治法：取督脉、手足厥阴、手阳明、足少阳经穴为主，针用泻法。

针灸处方：人中，中冲，劳宫，合谷，行间，足临泣。

针灸方义：阳闭之证主要为阳升风动，气血上逆，蒙蔽清窍，以致神昏肢搐。故取人中、合谷以醒脑开窍；取中冲、劳宫以清心热而醒神昏；泻行间、足临泣以平息肝风，降气血之上逆；口噤者刺下关、颊车以开之；身热者加曲池以退热。本证多见于脑溢血与脑血栓形成之重证，病危时，应中西医结合进行抢救。

药物处方：羚羊角汤加减。

（4）湿痰夹风，上壅清窍（阴闭）

主症：神志欠清，蒙眬昏睡，或昏迷不省人事，半身不遂，语言不利，面白唇黯，痰涎壅盛。舌苔白腻或垢腻色灰，脉象缓滑。

基本治法：辛温开窍，化痰息风。

针灸治法：取督脉、任脉、手足阳明、足厥阴经穴为主，针用平补平泻法。

针灸处方：人中，中脘，合谷，足三里，丰隆，太冲。

针灸方义：阳闭与阴闭同属闭证。闭证宜开，这是相同之处。但阳闭宜清开，阴闭宜温开，是其不同点。阳闭主要为风阳上扰，气血上涌，故以潜阳息风为主；阴闭主要为痰浊上壅，蒙蔽清窍，故以宣窍启闭、泄化痰浊为主。这是治疗原则上的区别。本方用人中、合谷以醒脑开窍，而用中脘、足三里、丰隆重在清化痰浊，痰浊去则窍可开、神可醒。加泻太冲以平肝息风，肝风平息则痰浊无上壅之患。各穴配合，共奏开窍、化痰、息风的作用。唯本病症情严重而多变，应中西医结合抢救为宜。

药物处方：涤痰汤加减。

（5）正不胜邪，阴竭阳亡（脱证）

主症：神志昏迷，面色苍白，目合口张，鼻鼾，呼吸微弱，手撒肢冷，汗多，大小便失禁，肢体瘫软。舌淡质萎，脉微欲绝。

基本治法：救阴回阳固脱。

针灸治法：取任脉、督脉、足少阴经穴为主，针用平补平泻法。

针灸处方：人中，素髎，神阙，关元，涌泉。

随证配穴：若虚汗不止加阴郄、后溪；小便失禁加中极、三阴交。

针灸方义：脱证是五脏之气衰微欲绝，故出现上述各症，如不及时抢救，势必阴阳离决而致不救。方中用人中、素髎二穴，据人体和动物实验均证实其有良好的升压、强心、抢救虚脱作用。神阙位于脐中，脐为生命之根蒂，真气所系；关元为三焦元气所出，联系命门之真阳，重灸此一穴历来为回阳固脱之要法。加补涌泉水穴，寓阴中求阳之意；汗出不止者，取阴郄、后溪以止之。小便失禁者，取中极、三阴交以固之。病情急者，必须中西医结合全力进行抢救。

药物处方：生脉散、参附汤、四逆汤加减。

2. 恢复期 中风急性期经治疗后意识状态逐渐好转，病情趋向稳定而进入恢复期。此期有两种情况：一是余邪未净，正气虚弱，如风阳降而未清，痰热去而未净；一是留有神经症状如瘫痪、失语、吞咽困难等。而前者未平复，则必影响后者的治疗，因此清理余邪，扶正气实为必要，处理得当可以减少后遗症状。

（1）肝肾阴虚，风阳未清

主症：神志有时欠清，面红，心烦不安，甚则躁动，夜间失眠，盗汗，口干，便结，肢体瘫痪。舌质红少苔或光剥，脉象细数或弦数。

基本治法：滋补肝肾，潜阳息风。

针灸治法：取背俞穴及手足少阴、足厥阴经穴为主。针用平补平泻法。

针灸处方：肝俞，肾俞，神门，阴郄，太溪，行间。

针灸方义：中风原属上实下虚之证，所谓下虚多为肝肾阴虚。经过急性期的治疗，风阳痰热虽渐平息，但肝肾之阴一时难复，故治疗当以滋补肝肾为主。方中如肝俞、肾俞、太溪均是为此而设。加行间一穴以息未竟之风阳。汗为心液，故取心经之阴郄以止之。取神门以安心宁神，夜眠宁静亦有助于阴气之来复。

药物处方：杞菊地黄丸合镇肝息风汤加减。

临证加减：若头晕头痛加钩藤、葛根，失眠加酸枣仁、柏子仁、夜交藤，抽搐加全蝎、蜈蚣、石菖蒲。

（2）脾胃虚弱，痰浊不化

主症：嗜睡嗜卧，唤之清醒，倦怠懒言，痰多而黏，纳食不多，四肢软瘫，大便易溏。舌苔浊腻，色白或黄，脉象缓滑。

基本治法：调补脾胃，宣化痰浊。

针灸治法：取背俞穴及任脉、足阳明、足太阴经穴为主，针用平补平泻法。

针灸处方：脾俞，中脘，足三里，阴陵泉，三阴交。

随证配穴：若嗜睡加印堂、人中；便溏加天枢、上巨虚。

针灸方义：痰浊是中风的主要病因之一，而痰浊的产生源于脾胃运化失司。恢复期患者脾胃常较虚弱，故痰浊难以泄化。处方用中脘、脾俞、足三里调补脾胃，以杜绝痰浊之源；取阴陵泉、三阴交以扶脾祛湿，着重在脾胃两经，仗力专而功宏；嗜卧刺印堂或人中以清醒，便溏加天枢、上巨虚以调理肠道气机。总之使脾胃健，痰浊除，则正气自得恢复。

药物处方：四君子汤合二陈汤加减。

（3）气血两亏，心脾互虚

主症：面色少华或㿠白，精神委顿，倦怠思睡，肢体软瘫或麻木，心慌易惊，夜眠不宁，纳食不多或食后作胀。舌质淡苔薄，脉象细弱。

基本治法：养血益气，调补心脾。

针灸治法：取背俞穴及任脉、足阳明、足太阴经穴为主，针用平补平泻法。

针灸处方：心俞，膈俞，脾俞，气海，足三里，三阴交。

随证配穴：若失眠加神门；心慌心烦加内关；食后腹胀加中脘。

针灸方义：气血虚弱者常见心脾两虚之象，故取心脾两俞以补之。取膈俞以补血，取气海以益气，复取足三里、三阴交以调补脾胃而资气血生化之源。心慌取内关以宁心，食后作胀取中脘以健胃，夜眠不宁取神门以宁心安神。

恢复期在清理余邪、调补正气的同时，必须兼治肢体瘫痪等，可参照后遗症的治法。

3. 后遗症　中风后遗症肢体瘫痪，口眼歪斜，吞咽困难，失语，甚至痴呆，或抽搐发作而为癫痫等症情。其中痴呆、癫痫、口眼歪斜等的治法，可参阅本书精神分裂症、癫痫和面神经麻痹等篇。其余各症的治法简述如下：

（1）肢体瘫痪

主症：一般多为一侧肢体不能自主活动，并常伴有麻木疼痛或感觉迟钝等。其软弱无力者为软瘫；拘急强硬，伸屈不利者为硬瘫。

基本治法：祛风通经活络。

药物治法：采取局部穴位与循经远道穴位相结合的方法。患侧与健侧交替针灸。也可采用先针健侧用泻法，后针患侧用补法的方法。

针灸处方：曲池，肩髃，阳陵泉，环跳。

针灸方义：方中所取穴位以阳明经穴为主，佐少阳与太阳经穴，刺之以调经脉，行气活血、促其阳明经气血通畅，则正气旺盛，机体功能自然容易恢复。

随证配穴：上肢加肩髃、手三里、合谷，下肢加足三里、悬钟、解溪。

药物处方：补阳还五汤加减。

临证加减：若正气虚甚加红参、太子参，肢体麻木者加络石藤、鸡血藤。

（2）吞咽困难

主症：进食时不易咽下，饮水易引起呛咳，痰涎分泌物多而不易咯出，刺激咽壁时无恶心等反应、舌苔多浊腻。

基本治法：补益气血，化痰通络。

针灸治法：取任脉、足少阳、手足阳明经穴为主，针用平补平泻法。

针灸处方：廉泉，扶突，风池，合谷，丰隆。

针灸方义：廉泉为任脉穴，利喉舌；扶突为手阳明大肠经穴，开窍利咽喉；风池祛风清头，明目开窍；合谷、丰隆为阳明经穴，化痰开窍，利咽喉。

药物处方：补中益气汤合六味地黄丸加减。

（3）失语

主症：言语不清或只能发出单声，或完全不能说话，舌欠灵活或偏歪流涎。

基本治法：滋阴开窍，涤痰通络。

针灸治法：取任脉、督脉、手足少阴、足太阴经穴为主，针用平补平泻法。

针灸处方：廉泉，哑门，通里，太溪，三阴交。

随证配穴：舌强硬加刺金津、玉液。

针灸方义：廉泉利咽喉；哑门为督脉穴，利舌咽；通里通心窍，利舌本；太溪为肾经原穴，三阴交为足三阴经交会穴，合用滋补肝肾。诸穴合用，交通心肾，滋阴利舌本，则语言出。

药物处方：解语丹加减。

（4）口眼歪斜

主症：口眼歪斜，肌肤不仁，口角流涎，头晕头痛，眼睑闭合不全等，舌苔薄白，脉弦细或弦数。

基本治法：祛风通络，活血和营。

针灸治法：取手足阳明经穴为主，毫针刺法，初期先刺健侧，用泻法；后期刺患侧，用补法；病延日久者则左右均刺。

针灸处方：地仓，颊车，下关，丝竹空，风池，翳风，合谷，足三里，内庭，太冲。

随证配穴：手足阳明经脉，均上达头面，下至手足，故取局部穴位地仓、颊车、下关，以及循经远程穴位合谷、足三里、内庭，以疏调阳明经气；丝竹空、水沟以增加局部气血通畅；风池、翳风疏散风邪调其经络、太冲循经远取息肝风。

药物处方：牵正散和补阳还五汤加减。

（二）其他疗法

1. 耳针疗法

处方：皮质下，脑点，肝，三焦，降压沟。

加减：瘫痪加瘫痪部位的相应穴，失语加心、脾，吞咽困难加口、耳迷路、咽喉。

操作方法：用直刺法，强刺激，留针30～60分钟，隔日1次。

2. 头针疗法

处方：运动区，足运感区，语言区。

操作方法：沿皮刺入0.5～1寸，频频捻针。适用于肢体瘫痪者。一般隔日1次。

3. 皮肤针疗法

针灸处方：偏瘫常用穴包括肝俞、肾俞、八髎、第5～12胸椎夹脊穴、曲池、太渊、阳陵泉、风市、悬钟。言语不清常用穴取郄门、哑门、阴郄、通里、内关、廉泉、第3～6胸椎夹脊穴、第8胸椎至第5骶椎夹脊穴。

操作方法：用皮肤针叩击至皮肤出现细小出血点。隔日1次。

4. 水针疗法

针灸处方：肩髃，曲池，合谷，风市，阳陵泉，足三里。

药物选择：红花注射液、当归注射液、川芎注射液及维生素 B_{12}、维生素 B_1 注射液等均可选用。

操作方法：用红花、当归、川芎注射液，按水针操作常规，每穴注射 1～2mL。或用维生素 B_{12} 0.1mg 或 B_1 100mg 注射液，分别注入上穴。适用于肢体瘫痪患者。

5. 辅助疗法

（1）急性期神志昏迷的患者，应尽量在当地救治，避免搬动，以防引起病情恶化，要严密观察，积极抢救，促使病情好转，减少后遗症。

（2）恢复期肢体瘫痪的患者，可配合推拿治疗，促使瘫痪肢体的恢复。

（3）功能锻炼有助于肢体活动的恢复。在肢体瘫痪不能自主运动时，应帮助患者做被动运动，好转时应加强自主运动。对语言障碍者应教患者做讲话锻炼。

（4）加强护理，饮食以清淡而富有营养者为宜。瘫痪患者应定时翻身，预防褥疮。

6. 成药与单方

（1）人参再造丸：每次 1 丸，每日 2 次。

（2）大活络丹：每次 1 丸，每日 2 次。

（3）牛黄清心丸：每次 1 丸，每日 2 次。

（4）消栓再造丸：每次 1 丸，每日 2 次。

（5）消栓通络片：每次 8 片，每日 3 次。

（6）活血通脉片：每次 6 片，每日 3 次。

（7）复方丹参片：每次 4 片，每日 3 次。

六、脑出血

【疾病概述】

脑出血又称脑溢血，是指脑实质内大块性出血的一种急性脑血管病。约 70%～80% 的脑出血是由于高血压动脉硬化血管破裂所致，以 50 岁左右高血压患者为最多。脑出血患者中 80% 发生于大脑半球，20% 发生于脑干和小脑。脑出血通常在情绪激动、过度兴奋、使劲排便、用力过度或脑力活动过度紧张时发病，有时在休息或睡眠也会发生。冬、春季发病较多。

中医学中有关偏枯、大厥、薄厥等记载和本病相似。唐宋以前多从外风立论，如《灵枢·刺节真邪论》说："虚风之贼伤人也，其中人也深，不能自去。""虚邪偏客于身半……发为偏枯。"《金匮要略》认为"脉络空虚"，邪气乘虚入侵所致。隋代巢元方《诸病源候论·中风候》亦谓"风偏枯者，由血气偏虚，则腠理开，受于风湿"而成。《素问·生气通天论》有"阳气者，大怒则形气绝，而血菀于上，使人薄厥。"《素问·调经论》有"气之与血，并走于上，则为大厥。"《素问·风论》有"风之伤人也，或为偏枯"等。

【病因病机】

除外伤外，自发性脑出血可由多种原因引起，常见者有：①高血压病及动脉硬化症。②先天性脑动脉瘤。③脑血管畸形。④血液病，如白血病、再生障碍性贫血、血小板减少性紫癜、血友病等。⑤原发性脑瘤或转移性肿瘤的出血（瘤卒中）。⑥细菌性或霉菌性动脉瘤。⑦动脉炎，如全身性播散性红斑狼疮、结节性多动脉炎等。⑧其他：如败血症、流行性出血热、钩端螺旋体病、抗凝治疗时的并发症等。

临床上以高血压、动脉硬化所引起者最为常见。动脉硬化可使血管壁发生纤维化、透明性变、内弹力层的破坏甚至管壁的部分坏死，以致血管壁脆弱或形成微小的动脉瘤；在原有高血压的基础上和某些因素（如激动、用力等）的影响下，血压急骤升高超过了血管管壁和动脉瘤壁对血压的承受力时，即可引起血管破裂而出血。

高血压、动脉硬化性脑出血最好发于大脑半球之底节、内囊部位，此乃由于大脑中动脉的深穿支之一的豆纹动脉最易破裂之故。出血亦可见于大脑半球额、顶、枕、颞诸叶的白质和半卵圆中心。脑干的原发性出血多发生于脑桥，小脑的原发性出血约占5%左右。脑室出血以继发性者（即脑出血后血液自脑实质破入脑室内）远较原发性者为多见。有时也可多处同时发生出血。脑出血有明显的好发部位，可能与该处血管生理特点有关：①易于发生动脉硬化，②与主干血管相连续，血流量较大，承受压力较高；③血管分支管径骤细或与其母血管呈直角分出，易受血压波动之影响；④分支血管与其母血管的血流方向相反。

血管破裂出血后可发生一系列病理生理改变：①邻近出血灶的脑组织可直接被出血所破坏。②出血后由于血管痉挛，脑组织缺血缺氧，使出血灶周围的脑组织或出血侧的大脑半球甚至全脑发生急剧性的水肿、肿胀。③除出血本身可形成血肿和引起脑水肿、肿胀外，出血后所引起的脑组织及脑室系统的变形、移位和较黏稠的血液破入脑室系统及蛛网膜下腔或沉积于第四脑室的中孔及侧孔附近，皆可阻碍脑脊液的循环通路和促使颅内压力增高。颅内压增高又可加重脑部的缺血、缺氧，使脑水肿及颅内压增高更加剧和形成恶性循环。④由于急骤的颅内压力增高，常伴发脑疝（小脑幕切迹疝、枕骨大孔疝等）的形成。⑤丘脑下部及脑干等重要中枢除可遭到出血的直接破坏外，尚可由于脑疝形成、脑组织移位等因素引起继发性损伤。因此，出血本身对脑组织的直接破坏和急性颅内压力增高是产生脑出血临床症状的病理、生理学基础，而丘脑下部和脑干重要中枢的破坏是脑出血急性期患者直接致死的主要原因。

中医学认为本病发病原因主要由于精血亏耗，肝肾阴虚，肝阳偏亢，引动肝风，肝风夹痰上扰，血随气逆菀于上，以及痰浊阻闭经络，蒙闭清窍，心神无主，而猝然昏仆，舌强言謇，半身不遂等症。发病之时，风、火、痰浊，邪势鸱张，阳气被邪闭，甚至外脱，如不及时救治，常致死亡。同时，年高气衰，情绪激动，形体肥胖，痰湿壅盛，过食甘肥，饮酒过度等，也是形成上述病理变化的因素。

【临床表现】

本病多见于平素有高血压，动脉硬化病史的中老年人。部分患者在病发前数日或数小时可有头痛、头昏、眩晕或肢体麻木无力等先驱症状。起病急骤，常在用力过猛或情绪激动等情况下以剧烈头痛突然起病。

1. 一般症状 主要是指由于普遍性脑水肿、肿胀、缺氧和丘脑下部及脑干中线结构受损所引起的临床症状。

（1）意识障碍：脑出血患者几乎均有轻重不等的意识障碍，轻则嗜睡，重者呈深浅不等的昏迷。部分患者在发病当时或几分钟之内迅速昏迷，部分患者可于发病后数小时内意识障碍逐渐加重而进入昏迷状态，也有少数患者经历数天而后昏迷的。凡出血量大，病变直接波及第三脑室周围灰质或脑干以及出血早期即破入脑室者，昏迷出现快而深；出血量小，局限于大脑半球白质或外囊者，意识障碍较轻。

（2）呕吐：较为常见，系因颅内压增高或出血本身刺激了延脑呕吐中枢所致。重症脑出血常伴有上消化道出血，呕吐物呈咖啡样，系由于丘脑下部受损所致的消化道应激性溃疡所引起。

（3）体温：起病后迅速出现高热者，多系早期损害了丘脑下部的体温调节中枢。初时体温正常，以后逐渐升高并呈弛张热型者多系合并感染（如肺炎等）之故；若早期体温不高，以后又迅速出现高热者，可能在病初丘脑下部损害不重，以后由于出血灶的扩延或脑水肿的加重，使丘脑下部受累加重所致。始终低热者多系出血后由于血液被机体吸收、消除所致的吸收热的表现。原发性脑桥出血因损害了丘脑下部体温调节中枢的传出纤维，脑室出血损害了丘脑下部或脑干均可引起高热。

（4）呼吸、脉搏、血压：脑出血早期呼吸常深而慢，如病情恶化可表现为快而不规则或呈潮式呼吸、叹息样呼吸、双吸气等，均说明呼吸中枢受到严重损害的反映。出血早期由于颅内压增高，在原来高血压的基础上，血压可代偿性升高更多，往往高达200/120mmHg以上。早期脉搏缓慢而充实，若病情继续发展，功能失去代偿时，血压不稳定并逐渐下降，脉搏快而弱，为循环中枢功能衰竭的征象。

（5）瞳孔：大脑半球出血，患者早期瞳孔常缩小，乃血液刺激了动眼神经之故；如病情加重时，往往病灶侧瞳孔先行散大，对光反应迟钝或消失，系由于该侧动眼神经受压之故，是小脑幕切迹疝形成的征象；如脑疝继续加重，造成脑干移位和双侧动眼神经受压，则双侧瞳孔散大。脑桥出血由于破坏了脑干内的交感神经纤维，因而双侧瞳孔常显著缩小。

（6）眼底：视网膜动脉硬化是为常见，其次是视网膜出血，乳头水肿较少见。如急性期症状较轻，以后出现视乳头水肿并逐渐加重时，则要考虑颅内有限局性血肿形成的可能。

（7）脑膜刺激征：系由出血进入蛛网膜下腔所引起。

（8）去大脑性强直：是脑干损伤的一种表现。四肢伸肌张力增高呈伸直状态，有时伴有阵发性强直发作，是病情危重的征象。往往为出血破入脑室系统或小脑幕切迹疝已严重地影响了上部脑干功能的一种反映。

2. 局灶症状 主要取决于出血的部分，可分为以下几型：

（1）底节内囊型：根据出血部位之不同，又可分为内侧型、外侧型与混合型三种。外侧型是指内囊外侧的壳核、外囊及屏状核一带的出血；内侧型是指内囊内侧的丘脑部位的出血；混合型系指内、外侧型的混合，往往是外侧型向内扩展的结果。现认为外囊部位之出血最为多见，而内囊出血多系邻近部位出血所波及，但临床上仍常沿用底节内囊型之传统名称。

内侧型与外侧型在临床上皆可产生偏瘫、偏身感觉障碍和偏盲（三偏症状）等局灶症状，如系优势半球出血，尚可伴有失语。因前者易破入脑室，损伤丘脑下部及脑干上部，故昏迷深，一般症状重。局限于外侧型者意识障碍及一般症状均较轻。一旦病情好转，意识逐渐恢复时，神经系统局灶症状便逐渐变得明显。

（2）大脑半球白质型：此型出血之急性期，临床上往往较难确切定位。如出血部位较表浅并已从大脑皮层破入蛛网膜下腔时，其临床特点为神经症状较局限（如单瘫、失语、局部肢体的阵发性抽搐和感觉障碍等），脑膜刺激征较明显，脑脊液的含血量较多，意识障碍及一般症状却较轻。

（3）脑桥型：原发性脑桥出血常是基底动脉的分支旁正中动脉破裂所致，多发生在被盖部位，因脑桥腹侧有很多交叉纤维，阻力较大，故出血易从背侧破入第四脑室。发病早期，可见到交叉性麻痹（如病灶侧核性面瘫及对侧肢体瘫痪），随着出血的扩延很快发展为双侧肢体的瘫痪，因病情往往演变得快，故临床上不易见到此种发展过程。

初期一侧角膜反射消失，继之双侧消失。双侧瞳孔显著缩小及高热也是脑桥出血的特征。该部位出血因损害了网状结构，一般昏迷较深，死亡率较高。

（4）小脑型：小脑出血多起于小脑上动脉的分支齿状核动脉的破裂。出血部位以半球者为多，蚓部者较少，常易破入第四脑室，损及脑干及并发小脑扁桃体疝。其临床表现为：①重症出血者，多突发后头部疼痛、眩晕、呕吐，迅速陷入昏迷，四肢松软，肌张力低下，无明显偏瘫，此种患者病死率很高，生前常难作出明确定位诊断。②部分患者以后头部疼痛、眩晕、呕吐等症状起病后，昏迷率渐出现，故有时可查到肢体共济失调、肌张力和腱反射低下以及眼球震颤等小脑损害的体征。若发现明确的小脑体征对诊断有很大帮助。③局限于小脑半球的血肿，其小脑体征较明确，而意识障碍较轻或不明显，但可逐渐出现颅内压增高症状。此种患者应争取早期确诊和进行手术治疗，可获较好疗效。

（5）脑室型：原发性脑室出血少见，为脑室内血管主要是脉络丛血管破裂所致，其表现为突然剧烈头痛、呕吐、躁动，迅速陷于昏迷，瞳孔缩小，体温升高，呈去大脑强直样表现。但更为多见的为脑实质出血破入脑室所引起的继发性出血。下列表现常是出血破入脑室的征象：①昏迷突然加深。②出现高热。③原有的一侧弛缓性瘫痪转变为四肢肌张力增高，去大脑强直或，出现阵发性强直性痉挛，尿中见蛋白及各种管型，非蛋白氮（NPN）上升，CO_2结合力下降。

对表现不典型、诊断困难者，可做如下检查：①脑超声波检查：大脑半球的出血，可根据中线波向何侧移位及移位的程度来判断何侧出血，并估计血肿的大小。②脑电图：急性期脑电图常有明显变化，其主要表现为病变侧有局灶性慢波，或以0波为主。当病情恶化时，脑电图趋向于平坦化。③脑血管造影：大脑半球的血肿，在颈动脉造影表现为在前、后位片往往发现大脑前动脉向对侧移位，中动脉向内或向外移位，侧位可见大脑中动脉向上或向下移位。椎动脉造影，在小脑半球血肿时可看到小脑后下动脉的移位，但这种移位无特征性，不能依此确诊。④电子计算器X线断层扫描（CT扫描）：能正确地诊断血肿的具体解剖部位及大小。

【辨证论治】

关于脑出血的中医治疗，无意识障碍者，其治疗方法与动脉硬化性脑梗死相同，不再重复。由于出血患者多有意识障碍，属中风中脏腑范畴。中脏腑又分闭证和脱证，闭证以邪实内闭为主，属实证，急宜祛邪；脱证以阳虚欲脱为主，属虚证，急宜扶正。闭证又根据有无热证而分为阴闭、阳闭，此与丘脑下部的损害有关。

脑脊液压力常增高，外观多呈均匀淡红色，内含新鲜红细胞，蛋白质常增高。腰椎穿刺常可促进或加重脑疝形成，故在诊断不明确时，应当小心进行且忌放液。

【诊断要点】

（1）高血压及动脉硬化史，活动时发病。

（2）突然剧烈头痛，立即意识丧失跌倒在地。

（3）常伴有剧烈呕吐。

（4）呼吸带有鼾声。

（5）血压高达200/120mmHg以上。

（6）病灶位于内囊可出现三偏症。

（7）口角偏向健侧，鼻唇沟于偏瘫侧变浅。

（8）瘫痪侧下肢向外侧倾斜。

（9）瞳孔比健侧稍大。

（10）深反射减弱或消失。

（11）病理反射阳性。

（12）脑桥出血：瞳孔极度缩小，眼球运动分裂，肢体瘫痪变为两侧，双侧病理反射阳性，实验室WBC可高达$(10\sim20)\times10^9$/L。

【辨证论治】

阳闭及阴闭，闭证与脱证均属危重急症，治法不同，必须区分清楚。才能正确指导临床治疗。

（一）基本疗法

1. 肝阳暴张，风火夹痰，上蒙清窍

主症：发病时突然剧烈头痛，随即频频呕吐，昏仆不省人事，牙关紧闭，两手握固，半身不遂，肢体拘急，面赤身热，鼻鼾气粗，口臭，烦躁不宁，小便浊留，大秘结，舌苔黄腻而干，脉滑而数或洪大。

基本治法：辛凉开窍，清肝息风。

针灸治法：取督脉、手足厥阴经穴为主，针用泻法或点刺出血。

针灸处方：人中，百会，内关，足三里，太冲。

针灸方义：人中清泄诸经上逆之火，有泻热开窍醒脑之功效；百会为督脉经穴，息风泻热，清脑安神；内关心包经络穴，泻心火而安神；太冲为肝经原穴，平肝息风泻肝火；足三里为胃经合穴，利气降逆、化痰清神。

药物处方：急用局方至宝丹、安宫牛黄丸或牛黄清心丸，灌服或鼻饲。羚羊角汤加减。

随证配穴：痰多加竹沥水，以清热化痰；大便秘结加大黄或玄明粉，以清腑；尿潴留加猪苓、车前子，以利尿。

2. 痰湿阻络，蒙闭心神

主症：剧烈头痛，头晕呕吐，面色苍白，突然昏仆，不省人事，牙关紧闭，半身不遂，两手握固，筋脉拘急，静卧不烦，四肢不温，痰涎壅盛，鼻鼾，大便秘结，小便浊留，舌质黯淡，舌苔白腻，脉象沉滑。

基本治法：辛温开窍，豁痰息风。

针灸治法：取督脉、十二井穴及手足厥阴经穴为主，针用泻法，或点刺出血。

针灸处方：十二井穴，水沟，太冲，劳宫，涌泉，丰隆。

针灸方义：十二井穴点刺出血，泻其壅热；水沟清泻诸阳经上逆之火，与十二井穴配用有泻热开窍醒脑之作用；太冲降肝经逆气，平息肝阳；劳宫为手厥阴经荥穴，用以泻心火；涌泉滋肾水制心火暴盛，丰隆化痰浊醒脑神。

药物处方：苏合香丸灌服或鼻饲，涤痰汤加减。

3. 元气败脱，心神散乱

主症：突然昏仆，不省人事，频频呕吐，肢体瘫软，手散肢冷，冷汗淋漓，气息微弱，二便自遗，面青舌痿，舌质紫黯，苔白滑，脉微弱。

基本治法：扶正固脱，益气回阳。

针灸治法：取任脉、督脉经穴为主，针用补法，重灸。

针灸处方：人中，神阙，关元，内关，足三里。

针灸方义：人中通调任督二经之气，维系阴阳、开窍醒脑；神阙位于脐中，灸之能温阳益肾；关元是任脉与足三阴经的会穴，为肾间动气之处，联系命门真阳，是阴中有阳的穴位，灸之可以回阳固脱，挽救危亡；内关为心包之络穴，功能强心益脉；足三里补后天之本，扶正固本。

药物处方：参附汤加减。

临证加减：汗多不止加生黄芪、生牡蛎、五味子敛汗固脱。阳回之后，如患者面赤肢冷，烦躁不安，脉微弱或脉大无根，是由于真阴亏损，阳无所附而出现虚阳上浮，欲脱之证，此时要滋养真阴，温补肾阳，以回阳固脱，用地黄饮子为主方加减治疗。脑出血合并消化道出血，呕吐物呈咖啡色，用犀角地黄汤加三七、白及鼻饲，有一定效果。

针灸治疗脱证的疗效较差，大多预后不良。因此在昏迷阶段可配合中药治疗，对危重患者宜采用中西医结合的方法进行抢救。

（二）其他疗法

1. 耳针疗法

针灸处方：肾上腺，枕，心，皮质下。

操作方法：以上耳穴均有强心作用，每次选2～3穴，中等刺激，留针15～20分钟，隔日1次。

2. 辅助治疗

（1）急性期应中西医结合抢救治疗。

（2）避免搬动患者，头部偏向一侧稍向后仰，冰袋物理降温。

（3）防止褥疮用滑石粉擦浴按摩。

（4）口腔护理防止呼吸道感染，2～3次/日。

（5）呼吸困难鼻管吸氧，痰多随时吸痰。

（6）必要时气管切开。

3. 成药与单方

（1）水蛭粉：每次2～3g，每日2次。

（2）脑血康口服液：每次10mL，每日3次。

（3）清开灵注射液：静脉滴注，20～40mg稀释于10%的葡萄糖注射液200mL或生理盐水100mL内，每日1次。肌肉注射，每次2～4mL，每日2次。脑出血出现高热或神昏抽搐时可选用。

（4）安宫牛黄丸：每次1丸，每日2次。

（5）牛黄清心丸：每次1丸，每日2次。

（6）局方至宝丹：每次1丸，每日2次。

（7）苏合香丸：每次1丸，每日2次。

七、脑动脉硬化症

【疾病概述】

脑动脉硬化症指脑动脉粥样硬化、小动脉硬化、玻璃样变等动脉管壁变性所引起的非急性弥漫性脑组织改变和神经功能障碍，临床上表现为神经衰弱症候群、动脉硬化性痴呆、假性延髓麻痹等慢性脑病征群。脑动脉硬化症往往合并主动脉、冠状动脉、肾动脉和周围动脉硬化。经常喝酒，或合并高血压、糖尿病等，动脉硬化症出现较早，而且发展快，程度也较重。脑动脉硬化症多见于50岁以上的人，男生多于女性，女性患者多见于绝经期以后。本病属中医头痛、眩晕、健忘、痉挛、虚损等范畴。

【病因病机】

脑动脉硬化的发病原因目前尚未完全阐明，但与糖尿病、高脂血症和高血压有关。脑组织由于长期慢性供血不足而发生萎缩，重量减轻，脑回变窄，脑海加宽变深，脑膜增厚。较大的动脉，如颈内动脉、基底动脉、大脑中动脉、大脑前动脉、大脑后动脉，椎动脉等发生粥样硬化，外观呈乳白色或黄色，粗细不均，管壁变硬，弯曲，有的部分呈纺锤状扩张，内膜下可见到粥样斑块，使管腔狭窄或闭塞。脑室扩大，于皮质基底节和脑桥处可见到缺血引起的小软化囊腔。镜检看到星形胶质细胞增生，脑实质内血管周围间隙增宽，皮层、底节、脑桥和小脑部可见大小不一的软化灶，也可看到多数不规则小空洞，即所谓脑隙状态。还可有弥漫性小出血。

中医学认为本病由于元气虚衰，阴血亏损，筋脉失其濡养，或心肾亏损、髓海空虚、脾失健运等原因所致。

【临床表现】

患者常诉头痛，头晕或眩晕，耳鸣，脑鸣，疲乏无力，嗜睡或失眠多梦，注意力不集中，记忆力减退，特别是近事遗忘，情绪不稳，急躁，多疑固执，喜怒无常，肢体麻木，震颤，表情淡漠或盲目乐观，性情孤僻，沉默寡言或自言自语，语无伦次，反应迟钝，理解力或判断力差，计算困难，二便失禁，严重时产生动脉硬化性痴呆。

【诊断要点】

有关本病的诊断标准，目前尚有争论，归纳起来应具备下列几点：

（1）年龄在45岁以上。

（2）有上述临床表现，如头痛、头昏、记忆力减退，注意力不集中，情绪不稳，睡眠障碍等。这些症状以功能减退为特征，而且随脑力和体力活动而加重。

（3）起病很慢而呈进展性，有一定的神经系统阳性体征出现。

（4）眼底动脉细小，反光增强，有动静脉交叉压迹。

（5）伴有其他器官的动脉硬化症，如视网膜动脉、冠状动脉、肾动脉及周围动脉硬化。

（6）实验室检查发现血胆固醇、甘油三酯、脂蛋白等含量增加，不论有无高血压病，需考虑动脉硬化的可能。

（7）要除外可以引起类似表现的疾病，如颅内肿瘤、慢性硬膜下血肿、继发性脑积水、炎症、中毒与外伤等。

【辨证论治】

（一）**基本疗法**

（1）*心脾两虚（神经衰弱症候群）*

主症：头晕头痛，倦怠乏力，心悸失眠或嗜睡，心烦健忘，头部发紧，情绪不稳，喜怒无常，四肢发麻，舌体胖，舌质淡。舌苔薄白或薄黄，脉弦或细无力。

基本治法：养血安神，益气健脾。

针灸治法：取背俞穴及足太阴经穴为主，针用补法，可加灸。

针灸处方：心俞，膈俞，脾俞，三阴交，中脘，阴陵泉。

针灸方义：心俞、膈俞补心生血；脾俞、三阴交健脾统血，三阴交亦能调理脾肾气机；中脘、阴陵泉、脾俞，三穴合用可健脾和胃，补后天之虚。

药物处方：归脾汤加减。

临证加减：嗜睡者去炒枣仁、远志，加石菖蒲、郁金开窍醒神；大便秘结加肉苁蓉、火麻仁润肠通便；心烦焦虑可加柴胡疏肝解郁；苔黄腻，头沉重加黄芩、夏枯草等清热。

（2）心肾两虚（动脉硬化症痴呆）

主症：表情淡漠或盲目乐观，性情孤僻，沉默寡言或自言自语，反应迟钝，哭笑无常，语无伦次，多疑固执，健忘失眠，头晕耳鸣，二便失调，舌质红，苔薄黄或薄白，脉弦或细数无力。

基本治法：滋肾养血，交通心肾。

针灸治法：取背俞穴及手厥阴、手足少阴经穴为主，针用泻法。

针灸处方：心俞，肾俞，内关，神门，太溪，复溜。

针灸方义：心俞、肾俞补益心肾，内关为心包经络穴，太溪为肾经原穴，神门为心经原穴，三穴合用，交通心肾，滋肾养血安神。复溜为肾经穴，清肾经虚热。

药物处方：朱砂安神丸（或天王补心丹）合六味地黄丸加减。

临证加减：大便失禁加山药、肉桂、炒薏苡仁温中健脾；小便失禁加覆盆子、益智仁、红参补肾纳气；伴有畏寒肢冷等阳虚症状时，酌加制附子、补骨脂、锁阳等温补肾阳。

（3）肝肾阴虚，元气耗损（假性延髓麻痹）

主症：言语謇涩（构音不清），语声低微，饮食发呛，表情呆板，走路不稳，行动缓慢，甚则筋脉拘急，四肢搐搦，蹑蹑而动（震颤麻痹和舞蹈样不自主运动），头晕目眩，神倦痴呆，气短无力，或言语增多，二便失控，舌淡或舌红少津，脉弱或脉弦，重按无力。

基本治法：滋肾柔肝，益气养血，息风定搐。

针灸治法：取背俞穴及足少阴、足太阴经穴为主，针用补法。

针灸处方：肾俞，肝俞，太溪，三阴交曲泉气海。

针灸方义：肾俞益肾气；肝藏血，取肝俞补肝血；太溪为肾经原穴，补肾阴；三阴交补肝肾之阴血；曲泉为肝经穴，补肝阴；气海为元气之海，补元气。

药物处方：大补元煎加减或八珍汤加减。

临证加减：出现筋脉拘急，手足搐搦，蹑蹑而动等症状时，加白僵蚕、全蝎、蜈蚣等息风定搐；言语謇涩，加九节菖蒲、郁金豁痰开窍；饮食发呛，加旋覆花、代赭石降逆；小便失禁时，加益智仁、桑螵蛸、覆盆子固摄纳气；大便失控，去当归，加肉桂、补骨脂温脾肾。

（二）**其他疗法**

1. 耳针疗法

针灸处方：神门，皮质下，枕，心，肾，脾，肝。

操作方法：每次选2～4穴，中等刺激，留针15～20分钟；亦可用王不留籽压耳穴，粘0.5～0.7mm胶布固定，3～5天更换1次。

2. 水针疗法

针灸处方：心俞，脾俞，阴陵泉，太溪，气海。

药物选择：维生素B_1、维生素B_{12}注射液，脑复康注射液等均可选用。

操作方法：用上述药物，按水针操作常规，每穴注射0.5～1mL。

3. 辅助治疗

（1）避免过度疲劳，劳逸结合。

（2）加强锻炼身体，如做操、跑步、太极拳、气功等。

4. 成药与单方

（1）人参归脾丸：每次 1 丸，每日 2 次。

（2）天王补心丸：每次 1 丸，每日 2 次。

（3）六味地黄丸：每次 1 丸，每日 2 次。

（4）金匮肾气丸：每次 1 丸，每日 2 次。

（5）人参鹿茸丸：每次 1 丸，每日 2 次。

八、脊髓空洞症

【疾病概述】

脊髓空洞症是由于先天性发育异常所引起的一种缓慢进展的脊髓退行性病变。临床主要症状是相应阶段的痛觉、温觉减退，甚至消失，肢体瘫痪及营养障碍。多发于青年人，以 20～40 岁多见，以男性患者居多。与中医学中痹证较为密切，出现肌肉萎缩则属痿证范畴。

【病因病机】

本病病因目前尚未明确，关于空洞形成大致有以下几种学说：①一般认为本病是由于中缝，尤其是脊髓背中缝发育畸形的结果。②认为脊髓空洞症是继发于脊髓肿瘤的囊性病，血管畸形，损伤性脊髓出血、脊髓炎伴有中央软化的一种病症。③脊髓空洞症的形成是由于机械性因素所造成的，主要致病因素是第四脑室出口受到堵塞及脑室内脑脊液的搏动波的不断冲击，导致脊髓中央管逐渐扩大，最终形成空洞。病灶最常见于颈上段及胸上段的中央管附近，尤其是一侧脊髓后角基底部。其次病灶亦可能在延髓或腹段脊髓，前者称延髓空洞症。空洞亦可为多发性，彼此互于相连。有时肉眼可见脊髓有空洞的节段肿大，切面可见空腔，空洞壁多不规则，边缘常为半透明的胶样组织，空洞内常含有无色或黄色液体。空洞周围有时可见到异常血管。镜检可见空洞壁为胶质疤痕组织。当空洞与脊髓中央管通联时，其部分洞壁可能为室管膜细胞所覆盖。空洞周围的神经细胞呈现退行变性。

中医学认为本病是由于脾虚运化失常，水谷精微不能达于四肢、肌肉，筋脉肌肉失养，因此出现肢体无力，肌肉消瘦，皮肤粗糙。肾主骨、生髓、藏精，由于肾虚，精髓不足，骨失所养，则骨软无力，或脆弱易折。肝脏血、主筋、其华在爪，肝血不足则筋失所养，出现四肢屈伸不利，指甲变脆，色泽枯槁。其病变主要在脾、肾、肝三脏，以脾肾为主。

【临床表现】

病程进展缓慢，最早出现症状常呈节段性分布，因病灶最多见于颈下段及上胸段脊髓，故大多数患者首先出现手部肌肉的消瘦无力，亦可为手部感觉减退。也可以上肢的疼痛及营养障碍为首发症状。

1. 节段性感觉解离　为本病最主要的临床特征。因空洞由中央管周围开始，特别是后角基底部，破坏了传导痛觉及温觉的二级神经元，因此受损节段的一侧或两侧痛温觉消失，而触觉及深感觉因由后索上行而不受影响。由于病变最常损害下颈及上胸段脊髓，故上肢及躯干常最先出现症状。患处常被烫伤、烧伤形成溃疡，因营养障碍常经久不愈，或治愈后形成明显的瘢痕。

2. 运动症状　当颈胸段空洞累及前角细胞时，则可出现一侧或双侧的有关肌群萎缩、瘫痪，亦可有肌束震颤，腱反射及肌张力减低。当病变累及同侧椎体束时，该侧下肢即出现病理反射，肌张力增高及腱反射亢进。

3. 营养障碍及其他症状　当病变累及颈、胸段脊髓灰质侧角交感神经脊髓中枢时，可出现霍纳综合征。病损阶段可有皮肤发绀，角化过度，无汗或多汗，以及指甲变脆。关节的痛觉缺失引起关节磨损、萎缩和畸形；关节肿大，活动度增加，运动时有摩擦音而无痛觉，称为夏科氏关节病。

【诊断要点】

成年期的发病，有节段性分布的分离性感觉障碍，以及营养性障碍是本病的特征。脑脊液正常，诊断一般不困难。特别是发现病变区域有烧伤、烫伤、切伤之瘢痕，或有其他先天畸形时，对诊断有相当帮助。

【辨证论治】

(一) 基本疗法

(1) 脾肾阳虚

主症：倦怠气短，四肢无力，可有疼痛，腰酸腿软，关节肿大，肌肤不仁，有痛觉减退甚至消失，畏寒肢冷，肌肉萎缩，可有吞咽困难，言语不利，或舌肌萎缩，多汗，腹胀便溏，排尿不畅或尿失禁，舌体胖嫩，舌质淡，苔薄白，脉微弱。

基本治法：健脾补肾。

针灸治法：取背俞穴及任脉、足太阴经穴为主，针用补法。

针灸处方：肾俞，脾俞，三阴交，气海，太溪。

针灸方义：本证为先天不足，后天失调，故取肾俞、气海补肾培元，以固先天不足；太溪补肾阴；脾俞、三阴交健脾运，以培后天之本，脾肾健壮则诸症痊愈。

药物处方：四君子汤合右归丸加减。

临证加减：便溏，去当归；腹胀，加厚朴、枳壳理气健脾；尿失禁，加覆盆子、桑螵蛸补肾固涩；畏寒肢冷明显，者加淫羊藿、锁阳等温经散寒；吞咽困难，加人参、旋覆花、代赭石补气降逆。

(2) 肝肾两虚

主症：腰膝酸软，四肢无力，肌肉消瘦，痛温觉丧失，肌肤甲错，两手拘急呈鹰爪样，指甲枯瘪，骨脆易折，小便不利或失禁，舌质红或淡，脉弦细。

基本治法：养血柔肝，滋补肝肾。

针灸治法：取背俞穴及足少阴经穴为主，针用补法。

针灸处方：肝俞，肾俞，太溪，三阴交，志室。

针灸方义：肝俞、肾俞补肝益肾，太溪为足少阴经原穴，补肾水，益阴精；三阴交为足三阴经交会穴，温脾阳，补肾阴；志室益肾气，气阴不虚，肾精则充。

随证配穴：上肢瘫痪加大椎、肩髃、曲池、外关、合谷；肺热伤津加尺泽、肺俞，清泻肺热；湿热浸淫加阴陵泉，除湿清热；足内翻取申脉（补法）、照海（泻法）、悬钟（补法）、三阴交（泻法）；足下垂取解溪（补法）、承山（泻法）、足三里（补法）。

药物处方：鹿角胶丸加减。

临证加减：手拘紧或呈鹰爪样，加白僵蚕、全蝎息风止痉；小便不利或失禁，加覆盆子、益智仁、党参等补肾纳气。若阴虚症状较明显时，可用知柏地黄丸或虎潜丸一类滋阴清热之品。

(二) 其他疗法

1. 耳针疗法

针灸处方：脾，肾，肝，腰椎，肾上腺，内分泌。便秘取直肠下段大肠交感，排尿困难取膀胱。

操作方法：中等刺激，留针15～20分钟。每日1次。

2. 皮肤针疗法

针灸处方：以手足阳明经、督脉、膀胱经为叩刺重点，并结合患部腧穴叩刺。

操作方法：中等叩刺，叩至皮肤明显充血或略有出血。每日或隔日1次。

3. 水针疗法

针灸处方：曲池，外关，合谷，足三里，悬钟，阳陵泉，相应节段夹脊穴。

药物选择：维生素B_1、维生素B_6、维生素B_{12}等。

操作方法：每次选2～4穴，每穴注射药液0.5～1mL。隔日1次。

4. 电针疗法

针灸处方：上肢取曲池，手三里，外关，合谷；下肢取足三里，阳陵泉，解溪。

随证配穴：有肌肉萎缩、肢软无力加大椎、腰阳关及相应节段夹脊穴。

操作方法：上穴可交替使用。每次选 2～4 穴，用疏波或断续波，通电 15～20 分钟。隔日 1 次。

5. 成药与单方

（1）健步虎潜丸：每次 6g，每日 2 次。

（2）大活络丹：每次 1 丸，每日 2 次。

（3）再造丸：每次 1 丸，每日 2 次。

（4）人参再造丸：每次 1 丸，每日 2 次。

（5）生脉饮：每次 10mL，每日 3 次。

九、运动神经元疾病

【疾病概述】

运动神经元疾病是一组病因尚未明确的主要影响前角细胞及／或锥体束的运动系统疾病。有人在运动神经元疾病的统一名称下分为上运动神经元型（原发性侧索硬化）、下运动神经元型（进行性脊髓性肌萎缩，进行性球麻痹）及混合型（肌萎缩性侧索硬化）三种类型，并认为这三种类型是一个病的不同阶段。但是临床上所见的进行性脊髓性肌萎缩发病年龄较早，病程较长，若干年后也不出现上运动神经元症状，原发性侧索硬化只影响锥体束。各种类型的运动神经元疾病的基本过程大都是相同的，主要差别在于病变部位的不同。本文将肌萎缩性侧索硬化症当作本组疾病的代表加以叙述，其他类型作为变型，这里不单叙述。

肌萎缩性侧索硬化多见于 40～50 岁，男性多于女性。本病属中医痿证范畴。

【病因病机】

其病因究竟是遗传还是感染、中毒、营养缺乏或环境因素，目前尚无定论。目前大多数学者认为本病之运动神经元的变性是代谢障碍所引起，由于某些主要细胞内酶系的缺乏而导致运动神经元过早发生变性。近年来提出本病可能是一种慢性病毒感染。

病理变化表现为皮层延髓束与皮层脊髓束的变性，脊髓前根变细，脊髓前角细胞的丧失，以及脑干运动神经核的损害。皮层运动区的锥体细胞常呈现部分或完全丧失。肌肉病理变化的特点是在正常肌纤维之间存在成簇的萎缩肌纤维。

中医学认为本病发生主要与脾、肝、肾、肺四脏有关，特别是脾、肝两脏。脾主肌肉、四肢，由于脾虚运化失常，不能生化水谷精气，四肢及肌肉失养，而出现四肢无力，肌肉消瘦。肝藏血，主筋，其华在爪，肝血不足则筋脉挛缩，两手呈鹰爪样，且有筋惕肉瞤。肾主骨生髓，肾虚髓少，骨失所养，则下肢无力或瘫痪。肺主气、主声，肺气虚则气短，语声低微，或含糊不清，喝水发呛。

【临床表现】

肌萎缩性侧索硬化症通常的发病征象是肌肉无力，肌肉挛缩，肌束颤动以及萎缩，初起时双手无力，大鱼际肌、骨间肌以及蚓状肌常早期受累，以后萎缩向邻近肌群及肢体近端蔓延，前臂及肩胛带肌肌群也先后受累。双手呈鹰爪形。本病的一个重要征象是锥体束受损病症常与肌萎缩、肌束震颤等下运动神经元病症同时存在。在具有肌肉萎缩、无力，肌束颤动及腱反射亢进时，往往提示肌萎缩性侧索硬化症。日久，逐渐出现躯干及颈部无力症状，最后累及面部及延髓支配的肌肉，呈现舌肌萎缩及肌束颤动，口轮匝肌萎缩，从而出现发音不清，流涎不已。吞咽困难、咀嚼无力亦常见。

【诊断要点】

（1）隐袭起病，缓慢进展的上、下运动神经元性瘫痪。

（2）肌肉萎缩和肌束震颤，又有腱反射亢进和病理反射，多无根性疼痛和感觉障碍。

（3）可能伴有舌肌萎缩，吞咽及发音困难等后组颅神经损害病症。

【辨证论治】

（一）基本疗法

1. 肝脾两虚

主症：肢体无力且发凉，以上肢明显，气短懒言，肌肉挛缩或肌萎缩，筋惕肉瞤（肌束颤动），双手拘紧呈鹰爪形，面色少华，舌质淡，苔薄白或薄黄，脉细无力。

基本治法：养血柔肝，健脾益气。

针灸治法：取背俞穴及足太阴经穴为主，针用补法。

针灸处方：肝俞，脾俞，膈俞，太白，三阴交，足三里，阳陵泉，悬钟。

针灸方义：肝俞、脾俞补肝健脾益气，膈俞补血荣筋，太白、三阴交、足三里健运脾胃以资气血生化之源；阳陵泉为筋会，髓会悬钟，强筋骨，补肝肾。诸穴合，用益气健脾，养血柔肝。

药物处方：十全大补汤加减。

临证加减：筋惕肉瞤加天麻、钩藤、僵蚕等息风止痉。

2. 肝肾不足，阴虚内热

主症：下肢沉重无力，肌肉挛缩，肢体麻木，手足心热，日久出现上肢无力，肌肉萎缩，筋惕肉瞤，舌质淡或红，脉细无力或细数。

基本治法：填精益髓。

针灸治法：取背俞穴及足少阴、足厥阴经穴为主，针用补法。

针灸处方：肾俞，肝俞，太溪，曲泉，三阴交。

针灸方义：肾俞益肾气，肝俞补肝血，太溪补肾阴，曲泉调肝养血，三阴交补肝肾之阴血。诸穴配用以滋阴益髓填精。

药物处方：六味地黄丸或一贯煎合膈下逐瘀汤加减。

临证加减：若潮热，盗汗，烦躁失眠，加地骨皮、栀子、夜交藤以滋阴清热安神；若内热口干，舌绛少津，加玄参、石斛、麦冬以滋阴清热。

3. 脾肾阳虚，中气不足

主症：四肢无力，肌肉萎缩。筋惕肉瞤，气短乏力，稍活动则出现气急，腰膝酸软，畏寒肢冷，腹胀便溏，面色暗淡无华，舌质淡，舌苔薄白，脉细无力。

基本治法：健脾温肾，补气养血。

针灸治法：取背俞穴及任脉、足少阴、足太阴经穴为主，针用补法。

针灸处方：脾俞，肾俞，气海，太溪，三阴交。

针灸方义：脾俞、肾俞健脾益气，温肾壮阳；气海为元气之海，补真元之气；太溪为肾经原穴，滋补肾阴；三阴交为足三阴交会穴，补肝肾之阴，又能健脾益气养血。

药物处方：右归丸合当归补血汤加减。

临证加减：腹胀可加厚朴、木香理气健脾，下肢无力可加怀牛膝、木瓜强筋壮骨，上肢无力加桂枝、秦艽温经通络。

临床上主要出现以上几种证型，如出现舌肌萎缩、舌肌震颤、吞咽困难、发音不清等球麻痹症状时可加服生脉散。

（二）其他疗法

1. 耳针疗法

针灸处方：肝，脾，肾，命门，内分泌。

操作方法：中等刺激，留针20分钟，隔日1次。

2. 水针疗法

针灸处方：按辨证分型取穴，每次选取2～4穴，交替轮用。

药物选择：维生素B_1、维生素B_6、维生素B_{12}、三磷酸腺苷、肌苷、当归注射液、丹参注射液，任选 1～2 种，交替选用。

操作方法：按水针操作常规，每穴注入 1～2mL，隔日 1 次。

3. 成药与单方

（1）十全大补丸：每次 1 丸，每日 3 次。

（2）人参养荣丸：每次 1 丸，每日 3 次。

（3）河车大造丸：每次 1 丸，每日 3 次。

（4）生脉饮：每次 10mL，每日 3 次。

（5）金匮肾气丸：每次 1 丸，每日 3 次。

（6）天麻丸：每次 4 粒，每日 3 次。

十、震颤麻痹

【疾病概述】

震颤麻痹又叫帕金森氏病，多发生于中老年人，是中枢神经系统变性疾病。主要病变在黑质和纹状体。肌强直、震颤和运动减少是本病的主要特征。原发性震颤麻痹好发于 50～60 岁之间，男多于女。

震颤又称振颤、振掉。震颤，是以头部或肢体摇动颤抖为主要临床表现的一种病证。轻者头摇或手足微颤，尚能坚持工作和生活自理；重者头部震摇大动，至其有痉挛动作，两手及上下肢颤动不止，或兼有项强或四肢拘急。

对本病中医学早有一定认识，《素问·至真要大论》所谓"诸风掉眩，皆属于肝"的"掉"即为振掉，说明此类疾病，属于风象，与肝有关。此论一直为后人所示。明王肯堂《证治准绳·杂病》说："颤，摇也；振，动也。筋脉约束不住而莫能任持，风之象也。""壮年少见，中年之后始有之，老年尤多。"

娄英《医学纲目》亦说："内经云诸风掉眩，皆属于肝，掉即颤振之谓也。"他又指出："诸禁鼓标，如丧神守，皆属于热，鼓标亦动摇之意也。"此证多由风热相合。及至清代，张路玉《张氏医通·卷六》有"颤振"之名，认为本病主要是风、水、痰为患，并按脾胃虚弱、心气虚热、心虚夹痰、肾虚、实热积滞分别立方。所述脉诊，对于预后的判断可资临床参考，从而使本病的理、法、方、药日趋充实。

【病因病机】

原发性震颤麻痹的发病原因目前尚不清楚。动脉硬化症、一氧化碳中毒、颅脑损伤、脑代谢障碍、基底节肿瘤、脑炎后遗症、重金属中毒、吩噻嗪类药物及抗忧郁剂等中毒，均可产生与震颤麻痹类似症状或病理改变，称震颤麻痹症。

病理改变主要位于黑质、苍白球及纹状体内。丘脑底核、延髓、丘脑下部、导水管周围及第三脑室周围的灰质和大脑皮层亦可偶然受侵。肉眼可见黑质有明显的色素消失，脑室可轻度扩大。在显微镜下可见神经细胞消失，黑质色素细胞中的黑色素消失，伴有神经胶质增生。

中医学认为老年人气阴衰败，阴亏则阳盛，风从阳化，阴虚则生热，热极生风，肝风动则肢体震颤。血虚脉失所养，则筋脉拘紧，肌肉强直。肾主水，肾阴不足，水不涵木，肝阴不足，肝阳亢盛，则肝风内动，亦可出现震颤。脾主运化，主肌肉四肢，由于脾虚运化失权，水谷精微不能营养四肢，或脾虚痰湿凝聚，阻塞经络，则出现四肢无力，运动减少。本病以虚为主，主要在肝、肾、脾三脏，同时虚中夹实，可见风、痰、瘀的实象。

【临床表现】

起病多缓慢，逐渐加剧。主要症状包括震颤、肌张力增高（强直）及运动障碍。震颤最先出现于肢体的远程，多由一侧上肢的远程（手指）开始，然后逐渐扩展到同侧下肢及对侧上下肢。最后累及下颌、口唇、舌头及头部。病早期震颤仅于肢体处于静止状态时出现，随意运动时可减轻或暂时停止。至晚期随意运动亦不减轻或休止。情绪激动时震颤加重，睡眠中则完全停止。强直是由于伸肌与屈肌的肌长力都有增高。在关节做被动运动时，增高的肌张力始终保持一致，而感觉有均匀的阻力，称为"铅管样强直"。如患者合并有震颤，则在伸屈肢体时可感到在均匀的阻力上出现断续的停顿，称为"齿轮样强直"。四肢、躯干、颈部及面部肌肉均可受累。由于这些肌肉的强直，出现患者头部前倾，躯干俯屈，上肢肘关节屈曲，腕关节伸直，前臂内收，下肢髋及膝关节略为弯曲，手足姿势特殊，指间关节伸直，手指内收拇指对掌等特殊姿势。运动障碍方面，初期患者上肢不能做精细动作，表现为书写困难，字写得弯弯曲曲，越写越小，称为"写字过小症"。生活不能自理，如系鞋带、扣钮扣、穿脱鞋袜和裤子、洗脸刷牙、坐下后起立、临床翻身等都有困难。步态障碍最为突出，疾病的早期，表现为走路时下肢拖曳，随病情发展，步伐逐渐变小变慢，起步困难，迈步后即以极小的步伐向前冲去，越走越快，不能实时停步或转弯，称"慌张步态"。由于面部肌肉运动减少，患者面部无表情，不眨眼，双目凝视，形成"面具脸"。流涎，严重时出现吞咽困难。患者常出现便秘，震颤侧大量出汗。有的患者可有言语障碍，有脑部器质性病变尚可有智能衰退。

【诊断要点】

临床上根据震颤、强直、运动减少、"面具脸""慌张步态"、躯干俯屈及行走时上肢前后摆动、手部表现为搓丸样动作等典型症状，诊断并不困难。凡是中年以上原因不明，出现逐渐起病的动作缓慢，表情淡漠，肌张力增高，行走时上肢前后摆动减少或者消失者，则应考虑本病的可能。

【辨证论治】

本病多以益气养血，息风定搐；滋肾柔肝，息风止抽及健脾化痰，息风清热等法论治。

（一）基本疗法

1. 气血两虚

主症：肌肉强直，筋脉拘紧，震颤，一般上肢较重，四肢无力，运动减少，慌张步态，书写困难，气短自汗，倦怠乏力，头晕眼花，表情呆滞，舌质淡，舌体胖有齿痕，苔薄白或薄黄，脉细无力。

基本治法：益气养血，息风定颤。

针灸治法：取足太阴、足阳明经穴为主，针用补法可加灸。

针灸处方：脾俞，足三里，三阴交，百会，气海，膈俞。

针灸方义：本病首当培补后天，故取脾俞、足三里调理脾胃，以资气血生化之源；灸百会、气海、膈俞以补气生血，气血充盛，振颤自止。

药物处方：八珍汤合天麻钩藤饮加减。

临证加减：可加白僵蚕、蜈蚣等息风止抽之品；出现失眠症状，酌加炒枣仁、远志、生龙齿安神定志；便秘时加肉苁蓉、当归、大黄润肠通便。

2. 脾虚湿聚，痰热生风

主症：肌肉强直，筋脉拘紧，震颤，面部表情呆滞，躯干及颈肌强硬，运动减少，初迈步时十分困难、缓慢，步伐细小，不能迅速停步，书写困难，咀嚼、吞咽、说话等运动也可发生障碍，胸脘满闷，食少腹胀，或咯痰，倦怠乏力，口干便溏，舌体胖有齿痕，苔黄腻，脉弦滑而数。

基本治法：健脾化痰，清热息风。

针灸治法：取足太阴、手足阳明经穴为主，针用平补平泻法。

针灸处方：阴陵泉，丰隆，中脘，风池，风府，曲池，合谷，足三里，三阴交，太冲。

针灸方义：取脾经合穴阴陵泉，胃经络穴丰隆、中脘以调理脾胃，运化痰湿，升清降浊，泻痰热。风池、风府以疏风阳，取曲池、合谷、足三里、三阴交生化气血而益阴液；合谷、太冲为四关穴，平肝息风，镇静安神，则振颤可止。

随证配穴：手颤加曲池、手三里、外关，足颤加足三里、阳陵泉，流涎或吞咽困难加地仓、上廉泉。

药物处方：半夏白术天麻汤加减，或震颤麻痹经验方：钩藤30g，黄连6g，滑石15g，僵蚕10g，天麻10g，辰砂0.5g（冲服），青黛6g，甘草10g，竹沥水10mL，生姜10g。

临证加减：出现胸脘满闷、食少腹胀时，上两方中酌加青皮、厚朴、广木香之类理气健脾；便溏时于上两方加山药、炒白术、茯苓等健脾除湿；痰多在上面方中酌加橘红、天竺黄、川贝母化痰，还可在上两方中加杭白芍柔肝止搐。

以上各型凡出现咀嚼、吞咽、说话等运动障碍时，均可加生黄芪、党参、人参、旋覆花、麦冬等益气养阴、降逆之品。

（二）其他疗法

1. 头针疗法

针灸处方：舞蹈震颤控制区。

操作方法：一侧病变针对侧，两侧病变针双侧。快速捻转，每分钟200次，休息10分，共捻3次。

2. 水针疗法

针灸处方：足三里，三阴交，气海，膈俞，肾俞，太溪，曲池，阳陵泉。

操作法可用维生素B_1、维生素B_{12}混合液，肌肉或穴位注射，每穴位注射1mL，每日1次，每次选用2～3穴。

3. 成药与单方

（1）天麻丸：每次4粒，每日3次。

（2）全蝎、蜈蚣：二味等量，炒黄研细末，每次3g，每日2～3次，温黄酒送服。

（3）人参养荣丸：每次1丸，每日3次，用于气血两虚者。

（4）十全大补丸：每次1丸，每日3次，用于气血两虚兼有阴虚者。

（5）六味地黄丸：每次1丸，每日3次，用于肾阴虚者。

十一、舞蹈病

【疾病概述】

舞蹈病包括小舞蹈病、亨廷顿病、老年性舞蹈病。本节仅对临床最常见的小舞蹈病加以叙述。

小舞蹈病又称风湿性舞蹈病、感染性舞蹈病或薛登汉氏舞蹈病（Sydenham），是一种多见于5～15岁儿童的疾病，女多于男，多为急性风湿病的一种表现。临床特点为肌张力减低，不自主的舞蹈样动作，肌力减弱，自主运动障碍和情绪改变。

舞蹈病与中医所说"瘛疭"有一定关系。瘛疭主要表现为手足牵引，或伸或屈，常见于急性病中。如《张氏医通》："瘛者，筋脉抅急也，疭者，筋脉弛纵也，俗谓之搐。"至于瘛疭与痉证的关系，在《灵枢·热病》中曰："热在痉者死……腰折，瘛疭，齿噤䶎也。"在《温病条辨·痉病瘛病总论》中说："痉者，强直之谓，后人所谓角弓反张，古人所谓痉也。瘛者，蠕动引缩之谓，后人所谓抽掣、搐搦，古人所谓瘛也。"可见瘛疭是痉证症状表现之一，也可单独出现为病，中医学所述瘛疭与舞蹈病症状有相似之处。

【病因病机】

本病与风湿病有关，往往是风湿热的一种表现。本病的主要病理变化为大脑皮质、基底节、黑质、丘脑底核及小脑齿状核等处散在的动脉炎和神经细胞变性，偶然亦可见到点状出血。软脑膜可有轻度的炎性改变，血管周围有小量淋巴细胞浸润。

中医学认为本病发生是由于肝之阴血不足则生热，热生风，肝风动则出现快速不规则、无目的、幅度较大的不自主运动，上肢更为明显，即中医学所说的搐搦。热病规则、无目的、幅度较大的不自主运动，上肢更为明显，即中医学所说的搐搦。热病后伤阴血，使之筋脉失养而出现手足搐搦。由于肝阳亢则情绪不稳，易激动。心主血，主神明，心血不足则失眠，哭笑无常，烦躁不安，恐惧，情感淡漠，严重者可神志错乱。

《难经·二十二难》说："气主煦之，血主濡之。"由于气血亏损，不能温养筋脉，或气血耗伤，血行不畅，瘀血内阻，筋脉失养，发为本病。中医认为舞蹈病的发生虽有以上种种原因，但最根本的是由于阴血亏损，不能滋养筋脉所致。其病变主要在肝、心二脏。

【临床表现】

多为亚急性起病，临床症状表现由病变部位所决定。基底节的病变出现本病所特有的舞蹈样动作，小脑的病变出现肌张力降低和共济失调，皮质的病变则出现肌无力。早期症状常不明显。表现为患儿比平时不安宁，书写字迹歪斜，肢体动作笨拙，手中物体时常失落或步态不稳等。其症状日益加重，过一段时期即出现一种极快的、不规则的、跳动式的和无意义的不自主运动，称舞蹈样动作。舞蹈样动作以肢体近端最严重，上肢重于下肢。下肢的不自主运动表现为步态颠簸，常常跌倒。面肌的舞蹈样操作表现为装鬼脸、皱额、努嘴、眨眼、吐舌、挤眉等。头部都左右扭转或摆动。由于舌肌、口唇、软腭及其他咽肌的不自主运动可引起言语不清，咀嚼和吞咽困难。舞蹈样动作可因情绪激动或做自主运动而加剧，安静平卧时减轻。睡眠时完全消失。动作不协调，不自然，肌力减弱，肌张力降低，腱反射迟钝或消失。

精神改变轻重不一，多数患者有情绪不稳定，容易兴奋失眠，有的骚动不安，有的狂躁、忧郁和精神分裂症样的症状，还可以出现幻觉、妄想或冲动。

全身症状轻微或完全缺如，后期可出现发热、皮肤苍白及贫血等症状，伴有风湿性心脏病者可有心脏扩大或杂音，还可有急性风湿病的其他表现如发热、关节痛、扁桃体炎、皮下结节、血沉增快、血清抗链球菌溶血素"O"滴定度增高。大部分病儿脑电图异常。

【诊断要点】

幼年及青年多见。根据典型的舞蹈样动作、肌张力降低、肌力减退等症状，诊断并不困难。如有风湿病状，如发热、关节痛、心脏病、血沉增快、血清粘蛋白增多、血清抗链球菌溶血素"O"滴定度增加等，则诊断更可肯定。

【辨证论治】

小舞蹈病多属于中医虚证，是由于阴血不足，筋脉失养，肝风内动或血不养心所致，主要在心肝两脏，因此在治疗上，应以滋阴养血、清心安神、柔肝息风为主。兼有瘀阻应加红花、丹参等活血通络。在治疗过程中，须加入补益正气之品，正气恢复，则舞蹈样动作及其他症状自然消失。

(一) 基本疗法

(1) 心血不足，肝阳偏亢

主症：烦躁不安，心悸失眠，易激动，注意力分散，学习成绩退步，字迹潦乱，动作笨拙，手持物体经常失落，步态不稳，口干津少，舌质淡或红，苔薄黄，脉弦细或细稍数。

基本治法：养血安神，清心降火。

针灸治法：取背俞穴及任脉、手足厥阴经穴为主，针用平补平泻法。

针灸处方：心俞，膈俞，巨阙，气海，内关，合谷，太冲。

针灸方义：心俞、巨阙为俞募配穴，能补心气，配膈俞有补心气生心血作用，气海扶元气，补气生血，内关疏通心与心包之经气清心降火，合谷、太冲开四关，宁神醒脑。

药物处方：天王补心丹加减。

临证加减：出现舞蹈样动作，酌加全蝎、蜈蚣息风定搐；走路不稳，加怀牛膝、炒杜仲补肾强筋壮骨；出现狂躁、妄想等精神症状时，则酌加琥珀粉适量冲服。

(2) 阴血不足，肝风内动

主症：舞蹈样动作特点为快速、不规则、无目的、幅度较大的不自主运动。面肌的舞蹈样动作表现为装鬼脸、挤眉弄眼、努嘴吐舌、佯笑等。重者因不自主运动出现语言不清，咀嚼和吞咽障碍，头部可左右扭转或摆动。肌力减弱，筋脉弛缓，情绪不稳，兴奋失眠，可有狂躁、忧郁、妄想幻觉或冲动，后期可出现发热，苔黄或少苔，脉细数。

基本治法：滋阴养血，柔肝息风。

针灸治法：取背俞穴以及手足少阴、足厥阴经穴为主，针用平补平泻法。

针灸处方：心俞，肾俞，肝俞，膈俞，神门，太溪，太冲。

针灸方义：心俞、肾俞补益心肾，肝俞泻之息肝风，膈俞补血；神门为心经原穴，宁心安神；太溪滋肾水，涵肝木；太冲为肝经原穴，泻之平肝息风。诸穴相配，滋阴养血，柔肝息风。

药物处方：四物汤合天麻钩藤饮加减。

临证加减：出现兴奋失眠及狂躁、妄想等神经精神症状时，酌加炒枣仁、琥珀粉、远志等安神定志；心烦急躁加黄连、黄芩清心肝之热；出现气短乏力气虚症状时，酌加生黄芪、党参益气。

（二）其他疗法

1. 耳针疗法

针灸处方：脑干，神门，枕，皮质下，肝。

操作方法：每次选2～3穴，用毫针刺激，留针15分钟，隔日1次。

2. 水针疗法

针灸处方：心俞，膈俞，气海，足三里，阳陵泉。

操作方法：每次选2～3对腧穴，按水针操作常规穴注入药液0.5～1mL。每日1次。

【成药单方】

（1）天王补心丹：每次1丸，每日3次。

（2）朱砂安神丸：每次1丸，每日3次。

（3）天麻丸：每次4粒，每日3次。

（4）琥珀镇惊丸：每次1丸，每日3次。

（5）人参养荣丸：每次1丸，每日3次。

十二、视神经脊髓炎

【疾病概述】

视神经脊髓炎的主要特点是视神经与脊髓的脱髓鞘变，二者同时或先后发病，急性或亚急性起病。病程中常见缓解与复发，此病在脱髓鞘疾病中是较多见的一种。发病原因目前尚不清楚，主要有感染和变态反应两种可能。以20～40岁发病较多。

本病眼部症状早期表现为视神经乳头炎，属中医内障范畴，后期呈现继发性视神经萎缩，属全盲范畴。本病出现瘫痪，又属痿证的范畴。

【病因病机】

本病致病原因目前尚不十分清楚，可能与感染和变态反应有关。

病变部位主要在视神经和脊髓。视神经病损以视神经及视交叉处多见。血管周围有淋巴细胞、浆细胞和多核白细胞浸润，并有脱髓鞘变化。严重时出现组织坏死。脊髓病变好发在颈段与上胸段，病损区有脱髓鞘变，血管周围融合成大的斑块。严重时，其炎症细胞浸润呈急性型，星形细胞、神经细胞与神经纤维被破坏而形成空洞。除视神经与脊髓外，大脑皮层下白质、脑干、脊神经节及周围神经中可见到少数脱髓鞘损害。

中医学认为本病发生多因感受温热之邪，耗伤真阴，阴虚火旺，虚火上炎，灼烁津液，目失濡养。或肝肾阴虚，精血不能上荣，目失濡养而出现视物不清，甚至失明。同时由于肝肾阴虚，热灼津液或气血亏虚，筋脉失养而成痿。阴损及阳，久病肾阳亦伤，阳虚肾不摄纳，则出现畏寒肢冷，遗尿。

【临床表现】

多呈急性或亚急性起病。少数患者于病前数日到数周可有低热、咽痛、头痛、眩晕、恶心、呕吐、腹痛、腹泻、全身不适等症状。视神经与脊髓症状可同时出现，亦可先后起病。眼部症状，双眼可同时或先后受累。患者主诉视物模糊，眼珠胀痛，病势急骤者，几小时或几天完全失明。眼底变化主要有两种：①早期表现为视神经乳头炎，后期呈现继发性萎缩。②早期眼底正常，提示球后视神经炎。后期呈现原发性视乳头萎缩。脊髓症状多呈横贯性障碍，以胸段为多见。发病后下肢麻木、排尿困难，呈完全或不完全截瘫，病变位置较高者出现四肢瘫痪。多数患者可有不同程度缓解，复发时又加重，少数患者影响呼吸功能，甚至累及脊髓中枢。除上述症状外，亦可并发面肌瘫痪，眼外肌瘫痪，面部麻木，眼珠震颤、手肌萎缩等症状。

【诊断要点】

（1）急性或亚急性起病。

（2）临床表现主要有视神经与脊髓两方面症状。

（3）脑脊液中细胞、蛋白增多。

（4）病程中可有缓解，复发时又加重。

【辨证论治】

视神经与脊髓症状可同时起病，也可先后发病。视神经方面常由单眼起病，随后累及他侧，绝大多数病侧视神经炎症状在先，脊髓炎症状在后，但也有相反的病例。由于临床表现不同，辨证治疗也就有区别，要根据症状及舌脉情况总体分析加以鉴别，辨证论治。

（一）基本疗法

（1）**肝肾阴虚，目失所养**（以视神经炎症状为主）

主症：视物模糊，眼球胀痛，以眼球活动时明显，日久不可辨明暗，病情发展迅速者，病眼在几小时或几天内完全失明，可有眼球干涩，头晕耳鸣，腰酸腿软等症状。舌质红，少苔或黑苔，脉细无力或细数。

基本治法：滋肾养肝，清热明目。

针灸治法：取背俞穴及足厥阴经穴为主，针用平补平泻法。

针灸处方：肝俞，肾俞，行间，球后，睛明。

针灸方义：肝俞、肾俞，养阴生精，充润目睛。阴血不足，虚热内生，针刺行间去络中之热而明目；球后、睛明通眼部经脉，活血明目。

药物处方：杞菊地黄汤加减。

临证加减：腰酸腿软较重者或出现下肢瘫痪时，酌加炒杜仲、醋龟甲、鹿角胶、木瓜等补肾填髓。

（2）**肾亏血虚，筋脉失养**（以脊髓炎症状为主）

主症：下肢麻木，疼痛无力，重时呈完全或不完全截瘫，如果病变位置较高将出现四肢瘫痪，初期筋脉弛缓（肌张力减低），以后筋脉拘急（肌张力增高），多数患者的病情可获得不同程度的缓解，复发时又加重，视物模糊，舌质红或淡，苔薄黄，脉细弱或细数。

基本治法：滋补肝肾，强筋壮骨，养血明目。

针灸治法：取背俞穴及足少阴、足少阳经穴为主，针用平补平泻法。

针灸处方：肝俞，肾俞，太溪，风池，合谷，阳陵泉，光明，瞳子髎，攒竹。

针灸方义：补肝俞、肾俞益肝肾；太溪为肾经原穴，补之滋肾阴，滋水养肝明目；风池、合谷疏风散热；阳陵泉为筋会，强筋壮骨；光明养肝明目；瞳子髎、攒竹为局部取穴，通眼部经脉，养血明目。

药物处方：虎潜丸加减或补益丸加减。

临证加减：出现视物模糊、昏花不清时，可在上二方中加枸杞子、沙苑子等养肝明目之品，筋脉弛缓，加党参或生黄芪健脾益气，筋脉拘紧酌加白芍、白僵蚕、全蝎、天麻之类柔肝息风之品；上肢瘫痪加羌活，威灵仙、秦艽舒筋活络。

（3）**血虚失明，肾虚成痿**（视神经与脊髓症状同时起病）

主症：视力模糊，眼球胀痛，活动时更为明显，前额疼痛，可迅速发展为完全失明，多于数日或数周后视力可有明显恢复，下肢麻木疼痛，肌力减退，呈完全或不完全截瘫可出现四肢瘫，筋脉弛缓或拘紧，排尿困难，舌质淡或红舌苔薄黄或薄白，脉弦细或细数。

基本治法：养血明目，滋肾强筋壮骨。

针灸治法：取手厥阴、足太阴、足少阴经穴为主，针用补法。

针灸处方：内关，血海，三阴交，太溪，承泣，光明，阳陵泉。

针灸方义：内关为手厥阴经穴，补之养血安神；血海为脾经穴，生血养肝明目；三阴交为足三阴经交会穴，通调足三阴经气，养血滋阴；太溪为肾经原穴，补之滋肾水而明目填精；承泣疏通眼部经脉，配光明效力更佳；阳陵泉为筋会，补之强筋壮骨。

随证配穴：上肢瘫痪加大椎、肩髃、曲池、外关、合谷，下肢瘫痪加环跳、风市、伏兔、阳陵泉、悬钟，面肌瘫痪取翳风、下关、地仓透颊车，排尿困难取关元、中极、三阴交。

药物处方：明目补肾汤。

临证加减：筋脉弛缓酌加党参、白术益气健脾，筋脉拘紧加全蝎、蜈蚣、僵蚕等息风止痉，排尿困难加肉桂、菟丝子、车前子温肾利尿。

除上述症状外，也可并发有面肌瘫痪、眼外肌瘫痪（口眼歪斜）、面部麻木，此时可加黄芪、当归、僵蚕、全蝎、钩藤等益气养血、息风止痉；出现肌肉萎缩时加生黄芪、党参、黄精、炙甘草等补气健脾之类药物。

（二）其他疗法

1. 耳针疗法

针灸处方：肺，胃，肝，脾，肾，膀胱，大肠，相应部位。

操作方法：每次选2～3穴，用毫针刺激，留针15分钟，隔日1次。

2. 水针疗法

针灸处方：肺俞，脾俞，肝俞，肾俞，病变段夹脊穴，髀关，伏兔，足三里，阳陵泉，悬钟，曲泉，三阴交。

药物选择：选择维生素B_1 200mg加维生素B_6 50mg，或用当归注射液。

操作方法：每次选2～3对腧穴，按水针操作常规，每穴注入药液1mL，每日1次。

3. 头针疗法

针灸处方：运动区，感觉区，足运感区。

操作方法：将针斜行刺于皮下，当达到所需深度时，加快捻转频率，要求每分钟捻240次左右，针体每次来回旋转4～6转，持续行针2～3分钟，留针15分钟。第2、3次行针方法同上。第3次针毕后，即可出针。

4. 电针疗法

针灸处方：按辨证施治分型处方选穴，适用于弛缓性瘫痪患者，痉挛性瘫痪患者不宜用。

操作方法：每次选2～4对腧穴，先将毫针刺入穴内，得气后按电针操作常规，以一侧肢体为单位连接导线，开启开关后，逐渐加大电流量，至肌肉微微跳动为度，通电15～20分钟后起针。数组腧穴，交替轮用。

【成药单方】

（1）杞菊地黄丸：每次1丸，每日3次。

（2）石斛明目丸：每次6g，每日2次。

（3）石斛夜光丸：每次1丸，每日2次。

（4）八珍丸：每次1丸，每日3次。

（5）大活络丹：每次1丸，每日2次。

十三、进行性肌营养不良症

【疾病概述】

进行性肌营养不良症是一组原发于肌肉组织的遗传性变性疾病。主要表现为进行性加重的肌肉萎缩和无力。临床上一般分为假性肥大型、面肩肱型和肢带型，多发生于儿童和青少年。

本病属中医痿证，如《素问·痿论》曰："脾气热，则胃干而渴，肌肉不仁，发为肉痿。"

【病因病机】

一般认为本病是由对肌细胞能量代谢的先天性缺陷所引起，但对发生代谢障碍的具体环节尚未确定。

关于病理改变，肉眼检查可见肌肉色泽苍白，质地较脆。组织学检查见肌纤维粗细显著不等，病变肌纤维横纹消失，有空泡形成，玻璃样变性和颗粒变性，肌核增多而排列成链状，肌纤维分裂，肌浆呈嗜碱性，肌核增大并含有核仁，在残存的肌纤维间有结缔组织增生和脂肪沉积。假性肥大的肌肉是由于肌束内有大量的脂肪组织的堆聚。

中医学认为本病发生主要与脾、胃、肾三脏有关。《黄帝内经》云："真气与谷气并而充身。"又云："阳明为脏腑之海。阳明虚，则五脏无所禀，不能行气血，濡筋骨，利关节，故自体中随其不得受水谷处不用而成痿。"说明脾胃虚弱，水谷精微不能达于肌肉四肢而成痿。由于脾热而阳明津液不生，不能营养肌肉，亦可成痿。古人还认为，湿邪可使人致肉痿，如《素问·痿论》指出："在渐于湿，以水为事，若有所留，居处相湿，肌肉濡渍，痹而不仁，发为肉痿。"从以上论述可以看出，中医认为脾胃虚或兼有热，以及湿伤脾胃，是造成肌肉萎缩的主要原因。同时，由于肾之精髓不足，水不胜火，则骨枯而髓虚，足不任身，发为骨痿。另外由于气血虚，不能营养筋骨肌肉，而出现肢体无力和肌肉萎缩。

【临床表现】

根据临床主要特征，发病年龄，肌无力的分布及病理，可分为下列几型：

1. 假性肥大型 为儿童中最常见的一类肌病，发病均男孩，女性仅为异常染色体的携带者，而不发病。临床特点为早年起病，以骨盆带肌肉的无力为突出症状，多数伴有肌肉的假性肥大，病孩可能较晚才学会走路，至四岁前出现行走缓慢，不能奔跑，易于跌跤。由于背脊肌的无力，使病孩直立位时腰脊过度前凸。由于臀中肌的无力，行走时骨盆向两侧上下摆动而呈典型的鸭行步态。由于腹肌和髂腰肌的无力，病孩自仰卧起立时必须先翻身转为俯卧，然后以两手支撑着下肢，逐渐将躯干伸直而站起。出现胸大肌、前锯肌、肱二头肌和肱桡肌的萎缩。在下肢症状相当明显时，由于肩胛带松弛，而出现游离肩。因前锯肌的无力，出现翼状肩胛。假性肥大以腓肠肌最为常见，病程进展迅速，约15岁左右即不能行走，发生肢体挛缩以及骨骼的畸形和萎缩。患儿常伴舌肌肥大，智能减退，无力咳嗽，可有心律紊乱，甚至心力衰竭。大多数患者在 20～30 岁以前因呼吸道感染、心力衰竭或慢性消耗而死亡。

另外，有一组症候临床表现与假性肥大型肌营养不良症类似，发病较晚，常在 5～25 岁发病，病程较慢，预后较好，称良性假肥大型肌营养不良症。

2. 肢带型 以 10～30 岁期间发病最多，男女无差别。临床上常首先影响骨盆带和肩胛带的肌肉而出现上楼困难或举臂不能过肩。肌无力始自肩胛带，需经多年才影响下肢。以下肢无力开始者则大多在 10 年内影响上肢。多数患者至中年时运动功能出现严重障碍。

3. 面－肩－肱型 通常在青春期起病，性别无差异。首先影响面部及肩胛带的肌肉。面部表情肌受累，明显者上脸稍下垂，额纹和鼻唇沟消失，表情运动微弱或丧失，口眼闭合无力，不能蹙眉、皱额、鼓气和吹口哨。由于口轮匝肌的假性肥大而嘴唇显得增厚而微噘。肩胛带肌肉的受累以冈上肌、冈下肌、菱形肌、前锯肌为显著。检查时发现垂肩、"翼状肩胛"和"游离肩"。病程进展缓慢，经过很长时间才影响躯干和骨盆带的肌肉。多数无严重的运动障碍。部分患者的临床过程呈顿挫型，病情不发展。有的患者仅面肌、胸大肌和前锯肌轻度无力。

其次还有较少见的远端型肌营养不良型、眼肌型肌营养不良症及眼咽肌营养不良症。

【诊断要点】

（1）发病年龄因肌营养不良症类型而异，假性肥大型年幼者发病较多，面肩肱型青年人发病较多。

（2）近躯干端肌无力或肌萎缩，远端多正常。

（3）腓肠肌、臀肌、前臂肌或咀嚼肌，可有假性肥大。

（4）翼状肩胛和游离肩。

（5）行走时骨盆向两侧上下的摆动而呈鸭行步态。

（6）无感觉障碍。

（7）由于腹肌和髂腰肌的无力，患者自仰卧起立时必须先翻身转为俯卧，然后以两手支撑着下肢，才能逐渐站起。

【辨证论治】

对于进行性肌营养不良症的中医治疗原则，首先应辨别虚实。一般说来，本病以虚为主，兼有火邪、湿邪。在脏腑方面，主要在脾胃与肾。《素问·痿论》提出"治痿独取阳明"之说，认为阳明为五脏六腑之海，主润宗筋，宗筋束骨而利机关也。由于肺之津液、肝肾之精血均有赖于脾胃受纳运化而成，因此通过益胃、养阴、健脾、除湿，使脾功能旺盛，肺津及肝肾精血充足，脏腑气血功能亦旺，筋脉肌肉得以濡养，有利于痿证的恢复。因此，中医治疗进行性肌营养不良症，仍以治疗脾胃为主。

1. 气血两虚

主症：肢软无力，肌肉萎缩，筋脉弛缓，行走缓慢，症状逐渐加重，最后可发生肢体挛缩，或瘫痪，或骨骼的畸形和萎缩，心悸气短，面色苍白无华，舌体胖，舌质淡，苔薄白，脉细弱无力。

基本治法：益气养血，强筋壮骨。

针灸治法：取足阳明、足太阴及背俞穴为主，针用补法。

针灸处方：足三里，血海，三阴交，脾俞，胃俞，膈俞，悬钟。

针灸方义：足三里为阳明胃经合穴，补气血；血海、三阴交有补血养血的作用，脾俞、胃俞健脾益胃，膈俞补血养血，悬钟为髓会壮筋骨。

药物处方：滋血养筋汤或养血壮筋健步丸加减。

临证加减：以上两方中可加党参、黄精等益气养阴。

2. 胃阴不足，热灼肌肉

主症：肢体无力，肌肉萎缩，走路两侧摇摆，可出现口眼闭合无力，明显者呈肌病面容，上睑稍下垂，额纹和鼻唇沟消失，表情运动微弱或丧失，嘴唇微噘。后期可出现肢体挛缩和瘫痪，甚至骨骼畸形，口干思冷饮，舌红少苔，脉细数或浮洪大。

基本治法：滋阴清热。

针灸治法：取手厥阴、足阳明、足太阳经穴为主，针用补法。

针灸处方：内关，中脘，足三里，胃俞，脾俞，内庭，三阴交。

针灸方义：脾俞、胃俞扶后天之本，以资生化之源；三阴交补益肝、脾、肾三阴经之经气，诸穴配合，共达养阴和胃之目的。内关为八脉交会穴，养胃阴安神，中脘、足三里温运中州，健脾和胃。

药物处方：玉女煎加减。

临证加减：出现挛缩可加白芍、白僵蚕、全蝎等柔肝息风，大便秘结加火麻仁。

3. 湿热成痿

主症：肢体无力，步履困难，肌肉萎缩，倦怠无力，食纳减少，腹胀便溏，小便黄少，后期可出现肢体挛缩和瘫痪，舌体胖嫩有齿痕，舌苔黄腻，脉濡数。

基本治法：清热利湿。

针灸治法：取足少阳、手足阳明、督脉经穴为主，针用泻法。

针灸处方：大椎，曲池，合谷，足三里，阳陵泉，风府，三阴交。

针灸方义：大椎、风府为督脉穴，通阳解表；合谷、曲池清泄郁热；足三里、三阴交健脾利湿；阳陵泉为筋会，舒筋活络。

药物处方：二妙丸加减。

临证加减：出现腹胀满闷、食纳减少、苔黄腻时，于上二方中酌加厚朴、白豆蔻、木香等芳香化浊理气开胃；加生黄芪、当归益气养血；加炒杜仲、川续断补肾强筋壮骨。

4. 先天不足，肾虚成痿

主症：较晚学会走路，行走缓慢，不能奔跑，易于绊跤，鸭行步态，肌肉萎缩无力，晚期发生挛缩及瘫痪，面肩肱型病变主要在面部、肩胛带及上臂，头晕耳鸣，腰膝酸软，呈肌病面容，舌红少苔，脉细数。

基本治法：滋肾清热，强筋壮骨。

针灸治法：取背俞穴及足少阴经穴为主，针用补法。

针灸处方：肾俞，肝俞，太溪，悬钟，三阴交。

随证配穴：上肢加曲池，阳池，肩贞；下肢加阳陵泉，丘墟，八髎，环跳。

针灸方义：肾俞、太溪补肾气，滋肾阴，清虚热；肝俞、三阴交补肝肾，清虚热，强筋骨；肾主骨生髓，取髓会悬钟以强筋骨、壮腰膝；肝主筋，取阳陵泉、丘墟以舒筋脉；曲池、阳池、肩贞舒筋活络；八髎、环跳调经络气血

药物处方：虎潜丸或金刚丸加减。

临证加减：第1方中加黄芪、党参、黄精之类益气健脾，第2方中加熟地黄、山萸肉、女贞子、龟甲之类滋肾生髓；加锁阳、牛膝、川断、鹿角霜等温肾强筋骨；加黄芪、党参、当归补气健脾，养血生肌。

（二）其他疗法

1. 耳针疗法

针灸处方：肾，肝，神门，膀胱，眼，肾上腺，面颊相应部位。

操作方法：每次选2～3次，用毫针刺激，留针15分钟，隔日1次。

2. 成药与单方

（1）十全大补丸：每次6g，每日2次，用于气血两虚者。

（2）知柏地黄丸：每次1丸，每日3次，用于阴虚火旺者。

（3）健步虎潜丸：每次6g，每日2次，用于肾虚成痿。

（4）金匮肾气丸：每次1丸，每日3次，用于肾虚成痿，偏肾阳虚者。

十四、周期性麻痹

【疾病概述】

周期性麻痹乃是一种与肌肉纤维本身钾盐代谢障碍有关的，以骨骼肌的反复发作性软瘫为主要临床特征的一类疾病。其病因及机理至今尚未完全明了，临床上分为低钾型、高钾型和正钾型周期性麻痹三种，以低钾型，周期性麻痹为最常见，因此这里主要叙述低血钾性周期性麻痹。

任何年龄均可发病，但以青春期多见，男性远多于女性。本病属中医痿证范畴。

【病因病机】

确切病因尚不清楚。有人认为本病的钾代谢障碍是由于肾上腺皮质激素间歇性的分泌过多所致。还有人认为，肌细胞内钾离子增加后膜电位过度极化，不易被神经冲动传递到运动神经末梢引起释放乙酰胆碱所去极化而发生肢体瘫痪，还有人认为本病是由于肌纤维内糖代谢异常所致。病程早期，在麻痹发作时可见到肌浆网膨胀呈空泡状，间歇期可恢复。病程晚期，少数患者可有40%左右的肌纤维内含纵条状或多叶状空洞，压迫周围的肌原纤维。

中医学认为本病是由于饮食不节，或过度劳累伤其脾胃，脾胃功能失调，津液及水谷精微来源不足，筋脉肌肉失养，而出现肢体痿软无力。素体肾之髓水不足，肾气亏损，因受凉、惊恐而伤其肾，使肾更虚，因而成痿。肝血不足血不养筋，也是造成肢体瘫痪、痿软无力原因之一。

【临床表现】

多在夜间睡后或清晨醒时发生麻痹。可有肢体酸痛、重胀、麻木，恐惧，激动、口渴、出汗等前驱症状。瘫痪以肢体为主，多两侧对称，从下肢开始，继而累及上肢、躯干和颈部。肌力可从轻度减退至完全瘫痪，亦可出现肌肉疼痛、恶心、呕吐、少尿或无尿等症状。肌张力减低，腱反射减退或消失。少数严重病例的膈肌、呼吸肌、膀胱括约肌、心肌以及由颅神经所支配的肌肉也可受累，心肌受累时可表现为暂时性的心界扩大，心律不齐，或心率变慢及血压下降等。

发作时，血清钾测定常较发病前有不同程度的降低（通常介于 2.5～3mg/dL 之间），但血清钾降低的程度与肌肉瘫痪的轻重并不一致。心电图检查常有低血钾改变（常比血清钾降低的出现为早），如 QT 间期延长，ST 段下降，T 波降低，U 波明显并常与 T 波融合，或融合的 T-U 波倒置等，剧烈活动后卧床休息，饱餐含大量碳水化合物的饮食及各种引起应激反应的因素（感染、创伤、情绪激动、受冷等），均可诱发。

一次发作可持续数小时至数天（多不超过周），通常持续 6～11 小时左右即逐渐恢复。最先受累的肌肉常最后恢复，恢复期可有一过性多尿现象。

【诊断要点】

（1）反复发作的双下肢或四肢急性软瘫，常在过劳或进食大量碳水化合物后发病，无病理反射征，感觉和括约肌功能一般均正常。

（2）血清钾降低，心电图有低血钾征象。

（3）对大量补钾疗法有效。

【辨证论治】

本病与中医肝、脾、肾三脏有关，主要在脾肾两脏。

（一）基本疗法

1. 脾虚胃热，气血两虚

主症：肢体酸软，麻木无力，甚至瘫痪，下肢较重，剧烈口渴，腹部胀满，心悸多汗，可有肌肉酸痛，恶心呕吐，重时有呼吸困难，大便清稀，可有尿少或无尿，舌质淡，苔薄黄，脉弦细无力或细数。

基本治法：健脾清胃，益气养血。

针灸治法：取手足阳明、足少阴经穴为主，针用平补平泻法。

针灸处方：肩髃，曲池，合谷，手三里，伏兔，足三里，阳陵泉，三阴交，悬钟。

针灸方义：阳明经为多气多血之经，主润宗筋，根据"治痿独取阳明"的经旨，取用肩髃、曲池、手三里、合谷、伏兔、足三里等阳明经腧穴，通调阳明经气血，清胃热，则正气强盛，脏腑功能转旺，气血津液充足，筋脉得以濡润，有利于肢体功能的恢复。

药物处方：十全大补丸加减。

临证加减：口渴剧烈，可加天花粉、麦冬生津止渴；恶心呕吐，加竹茹、姜半夏止呕；呼吸困难，加人参大补元气或加生脉饮注射液静脉滴入；尿少或无尿，酌加车前子、猪苓、肉桂等温阳利尿。

2. 肝肾两虚

主症：肢体酸痛，麻木无力，恐惧，四肢瘫痪，下肢较上肢重，腰膝酸软，头晕耳鸣，尿少或无尿，舌质红或淡，苔薄或薄白，脉细数或无力。

基本治法：补肝益肾。

针灸治法：取背俞穴及足少阴、足厥阴经穴为主，针用补法。

针灸处方：肝俞，肾俞，太溪，曲泉，三阴交，阳陵泉。

针灸方义：肝藏血，取肝俞补肝血，肾俞益肾气，太溪补肾阴；曲泉补肝阴，三阴交补肝肾之阴血；阳陵泉为筋会，强壮筋骨。

药物处方：健步虎潜丸加减。

临证加减：尿少或无尿，加肉桂、车前子等温阳利尿；四肢无力，加秦艽、羌活通络；出现下焦湿热者，可酌加苍术、黄柏、知母等燥湿清热。

（二）其他疗法

1. 耳针疗法

针灸处方：脾，肾，胃，肝，内分泌，相应部位。

操作方法：每次取2～3个耳穴，皮肤常规消毒后，埋入消毒揿针，并用胶布固定。也可针刺，中等刺激，每次取2～3次，留针15分钟。

2. 水针疗法

针灸处方：足三里，阳陵泉，手三里，曲池。

药物选择：维生素B_1、维生素B_6、维生素B_{12}注射液，当归注射液，丹参注射液，胎盘注射液等。

操作方法：每次选1～2穴，每穴注射1mL。

3. 成药与单方

（1）人参养荣丸：每次1丸，每日3次，适用于气血两虚者。

（2）人参归脾丸：每次1丸，每日3次，用于气血两虚者。

（3）十全大补丸：每次1丸，每日3次，用于气血两虚者。

（4）健步虎潜丸：每次6g，每日2次，用于肝肾两虚者。

十五、重症肌无力

【疾病概述】

重症肌无力是一种神经肌肉接头间传递功能障碍的慢性病。以横纹肌的异常疲劳为特点，多侵及眼肌、咀嚼肌、咽肌、面部诸肌和四肢肌肉等。经休息或给予抗胆碱酯酶药物后可有一定程度的恢复，但很易复发。发病率为每年100万人口中33～110人。

各种年龄均可发病，但以15～35岁为最多见。男女性别之比约1:2，在年轻组则差异更大，近于1:4.5，晚年起病者则以男性为多。

本病属中医痿证范畴，单纯眼睑下垂型，中医学称上胞下垂，又名睢目、侵风、目睑下垂、睑废。

【病因病机】

实验证明本病与自体免疫有关，临床表现是在于神经肌肉接头间传递功能的障碍。病理变化主要见于肌肉和胸腺，横纹肌的肌纤维间和小血管周围有淋巴细胞浸润淋巴漏，肌纤维可有散在的局限性坏死或变性。

中医学认为脾主肌肉，脾虚运化失调，肌肉失养而出现乏力。中气不足则出现咀嚼无力，言语不清，甚至呼吸困难。脾阳靠肾阳温养，所以肾阳不足亦可导致脾阳虚，运化失司。临床上主要表现气虚为主，其病变主要在脾肾二脏。

【临床表现】

本病可发生于任何年龄，但以儿童及青少年为多。临床表现为：①横纹肌易于疲乏。最常侵犯眼外肌，其次为咽肌、面肌及咀嚼肌，躯干及四肢肌肉受侵者较少。②患者初期常表现为一侧或两侧眼睑下垂，以后眼肌无力，出现复视。③症状常于清晨起床时减轻或消失，午后及傍晚时加重。病变侵及面肌时，可见表情障碍，闭眼示齿均无力。④咀嚼肌及咽喉肌无力时，患者咀嚼和吞咽困难，言语含糊不清，声音嘶哑或带鼻音。⑤颈部肌肉受侵时，抬头困难。某些患者肢体肌群及呼吸肌亦可累。一般上肢较下肢重，近端较远端重。呼吸肌受侵时，可出现呼吸困难、咳嗽、无力，重者可因呼吸麻痹及吸入性肺炎而死亡。⑥所有受侵之肌群通过疲劳试验均有异常的迅速疲劳现象，如让患者眨眼数十次，即可发现眼裂较前变小。多次发"啊"音,则可见软腭更加无力,或说话时越说越不清晰。晚期病例可出现瘫痪,肌肉萎缩者罕见。四肢腱反射一般正常,四肢肌肉受累较重时可减低或消失,并出现易疲劳性,刚叩击时正常,反复多次叩击时反射逐渐减弱至消失。用电刺激肌肉时其反应逐渐减弱,最后可消失,即肌无力反应(Jolly氏反应)。休息后反应又恢复。

少数严重患者,可以出现肌无力危象,即很快发生呼吸和吞咽无力以至麻痹,如不及时抢救,可造成死亡。危象多发生于未经治疗或治疗不充分之患者,对药物已有耐性的患者亦可发生。感染、外伤常常可诱发和加重病情。X线检查,常可发现胸腺肿大。血及脑脊液检查正常。

重症肌无力根据临床表现可分为:①眼肌型:以眼肌症状为主,表现为两睑下垂、复视或眼球固定等,多见于儿童。②球型:以延髓诸症状为主,也称为重症肌无力性球麻痹。表现为吞咽困难,咀嚼无力,发音不清等。③躯体型:以四肢及躯干肌症状为主,表现为四肢活动和抬头无力以及呼吸困难。此型较少见。

【诊断要点】

(1)眼肌、咀嚼肌、吞咽肌或呼吸肌出现肌无力症状,少数患者累及肢带肌。

(2)肌无力症状,早晨起时轻,下午或活动后加重。

(3)抗胆碱能药物治疗有效,对疑难病例可借此明确诊断,肌肉注射新斯的明 0.5～1mg,10～30 分钟内症状明显好转或消失。

(4)依酚氯铵 0.4mg 静脉注射,肌无力症状迅速改善者为阳性。若 20 分钟内症状无改善或改善不明显者,可再注射 0.4mg,阳性者可确定诊断。

【辨证论治】

(一)基本疗法

1. 中气不足

主症:眼睑下垂,早轻晚重,常伴有复视,最后眼球肌可完全固定,谈话时间较长后声音低哑,构音不清,并带鼻音,吞咽困难,咀嚼无力,四肢无力,抬头无力,倦怠乏力,少气懒言,舌质淡,苔薄白,脉细弱。

基本治法:补中益气,佐以补肾。

针灸治法:取任脉、督脉、足阳明、足太阴经穴为主,针用补法,加灸。

针灸处方:气海,百会,足三里,三阴交,肾俞,公孙。

针灸方义:取气海补益元气,灸百会能升阳益气;足三里补脾胃益中气,三阴交补肝肾健脾益气;肾俞补肾益髓,公孙为脾经穴,健脾益气。诸穴合用,补肾益气,中气充足,则诸证自愈。

药物处方:补中益气汤加减。

临证加减:眼球固定,复视时酌加枸杞子、谷精草、沙苑子、阿胶、菊花、菟丝子等养血明目。

2. 胃阴不足

主症:倦怠乏力,神疲懒言,咀嚼无力,胸闷气短,饮水发呛,肢软无力,下肢较重,口噪咽干,心烦纳呆,舌红少苔,或有薄黄苔,脉细数。

基本治法:益胃养阴。

针灸治法:取背俞穴及任脉、足少阴、足阳明经穴为主,针用补法。

针灸处方:胃俞,中脘,脾俞,太溪,照海,足三里,三阴交。

针灸方义:胃俞、中脘是俞募配穴,补之能调胃和中;脾俞补脾,足三里健胃,脾胃健运则升降正常。太溪、照海为肾经穴,滋肾阴清虚热,三阴交为足三阴经交会穴,补肝脾肾之阴。诸穴合用,健脾益胃养胃阴。

药物处方:玉女煎合沙参麦冬汤加减。

临证加减:若下肢无力可加杜仲、五加皮、木瓜、补骨脂,补肾强筋壮骨;饮水发呛,加旋覆花、代赭石、沉香降逆。

3. 肝肾亏损，气血两虚

主症：两睑下垂，视物成双，朝轻暮重，甚至眼球固定，吞咽困难，咀嚼无力，发音不清，四肢无力，抬头无力，呼吸困难，腰酸耳鸣，少寐多梦，目干而涩，口燥咽干，舌红少苔或舌质淡，苔薄，脉细数。

基本治法：滋肾养肝，益气养血。

针灸治法：取背俞穴及足少阴、足太阴、足阳明经穴为主，针用补法。

针灸处方：肾俞，脾俞，胃俞，肝俞，太溪，三阴交，足三里，阳陵泉，悬钟。

针灸方义：肾俞益肾气，脾俞、胃俞健脾胃，益气血；肝俞补肝血，太溪补肾阴；三阴交补肝肾之阴血；足三里为胃经合穴，补气血；阳陵泉为筋会，强筋壮骨；悬钟为髓会，填精补髓。

药物处方：杞菊地黄丸合八珍汤加减。

临证加减：若视物成双，眼球固定，加沙苑子、沙参、谷精草、菟丝子养阴明目；失眠，加五味子、酸枣仁、远志、朱砂安神定志；呼吸困难，加人参、党参、黄芪补元气；偏肾阳虚，可用肾气丸或右归丸加减。

（二）其他疗法

1. 耳针疗法

针灸处方：脾，肾，肝，内分泌，眼，目1区、目2区相应部位。

操作方法：每次取2～4穴，中等刺激，留针15～20分钟。亦可埋揿针，取2～3穴，皮肤常规消毒，埋入消毒揿针，并用小胶布固定。

2. 水针疗法

针灸处方：足三里，阴陵泉，三阴交，曲池，手三里。

药物选择：维生素B_1、维生素B_6、维生素B_{12}注射液，胎盘注射液，新斯的明注射液等。

操作方法：每次选1～2穴，每穴注射0.5～1mL。

3. 成药与单方

（1）补中益气丸：每次6g，每日2次，适用于中气不足。

（2）人参养荣丸：每次1丸，每日3次，适用于气血两虚。

（3）杞菊地黄：每次1丸，每日3次，适用于肝肾两虚，以肾阴虚为主。

（4）金匮肾气丸：每次1丸，每日2次，用于偏肾阳虚者。

十六、多发性神经炎（周围神经炎）

【疾病概述】

多发性末梢神经炎又名末梢神经炎或周围神经炎，是一种具有对称性的四肢远端感觉障碍，伴弛缓性瘫痪及营养机能障碍等症状的疾病。感染、损伤、中毒、营养缺乏、代谢障碍，胶原病及其他原因（遗传、过敏等）均可引起，但以感染和中毒对神经损害引起者较多。

中医学根据不同阶段症状，早期湿流四肢，经络阻滞气血瘀阻，肢体酸痛发麻，称为"着痹"。《素问·痹论》有"行痹""痛痹""着痹"之分。明代张景岳认为，麻木不仁是属湿痹。《灵枢·寿夭刚柔》："寒痹之为病也，留而不去，时痛而皮不仁。"《素问·痹论》亦指出："痹或痛，或不痛，或不仁……其故何也？岐伯曰：痛者，寒气多也，有寒故痛也。其不痛不仁者，病久入深，荣卫之气行涩，经络时疏，故不通。皮肤不营，故为不仁。"皆指出了麻木不仁是痹证的进一步发展。至清代《证治汇补》才正式立有"麻木门"，对麻木的症状描述较为详细，如"麻者，非痒非痛，或四肢或周身唧唧然不知痛痒，如绳扎缚初松之状""木者不痛不痒，按之外知，搔之不觉。如木之厚"，认为麻木之病因系"因营卫之行涩，经络凝滞……气血罕到故也"。在分证论治方面有"十指麻木""舌本麻木""半身麻木"和"眩晕麻木"等不同，后世多宗其说。明清时代对痿证的审证求因，辨证论治又有了发展，如

《景岳全书·杂证谟痿证》中认为"元气致伤、则精虚不能灌溉，血虚不能营养者，亦不少矣。"故在治疗上提出除湿热及阴虚兼热者当用去火补阴法外，对"绝无火证，而只因水亏于肾，血亏于肝者，则不宜用凉药，以伐生气。"清代陈士铎强调胃火烁津为痿证的主因，提出补气益血、滋肾水降胃火、清肺胃之热等治则。叶天士强调肝、肾、肺、胃在发病和治疗中的重要作用。总之，明清以来，对痿证病因病机的认识概括为火热、湿热、湿痰、气血亏损、瘀血、情志失调等多种因素；在治法上提出了滋阴清火、清肺润燥、补益脾胃、调补肝肾、活血化瘀等法，使痿证的辨证论治内容更加完善。

【病因病机】

现代医学认为引起多发性神经炎的原因很多，有感染性疾病的直接感染、继发感染、细菌毒素的作用，化学因素中的药物、化学品、重金属类的作用，以及代谢障碍、营养障碍、结缔组织病变、遗传及其他原因等引起。其病理改变主要为轴突变性，节段性脱髓鞘和间质变化引起的多发性神经炎。

关于本病的病因和病机，《黄帝内经》认为系湿热和寒湿之邪外袭，留于经脉，伤于筋肉，而导致肢体痿弱不用。《丹溪心法》谓："麻是气虚，木是痰湿、死血……又有因虚而感风寒湿三气乘之，周身掣痛麻木者。"《证治汇补》谓："麻木，因营卫之行涩、经络凝滞所致。多见于手足者，以经脉皆起指端，四末行远，气血罕到故也。"认为体虚外感风寒湿邪，营卫行涩，痹阻经络，不通则痛，气血罕到之处则麻木不仁。《景岳全书·杂证谟·痿证》谓："痿证之义……元气败伤，则精虚不能灌溉，血虚不能营养者亦不少矣……若绝无火证，而只因水亏于肾，血亏于肝者，则不宜兼用凉药。"肾藏精，主骨，为作强之官；肝藏血，主筋，为罢极之本。若精血充盈，则筋骨坚强，活动自如；若肝肾两伤，则精枯血少，筋骨失养而成痿。《医学心悟·痿》说："然经云，治痿独取阳明何也？盖阳明为脏腑之海，主润宗筋，宗筋主束骨而利机关也。阳明虚则宗筋纵、带脉不利，故足痿不用也。"故脾胃素虚，或因病致弱，使纳运失常，生化不足，宗筋失养亦能成痿。

总之，本病的病位在肺、胃、肝、肾四脏，病邪为湿热、寒湿和风寒湿痹，病机是脏器素虚，外邪乘虚而入，湿热浸淫经脉，或风寒湿邪闭阻脉络，脉道不通，经脉失养而发生疼痛麻木、痿弱不仁等症。

【临床表现】

多发性神经炎的临床表现包括两个方面：①各种多发性神经炎所具有的共同特征，即四肢远端对称性分布的感觉、运动和营养功能障碍。感觉障碍多为手指或足趾的疼痛，亦常有刺痛蚁爬感，皮肤的各种感觉障碍，呈对称性手套及短袜型，病变严重时受损区由远端向近端扩展；运动障碍始则肌力减退，继则肌肉萎缩，故可出现手足下垂，甚至屈曲畸形；营养障碍有皮肤发凉、光滑、菲薄、干燥、起裂、指趾甲松脆等。②由于不同原因而引起的多发性神经炎的特异性表现，如急性感染性多发性神经根炎的特征为发病前有非特异性感染史；病初有四肢麻木乏力并逐渐由肢体远端向近端发展；可出现四肢全瘫，尿潴留或失禁；危重时出现呼吸、言语及吞咽困难；累及心肌时出现心悸气短；两周之后脑脊液出现蛋白增高、正常细胞的分离现象。药物引起的中毒性神经炎，运动障碍不明显，而以疼痛和自主神经症状最突出。糖尿病引起的多发性神经炎，以两下肢远端对称性感觉异常、麻木、瘙痒、肌肉压痛、小腿肌肉痉挛和易疲劳为特征。

【诊断要点】

（1）在病史中有否全身性疾病、代谢障碍、化学物品接触，或服用过呋喃类、异烟肼、矿胺类、苯妥英钠、氯喹等药物。

（2）四肢远程有明显乏力与运动障碍。

（3）四肢腱反射减弱或消失。

（4）手套、短袜型样感觉障碍或麻木刺痛。

（5）植物性神经功能障碍、皮肤粗糙、浮肿等。

（6）或见手足小肌肉萎缩。

（7）急性感染性多发性神经根炎，发病前多有非特异性感染史，症状逐渐进展，瘫痪自下肢开始，很快扩展到上肢躯干和颅神经，出现四肢全瘫，呼吸、言语及吞咽困难，尿潴留或失禁，脑脊液出现蛋白与细胞分离现象。

（8）本病需与周期性麻痹、神经官能症相鉴别。

【辨证论治】

（一）基本疗法

（1）湿热浸淫

主症：肢体远端（尤以下肢）首先出现麻木、微肿，肌肉酸痛，或皮肤瘙痒、肢体痿软无力，并逐渐向上扩展，胸如束带，身重不能动抬，甚则呼吸、言语、吞咽困难，小便潴留或失禁，舌苔厚腻而黄，脉象濡数。此型多见于急性感染性多发性神经根炎。

基本治法：清热化湿，益气通络。

针灸治法：取督脉、手足阳明经穴为主，针用泻法。

针灸处方：大椎，命门，腰阳关，麻痹水平上下的夹脊穴，曲池，手三里，合谷，足三里，三阴交。

随证配穴：出现呼吸困难，胸如束带者，加身柱、素髎；言语困难、吞咽不利者，加天柱、廉泉。

针灸方义：急性感染性多发性神经根炎多见于夏秋暑湿、湿热交蒸季节。湿热下受，浸淫经络，络脉不通，则经脉弛缓。督脉为诸阳经之统，故取大椎、命门、腰阳关以强壮腰脊，通阳达表，补肾培元，并能驱除脊髓之湿热。夹脊穴是经外奇穴，每个夹脊穴均位于每个节段的神经根部，故对神经根有直接的作用。曲池、手三里、合谷、足三里皆是手足阳明经之要穴，均具有健脾化湿、通调经络、调和气血之功。三阴交乃三阴经交会穴，有运脾化湿、补益肝肾、通利三阴经络、调和气血之功。若胸如束带，呼吸困难，加身柱、素髎能宽胸理气，回阳救逆，兴奋呼吸。言语及吞咽困难时，加天柱、廉泉，能利咽开音，通络醒脑。此皆急则治标之法。

药物处方：二妙丸加减。

临证加减：①虚湿热所致用虎潜丸加减。②腹胀便溏加山药、木香健脾理气。

（2）风寒阻络

主症：四肢麻木、刺痛，畏寒肢凉，得温则缓解，活动时加重，或出现跛行，皮色苍白，久则晦滞。舌质淡，苔薄白，脉细弦。此型多见于药物中毒性及代谢障碍性引起的多发性神经炎。

基本治法：祛风散寒，通经活络。

针灸治法：宜取手足阳明、手少阳、足太阳经穴为主，针用泻法可加灸。

针灸处方：上肢取尺泽，曲池，外关，八邪；下肢取委中，足三里，昆仑，八风。

随证配穴：麻木刺痛局限于指趾端者，可刺手足十宣出血。

针灸方义：风寒湿邪外袭，或湿毒流注经络，而致络脉气血瘀阻不通则痛，失荣则麻木不仁。若病局限于两手者，取曲池、尺泽、外关，祛散风寒，化湿通络；八邪为经外奇穴，通五指之经络，浅刺出血能泄毒泻邪，针而灸之能通调五指之络脉。若病局限于两足者，取足三里、委中、昆仑，能祛下肢之风湿，调下肢之络脉，八风亦为经外奇穴，其功用与八邪相同。手足十宣均位于指趾尖端，亦属经脉之井穴范畴，其功用亦与各井穴相似，浅刺出血能泄热排毒。若风寒湿毒，蕴结肢末，留而不去，而致麻木刺痛者，浅刺出血，能起"菀陈则除之"之功。

药物处方：川芎茯苓汤加减。

临证加减：上肢为主酌加羌活、片姜黄温经通络；下肢为主酌加川牛膝行血通络；疼痛加制乳没活血止痛；出现苔黄腻，脉濡数、寒湿化热之象时，去桂枝、细辛之温热药，酌加桑枝、秦艽、苍术、黄柏通络，燥湿清热。

（3）肝肾两亏

主症：痿证日久，或久病精枯，腿胫大肉渐脱，膝胫痿弱无力，肌肤不仁，甚则肤色苍白或晦暗，伴有低热，便干尿黄、口干。舌红、苔少，脉细数。此型多见于多发性神经炎晚期，或急性感染性多发性神经根炎缓解期。

基本治法：滋补肝肾，清热治痿。

针灸治法：宜取背俞穴及手足阳明、督脉经穴为主，针用补法。

针灸处方：肝俞，肾俞，命门，腰阳关，足三里，三阴交，太溪，曲池，合谷。

随证配穴：手足下垂时，加养老、外关、悬钟、解溪；伴有低热盗汗时，加复溜、阴郄。

针灸方义：痿证日久，肝肾精血被耗，而致大肉渐脱，肌肤不仁，痿弱不用，故取肝俞、肾俞针而补之，益肝补肾，强壮筋骨；命门、腰阳关培元补肾，强壮腰脊；足三里、曲池、合谷健运脾胃，主润宗筋；三阴交、太溪具有补益肝肾、健运脾胃、疏通三阴经脉、调和气血之功。若因小筋弛长，手足下垂时，加养老、外关以通调手部阳经之络；加悬钟、解溪以疏通足部阳经之脉，如阴虚烦热、盗汗，宜加复溜、阴郄以滋阴清热止汗。

药物处方：虎潜丸加减。

（4）阳明络损

主症：四末麻木不仁，痿弱无力，肌肉瘦削，甚则瘫痪不起。伴纳呆、腹胀、腹泻、面色无华，舌质淡，苔薄白，脉细弱。此型多见于营养障碍和某些慢性消耗性疾病引起的多发性神经炎。

基本治法：健胃运脾，补虚荣经。

针灸治法：取手足阳明经及背俞穴为主，针用补法，加灸。

针灸处方：脾俞，胃俞，足三里，解溪，曲池，合谷。

随证配穴：瘫痪不起，加命门、腰阳关及两侧夹脊穴；纳呆，腹胀腹泻，加中脘、天枢。

针灸方义：脾胃虚弱、运化乏权，营卫之气不足，或因久病耗精伤血，阳明之经失养，而致宗筋弛缓，痿躄乃生。故取脾俞、胃俞针而补之，使脾胃运化有权，以治其本。再取曲池、合谷、足三里、解溪，以调和气血，通经活络，而治其标。若瘫痪不起，乃督脉受损，故加命门、腰阳关及夹脊穴，温养督脉，通利腰脊。若纳呆腹胀腹泻，属脾胃两虚，纳运失常，加中脘、天枢，调和肠胃气机，恢复纳运功能。

药物处方：参苓白术散加减。

临证加减：体虚乏力者重用党参，加黄芪、当归；舌干唇燥，大便干结，胃阴虚者去白术、党参，加麦冬、玉竹、石斛、沙参。

（5）瘀血凝滞

主症：肢端疼痛，不能入睡，怕盖棉被，麻木不仁，手足无力，肿胀汗出，皮肤色暗或有瘀斑，苔薄，脉紧涩。

基本治法：活血通络。

针灸治法：取手足阳明、足厥阴、足太阳经穴为主，针用泻法。

针灸处方：曲池，足三里，合谷，期门，膈俞，肝俞，太冲，八邪，八风。

针灸方义：曲池是手阳明经合穴，用之以泄阳邪，足三里是胃经合穴，功能调补脾胃以益气养血；合谷是手阳明经的原穴，功能祛风解表；期门、膈俞和太冲有活血祛瘀的作用；肝俞以疏肝理气活血祛瘀；八邪、八风为奇穴，取之以泄阳热之邪。

药物处方：身痛逐瘀汤加减。

临证加减：手足无力，肿胀汗出，酌加生黄芪、潞党参、云茯苓、嫩桂枝等益气健脾，温阳通络。

（二）其他疗法

1. 皮肤针疗法

针灸处方：以手足阳明经为叩刺重点，并结合患部腧穴叩刺。若瘫痪不起者，加叩督脉及相应夹脊穴。

操作方法：中等叩刺，叩至皮肤明显充血或略有出血。每日或隔日1次。

2. 耳针疗法

针灸处方：神门，交感，相应部位耳穴。

操作方法：强刺激，留针 15～20 分钟。每日 1 次。

3. 水针疗法

针灸处方：曲池，外关，合谷，足三里，悬钟，太冲。

药物选择：维生素 B_1、维生素 B_6、维生素 B_{12} 注射液等。

操作方法：每次选 2～4 穴，每穴注射药液 0.5～1mL。隔日 1 次。

4. 电针疗法

针灸处方：上肢取曲池，外关，合谷；下肢取足三里，阳陵泉，解溪。

随证配穴：若瘫痪不起，加大椎、腰阳关及相应节段夹脊穴。

操作方法：上穴可交替使用。每次选 2～4 穴，用疏波或断续波，通电 15～20 分钟，隔日 1 次。

5. 头针疗法

针灸处方：运动区，感觉区，足感区。

操作方法：捻转幅度为左右捻转各 2～3 转；捻转频率为 200 次/分左右。间歇留针，每隔 5～10 分钟，加强捻转 0.5～1 分钟，总留针时间 30～60 分钟，亦可采用电针，选用疏波或断续波，通电 15～12 分钟。

6. 辅助治疗

（1）急性感染性多发性神经根炎在病情迅速进展阶段，宜进行中西医综合抢救。

（2）急性期应卧床休息，饮食富于营养并易于消化，局部保暖。

（3）发生瘫痪时，注意经常翻身以防止褥疮发生。

（4）推拿、理疗、体疗均可配合应用。

【成药单方】

（1）人参养荣丸：每次 1 丸，每日 2 次。

（2）十全大补丸：每次 1 丸，每日 2 次。

（3）活血通脉片：每次 5 片，每日 3 次。

（4）二妙丸：每次 6g，每日 2 次。

（5）大活络丹：每次 1 丸，每日 2 次。

十七、臂丛神经痛

【疾病概述】

臂丛包括第 5、6、7、8 颈神经和第 1 胸神经根的前支。其作用主要是支配上肢的感觉和运动。如果这些神经所组成的神经根、神经索和神经干的原发性或继发性病症所产生的疼痛，总称为臂丛神经痛。其致病原因常见者为神经本身炎症、神经通路受压迫、肿瘤及外伤等。其主要临床表现为各神经分布区的疼痛、运动障碍，甚至肌肉萎缩等。

根据本病的临床症状和以疼痛为主症来看，可统属于中医"痹证"范围。但从疼痛的部位分析，则可归属于颈项痛、肩臂痛等病症中。

颈项痛与肩臂痛的中医文献记载始见于《灵枢·经脉》，指出手三阳和手三阴经脉都分布于肩、臑、臂等之内外侧，故凡各经脉痛变时，均可出现本经循行部位的疼痛。其经筋为病，也可随其分布于颈项、肩、臂等处而发生疼痛。李东垣谓："臂痛有六道经络，究其痛何经络以行本经运行其气血，血气通则愈矣。"并谓："以两手伸直，贴身垂下，大指居前，小指居后而定之。其臂之前廉痛者属阳明经；后廉痛者，属太阳经；外廉痛者，属少阳经；内廉痛者，属厥阴经；内前廉痛者，属太阴经；内后廉痛者属少阴经。"这是明部定经，以辨别疼痛所属经络，为后世所取法。

【病因病机】

现代医学将臂神经痛分为根性、丛性及干性三种类型。其中根性最常见，丛性次之，干则少见。其发病原因分别介绍如下：

根性臂神经痛系指组成臂丛的第5～8颈神经根及第1胸神经根由于原发性或继发性损害所产生的疼痛综合征。其原因为颈椎病变，如椎间盘突出、颈椎骨关节韧带退行性变、各种感染性脊柱炎、颈椎损伤、肿瘤及颈椎畸形等；颈脊髓脊膜病变，如脊髓空洞症、脊髓蛛网膜炎等；颈胸神经根炎，如感染性多发性神经根神经炎等，均可导致本病。

丛性臂神经痛乃指由于不同原因致使神经丛损害而产生的疼痛综合征。其原因为臂丛损伤，如各种外伤、肿瘤与淋巴结病的刺激病变或压迫臂丛；肩关节与肩关节周围炎侵及部分臂丛以及感染等。

干性臂丛神经痛系指上肢某周围神经干的原发或继发性病变所产生疼痛综合征。其原因如周围神经损伤、外伤骨折、局部受压、周围神经炎等。

本病多因外感风寒湿邪，侵袭颈项肩臂之肌肉、关节、筋脉，导致经络闭阻，气血运行不畅，不通则痛发为痹证。也可因跌仆外伤而起，颈项肩臂疼痛或肿胀，手不可近；或伴肌肉、筋脉、关节损害，瘀血内留而作痛。或风寒湿所致颈项肩臂疼痛，脉络闭阻。或久延不愈，气血长期运行不畅，经气闭塞而致血瘀疼痛。亦因于脾肾阳虚，痰饮内停，流注经络，阻遏气血运行，而致颈项、肩、臂等处作痛。若久病体虚，脾胃亏损，气血生化之源不足，无以濡养经络、筋脉，因而作痛，伴有肌肤不泽，肌肉萎缩及全身衰弱症状。

【临床表现】

由于致病原因及损害的神经不同，故临床表现亦各不相同，有时且较复杂。其主要表现如下：

根性臂神经痛：大多为一侧的单根或几个神经根的受损症状，亦间有累及双侧者。常因颈部损伤、劳累、受凉等急性起病，病程长而反复发作。疼痛开始时往往呈短时间发作，以后逐渐加重，并为持续性。常位于一侧的颈根部，并向肩部、臂部、以至手指放射，可为钝痛、刺痛或灼痛，夜间较甚。头颈部活动、咳嗽、喷嚏时疼痛加重，颈部僵硬，手臂麻木发凉，下颈椎棘突、横突及锁骨上窝可有压痛。病程长者可显示肩部肌肉松弛、萎缩及腱反射减弱等。

丛性臂神经痛：疼痛初期为间歇性，继则为持续性、阵发性加剧。疼痛部位主要表现锁骨上下窝的臂丛分布区，并扩散至肩后部、臂部及手指等处，并伴有酸、麻、冷等异常感，上肢活动时可使疼痛加剧。锁骨上下窝，肩胛冈上方，腋窝等处有明显压痛。严重病例可产生臂丛神经麻痹，手部无力及内在肌肉萎缩，以至呈"爪形手"，亦可伴上肢供血不足，手部皮肤发凉、苍白变紫等。

干性臂神经痛：当周围神经受损伤后，可出现相应部位运动麻痹、感觉障碍及植物性神经功能紊乱等症状。若正中神经受损伤，往往产生剧烈疼痛，或手指麻木刺痛及鱼际肌群萎缩等，凡出现肌肉萎缩者，中医认为已由痹证转为痿证。

【诊断要点】

（1）根据臂丛神经的典型症状，如放射性颈臂部疼痛，颈椎横突、臂丛区或上肢周围神经干有压痛，神经牵拉痛后阳性和上肢相应部位有不同程度感觉运动障碍等，诊断一般并不困难。

（2）臂丛神经痛的病因及其临床表现均较复杂，为了明确诊断，必须细问病史和体格检查，必要时进行X线及其他一些辅助检查。

（3）本病应与肩关节周围炎、肱骨外上髁炎（网球肘）等病相鉴别。

【辨证论治】

（一）基本疗法

1. 风寒湿痹

主症：由于风、寒、湿三气侵入各有偏胜，故颈肩臂疼痛的临床表现亦不相同。其风气偏胜，疼痛走窜，时上时下；寒气偏胜，疼痛较重，局部怕冷，颈项肩臂筋脉牵强；湿气偏胜，酸痛重着或酸重于痛。一般全身症状较少。舌苔白，脉紧或濡。

基本治法：祛风散寒，逐湿通络。

针灸治法：宜取手足少阳、督脉经穴为主，针用平补平泻法或艾灸。

针灸处方：大椎，风池，外关，阴陵泉。

针灸方义：外感风寒湿邪，侵袭颈项肩臂肌肉筋脉，导致经络闭阻，气血运行不畅，不通则痛。故除循经取穴对症治疗外，加用大椎通调阳气以宣风寒湿痹，取风池、外关以祛风邪，取阴陵泉以去湿邪。其属于风寒偏胜者，加灸法以湿散之；有化热趋势者，用针泻以泄热邪。因证制宜，以加强疗效。

随证配穴：臂丛神经痛的部位主要在颈项、肩胛、上下臂等处。根据疼痛部位，按照经络循行，选择相应穴位进行治疗。

（1）颈项痛：百劳，大杼，缺盆。

（2）肩胛痛：肩髃，肩外俞，肩贞。

（3）上肢痛：①桡侧线取其臂臑，曲池，手三里，列缺，合谷。②正中线取尺泽，内关，大陵，曲泽。③尺侧线取曲泽，少海，支正，后溪等。

（4）压痛点：阿是穴。

药物处方：经验方。制川乌5g，制草乌5g，桂枝10g，细辛1.5g，生薏苡仁15g，赤芍5g，茯苓20g，片姜黄10g，威灵仙15g，乳香10g，没药10g，乌蛇肉6g。

临证加减：如患者出现寒湿化热之象，则去川乌、草乌、桂枝、细辛，加桑枝、秦艽、忍冬藤、羌活之类药物；肌肉萎缩酌加党参、炒白术、山药等健脾。

2. 血瘀痰浊，留伏经隧

主症：血瘀由外伤所引起者，局部肿胀青紫，手不可近，其因痹证久延，气滞而血瘀者，则症见肌肤不仁，不泽，甚至肌肉萎缩。其因痰浊流注经络而致者，除颈项肩臂痛外，常伴有眩晕、胸闷、泛恶、便溏、苔腻、脉濡等症状。

基本治法：活血化瘀，祛痰通络。

针灸治法：宜取足阳明、足太阴经穴及血会为主，针用平补平泻法。

针灸处方：膈俞，血海，足三里，丰隆。

随证配穴：外伤初期局部肿胀者，可在肿胀处上下取穴针刺；脾虚者加脾俞、中脘、三阴交。

针灸方义：血瘀痰阻致病，故取膈俞、血海以活血化瘀；取足三里、丰隆以化痰浊。其外伤初期肿胀者，于病处上下针而泻之，以退肿去瘀。其久病脾虚者，取脾俞、中脘、三阴交等以补益脾胃，或加灸法以助脾阳。治疗时仍宜与对症治疗的方法相互配合。

药物处方：身痛逐瘀汤加减。

临证加减：有灼热痛时去细辛、桂枝，加秦艽、桑枝、忍冬藤通络清热。

3. 气血不足，瘀血阻络

主症：颈项肩臂酸痛麻木，以酸麻为主，肌肤不泽，肌肉萎缩或手指拘挛，举臂为难，肢体无力，甚或头昏目眩。舌淡苔薄，脉象细弱。

基本治法：补益气血，活血通络。

针灸治法：宜取背俞穴及足阳明、足太阴经穴为主，针用平补平泻法。

针灸处方：足三里，三阴交，肝俞，脾俞，膈俞。

随证配穴：手指拘挛者，加三间、后溪。

针灸方义：补益气血，总以滋其生化之源为主，故穴用脾俞、足三里、三阴交等调理脾胃，以助气血生化之源。因臂痛日久而肌肉萎缩者，在局部加以轻刺、艾灸，有助于加快恢复。其手指拘挛者，取三间透后溪，加强针感以舒筋急。针肝俞、膈俞、养肝活血通经络。

药物处方：补阳还五汤加减。

临证加减：灼热痛去细辛、桂枝、川乌等辛热之品，酌加秦艽、桑枝、忍冬藤等通络清热药；肌肉萎缩加党参、炒白术、山药等健脾益气。

（二）其他疗法

1. 耳针疗法

针灸处方：颈，肩，臂，交感。

操作方法：用中、强度刺激，留针 10～30 分钟，每日或间日 1 次，也可埋针 2～5 天。

2. 水针疗法

针灸处方：颈项痛取风池、颈百劳，肩臂痛主取肩髃、曲池、外关。

药物选择：用维生素 B_1、维生素 B_{12} 注射液，注入上穴。每次取 1～2 穴，每次 2mL。

3. 照射治疗　激光照射、微波照射等均可缓解疼痛，可同时或交替使用。

4. 对因治疗　除对症治疗外，主要应对病因进行治疗。

5. 辅助治疗

（1）卧床休息，有助于加速疼痛的缓解。

（2）推拿有良好的止痛效果，可以配合应用。

【成药单方】

（1）大活络丹：每次 1 丸，每日 2 次，温黄酒送服。

（2）小活络丹：每次 1 丸，每日 3 次，温黄酒送服。

（3）人参再造丸：每次 1 丸，每日 2 次，温黄酒送服。

（4）搜风定痛丸：每次 1 丸，每日 3 次。

（5）疏风定痛丸：每次 1 丸，每日 3 次。

十八、肋间神经痛

【疾病概述】

肋间神经痛系指一个或几个肋间部位沿肋间神经分布区发生经常性疼痛，并有发作性加剧特征。原发性者较少见，继发性者多与邻近器官和组织的感染、外伤或异物压迫等有关。此外，髓外肿瘤和带状疱疹亦常为产生本病的原因。

中医学将肋间神经痛归属于"胸胁痛"范围。两胁为足厥阴、足少阴经脉循行所过，故胁肋疼痛多与肝胆疾病有关。《灵枢·五邪》说："邪在肝，则两胁中痛。"《素问·缪刺论》说："邪客于足少阳之络，令人胁痛，不得息。"《素问·脏气法时论》谓："肝病者，两胁下痛引少腹，令人善怒。"这些都是胁痛的最早记载。此后，《金匮要略·五脏风寒积聚病脉证治》称为"胁下痛"。后世并有"季肋痛""胁肋痛"等称。

历代医家对胁痛的论述颇多，其分证亦甚复杂，如《证治汇补》指出"胁痛宜分左右，辨虚实"。根据疼痛部位的左右不同、兼症各异提出气滞、痰饮、死血、食积、痰结、肝实、肝虚、湿热等多种病证。《临证指南医案》指出："伤寒胁痛，属少阳胆经，以胁居少阳之部；杂证胁痛，属厥阴肝经，以肝脉布于胁肋。其证有虚、实、寒、热、不可概论。"

【病因病机】

现代医学认为，病毒或细菌感染性疾病均可导致肋间神经痛。而邻近脏器组织病变与胸膜炎、结核、肿瘤以及外伤等，更为肋间神经痛的主要原因。但是中医所称之"胁痛"是泛指胁肋部的疼痛，而肋间神经痛仅属于胁痛中的一种病症，必须有所区别。

胁痛的发病原因极为复杂，举凡外感、内伤病证，皆可出现胁痛。张景岳谓："胁痛属肝胆二经，以二经之脉皆循胁肋故也。然而心、肺、脾、胃、肾与膀胱，亦皆有胁痛之病，以邪在诸经，气逆不解，传及少阳、厥阴乃至胁肋疼痛耳。故凡以焦劳忧虑而致胁痛者，此心肺所传也。以饮食劳倦而致胁痛者，此脾胃之所传也。以色欲为内伤，水道壅闭而致胁痛者，此肾与膀胱之所传也。传至本病，则无非肝胆之病矣。至于忿怒、过劳、伤血、伤气、伤筋或邪在半表半里之经，此自本经之病。"《会心录》也说：“胁病一证，不徒责在肝胆，而他经亦累及之。有寒、热、虚、实不同，痰积、瘀血之各异。"综合历代诸家之说，胁痛的主要原因可归纳为邪犯少阳、痰饮内停、肝气郁积、瘀血阻滞，肝胆湿热等，导致肝胆之经气失调，气血阻滞，引起胸胁作痛。

【临床表现】

本病的临床表现主要为一根或几根肋间神经支配区的经常性疼痛，时而发作加剧。有时为呼吸所激发。疼痛甚者可向同侧肩部和背部放射，疼痛有时呈束带状。检查时可发现相应皮肤区的敏感和肋骨边缘的压痛，加肋间神经穿孔支在背部、胸侧壁、前胸穿出处等均有明显压痛。原发性肋间神经痛很少见。继发性者为胸腔器官的病症，如胸膜炎、慢性肺炎、主动脉瘤等；脊柱和肋骨骨折脊柱关节炎以及上腹脏器疾病，亦常有胸部牵涉痛。其次，带状疱疹常引起肋间神经痛。疱疹病毒侵犯皮肤及背根神经节而出现疼痛，或疱疹痊愈后而遗留神经痛（可参阅带状疱疹）。

原发性肋间神经痛一般均无明显的全身症状，继发性者根据原发病而不同，而参阅各有关章节。

【诊断要点】

（1）根据沿肋骨部肋间神经分布区的疼痛，并有固定压痛点，不难诊断。

（2）继发性肋间神经痛为明确其原发病，应通过必要的检查以求确诊。

（3）患者主诉胁痛时应询问疼痛的性质、程度以及使疼痛加重的因素和全身情况，确定证候类型。

【辨证论治】

（一）基本疗法

（1）肝气郁结，络脉不利

主症：胁痛以胀为主，或为刺痛，痛无定处，每随情志的变化而增减，胸闷不舒，善太息，甚则腹部胀满，饮食减少。舌淡苔薄，脉象多弦。

基本治法：疏肝理气。

针灸治法：宜取足厥阴、足少阳经穴为主，针用泻法或平补平泻法。

针灸处方：肝俞，期门，丘墟，太冲。

随证配穴：根据肋间神经痛的病因和疼痛的特点，以及中医胁痛的发病机理，临证采取对症治疗的原则。取夹脊穴（取疼痛相应的肋间神经根部）、阿是穴（即疼痛神经分布线上的压痛点）、支沟、阳陵泉。

针灸方义：肝气宜条达而恶郁结，郁结则气机不利，而为胁肋疼痛，故治法以疏调肝气为主。取肝俞、期门即是疏肝调气。辅以肝胆二经之原穴太冲与丘墟，意在表里同治，并与对症治疗配合，收效自佳。根据以痛为腧的原则，选取夹脊穴与阿是穴针刺之，以疏导局部气血，通调经气。胁痛属少阳，故取手少阳经支沟、足少阳经的阳陵泉以疏通少阳经络之气血，达到通则不痛的目的。

药物处方：柴胡疏肝散加减。

（2）瘀血阻络，经气阻塞

主症：胸胁疼痛如刺，痛处固定不变，持续疼痛并阵发性加重，入夜尤甚，或由外伤而起，或见胁下肿块。舌见紫色或有瘀斑，脉多细涩。

基本治法：活血行瘀，通经止痛。

针灸治法：宜取背俞穴及足太阴、足厥阴经穴为主，针用泻法。

针灸处方：膈俞，肝俞，血海，三阴交，行间。

针灸方义：瘀血阻于络脉，经气阻滞，不通则痛。除用对症治疗、循经取穴以活血通络外，宜加强改善血行的治法。膈俞、血海、三阴交等穴，无论从临床治疗或实验研究观察，均证明其与血液的影响最大，故用其活血行瘀。加肝俞、行间以疏调肝气，气行则血行，可加强活血化瘀之效。此外，应加强对引起胁痛的原发病的治疗，才能获得根本的好转。

药物处方：复元活血汤加减。

(3）邪犯少阳，枢机失利

主症：胁肋抽掣冷痛，或灼热痛，或痛胀兼作，并伴有寒热往来，口苦、咽干或目眩耳聋等少阳病见症。舌苔白滑或黄，脉弦。

基本治法：和解少阳，祛邪通络

针灸治法：宜取手足少阳经穴为主，针用泻法。

针灸处方：中渚，外关，大椎，足临泣。

针灸方义：外邪侵袭少阳，枢机失利，则为寒热往来；少阳经气阻滞，则为胁肋疼痛。治以和解少阳为主，故取中渚、外关以疏解少阳之邪。加大椎以去寒热，足临泣以泻少阳经之邪实。并宜配合对症治疗处方，以加强局部疼痛的控制。

药物处方：小柴胡汤加减。

（4）痰饮内停，气机失宜

主症：胸胁胀痛，呼吸时疼痛加剧，以致气短息促，伴见咳嗽频作，甚则气逆作喘，咳痰稀薄。舌苔白腻，脉象细弦或沉滑

基本治法：宣肺理气，化痰蠲饮。

针灸治法：宜取手太阴、足阳明经穴为主，针用泻法。

针灸处方：尺泽，列缺，天突，足三里，丰隆。

针灸方义：痰饮停于胁肋之间，中医称为悬饮。由于痰饮停留，阻碍肝胆气机的通调，故见胁肋疼痛之症。然饮停胸胁与肺气的宣降失常，从而影响肝胆气机之疏泄有关，故选用尺泽、列缺以宣泄肺气，取天突以肃降肺气而止喘咳，取足三里、丰隆调脾胃以杜痰饮之源，结合对症取穴法控制疼痛，以奏全功。

药物处方：柴枳半夏汤加减。

（5）肝阴不足，经脉失养

主症：胁肋部隐隐作痛，其痛悠悠不休，口干咽燥，心中烦热，头昏目眩，视物不清。舌红少苔，脉象细弦而数。多见于慢性病衰弱患者。

基本治法：补养肝阴，和络缓痛。

针灸治法：取足三阴经穴为主，针用补法或平补平泻法。

针灸处方：肝俞，风池，曲泉，三阴交，太溪。

针灸方义：用肝俞与曲泉以调补肝脏，取三阴交与太溪以滋水养阴，取风池以治头昏目眩，乃标本兼顾之法。

药物处方：一贯煎加减。

(二) 其他疗法

1. 耳针疗法

针灸处方：胸，神门，交感，枕，肺。

操作方法：用捻转手法，每次 1~2 分钟，留针 20~30 分钟，间隔 5~10 分钟捻针 1 次。

2. 电针疗法

针灸处方：支沟，阳陵泉，疼痛相应节段的夹脊穴。

操作方法：选用穴一对，通用电刺激 5~10 分钟，以有电麻感为度。

3. 水针疗法

针灸处方：取肋间神经疼痛的相应节段的夹脊穴。

药物选择：2% 盐酸普鲁卡因溶液。维生素 B_{12}、维生素 B_1 注射液等。

操作方法：用 2% 盐酸普鲁卡因 2mL，维生素 B_{12} 100mg 注射液或 B_1 100mg 注射液，注入上穴，每隔 1~3 天 1 次。

4. 激光照射法

针灸处方：阿是穴，相应节段夹脊穴，支沟。

操作方法：用氦氖激光仪，照射上列各点，每点每次照1～3分钟，每日照射1次。

5. 辅助治疗

（1）推拿疗法对本病有良好的止痛作用，可配合治疗。

（2）因带状疱疹而致本病者，应积极治愈疱疹，可参阅带状疱疹篇。

6. 成药单方

（1）柴胡疏肝丸：每次1丸，每日2次。

（2）龙胆泻肝丸：每次1丸，每日2次。

（3）金铃子散：川楝子、延胡索等分为末，日2～3次，每次5g。

（4）土鳖虫、王不留行：等分为末，每次5g，每日2～3次，适用于偏血虚者。

十九、精神分裂症

【疾病概述】

精神分裂症是最常见的一种精神病，多在青壮年起病。本病以基本个性改变，思维、情感、行为具有非现实性、不易理解性和彼此分离不相协调为特点。本病病程迁延，进行性缓慢发展，仅少数可自行缓解，如不经治疗，部分患者晚期可发展为精神衰退。

本病属中医学的"癫狂"病。古代医学著作中尚有呆病、花癫、心风、风邪等名称。"癫狂"名出自《黄帝内经》，《灵枢·癫狂》并专篇论述了该病的病因病机症状及针灸治疗。以后历代医学著作如《难经》《诸病源候论》《河间六书》《儒门事亲》《证治准绳》《医林改错》等，亦有与精神分裂症相似的记载。

根据临床症状及病理机制，癫证与狂证有一定区别，癫证多见抑郁症状，俗称"文痴"，狂证多见躁狂兴奋症状，俗称"武痴"。故有"阴癫阳狂"之说。二者都是精神失常的疾病，临床可见有二者症状夹杂出现或相互转化，故癫狂又常并称。然《黄帝内经》所论癫证，指的主要是癫痫，即与本病症状不同的另一类发作性疾病。

【病因病机】

迄今为止现代医学对本病的机理尚未搞清，在病理、生理、生化等方面的研究也没有肯定的结论。近年来发现脑内一些神经介质如儿茶酚胺、五羟色胺等代谢障碍可出现类似精神症状。本病还与感染、中毒、外伤、分娩及各种精神、遗传因素作用于躯体有关。

癫证由忧郁伤肝，肝气郁结，损伤脾胃，脾气不升，运化失司，痰浊内生，痰气上逆，迷蒙心神，精神抑郁而成，或因所谋不遂，思虑太过，损伤心脾，久则心虚神耗，不能自主而喃喃自语。脾虚不能生化气血，心神失养，以致神无所生，语无伦次，颠倒错乱成疾。本证类似忧郁型或青春型精神分裂症，一般病程较长。

狂疾多由恼怒、悲愤，伤及肝胆，不得宣泄郁而化火，煎熬津液，结为痰火，痰火上扰蒙闭心窍，神志逆乱，故喧闹打骂，狂躁不宁。狂证类似狂躁型精神分裂症。

癫狂发生的原因主要为七情内伤。《黄帝内经》中有许多用情太过、损伤五脏的论述。当外来的刺激过于强烈或持久，超过其耐受限度；或由于思想意识上的问题，不能正确对待外界事物，皆能损伤心、脾、肝、胆，使经络、脏腑的阴阳失于平秘，导致气、痰、火、瘀等病理产物蒙蔽心窍，引起神志错乱，致成本病。其次，由先天遗传因素和后天缺乏锻炼所形成的个性特征，与本病的发生亦有一定关系。

【临床表现】

本病的主要表现是思维、情感、行为等障碍及互不协调。思维障碍表现为说话或书信内容不连贯，语不成句，使人无法理解。严重时可为思维破裂，也有表现为思维贫乏，思维中断等。情感障碍主要表现为情感淡漠，甚至对亲人也面无表情，缺乏责任心、义务感。或者情感不协调，突然怒气冲冲，有的异常兴奋愉快，忙乱不定，有的孤僻离群，沉默少言。行为的紊乱奇特也是本病常见症状，如生活懒散，做事漫不经心，有的哭笑无常，乱跑不归，赤身露体，不知羞耻秽洁，有的可表现出不言不动、不吃不喝的木僵状态。本病患者常表现出幻视等幻觉，有的觉得自己正在被辱骂、议论，甚至表现出侧耳倾听某种"声音"，或喋喋不休，似在与别人对话等。患者多数起病于青壮年，常缓慢起病，初期有头痛、头晕、失眠等症状，患病后对自己的病态缺乏认识，因而不能主动就医，接受治疗。

【诊断要点】

（1）根据患者具有精神活动失调、举止动作异常以及妄见、妄闻等幻觉存在的临床表现即可诊断本病。

（2）诊断时应向家属详询发病情况、原因及家族史。《灵枢·癫狂》中提出："治癫疾者，常与之居，察其所当取之处。"这种观察方法应予重视。

（3）认真进行全面的体格检查，以排除和精神分裂症有相似症状的疾病，如脑肿瘤等。注意以往服药情况，排除因药物（如异烟肼、利血平、阿的平等）而引起的症状。

（4）根据症状注意区别癫证或狂证。凡表现为弃衣而走、登高而歌、数日不食、妄言骂詈、不避亲疏、毁物伤人者为阳气亢盛的狂证。凡表现出精神恍惚、表情淡漠、孤僻离群、沉默痴呆，或喃喃自语、语无伦次者为阴气偏亢的癫证。

【辨证论治】

癫狂初病体实，病理因素不离乎痰，癫由痰气，狂由痰火，治疗总以泻邪为主；后期发展为精神衰退的痴呆时，邪势渐戢，治疗当扶正安神，辅以祛邪。

（一）基本疗法

1. 癫证

（1）痰病郁结

主症：精神抑郁，沉默痴呆，情感淡漠，孤僻离群，或多疑多虑，喃喃独语，语无伦次，或时悲时喜，哭笑无常，少食不眠或不知秽洁，动作离奇，甚至有忿不欲生者。舌苔白腻，脉弦滑或弦细。

基本治法：理气解郁，化痰开窍。

针灸治法：取心和心包经募穴及手足厥阴经穴为主。针刺可用泻法。

针灸处方：巨阙，膻中，太冲，间使，丰隆。

针灸方义：本型由痰气郁结、神志被蒙所致，故取心和心包之募穴巨阙、膻中，理气解郁。太冲有疏肝气、运脾气、化痰浊之效。间使为心包经腧穴，《灵枢·邪客》谓："诸邪之在于心者，皆在于心之包络。"本穴素为治癫狂要穴，针之有宁心安神的作用。丰隆为治痰要穴，取之可劫夺痰浊。诸穴相配，使痰气得消，心神得宁。

药物处方：顺气导痰汤或温胆汤加减。

临证加减：若不寐易惧、烦躁不安，舌红苔黄，脉象滑数，为痰郁化热，痰热扰心，可用温胆汤加黄连并服白金丸。若神昏志乱，用至宝丹以清心开窍。

（2）心脾两虚

主症：癫证经久，神志依旧错乱，精神恍惚，心悸易惊，善悲欲哭，思维贫乏，少言寡语，不寐，伴面色苍白，疲惫无力，饮食减少。舌体胖大有齿痕，苔薄白，脉细弱

基本治法：补脾养心安神。

针灸治法：宜取背俞穴及足阳明、足太阴经穴为主，针用补法可加灸。

针灸处方：厥阴俞，心俞，脾俞，内关，足三里，三阴交。

针灸方义：本型由心脾耗伤、心神失养所致，故取厥阴俞、心俞、脾俞等背俞穴，采用补法或艾灸，有振奋正气、补益心脾之功。取足三里、三阴交可健脾和胃，补后天扶正固本。取内关有和胃宁心

安神的作用。

药物处方：养心汤合甘麦大枣汤加减。

2. 狂证

（1）痰火上扰

主症：狂证初起，面赤易怒，狂暴无知，喧扰不宁，或歌或笑，打人毁物，不避亲疏，或不知羞耻，赤足裸体，披头散发到处乱走；渴喜冷饮，便秘，溲赤。舌质红绛，脉弦大滑数。

基本治法：泻火涤痰，镇心开窍。

针灸治法：取督脉、手足厥阴经穴为主，针用泻法。

针灸处方：人中，大椎，隐白，太冲，合谷透劳宫。

针灸方义：取督脉大椎、人中，针刺重泻，可泻火定神；隐白为十三鬼穴之一，有涤痰开窍之功效；选合谷透劳宫、太冲，可清热泻火，平肝镇心。合谷与太冲合用，又称开四关。诸穴相配，对由于痰火上扰所致的心窍闭塞有镇心开窍之效。

药物处方：生铁落饮为主方加减，亦可用龙胆泻肝汤加减。

临证加减：若痰火壅盛，以礞石滚痰丸泻火逐痰，再用安宫牛黄丸清心开窍；肝胆火旺，可用当归芦荟丸泻肝清火；如属阳明热盛，大便秘结，苔黄燥，脉实大，可用加减承气汤以荡涤秽浊，清泻肠胃实火；烦渴饮引，加石膏、知母以清热；如神志较清，痰热未尽，心烦不寐，可用温胆汤合朱砂安神丸以化痰安神。

（2）火盛伤阴

主症：狂病日久，病势较缓，有疲惫之象，但有时多言善惊，时而躁狂，形体消瘦，颧赤，唇燥口干，小便短黄，舌红，少苔，脉细数。

基本治法：滋阴降火，安神定志。

针灸治法：取足少阴、手少阴经穴为主。针用平补平泻法或用补法。

针灸处方：涌泉，太溪，三阴交，阴郄，神门，太冲。

针灸方义：涌泉、太溪补肾阴，制虚火；三阴交补阴养血；阴郄、神门补心阴，清虚热，宁心安神；辅以太冲增加降火之效。

随证配穴：幻听加听宫、翳风、中渚；幻视加攒竹、睛明、风池；拒食加隐白、合谷、足三里；少语或不语加通里、廉泉、哑门；妇女月经期病症易发，可在经前针关元、三阴交。

药物处方：二阴煎合千金定志丸加减。

临证加减：癫狂二证常有瘀血，证见面色晦滞，舌质紫黯，舌下脉络瘀阻，脉象沉涩，应活血化瘀，用血府逐瘀汤或癫狂梦醒汤加减。

（二）其他疗法

1. 耳针疗法

针灸处方：交感，神门，心，肝，皮质下，内分泌，胃，脑。

操作方法：每次选1～2次，毫针刺法，留针30分钟，间歇捻转行针。或针刺后，接上电针仪，通电20分钟。

2. 水针疗法

针灸处方：心俞，脾俞，间使，足三里，三阴交。

药物选择：异丙嗪、泰尔登、当归、枣仁、胎盘注射液等。

操作方法：可用氯丙嗪25mg注射液或泰尔登15mg注射液加适量生理盐水稀释，每次选1～2穴，每穴注药液1mL。或用当归、枣仁、胎盘注射液，每穴注射2mL。

3. 刺血疗法

针灸处方：百会，太阳，大椎，身柱，曲池，劳宫，中冲，委中。

操作方法：每次选1～2穴，在所选穴位上下推按，使郁血积聚一处。血管显露后，用三棱针刺破浅表静脉血管，放血数滴。每日或隔日治疗1次，3次为1疗程。

4. 电针疗法 临床对兴奋躁动的狂证患者常采用电针治疗。其方法较多，主要有体针、电针、电针冲击、电针抽搐（即电针痉挛）等方法。

（1）体针电针

针灸处方：可按上述辨证分型选取腧穴。

操作方法：每次选1～2对腧穴，行针得气后，分别接上电针仪，再逐渐加大电流至局部肌肉轻微抽搐即可，留针20分钟。每天1～2次。

（2）电针冲击

针灸处方：太阳，神庭，百会，率谷，玉枕，风府，风池。

操作方法：每次选2～4穴，进针得气后，接上电针仪，迅速给予高频率、大电量、高电压约10秒钟，患者可出现颜面、头颈肌肉抽搐，甚至全身肌肉强直性抽搐，随即将电量减小，让患者稍稍休息，再反复冲击两次。每日治疗1次，20次为1疗程。

（3）电针抽搐

针灸处方：同电针冲击。

操作方法：事先将电针治疗机输出旋钮及连续波率固定在最大，针刺得气后，将两极分别接到针柄上随即启动开关，患者一般于2～4秒钟内出现意识丧失、四肢强直抽搐、呼吸暂停，当意识消失，立即停止通电，待抽搐停止，呼吸一般可自行恢复，必要时可辅以人工呼吸。隔日治疗1次，10次为1疗程。

以上三种电针治疗方法中，体针电刺激量较小，疗效稍差；电针冲击刺激强度较大，一般不会发生意识丧失，比较安全，有一定疗效；电针抽搐刺激强度大，患者意识丧失，疗效较好，但必须谨慎使用。

5. 辅助治疗

（1）某些患者在施行针灸和上述各种方法的同时，尚可口服小量降火逐痰、安神定志的药物，如礞石滚痰丸、指迷茯苓丸、朱砂安神丸，每次10g；或氯丙嗪100～250mg。

（2）有的患者发作前常有失眠、情绪不宁等先趋症状，有的妇女在月经期容易发作，对此应掌握规律。及时治疗，防止复发。

（3）医生要以真诚的态度，深入了解病情，做到早期诊断、早期治疗，并与有关单位及家属配合，正确解决发病因素，防止病情加重。对有伤害行为的患者，要收藏好刀、剪、绳、药物，防止发生意外。

【成药单方】

（1）安宫牛黄丸：每次1丸，每日2次。

（2）朱砂安神丸：每次1丸，每日2次。

（3）龙胆泻肝丸：每次1丸，每日2次。

（4）牛黄清胃丸：每次1丸，每日2次。

第三节　中医眼科疑难病症

一、流泪症

流泪症是以泪液经常溢出睑弦而外流为临床特征的眼病之总称。有冷泪与热泪之分。

《诸病源候论》早有"目风泪出"及"目泪出不止"的记载，《银海精微》有"迎风洒泪"及"充风泪出"的论述，并且提出了冷泪与热泪的概念。热泪多为暴风客热、天行赤眼、黑睛生翳等外障眼病的症状之一，可参见有关章节。本节主要是讨论冷泪症。

冷泪系目无明显的赤痛翳障而流泪，泪水清冷稀薄。《证治准绳·七窍门》将冷泪分为"迎风冷泪"与"无时冷泪"。它类似于西医学的因睑缘位置异常、泪道系统阻塞或排泄功能不全所引起的"泪溢症"，多见于老年人。

【病因病机】

（1）肝血不足，泪窍不密，遇风则邪引泪出。

（2）气血不足，或肝肾两虚，不能约束其液，而致冷泪常流。

（3）椒疮邪毒侵及泪窍，导致排泪窍道阻塞，泪不下渗而外溢。

【临床表现】

迎风冷泪者，平素目无赤烂肿痛，亦不流泪，但遇风则泪出，无风即止，或仅在冬季或春初遇寒风刺激时泪出汪汪，泪液清稀无热感。冲洗泪道时，泪道通畅或狭窄。

无时冷泪者，则不分春夏秋冬，无风有风，不时泪下，迎风尤甚。冲洗泪道时，泪道狭窄；或不通，或有泪窍外翻现象。

【辨证论治】

冷泪多虚证，迎风冷泪与无时冷泪的局部表现仅有程度上的不同，前者为泪，窍虚而招邪，属轻症；后者为脏腑自虚，一般多属气血不足或肝肾亏虚，治宜补虚为主，迎风泪多则加祛风止泪药，并可配合针灸。如排泪窍道已经阻塞，则考虑手术治疗。

（一）基本疗法

1. 内治

（1）肝血不足，外感风邪

主症：目无赤痛，迎风流泪，可兼见面色少华，头晕目眩，脉细。

证候分析：头晕目眩，面色少华，脉细无力属肝血不足。肝血不足，泪窍虚损，风邪乘虚入侵，故迎风泪也。

基本治法：补养肝血，兼祛风邪。

针灸治法：以手阳明大肠经、足少阳胆经穴为主，针用泻法。肝俞、三阴交可灸。

针灸处方：合谷，风池，睛明，攒竹，三阴交，肝俞。

随证配穴：头痛泪多者，加神庭、头临泣。

针灸方义：近取睛明、攒竹以调节局部经气。合谷为手阳明经原穴，配足少阳与阳维之会风池，祛风活络，兼调气血。三阴交、肝俞理脾养肝。

药物处方：四物汤加防风、白芷、羌活。

药物方义：四物汤中熟地黄、当归、白芍、川芎补肝血，防风、白芷、羌活祛风邪。

（2）气血不足，收摄失司

主症：患眼不红不痛，泪下频频，泪水清冷稀薄，常兼面色苍白，神疲体倦，健忘怔忡，舌淡苔薄，脉细弱。

证候分析：面色苍白，神疲体倦，健忘怔忡，舌淡苔薄，脉细弱，属气血不足之象。五脏六腑皆有津液，通于目者为泪，今脏腑有虚，气血不足，则不能收摄其液，故冷泪频下。

基本治法：益气养血，收摄止泪。

针灸治法：以足阳明经穴以及背俞穴为主，针用补法。神庭、脾俞、足三里针后施灸。

针灸处方：承泣，睛明，神庭，脾俞，足三里，肝俞。

随证配穴：目视不明者，加养老；兼有失眠者，加内关、神门。

针灸方义：取足阳明经之承泣、足太阳经之睛明，能调节局部气血以通泪窍；神庭宁神止泪；脾俞、足三里健运脾胃，助生化之源；肝俞益肝血，养目窍。

药物处方：八珍汤加减。

药物方义：八珍汤由四君子汤与四物汤组成，四君子汤中党参、白术、茯苓、甘草补气健脾，四物汤中熟地黄、白芍、当归、川芎补血活血。二者合用，为气血双补良方。如迎风泪多者，加防风、白芷以祛风止泪，则能扶正祛邪，收标本同治之功。如冬日泪多，有畏寒、肢冷、苔白腻者，酌加细辛、桂枝，以温经祛寒。

（3）肝肾两虚，约束无权

主症：眼泪常流，拭之又生，清冷而稀薄，兼头昏耳鸣，腰膝酸软，脉细弱。

证候分析：平素头昏耳鸣，腰膝酸软，属肝肾不足。泪为肝液，肾主五液，肝肾不足，泪失约束，自然流出。

基本治法：养肝益肾，固摄敛泪。

针灸治法：以足太阳、足少阴经穴为主，针用补法。肝俞、肾俞、太溪针后施灸。

针灸处方：睛明，承泣，肝俞，肾俞，太溪。

随证配穴：阳痿、遗精者，加命门、志室；耳鸣、耳聋甚者，加听宫、听会。

针灸方义：睛明、承泣能调局部气血以通泪窍；肝俞、肾俞、太溪壮肾水养肝木，灸之有补益精血的作用。

药物处方：左归饮加减。

药物方义：方中熟地黄滋补肝肾，养血益精，为左归饮之主药；山萸肉、枸杞子助主药补肝肾；山药补脾肾，茯苓健脾渗湿，甘草调和诸药。肾阳虚者，加巴戟天、肉苁蓉、桑螵蛸，以加强补阳作用。

（二）**其他疗法**

1. 火针 患侧睛明穴。选取28号火针烧热，待温后再针，直刺0.5～0.8寸。得气后出针，或留针15min。

2. 耳针 眼、肝、脾、肾。强刺激，留针20min。

3. 外治 如排泪窍道高度狭窄或阻塞者，可先行泪道探插术，注意不可造成假道。仍不通者，则可根据情况，考虑手术治疗。

【医案举例】

成某，女，15岁，学生。患者双眼迎风冷泪已4年左右，门诊检查：视力正常，双泪点位置正常，双泪囊、双泪腺检查阴性，双泪道冲洗均通畅，诊断为双眼迎风冷泪症。治疗经过：取双侧睛明穴，令患者端坐椅上，头微向后仰，闭目，术者左手持一块消毒干纱布，右手持1.5寸毫针在酒精灯的火焰上烧红，随即用左手之纱布块揩拭一下毫针，缓缓压入睛明穴1寸，以得气为度，留针5min后起针。复诊：双眼溢泪已完全停止，为巩固疗效，第二次火针睛明穴。患者高兴而去。(《中医针法集锦》)

【注意事项】

（1）泪窍未受阻而冷泪者，针刺治疗效果佳。中老年人因眼睑皮肤松弛，失去正常的张力，导致泪道功能不全，出现溢泪者，针灸效果较好。

（2）如排泪窍道高度狭窄，已完全阻塞，泪液满眶，可考虑手术治疗。

二、目痒

目痒是以眼部发痒为主要特征的眼病，古代有眼"痒极难忍""痒若虫行"的记载。本病相当于西医学之春季卡他性结膜炎。

【病因病机】

（1）风邪侵袭，邪气往来流行于睑眦腠里之间而发。

（2）脾胃内蕴湿热，复感风邪，风热湿邪上壅于目所致。

（3）肝血亏少，血虚风动而作痒。

【临床表现】

(1) 双眼视力如常。

(2) 眼内或两眦作痒，或痒如虫行，或奇痒难忍。

(3) 检视眼部有黏丝状分泌物；上睑内面有扁平的大小不等、质坚而硬的淡红色颗粒，排列不齐，呈铺路的卵圆石样；或见血睛污红，在睑裂部黑睛缘处有灰黄或暗红色膜样隆起。

(4) 尚有眼内外无异常见症者。

【辨证论治】

1. 内治

(1) 风邪侵袭

主症：两眦作痒，视力正常，外无形症。

基本治法：祛风散邪止痒。

针灸治法：宜取手阳明、手太阴、足少阳经穴为主，针用泻法。

针灸处方：合谷，少商，列缺，风池，丝竹空，承泣。

针灸方义：合谷疏散风邪，解表止痒；少商点刺，宣肺解表，清热止痒；列缺解表祛风；风池疏风祛邪；丝竹空、承泣眼局部取穴，通络明目止痒。

药物处方：驱风一字散加减。

药物方义：炮川乌、川芎、荆芥穗、羌活、防风辛温升散，祛风力强，驱风散邪止痒。

临证加减：痒甚难忍者，加藁本、乌梢蛇增强驱风功效；舌脉偏于热者，加黄芩、生地黄、苦参驱风散邪清热；体虚者，加党参、黄芪，扶助正气。

(2) 风热壅目

主症：睑内灼痒，每于春暖季节发作，睑内有红色颗粒，排列如铺路圆卵石样，遇风吹日晒或近火熏灼之后，症情往往加重。

基本治法：祛风清热，活血消滞。

针灸治法：宜取足厥阴、足少阳经穴及眼部穴位为主，毫针于远端行泻法，眼部穴位行平补平泻法。

针灸处方：太冲，足临泣，风池，太阳，攒竹，睛明。

针灸方义：太冲为肝经原穴，足临泣为胆经腧穴，可泻肝胆热邪，明目止痒；风池、太阳疏风清热，攒竹、睛明清热明目止痒。

药物处方：四物汤加减。

临证加减：可加薄荷、牛蒡子、荆芥穗、防风散邪止痒，连翘、苦参、花粉清热。诸药合用，祛风散邪止痒，有消滞退赤之功效。

(3) 脾胃湿热，兼受风邪

主症：眼内奇痒难忍，多泪胶黏，胞睑沉重，白睛黄蚀。

基本治法：祛风清热，除湿止痒。

针灸治法：取手太阴、足阳明经穴为主，针用泻法。

针灸处方：少商，尺泽，合谷，内庭，睛明，四白。

针灸方义：少商点刺出血，疏解肺经风热毒邪；尺泽清肺热，解表止痒；合谷泄阳明热邪；内庭为胃经荥穴，引热下行。睛明、四白通眼部经络，明目止痒。

药物处方：除湿汤加减。

临证加减：风邪较重加乌梢蛇、川芎、羌活、薄荷、蝉蜕。

(4) 血气生风

主症：眼痒势轻，时作时止，局部未见异常，形体不实，舌淡，脉细。

基本治法：养血息风。

针灸治法：取背俞穴以及足阳明经穴为主，针用平补平泻法。

针灸处方：肝俞，肾俞，膈俞，足三里，攒竹，瞳子髎，承泣，太冲，合谷。

针灸方义：肝俞、肾俞补之养阴生津，滋养目系；膈俞补之补血，足三里益气养血，太冲、合谷养肝，息风；攒竹、瞳子髎、承泣疏通眼部经络，调和气血。

药物处方：四物汤加减。

临证加减：僵蚕、白蒺藜养血息风，内风引动外风者加白芷、防风、荆芥穗祛风止痒。

2. 外治 用龙胆草、防风、细辛、甘草煎水或以内服药渣煎水熏洗患眼。

三、针眼

本病是指胞睑生小疖肿，形似麦粒，易于溃脓之眼病。《诸病源候论》称之为针眼，又名偷针、土疳、土疡。它类似于西医学之麦粒肿。

本病为常见病、多发病，患者以青少年较多见。素体虚弱，或有近视、远视及不良卫生习惯者，常易罹患。

【病因病机】

（1）风邪外袭，客于胞睑而化热，风热煎灼津液，变生疮疖。

（2）过食辛辣炙煿，脾胃积热，循经上攻胞睑，致营卫失调，气血凝滞，局部酿脓。

（3）余邪未清，热毒蕴伏，或素体虚弱，卫外不固而易感风邪者，常反复发作。

【临床表现】

初起，胞睑微痒微痛，近睑弦部皮肤微红微肿，继之形成局限性硬结，并有压痛。若病变发生于近眦部者，红肿焮痛较剧，并可引起眦部白睛赤肿。部分患者可于耳前或颌下触及肿核，并有压痛，甚至伴有恶寒发热、头痛等全身症状，本病轻者数日内可自行消散；重者经 3～5 日后，于睑缘睫毛根部出现黄白色脓点，形如麦粒。待溃后脓出肿消始愈，其发于睑内者，可在睑内溃破出脓。若久不溃破而遗留肿核者，可按为胞生痰核处理。

【辨证论治】

对本病的治疗，原则上对未成脓者，应退赤消肿，促其消散；已成脓者，当促其溃脓或切开排脓，使其早愈。本病酿脓之后，切忌压挤，以免脓毒扩散，变生他症。平素应注意眼部卫生，增强体质，预防发病，或避免反复发作。

（一）基本疗法

1. 内治

（1）风热外袭

主症：病初起，局部微红肿痒痛，并伴有头痛发热、全身不适等症，舌苔薄白，脉浮数。

证候分析：风与热邪皆能作痒，风胜、热胜亦皆致肿。今风热之邪客于胞睑，故胞睑红肿而痒。所见全身症状，均为风热袭表之征。

基本治法：疏风清热，调和营卫。

针灸治法：以手阳明、手少阳经穴为主，针用泻法。少泽可点刺出血。

针灸处方：合谷，天井，风池，少泽。

随证配穴：头痛重者，加太阳；麦粒肿若在上睑内眦部，加睛明、攒竹；在外眦部加瞳子髎、丝竹空；在两眦之间，加鱼腰；在下睑者加承泣、四白。

针灸方义：合谷疏风清热，调和营卫；天井通达三焦气机，以助解表清热；配风池疏风解表，以治目疾；刺少泽出血，可清热解毒。

药物处方：银翘散加减。

药物方义：本方以薄荷、豆豉、荆芥、桔梗、牛蒡子疏风解表，金银花、连翘清热解毒，配竹叶、芦根、甘草以助清热。证偏热重者，可去荆芥、豆豉、加黄连、黄芩以助清热解毒。

（2）热毒上攻

主症：胞睑局部红肿，硬结较大，灼热疼痛，伴有口渴喜饮，便秘溲赤，苔黄脉数等。

证候分析：脾胃蕴热，上攻胞睑，阻滞脉络，营卫失调，故疖肿红赤焮痛。内蕴热毒，以致口渴喜欢，便秘溲赤，苔黄脉数等症。

基本治法：清热泻火解毒。

针灸治法：以手阳明、足阳明经穴为主，针用泻法。少冲点刺出血。

针灸处方：曲池，内庭，行间，支沟，少冲。

随证配穴：根据患病部位，其配穴参照本病"风热外袭"型。伴有发热者，加大椎。

针灸方义：取手阳明经合穴曲池，足阳明经荥穴内庭，足厥阴经荥穴行间，旨在泻热解毒。支沟通腑祛实，以泻胃肠实热。刺少冲出血，以泻心火。

药物处方：泻黄散合清胃散加减。

药物方义：方中石膏、黄连泻火解毒，栀子清热；防风助散伏火，生地黄、丹皮凉血清热；藿香理气，当归和血，二药调和营卫，升麻清热解毒，引药入于阳明，共奏清热、泻火、解毒之功。若便秘甚，可加大黄、芒硝泻火通腑；口渴引饮者，可加天花粉清热生津，且有助于消肿排脓。

（3）脾胃伏热，脾胃虚弱

主症：针眼反复发作，但诸症不重。

基本治法：健脾利湿，清热解毒，或扶正祛邪。

针灸治法：以足太阴、足阳明经穴为主，针用补泻兼施法。足三里施以补法，余穴施以泻法。四缝用三棱针点刺，挤出黏液或血水。

针灸处方：阴陵泉，曲池，足三里，大横。

随证配穴：兼有腹胀、疳证者，加四缝。

针灸方义：阴陵泉、足三里为足太阴、足阳明经合穴，健运脾胃而利湿，泻曲池清热解毒，大横调脾胃治疗大便秘结。

药物处方：属脾胃伏热者，宜选清脾散加减；属脾胃虚弱者，宜选四君子汤。

药物方义：清脾散中以石膏、栀子、黄芩清脾胃积热，为主药；防风、薄荷、升麻助主药发散郁伏之火；赤芍凉血，散血分瘀热；枳壳、藿香、陈皮、甘草理气和中，振复脾胃气机。诸药合用，共收泻脾胃伏火、调理脾胃气机的作用。四君子汤酌加当归、白芍、山楂、神曲、麦芽等，健脾益气，和血消滞；配解毒排脓之品，使其标本兼顾，以收扶正祛邪之功。

2. 外治

（1）未酿脓者，局部可用湿热敷以助消散，或用紫金锭磨汁，频涂患部皮肤，消肿止痛。

（2）已成脓者，当切开排脓。若脓头在眼睑皮肤面者，切口应与睑缘平行；脓头位于睑内面者，切口应与睑缘垂直。

（二）其他疗法

1. 耳针 眼、肝、脾、耳尖。强刺激，留针20min，留针期间运针2次，每日1次，亦可耳尖、耳背小静脉刺络出血，屡发者可用王不留行籽贴压法。

2. 拔罐 取大椎，用三棱针散刺出血后拔罐。

3. 挑刺 在肩胛区第1～7胸椎两侧探寻淡红色疹点或敏感点。用三棱针点刺，挤出黏液或血水，用棉球拭去，可反复挤3～5次，亦可用消毒的缝衣针挑断疹点处的皮下纤维组织。

【注意事项】

（1）麦粒肿初起至酿脓之后，患处切忌挤压以免脓毒扩散，变生他症。

（2）平素应注意眼部卫生，增强体质，防止发病。

四、目赤肿痛

目赤肿痛是以目赤、睑肿、热痛为主症的一种急性眼病，有传染性，又名"风热天行赤眼"。

【病因病机】

（1）外感风热时邪入人体，留滞经脉，循经上犯于目，故发目赤肿痛。

（2）肝胆火盛，热邪郁阻，循经上扰目系。目系气血壅滞，而发目赤肿痛。

【辨证论治】

（一）基本疗法

（1）外感风热

主症：目赤肿痛，畏光流泪，目涩难开，兼见头痛，发热脉浮。

基本治法：疏风清热。

针灸治法：取手阳明、足太阳、足少阳经穴为主。针用泻法，或放血疗法。

针灸处方：睛明，太阳，上星，曲池，合谷。

针灸方义：目赤肿痛乃风热所为，阳明、太阳均循行目系，故取合谷、曲池疏风散热；睛明为太阳、阳明之交会穴，泻之能泻其郁热，消散瘀血；太阳点刺出血其泻热之功尤佳。

药物处方：银翘散加减。

药物方义：银翘散能疏散在表的风热之邪。

临证加减：若灼痛较甚，虬脉纵横，白睛溢血，胞肿头痛，眵多粘结，舌红苔黄，脉数者，为邪毒内侵，须于上方中加解毒凉血之品，或用泻肺饮加减。若肿痛难开，伴有烦躁口渴，小便红赤，大便秘结，为里热壅盛，宜泻火通腑，用凉膈连翘散。若白睛溢血，日久不消，则须加入活血祛瘀之药物。病侵黑睛，畏光流泪，涩痛难睁，视物模糊，抱轮红赤，星点簇生，兼见口苦咽干，舌红苔黄，脉弦数者，为肝肺火盛，宜清肺泻肝，用泻热黄连汤或泻肺饮，去羌活、枳壳，加龙胆草、柴胡。

（2）肝胆火盛

主症：目赤肿痛，畏光流泪，口苦心烦，头晕，舌苔黄，脉弦。

基本治法：清肝利胆，泻热明目。

针灸治法：取足厥阴、足太阳经穴，配眼部穴位，针用平补平泻法。

针灸处方：太冲，行间，侠溪，睛明，上星，太阳。

针灸方义：上病下取，泻太冲、行间、侠溪清泻肝胆热邪，局部取睛明、上星、太阳之穴，能疏通眼部经脉气血，消肿止痒。若肿痛明显，二目难睁，可点刺上星、太阳出血，以泄热祛瘀。痛痒难忍者，加攒竹、合谷。

药物处方：泻热黄连汤加减。

药物方义：龙胆草、夏枯草、菊花清肝明目，黄芩、黄连清热解毒，升麻入泻火剂中，增强泻热解毒之力。诸药合用，能泻热消肿，平肝明目。

（二）其他疗法

外治

（1）滴眼，选用外障眼药水，10%～15%千里光眼药水及各种抗生素眼药水、眼药膏。

（2）内服药渣再煎，先熏后洗患眼。

（3）红肿较甚者，用新鲜野菊花、一点红、犁头草、蒲公英等1～2g，洗净捣烂。闭睑外敷，每日1～2次，每次15分钟。擦去胞睑内面粘附的膜样物，并用生理盐水洗眼，然后涂黄连眼药膏。

【注意事项】

本病为急性、传染性眼病，传染途径是直接或间接地接触患眼分泌物所至，故应做好预防工作，对患者进行隔离以及对环境进行消毒。

本病针药治疗，效果均佳。现代医学的结膜炎、急性卡他性结膜炎、流行性角膜炎等，可参照本篇治疗。其流行性角膜炎继目赤肿痛之后，黑睛表面有星点出现，愈后可遗留点状翳障，数年方能消退。

五、上睑下垂

上睑下垂是以上睑不能提起，掩盖部分或全部瞳孔影响视力为特征，故名上睑下垂。有单侧、双侧之分，有先天与后天之别，中医称上胞下垂，又称"睢目""睑皮垂缓"等。

【病因病机】

（1）先天禀赋不足，命门火衰，致脾阳不足。

（2）脾虚中气不足，筋肉失养，睑肌无力。

（3）肝虚血少，风邪客于胞睑，阻滞经络，气血循行不畅，筋骨失养而上睑下垂。

【临床表现】

（1）先天性自幼双眼上睑下垂，终日不能提举，视物时仰首皱额，甚至以手提起上睑方能视物。日久则额皮皱起，眉毛高耸。

（2）后天性分急性和慢性，急性见单眼上睑下垂，伴眼珠外斜，视一为二，眼珠不能向上内下运动，瞳孔散大，光反射消失，多见于动眼神经麻痹。双侧上睑下垂，多见于急性感染性多发性神经炎（格林巴利综合征）。慢性见起病缓慢者，双眼上睑下垂，时轻时重，休息后减轻，劳累后加重，重者伴有视一为二，倦怠无力，吞咽困难，属于重症肌无力眼肌型。

【辨证论治】

（一）基本疗法

1. 内治

（1）命门火衰，脾阳不足

主症：自幼双眼上睑下垂，无力抬举，视物时仰首举额张口，或以手提睑。

基本治法：温肾阳，益化源。

针灸治法：宜取足少阴、足阳明经穴为主，针用补法。

针灸处方：太溪，命门，脾俞，足三里，攒竹，丝竹空，阳白。

针灸方义：太溪为肾经原穴，命门为督脉穴，合用益肾固本；足三里、脾俞用以调补脾胃，以滋生化之源；丝竹空、阳白均为眼局部取穴，激发局部生气。

药物处方：右归饮加减。

药物方义：熟地黄、山药、山萸肉、枸杞子用之补肾阴；肉桂、附子温肾阳，补命门之火，助脾阳；杜仲强肾益精，炙甘草补中益气，人参、白术助附子温补脾阳，共奏补命门、助脾阳之功。

（2）脾虚失运，中气不足

主症：上睑下垂，晨起病轻，午后加重。重症者，眼珠转动不灵，视一为二，并有周身乏力，甚至吞咽困难等。

基本治法：补脾益气，养血荣筋。

针灸治法：宜取足太阴、足阳明经穴为主，针用补法，加灸。

针灸处方：三阴交，足三里，脾俞，百会，攒竹，丝竹空，阳白。

针灸方义：三阴交、足三里、脾俞伍用健运脾胃，补气养血；百会为督脉穴，升提阳气；攒竹、丝竹空、阳白三穴为眼周部穴位，调和局部气血。

随证配穴：吞咽障碍者加天突、膻中。

药物处方：补中益气汤加减。

药物方义：黄芪、人参、白术、甘草伍用，益气健脾补中；当归补血，陈皮健脾行气，升麻、柴胡伍用升阳举陷。诸药共奏升阳益气之功。

（3）风邪袭络

主症：起病突然，多为单侧上睑下垂，重者出现目珠转动失灵，目珠外斜，视一为二，常伴眉额酸胀，或兼有其他肌肉麻痹症状，舌红，苔黄，脉弦。

基本治法：疏风活络，调和气血。

针灸治法：宜取手少阳、足少阳经穴为主，针用泻法。

针灸处方：合谷，风池，膈俞，丝竹空，阳白，攒竹。

针灸方义：合谷为手阳明经穴，风池为足少阳胆经穴，膈俞为血之会穴，活血息风通络，合用宣通经络。丝竹空、阳白、攒竹为眼局部穴位，通经活络。

随证配穴：面部麻木不仁者，加地仓、颊车。

药物处方：八珍汤合牵正散加减。

药物方义：八珍汤补益气血；牵正散中白附子、僵蚕、全蝎等分生用，宜祛风痰，通经络。

（二）其他方法

1. 皮肤针 面部眼周穴位应轻叩刺，每次15分钟，日一次。

2. 神经干电刺激 略。

六、胞轮振跳

胞轮振跳是因气血不和，致眼睑不自主牵拽跳动的疾病，又名目瞤。本证为一侧罹病，偶然发生者无需治疗。振跳频繁，重者可牵动口角乃至面颊部肌肉发生跳动。在情绪紧张、疲劳、久视、睡眠不足等情况下加剧，入睡后消失。少数病例日久不愈，于病程晚期可有歪偏之变。

本病即现代医学的眼轮匝肌痉挛。

【病因病机】

气血衰弱，血虚生风，筋脉失养，为本病的主要病理机制。

（1）心脾两虚 久病、过劳、情志不遂等损伤心脾，心脾两虚，筋肉失养，以致筋惕肉瞤。

（2）血虚生风 肝脾血虚，日久生风，虚风内动，牵拽胞睑而振跳。

【临床表现】

上睑或下睑跳动，时疏时频，不能自控。一般过劳、久视、睡眠不足等，则跳动更加频繁，休息之后症状可以减轻或消失。若胞睑跳动时，连同半侧面部肌肉及眉毛之口角皆瞤动者，日久不愈，恐有歪偏之变。

【辨证论治】

本病轻者或偶尔发生者，不必治疗，可以自愈。若跳动过频、久跳不止者，则须治疗。

（一）基本疗法

1. 内治

（1）心脾血虚

主症：胞睑振跳，时疏时频，劳累时重。兼心烦失眠，怔忡健忘，食少体倦。

证候分析：心脾血虚，血不养筋，筋肉拘挛自瞤，劳累后气血亏耗，故瞤动加重。心血虚而虚火上扰，故心烦失眠。血不养心则怔忡健忘。脾虚食少则体倦。

基本治法：补养心脾。

针灸治法：以手少阴、足太阴经穴为主。针用补法，加灸。

针灸处方：神门，内关，三阴交，百会，心俞，脾俞。

随证配穴：上胞振跳者，加丝竹空、阳白、鱼腰、攒竹；下胞振跳者，加承泣、四白、翳风、下关。

针灸方义：神门、内关、心俞宁心安神，三阴交、脾俞健脾补虚，百会调神解痉。

药物处方：归脾汤加减。

药物方义：本方使心脾得补而气旺血生，筋肉得血所养则眴动自止，诸症可消。

2. 血虚生风

主症：病程较长，胞睑振跳频繁，牵拽面颊口角，眉紧肉跳，面白无华或萎黄，唇色淡白，头昏目眩，舌淡红，苔薄，脉弦紧。

证候分析：肝脾气血亏虚，虚风内生，上扰头面，筋脉收引，故胞轮振跳频繁，重者搐动不已。血虚生风，故出现头昏目眩等症，面色及舌脉均为血虚风动之象。

基本治法：养血平肝息风。

针灸治法：以足厥阴肝经穴及背俞穴为主，针用补泻兼施法。太冲、合谷、申脉用泻法，余穴用补法。

针灸处方：太冲，合谷，膈俞，肝俞，脾俞，申脉。

随证配穴：兼有头胀耳鸣者，加百会、听会。

针灸方义：合谷、太冲，名曰四关，可平肝息风止痉。膈俞为血之会穴，配肝俞、脾俞养血活血，血行风自灭。跷脉司眼睑开合，阳跷脉主动，申脉通阳跷脉，故泻申脉可止眼睑眴动。

药物处方：当归活血饮加减。

药物方义：原方用当归身、川芎、熟地黄、白芍养血柔肝为主，生黄芪益气以养血，防风、薄荷、羌活疏散外风。用于本证可去薄荷、羌活，加僵蚕、天麻、钩藤、全蝎、蜈蚣以平息内风。

（二）其他疗法

1. 耳针 眼，神门，肝，心，脾。每次选2～3穴。胞轮振跳频繁者用强刺激，留针20～30min；或埋揿针，每日按压数次。

2. 穴位注射 翳风，阳白，下关，足三里。采用丹参注射液或B族维生素药物，每穴注入0.5～1mL，每日或隔日1次，10次为1疗程。

3. 离子透入 用钙离子透入，或用直流电中药离子导入，对部分患者可减轻症状。目前常用的正极性中药，如草乌、丹参、钩藤等；负极性中药，如五味子、酸枣仁、陈醋等。但对于心区、孕妇腹部应慎用。

4. 头针 取枕上正中线、枕上旁线，沿皮刺1.5寸，每日或隔日1次。

【医案举例】

（1）李某，男，36岁，工人。右眼睑跳动年余，每分钟跳动20余次，视力略有下降。诊断为眼睑眴动。治法：循经和局部取穴，养血舒筋。取穴：阳白、攒竹、丝竹空、三阴交、阳陵泉，均用补法，留针10min，针之症状缓解，起针后随之又如同前。复诊选取八脉交会穴申脉，配经外奇穴鱼腰。手法：鱼腰用补法，申脉用泻法。针刺得气后，眼睑眴动随之消失，至今未见复发。[陕西中医，1984，（12）：30]

（2）张某，男，30岁，工人，1987年5月6日来诊。自述左下眼睑跳动持续1周，入睡即止，醒后即发，令患者心烦意乱，严重影响工作。曾于本厂卫生所治疗，服地西泮、维生素E，效果不显，随来求诊。检查：眼球活动自如，脉滑数。以腕踝针治疗，取左上肢1区。该部常规消毒，选1.5寸毫针，平刺快速进入皮下，针体贴近皮肤表面，以针下有松软感，患者无酸、麻、胀、沉、痛等感觉为宜，将针体全部刺入皮下。下针后，患者眼睑眴动立止。为巩固疗效，将针柄用胶布固定，埋针2日。来诊自述埋针后眼睑再未跳动。[陕西中医函授，1990（1）：35]

【注意事项】

（1）本证的病因较为复杂，病程较长者，较为难治。

（2）局限性运动性癫痫可引起局限性面肌抽搐，以口角部位为多见，但常伴有头眼转动，有时可累及肢体抽搐，脑电图见有癫痫波，以资鉴别。

（3）伴有颅神经受损症状者，为继发性面肌痉挛，应进一步检查。

七、麻痹性斜视

本病是以眼珠突然偏斜、转动受限、视一为二为临床特征的眼病。中医属风牵偏视，西医动眼神经麻痹可参照本病论治，若伴见半身不遂，口眼歪斜，语言不利，甚至猝然昏仆者，属中风。

【病因病机】

（1）正气不足，卫外失固，或阴血亏少，络脉空虚，风中经络。

（2）脾失健运，蒙湿生痰，复成风邪，风痰阻络。

（3）肝肾阴亏，阳元动风，夹痰上扰，阻滞经络。

（4）中风后遗，气虚血滞，脉络瘀阻。

以上诸种因素皆可导致眼部受邪一侧经络的气血运行不利，使筋肉失养而弛缓不用。反之，健侧由于络中气血运行通畅，筋肉舒缩功能如常，而状似拘急，牵引眼珠偏向健侧。

【临床表现】

（1）猝然发病。

（2）单眼或双眼黑睛偏于眦侧。

（3）转动受限，视一为二。

（4）上胞下垂或口眼歪斜。

（5）常伴有头晕、恶心、呕吐、步态欠稳等症状。遮盖一眼，多可消失。

【辨证论治】

（一）基本疗法

1. 内治

（1）卫外失固，风邪中络

主症：黑眼猝然偏斜，转动受限，视一为二，起病多有恶寒发热，头痛，舌苔薄白，脉浮等表证。

基本治法：疏风通络，扶正祛邪。

针灸治法：宜取手足阳明经穴为主，针用平补平泻法。

针灸处方：合谷，风池，足三里。

针灸方义：合谷、风池疏风通络，足三里调气血理脾胃。

随证配穴：内直肌麻痹者，取睛明、印堂；上直肌麻痹者，取上明①、攒竹；下直肌麻痹者，取承泣、四白；外直肌麻痹者，取瞳子髎、太阳；下斜肌麻痹者，取丝竹空、上明；上斜肌麻痹者，取球后、四白。

药物处方：小续命汤加减

药物方义：麻黄、防风、防己、杏仁、生姜辛温发散祛风通络；人参、附子、桂心、川芎、芍药、甘草益气助阳，调理气血，黄芩苦寒，制约风药辛燥动火之弊，并防止风邪入里化热。如系风热为患，去生姜、桂心、附子，酌加生石膏、生地黄、秦艽、桑枝即成辛凉疏风，清热通络。

（2）肝血不足，风中脉络

主症：眼部主症具备，患者面色无华，平常头晕耳鸣，舌淡脉细，起病有恶寒，发热之类表证。

基本治法：养血祛风。

针灸治法：取背俞穴及任脉、足阳明、足太阴经穴为主。针用平补平泻法。

针灸处方：肝俞，膈俞，肾俞，气海，足三里，三阴交，瞳子髎，攒竹，风池。

针灸方义：肝俞、膈俞、肾俞滋肾补肝血；气海益气，足三里、三阴交调补脾胃，以资气血生化之源，而养肝明目；风池祛风明目，瞳子髎、攒竹疏通病部经络气血，调和营卫，疏散风邪。

---

① 上明：经外奇穴，别名上承泣，位于额部眉弓中点垂线上，眶上缘下凹陷中。

药物处方：养血当归地黄汤加减

药物方义：当归、川芎、熟地黄、芍药养血活血，藁本、防风、白芷、细辛祛风散邪。

临证加减：外风引动内风之象，去藁本、细辛，酌加菊花、白蒺藜、僵蚕、钩藤（重用）祛风平肝。

（3）脾虚湿盛，风邪阻滞

主症：眼症同前，患者平素食少纳呆，泛吐痰涎，舌苔厚腻，脉弦滑。

基本治法：健脾化痰，祛风通络。

针灸治法：宜取任脉、足太阴、足阳明经穴为主，针用平补平泻法。

针灸处方：膻中，脾俞，足三里，丰隆，三阴交，风池，承泣，睛明。

针灸方义：膻中调理气机，宽胸化痰，解郁；脾俞、足三里健脾益气，丰隆化痰浊；三阴交健脾利湿；风池祛风通络；承泣、睛明通眼部经络，明目开窍。

药物处方：六君子汤合正容汤加减。

药物方义：六君子汤健脾益气，除湿化痰。正容汤中白附子、胆南星、半夏、僵蚕祛风除痰，羌活、防风、秦艽、松节祛风除湿、疏通经络，甘草和中益气。

（4）肝阳化风，夹痰上扰

主症：黑睛突然偏斜不动，患者素有头晕、耳鸣、失眠多梦、腰膝痿软等症，舌红苔黄，脉弦细或弦滑。

基本治法：平肝潜阳、化痰息风。

针灸治法：宜取足厥阴、足少阴、足太阴经穴为主，针用泻法。

针灸处方：风池，行间，侠溪，肾俞，水泉，丰隆，中脘，攒竹，丝竹空。

针灸方义：风池疏泄浮阳；侠溪、行间泻肝之风阳，引热下行，伍用平肝息风，收敛浮阳；肾俞、水泉滋阳潜阳；丰隆、中脘化痰除湿，升清降浊；攒竹、丝竹空为眼局部取穴，通络明目。

药物处方：天麻钩藤饮加减。

药物方义：天麻钩藤饮平肝潜阳息风，加胆南星、僵蚕、全蝎、贝母增强息风、化痰、通络的作用。

（5）气虚血滞，络脉瘀阻

主症：患者有中风病史，后遗目珠偏视，口眼歪斜，半身不遂或肢体麻木不仁，面色萎黄，舌质淡或有瘀斑，苔白，脉细。

基本治法：益气活血，化瘀通络。

针灸治法：宜取手足阳明、足少阳、足太阳经穴为主，针用泻法。

针灸处方：曲池，合谷，足三里，阳白，攒竹，球后，四白，风池，膈俞。

针灸方义：曲池、合谷、足三里益气活血；阳白、攒竹、球后、四白为眼局部穴位，泻之通调局部气血，通经活络；风池行气通络；膈俞活血化瘀。

药物处方：补阳还五汤加减。

药物方义：黄芪益气，归尾、赤芍、川芎、桃仁、红花、地龙活血化瘀通络，加白附子、僵蚕、全蝎除络脉之风疾。

（6）外伤瘀滞

主症：有外伤病史，伤后目偏斜或有胞睑、白睛瘀血，头痛眼胀，眼球活动受限，视一为二，或有恶心呕吐，舌红，苔薄，脉弦。

基本治法：活血化瘀，通经活络。

针灸治法：宜取眼部经穴为主。

针灸处方：睛明，承泣，瞳子髎，球后，膈俞。

针灸方义：睛明、承泣、瞳子髎、球后为眼周穴位，针用泻法，行气活血化瘀，膈俞为血会，泻之活血化瘀。

随证配穴：眼内肌麻痹加印堂，上直肌麻痹加攒竹，下直肌麻痹加四白，外直肌麻痹加太阳，下斜肌麻痹加丝竹空，上斜肌麻痹加四白。

药物处方：通窍活血汤加减。

药物方义：赤芍、川芎、补血活血，桃仁、红花活血化瘀，地龙化瘀通络，菊花、青葙子清头明目。

（二）其他疗法

1. 皮肤针 用梅花针叩刺眼眶周围穴位。

2. 点穴疗法 眼周穴位按压，每次 5～10 分钟。

八、泡性结膜炎

泡性结膜炎是指白睛表层生长的形如米粒之小泡，而周围绕以赤脉的眼病，本病以单眼发病为多，亦有双眼同时或先后发病者，体质虚弱之人，每次反复发作。本病相当于中医之金疳，病名首见于《证治准绳·七窍门》。

【病因病机】

（1）肺经燥热，宣发失职，致气血郁滞而成。

（2）肺阴不足，虚火上炎，白睛血络壅阻，瘀滞不行而致。

（3）禀赋不足，及肺脾失调，每易患之。

【临床表现】

白睛表面出现灰白色的小颗粒，周围绕以赤丝血脉。颗粒也可溃破而愈，愈后多不留痕迹。一般小颗粒多为一个，重者可多至两个以上，患者自觉隐涩不适，或微痛畏光，眵泪不多。如颗粒发于黑睛边际，则可参阅白膜侵睛。

【辨证论治】

本病位于气轮，发病过程虽有外邪夹杂，但为标也，故治疗总宜治肺为本。如病初起，治宜泻肺利气散结，使气畅血行；如反复发作，或缠绵不愈，则应润肺益气，复其宣发肃降之功。

1. 内治

（1）肺经燥热

主症：患者自觉涩痛畏光，泪热眵结，白睛上小泡样颗粒隆起，其周围丝脉红赤怒张。全身可兼有口渴鼻干，便秘溲赤，舌红苔黄，脉数有力等。

基本治法：泻肺散结。

针灸治法：取手太阴肺经腧穴为主，配眼局部穴位，针用泻法或平补平泻法。

针灸处方：列缺，合谷，尺泽，风池，睛明，瞳子髎。

针灸方义：列缺为手太阴之络穴，泻肺经郁热；合谷为阳明经之穴，与肺经互为表里，能祛表里二经热邪，又主头面诸疾；尺泽为肺经之合穴，配风池专能奏疏风清热之效；睛明、瞳子髎局部取穴，疏解白睛郁热，消瘀散结。

药物处方：泻肺汤加减。

药物方义：方中桑白皮、黄芩泻肺热；因热则伤阴，故用地骨皮、知母、麦冬养阴清热；桔梗入肺，引药上行。加防风可以散邪，赤芍可凉血活血以退赤，连翘可助桑白皮以增清热散结之功。若便秘，可加大黄，以泻大肠之积热。

(2）肺阴不足

主症：自觉隐涩微痛，眵泪不结，白睛颗粒不甚高隆，周围血丝淡红，且病久难愈，或反复再发。全身症状可有干咳，五心潮热，便秘等。

基本治法：滋阴润肺，兼以散结。

针灸治法：取手太阳、足少阴经穴为主，针用平补平泻法。

针灸处方：肺俞，膏肓，太渊，太溪，三阴交，鱼腰。

针灸方义：肺俞配膏肓，以益肺养阴，清虚热；肾为水脏，取肾经原穴太溪滋水润肺，肺经原穴太渊润肺益气，三阴交养阴清热；配眼部鱼腰疏解余邪，通络明目。

药物处方：养阴清肺汤加减。

药物方义：方中生地黄、玄参、麦冬、白芍养阴清肺润燥，丹皮助生地黄、玄参凉血解毒而散结；贝母（宜用浙贝母）清热散结；薄荷宣肺利咽，清散肺热；甘草调和诸药。加夏枯草、连翘以增清热解毒散结之功。

（3）肺脾两虚

主症：白睛赤涩轻微，小泡反复难愈，全身症见乏力，便溏或便秘，食欲不振，咳嗽有痰，腹胀不舒，舌淡苔薄白，脉细无力等。

基本治法：脾肺双补。

针灸治法：宜取手太阴、足太阴、任脉经穴及背俞穴为主，针用补法，加灸。

针灸处方：太渊，肺俞，脾俞，三阴交，气海，公孙，瞳子髎。

针灸方义：太渊、肺俞补肺气，脾俞、公孙、三阴交健脾益气，气海补益元气，瞳子髎通络明目。

药物处方：六君子汤加减。

药物方义：方中党参、白术、茯苓、甘草共为四君子汤，补气健脾；陈皮、半夏健脾燥湿，化痰；生姜、大枣辅助补中健脾，全方具有益气补中、健脾养胃、化痰燥湿之功。肺乃脾之子，补土可以生金。若加防风、桑白皮、赤芍，取其消积滞，缓目赤，止目痛之功。

2. 外治　黄连西瓜霜眼药水或10%～15%千里光眼药水滴眼，亦可用激素类眼药水滴眼。

九、病毒性角膜炎

病毒性角膜炎是黑睛骤生多个细小星翳的眼病。本病常在热病后，或慢性疾病，或月经不调等阴阳气血失调的情况下发病。多单眼为患，也可双眼同时或先后发生，本病病程较长，易反复发作，愈后遗留瘢痕翳障，影响视力。本病相当于中医聚星障，见于《证治准绳·七窍门》。

【病因病机】

（1）风热或风寒之邪外侵，上犯于目。

（2）外邪入里化热，或因肝经伏火，复受风邪，风火相搏，上攻黑睛。

（3）过食煎炒五辛，致脾胃蕴积湿热，熏蒸黑睛。

（4）肝肾阴虚，或热病后阴津亏耗，虚火上炎。

【临床表现】

病情初起，眼内有沙涩疼痛，畏光流泪，抱轮红赤或经赤不显，黑暗骤起翳障，如针尖大小，色灰白或微黄，少则数颗，多则数十颗，或齐起，或先后渐次而生，其排列形式不一，可散漫排列如云雾状，可联缀呈树枝状，一般不化脓，但病程较长，若星翳傍风轮边际而起，扩大连接，中间溃陷者，为花翳白陷；若复感邪毒，团聚密集，溶成一块，溃入黑睛深层者，为凝脂翳。

【辨证论治】

本病之辨证要全身症状与局部症状综合分析，首当辨病因，审脏腑。若为外邪者，治当疏散外邪；

为肝火者，治当清泻肝火；为湿热者，治当清化湿热。对于病情缠绵、反复发作者，常为虚实夹杂，治须分辨虚实之孰轻孰重，采用扶正祛邪法，则耐心调治，方能取效。外治以清热解毒、退翳明目为主，并可结合针刺、热敷等方法治疗。

1. 内治

（1）风热上犯

主症：黑睛骤生星翳，抱轮红赤，羞明隐涩，发热恶寒，热重寒轻，咽痛，舌苔薄黄，脉浮数。

基本治法：疏风散热，清肝利胆。

针灸治法：取足厥阴、足少阳经穴及背俞穴为主，针用泻法，配眼部腧穴，针用平补平泻法，或用透刺法。

针灸处方：行间，太冲，攒竹，睛明，风池，瞳子髎，太阳。

针灸方义：行间为足厥阴肝经荥穴，太冲为肝经原穴，泻二穴可清肝胆之火，解毒祛邪；睛明为足太阳经穴，睛明透攒竹可泄太阳风热，活络明目；瞳子髎为肝经在目之穴，针之能疏通眼络，又能泻肝胆上炎之火；风池疏风清热解毒。初起表证明显者，可加合谷，外关解毒散邪。

药物处方：桑菊饮加减。

药物方义：桑菊饮疏风散热明目，去杏仁、甘草，加黄连、柴胡、决明子，清肝利胆，散热明目；加大青、板蓝根清解毒邪，共用可疏肝泻热，明目解毒。

（2）风寒犯目

主症：黑睛星翳，抱轮微红，流泪羞明，恶寒发热，寒重热轻，舌苔薄白，脉浮紧。

基本治法：发散风寒。

针灸治法：取手阳明、手足太阳、足少阳经穴为主，针用泻法。

针灸处方：合谷，曲池，养老，风池，攒竹，睛明。

针灸方义：合谷、曲池疏风散寒，清热明目；养老清头明目；风池为足少阳经穴，清头明目，疏风散寒；攒竹、睛明为足太阳经穴，明目，祛风散寒。

药物处方：荆防败毒散，去枳壳。

药物方义：方中羌活、独活、荆芥、防风、川芎辛温发散风寒，前胡、柴胡、桔梗辛散风邪，还可载药上行，以利头目。诸药配合，以治风寒翳障。

（3）肝火炽盛

主症：星翳渐次扩大加深，白睛混赤，胞睑红肿，羞明流泪，头痛溲赤，口苦苔黄，脉弦数

基本治法：清肝泻火。

针灸治法：取足少阳、足厥阴、手少阳经穴为主，针用泻法。

针灸处方：丝竹空，瞳子髎，光明，足临泣，行间。

针灸方义：丝竹空为手少阳经穴，瞳子髎、光明、足临泣为胆经穴，针用泻法可以疏导少阳经气，泻火明目。行间为肝经荥穴，泻之泻肝经之火。共奏清肝明目之功。

药物处方：龙胆泻肝汤加减。

药物方义：方中龙胆草、栀子、黄芩、柴胡清泄肝胆实热；泽泻、木通、车前子清利小便；肝火炽盛易伤肝阴，又虑方中多用苦寒之品，苦能化燥伤阴，故配生地黄、当归滋阴养血，使邪去而正不伤。若大便秘结者，加大黄、芒硝；便通去大黄、芒硝，加金银花、蒲公英、千里光等清热解毒之品。

（4）湿热蕴蒸

主症：黑睛星翳，反复发作，缠绵不愈，头重胸闷，溲黄便溏，口黏，舌红苔黄腻，脉数。

基本治法：化湿清热。

针灸治法：取足阳明、足太阴及背俞穴为主，针用泻法或平补平泻法。

针灸处方：丰隆，三阴交，脾俞，肾俞，睛明，瞳子髎。

针灸方义：丰隆、三阴交清热利湿，化痰散结。脾俞健脾利湿化痰，肾俞温肾壮阳利湿；眼部局部取睛明，瞳子髎，意在疏导眼部经脉，祛邪外出。

药物处方：三仁汤加减。

药物方义：方中杏仁、薏苡仁、白豆蔻开上宣中利下，芳香化湿浊；半夏、厚朴苦温燥湿；通草、竹叶、滑石清利湿热，诸药合为化湿清热之剂，服至舌苔退净，湿化热清，则转用退翳明目之剂。

（5）阴虚邪留

主症：病情日久，迁延不愈，星翳疏散，抱轮微红，羞明较轻，眼内干涩不适，舌红少津，脉细或数。

基本治法：滋阴散邪。

针灸治法：取足少阴经穴、背俞穴及眼部局部穴位为主，针用平补平泻法。

针灸处方：肝俞，肾俞，太溪，睛明，攒竹。

针灸方义：肝俞、肾俞补益肝肾；太溪滋阴明目；睛明、攒竹疏导眼部经脉，调气血养目系。

药物处方：加减地黄丸，去枳壳、杏仁。

药物方义：方中重用生地黄、熟地黄滋养肾水；当归柔润养血，牛膝性善下行，与二地黄合用，以降上炎虚火；羌活，防风祛风散邪退翳。诸药配合，则能滋阴散邪，退翳明目。

临证加减：若气阴不足者，可加党参、麦冬益气生津；虚火甚者，可加知母、黄柏滋阴降火。此外，还可加菊花，蝉蜕等以增退翳明目之功。

病至后期，遗留瘢痕翳障者，参照宿翳治疗。

2. 外治

（1）银黄注射液稀释一倍后滴眼，或用点眼秦皮煎滴眼，每日6次以上；病情重者，可用银黄注射液0.5mL作球结膜下注射，每日或隔日1次。

（2）病变影响瞳神缩小者，必须滴用扩瞳剂。

（3）用秦皮、银花、黄芩、板蓝根、大青叶、紫草、竹叶，防风等煎水，作湿热敷。

（4）病至后期遗留瘢痕翳障者，点用犀黄散以清热解毒，退翳明目。

十、近视眼

近视眼为眼科常见疾病，是由神光不足引起的，表现为视近物清晰、视远物模糊。其与远视、散光同属于屈光不正一类眼病，古称"能近怯远"症，发病年龄常见于青少年。

【病因病机】

形成近视眼的原因很多，以不良用眼习惯，如阅读、书写、近距离工作的照明不足，光线强烈，姿势不正，持续时间过久，使眼过度疲劳为主要因素，或禀赋不足，先天遗传所致。

1. 心阳不足 心主血脉，内寓君火，心阳衰弱，目窍失去温养，神光不得发越于远处。

2. 脾虚气弱 脾主运化而统血，为气血生化之源。脾失健运，则化源不足，影响升清输布。

3. 肝肾亏虚 肝藏血，开窍于目，目得血而能视，肾藏精，精生髓。久视伤目或过劳作肾，髓海空虚，目失所养。

【辨证论治】

（一）基本疗法

1. 心阳不足

主症：视近清晰，视远模糊，视力减退，或伴有心烦，失眠健忘，神疲乏力，畏寒肢冷，舌淡，苔薄，脉弱。

基本治法：温阳补心，安神明目。

针灸治法：以手少阴心经、眼区穴位为主，针用补法。心俞、膈俞针后施灸。

针灸处方：睛明，风池，心俞，膈俞，内关，神门。

随证配穴：伴有心悸、怔忡者，加巨阙、郄门；兼有头痛者，加攒竹、上星。

针灸方义：睛明为治眼疾的常用穴，风池为足少阳经与阳维脉之交会穴，补之以温经养血明目；心俞调补心血；膈俞为血之会穴，通经活血；内关为手厥阴经络穴，神门为手少阴经输穴，两穴安神补心。

药物处方：定志丸加减。

药物方义：方中远志、石菖蒲性温，宁心安神定志，为主药；人参、白茯苓益气宁心安神，朱砂安心神。诸药组方，共呈补心益气、安神定志之功。阳气虚甚者，还可酌情选加黄芪、炙甘草、肉桂、当归等益气养血温阳。

2. 脾虚气弱

主症：视近清晰，视远模糊，目视疲劳，目喜垂闭，或伴病后体虚、食欲不振、四肢乏力，舌淡红，苔薄白，脉弱。

基本治法：补中益气，健脾明目。

针灸治法：以足阳明、足太阴经穴为主，针用补法，脾俞、胃俞、足三里、三阴交针灸并施。

针灸处方：承泣，四白，脾俞，胃俞，足三里，三阴交。

随证配穴：前额疼痛者，加头维、神庭。

针灸方义：承泣、四白属足阳明经穴，是治眼疾效穴。脾俞、胃俞、足三里、三阴交调理脾胃，以助运化。

药物处方：归脾汤加减。

3. 肝肾亏虚

主症：远视力下降，目视昏暗，眼前黑花飞舞，伴头昏耳鸣，夜寐多梦，腰膝酸软，舌淡红，少苔，脉细。

基本治法：滋补肝肾，补虚明目。

针灸治法：以足少阴经穴及背俞穴和眼区穴为主，针用补法，除睛明、攒竹外，余穴针灸并用。

针灸处方：睛明，攒竹，肝俞，肾俞，太溪，光明。

随证配穴：眩晕者，加风池；耳鸣、耳聋者，加听宫、听会。

针灸方义：睛明、攒竹疏调局部经气，肝俞、肾俞调补肝肾经气；太溪为足少阴经原穴，滋补肾精；光明为足少阳胆经络穴，调补肝胆而明目。

药物处方：明目地黄丸加减。

药物方义：原方以六味地黄丸为滋养肝肾之基础，更增熟地黄、当归、五味子益精养血；柴胡升散，疏肝解郁。全方补中有泻，升降得宜，共呈补养肝肾、益精明目的作用。若玻璃体混浊较重，酌加牛膝、丹参，取其祛瘀生新；若脾运不健，酌加陈皮，砂仁芳香醒脾。

（二）其他疗法

1. 皮肤针 眼周围穴位及风池穴等。轻度或中度叩刺，每日1次，10次为1疗程。或用电梅花针治疗。

2. 耳针 眼、肝、肾、心、神门。每次选2～3穴，中等刺激。留针30min隔日1次，10次为1疗程。

3. 穴位激光照射 睛明、承泣、光明等穴，应用小功率氦氖激光针治疗，每穴照射2min，每日或隔日1次。

4. 头针 枕上旁线、枕上正中线，两区交替使用，每日1次，15次为疗程。

十一、远视眼

本病轻者视远较视近清楚，故古称能远怯近症，至《目经大成》始名远视。实际上，病重者视远亦不清楚。本病相当于西医学之远视眼。

【病因病机】

（1）阴主敛，肾阴亏损，目中光华不能收敛视近。

（2）禀赋不足或肝肾俱虚，目中光华散漫不收，以致不能视近。

【临床表现】

一般外眼无异常，远视力尚好，近视力减退。远视程度高者，视远近目标皆模糊。持续近距离使用目力时，常感眼胀、头痛、视昏、休息片刻可以缓解。小儿患本病者，容易引起通睛。

【辨证论治】

（一）基本疗法

主症：视远清楚，视近模糊，或视远近皆模糊不清。全身可无明显不适，或见肝肾亏虚之脉症。

基本治法：补益肝肾。

药物处方：地芝丸或杞菊地黄丸加减。

药物方义：前方中天冬、生地黄滋肾清热为主药，菊花助主药清肝明目，枳壳理气和胃，使之补而不滞，宜用于阴虚有热者。后方滋养肝肾，益精明目，尤适用于肝肾不足者。

针灸治法：同近视。

（二）其他疗法

配镜矫正视力 远视虽可施以药物及针刺治疗，但临床疗效尚难确定。所以发现远视症状，在进行上述治疗的同时，尚应及早配镜矫正视力。

十二、视神经萎缩

本病是指眼外观端好，而视力渐降至盲无所见的眼病。多为原发，亦可由其他全身性疾病或头眼部外伤引起，本病属于中医青盲范围，首见于《神农本草经》，其后文献多有记载但以《证治准绳·七窍门》为详细。

【病因病机】

（1）肝肾两亏或禀赋不足，精血虚少，不得荣目，致目窍萎闭神光遂没。

（2）心血亏虚，目窍失养，神光衰竭。

（3）脾肾阳虚，精微不化，目失温养，神光渐失。

（4）情志抑郁，肝气不舒，玄府郁闭，致神光不得发越。

（5）头眼部外伤，或肿瘤压迫，致脉道瘀阻，玄府闭塞而神光泯灭。

【临床表现】

患眼外观如常，视力渐降，终至失明。检查眼底，可有如下几种表现：

（1）视神经乳头苍白，近界清楚，血管正常或变细，筛板明显可见。

（2）视神经乳头灰白或蜡黄，边界不清，血管变细，筛板不显或视神经乳头灰白，生理凹陷深大如杯状，血管偏鼻侧边缘呈屈膝状，以上皆属视神经萎缩的改变。

【辨证论治】

本病按全身脉症分析归纳。虚证常属肝肾不足心营亏损，脾肾阳虚；实证多为肝气郁结，气血瘀滞等。此外，热病伤阴、脾虚湿滞、气虚血瘀之类虚实错杂证亦不少见。一般治疗以针对病因为主，并适当配用通络开窍药物，以启闭郁之玄府，发灵明之神光，至于由头眼部外伤肿瘤以及其他全身性疾病引起本病者。

（1）肝肾不足

主症：眼无外症，视力渐降，甚至失明，眼底可见视神经萎缩之改变。全身症见头晕、耳鸣、腰膝痠软，脉细。

基本治法：补益肝肾，开窍明目。

针灸治法：宜取肝肾之背俞穴为主。针用补法，眼部穴位多用平补平泻法。

针灸处方：肝俞，肾俞，行间，球后，睛明。

针灸方义：肝俞、肾俞补之，养阴生精，充润明睛；行间泻之，祛络中之虚热而明目；球后、睛明通眼部经脉，活血明目。

随证配穴：五心烦热，配神门。

药物处方：明目地黄丸或驻景丸加减。

药物方义：明目地黄丸滋养肾阴，补益精血，适宜肝肾阴虚，精血亏少。驻景丸中，菟丝子、楮实子、五味子、枸杞、当归补益肝肾，填精养血；川椒温阳。两方补虚治本，可加牛膝、麝香通络开窍，标本兼治。

（2）心营亏虚

主症：眼症同前，面白无华，头晕心悸，失眠健忘，舌淡脉细。

基本治法：养心补血，宁神开窍。

针灸治法：宜取足太阴、手厥阴经穴为主，针用补法，眼部穴位多用平补平泻法。

针灸处方：气海，三阴交，内关，承泣，光明。

针灸方义：三阴交为足三阴经交会之穴，通调诸经之气，滋阴养血；血海生血养目；足三里为足阳明胃经合穴，调理气血，健脾胃；内关养血安神；承泣配光明，疏通眼部经脉。

药物处方：人参养荣汤或天王补心丹加减。

药物方义：人参养荣汤益气补血，养血安神，适用于血虚气虚者；天王补心丹滋阴补血，养心宁神，适用于阴血亏虚者或热病后阴血亏耗。

临证加减：二方可加牛膝、川芎、红花、麝香、石菖蒲，增强通络开窍。

（3）脾肾阳虚

主症：眼症同前，面白形寒，腰膝痠冷，少气乏力，食少便溏，舌淡苔白，脉沉细。

基本治法：补脾益肾，温阳通窍。

针灸治法：宜取背俞穴及手足太阳经穴为主，针用补法。

针灸处方：脾俞，肾俞，睛明，养老，足三里，光明。

针灸方义：脾俞、肾俞补之加灸，温补脾肾之阳；睛明为足太阳膀胱经穴，疏通眼部经络，明目；养老为手太阳小肠经穴；足三里调气血，养目明目；光明养肝明目。

药物处方：补中益气汤加减。

药物方义：原方补脾益气升阳，可加附子、肉桂、补骨脂、熟地黄温补肾阳，或以川芎配肉桂、当归、熟地黄养血活血，通脉利窍。诸药伍用，补脾益肾，温阳通窍。

（4）肝气郁结

主症：目视不明，眼底有视神经萎缩病变，患者情志不舒，头晕目胀，口苦胁痛，脉弦细数。

基本治法：清热疏肝，行气活血。

针灸治法：取足厥阴经穴为主，针用泻法。

针灸处方：期门，太冲，膻中，公孙，睛明，丝竹空。

针灸方义：期门、太冲疏肝理气；膻中宽胸利膈，调畅气机；公孙为脾之络穴，冲脉通于公孙，与阴经脉合于心、肠、胃，故取之疏调胸、肠、腹之气机，以解气郁；睛明、丝竹空局部取穴，通络明目。

药物处方：丹栀逍遥散加减。

药物方义：清热疏肝，理脾和营。

临证加减：可加入香附、郁金、川芎，增强行气活血、通络的作用；郁热不重者，可减丹皮、栀子。

（5）气血瘀滞

主症：外眼无异常，视物昏昧，或头眼部外伤后，视力渐丧，眼底有视神经萎缩的病变，视网膜血管明显变细，全身或见头痛健忘，舌色瘀暗，脉涩。

基本治法：行气活血，化瘀通络。

针灸治法：取足厥阴、足少阳经穴为主。足太阴和背俞穴为辅，针用泻法。

针灸处方：大包，行间，血海，膈俞，三阴交，攒竹，球后。

针灸方义：大包为脾之大络，活血化瘀；行间疏肝行气；血海为足太阴经穴，膈俞为血会，三阴交为足三阴交会穴，三穴伍用活血行气，气行则血行，血行则络通；攒竹、球后疏通眼部络脉，明目。

药物处方：血府逐瘀汤加减。

药物方义：全方行气活血，化瘀通络。

临证加减：病久不虚，胜邪攻者，去牛膝、枳壳、桂枝，酌加黄芪、党参、白术、陈皮，益气扶正，取其攻补兼施。

十三、青光眼

青光眼为常见的致盲性眼病，本病患者多在四十岁以上，女性尤多，可一眼先患，亦可双眼同病，发作有急有缓。无论病势缓急，其危害相同，故应尽早论治，若迁延失治，盲无所见，则属不治之症，本病类似中医绿风内障和青风内障。

【病因病机】

（1）肝胆火邪亢盛，热极生风，风火攻目。

（2）情志过伤，肝失疏泄，气机郁滞，化火上逆。

（3）脾湿生痰，痰郁化热生风，肝风痰火，流窜经络，上扰清窍。

（4）劳神过度，真阴暗耗，水不制火，火犯于目；或水不涵木，肝阳失制，亢而生风，风阳上扰目窍。

（5）肝胃虚寒，饮邪上逆。

以上为阴阳偏盛，气机失常。诸种原因均可导致气血失和，经脉不利，目中玄府闭塞，气滞血郁，神水瘀积，酿成本病。

【临床表现】

（1）发病前，常在情志刺激或劳神过度后，自觉眼珠微胀，同侧头额作痛。鼻根发痠，观灯火有虹晕，视物昏朦，如隔云雾等，休息之后，诸症尚可缓解，若未及时就医，即可发病。

（2）急性发作时，症状剧烈，头痛如劈，眼珠胀痛，欲脱痛连目眶、鼻、额、颊多见，视力急降，甚至仅存光感或失明，全身常伴恶心呕吐或恶寒发热等。

（3）检视眼部，胞睑微肿，胞轮涤红，甚至白睛混赤。黑睛雾状混浊，瞳神散大，展缩失灵，瞳内气色略呈淡绿。指扪眼珠变硬，甚者胀硬如石，眼压多在50mmHg以上，高者可达80mmHg左右，此时及时救治，诸症可以消退，视力尚能恢复，如果延误失治，眼珠胀硬不减，则瞳神散大不收，黄仁部分变白，晶珠色呈灰黄，视觉完全丧失。

（4）急性发作经治疗之后（亦偶有未经治疗者）还可以转入慢性阶段，诸症减轻，但遇情志不舒，或过劳累等，又可急性发作。若病情经常反复，眼珠时时胀硬，瞳神愈散愈大，视物日渐昏朦，最终失明。

【辨证论治】

本病主要由风火痰郁及肝之阴阳失调，引起气血失和，经脉不利，目中玄府闭塞，珠内气血津液不行所致，一般症来势猛，临证施治，除消除病因，治其根本外，还应注意收缩瞳神，开通玄府，尽快消除瘀滞，改善症状，以保存视力。

1. 内治

（1）肝胆火炽，风火攻目

主症：发病急剧，头痛如劈，眼珠胀痛欲脱，连及目眶，视力急降，抱轮红赤或白睛混赤浮肿，黑睛呈雾状混浊，瞳神散大，瞳内呈淡绿色，眼珠变硬，甚至胀硬如石，全身症状有恶心呕吐，或恶寒发热，溲赤便结，舌红苔黄，脉弦数等。

基本治法：清热泻火，凉肝息风。

针灸治法：宜取足厥阴、足少阳经穴为主，针用泻法，眼部穴位可用平补平泻法。

针灸处方：太冲，行间，瞳子髎，攒竹，曲池，少海，印堂，玉枕。

针灸方义：太冲为肝经之原穴，能泻肝胆之火炽；行间为肝经荥穴，可去上逆之热邪；瞳子髎、攒竹疏通眼部经脉，通调瘀滞之神水；曲池、少海降低眼压，缓解症状；玉枕为足太阳经穴，治头痛眩晕；印堂为督脉穴，太阳为经外奇穴，止头痛，明目止痛。诸穴伍用，泻肝胆之火，息风明目止痛。

临证加减：动则眩晕，头痛剧烈，脉弦滑，此为肝风夹痰，治以息风化痰，加刺丰隆、间使；呕吐，加刺内关、足三里。

药物处方：羚角钩藤汤加减。

药物方义：热极动风，阴血已伤，治以凉肝息风，故用此方。方中羚羊角、钩藤、桑叶、菊花清热平肝息风，生地黄、白芍滋阴凉血养肝，贝母、竹茹、甘草清热化痰，茯苓宁心安神。

临证加减：可加石决明、牛膝、细辛增强开窍明目、通络行滞功效。

（2）痰火动风，上阻清窍

主症：起病急骤，头眼剧痛，诸症与肝胆火炽者同，常伴身热面赤、动辄眩晕、恶心呕吐、溲赤便结、舌红、苔黄腻、脉弦滑数等症。

基本治法：降火逐痰，平肝息风。

针灸治法：取督脉、手足厥阴经穴为主，针用泻法。

针灸处方：百会，内关，足三里，丰隆，太冲，攒竹，太阳。

针灸方义：百会为督脉经穴，息风泻热，清脉安神；内关为心包经络穴，泻心火，安神，止呕吐；足三里、丰隆为足阳明经合穴，与络穴合用，利气降逆化痰；攒竹、太阳为眼局部取穴，止痛安神。

药物处方：将军定痛丸加减。

药物方义：大黄为主药重用，配黄芩、礞石、陈皮、半夏、桔梗降火逐痰，白僵蚕、天麻、礞石平肝息风，白芷助主药息头风止目痛，薄荷辛凉散邪，清利头目。

（3）肝郁气滞，气火上逆

主症：眼部主症具备，全身尚有情志不舒，胸闷嗳气，食少纳呆，呕吐泛恶，口苦，舌红，苔黄，脉弦数等。

基本治法：清热疏肝，降逆和胃。

针灸治法：取足厥阴、足少阳、足少阴经穴为主，针用泻法。

针灸处方：太冲，阳辅，风池，行间，攒竹，丝竹空。

针灸方义：太冲为肝经原穴，平肝潜阳；阳辅为胆经经穴，有降肝胆火之功能；风池为阳维脉与胆经之会穴，泻之清头明目；行间泻肝火；攒竹、丝竹空为眼部穴，通眼部经络，明目止痛。

药物处方：丹栀逍遥散合左金丸加减。

药物方义：在丹栀逍遥散中，丹皮、栀子清肝泻火，当归、白芍养血柔肝，白术、茯苓、甘草、生姜理脾和胃止呕，薄荷辅助主药条达肝气。在左金丸中，黄连为主药，清肝胃之火，降逆止呕；吴茱萸少佐，辛温开郁，降气止呕。两方合用，清热疏肝，降逆和胃。

（4）阴虚阳亢，风阳上扰

主症：头目胀痛，瞳神散大，视物昏蒙，观灯火有虹晕。眼珠变硬，心烦失眠，眩晕耳鸣，口燥咽干，舌红少苔，或舌绛少津，脉弦细而数或细数。

基本治法：滋阴降火，平肝息风。

针灸治法：取手厥阴、足少阴、足太阴经穴为主，针用平补平泻法。

针灸处方：内关，太溪，三阴交，风池，曲池，攒竹，丝竹空。

针灸方义：内关滋心阴，安神；太溪滋肾阴而降虚火；三阴交调补三阴经气；风池平肝潜阳息风；曲池为手阳明经合穴，能泻阳邪；攒竹、丝竹空为眼局部取穴，清头明目。

药物处方：知柏地黄丸或阿胶鸡子黄汤加减。

药物方义：知柏地黄丸滋阴降火，适用于肝肾阴虚，虚火上炎。阿胶鸡子黄汤中，阿胶、鸡子黄为主药，滋阴血而息肝风；辅以生地黄、白芍、茯苓，滋阴养血，柔肝安神；石决明、牡蛎、钩藤平肝潜阳息风；络石藤凉血通络行滞；甘草清热和中。全方共奏滋阴养血、平肝息风之功。

临证加减：如风阳上扰，加石决明、钩藤平肝息风。

（5）肝胃虚寒，饮邪上犯

主症：头痛上及巅顶，眼珠胀痛，瞳散视昏，干呕吐涎，食少神疲，四肢不温，舌淡苔白，脉弦。

基本治法：温肝暖胃，降逆止痛。

针灸治法：宜取背俞穴及足太阴、足阳明经穴为主，针用平补平泻法。

针灸处方：肝俞，胃俞，足三里，三阴交，丝竹空，睛明。

针灸方义：肝俞为肝之背俞穴，胃俞为胃之背俞穴，合用补肝健胃，灸之振奋阳气；足三里为胃经合穴，内关为心包经穴且合于胃，合用通调胃经经气，和胃降逆止痛；三阴交为脾经穴，灸之能化水湿；丝竹空、睛明明目止痛。

药物处方：吴茱萸汤加减。

药物方义：吴茱萸为主药，温肝暖胃，降上逆之阴邪，止阳明之呕吐、厥阴之头痛；生姜、法半夏、陈皮温脾胃，涤痰饮，降呕逆；川芎、白芷散寒邪，止头痛；人参、茯苓、炙甘草补脾胃。诸药合用，温肝暖胃，降逆止呕，散寒止痛。

2. 外治　局部宜及早频用缩瞳剂。

（1）槟榔滴眼液。

（2）1%丁公藤眼液。

（3）1～2%毛果芸香碱液。

十四、暴盲

暴盲是指眼外观端好，猝然一眼或两眼视力急剧下降，甚至失明的严重内障眼病，病名见《证治准绳·七窍门》。患眼外观虽无明显异常，但瞳内病变却多种多样，病因病机则更为复杂。由于发病急剧，应及早救治。西医学有多种眼底病可引起暴盲的症状，最常见如视网膜中央血管阻塞及急性视神经炎等。

【病因病机】

（1）暴怒惊恐，气机逆乱，血随气逆，或情志抑郁，肝失调达，气滞血瘀，以致眼络阻塞。

（2）嗜好烟酒，恣食肥甘，痰热内生，上壅目窍。

（3）外感热邪，内传脏腑，致邪热内炽，上攻于目。

（4）肝肾阴亏，阳亢动风，风阳上扰；或阴虚火旺，上扰清窍。此外，撞击伤目亦可引起暴盲。

【临床表现】

1. 症状 发病前眼无不适，突然视力急剧下降，甚至失明，抑或视力急降时伴有前额隐痛，眼珠压痛和转动时牵引样痛。

2. 外眼检查 一般无异常，完全失明者可有瞳神散大不收。

3. 眼底检查

（1）视神经乳头，或颜色苍白，或充血，水肿边界模糊，甚至可见红肿微突，生理凹陷消失。

（2）视网膜中央血管，或见动脉显著变细，甚至呈白色线条状，或见中央静脉怒张，甚至高度迂曲扩张呈暗红色腊肠状。

（3）视网膜或见水肿渗出，甚至视网膜后极部水肿混浊呈乳白色，或有出血，严重者以神经视乳头为中心呈放射状、火焰状，出血融合成片，布满眼底。

【辨证论治】

本病眼外见症较少，应将自觉症状结合眼内检查所见，参考全身脉症辨证论治以提高疗效，挽救视力。

（一）基本疗法

1. 眼络阻塞

（1）气血瘀阻

主症：情志不舒，或暴怒之后突然发病。视力骤丧，视神经乳头苍白，动脉显著变细，视网膜灰白混浊，黄斑区呈一樱桃红点，或视力于数日内迅速下降，视神经乳头充血，水肿边界模糊，静脉高度迂曲、怒张，呈腊肠状，视网膜水肿，且有大量出血，以视神经乳头为中心呈放射状分布。全身症见头晕头痛，胸胁胀满，脉弦或涩。

基本治法：活血通窍。

针灸治法：取足厥阴、足少阳经穴为主，眼部穴位行平补平泻法，肢端穴位行泻法。

针灸处方：太冲，光明，瞳子髎，外关，睛明，球后。

针灸方义：太冲为肝经原穴，泻肝经热邪，疏肝解郁；光明为胆经络穴，泻肝胆二经郁热。二穴共用能导热下行，通络散瘀明目。瞳子髎为足少阳肝经穴，祛胆经之火，清热凉血散瘀；睛明为足太阳膀胱经经气所发之穴；球后为眼部局部取穴，通畅目系经络；外关为手少阳三焦穴，能祛阳经之火。诸穴同用，可以平肝泻火，通畅目系经络，散瘀消滞。

药物处方：通窍活血汤加减。

药物方义：方中桃仁、红花、赤芍、川芎活血化瘀；麝香、活血通络开窍；生姜、大枣调和营卫；黄酒、老葱散达升腾，通利血脉，增强活血化瘀之功效。本方适用于本病初起，为活血通窍之专用方，久服易伤正气。

临证加减：肝郁气滞者，加郁金、青皮；视网膜水肿甚者，加琥珀、泽兰、益母草之类活血化瘀，利水消肿；眼底出血甚者，加蒲黄、茜草、三七之类化瘀止血。

(2) 痰热上壅

主症：眼症同前，全身症状有头晕而重，胸闷烦躁，食少恶心，痰稠口苦，舌苔黄腻，脉弦滑。

基本治法：涤痰开窍。

针灸治法：取足太阴、足阳明及背俞穴为主，针用泻法或平补平泻法。

针灸处方：三阴交，丰隆，足三里，脾俞，睛明，瞳子髎。

针灸方义：三阴交为足太阴脾经穴，健脾除湿；丰隆为足阳明胃经络穴，祛痰；足三里能健脾胃，除湿祛痰；脾俞健脾除湿；睛明、瞳子髎为眼局部取穴，通畅眼部经络，明目开窍。

药物处方：涤痰汤加减。

药物方义：本方半夏、橘红、枳实、茯苓燥湿祛痰，理气降逆；胆南星、竹茹清热化痰；人参、甘草、生姜、大枣益气健脾，治痰之源；石菖蒲化湿开窍。诸药合用，涤痰开窍。

临证加减：若症状较重，加僵蚕、地龙、川芎、牛膝、麝香以增强涤痰通络、开窍之力。若热邪较盛，去人参、生姜、大枣酌加黄连、黄芩。

(3) 肝风内动

主症：眼症同前，全身症见头晕耳鸣，面部潮红，烦躁易怒，少寐多梦，口苦舌红，苔黄脉弦，或有腰膝酸软，遗精神疲，舌绛脉细。

基本治法：平肝潜阳，滋阴息风。

针灸治法：取足厥阴、足少阳经穴为主，针用泻法。

针灸处方：风池，太阳，行间，侠溪，肾俞，水泉，瞳子髎，睛明。

针灸方义：本病由肝阳升动、上扰清窍所致。风池、太阳能疏泄浮阳，急则治其标；配侠溪、行间泻肝胆之虚阳，疏肝泻胆，平肝息风，引热下行，收敛浮阳，治其本；肾俞、水泉滋阴潜阳，肝肾同调，通络明目；瞳子髎、睛明局部取穴，通调眼部经络，明目。

药物处方：天麻钩藤饮或大定风珠加减。

药物方义：天麻钩藤饮中，石决明平肝潜阳，黄芩、山栀清肝火；牛膝、益母草活血通络，引血下行；杜仲、桑寄生补肝肾，夜交藤、茯苓安神宁心。本方重在柔肝潜阳息风，用于偏阳亢动风者。大定风珠中，阿胶、鸡子黄为主药，滋阴息风；芍药、五味子、甘草酸甘化阴，滋阴柔肝；地黄、麦冬、麻仁滋阴养血润燥；龟甲、鳖甲、牡蛎育阴潜阳。本方重在滋阴潜阳息风，适用于阴虚动风者。由于肝风内动，气血逆乱，脉道被阻，方致暴盲，故方中应选加丹参、红花、桃仁、川芎、地龙之类活血通络。

2. 目系猝病

(1) 肝火亢盛

主症：单眼或双眼发病，视力急降，甚至失明，常伴眼珠压痛及转动时珠后作痛，眼底可见视神经乳头充血水肿，生理凹陷消失，边界不清，视网膜静脉扩张，视乳头附近网膜有水肿渗出、出血等，或发病时眼底无明显改变。全身症见头痛耳鸣，口苦咽干，舌红苔黄，脉弦数等。

基本治法：清肝泻火。

针灸治法：取手足少阳经穴为主，针用泻法。

针灸处方：丝竹空，瞳子髎，外关，足临泣，太冲，合谷。

针灸方义：丝竹空、瞳子髎、外关、合谷宣散少阳、阳明之风热，足临泣疏导少阳之经气，太冲有平肝泻火之力。全方共奏清肝、泻火、明目之效。

药物处方：龙胆泻肝汤加减。

药物方义：本方清肝泻火，用于视乳头水肿充血较重或附近视网膜渗出。

临证加减：出血较多者酌加丹皮、赤芍、毛冬青，凉血活血。

（2）气滞血郁

主症：眼症同前，其人神情抑郁，常胸胁胀满痛，脘闷食少，苔白脉弦等。

基本治法：疏肝解郁，行气活血。

针灸治法：取足厥阴经穴为主，针用泻法。

针灸处方：期门，太冲，膻中，公孙，丝竹空，瞳子髎。

针灸方义：期门、太冲疏肝理气；膻中宽胸利膈，调畅气机；公孙为脾之络穴，冲脉通于公孙与阴维脉，合于心、胸、胃，故取之可疏调胸腹气机，行气解郁，宽胸除病；丝竹空、瞳子髎通调少阳经气，明目通络。

药物处方：柴胡疏肝散加减。

药物方义：柴胡、枳壳、香附疏肝行气解郁，川芎、芍药、甘草活血止痛。

临证加减：若症状明显，加当归、郁金、丹参、山楂、神曲，增强行气活血、消滞健脾之功；口苦咽干，苔黄脉数，肝郁化热，加栀子、丹皮、黄芩清肝热。

（3）阴虚火旺

主症：眼症同前，全身常见头晕耳鸣，颧赤唇红，五心烦热，口干舌红，脉弦细数。

基本治法：滋阴降火。

针灸治法：取足厥阴、足少阴经穴为主。毫针补泻并用，眼部腧穴行平补平泻法。

针灸处方：肝俞，命门，行间，三阴交，睛明，攒竹。

针灸方义：肝俞、命门益阴生津养目；行间、三阴交泻之，泻络中虚火，解目系之危；睛明、攒竹泻目络热邪，散瘀明目。

药物处方：知柏地黄丸加减。

药物方义：知柏地黄丸滋阴降火，以治其本。

临证加减：症状严重者，酌加丹参、郁金、琥珀、毛冬青活血消肿，兼治其标。阴虚火邪盛者，方中再加玄参、墨旱莲、女贞子、龟甲之类，增强滋阴降火之力。

（二）其他疗法

本病急重期应及时治疗，中西医结合抢救视力，更宜配合其他疗法。

十五、白内障

本病是指晶珠混浊，视力缓降，渐至失明的慢性眼病。因最终在瞳神之中出现圆形银白色或棕褐色的翳障，故《秘传眼科龙木论》称之为圆翳内障。本病多见于老年人，常两眼发病，但有先后发生或轻重程度不同之别。本病翳定障老时，经手术治疗可以恢复一定视力，相当于西医学之老年性白内障。

【病因病机】

（1）多因年老体衰肝肾两亏，精血不足。

（2）脾虚失运，精气不能上荣于目所致。

（3）肝经郁热或阴虚夹湿热上攻而致。

【临床表现】

（1）本病初起，眼无红肿疼痛，仅自觉视物微昏或眼前有位置固定之点状，条状或圆盘状阴影；或视近尚清，视远昏蒙，或明处视昏，暗处视清；或明处视清，暗处视昏；或视灯光、明月如有数个。

（2）昏蒙日重，则渐至不辨人物，只见手动，甚至仅存光感。

（3）检视瞳神，圆整无缺展缩自如，初起若晶珠混浊，出现于边缘状如枣花、锯齿，视力多无明显影响，继则晶珠灰白肿胀，如油脂浮于水面，电筒侧照，可见黄仁之阴影，呈新月形投射于晶珠表面。

最终晶珠全混，色白圆整，电筒侧照，黄仁阴影消失。此时翳定障老者，正宜手术治疗，否则，日久晶珠缩门，翳如冰凌而沉，若晶珠混浊从核心开始，渐向周围扩散，其色多为棕黄、棕红或黑色。

【辨证论治】

本病病程较长，药物治疗适用于早期，若晶珠灰白混浊，若内障已明显妨碍瞳神，则药物难以奏效，宜待翳定障老之后，予以手术治疗。

1. 内治

（1）肝肾两亏

主症：视物模糊，头晕耳鸣，腰膝痿软，舌淡脉细或面色白而畏冷，小便清长，脉沉弱。

基本治法：补益肝肾。

针灸治法：宜取足少阴肾经穴及背俞穴、眼部穴位为主，针用补法。

针灸处方：睛明，球后，承泣，太溪，照海，肝俞，肾俞，行间，光明。

针灸方义：睛明、球后、承泣疏通眼部气血；太溪为肾经原穴，滋阴清热，填精明目；照海为肾经穴，滋阴清热，填精明目；肝俞、肾俞滋养肝肾；行间为肝经荥穴，调肝明目；光明为足少阳胆经络穴，伍用调肝明目。

药物处方：杞菊地黄丸或右归丸加减。

药物方义：杞菊地黄丸滋补肝肾，益精明目，精血亏甚者加菟丝子、楮实子、当归、白芍；右归丸中肉桂、附子、温肾阳、熟地黄、山药、山萸肉、枸杞子、菟丝子、杜仲、鹿角胶、当归温阳补血，补养肝肾，益精明目，强壮腰膝。十药组方，共奏温补肾阳，益精养血之功。

（2）脾虚气弱

主症：视物昏花，精神倦怠，肢体乏力，面色萎黄，食少便溏，舌淡苔白，脉缓或细弱。

基本治法：补脾益气。

针灸治法：宜取足阳明胃经、足太阴脾经络穴为主，针用补法。

针灸处方：四白，承泣，脾俞，胃俞，三阴交，足三里。

针灸方义：四白、承泣为足阳明经穴，通络明目。脾俞、胃俞为脾胃的背俞穴，三阴交为脾经穴，足三里是阳明胃经合穴。四穴伍用，调理脾胃，以助逆化。

药物处方：补中益气汤加减。

药物方义：原方调补脾胃，升阳益气。若脾虚湿停，大便溏泄者，可去当归，加茯苓、扁豆、薏苡仁之类健脾渗湿药。

（3）肝热上扰

主症：头痛目涩，眵泪烦躁，口苦咽干，脉弦。

基本治法：清热平肝。

针灸治法：宜取足厥阴肝经、足少阳胆络经穴为主，针用泻法。

针灸处方：行间，侠溪，翳风，风池，外关，丝竹空，承泣。

针灸方义：行间为肝经荥穴，侠溪为胆经荥穴，清泻肝胆，导热下行。翳风、风池、外关疏风通络，清头明目。丝竹空、承泣局部取穴，明目通络。

药物处方：石决明散加减。

药物方义：石决明、草决明为主药，清热平肝，明目退翳障；青葙子、栀子、大黄、赤芍清肝泻热，荆芥、木贼、羌活疏风散邪。诸药合用，共呈清热平肝、散邪明目的功效。

临证加减：肝火不盛或脾胃不实者，酌去大黄、栀子；无郁邪者，可去荆芥、羌活。

（4）阴虚湿热

主症：目涩视昏，烦热口臭，大便不畅，舌红，苔黄腻。

基本治法：滋阴清热，宽中利湿。

针灸治法：宜取足少阴、足太阴、足阳明经穴为主，针用平补平泻法。

针灸处方：太溪，三阴交，太冲，足三里，阴陵泉，攒竹，睛明。

针灸方义：太溪为足少阴经原穴，三阴交为足三阴经交会穴，合用滋补肾阴而降火。足三里、阴陵泉健脾利湿，配太冲清热，攒竹、睛明为局部取穴，通络明目。

药物处方：甘露饮加减。

药物方义：方中生地黄、熟地黄滋阴补肾，天冬、麦冬、石斛滋阴清热，黄芩、茵陈清热利湿，枳壳、枇杷叶宽中降气以助化湿，甘草清热和中。诸药合用，重在滋阴清热，兼以利湿。

除上述分证论治外，临床上常根据病情选用成药。如目昏兼头晕耳鸣、心悸失眠等，证属肾阴虚；心肾失调，水火不交者，可常服磁朱丸，镇心明目；证属肝肾精血两亏，兼阳亢动风者，可常服石斛夜光丸，滋阴平肝明目。

附录 I

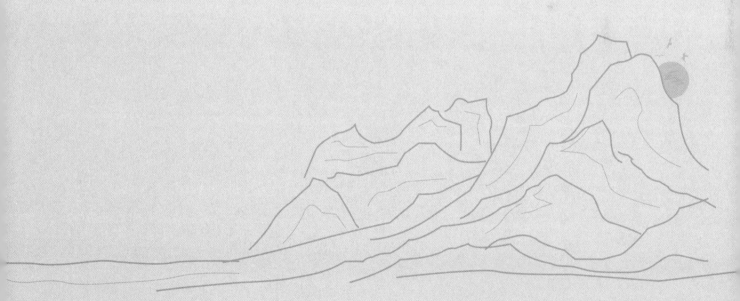

国际常用经穴中英文缩写

Contrasted List of Chinese and English Codes of the Names of Pointsin the Fourteen Meridians

Lung Meridian，LU Shoutaiyin Feijingxue，手太阴肺经穴

Lu1	Zhongfu	中府	Lu7	Lieque	列缺
Lu2	Yunmen	云门	Lu8	Jingqu	经渠
Lu3	Tianfu	天府	Lu9	Taiyuan	太渊
Lu4	Xiabai	侠白	Lu10	Yuji	鱼际
Lu5	Chize	尺泽	Lu11	Shaoshang	少商
Lu6	Kongzui	孔最			

LargeIntestine Meidian，LI Shouyangming Dachangjingxue，手阳明大肠经穴

LI1	Shangyang	商阳	LI11	Quchi	曲池
LI2	Erjian	二间	LI12	Zhouliao	肘髎
LI3	Sanjian	三间	LI13	Shouwuli	手五里
LI4	Hegu	合谷	LI14	Binao	臂臑
LI5	Yangxi	阳溪	LI15	Jianyu	肩髃
LI6	Pianli	偏历	LI16	Jugu	巨骨
LI7	Wenliu	温溜	LI17	Tianding	天鼎
LI8	Xialian	下廉	LI18	Futu	扶突
LI9	Shanglian	上廉	LI19	Kouheliao	口禾髎
LI10	Shousanli	手三里	LI20	Yingxiang	迎香

Stomach Meridian，ST Zuyangming Weijingxue，足阳明胃经穴

ST1	Chengqi	承泣	ST16	Yingchuang	膺窗
ST2	Sibai	四白	ST17	Ruzhong	乳中
ST3	Juliao	巨髎	ST18	Rugen	乳根
ST4	Dicang	地仓	ST19	Burong	不容
ST5	Daying	大迎	ST20	Chengman	承满
ST6	Jiache	颊车	ST21	Liangmen	梁门
ST7	Xiaguan	下关	ST22	Guanmen	关门
ST8	Touwei	头维	ST23	Taiyi	太乙
ST9	Renying	人迎	ST24	Huaroumen	滑肉门
ST10	Shuitu	水突	ST25	Tianshu	天枢
ST11	Qishe	气舍	ST26	Wailing	外陵
ST12	Quepen	缺盆	ST27	Daju	大巨
ST13	Qihu	气户	ST28	Shuidao	水道
ST14	Kufang	库房	ST29	Guilai	归来
ST15	Wuyi	屋翳	ST30	Qichong	气冲

ST31	Biguan	髀关	ST39	Xiajuxu	下巨虚
ST32	Futu	伏兔	ST40	Fenglong	丰隆
ST33	Yinshi	阴市	ST41	Jiexi	解溪
ST34	Liangqiu	梁丘	ST42	Chongyang	冲阳
ST35	Dubi	犊鼻	ST43	Xiangu	陷谷
ST36	Zusanli	足三里	ST44	Neiting	内庭
ST37	Shangjuxu	上巨虚	ST45	Lidui	厉兑
ST38	Tiaokou	条口			

Spleen Meridian，SP Zutaiyin Pijingxue，足太阴脾经穴

SP1	Yinbai	隐白	SP12	Chongmen	冲门
SP2	Dadu	大都	SP13	Fushe	府舍
SP3	Taibai	太白	SP14	Fujie	腹结
SP4	Gongsun	公孙	SP15	Daheng	大横
SP5	Shangqiu	商丘	SP16	Fuai	腹哀
SP6	Sanyinjiao	三阴交	SP17	Shidou	食窦
SP7	Lougu	漏谷	SP18	Tianxi	天溪
SP8	Diji	地机	SP19	Xiongxiang	胸乡
SP9	Yinlingquan	阴陵泉	SP20	Zhourong	周荣
SP10	Xuehai	血海	SP21	Dabao	大包
SP11	Jimen	箕门			

Heart Meridian，HT Shoushaoyin Xinjingxue，手少阴心经穴

HT1	Jiquan	极泉	HT6	Yinxi	阴郄
HT2	Qingling	青灵	HT7	Shenmen	神门
HT3	Shaohai	少海	HT8	Shaofu	少府
HT4	Lingdao	灵道	HT9	Shaochong	少冲
HT5	Tongli	通里			

Small Intestine Meridian，SI Shoutaiyang Xiaochangjingxue，手太阳小肠经穴

SI1	Shaoze	少泽	SI11	Tianzong	天宗
SI2	Qiangu	前谷	SI12	Bingfeng	秉风
SI3	Houxi	后溪	SI13	Quyuan	曲垣
SI4	Wangu	腕骨	SI14	Jianwaishu	肩外俞
SI5	Yanggu	阳谷	SI15	Jianzhongshu	肩中俞
SI6	Yanglao	养老	SI16	Tianchuang	天窗
SI7	Zhizheng	支正	SI17	Tianrong	天容
SI8	Xiaohai	小海	SI18	Quanliao	颧髎
SI9	Jianzhen	肩贞	SI19	Tinggong	听宫
SI10	Naoshu	臑俞			

Bladder Meridian，BL Zutaiyang Pangguangjingxue，足太阳膀胱经穴

BL1	Jingming	睛明	BL3	Meichong	眉冲
BL2	Cuanzhu	攒竹	BL4	Qucha	曲差

BL5	Wuchu	五处		BL37	Yinmen	殷门
BL6	Chengguang	承光		BL38	Fuxi	浮郄
BL7	Tongtian	通天		BL39	Weiyang	委阳
BL8	Luoque	络却		BL40	Weizhong	委中
BL9	Yuzhen	玉枕		BL41	Fufen	附分
BL10	Tianzhu	天柱		BL42	Pohu	魄户
BL11	Dazhu	大杼		BL43	Gaohuang	膏肓
BL12	Fengmen	风门		BL44	Shentang	神堂
BL13	Feishu	肺俞		BL45	Yixi	譩嘻
BL14	Jueyinshu	厥阴俞		BL46	Geguan	膈关
BL15	Xinshu	心俞		BL47	Hunmen	魂门
BL16	Dushu	督俞		BL48	Yanggang	阳纲
BL17	Geshu	膈俞		BL49	Yishe	意舍
BL18	Ganshu	肝俞		BL50	Weicang	胃仓
BL19	Danshu	胆俞		BL51	Huangmen	肓门
BL20	Pishu	脾俞		BL52	Zhishi	志室
BL21	Weishu	胃俞		BL53	Baohuang	胞肓
BL22	Sanjiaoshu	三焦俞		BL54	Zhibian	秩边
BL23	Shenshu	肾俞		BL55	Heyang	合阳
BL24	Qihaishu	气海俞		BL56	Chengjin	承筋
BL25	Dachangshu	大肠俞		BL57	Chengshan	承山
BL26	Guanyuanshu	关元俞		BL58	Feiyang	飞扬
BL27	Xiaochangshu	小肠俞		BL59	Fuyang	跗阳
BL28	Pangguangshu	膀胱俞		BL60	Kunlun	昆仑
BL29	Zhonglushu	中膂俞		BL61	Pucan	仆参
BL30	Baihuanshu	白环俞		BL62	Shenmai	申脉
BL31	Shangliao	上髎		BL63	Jinmen	金门
BL32	Ciliao	次髎		BL64	Jinggu	京骨
BL33	Zhongliao	中髎		BL65	Shugu	束骨
BL34	Xialiao	下髎		BL66	Zutonggu	足通谷
BL35	Huiyang	会阳		BL67	Zhiyin	至阴
BL36	Chengfu	承扶				

Kidney Meridian，KL Zushaoyin Shenjingxue，足少阴肾经穴

KI1	Yongquan	涌泉		KI11	Henggu	横骨
KI2	Rangu	然谷		KI12	Dahe	大赫
KI3	Taixi	太溪		KI13	Qixue	气穴
KI4	Dazhon	大钟		KI14	Siman	四满
KI5	Shuiquan	水泉		KI15	Zhongzhu	中注
KI6	Zhaohai	照海		KI16	Huangshu	肓俞
KI7	Fuliu	复溜		KI17	Shangqu	商曲
KI8	Jiaoxin	交信		KI18	Shiguan	石关
KI9	Zhubin	筑宾		KI19	Yindu	阴都
KI10	Yingu	阴谷		KI20	Futonggu	腹通谷

KI21	Youmen	幽门	KI25	Shencang	神藏
KI22	Bulang	步廊	KI26	Yuzhong	彧中
KI23	Shenfeng	神封	KI27	Shufu	俞府
KI24	Lingxu	灵墟			

Pericardium Meridian，PC Shoujueyin Xinbaojingxue，手厥阴心包经穴

PC1	Tianchi	天池	PC6	Neiguan	内关
PC2	Tianquan	天泉	PC7	Daling	大陵
PC3	Quze	曲泽	PC8	Laogong	劳宫
PC4	Ximen	郄门	PC9	Zhongchong	中冲
PC5	Jianshi	间使			

Sanjiao Meridian，SJ Shoushaoyang Sanjiaojingxue，手少阳三焦经穴

SJ1	Guanchong	关冲	SJ13	Naohui	臑会
SJ2	Yemen	液门	SJ14	Jianliao	肩髎
SJ3	Zhongzhu	中渚	SJ15	Tianliao	天髎
SJ4	Yangchi	阳池	SJ16	Tianyou	天牖
SJ5	Waiguan	外关	SJ17	Yifeng	翳风
SJ6	Zhigou	支沟	SJ18	Qima	瘛脉
SJ7	Huizong	会宗	SJ19	Luxi	颅息
SJ8	Sanyangluo	三阳络	SJ20	Jiaosun	角孙
SJ9	Sidu	四渎	SJ21	Ermen	耳门
SJ10	Tianjing	天井	SJ22	Erheliao	耳和髎
SJ11	Qinglingyuan	清泠渊	SJ23	Sizhukong	丝竹空
SJ12	Xiaoluo	消泺			

Gallbladder Meridian，GB Zushaoyang Danjingxue，足少阳胆经穴

GB1	Tongziliao	瞳子髎	GB18	Chengling	承灵
GB2	Tinghui	听会	GB19	Naokong	脑空
GB3	Shangguan	上关	GB20	Fengchi	风池
GB4	Hanyan	颔厌	GB21	Jianjing	肩井
GB5	Xuanlu	悬颅	GB22	Yuanye	渊腋
GB6	Xuanli	悬厘	GB23	Zhejin	辄筋
GB7	Qubin	曲鬓	GB24	Riyue	日月
GB8	Shuaigu	率谷	GB25	Jingmen	京门
GB9	Tianchong	天冲	GB26	Daimai	带脉
GB10	Fubai	浮白	GB27	Wushu	五枢
GB11	Touqiaoyin	头窍阴	GB28	Weidao	维道
GB12	Wangu	完骨	GB29	Juliao	居髎
GB13	Benshen	本神	GB30	Huantiao	环跳
GB14	Yangbai	阳白	GB31	Fengshi	风市
GB15	Toulinqi	头临泣	GB32	Zhongdu	中渎
GB16	Muchuang	目窗	GB33	Xiyangguan	膝阳关
GB17	Zhengying	正营	GB34	Yanglingquan	阳陵泉

GB35	Yangjiao	阳交	GB40	Qiuxu	丘墟
GB36	Waiqiu	外丘	GB41	Zulinqi	足临泣
GB37	Guangming	光明	GB42	Diwuhui	地五会
GB38	Yangfu	阳辅	GB43	Xiaxi	侠溪
GB39	Xuanzhong	悬钟	GB44	Zuqiaoyin	足窍阴

Liver Meridian, LR Zujueyin Ganjingxue, 足厥阴肝经穴

LR1	Dadun	大敦	LR8	Ququan	曲泉
LR2	Xingjian	行间	LR9	Yinbao	阴包
LR3	Taichong	太冲	LR10	Zuwuli	足五里
LR4	Zhongfeng	中封	LR11	Yinlian	阴廉
LR5	Ligou	蠡沟	LR12	Jimai	急脉
LR6	Zhongdu	中都	LR13	Zhangmen	章门
LR7	Xiguan	膝关	LR14	Qimen	期门

Du Meridian, DU Dumaixue, 督脉穴

DU1	Changqiang	长强	DU15	Yamen	哑门
DU2	Yaoshu	腰俞	DU16	Fengfu	风府
DU3	Yaoyangguan	腰阳关	DU17	Naohu	脑户
DU4	Mingmen	命门	DU18	Qiangjian	强间
DU5	Xuanshu	悬枢	DU19	Houding	后顶
DU6	Jizhong	脊中	DU20	Baihui	百会
DU7	Zhongshu	中枢	DU21	Qianding	前顶
DU8	Jinsuo	筋缩	DU22	Xinhui	囟会
DU9	Zhiyang	至阳	DU23	Shangxing	上星
DU10	Lingtai	灵台	DU24	Shenting	神庭
DU11	Shendao	神道	DU25	Suliao	素髎
DU12	Shenzhu	身柱	DU26	Shuigou	水沟
DU13	Taodao	陶道	DU27	Duiduan	兑端
DU14	Dazhui	大椎	DU28	Yinjiao	龈交

Ren Meridian, RN Renmaixue, 任脉穴

v RN1	Huiyin	会阴	RN13	Shangwan	上脘
RN2	Qugu	曲骨	RN14	Juque	巨阙
RN3	Zhongji	中极	RN15	Jiuwei	鸠尾
RN4	Guanyuan	关元	RN16	Zhongting	中庭
RN5	Shimen	石门	RN17	Danzhong	膻中
RN6	Qihai	气海	RN18	Yutang	玉堂
RN7	Yinjiao	阴交	RN19	Zigong	紫宫
RN8	Shenque	神阙	RN20	Huagai	华盖
RN9	Shuifen	水分	RN21	Xuanji	璇玑
RN10	Xiawan	下脘	RN22	Tiantu	天突
RN11	Jianli	建里	RN23	Lianquan	廉泉
RN12	Zhongwan	中脘	RN24	Chengjiang	承浆

Tables of Specific Points

附表1　阴经五输穴

Table1　Table of Tive-Shu Pointsof the Yin Meridians

Five-Shu Points Merdian	Jing (well) (wood)	Xing (Spring) (Fire)	Shu (Stream) (Earth)	Jing (River) (Metal)	He (Sea) (Water)
Lung Hand-Taiyin 肺　手太阴	Shaoshang （LU11） 少商	Yuji （LU10） 鱼际	Taiyuan （LU9） 太渊	Jingqu （LU8） 经渠	Chize （LU5） 尺泽
Pericardium Hand-Jueyin 心包　手厥阴	Zhongchong （PC9） 中冲	Laogong。 （PC8） 劳宫	Daling （PC7） 大陵	Jianshi （PC5） 间使	Quze （PC3） 曲泽
Heart Hand-Shaoyin 心　手少阴	Shaochong （HT9） 少冲	Shaofu （HT8） 少府	Shenmen （HT7） 神门	Lingdao （HT4） 灵道	Shaohai （HT3） 少海
Spleen Foot-Taiyin 脾　足厥阴	Yinbai （SP1） 隐白	Dadu （SP2） 大都	Taibai （SP3） 太白	Shangqiu （SP5） 商丘	Yinlingquan （SP9） 阴陵泉
Liver Foot-jueyin 肝　足厥阴	Dadun （LR1） 大敦	Xingjian （LR2） 行间	Taichong （LR3） 太冲	Zhongfeng （LR4） 中封	Ququan （LR8） 曲泉
Kideny Foot-Shaoyin 肾　足少阴	Yongquan （KI1） 涌泉	Rangu （KI2） 然谷	Taixi （KI3） 太溪	Fuliu （KI7） 复溜	Yingu （KI10） 阴谷

附表2　阳经五输穴

Table2　Table of Five-Shu Points ofthe Yin Meridians

Five-Shu Points Merdian	Jing (well) (Metal)	Xing (Spring) (Water)	Shu (Stream) (Wood)	Jing。 (River) (Fire)	He (Sea) (Earth)
LargeIntestine Hand-Yangming 大肠　手阳明	Shangyang （LI1） 商阳	Erjian （LI2） 二间	Sanjian （LI3） 三间	Yangxi （LI5） 阳溪	Quchi （LI11） 曲池
Sanjiao Hand-Shaoyang 三焦　手少阳	Guanchong （SJ1） 关冲	Yemen （SJ2） 液门	Zhongzhu （SJ3） 中渚	Zhigou （SJ6） 支沟	Tianjing （SJ10） 天井
SmallIntestine Hand-Taiyang 小肠　手太阳	Shaoze （SI1） 少泽	Qiangu （SI2） 前谷	Houxi （SI3） 后溪	Yanggu （SI5） 阳谷	Xiaohai （SI8） 小海
Stomach Foot～Yangming 胃　足阳明	Lidui （ST45） 厉兑	Neiting （ST44） 内庭	Xiangu （ST43） 陷谷	Jiexi （ST41） 解溪	Zusanli （ST36） 足三里
Gallbladder Foot-Shaoyang 胆　足少阳	Zuqiaoyin （GB44） 足窍阴	Xiaxi （GB43） 侠溪	Zulinqi （GB41） 足临泣	Yangfu （GB38） 阳辅	Yanglingquan （GB34） 阳陵泉
Bladder Foot-Taiyang 膀胱　足太阳	Zhiyin （BL67） 至阴	Zutonggu （BL66） 足通谷	Shugu （BL65） 束骨	Kunlun （BL60） 昆仑	Weizhong （BL40） 委中

附表 3　十二募穴

Table3 The Twelve Front-Mu Points Internal Organs　Front-MuPoints

Internal Organs	Front-MuPoints
Lung（肺）	Zhongfu（LU1）（中府）
Poricardium（心包）	Danzhong（RN17）（膻中）
Heart（心）	Juque（RN14）（巨阙）
Liver（肝）	Qimen（LR14）（期门）
Gallbladder（胆）	Riyue（GB24）（日月）
Spleen（脾）	Zhangmen（LR13）（章门）
Stomach（胃）	Zhongwan（RN12）（中脘）
Sanjiao（三焦）	Shimen（RN5）（石门）
Kidney（肾）	Jingmen（GB25）（京门）
Large Intestine（大肠）	Tianshu（SJ25）（天枢）
Small Intestine（小肠）	Guanyuan（RN4）（关元）
Bladder（膀胱）	Zhongji（RN3）（中极）

附表 4　十二络穴与十二原穴

Table4 The Yuan-（Source）Points and Luo-（Connecting）Points of 12 Meridians

Meridians	Luo-Connecting Points	Yuan-SourcePoints
LungMeri dian of Hand-Taiyin （手太阴肺）	Lieque （LU7） （列缺）	Taiyuan （LI9） （太渊）
Large Intestine Meridian of Hand-Yangming （手阳明大肠）	Pianli （LI6） （偏历）	Hegu （LI4） （合谷）
Stomach Meridian of Foot-Yangming （足阳明胃）	Fenglong （ST40） （丰隆）	Chongyang （ST42） （冲阳）
Spleen Meridian of Foot-Taiyin （足太阴脾）	Gongsun （SP4） （公孙）	Taibai （ST3） （太白）
Heart Meridian of Hand-Shaoyin （手少阴心）	Tongli （HT5） （通里）	Shenmen （HT7） （神门）
SmallIntestine Meridian of Hand-Taiyang （手太阳小肠）	Zhizheng （SI7） （支正）	Wangu （SI4） （腕骨）
Bladder Meridian of Foot-Taiyang （手太阳膀胱）	Feiyang （BL58） （飞扬）	Jinggu （BL64） （京骨）
Kidney Meridian of Foot-Shaoyin （足少阴肾）	Dazhong （KI4） （大钟）	Taixi （KI3） （太溪）

续表

Meridians	Luo-Connecting Points	Yuan-Source Points
Pericardium Meridian of Hand-Jueyin（手厥阴心包）	Neiguan（PC6）（内关）	Daling（PC7）（大陵）
Sanjiao Meridian of Hand-Shaoyang（手太阳三焦）	Waiguan（SJ5）（外关）	Yangchi（SJ4）（阳池）
Gallbladder Meridian of Foot-Shaoyang（足少阳胆）	Guangming（GB37）（光明）	Qiuxu（GB40）（丘墟）
LiveMeridian of Foot-Jueyin（足厥阴肝）	Ligou（LI5）（蠡沟）	Taichong（LI3）（太冲）

Note: TheLuo-Connecting Point of Ren Meridian is Jiuwei（RN15）, of Du Meridian is Changqiang（DU1）, and the MajorLuo-Connecting Point of Spleen is Dabao（SP21）

附表 5　八脉交会穴
Table5　The Eight Confluent Points of the Eight Extra Meridians

ConfluentPoint	ExtraMeridian	Indications
Neiguan（PC6）内关	Yinwei 阴维	hesrt, chest, stomach 心、胸、胃
Gongsun（SP4）公孙	Chong 冲脉	
Houxi（SI3）后溪	Du 督脉	neck, shoulder, back, innercanthus 颈、户、背目内眦
Shenmai（BL62）申脉	Yangqiao 阳跷	
Waiguan（SJ5）外关	Yangwei 阳维	retroauricle, cheek, outercanthus 耳后、颊、目外眦
Zulinqi（GB41）足临泣	Dai 带脉	
Lieque（LI7）列缺	Ren 任脉	throat, chest, lung 咽喉、胸膈、肺系
Zhaohai（KI6）照海	Yinqiao 阴跷	

附表 6　八会穴
Table6　The Eight Influential Points

Tissue	Influential Points
Zang organs（脏）	Zhangmen（LR13）（章门）
Fu organs（腑）	Zhongwan（RN12）（中脘）
Qi（气）	Danzhong（RN17）（膻中）
Blood（血）	Geshu（BL17）（膈俞）
Tendon（筋）	Yanglingquan（GB34）（阳陵泉）
Vessels（脉）	Taiyuan（LU9）（太渊）
Bone（骨）	Dazhu（BL11）（大杼）
Marrow（髓）	Juegu（GB39）（悬钟）

附表 7 十六郄穴
Table7 The Sixteen Xi-（cleft）Points

Meridian		Xi-（cleft）Points
Three Yin Meridians Of Hand（手三阴经）	Lung Meridian of Hand–Taiyin（手太阴肺经） Pericardium Meridian of Hand–Jueyin（手厥阴心包经） HeartMeridianofHand–Shaoyin（手少阴心经）	Kongzui（LU6）（孔最） Ximen（PC4）（郄门） Yinxi（HT6）（阴郄）
Three Yang Meridians of Hand（手三阴经）	Large Intestine Meridian of Hand–Yangming（手阳明大肠经） Sanjiao Meridian of Hand–Shaoyang（手少阳三焦经） Small Intestine Meridian of Hand–Taiyang（手太阳小肠经）	Wenliu（LI7）（温溜） Huizong（SJ7）（会宗） Yanglao（ST7）（养老）
Three Yang Meridians of Foot（足三阳经）	Stomach Meridian of Foot–Yangming（足阳明胃经） Gallbladder Meridian of Foot–Shaoyang（足少阳胆经） Bladder Meridian of Foot–Taiyang（足太阳膀胱经）	Lianqiu（ST34）（梁丘） Waiqiu（GB36）（外丘） Jinmen（BL63）（金门）
Three Yang Meridians of Foot（足三阳经）	Spleen Meridian of Foot–Taiyin（足太阴脾经） Liver Meridian of Foot–Jueyin（足厥阴肝经） Kidney Meridian of Foot–Shaoyin（足少阴肾经）	Diji（SP8）（地机） Zhongdu（LR6）（中都） Shuiquan（KI5）（水泉）
Extra Meridians（奇经八脉）	Yangqiao Meridian（阳跷脉） Yinqiao Merdian（阴跷脉） Yangwei Meridian（阳维脉） Yangwei Meridian（阴维脉）	Fuyang（BL59）（跗阳） Jiaoxin（KI8）（交信） Yangjiao（GB35）（阳交） Zhubin（KI9）（筑宾）

附表 8 六腑下合穴
Table8 The Lower He（Sea）Poinsts Pertaining to the Six Fu Organs

Six Fu ~ Orange	Lower He-（Sea）Porint
Stomach（胃）	Zusanli（ST36）（足三里）
Large intestine（大肠）	Shangjuxu（ST37）（上巨虚）
Small intestine（小肠）	Xiajuxu（ST39）（下巨虚）
Gallbladder（胆）	Yanglingquan（GB34）（阳陵泉）
Bladder（膀胱）	Weizhong（BL40）（委中）
Sanjiao（三焦）	Weiyang（BL39）（委阳）

Index for the Standard Nomenclature of 14 Meridian Points，十四经穴名

NamesofMeridian	Alphabetic Codes
1. Lung Meridian	LU
2. Large Intestine Meridian	LI
3. Stomach Meridian	ST
4. Spleen Meridian	SP
5. Heart Meridian	HT
6. Small Intestine Meridian	SI
7. Bladder Meridian	BL
8. Kidney Meridian	KI
9. Pericardium Meridian	PC
10. Sanjiao Meridian	SJ
11. Gallbladder Meridian	GB
12. Liver Meridian	LR
13. Du Meridian	DU
14. Ren Meridian	RN

Baihuanshu 白环俞（BL30）
Baihui 百会（DU20）
Baohuang 胞肓（BL53）
Benshen 本神（GB13）
Biguan 髀关（ST31）
Binao 臂臑（LI14）
Bingfeng 秉风（SI12）
Bulang 步廊（KI22）
Burong 不容（ST19）
Changqiang 长强（DU1）
Chengfu 承扶（BL36）
Chengguang 承光（BL6）
Chengjiang 承浆（RN24）
Chengjin 承筋（BL56）
Chengling 承灵（GB18）
Chengman 承满（ST20）
Chengqi 承泣（ST1）
Chengshan 承山（BL57）
Chize 尺泽（LU5）
Chongmen 冲门（SP12）
Chongyang 冲阳（ST42）
Ciliao 次髎（BL32）
Cuanzhu 攒竹（BL2）
Dabao 大包（SP21）
Dachangshu 大肠俞（BL25）
Dadu 大都（SP2）
Dadun 大敦（LR1）

Daheng 大横（SP15）
Dahe 大赫（KI12）
Daimai 带脉（GB26）
Daju 大巨（ST27）
DaLing 大陵（PC7）
Danshu 胆俞（BL19）
Danzhong 膻中（RN17）
Daying 大迎（ST5）
Dazhong 大钟（KI4）
Dazhui 大椎（DU14）
Dazhu 大杼（BL14）
Dicang 地仓（ST4）
Diji 地机（SP8）
Diwuhui 地五会（GB42）
Dubi 犊鼻（ST35）
Duiduan 兑端（DU27）
Dushu 督俞（BL16）
Erheliao 耳和髎（SJ22）
Erjian 二间（LI2）
Ermen 耳门（SJ21）
Feishu 肺俞（BL13）
Feiyang 飞扬（BL58）
Fengchi 风池（GB20）
Fengfu 风府（DU16）
Fenglong 丰隆（ST40）
Fengmen 风门（BL12）
Fengshi 风市（GB31）

Fu'ai 腹哀（SP16）
Fubai 浮白（GB10）
Fufen 附分（BL41）
Fujie 腹结（SP14）
Fuliu 复溜（KI7）
Fushe 府舍（SP13）
Futonggu 腹通谷（KI20）
Futu 伏兔（ST32）
Futu 扶突（LI18）
Fuxi 浮郄（BL38）
Fuyang 跗阳（BL59）
Ganshu 肝俞（BL18）
Gaohuang 膏肓（BL43）
Geguan 膈关（BL46）
Geshu 膈俞（BL17）
Gongsun 公孙（SP4）
Guanchong 关冲（SJ1）
Guangming 光明（GB37）
Guanmen 关门（ST22）
Guanyuan 关元（RN4）
Guanyuanshu 关元俞（BL26）
Guilai 归来（ST29）
Hanyan 颔厌（GB4）
Hegu 合谷（LI4）
Henggu 横骨（KI11）
Heyang 合阳（BL55）
Houding 后顶（DU19）
Houxi 后溪（SI3）
Huagai 华盖（RN20）
Huangmen 肓门（BL51）
Huangshu 肓俞（KI16）
Huantiao 环跳（GB30）
Huaroumen 滑肉门（ST24）
Huiyang 会阳（BL35）
Huiyin 会阴（RN1）
Huizong 会宗（SJ7）
Hunmen 魂门（BL47）
Jiache 颊车（ST6）
Jianjing 肩井（GB21）
Jianli 建里（RN11）
Jianliao 肩髎（SJ14）
Jianshi 间使（PC5）
Jianwaishu 肩外俞（SI14）
Jianyu 肩髃（LI15）

Jianzhen 肩贞（SI9）
Jianzhongshu 肩中俞（SI15）
Jiaosun 角孙（SJ20）
Jiaoxin 交信（KI8）
Jiexi 解溪（ST41）
Jimai 急脉（LR12）
Jimen 箕门（SP11）
Jinggu 京骨（BL64）
Jingmen 京门（GB25）
Jingming 睛明（BL1）
Jingqu 经渠（LU8）
Jinmen 金门（BL63）
Jinsuo 筋缩（DU8）
Jiquan 极泉（HT1）
Jiuwei 鸠尾（RN15）
Jizhong 脊中（DU6）
Jueyinshu 厥阴俞（BL14）
Jugu 巨骨（LI16）
Juliao 居髎（GB29）
Juliao 巨髎（ST3）
Juque 巨阙（RN14）
Kongzui 孔最（LU6）
Kouheiliao 口禾髎（LI19）
Kufang 库房（ST14）
Kunlun 昆仑（BL60）
Laogong 劳宫（PC8）
Liangmen 梁门（ST21）
Liangqiu 梁丘（ST34）
Lianquan 廉泉（RN23）
Lidui 厉兑（ST45）
Lieque 列缺（LU7）
Ligou 蠡沟（LR5）
Lingdao 灵道（HT4）
Lingtai 灵台（DU10）
Lingxu 灵墟（KI24）
Lougu 漏谷（SP7）
Luoque 络却（BL8）
Luxi 颅息（SJ19）
Meichong 眉冲（BL3）
Mingmen 命门（DU4）
Muchuang 目窗（GB16）
Naohu 脑户（DU17）
Naohui 臑会（SJ13）
Naokong 脑空（GB19）

Naoshu 臑俞（SI10）
Neiguan 内关（PC6）
Neiting 内庭（ST44）
Pangguangshu 膀胱俞（BL28）
Pianli 偏历（LI6）
Pishu 脾俞（BL20）
Pohu 魄户（BL42）
Pucan 仆参（BL61）
Qianding 前顶（DU21）
Qiangjian 强间（DU18）
Qiangu 前谷（SI2）
Qichong 气冲（ST30）
Qihai 气海（RN6）
Qihaishu 气海俞（BL24）
Qihu 气户（ST13）
Qimai 瘛脉（SJ18）
Qimen 期门（LR14）
Qinglingyuan 清泠渊（SJ11）
Qingling 青灵（HT2）
Qishe 气舍（ST11）
Qiuxu 丘墟（BG40）
Qixue 气穴（KI13）
Quanliao 颧髎（SI18）
Qubin 曲鬓（GB7）
Qucha 曲差（BL4）
Quchi 曲池（LI11）
Quepen 缺盆（ST12）
Qugu 曲骨（RN2）
Ququan 曲泉（LR8）
Quyuan 曲垣（SI13）
Quze 曲泽（PC3）
Rangu 然谷（KI2）
Renying 人迎（ST9）
Renzhong 人中（DU26）
Riyue 日月（GB24）
Rugen 乳根（ST18）
Ruzhong 乳中（ST17）
Sanjian 三间（LI3）
Sanjiaoshu 三焦俞（BL22）
Sanyangluo 三阳络（SJ8）
Sanyinjiao 三阴交（SP6）
Shangguan 上关（GB3）
Shangjuxu 上巨虚（ST37）

Shanglian 上廉（LI9）
Shangliao 上髎（BL31）
Shangqiu 商丘（SP5）
Shangqu 商曲（KI17）
Shangwan 上脘（RN13）
Shangxing 上星（DU23）
Shangyang 商阳（LI1）
Shaochong 少冲（HT9）
Shaofu 少府（HT8）
Shaohai 少海（HT3）
Shaoshang 少商（LU11）
Shaoze 少泽（SI1）
Shencang 神藏（KI25）
Shendao 神道（DU11）
Shenfeng 神封（KI23）
Shengting 神庭（DU24）
Shenmai 申脉（BL62）
Shenmen 神门（HT7）
Shenque 神阙（RN8）
Shenshu 肾俞（BL23）
Shentang 神堂（BL44）
Shenzhu 身柱（DU12）
Shidou 食窦（SP17）
Shiguan 石关（KI18）
Shimen 石门（RN5）
Shousanli 手三里（LI10）
Shouwuli 手五里（LI13）
Shuaigu 率谷（GB8）
Shufu 俞府（KI27）
Shugu 束骨（BL65）
Shuidao 水道（ST28）
Shuifen 水分（RN9）
Shuiquan 水泉（KI5）
Shuitu 水突（ST10）
Sibai 四白（ST2）
Sidu 四渎（SJ9）
Siman 四满（KI14）
Sizhukong 丝竹空（SJ23）
Suliao 素髎（DU25）
Taibai 太白（SP3）
Taichong 太冲（LR3）
Taixi 太溪（KI3）
Taiyi 太乙（ST23）

Taiyuan 太渊（LU9）
Taodao 陶道（DU13）
Tianchi 天池（PC1）
Tianchong 天冲（GB9）
Tianchuang 天窗（SI16）
Tianding 天鼎（LI17）
Tianfu 天府（LU3）
Tianjing 天井（SJ10）
Tianliao 天髎（SJ15）
Tianquan 天泉（PC2）
Tianrong 天容（SI17）
Tianshu 天枢（ST25）
Tiantu 天突（RN22）
Tianxi 天溪（SP18）
Tianyou 天牖（SJ16）
Tianzhu 天柱（BL10）
Tianzong 天宗（SI11）
Tiaokou 条口（ST38）
Tinggong 听宫（SI19）
Tinghui 听会（GB2）
Tongli 通里（HT5）
Tongtian 通天（BL7）
Tongziliao 瞳子髎（GB1）
Toulinqi 头临泣（GB15）
Touqiaoyin 头窍阴（GB11）
Touwei 头维（ST8）
Waiguan 外关（SJ5）
Wailing 外陵（ST26）
Waiqiu 外丘（GB36）
Wangu 完骨（GB12）
Wangu 腕骨（SI4）
Weicang 胃仓（BL50）
Weidao 维道（GB28）
Weishu 胃俞（BL21）
Weiyang 委阳（BL39）
Weizhong 委中（BL40）
Wenliu 温溜（LI7）
Wuchu 五处（BL5）
Wushu 五枢（GB27）
Wuyi 屋翳（ST15）
Xiabai 侠白（LU4）
Xiaguan 下关（ST7）
Xiajuxu 下巨虚（ST39）

XiaLian 下廉（LI8）
Xialiao 下髎（BL34）
Xiangu 陷谷（ST43）
Xiaochangshu 小肠俞（BL27）
Xiaohai 小海（SI8）
Xiaoluo 消泺（SJ12）
Xiawan 下脘（RN10）
Xiaxi 侠溪（GB43）
Xiguan 膝关（LR7）
Ximen 郄门（PC4）
Xingjian 行间（LR2）
Xinhui 囟会（DU22）
Xinshu 心俞（BL15）
X10ngxiang 胸乡（SP19）
Xiyangguan 膝阳关（GB33）
Xuanji 璇玑（RN21）
Xuanli 悬厘（GB6）
Xuanlu 悬颅（GB5）
Xuanshu 悬枢（DU5）
Xuanzhong 悬钟（GB39）
Xuehai 血海（SP10）
Yamen 哑门（DU15）
Yangbai 阳白（GB14）
Yangchi 阳池（SJ4）
Yangfu 阳辅（GB38）
Yanggang 阳纲（BL48）
Yanggu 阳谷（SI5）
Yangjiao 阳交（GB35）
Yanglao 养老（SI6）
Yanglingquan 阳陵泉（GB34）
Yangxi 阳溪（LI5）
Yaoshu 腰俞（DU2）
Yaoyangguan 腰阳关（DU3）
Yemen 液门（SJ2）
Yifeng 翳风（SJ17）
Yinbai 隐白（SP1）
Yinbao 阴包（LR9）
Yindu 阴都（KI19）
Yingchuang 膺窗（ST16）
Yingu 阴谷（KI10）
Yingxiang 迎香（LI20）
Yinjiao 阴交（RN7）
Yinjiao 龈交（DU28）

Yinlian 阴廉（LR11）
Yinlingquan 阴陵泉（SP9）
Yinmen 殷门（BL37）
Yinshi 阴市（ST33）
Yinxi 阴郄（HT6）
Yishe 意舍（BL49）
Yixi 譩譆（BL45）
Yongquan 涌泉（KI1）
Youmen 幽门（KI21）
Yuanye 渊腋（GB22）
Yuji 鱼际（LU10）
Yunmen 云门（LU2）
Yutang 玉堂（RN18）
Yuzhen 玉枕（BL9）
Yuzhong 彧中（KI26）
Zhangmen 章门（LR13）
Zhaohai 照海（KI6）
Zhejin 辄筋（GB23）
Zhengying 正营（GB17）
Zhibian 秩边（BL54）
Zhigong 紫宫（RN19）
Zhigou 支沟（SJ6）
Zhishi 志室（BL52）

Zhiyang 至阳（DU9）
Zhiyin 至阴（BL67）
Zhizheng 支正（SI7）
Zhongchong 中冲（PC9）
Zhongdu 中都（LR6）
Zhongdu 中渎（GB32）
Zhongfeng 中封（LR4）
Zhongfu 中府（LU1）
Zhongji 中极（RN3）
Zhongliao 中髎（BL33）
Zhonglushu 中膂俞（BL29）
Zhongshu 中枢（DU7）
Zhongting 中庭（RN16）
Zhongwan 中脘（RN12）
Zhongzhu 中渚（SJ3）
Zhongzhu 中注（KI15）
Zhouliao 肘髎（LI12）
Zhourong 周荣（SP20）
Zhubin 筑宾（KI9）
Zulinqi 足临泣（GB41）
Zuqiaoyin 足窍阴（GB44）
Zusanli 足三里（ST36）
Zutonggu 足通谷（BL66）
Zuwuli 足五里（LR10）

Index for the Standard Nomenclature of Extra Point，经外奇穴名

NamesofExtraMeridianPoint　　　AlphabeticCodes
1. PointsofHeadandNeck　　　　EX-HN
2. PointsofChestandAbdomen　　EX-CA
3. PointsofBack　　　　　　　　EX-B
4. PointsofUpperExtremities　　　EX-UE
5. PointsofLowerExtremities　　　EX-LE

Bafeng 八风（EX-LE10）
Baichongwo 百虫窝（EX-LE3）
Baxie 八邪（EX-UE9）
Dagukong 大骨空（EX-UE5）
Dannang 胆囊（EX-LE6）
Dangyang 当阳（EX-HN2）
Dingchuan 定喘（EX-B1）
Duyin 独阴（EX-LE11）
Erbai 二白（EX-UE2）
Erjian 耳尖（EX-HN6）

Haiquan 海泉（EX-HN11）
Heding 鹤顶（EX-LE2）
Jiaji 夹脊（EX-B2）
Jingbailao 颈百劳（EX-HN15）
Jinjin 金津（EX-HN12）
Juquan 聚泉（EX-HN10）
Kuangu 髋骨（EX-LE1）
Lanwei 阑尾（EX-LE7）
Neiyingxiang 内迎香（EX-HN9）
Neihuaijian 内踝尖（EX-LE8）

Neixiyan 内膝眼（EX-HN9）
Pigen 痞根（EX-B4）
Qiduan 气端（EX-LE12）
Qiuhou 球后（EX-HN7）
Shangyingxiang 上迎香（EX-HN8）
Shiqizhui 十七椎（EX-B8）
Shixuan 十宣（EX-UE11）
Sifeng 四缝（EX-UE10）
Sishencong 四神聪（EX-HN1）
Taiyang 太阳（EX-HN5）
Waihuaijian 外踝尖（EX-LE9）
Wailaogong 外劳宫（EX-UE8）
Weiwanxiashu 胃脘下俞（EX-B3）
Xiyan 膝眼（EX-LE5）

Xiajishu 下极俞（EX-B5）
Xiaogukong 小骨空（EX-UE6）
Yaoqi 腰奇（EX-B9）
Yaotongdian 腰痛点（EX-UE7）
Yaoyan 腰眼（EX-B7）
Yaoyi 腰宜（EX-B6）
Yiming 翳明（EX-HN14）
Yintang 印堂（EX-HN3）
Yuyao 鱼腰（EX-HN4）
Yuye 玉液（EX-HN13）
Zhongkui 中魁（EX-UE4）
Zhongquan 中泉（EX-UE3）
Zhoujian 肘尖（EX-UE1）
Zigong 子宫（EX-CA1）

Index for Diseases and Disorders，病名索引

Acne vulgaris, 356
Acute lumbarsprain, 291
AIDS, 143, 144, 145, 146, 147, 148, 149
Alcoholism, 446
Anorexia nervosa, 475, 479
Anxiety neurosis, 470
Bed～wetting, 419, 420
Cerebral arteriosclerosis, 60, 61
Cerebral hemorrhage, 69
Cerebral palsy, 134
Cerebral thrombosis, 74
Cervical spondylosis, 270
Chloasma, 365
Chorea, 94, 404
Constipation, 140, 250, 383, 384, 385, 386, 387
Dysmenorrhea, 313
Enteritis, 238
Epilepsy, 53, 54, 59
Facial neuritis, 150
Fatigue syndrome, 486
Gastritis, 215, 217, 219
Gastroptosis, 222
Heredoataxia, 128
Hordeolum, 331
Hysteria, 35
Hysterical paralysis, 42

Impotence, 409, 411, 412
Intense pain, 166, 414, 415, 417
Intercostal neuralgia, 159
Laryngopharyngitis, 345
Lethargy, 498
Myasthenia gravis, 120
Myopia, 334
Neurasthenia, 28
Neurodermatitis, 368
Obesity, 252, 254, 255
Ophthalmoneuromyelitis, 105
Paralysis agitans, 89
Periarthritis of shoulder, 275
Periodic paralysis, 131
Phobia, 479
Pollen hypersensitivity, 454, 455
Polyneuritis, 170
Progressive myodystrophy, 115
Prolapse of lumbar intervertebral disc, 302
Prolapse of uterus, 322
Prostatitis, 262, 263, 264, 267
Rheumatic arthritis, 279
Rheumatoid arthritis, 286
Rhinitis, 337
Schizophrenia, 45
Sciatica, 164

Sprain, 291, 294, 297, 298, 422

Stiff neck, 268

Strabismus, 429

Syncope, 374

Syringomyelia, 111

Tinnitus and deafness, 432, 434

Toothache, 437, 438

Traumatic paraplegia, 138

Tremor, 131, 401, 404

Trigeminal neuralgia, 154, 155

Urticaria, 360, 364, 459

附录 II

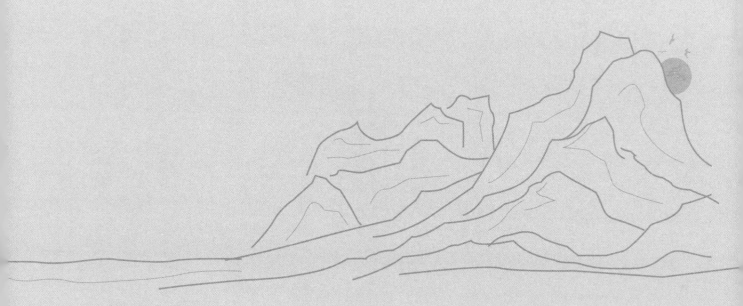

方剂索引

一划

【1】一贯煎（《柳洲医话》）：沙参、麦冬、当归、生地黄、枸杞子、川楝子。

二划

【2】二陈汤（《太平惠民和剂局方》）：半夏、陈皮、茯苓、炙甘草。

【3】二阴煎（《景岳全书》）：生地黄、麦冬、枣仁、甘草、玄参、茯苓、黄连、木通、灯心、竹叶。

【4】二妙散（《丹溪心法》）：黄柏、苍术。

【5】二妙丸（《类证治裁》）：苍术、黄柏。

【6】二冬汤（《医学心悟》）：天冬、麦冬、黄芩、天花粉、知母、甘草、人参、荷叶。

【7】丁香散（《古今医统》）：丁香、柿蒂、高良姜、炙甘草。

【8】丁香透膈散：（《太平惠民和剂局方》）：白术、香附、人参、砂仁、丁香、麦芽、木香、白豆蔻、神曲、炙甘草。

【9】七味都气丸（《医宗己任》）：地黄、山茱萸、山药、茯苓、丹皮、泽泻、五味子。

【10】十全大补汤（《太平惠民和剂局方》）：熟地黄、白芍、当归、川芎、人参、白术、茯苓、炙甘草、黄芪、肉桂。

【11】十枣汤（《伤寒论》）：大戟、芫花、甘遂、大枣。

【12】十灰散（《十药神书》）：大蓟、小蓟、侧柏叶、荷叶、茜草根、山栀、大黄、丹皮、棕榈皮。

【13】人参胡桃汤（《济生方》）：人参、核桃肉、生姜。

【14】人参汤（《金匮要略》）：人参、干姜、白术、甘草。

【15】人参养营汤（《太平惠民和剂局方》）：人参、甘草、当归、白芍、熟地黄、肉桂、大枣、黄芪、白术、茯苓、五味子、远志、橘皮、生姜。

【16】人参白虎汤（《杂病源流犀浊·脏腑门》）：人参、知母、石膏、天花粉、葛根、麦冬、竹叶、粳米。

【17】八正散（《太平惠民和剂局方》）：木通、车前子、萹蓄、瞿麦、滑石、甘草梢、大黄、山栀。

【18】八珍汤（《正体类要》）：人参、白术、茯苓、甘草、当归、白芍、川芎、熟地黄。

【19】八仙长寿丸（《医级》）：麦冬、五味子、熟地黄、山茱萸、干山药、泽泻、茯苓、丹皮。

三划

【20】三子养亲汤（《韩氏医通》）：苏子、白芥子、莱菔子。

【21】三仁汤（《温病条辨》）：杏仁、白豆蔻、薏苡仁、厚朴、半夏、通草、滑石、竹叶。

【22】三拗汤（《太平惠民和剂局方》）：麻黄、杏仁、甘草。

【23】三圣散（《儒门事亲》）：瓜蒂、防风、藜芦。

【24】三才封髓丹（《卫生宝鉴》）：天冬、熟地黄、人参、黄柏、砂仁、甘草。

【25】己椒苈黄丸（《金匮要略》）：防己、椒目、葶苈子、大黄。

【26】万氏牛黄清心丸（《痘疹世医心法》）：黄连、黄芩、山栀、郁金、牛黄、朱砂。

【27】大定风珠（《温病条辨》）：炙甘草、生地黄、白芍、阿胶、生龟甲、火麻仁、五味子、麦冬、生牡蛎、鸡子黄、生鳖甲。

【28】大半夏汤（《金匮要略》）：半夏、人参、白蜜。

【29】大补元煎（《景岳全书》）：人参、炒山药、熟地黄、杜仲、枸杞子、当归、山茱萸、炙甘草。

【30】大补阴丸（《丹溪心法》）：知母、黄柏、熟地黄、龟甲、猪脊髓。

【31】大七气汤（《寿世保元》）：三棱、莪术、青皮、陈皮、香附、藿香、益智仁、桔梗、肉桂、甘草、生姜、大枣。

【32】大黄䗪虫丸（《金匮要略》）：大黄、黄芩、甘草、桃仁、杏仁、虻虫、蛴螬、芍药、干地黄、干漆、水蛭、䗪虫、蜜丸。

【33】大黄硝石汤（《金匮要略》）：大黄、黄柏、硝石、栀子。

【34】大建中汤（《金匮要略》）：川椒、干姜、人参、饴糖。

【35】大承气汤（《伤寒论》）：大黄、芒硝、厚朴、枳实。

【36】大秦艽汤（《医学发明》）：秦艽、当归、甘草、羌活、防风、白芷、熟地黄。

【37】大青龙汤（《伤寒论》）：麻黄、桂枝、杏仁、石膏、甘草、生姜、大枣。

【38】大黄甘草汤（《金匮要略》）：大黄、甘草。

【39】大柴胡汤（《伤寒论》）：柴胡、黄芩、半夏、枳实、白芍、大黄、生姜、大枣。

【40】小半夏汤（《金匮要略》）：半夏、生姜。

【41】小半夏加茯苓汤（《金匮要略》）：半夏、生姜、茯苓。

【42】小青龙汤（《伤寒论》）：麻黄、桂枝、芍药、甘草、干姜、细辛、半夏、五味子。

【43】小陷胸汤（《伤寒论》）：黄连、栝蒌、半夏。

【44】小承气汤（《伤寒论》）：大黄（酒洗）、炙厚朴（去皮）、炙枳实。

【45】小建中汤（《伤寒论》）：芍药、桂枝、生姜、甘草、大枣、饴糖。

【46】小柴胡汤（《伤寒论》）：柴胡、黄芩、人参、甘草、生姜、大枣、半夏。

【47】小蓟饮子（《丹溪心法》）：生地黄、小蓟、滑石、通草、炒蒲黄、淡竹叶、藕节、当归、山栀、甘草。

【48】川芎茶调散（《太平惠民和剂局方》）：川芎、荆芥、薄荷、羌活、细辛（或香附）、白芷、甘草、防风。

【49】千金苇茎汤（《备急千金要方》）：鲜芦根、薏苡仁、冬瓜仁、桃仁。

四划

【50】六味地黄丸（《小儿药证直诀》）：熟地黄、山药、茯苓、丹皮、泽泻、山茱萸。

【51】六磨汤（《证治准绳》）：沉香、木香、槟榔、乌药、枳实、大黄。

【52】六君子汤（《妇人良方》）：人参、炙甘草、茯苓、白术、陈皮、制半夏。

【53】六一散（《宣明论》）：滑石、炙甘草、蜜。

【54】天麻钩藤饮（《杂病诊治新义》）：天麻、钩藤、生石决明、川牛膝、桑寄生、杜仲、山栀、黄芩、益母草、茯神、夜交藤。

【55】天王补心丹（《世医得效方》）：人参、玄参、丹参、茯神、茯苓、五味子、远志、桔梗、当归、天冬、麦冬、柏子仁、酸枣仁、生地黄。

【56】无比山药丸（《太平惠民和剂局方》）：山药、肉苁蓉、熟地黄、山茱萸、菟丝子、五味子、赤石脂、巴戟天、泽泻、杜仲、牛膝。

【57】五仁丸（《世医得效方》）：桃仁、杏仁、松子仁、柏子仁、郁李仁、陈皮。

【58】五汁安中饮（验方）：韭汁、牛乳、生姜汁、梨汁、藕汁。

【59】五苓散（《伤寒论》）：桂枝、白术、茯苓、猪苓、泽泻。

【60】五皮饮（《三因极一病证方论》）：桑白皮、陈皮、生姜皮、大腹皮、赤茯苓皮。

【61】五磨饮子（《医方集解》）：乌药、沉香、槟榔、枳实、木香。

【62】五味消毒饮（《医宗金鉴》）：金银花、野菊花、蒲公英、紫花地丁、紫背天葵子、无灰酒。

【63】五积散（《太平惠民和剂局方》）：白芷、橘皮、厚朴、当归、川芎、白芍、茯苓、桔梗、苍术、枳壳、半夏、麻黄、干姜、肉桂、甘草。

【64】开噤散（《医学心悟》）：人参、黄连、石菖蒲、丹参、茯苓、石莲子、陈皮、陈仓米、冬瓜子、荷叶蒂。

【65】木香顺气散（《证治准绳·类方》引《医学统旨方》）：木香、香附、槟榔、青皮、陈皮、厚朴、苍术、枳壳、砂仁、炙甘草、生姜。

【66】木防己汤（《金匮要略》）：木防己、石膏、桂枝、人参。

【67】木香槟榔丸（《儒门事亲》）：木香、香附、青皮、陈皮、枳壳、黑丑、槟榔、黄连、黄柏、三棱、莪术、大黄、芒硝。

【68】中满分消丸（《兰室秘藏》）：厚朴、枳实、黄连、黄芩、知母、半夏、陈皮、茯苓、猪苓、泽泻、砂仁、干姜、姜黄、人参、白术。

【69】水红花膏（《景岳全书》）：红蓼子、大黄、朴硝、山桃、石灰、酒醋。

【70】止嗽散（《医学心语》）：荆芥、桔梗、甘草、白前、橘红、百部、紫菀。

【71】少腹逐瘀汤（《医林改错》）：小茴香、干姜、延胡索、没药、当归、川芎、肉桂、赤芍、蒲黄、五灵脂。

【72】升阳益胃汤（《脾胃论》）：黄芪、半夏、人参、独活、防风、白芍、羌活、橘皮、茯苓、柴胡、泽泻、白术、黄连、炙甘草、生姜、大枣。

【73】化肝煎（《景岳全书》）：青皮、陈皮、芍药、牡丹皮、炒栀子、泽泻、贝母。

【74】化虫丸（《太平惠民和剂局方》）：槟榔、鹤虱、苦楝根、枯矾、炒胡粉。

【75】化积丸（《类证治裁》）：三棱、莪术、阿魏、海浮石、香附、雄黄、槟榔、苏木、瓦楞子、五灵脂。

【76】月华丸（《医学心悟》）：天冬、麦冬、生地黄、熟地黄、山药、百部、沙参、川贝母、茯苓、阿胶、三七、獭肝、白菊花、桑叶。

【77】丹参饮（《时方歌括》）：丹参、檀香、砂仁。

【78】丹栀逍遥散（《医统》）：当归、白芍、白术、柴胡、茯苓、甘草、煨姜、薄荷、丹皮、山栀。

【79】乌梅丸（《伤寒论》）：乌梅肉、黄连、黄柏、人参、当归、附子、桂枝、蜀椒、干姜、细辛。

【80】乌头汤（《金匮要略》）：川乌、麻黄、芍药、黄芪、甘草。

【81】乌头桂枝汤（《金匮要略》）：乌头、桂枝、芍药、甘草、生姜、大枣。

【82】乌头赤石脂丸（《金匮要略》）：蜀椒、干姜、赤石脂、炮乌头、炮附子。

【83】牛黄清心丸（《太平惠民和剂局方》）：白芍、麦冬、黄芩、当归、防风、白术、柴胡、桔梗、川芎、茯苓、杏仁、神曲、炒蒲黄、人参、羚羊角、麝香、冰片、肉桂、炒大豆黄卷、炒阿胶、白蔹、炮姜、牛黄、犀角、雄黄、山药、甘草、金箔、大枣。

五划

【84】半夏白术天麻汤（《医学心悟》）：半夏、白术、天麻、陈皮、茯苓、甘草、生姜、大枣、蔓荆子。

【85】半夏厚朴汤（《金匮要略》）：半夏、厚朴、紫苏、茯苓、生姜。

【86】半夏秫米汤（《金匮要略》）：半夏、秫米。

【87】半贝丸（验方）：川贝母、法半夏。

【88】半硫丸（《太平惠民和剂局方》）：半夏、硫黄、生姜汁。

【89】东垣清暑益气汤（《脾胃论》）：黄芪（汗少减五分）、制苍术、升麻、人参、泽泻、炒神曲、橘皮、白术、麦冬、当归身、炙甘草、青皮、黄柏、葛根、五味子。

【90】平胃散（《太平惠民和剂局方》）：苍术、厚朴、橘皮、甘草、生姜、大枣。

【91】平补镇心丹（《太平惠民和剂局方》）：酸枣仁、茯神、五味子、肉桂、麦冬、龙齿、生地黄、山药、人参、朱砂、远志、炙甘草、柏子仁、当归、石菖蒲。

【92】玉女煎（《景岳全书》）：石膏、熟地黄、麦冬、知母、牛膝。

【93】玉枢丹（《百一选方》）：山慈菇、文蛤、千金子仁、红芽大戟、麝香（《外科正宗》加朱砂、雄黄）。

【94】玉屏风散（《世医得效方》）：黄芪、白术、防风。

【95】正气散（不换金正气散）（验方）：厚朴、苍术、陈皮、甘草、藿香、佩兰、草果、半夏、槟榔、石菖蒲、荷叶。

【96】正气天香散（《证治准绳》引刘河间方）：香附、乌药、紫苏、陈皮。

【97】石韦散（《太平惠民和剂局方》）：芍药、白术、滑石、冬葵子、瞿麦、石韦、王不留行、当归、炙甘草、小麦。

【98】右归丸（《景岳全书》）：熟地黄、山药、山茱萸、枸杞子、杜仲、菟丝子、附子、肉桂、当归、鹿角胶。

【99】左归丸（《景岳全书》）：熟地黄、山药、山茱萸、菟丝子、枸杞子、川牛膝、鹿角胶、龟甲胶。

【100】左金丸（《丹溪心法》）：黄连、吴茱萸。

【101】龙虎丸（验方）：牛黄、巴豆霜、辰砂、砒石。

【102】龙胆泻肝汤（《兰室秘藏》）：龙胆草、泽泻、木通、车前子、当归、柴胡、甘草、生地黄（近代方有黄芩、栀子）。

【103】加减复脉汤（《温病条辨》）：生地黄、阿胶、麦冬、白芍、火麻仁、炙甘草。

【104】加减承气汤（验方）：大黄、风化硝、枳实、礞石、皂角、猪胆汁、醋。

【105】加减葳蕤汤（《通俗伤寒论》）：玉竹、葱白、桔梗、白薇、豆豉、薄荷、炙甘草、大枣。

【106】加味二妙散（《丹溪心法》）：黄柏、苍术、当归、牛膝、防己、萆薢、龟甲。

【107】加味清胃散（《张氏医通》）：生地黄、升麻、牡丹皮、当归、犀角、连翘、甘草。

【108】归脾汤（《校注妇人良方》）：人参、炒白术、炒黄芪、茯苓、龙眼肉、当归、远志、炒酸枣仁、木香、炙甘草、姜、枣。

【109】归芍地黄汤（《症因脉治》）二方：①生地黄、当归、白芍、牡丹皮、枸杞子、知母、人参、甘草、地骨皮。②当归、白芍、生地黄、牡丹皮、茯苓、山药、山茱萸、泽泻。

【110】四君子汤（《太平惠民和剂局方》）：党参、白术、茯苓、甘草。

【111】四兽饮（《景岳全书》引《简易方》）：人参、白术、茯苓、炙甘草、陈皮、制半夏、草果、乌梅、生姜、大枣。

【112】四海舒郁丸（《疡医大全》）：海蛤粉、海带、海藻、海螵蛸、昆布、陈皮、青木香。

【113】四神丸（《证治准绳》）：补骨脂、肉豆蔻、吴茱萸、五味子、生姜、大枣。

【114】四逆汤（《伤寒论》）：附子、干姜、甘草。

【115】四七汤（《太平惠民和剂局方》引《简易方》）：苏叶、制半夏、厚朴、茯苓、生姜、大枣。

【116】四味回阳饮（《景岳全书》）：人参、制附子、炮姜、炙甘草。

【117】四物汤（《太平惠民和剂局方》）：当归、白芍、川芎、熟地黄。

【118】四妙丸（《全国中药成药处方集》）：黄柏、薏苡仁、苍术、怀牛膝。

【119】甘姜苓术汤（《金匮要略》）：甘草、干姜、茯苓、白术。

【120】甘遂半夏汤（《金匮要略》）：甘遂、半夏、芍药、甘草。

【121】甘草干姜汤（《金匮要略》）：甘草、干姜。

【122】甘草泻心汤（《伤寒论》）：炙甘草、黄芩、干姜、半夏、大枣。

【123】甘麦大枣汤（《金匮要略》）：甘草、浮小麦、大枣。

【124】甘露消毒丹（《温热经纬》）：滑石、茵陈、黄芩、石菖蒲、川贝母、木通、藿香、射干、连翘、薄荷、白豆蔻。

【125】生脉散（《景岳全书》引《医录》方）：人参、麦冬、五味子。

【126】生铁落饮（《医学心悟》）：天冬、麦冬、贝母、胆南星、橘红、远志、石菖蒲、连翘、茯神、玄

参、钩藤、丹参、辰砂、生铁落。

【127】失笑散（《太平惠民和剂局方》）：五灵脂、蒲黄。

【128】白头翁汤（《伤寒论》）：白头翁、秦皮、黄连、黄柏。

【129】白金丸（验方）：白矾、郁金。

【130】白虎汤（《伤寒论》）：知母、石膏、粳米、炙甘草。

【131】白凤膏（《十药神书》）：白鸭、大枣、参苓平胃散、陈酒。

【132】白虎加人参汤（《金匮要略》）：知母、石膏、甘草、粳米、人参。

【133】白虎加桂枝汤（《金匮要略》）：知母、石膏、甘草、粳米、桂枝。

【134】白芥子涂法（《张氏医通》）：白芥子净末一两，延胡索一两，甘遂半两，细辛半两，共为末，入麝香半钱杵匀，姜汁调，夏三伏中涂肺俞、膏肓、百劳等穴。涂后麻瞀疼痛，切勿便去，候三柱香足，方可去之。十日后涂一次，如此三次病根去矣。

【135】代抵当丸（《证治准绳·类方》）：大黄、当归尾、生地黄、山甲珠、芒硝、炒桃仁、肉桂。

六划

【136】安宫牛黄丸（《温病条辨》）：牛黄、郁金、犀角、黄连、朱砂、冰片、珍珠、山栀、雄黄、黄芩、麝香。

【137】安神定志丸（《医学心悟》）：茯苓、茯神、远志、人参、石菖蒲、龙齿。

【138】安胃饮（《景岳全书》）：陈皮、山楂、麦芽、木通、泽泻、黄芩、石斛。

【139】羊肝丸（《类苑方》）：夜明砂、蝉蜕、木贼、当归、羊肝。

【140】百合固金丸（《医方集解》）：生地黄、熟地黄、麦冬、贝母、百合、当归、炒芍药、甘草、玄参、桔梗。

【141】百合地黄汤（《金匮要略》）：百合、地黄汁。

【142】至宝丹（《太平惠民和剂局方》）：朱砂、麝香、安息香、金银箔、犀角、冰片、牛黄、琥珀、雄黄、玳瑁。

【143】导赤散（《小儿药证直诀》）：生地黄、木通、竹叶、甘草。

【144】导痰汤（《校注妇人良方》）：半夏、天南星、枳实（麸炒）、茯苓、橘红、甘草、生姜。

【145】地黄饮子（《宣明论》）：生地黄、巴戟天、山萸肉、石斛、肉苁蓉、五味子、肉桂、茯苓、麦冬、炮附子、石菖蒲、远志、生姜、大枣、薄荷。

【146】地榆散（验方）：地榆、茜根、黄芩、黄连、山栀、茯苓。

【147】芍药汤（《素问病机气宜保命集》）：黄芩、芍药、甘草、黄连、大黄、肉桂、当归、槟榔、木香。

【148】芍药甘草汤（《伤寒论》）：白芍、炙甘草。

【149】芎芷石膏汤（《医宗金鉴》）：川芎、白芷、石膏、菊花、藁本、羌活。

【150】防风汤（《宣明论》）：防风、当归、赤茯苓、杏仁、黄芩、秦艽、葛根、肉桂、生姜、甘草、大枣。

【151】防风通圣散（《宣明论》）：防风、荆芥、连翘、麻黄、薄荷、川芎、当归、白芍、白术、山栀、大黄、芒硝、石膏、黄芩、桔梗、甘草、滑石、生姜。

【152】防己黄芪汤（《金匮要略》）：防己、白术、黄芪、甘草、生姜、大枣。

【153】当归补血汤（《内外伤辨惑论》）：黄芪、当归。

【154】当归六黄汤（《兰室秘藏》）：当归、生地黄、熟地黄、黄连、黄芩、黄柏、黄芪。

【155】当归龙荟丸（《丹溪心法》）：当归、龙胆草、栀子、黄连、黄芩、黄柏、大黄、青黛、芦荟、木香、麝香。

【156】交泰丸（《韩氏医通》）：黄连、肉桂。

【157】舟车丸（《丹溪心法》）：大黄、甘遂、大戟、芫花、青皮、陈皮、牵牛子、木香。

【158】竹茹汤（《普济本事方》）：葛根、炙甘草、半夏、生姜、大枣、竹茹。

【159】竹叶石膏汤（《伤寒论》）：竹叶、石膏、麦冬、人参、半夏、粳米、炙甘草。

【160】竹沥达痰丸（《沈氏尊生书》）：青礞石、沉香、大黄、黄芩、竹沥、半夏、陈皮、姜汁、甘草。

【161】朱砂安神丸（《医学发明》）：黄连、朱砂、生地黄、归身、甘草。

【162】血府逐瘀汤（《医林改错》）：当归、生地黄、桃仁、红花、枳壳、赤芍、柴胡、甘草、桔梗、川芎、牛膝。

【163】行军散（《霍乱论》）：牛黄、麝香、珍珠、冰片、硼砂、雄黄、火硝、金箔。

【164】红灵丹（上海中医学院《方剂学》）：朱砂、麝香、银硝、礞石、雄黄、硼砂、冰片。

【165】耳聋左慈丸（《验方》）：地黄、山药、山茱萸、丹皮、泽泻、茯苓、五味子、磁石。

七划

【166】沉香散（《金匮翼》）：沉香、石韦、滑石、当归、橘皮、白芍、冬葵子、甘草、王不留行。

【167】沙参麦冬汤（《温病条辨》）：沙参、麦冬、玉竹、生甘草、桑叶、白扁豆、天花粉。

【168】启膈散（《医学心悟》）：沙参、茯苓、丹参、川贝、郁金、砂仁壳、荷叶蒂、杵头糠。

【169】良附丸（《良方集腋》）：高良姜、香附。

【170】补心丹（《摄生秘剖》）：生地黄、五味子、当归、天冬、麦冬、柏子仁、酸枣仁、党参、玄参、丹参、茯苓、远志、桔梗。

【171】补髓丹（《十药神书》）：牛脊髓、羊脊髓、团鱼、乌鸡、山药、莲肉、大枣、霜柿、阿胶、黄蜡、平胃散末、四君子末、知母、黄柏。

【172】补中益气汤（《脾胃论》）：人参、黄芪、白术、甘草、当归、陈皮、升麻、柴胡。

【173】补气运脾汤（《统旨方》）：人参、白术、茯苓、甘草、黄芪、陈皮、砂仁、半夏曲、生姜、大枣。

【174】补肺汤（《永类钤方》）：人参、黄芪、熟地黄、五味子、紫菀、桑白皮。

【175】补肝汤（《医宗金鉴》）：当归、白芍、川芎、熟地黄、枣仁、木瓜、甘草。

【176】补阳还五汤（《医林改错》）：当归尾、川芎、黄芪、赤芍、地龙、桃仁、红花。

【177】杞菊地黄丸（《医级》）：枸杞子、菊花、熟地黄、山药、泽泻、丹皮、茯苓、山茱萸。

【178】连理汤（《张氏医通》）：黄连、人参、白术、干姜、炙甘草、茯苓。

【179】连朴饮（《霍乱论》）：黄连、厚朴、豆豉、焦山栀、半夏、石菖蒲、芦根。

【180】杏苏散（《温病条辨》）：杏仁、紫苏叶、橘皮、半夏、生姜、枳壳、桔梗、前胡、茯苓、甘草、大枣。

【181】麦冬汤（《金匮要略》）：麦冬、人参、半夏、甘草、粳米、大枣。

【182】苏子降气汤（《太平惠民和剂局方》）：苏子、橘皮、半夏、当归、前胡、厚朴、肉桂、甘草、生姜、大枣、紫苏叶。

【183】苏合香丸（《太平惠民和剂局方》）：白术、犀角、朱砂、青木香、檀香、沉香、麝香、炒香附、丁香、荜拨、冰片、苏合香油、煨诃子、安息香、熏陆香。

【184】更衣丸（《时方歌括》）：芦荟、朱砂。

【185】皂荚丸（《世医得效方》）：皂角、枳壳、羌活、桑白皮、槟榔、制杏仁、麻仁、防风、白芷、陈皮。

【186】来复丹（《太平惠民和剂局方》引杜先生方）：玄精石、硝石、硫黄、橘皮、青皮、五灵脂。

【187】吴茱萸汤（《伤寒论》）：吴茱萸、人参、生姜、大枣。

【188】阿魏膏（《景岳全书》）：羌活、独活、玄参、官桂、赤芍、甲片、苏合油、生地黄、獭鼠矢、大黄、白芷、天麻、红花、麝香、土木鳖、黄丹、芒硝、阿魏、乳香、没药。

【189】附子粳米汤（《金匮要略》）：炮附子、粳米、半夏、甘草、大枣。

【190】附子理中汤（《太平惠民和剂局方》）：炮附子、人参、白术、炮姜、炙甘草。

【191】附子理苓汤（即附子理中汤与五苓散合方）：炮附子、人参、白术、炮姜、炙甘草、茯苓、泽泻、猪苓、白术、桂枝。

【192】何人饮（《景岳全书》）：何首乌、人参、当归、陈皮、生姜。

【193】牡蛎散（《太平惠民和剂局方》）：煅牡蛎、黄芪、麻黄根、浮小麦。

【194】纯阳正气丸（《北京市中药成方选集》）：藿香、法半夏、青木香、陈皮、公丁香、官桂、炒苍术、白术、茯苓、花椒、红灵丹。

【195】身痛逐瘀汤（《医林改错》）：秦艽、川芎、桃仁、红花、甘草、羌活、没药、当归、灵脂、香附、牛膝、地龙。

八划

【196】河车大造丸（验方）：紫河车、熟地黄、杜仲、天冬、麦冬、龟甲、黄柏、牛膝。

【197】泻心汤（《金匮要略》）：大黄、黄芩、黄连。

【198】泻白散（《小儿药证直诀》）：桑白皮、地骨皮、生甘草、粳米。

【199】泽泻汤（《金匮要略》）：泽泻、白术。

【200】羌活胜湿（《内外伤辨惑论》）：羌活、独活、川芎、蔓荆子、甘草、防风、藁本。

【201】定痫丸（《备急千金要方》）：人参、茯神、石菖蒲、远志、甘草。

【202】定志丸（《医学心悟》）：天麻、川贝、胆南星、姜半夏、陈皮、茯苓、茯神、丹参、麦冬、石菖蒲、远志、全蝎、僵蚕、琥珀、朱砂、竹沥、姜汁、甘草。

【203】定喘汤（《摄生众妙方》）：白果、麻黄、桑白皮、款冬花、半夏、杏仁、苏子、黄芩、甘草。

【204】实脾饮（《济生方》）：附子、干姜、白术、厚朴、木香、草果、槟榔、木瓜、生姜、大枣、茯苓、甘草。

【205】青麟丸（《邵氏经验良方》）：大黄二十斤，用柏叶、绿豆、黑豆、槐枝、桑叶、桃叶、柳叶、车前、茴香、陈皮、荷叶、银花、苏叶、冬术、艾叶、半夏、厚朴、黄芩、香附、砂仁、甘草、泽泻、猪苓、煎汤蒸制研末、牛乳、苏叶、梨汁、姜汁、童便和丸。

【206】金水六君煎（《景岳全书》）：当归、熟地黄、陈皮、半夏、茯苓、炙甘草、生姜。

【207】金锁固精丸（《医方集解》）：沙苑蒺藜、芡实、莲须、龙骨、牡蛎、莲肉。

【208】金铃子散（《素问病机气宜保命集》）：川楝子、延胡索。

【209】《金匮》肾气丸（《金匮要略》）：桂枝、附子、熟地黄、山萸肉、山药、茯苓、丹皮、泽泻。

【210】知柏地黄丸（《医宗金鉴》）：知母、黄柏、熟地黄、山萸肉、山药、茯苓、丹皮、泽泻。

【211】青娥丸（《太平惠民和剂局方》）：补骨脂、杜仲、胡桃肉、大蒜头。

【212】苓甘五味姜辛汤（《金匮要略》）：茯苓、甘草、五味子、干姜、细辛。

【213】苓桂术甘汤（《金匮要略》）：茯苓、桂枝、白术、甘草。

【214】驻车丸（《备急千金要方》）：黄连、阿胶、当归、干姜。

【215】肾气丸（《金匮要略》）：见《金匮》肾气丸。

【216】虎潜丸（《丹溪心法》）：龟甲、黄柏、知母、熟地黄、白芍、锁阳、陈皮、虎骨、干姜。

【217】炙甘草汤（《伤寒论》）：炙甘草、人参、桂枝、生姜、阿胶、生地黄、麦冬、火麻仁、大枣。

【218】参麦地黄汤（验方）：人参、麦冬、熟地黄、山药、茯苓、丹皮、泽泻、山茱萸。

【219】参苏饮（《太平惠民和剂局方》）：人参、苏叶、葛根、前胡、法半夏、茯苓、橘红、甘草、桔梗、枳壳、木香、姜、枣。

【220】参蛤散（验方）：人参、蛤蚧。

【221】参附汤（《妇人良方》）：人参、熟附子、姜枣。

【222】参附再造丸（《通俗伤寒论》）：人参、附子、桂枝、羌活、黄芪、细辛、炙甘草、防风。

【223】参附龙牡汤（验方）：人参、炮附子、龙骨、牡蛎。

【224】参苓白术散（《太平惠民和剂局方》）：人参、茯苓、白术、桔梗、山药、甘草、白扁豆、莲子肉、砂仁、薏苡仁。

九划

【225】济生肾气丸（《济生方》）：地黄、山药、山茱萸、丹皮、茯苓、泽泻、炮附子、桂枝、牛膝、车前子。

【226】《济生》桔梗汤（《济生方》）：桔梗、贝母、酒当归、栝蒌仁、炒枳壳、炒薏苡仁、炙桑白皮、防己、甘草、炒杏仁、百合、黄芪、生姜。

【227】活络效灵丹（《医学衷中参西录》）：当归、丹参、生乳香、生没药。

【228】活血润燥生津饮（《医学入门》）：天冬、麦冬、五味子、栝蒌仁、火麻仁、生地黄、熟地黄、天花粉、当归、甘草。

【229】禹功散（《儒门事亲》）：黑牵牛子（头末）、炒茴香（或加木香）、姜汁。

【230】冠心苏合丸（《中华人民共和国药典》经验方）：苏合香、冰片、乳香（制）、檀香、青木香。

【231】神曲丸（《备急千金要方》）：神曲、磁石、朱砂。

【232】神术散（《医学心悟》）：苍术、陈皮、厚朴、甘草、藿香、砂仁。

【233】神犀丹（《温热经纬》）：犀角尖、石菖蒲、黄芩、鲜生地黄、金银花、金汁、连翘、板蓝根、豆豉、玄参、天花粉、紫草。

【234】养心汤（《证治准绳》）：黄芪、茯苓、茯神、当归、川芎、炙甘草、半夏曲、柏子仁、酸枣仁、远志、五味子、人参、肉桂。

【235】养胃汤（《临证指南》）：沙参、麦冬、桑叶、扁豆、玉竹、甘草。

【236】指迷茯苓丸（《医门法律》引《全生指迷方》）：茯苓、枳壳、半夏、风化硝。

【237】枳实导滞丸（《东垣十书·内外伤辨惑论》）：枳实、大黄、白术、黄连、茯苓、泽泻、黄芩、神曲。

【238】柏叶汤（《金匮要略》）：侧柏叶、干姜、艾叶、马通汁。

【239】牵正散（《杨氏家藏方》）：白附子、僵蚕、全蝎。

【240】胃苓汤（《丹溪心法》）：苍术、厚朴、陈皮、甘草、生姜、大枣、肉桂、白术、泽泻、茯苓、猪苓。

【241】胃苓散（《丹溪心法》）：苍术、厚朴、陈皮、甘草、白术、官桂、泽泻、猪苓、茯苓、生姜、大枣。

【242】茜根散（《景岳全书》）：茜草根、阿胶、黄芩、侧柏叶、生地黄、甘草。

【243】茯苓丸（《指迷丸》）：见指迷茯苓丸方。

【244】荆防达表汤（《时氏处方》）：荆芥、防风、苏叶、白芷、橘红、杏仁、赤苓、生姜、葱头、炒建曲。

【245】荆防败毒散（《外科理例》）：荆芥、防风、羌活、独活、柴胡、前胡、川芎、枳壳、人参、茯苓、桔梗、甘草。

【246】茵陈蒿汤（《伤寒论》）：茵陈蒿、山栀、大黄。

【247】茵陈四苓汤（即四苓散加茵陈）：茵陈、茯苓、猪苓、泽泻、白术。

【248】茵陈五苓散（《金匮要略》）：茵陈蒿、桂枝、茯苓、白术、泽泻、猪苓。

【249】茵陈术附汤（《医学心悟》）：茵陈蒿、白术、附子、干姜、炙甘草、肉桂。

【250】香苏散（《太平惠民和剂局方》）：炒香附、紫苏叶、炙甘草、陈皮。

【251】香砂六君子汤（《时方歌括》）：木香、砂仁、陈皮、半夏、党参、白术、茯苓、甘草。

【252】香连丸（《太平惠民和剂局方》）：木香、黄连。

【253】香附旋覆花汤（《温病条辨》）：香附、旋覆花、苏子、杏仁、薏苡仁、半夏、橘红、茯苓。

【254】香砂平胃散（《增补万病回春》）：炒香附、苍术（米泔浸炒）、陈皮、枳实（麸炒）藿香、木香、甘草、砂仁、生姜。

【255】保真汤（《十药神书》）：人参、黄芪、白术、甘草、茯苓、五味子、当归、生地黄、熟地黄、天冬、麦冬、赤芍、白芍、柴胡、厚朴、地骨皮、黄柏、知母、莲心、陈皮、姜、枣。

【256】保和丸（《丹溪心法》）：山楂、神曲、半夏、茯苓、陈皮、连翘、莱菔子。

【257】独活寄生汤（《备急千金要方》）：独活、桑寄生、杜仲、牛膝、细辛、秦艽、茯苓、桂心、防风、川芎、人参、甘草、当归、芍药、干地黄。

【258】独参汤（《景岳全书》）：人参。

【259】追虫丸（《证治准绳》）：槟榔、雷丸、南木香、苦楝根、皂荚、黑丑、茵陈。

【260】复元活血汤（《医学发明》）：柴胡、天花粉、当归、红花、甘草、炮穿山甲、大黄、桃仁。

【261】复方马兜铃涂法（验方）：马兜铃[①]三钱，生甘草六钱，银杏六钱，糯米一两五钱，麻黄一钱五分，枸骨叶三两，共研细末和匀，每次用药末三分之一，以生理盐水100mL调成厚糊状，分做六个药饼，敷涂于百劳、肺俞、膏肓三对穴位。

【262】顺气导痰汤（验方）：半夏、陈皮、茯苓、甘草、生姜、胆南星、枳实、木香、香附。

十划

【263】海藻玉壶汤（《医宗金鉴》）：海藻、海带、昆布、半夏、陈皮、青皮、连翘、象贝、当归、川芎、独活、甘草。

【264】涤痰汤（《奇救良方》）：制半夏、制南星、陈皮、枳实、茯苓、人参、石菖蒲、竹茹、甘草、生姜。

【265】润肠丸（《沈氏尊生书》）当归、生地黄、麻仁、桃仁、枳壳。

【266】消渴方（《丹溪心法》）：黄连末、天花粉末、生地黄汁、藕汁、人乳汁、姜汁、蜂蜜。

【267】调胃承气汤（《伤寒论》）：大黄、芒硝、炙甘草。

【268】烧盐方（《医方集解》）：食盐（烧）以热汤调服，以指催吐。

【269】益营内托散（《不居集》）：柴胡、干葛根、熟地黄、当归、人参、秦艽、续断、甘草、生姜、大枣。

【270】益胃汤（《温病条辨》）：沙参、麦冬、生地黄、玉竹、冰糖。

【271】真武汤（《伤寒论》）：炮附子、白术、茯苓、芍药、生姜。

【272】真人养脏汤（《卫生宝鉴》）：诃子、罂粟壳、肉豆蔻、当归、白术、白芍、人参、木香、官桂、甘草。

【273】桂枝汤（《伤寒论》）：桂枝、芍药、生姜、炙甘草、大枣。

【274】桂枝甘草汤（《伤寒论》）：桂枝、炙甘草。

【275】桂枝理中汤（验方）：肉桂、附子、党参、白术、干姜、甘草。

【276】桂枝芍药知母汤（《金匮要略》）：桂枝、芍药、炙甘草、麻黄、白术、知母、防风、炮附子、生姜。

【277】桂枝甘草龙骨牡蛎汤（《伤寒论》）：桂枝、炙甘草、龙骨、牡蛎。

【278】桂枝加黄芪汤（《金匮要略》）：桂枝、芍药、甘草、生姜、大枣、黄芪。

【279】桃红四物汤（《医宗金鉴》）：当归、川芎、白芍、熟地黄、桃仁、红花。

【280】桃仁红花煎（《素庵医案》）：丹参、赤芍、桃仁、红花、制香附、延胡索、青皮、当归、川芎、生地黄。

【281】桃红饮（《类证治裁》）：桃仁、红花、川芎、当归尾、威灵仙。

---

① 在2020年版《中国药典》中，马兜铃未被收录，此处仅作参考。

【282】桃花汤（《伤寒论》）：赤石脂、干姜、粳米。

【283】桔梗汤（《伤寒论》）：桔梗、生甘草。

【284】桔梗杏仁煎（《景岳全书》）：桔梗、杏仁、甘草、银花、贝母、枳壳、红藤、连翘、夏枯草、百合、麦冬、阿胶。

【285】桔梗白散（《外台秘要》）：桔梗、贝母各三份，巴豆一份为散，强人饮服半钱匕，羸者减之。

【286】栝蒌薤白白酒汤（《金匮要略》）：栝蒌实、薤白、白酒。

【287】栝蒌薤白半夏汤（《金匮要略》）：栝蒌、薤白、半夏、白酒。

【288】栝蒌桂枝汤（《金匮要略》）：瓜蒌根、桂枝、芍药、甘草、生姜、大枣。

【289】秦艽鳖甲汤（《卫生宝鉴》）：地骨皮、柴胡、秦艽、知母、当归、鳖甲、青蒿、乌梅。

【290】桑白皮汤（《景岳全书》）：桑白皮、半夏、苏子、杏仁、贝母、黄芩、黄连、山栀。

【291】桑杏汤（《温病条辨》）：桑叶、杏仁、沙参、浙贝母、豆豉、山栀、梨皮。

【292】桑菊饮（《温病条辨》）：桑叶、菊花、连翘、薄荷、桔梗、杏仁、芦根、甘草。

【293】桑螵蛸散（《本草衍义》）：桑螵蛸、远志、石菖蒲、龙骨、人参、茯神、当归、龟甲。

【294】通瘀煎（《景岳全书》）：当归尾、山楂、香附、炒红花、乌药、青皮、泽泻、木香。

【295】通脉四逆汤（《伤寒论》）：生附子、干姜、炙甘草、葱白。

【296】通窍活血汤（《医林改错》）：赤芍、川芎、桃仁、红花、麝香、老葱、大枣、酒、鲜姜。

【297】通幽汤（《兰室秘藏》）：生地黄、熟地黄、桃红、红花、当归、炙甘草。

【298】逍遥散（《太平惠民和剂局方》）：柴胡、白术、白芍、当归、茯苓、炙甘草、薄荷、煨姜。

【299】调营饮（《证治准绳》）：莪术、川芎、当归、延胡、赤芍、瞿麦、大黄、槟榔、陈皮、大腹皮、葶苈、赤茯苓、桑白皮、细辛、官桂、甘草。

【300】调营敛肝饮（《医醇剩义》）：当归、茯苓、白芍（酒炒）、阿胶珠、炒酸枣仁、枸杞子、五味子、木香、川芎、陈皮、大枣、生姜。

【301】柴枳半夏汤（《医学入门》）：柴胡、黄芩、半夏、瓜蒌、芍药、枳壳、桔梗、甘草、生姜、大枣。

【302】柴陈解托汤（《不居集》）：柴胡、干葛根、半夏、厚朴、泽泻、生姜、甘草、秦艽、藿香、陈皮、山楂、大枣。

【303】柴胡桂枝干姜汤（《伤寒论》）：柴胡、桂枝、干姜、黄芩、瓜蒌根、牡蛎、炙甘草。

【304】柴胡半夏汤（《医学入门》）：柴胡、黄芩、半夏、瓜蒌、芍药、枳壳、桔梗、生姜、甘草、大枣。

【305】柴胡疏肝散（《景岳全书》）：柴胡、枳壳、香附、芍药、甘草、川芎。

【306】蚕矢汤（《霍乱论》）：蚕沙、木瓜、薏苡仁、豆卷、黄连、制半夏、黄芩、通草、吴茱萸。

【307】射干麻黄汤（《金匮要略》）：射干、麻黄、细辛、柴胡、款冬花、半夏、五味子、生姜、大枣。

十一划

【308】清震汤（《素问病机气宜保命集》）：升麻、苍术、荷叶。

【309】清燥救肺汤（《医门法律》）：桑叶、石膏、杏仁、甘草、麦冬、人参、阿胶、炒胡麻仁、炙枇杷叶。

【310】清营汤（《温病条辨》）：犀角、生地黄、玄参、竹叶心、金银花、连翘、黄连、丹参、麦冬。

【311】清暑益气汤（《温热经纬》）：西洋参、石斛、麦冬、黄连、竹叶、荷梗、甘草、知母、粳米、西瓜翠衣。

【312】清骨散（《证治准绳》）：银柴胡、胡黄连、秦艽、鳖甲、地骨皮、青蒿、知母、甘草。

【313】清眩丸（《中药制剂手册》）：川芎、白芷、薄荷、荆芥穗、石膏。

【314】清瘴汤（经验方）：青蒿、柴胡、茯苓、知母、陈皮、半夏、黄芩、黄连、枳实、常山、竹茹、益元散（布包）。

【315】清胃散（《兰室秘藏》）：当归、生地黄、牡丹皮、升麻。

【316】清肺饮（《证治准绳》）：柴胡、杏仁、炒桔梗、赤芍、荆芥、枳壳、炒桑白皮、五味子、麻黄、半夏、旋覆花、人参、甘草、生姜、葱。

【317】清金化痰汤（《统旨方》）：黄芩、山栀、桔梗、麦冬、桑白皮、贝母、瓜蒌、橘红、茯苓、甘草。

【318】鹿茸丸（《三因极一病证方论》）：鹿茸、麦冬、熟地黄、黄芪、五味子、肉苁蓉、鸡内金、山茱萸肉、补骨脂、人参、牛膝、玄参、茯苓、地骨皮。

【319】麻子仁丸（《伤寒论》）：麻子仁、芍药、炙枳实、大黄、炙厚朴、杏仁

【320】麻杏石甘汤（《伤寒论》）：麻黄、杏仁、石膏、炙甘草。

【321】麻黄汤（《伤寒论》）：麻黄、桂枝、杏仁、炙甘草。

【322】麻黄连翘赤小豆汤（《伤寒论》）：麻黄、杏仁、生桑白皮、连翘、赤小豆、甘草、生姜、大枣。

【323】麻黄附子细辛汤（《伤寒论》）：麻黄、附子、细辛。

【324】羚羊角汤（《医醇剩义》）：羚羊角、龟甲、生地黄、丹皮、白芍、柴胡、薄荷、蝉衣、菊花、夏枯草、石决明。

【325】羚角钩藤汤（《通俗伤寒论》）：羚羊角、桑叶、川贝、鲜地黄、钩藤、菊花、白芍、生甘草、鲜竹茹、茯神。

【326】旋覆花汤（《金匮要略》）：旋覆花、新绛、葱。

【327】旋覆代赭汤（《伤寒论》）：旋覆花、代赭石、人参、半夏、炙甘草、生姜、大枣。

【328】黄连上清丸（验方）：黄芩、黄连、黄柏、栀子、菊花、桔梗、旋覆花、薄荷、甘草、川芎、大黄、连翘、蔓荆子、荆芥穗、防风、石膏、白芷。

【329】黄连温胆汤（《千金方》）：半夏、陈皮、茯苓、甘草、枳实、竹茹、黄连、大枣。

【330】黄连香薷饮（《类证活人书》）：黄连、香薷、厚朴。

【331】黄连阿胶汤（《伤寒论》）：黄连、阿胶、黄芩、鸡子黄、芍药。

【332】黄芪鳖甲散（《太平惠民和剂局方》）：人参、肉桂、桔梗、半夏、紫菀、知母、赤芍、黄芪、甘草、桑白皮、天冬、炙鳖甲、秦艽、茯苓、地骨皮、干地黄、柴胡。

【333】黄芪六一汤（《太平惠民和剂局方》）：黄芪（蜜炙）、炙甘草、大枣。

【334】黄土汤（《金匮要略》）：灶心黄土、甘草、干地黄、白术、炮附子、阿胶、黄芩。

【335】黄芪汤（《金匮翼》）：黄芪、陈皮、火麻仁、白蜜。

【336】黄芪建中药（《金匮要略》）：黄芪、白芍、桂枝、炙甘草、生姜、大枣、饴糖。

【337】黄芪桂枝五物汤（《金匮要略》）：黄芪、芍药、桂枝、生姜、大枣。

【338】栀子柏皮汤（《伤寒论》）：栀子、炙甘草、黄柏。

【339】栀子清肝汤（《类证治裁》）：山栀、丹皮、柴胡、当归、芍药、茯苓、川芎、牛蒡子、甘草。

【340】控涎丹（《三因极一病证方论》）：甘遂、大戟、白芥子。

【341】理苓汤（《张氏医通》）：人参、干姜、白术、炙甘草、猪苓、茯苓、泽泻、桂枝。

【342】理中丸（《伤寒论》）：人参、白术、干姜、炙甘草。

【343】常山饮（《太平惠民和剂局方》）：高良姜、乌梅、知母、常山、草果、甘草。

【344】银翘散（《温病条辨》）：金银花、连翘、豆豉、牛蒡子、薄荷、荆芥穗、桔梗、甘草、竹叶、鲜芦根。

【345】猪苓汤（《伤寒论》）：猪苓、茯苓、泽泻、阿胶、滑石。

十二划

【346】温脾汤（《备急千金要方》）：附子、人参、大黄、甘草、干姜。

【347】温胆汤（《备急千金要方》）：半夏、橘皮、甘草、枳实、竹茹、生姜。

【348】温胃饮（《景岳全书·新方八阵》）：人参、炒白术、炒扁豆、陈皮、干姜（炒焦）、炙甘草、当归。

【349】滋肾通关丸（《兰室秘藏》）：黄柏（酒洗）、知母（酒洗）、肉桂。

【350】滋水清肝饮（《医宗己任》）生地黄、山茱萸、茯苓、归身、山药、丹皮、白芍、柴胡、山栀、大枣。

【351】痛泻要方（《景岳全书》引李东垣方）：白术、陈皮、炒白芍、炒白术。

【352】普济消毒饮（《证治准绳》引李东垣方）：黄芩、黄连、连翘、玄参、板蓝根、马勃、牛蒡子、僵蚕、升麻、柴胡、陈皮、桔梗、甘草、薄荷。

【353】葛根芩连汤（《伤寒论》）：葛根、黄芩、黄连、炙甘草。

【354】葛根汤（《伤寒论》）：葛根、麻黄、桂枝、生姜、甘草、芍药。

【355】葶苈大枣泻肺汤（《金匮要略》）：葶苈子、大枣。

【356】越婢汤（《金匮要略》）：麻黄、石膏、生姜、甘草、大枣。

【357】越婢加半夏汤（《金匮要略》）：麻黄、石膏、生姜、大枣、甘草、半夏。

【358】越婢加术汤（《金匮要略》）：麻黄、石膏、生姜、大枣、白术、甘草。

【359】越鞠丸（《丹溪心法》）：川芎、苍术、香附、炒山栀、神曲。

【360】疏凿饮子（《重订严氏济生方》）：泽泻、炒赤小豆、商陆、羌活（去节）、大腹皮、椒目、木通、秦艽（去节）、槟榔、茯苓皮、生姜。

【361】硝石矾石散（《金匮要略》）：硝石、矾石。

【362】琼玉膏（《洪氏集验方》）：生地黄汁、茯苓、人参、白蜜。

【363】琥珀多寐丸（《景岳全书》引《秘验》方）：琥珀、羚羊角、人参、茯神、远志、甘草。

【364】椒目瓜蒌汤（《医醇剩义》）：川椒目、瓜蒌仁、葶苈子、桑白皮、苏子、法半夏、茯苓、橘红、白蒺藜、生姜。

【365】犀角地黄汤（《备急千金要方》）：犀角、生地黄、丹皮、芍药。

【366】犀角散（《备急千金要方》）：犀角、黄连、升麻、山栀、茵陈。

【367】犀黄丸（《外科全生集》）：牛黄、麝香、没药、乳香。

【368】葱白七味饮（《外台秘要》）：葱白连根、干葛根、新豉、生姜、麦冬、干地黄、劳水（甘澜水）。

【369】黑归脾汤（《全国中药成药处方集》）：熟地黄、炒黄芪、茯苓、党参、炒酸枣仁、炒白术、当归身（酒炒）、炒远志、炙甘草、青木香、桂圆肉、生姜。

【370】黑锡丹（《太平惠民和剂局方》）：黑锡、硫黄、川楝子、胡芦巴、木香、炮附子、肉豆蔻、阳起石、沉香、茴香、肉桂、补骨脂。

【371】紫雪丹（《太平惠民和剂局方》）：滑石、石膏、寒水石、石磁、羚羊角、青木香、犀角、沉香、丁香、升麻、玄参、甘草、补硝、朱砂、麝香、黄金、硝石。

【372】紫金丹（《类证普济本世方》）：砒石、豆豉或加枯矾。

【373】程氏萆薢分清饮（《医学新悟》）：萆薢、车前子、茯苓、莲子心、石菖蒲。

十三划

【374】新加香薷饮（《温病条辨》）：香薷、鲜扁豆花、厚朴、金银花、连翘。

【375】搐鼻散（《医学心悟》）：细辛、皂角、半夏。

【376】蒿芩清胆汤（《重订通俗伤寒论》）：青蒿、黄芩、生枳壳、制半夏、陈皮、碧玉散（包煎）、竹茹、赤茯苓。

【377】暖肝煎（《景岳全书》）：肉桂、小茴香、茯苓、乌药、枸杞子、当归、沉香、生姜。

【378】雷榧丸（验方）：雷丸、煅绿矾、榧子肉、苍术、川厚朴、陈皮、甘草、槟榔。

【379】辟瘟丹（验方）：羚羊角、朴硝、牙皂、广木香、黄柏、茅术、茜草、黄芩、半夏、文蛤、银花、川连、犀角、川乌、川朴、玳瑁、大黄、藿香、玄精石、郁金、茯苓、香附、桂心、赤小豆、降香、白箭羽、朱砂、毛茨菇、大枣、甘遂、大戟、桑皮、千金霜、桃仁霜、槟榔、蓬莪术、胡椒、葶苈子、牛黄、巴豆霜、细辛、白芍、公丁香、当归、禹余粮、滑石、山豆根、麻黄、麝香、石菖蒲、水安息、干姜、蒲黄、丹参、

天麻、升麻、柴胡、紫苏、川芎、草河车、檀香、桔梗、白芷、紫菀、芫花、雌黄、琥珀、冰片、广皮、腰黄、斑蝥、蜈蚣、石龙子。

【380】解语丹（《医学心悟》）：白附子、石菖蒲、远志、天麻、全蝎、羌活、南星、木香、甘草。

十四划

【381】槐角丸（《太平惠民和剂局方》）：槐角、地榆、黄芩、当归、炒枳壳、防风。

【382】槟榔汤（验方）：槟榔、黄柏、黄连、雷丸。

【383】槟榔煎（验方）：槟榔50g，敲碎后加清水500mL浸一夜，浓煎一小时，空腹一次服，连服2～3日。

【384】磁朱丸：见神曲丸方。

【385】截疟七宝饮（《杨氏家藏方》）：常山、草果、厚朴、槟榔、青皮、陈皮、炙甘草。

【386】酸枣仁汤（《金匮要略》）：酸枣仁、知母、川芎、茯苓、甘草。

【387】膈下逐瘀汤（《医林改错》）：五灵脂、当归、川芎、桃仁、丹皮、赤芍、乌药、延胡索、甘草、香附、红花、枳壳。

十五划以上

【388】鳖甲煎丸（《金匮要略》）：鳖甲、乌扇、黄芩、柴胡、鼠妇、干姜、大黄、芍药、桂枝、葶苈子、石韦、厚朴、丹皮、瞿麦、紫葳、半夏、人参、䗪虫、阿胶、蜂房、赤硝、蜣螂、桃仁。

【389】癫狂梦醒汤（《医林改错》）：桃仁、柴胡、香附、木通、赤芍、半夏、大腹皮、青皮、陈皮、桑白皮、苏子、甘草。

【390】燃照汤（《霍乱论》）：滑石、豆豉、焦山栀、酒黄芩、省头草、制半夏、白豆蔻。

【391】藿香正气散（《太平惠民和剂局方》）：藿香、紫苏、白芷、桔梗、白术、厚朴、半夏曲、大腹皮、茯苓、橘皮、甘草。

【392】薏苡仁汤（《类证治裁》）：薏苡仁、川芎、当归、麻黄、桂枝、羌活、防风、川乌、苍术、甘草、生姜。

【393】藻药散（《证治准绳》）：海藻、黄药子。

【394】薯蓣丸（《金匮要略》）：薯蓣、人参、白术、茯苓、甘草、当归、芍药、川芎、干地黄、阿胶、麦冬、杏仁、桔梗、豆黄卷、防风、柴胡、桂枝、神曲、干姜、白蔹、大枣。

【395】橘皮竹茹汤（《金匮要略》）：橘皮、竹茹、大枣、生姜、甘草、人参。

【396】橘核丸（《济生方》）：炒橘核、海藻、昆布、海带、炒川楝子、桃仁（麸炒）、厚朴（姜汁炒）、木通、枳实（麸炒）、炒延胡索、桂心、木香。

【397】增液汤（《温病条辨》）：玄参、麦冬、生地黄。

【398】增液承气汤（《温病条辨》）：大黄、芒硝、玄参、麦冬、生地黄。

【399】礞石滚痰丸（《养生主论》）：青礞石、沉香、大黄、黄芩、朴硝。

【400】黛蛤散（验方）：青黛、海蛤壳。

【401】赞育丹（《景岳全书》）：熟地黄、当归、杜仲、巴戟肉、肉苁蓉、淫羊藿、蛇床子、肉桂、白术、枸杞子、仙茅、山茱萸、韭子、附子或加人参、鹿茸。

【402】镇肝熄风汤（《医学衷中参西录》）：怀牛膝、龙骨、生白芍、天冬、麦芽、代赭石、牡蛎、玄参、川楝子、茵陈蒿、甘草、龟甲。

主要参考书目

书名	作者	出版社	年份
《实用内科学》	戴白英	人民卫生出版社	1998年
《中医内科学》	张伯臾	上海科学技术出版社	1990年
《中国针灸治疗学》	邱茂良	江苏科学技术出版社	1990年
《方剂学》	许济群	上海科学技术出版社	1990年
《中国针灸学》	程华农	人民卫生出版社	1990年
《现代针灸临床指南》	崔述贵	中国台湾志远书局	
《实用针灸内科学》	崔述贵	中国台湾志远书局	
《神经内科病针灸中药治案》	崔述贵	中国台湾志远书局	
《神经病学》	周庚生	中国中医药出版社	1998年
《简明神经病学》	张文莘	辽宁人民出版社	1982年
《中华各医方剂大全》	彭怀仁	金盾出版社	2000年
《中医名方临床新用》	康广盛	人民卫生出版社	2001年
《国际针灸治疗学》（英文版）	崔述贵	北京科学技术出版社	2001年
《中药大全》	崔树德	黑龙江科学技术出版社	1990年
《中医皮肤病性病学》	喻文球	中国医药科技出版社	2000年
《实用针灸内科学》	崔述贵	沈阳白山出版社	1991年
《中医眼科学》	廖花正	上海科学技术出版社	1986年
《五官科学》	吴博亚	人民卫生出版社	1981年
《中医骨伤学》	张安祯	上海科学技术出版社	1997年
《中医妇科学》	罗元恺	上海科学技术出版社	1986年
《膝痛》	吴林生	人民卫生出版社	1997年
《疑难病症针药并治绝技》	崔述贵、曹伟民	人民军医出版社	2010年
《临床实用中药辞典》	王锦鸿、陈仁寿	金盾出版社	2003年